ENZYKLOPAEDIE DER KLINISCHEN MEDIZIN

HERAUSGEGEBEN VON

L. LANGSTEIN **C. VON NOORDEN** **C. VON PIRQUET**
BERLIN FRANKFURT A. M. WIEN

A. SCHITTENHELM
KOENIGSBERG I. PR.

SPEZIELLER TEIL

ERKAELTUNGSKRANKHEITEN UND KAELTESCHAEDEN
IHRE VERHUETUNG UND HEILUNG

VON

G. STICKER
MUENSTER I. W.

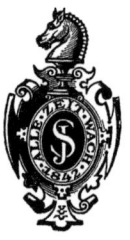

BERLIN
VERLAG VON JULIUS SPRINGER
1916

ERKAELTUNGSKRANKHEITEN UND KAELTESCHAEDEN

IHRE VERHUETUNG UND HEILUNG

VON

PROFESSOR Dr. GEORG STICKER
IN MUENSTER I. W.

MIT 10 TEXTABBILDUNGEN

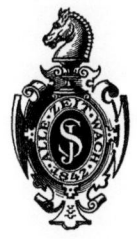

BERLIN
VERLAG VON JULIUS SPRINGER
1916

ISBN-13:978-3-642-88843-4   e-ISBN-13:978-3-642-90698-5
DOI: 10.1007/978-3-642-90698-5

Copyright 1915 by Julius Springer in Berlin.

Alle Rechte, insbesondere das der Übersetzung in fremde Sprachen,
vorbehalten.

Vorwort.

Erkältung! seit längerer Zeit ein wesenloses Wort für die Wissenschaft, welcher Leeuwenhoek, Fahrenheit, Morgagni, Laennec, Fechner, Liebig, Edison, Roentgen neue Sinne leihen. Warmes oder heißes Fußbad für einen Erkälteten? wohl eine bedeutungslose Frage und Erörterung für die Kunst, die sich von Morton, Lister, Faraday, Pasteur, Koch, Behring, Ehrlich neue Werkzeuge reichen läßt. Schnupfen, Husten, Gliederreißen, Frostbeule! Kleinigkeiten für einen Geist, der einmal auf der hohen Warte stehen durfte, von der aus er das unaufhörliche Werden und endlose Drängen völkervernichtender Seuchen überschaute.

Offen gestanden, ich war verwundert, einen Augenblick sogar verstimmt, als mir hochgeschätzte Kollegen die Bearbeitung der Erkältungskrankheiten für ihre neue Enzyklopädie der klinischen Medizin vorschlugen. Die unentwegte Fortsetzung meiner Arbeiten auf dem Gebiete der Seuchenlehre und Seuchengeschichte, die ich für meine wissenschaftliche Lebensaufgabe halte, durfte mir wichtiger und richtiger erscheinen als die Bearbeitung einer Schädlichkeit und ihrer Folgen, die von den gelehrten Experimentatoren geleugnet und von den alten Weibern als das unveräußerliche Feld ihrer Liebestätigkeit betrachtet wird. Dann aber sagte ich mir, daß es in der Kunst, zu der ich mich bekenne, nichts Unbedeutendes und Niedriges gibt und daß, wer nicht das ungeheure Recht des Kleinsten im Ganzen lebendig sieht und nicht im Geringen die Treue bewahrt, auch an das Große nicht rühren soll.

Überdies, sind denn Erkältungen wirklich nur Kleinigkeiten? Untergraben sie nicht die Volksgesundheit so tief und vielleicht nachhaltiger als manche gefürchteten Seuchen im engeren Sinne? Hat nicht ein Arzt wie Sydenham gesagt, daß an Erkältungskrankheiten mehr Menschen sterben als an Pest und Krieg?

Die Lehre von der Erkältung liegt im Argen. Sie muß neu geprüft werden. Es gibt genug Experimente, die sie leugnen; genug Theorien, die sie mit Redensarten umschreiben und das eine Erklärung nennen. Die Frage lautet einfach: gibt es Erkältungskrankheiten und in welchem Sinne darf man davon sprechen? Falls es Erkältungskrankheiten gibt, wie können sie verhütet, wie müssen sie behandelt werden? Was dreißigjährige Erfahrung und Überlegung in Stadtpraxis und Landpraxis, Poliklinik und Klinik, Krankenhaus und Lazarett, zu Hause und auf Reisen auf diese Frage geantwortet hat, niederzulegen, ist doch vielleicht der Mühe wert.

So unterzog ich mich denn der Aufgabe, das folgende Buch zu schreiben. Es weicht von den gangbaren Lehrbüchern einigermaßen ab, indem es immer so weit wie möglich über den wissenschaftlichen Gesichtskreis der letzten zehn und zwanzig Jahre hinauszudringen versucht; sogar das aufnimmt, was sonst als Volksmedizin und Hausapotheke wohl beiseite gelassen wird; dazu der häuslichen Gesundheitspflege den weitesten Raum gibt und im allgemeinen nicht einmal eine Scheidung zwischen hoher Schule und hausbackener Lebenskunst anstrebt.

Ich bin in der Tat der Meinung, daß zur Heilwissenschaft alles gehört, was der Heilkunst wirklich dienen kann, ob es nun aus dem Geiste von Humboldts, Liebigs, Pasteurs geboren ist oder von einem namenlosen Landarzt in der Not gefunden, ob es auf der Höhe des zwanzigsten Jahrhunderts entdeckt oder, ehe Ägyptens Pyramiden standen, vom heiligen Vogel Ibis erprobt worden ist.

Indem ich also das schlichte Haus- und Volksmittel an seinem Platz für so ehrwürdig erkläre wie die wunderbarsten Leistungen der chirurgischen Technik und wie die modernsten Darbietungen der Immunotherapie und Chemotherapie, räume ich damit keineswegs dem wilden Heilbeflissenen das Recht ein, seine vorgebliche Kunst zu rühmen und zu üben in einer Zeit, wo der Staat jedem, den Gott und die Natur zur Heilkunst berufen haben, Gelegenheit und Mittel gibt, sich gehörig dazu vorzubereiten.

Möge der erfahrene Arzt in meinem Buch den Vorsatz verwirklicht finden, Arzt zu bleiben in einer Zeit, die uns zwingen möchte, entweder Naturforscher oder Subalterne höherer Heilgehilfen und Gesundheitswächter zu werden. Möge der werdende Arzt daraus lernen, daß der Unterschied zwischen Arzt und Scharlatan nicht in gildenhaften Übereinkünften sondern in der zweckentsprechenden Auswahl und Anwendung des jeweilig erforderten Hilfsmittels liegt, und daß die staatliche Zulassung nichts bedeutet, wenn der Medikaster seiner wissenschaftlichen Ausbildung zum Hohn sich bei seinen Verordnungen von enthusiastischen oder industriellen Reklamezetteln und von Modesucht leiten läßt anstatt von dem wohlgeprüften Bedürfnis des Hilfesuchenden und der durch die Erfahrung bezeugten Hilfskraft des gewählten Mittels.

Das Buch wurde geschrieben in den drangvollen Tagen eines Herbst- und Winterkrieges, der bei Freund und Feind zu Verstümmelungen, Erschütterungen und Entbehrungen aller Art den heimlicheren Jammer der Erkältungsleiden und Frostleiden häufte. Es sollte für einen zweiten Winterfeldzug fertig sein. Dieser steht bevor. Das Buch kommt also wohl zur rechten Stunde.

Münster in Westfalen, am 31. Oktober 1915.

Georg Sticker.

Inhaltsverzeichnis.

Seite

Erster Teil. Kältestörungen und Kälteschäden.
   A. Die Eigenwärme des Menschen (Abschn. 1—18) . . . . 1—18
   B. Wärmeempfindung und Temperaturempfindlichkeit (Abschn. 19—28) . 18—28
   C. Kältestörungen (Abschn. 29—58) . . . . 29—63
   D. Kälteschäden (Abschn. 59—70) . . . . 63—76

Zweiter Teil. Die Erkältung.
   E. Spekulationen und Tierexperimente (Abschn. 71—82) . . . . 77—90
   F. Tatsachen (Abschn. 83—104) . . . . 90—122
   G. Verwechslungen (Abschn. 105—120) . . . . 122—138

Dritter Teil. Erkältung und Erkältungskrankheit.
   H. Die Erkältungsanlage (Abschn. 121—145) . . . . 139—177
   J. Der Erkältungsschaden (Abschn. 146—154) . . . . 177—190
   K. Erkältung und Krankheitserreger (Abschn. 155—166) . . . . 190—204

Vierter Teil. Die Erkältungskrankheiten.
   L. Übersicht über die Erkältungskrankheiten (Abschn. 167—175) . . . 205—215
   M. Erkältungsfieber (Abschn. 176—178) . . . . 216—219
   N. Rheuma der Haut (Abschn. 179—182) . . . . 219—224
   O. Katarrhe der Atmungswege (Abschn. 183—189) . . . . 224—235
   P. Akuter Rheumatismus (Abschn. 190—238) . . . . 236—302
   Q. Der chronische Rheumatismus (Abschn. 239—258) . . . . 302—325
   R. Gicht und Zuckerharnruhr (Abschn. 259—262) . . . . 325—332

Fünfter Teil. Verhütung und Heilung der Kälteschäden und der Erkältungskrankheiten.
   S. Aufgaben der Kunsthilfe bei Kältewirkungen und Erkältungen (Abschn. 263—267) . . . . 333—337
   T. Verhütung der Kälteüberempfindlichkeit (Abschn. 268—275) . . . . 337—345
   U. Abhärtung der Kälteempfindlichen (Abschn. 276—285) . . . . . . 345—355
   V. Vermeidung der Erkältungsgelegenheiten (Abschn. 286—299) . . . 356—372
   W. Ausrottung von Infektionsherden bei Erkältungsempfindlichen (Abschn. 300—304) . . . . 372—377
   X. Behandlung des Kälteschadens (Abschn. 305—311) . . . . 377—385
   Y. Behandlung des Erkälteten (Abschn. 312—328) . . . . 385—405
   Z. Behandlung der Erkältungsreste (Abschn. 329—353) . . . . 405—434

   Namenverzeichnis . . . . 435—439
   Sachverzeichnis . . . . 440—446

Erster Teil.

Kältestörungen und Kälteschäden.

A. Die Eigenwärme des Menschen.

1. Der gesunde Mensch hält unter geringen Schwankungen eine bestimmte Eigenwärme gegenüber äußeren Einflüssen in weiten Grenzen mit großer Zähigkeit fest, und zwar das ganze Leben hindurch, in allen Verhältnissen, zu allen Jahreszeiten, an allen Orten der Erde, im starren Eis der Polarnacht wie in der verzehrenden Glut des Tropenmittags, im wärmeentziehenden Äther des Hochgebirges und der Flugregionen wie im wärmestauenden Dunst der Großstädte und des Tauchermantels.

Der Mensch bleibt gesund solange und insofern er seine Eigenwärme bewahrt; er wird krank oder stirbt, wenn übermächtige Einflüsse sie auch nur für Stunden oder Tage verändern.

Das neugeborene Kind, das im Mutterleibe eine Eigenwärme von 38° C hat, ungefähr einen halben Grad mehr als die Gebärmutter und als das mütterliche Blut in der Geburtsarbeit, kann beim Eintritt in eine kühlere Temperatur der Umwelt durch die Wärmeabgabe von seiner Oberfläche an Binnenwärme verlieren, bis hinab zu 35° C. Aber das dauert nicht lange; falls es lebenskräftig ist und ihm der Schutz des Mutterschoßes einigermaßen von künstlichen Hüllen und künstlicher Außenwärme ersetzt wird, zeigt es schon eine Stunde nach der Geburt 37,8—38,1° Wärme im After. Spätestens nach wenigen Stunden steigt seine Temperatur wieder und erhält sich vom zweiten Tage ab, in nicht zu kühler Umgebung mit geringen Tagesschwankungen vom Morgen zum Abend und vom Abend zum Morgen; durchschnittlich auf der Zahl 36,8° in der Frühe, 37,6° am Abend. Dabei kommen die höheren Werte und schnelleren Anpassungen dem vollkräftigen gesunden, die niederen Werte und die langsameren Herstellungen dem lebensschwachen kränklichen Kinde zu. Im Schlaf sinkt die Binnenwärme um ein geringes; nach den Anstrengungen des Trinkens und Strampelns und am Abend ist sie ein wenig höher.

Zu frühgeborene Kinder haben eine etwas erhöhte Eigenwärme und bedürfen größeren Wärmeschutzes.

Mit fortschreitendem Wachstum sinkt die Eigenwärme bei den meisten Menschen um ein geringes. Zu Ende der ersten Woche beträgt die Blutwärme des Neugeborenen 37,6°—38,2° C; beim einjährigen Kinde werden die Grenzen 37,2°—37,6°, beim fünfjährigen Kinde 37,1°—37,4° gemessen. Beim gesunden Erwachsenen liegen die äußersten Grenzen zwischen 36,6° und 37,4°, in der Achselhöhle gemessen (Wunderlich, 1868).

Die angegebene Körperwärme bezieht sich im allgemeinen auf die Mastdarmhöhle; Scheidenhöhle und Mundhöhle weichen nicht wesentlich ab; die geschlossene Achselhöhle zeigt gegenüber dem Mastdarm etwas geringere Werte; der Unterschied beträgt 0,3°—1,0° beim Kinde; 0,5° beim Erwachsenen; 1,0° bis 3,0° beim Greisen. Diese wachsenden Unterschiede zwischen Achselwärme und Mastdarmwärme, sowie auch die geringe Verminderung der Wärme im allgemeinen können mit steigenden Jahren hervortreten, müssen es aber nicht. Der vollkräftige Mensch behält unter natürlichen Bedingungen seine feststehende Eigenwärme, also 37,2°—37,5° C, an allen inneren Teilen von der Stunde der Geburt bis ins höchste Greisenalter fest. Für ihn gibt es kein Absinken, kein bedeutenderes Abweichen der Hautfaltenwärme von der Binnenwärme mit zunehmenden Jahren. Dieselbe Temperatur, die das vollwertige neugeborene Kind hat, hat auch das heranwachsende Kind, der Jüngling, der Mann, der hochbetagte aber unverminderte Greis. Die Annahme de Haens (1776) und von Baerensprungs (1851), daß mit fortschreitendem Alter die Körperwärme gesetzmäßig vermindert werde, trifft nicht für das Bejahrtwerden an sich, sondern nur für das Altern im Sinne der Kraftverminderung zu. John Davy (1835) fand bei hochbetagten Greisen ganz unveränderte Mundtemperaturen. Eine hundertjährige gesunde Frau, die Charcot (1874) beobachtete, hatte in der Achsel Wärmegrade zwischen 37,2° und 37,5° und im Mastdarm 38,0°. Für gewöhnlich mißt man allerdings bei Greisen eine Mastdarmwärme von 37,2°—37,5°, eine Achselwärme von 36,2°—37° oder noch weniger.

2. Soweit das Thermometer beim Menschen reicht, im Munde, im Mastdarm, in der Scheide, in der Harnröhre, in der Blase, im Magen, überall ist die Binnenwärme dieselbe. Messungen, die John Hunter (1792) am Hunde, John Davy (1814) an frisch getöteten Schafen und Ochsen, Claude Bernard (1859) an verschiedenen Tieren gemacht haben, lassen annehmen, daß das Blut der drüsigen Organe, Magen, Leber, Niere, bei gesteigerter Arbeit etwas wärmer ist als das Blut im Herzen und in den großen Gefäßen; in den Arterien etwas wärmer als in den Venen; wieder ein wenig kühler im Gehirn und in den Knochen und Gelenken der Gliedmaßen ist. Aber die Unterschiede betragen kaum einige Zehntelgrade.

Die Temperatur des Unterhautbindegewebes fanden Becquerel und Breschet (1835, 1841) beim Menschen um 1,25°—2,0° geringer als die der ruhenden Muskeln. Der ruhende Muskel hat die Wärme der Mundhöhle; im arbeitenden steigt sie über die Norm. In der Ruhe und im Alter nimmt bei Geschwächten die Binnenwärme vom Rumpf zu den Gliederenden langsam um 0,5°—1,0° ab.

Die äußere Hautwärme des Menschen ist durchschnittlich um 5°—10° C geringer als seine Binnenwärme; kühler an den unbekleideten, wärmer an den bekleideten Hautstellen; kühler bei niedriger, wärmer bei höherer Luftwärme; kühler im Alter, höher in der Jugend. Genaueres darüber weiter unten (20, 23).

Das Absinken der Eigenwärme mit zunehmenden Jahren, das Größerwerden der Wärmeunterschiede zwischen Rumpf und Gliedern, die zunehmende Entfernung der Hautwärme von der Binnenwärme bei Schwachen und Abständigen ist der Ausdruck dafür, daß die meisten Menschen mit der Zeit nicht mehr den Überschuß an innerer Wärme aufbringen, der den Vollkräftigen auszeichnet.

Wenn wir für den gesunden vollkräftigen Menschen eine feste Wärmeziffer beanspruchen, so sind wir natürlich weit entfernt davon, niedere oder höhere Dauerwerte ohne weiteres als krankhaft zu bezeichnen. Es gibt über- und untertemperierte Menschen; aber der mitteltemperierte ist im allgemeinen der wohltemperierte, der vollwertige. Falsch ist es jedenfalls, einen Normalwert für alle Menschen vorauszusetzen. Diejenige Eigenwärme ist für den einzelnen die normale, bei der er sich am wohlsten fühlt und am meisten leistet. Für den kräftigen Menschen, der im allgemeinen auf 37,2°—37,5° C eingestellt ist, bedeutet ein Absinken der Binnenwärme auf 36,5° oder ein Ansteigen auf 38° Unwohlsein, Kranksein. Schwächliche Menschen, deren Binnenwärme etwa auf 36° eingestellt ist, fühlen sich bei 37° krank; und für überernährte, vollblütige Menschen, die eine Eigenwärme von 38° C haben können, ist schon eine Binnenwärme von 37° Kollaps. In Allgemeinleiden, die mit einer Steigerung der Eigenwärme einhergehen, in den sogenannten Fieberkrankheiten, kann für den blutarmen Schwächling schon bei 38° C ein höherer Grad der Krankheit und der Lebensgefahr bestehen als für den Vollkräftigen bei 40°; und der Temperaturabfall auf 37°, der für den Überernährten schon völlige Entfieberung bedeutet, ist für den Lebensschwachen noch Fieberzustand.

3. Die Erhaltung der gesetzmäßigen Eigenwärme beruht auf einer beständigen Anpassung der inneren Wärmebildung des Organismus an den Wechsel der Außenweltwärme. Das ausgleichende Organ ist die Haut; ein Hilfsorgan die Lunge. Instinkt, Erfahrung und Überlegung fügen künstliche Hilfsmittel in Form der Kleidung und Wohnung, besonderer Wärmequellen und besonderer Kühlvorrichtungen hinzu.

Störungen der gesetzmäßigen Körperwärme können auf zwei Weisen erfolgen, einmal durch Veränderungen der Wärmebildung im Körper, sodann durch Schwierigkeiten für die Wärmeerhaltung nach außen.

Eine Störung der Eigenwärme aus inneren Gründen geschieht im Sinne der Wärmeverminderung bei Verminderung der Wärmequelle, des hippokratischen $\vartheta\varepsilon\varrho\mu\grave{o}\nu\ \check{\varepsilon}\mu\varphi\upsilon\tau o\nu$, also wenn infolge weitgehender Schwäche oder Lähmung des Zellebens große Wärmeherde des Körpers außer Tätigkeit gesetzt werden, so bei angeborener Lebensschwäche, bei langer erzwungener Muskelruhe, ferner und besonders bei weitreichenden Gewebslähmungen durch Gifte wie Alkohol, Morphium, Schierling, bei der Cholera usw.; ferner bei erheblicher Verminderung des Heizungsfutters, der Nahrung mit ihren Energien und Kalorien, also im Hungerzustande wie in Zuständen darniederliegender Tätigkeit der Verdauungsorgane und der inneren Verdauungskraft.

Die Störung der Eigenwärme geschieht im Sinne der Wärmesteigerung bei starken Muskelübungen, also bei langem angestrengtem Gehen, Laufen, Steigen, Holzhacken, Turnen u. dgl. Es kann die Temperatur des kräftigen Mannes sich unter dem Einfluß erheblicher Muskelarbeit um 0,5°, 1,0°, ja 1,5° C erheben. Das gleiche geschieht, wenn auch in geringerem Maße, unter dem Einfluß reichlicher Nahrungsaufnahme. Zu den bedeutendsten und anhaltendsten Wärmesteigerungen kommt es bei weitgehenden Reizungen und Aufregungen des gesamten Zellebens infolge von Überschwemmungen des Blutes und der Gewebe mit feindlichen Eindringlingen und ihren Giften, in dem Prozeß, den wir Fieber nennen, wobei die Höhe der Wärmevermehrung ebensosehr das Zeichen für die Kraft der Gegenwehr wie ein Gradmesser für die Größe der Krankheit ist.

4. Die Steigerung der Körperwärme, welche auf Vermehrung der inneren Wärmebildung beruht, nennen wir Fieber. Fieber entsteht, wie wir gesehen haben, bei außergewöhnlicher und anhaltender Muskelanstrengung, bei starken Belastungen des Stoffwechsels, bei toxischen und parasitären Reizungen der Gewebe; endlich auch bei weitgehenden Gewebszertrümmerungen. Für gewöhnlich pflegt man das Anstrengungsfieber, Arbeitsfieber, Geburtsfieber, das Verdauungsfieber, das Fieber nach Quetschungen und Erschütterungen vom Fieber in Krankheiten engeren Sinnes und ganz besonders vom Infektionsfieber strenge zu trennen und das letztere eigentliches Fieber oder allein Fieber zu nennen. Dazu ist kein Grund. Aber es gilt allerdings, zu unterscheiden und im einzelnen Falle wohl zu untersuchen, welche hinzu-

tretende Schädlichkeit die Körperwärme steigert, die Wärmevermehrung unterhält, ob äußere oder innere Bedingungen den Wärmeabfall bewirken.

Wärmesteigerung und Wärmeabfall bei einem Kranken mit akutem oder chronischem Infekt allein auf die zunehmende oder abnehmende Infektion zu beziehen, ist ein Irrtum, der durch jene einseitige Begriffsbestimmung des Fiebers bedingt und unterhalten wird. Bei einem Tuberkulösen, einem Typhuskranken, einem Malariakranken genügt oft eine geringe Steigerung der Nahrungszufuhr, eine mäßige Körperbewegung, eine flüchtige Kälteeinwirkung, ja eine Gemütserregung, die Körperwärme in unbehaglicher und nachteiliger Weise zu steigern. Erfahrene Ärzte wissen zwischen Infektionsfieber und Verdauungsfieber usw. wohl zu unterscheiden, und Penzoldt und Birgelen (1899) empfehlen mit Recht, darauf zu achten, ob bei Tuberkulösen, Rekonvaleszenten, Anämischen, Chlorotischen, Fettleibigen ein Spaziergang von einer Stunde die Körperwärme merklich steigert und, wenn dieses der Fall ist, eine Liegekur durchzuführen. Der besorgte Arzt, der seinen Kranken kennt und schont, unterläßt in manchen Fällen jede Temperaturmessung, weil er weiß, daß schon die Furcht vor einer Fiebersteigerung die Eigenwärme zu vermehren, unnütz zu vermehren, imstande ist.

Um die Höhe und Bedeutung einer Wärmesteigerung richtig beurteilen zu können, muß der Arzt die normale Eigenwärme seines jeweiligen Patienten wissen. Er wird nun und nimmermehr den roten Strich auf vorgedruckten Fiebertafeln bei 37° oder bei 37,5° C für durchaus bindend erachten und sofort die Antipyrese mit ihren tausend Mitteln in Gang setzen, wenn der rote Strich überschritten ist; die Kampferspritze und Ätherspritze oder andere Lebensretter anstrengen, wenn die Körperwärme einen merklichen Abstand vom roten Strich nach unten zeigt.

Wenn Marx (1900) nach seinen Messungen an 200 Patienten im Kochschen Institut für Infektionskrankheiten die normale Körperwärme auf 36° bis 37° C bestimmt und bei 37,2° Fieber beginnen läßt, so ist das einigermaßen willkürlich und nicht zu billigen. Wir wiederholen es, eine Mastdarmwärme von 37,2°, die bei dem einen dem Zustand voller Gesundheit entspricht, kann bei einem anderen schon Überreizung der Gewebe, Infektion, Fieber und also unter Umständen Gefahr, bei einem dritten aber Schwäche und beginnendes Erliegen bedeuten. Vor nichts hat sich der Arzt mehr zu hüten als vor der Aufstellung und Anerkennung von Durchschnittswerten und vor einer pathognomonischen Semiologie. Für ihn gibt es Grenzwerte, keine absoluten Ziffern.

Je kräftiger ein Mensch, desto höher innerhalb der angegebenen Grenzen seine Eigenwärme, desto höher auch unter sonst gleichen Umständen seine Fiebertemperatur, das heißt seine Gegenwehr in Allgemeinstörungen. Die Freude der Antipyretiker über Temperaturerniedrigungen in Fieberkrankheiten ist nicht immer gerechtfertigt.

Im allgemeinen pflegt im höheren Alter die fieberhafte Reaktion geringer zu werden entsprechend der Abnahme der Lebenskraft. Das dekrepide Alter kann des Fiebers gänzlich entbehren; ein Grund dafür, daß bei Greisen schwere und tödliche Lungenentzündungen, Nervenfieber, Pesterkrankungen usw. so oft übersehen werden.

Was im Greisenalter auch bei guter Fieberreaktion aufzufallen pflegt, ist der größere Unterschied zwischen Hautwärme und Binnenwärme. Das trifft aber nicht immer zu. Bei einer 86jährigen Frau mit kruppöser Pneumonie und heftiger Diarrhöe maß Charcot am fünften Tage in der Achsel 37°, im Mastdarm 40,2°; am sechsten Tage in der Achsel 40° und ebenso im Mastdarm 40°. — Ich selbst fand bei einem schlecht genährten 60jährigen Hindu am zweiten Tage der Pestkrankheit in der Achsel eine Wärme von 39,5°, im Mastdarm 40°; am sechsten Tage stieg die Temperatur vor der kritischen Genesung in Achsel und Mastdarm auf 42,9° C. — Bei einem 70jährigen Hindu, der am zweiten Tage der Lungenpest erlag, fand ich am ersten und am zweiten Krankheitstage Temperaturen von 40° und 40,2° C in Mund und After, bei brennendheißer Haut.

5. **Störungen der Körperwärme von außen** kommen dann zustande, wenn der Körper einer Umgebung ausgesetzt ist, die vom gesetzmäßigen Grad seiner Hautwärme erheblich nach oben oder nach unten abweicht und entweder durch die Größe oder durch die Dauer der Abweichung seine wärmeregelnden Vorrichtungen überwindet.

Diese Vorrichtungen sind zum Teil innere, zum Teil äußere. Die äußeren umfassen das, was wir Kleidung, Bett, Wohnung, Heizung usw. nennen. Die inneren setzen sich zusammen aus thermometrischen Empfangsapparaten der Haut, Nervenleitungen und Blutgefäßen, die so zusammenwirken, daß die Wärmebildung und die Wärmeabgabe von seiten des Organismus beständig nach der Außentemperatur, die die ganze Körperoberfläche oder einzelne Körperstellen ändernd beeinflußt, eingerichtet und auf dem gesetzmäßigen Grad erhalten wird.

Beim unbekleideten Wilden arbeiten die inneren Vorrichtungen allein an der Verhütung von Störungen der Eigenwärme. Die Wärmebildung durch die arbeitenden Gewebe und die Abgabe überschüssiger Wärme durch Wasserverdunstung mit Atmung und Schweißbildung, Leitung und Ausstrahlung oder im Gegenteil die Zurückhaltung der unentbehrlichen Wärme wird durch Haut und Lunge reguliert. Diese Reguliervorrichtungen genügen innerhalb eines bestimmten Klimas vermöge besonderer Anpassung und Gewöhnung. Der nacktlebende Pescheräh fühlt sich wohl in der kalten Nässe und bewegten Luft des Feuerlandes; der nacktlebende Kongoneger in der ruhigen Glut des Äquators. Aber beide könnten ihr Klima nicht miteinander vertauschen. Ein abwechselndes Fortkommen in beiden Klimaten oder ein ständiges Verweilen in einem Klima, das die Extreme der genannten vereinigte, setzt voraus den Gebrauch der genannten äußeren wärmeregelnden Vorrichtungen, die der zivilisierte Mensch und besonders der domestizierte Europäer so weit ausgebildet hat, daß er nicht bloß zufällige Mängel der inneren Vorrichtungen in weitem Maße damit zu ersetzen vermag, sondern sogar eine künstliche Verkümmerung der letzteren in geringerem oder größerem Maße durch den Übergebrauch der künstlichen Hilfsmittel herbeiführt.

Die inneren und äußeren Vorrichtungen für die Wärmeerhaltung gestatten also dem Menschen eine breite Anpassung an eine wechselwarme Umwelt, und die tägliche Beobachtung zeigt, daß diese Breite durch Gewöhnung und Übung und Not im einzelnen Falle bedeutend gesteigert werden kann; nicht über die Grenzen der Erdatmosphäre hinaus.

6. **Bestimmte oder auch nur annähernde Grenzwerte für die Anpassungsbreite** an auseinander gehende Außentemperaturen anzugeben, ist bisher nicht möglich, weder für den Durchschnitt der Menschen oder eines Volkes, noch für den einzelnen. Wir können nur im allgemeinen sagen, daß der Mensch unter Aufbietung aller inneren und äußeren Anpassungsvorrichtungen sein Leben ebenso bei Lufttemperaturen von 50° C über Null wie bei Lufttemperaturen von 50° unter Null zu fristen imstande ist, und daß der vollwertige Mensch beide Extreme nacheinander und abwechselnd zu bestehen vermag, falls er sie nicht zu schnell wechselt. Aucun homme ne passerait brusquement de la Sibérie au Sénégal sans perdre connaissance (Alexander von Humboldt).

Ritchie und Lyon waren in Murzuk, das 447 m über dem Meere unter dem Wendekreis des Krebses in der Sahara liegt, wochenlang einer Hitze von 50—56° C im Schatten ausgesetzt; die Bodenwärme stieg auf 85° C. Zu Abu-Arisch in Arabien beobachteten sie Luftwärmegrade bis zu 52,5° C.

Die Stadt Jakutsk in Ostsibirien hat eine mittlere Jahrestemperatur von + 17,4° C bei einer mittleren Januarkälte von — 40,8°. In Werschojansk, das noch fünf Grad weiter nach Norden liegt, beträgt die Durchschnittstemperatur des kältesten Monats sogar — 51,2° C. In Fort Reliance an der Ostspitze des großen Sklavensees in Nordamerika kann die Wintertemperatur bis — 56,7° und in Werschojansk sogar bis — 64,5° sinken.

Die tiefsten Kältegrade, bei denen Menschen ausdauern und gesund bleiben können, übersieht man in den folgenden Ziffern aus dem nördlichen Polargebiet:

		Jahresmittel	wärmster Monat	kältester Monat
Szagastyr an der Lenamündung	73° 2′ n. Br.	—17,2°	+4,6°	—38,0°
Sabeinsel in Ostgrönland	74° 3′	—11,7°	+3,8°	—24,1°
Franz-Josefsland	81°	—16,8°	+0,6°	—32,4°
Nordgrönland	82°	—18,6°	+3,3°	—38,0°
Drift der Fram (Nansen)	83° 5′	—20,6°	+0,3°	—36,8°

Solche Extreme erträgt der Mensch allerdings nur unter einseitiger Aufbietung seiner vegetativen und animalischen Kräfte bei mehr oder weniger bedeutender Einschränkung seiner höheren Funktionen, insbesondere der bewußten Gehirntätigkeit. Sogar ein so anpassungsfähiger Organismus wie der Alexander von Humboldts mußte sich in den Extremen der Äquatorialhitze und der sibirischen Kälte zu geistigen Leistungen gewaltsam aufraffen. Die hohen Künste und Wissenschaften wurzeln nur in den gemäßigten Klimaten, wo die gesamte Lebenskraft nicht durch beständige Anspannung der lebenserhaltenden Funktionen erschöpft wird. In den heißen und kalten Klimaten kann der einzelne nur bei Herstellung eines künstlichen Klimas jene Freiheit des Geistes bewahren, die ihm mittlere Erdstriche gewähren.

7. Die innere Arbeit der Wärmeregulation, die beständige Ausgleichung zwischen Wärmebildung in den Geweben und besonders in Muskeln und Drüsen einerseits und zwischen Wärmeverteilung durch den Blutkreislauf, Wärmeverhaltung durch die Haut, Wärmeabgabe durch Haut- und Lungenatmung andererseits wächst und vervielfältigt sich je nach der Abweichung der Umwelt von einer mittleren Luftwärme im Schatten, von einer mittleren Sonnenstrahlung, von einer mittleren Luftfeuchtigkeit und einer mittleren Luftbewegung.

Wenn wir nach Rubner (1898), der die genauesten Untersuchungen über den Wärmehaushalt des Menschen gemacht hat, angeben, daß der menschliche Körper eines Erwachsenen durch die Atmung 1,3%, durch Arbeit 1,9%, durch Erwärmung kalter Getränke 1,6%, durch Wasserverdunstung 20,7%, durch Wärmeleitung 30,8%, durch Wärmestrahlung 43,7% der von ihm gebildeten Wärme verbraucht, so ist das nur ein zufälliges, willkürlich gewähltes Beispiel. Im bunten Leben unterliegen die genannten Werte je nach Einzelmensch und Umwelt tausendfältigem Wechsel, ändern sich vor allem unter besonderen Zuständen des Luftmeeres.

Bei einer Außentemperatur zwischen 18° und 20° C geschieht der nötige Abfluß der überschüssigen Eigenwärme fast nur durch Luftleitung und Ausstrahlung, während die Wärmeabgabe durch Verdunstung nahezu stille steht; bei höheren Wärmegraden steigt die Verdunstung an der Körperoberfläche, um die geringer werdende Luftleitung auszugleichen; sie steigt um so höher, je unbewegter die Luft, je geringer die Wärmefortleitung vom Körper ist. Je größer die Bewegung der Atmosphäre, desto lebhafter die Abkühlung durch Wärmeleitung und Wärmetransport.

Die Wärmeausstrahlung vermindert sich um so mehr, je höher die Wärme der Umwelt; sie steht fast still bei anliegender dichter Bekleidung und ganz still im Wasserbade und ähnlichen dichten Umhüllungen; sie steht ferner still bei Besonnung oder Bestrahlung aus anderen Wärmequellen. Schon geringe Sonnenstrahlenmengen führen dem Körper reichlich Wärme zu.

Die Verdunstung vermindert sich um so mehr, je höher der Wassergehalt der umgebenden Luft, steht natürlich im Wasserbade still. Ein Luftzug von 1 m und weniger Schnelligkeit in der Sekunde beeinflußt schon die Wasserabgabe von der Haut und erzeugt entsprechend der Stärke der Bewegung durch Verdunstung ein Gefühl der Kühle und einen wirklichen örtlichen Wärmeverlust. Je höher die Luftwärme steigt, um so bedeutender wird in trockener Luft die Wasserabgabe auf die Haut und um so mehr erzeugt eine Bewegung der Luft am Körper vorbei oder des Körpers durch die Luft hindurch das Gefühl der Abkühlung und sogar der Kälte auf die Haut. Bei einer Luftwärme unter 18° C gibt die Haut des Gesunden auch in ganz trockener und bewegter Luft wenig oder gar kein Wasser mehr ab.

8. Die Haut empfängt Außenwärme von der umgebenden Luft und von anliegenden höher temperierten Körpern durch Leitung und außerdem von entfernten Wärmequellen durch Strahlung. Als entfernte Wärmequelle gilt für sie alles, was ihr Wärmestrahlen zusendet, Sonne, Ofen, Heizkörper, erwärmter Boden, erwärmte Wände usw. Die Einstrahlung der Sonne und anderer Wärmeherde wirkt nur zeitweise. Die ständige Hauptwärmequelle für die Haut von außen ist die im Luftmeer gebundene Wärme.

Die Größe der Luftwärme hängt im wesentlichen von der Bodenwärme ab, wenigstens die Wärme der bodennahen Luftschichten, die fast allein für den Menschen in Betracht kommen. Die Luft eines Erdstriches ist um so wärmer, je länger die Sonne ihn täglich bestrahlt, je senkrechter ihre Strahlen auffallen und je größer die Wärmekapazität des bestrahlten Bodens und der darauf befindlichen Gegenstände ist; sie ist um so kälter, je kürzer die Sonne scheint, je schräger ihre Strahlen einfallen, je weniger Wärme der Boden bindet. Die Wärmequelle unserer Atmosphäre ist also das besonnte feste Land. Der Erdboden empfängt am Tage auf jeden Quadratzentimeter im Durchschnitt etwa 360 Grammkalorien durch Sonneneinstrahlung; davon verliert er durch Ausstrahlung nicht mehr als 150 Grammkalorien; es bleiben also mehr als 200 übrig, die an die Luft abgegeben werden oder bei Verdunstung des Bodenwassers als latente Wärme in die Atmosphäre übergehen; zeitweise sichtbar als Flimmern der Luft über erhitzten Flächen. In der Nacht erfolgt die Abkühlung des Erdbodens durch Ausstrahlung kräftiger als die Abkühlung der Luft durch Entbindung ihrer Wärme. Es ist in der Nacht oben auf dem Eiffelturm wärmer als an seinem Fusse. Die Ausstrahlung der Erdbodenwärme an den Weltenraum in der Nacht geschieht um so stärker, je wasserärmer, je klarer die Luft ist.

Ein wolkenbedeckter Himmel schützt die Erde vor Ausstrahlung; in mondhellen Nächten ist sie groß. Wolken, Bäume, Dächer erschweren die Einstrahlung und die Ausstrahlung. Darum hat die Wüste bei großer Tageshitze verhältnismäßig kühle Nächte; darum ist es im Walde tagsüber kühler, nachtsüber wärmer als auf dem Felde; darum ist die Wohnung in der Großstadt sommers kühl und winters auch ohne Heizung wärmer als die Luft vor der Stadt, wenigstens in der ersten Hälfte der kalten Jahreszeit.

Für die geschlossenen Wohnungen der Menschen wirken Dach und Zimmerdecken und Wände als ebensoviele Wärmebewahrer in den kalten

Zeiten. Aber sie halten die Einstrahlung der Sonne in den Boden ab; die Luftwärme sinkt vom Speicher zum Keller um so rascher und bedeutender, je stockwerkreicher das Haus ist. Künstliche Heizung kann die gebundene Luftwärme des Hauses vermehren und zugleich durch Wärmestrahlung die Wärme ersetzen, die dem menschlichen Körper durch kalte Böden, Mauern usw. entzogen wird; aber das ist ein kümmerliches Ersatzmittel gegenüber der mächtigen Wärmequelle der Sonne und des besonnten Erdbodens und der bodennahen Atmosphäre.

9. Im Gegensatz zur Bodenoberfläche, die von der Sonne stärker erwärmt wird als Wasser, und ihre Wärme wieder leichter abgibt als Wasser, erleiden weite Wasserflächen nur geringe Temperaturschwankungen, entsprechend der hohen Bindekraft des Wassers für Wärme und der geringen Wärmeleitung des Wassers und der Luft. In der freien Atmosphäre und auf dem offenen Meere betragen die Tagesschwankungen der Luftwärme kaum 1° C, und auch die Jahresschwankungen sind dort verhältnismäßig gering.

Der mittlere tägliche Temperaturgang in der Luft über dem atlantischen Ozean unter 30° n. Br. verhält sich folgendermaßen:

Stunde	I	III	V	VII	IX	XI	XIII	XV	XVII	XIX	XXI	XXIII	Mittel
Wärme	18,9	18,9	19,0	19,2	19,6	20,2	20,6	20,6	20,3	19,7	19,3	19,0	19,6° C

Die Luftwärme an einem Sommertag in Tiflis betrug 3 m über dem Erdboden

Stunde	I	III	V	VII	IX	XI	XIII	XV	XVII	XIX	XXI	XXIII	Mittel
Wärme	18,9	18,0	17,5	19,4	22,4	24,8	26,3	26,9	26,3	23,8	21,5	20,1	22,1° C

Der jährliche Gang der Lufttemperatur im Äquatorialgebiet verhält sich folgendermaßen.

1. über dem Ozean:

Monat	I	II	III	IV	V	VI	VII	VIII	IX	X	XI	XII	Mittel
Wärme	27,1	27,2	27,0	26,9	26,9	26,6	26,8	26,9	26,9	27,1	27,1	27,0	27,0° C

2. über dem Festland:

Monat	I	II	III	IV	V	VI	VII	VIII	IX	X	XI	XII	Mittel
Wärme	23,0	25,1	28,8	29,2	28,7	27,5	25,5	24,3	25,4	25,6	24,3	22,7	25,9° C

Weitere Beispiele und Ausführungen bei Trabert (Meteorologie und Klimatologie, 1905), bei Alt (Das Klima, 1912) u. a.

Die Wärme der unteren Luftschichten ist über großen Wasserflächen von der Wasserwärme abhängig; daher ist die Luft in der Nacht und im Winter über dem Meer wärmer als die Luft über dem benachbarten Lande; bei Tage und im Sommer über dem Meere kühler als über dem Lande.

Dieser Unterschied bedingt einen unaufhörlichen Luftwechsel zwischen Küste und See, der in der Nacht und im Winter für die Küstenbewohner vom Lande gegen das Wasser gerichtet, am Tage und im Sommer vom Wasser gegen das Land gerichtet ist. Bei bedeutenden Temperaturunterschieden zwischen Boden und Wasseroberfläche wächst diese Luftbewegung zum Winde an. So haben die Küstenbewohner der Tropenländer eine Seebrise bei Tag, eine Landbrise bei Nacht, die je nach der geographischen Lage der Küste von dem westlichen Luftzug, der der aufgehenden Sonne entgegenweht, und von dem östlichen Luftzug, der der untergehenden Sonne folgt, verstärkt oder gehemmt oder verkehrt oder abgelenkt wird. Vom kühleren Meer zum wärmeren Land weht am Abend der Seewind, vom kühleren Land zum wärmeren Meer am Morgen der Landwind. Da die Landwinde im ganzen niedrigere Temperaturen haben als die Seewinde, so sind die Ostküsten der Kontinente, die unter dem Einfluß vorherrschender Westwinde stehen, kälter als die Westküsten.

Dementsprechend hat Neapel eine mittlere Wintertemperatur von + 7,8°, New-York auf demselben Breitegrad nur − 1° C. Dementsprechend werden, je weiter man sich vom Meere entfernt, um so größer die Tagesschwankungen in der Luftwärme, um so niedriger die Jahrestemperaturen.

Als Beispiel dafür, wie bedeutend der Einfluß des Binnenklimas auf die mittlere Wärme eines Ortes ist, diene eine Übersicht über die Luftwärme an einer Reihe von Orten, die auf dem 52. Grade nördlicher Breite in Europa von Westen nach Osten liegend immer größere Landbreiten im Rücken haben.

Das Landklima von Spanien bis Ostsibirien:

Orte unter 52° n. Br.	Valencia	Münster	Warschau	Orenburg	Barnaul
wärmster Monat	15,1	17,3	18,7	21,6	21,8° C
kältester Monat	7,2	1,3	— 4,3	—15,3	—18,0° C
Unterschied	7,9	16,0	23,0	36,9	39,8° C
mittlere Jahreswärme	10,6	9,1	7,3	3,3	1,7° C

An nordischen Küsten, zu denen warme Meeresströmungen gelangen, pflegt das Klima weit milder zu sein als im Binnenland. New-York würde ohne den Golfstrom noch kältere Temperaturen haben. Die Südküste von England und die Westküste von Skandinavien verdanken ihr mildes Klima zum großen Teil der westindischen Golfstromtrift, deren Wohltat ganz besonders aber die Ansiedler in Grönland und die Eisbärenjäger auf Franz-Josefsland empfinden.

Ganz allgemein wirken außer der Windlage und Wasserlage auf die Luftwärme vermehrend ein Gebirgsketten, die gegen Norden schützen, und Küstengestaltungen, die mit hohen Ufern und tiefen Buchten die Wärme örtlich zurückhalten. An der norwegischen Küste beträgt die mittlere Januartemperatur 0° C, während das Innere Sibiriens in gleicher Breite eine mittlere Januartemperatur von — 50° C hat. In Kopenhagen ist die mittlere Winterkälte um 1,5° niedriger als in dem 17 Breitegrade südlicher gelegenen Pecking, und in Bergen, das zugleich die Vorzüge der erwähnten Küstenlage und die wärmespendende Trift des Golfstromes hat, ist sie gar um 4,2° C geringer als in dem 20 Breitegrade südlicher gelegenen Pecking.

Vermindernd auf die Luftwärme wirken außer dem Einfluß des Landwindes kalte Meeresströmungen, glatte Festlandgestaltung und ununterbrochene Ausdehnung der Feste nach den Polen, Gebirgsketten gegen Süden, ausgedehnte Wälder mit ihrer Wasserverdunstung, unterirdische Gletscher mit ihrer Wärmegier, heiterer Himmel im Winter durch gesteigerte Ausstrahlung.

Dieselben täglichen und jährlichen Perioden wie die Küstenbewohner haben die Tal- und Bergbewohner in steilen Gebirgsgegenden. Am Tage weht ein Talwind den Höhenbewohnern zu; in der Nacht empfangen die Talbewohner kühlen Luftzug von den Höhen.

In der freien Atmosphäre über 1000 m hören die örtlichen und täglichen Wärmeschwankungen nahezu ganz auf.

10. Verminderte Außenwärme wird im allgemeinen um so besser vertragen, je trockener die Luft ist. Die feuchtkühle Luft entzieht mehr Wärme als die trockenkalte. Bei Temperaturen zwischen 15° und 0° C vermehrt ein Feuchtigkeitsgehalt der Luft von 25% das Kältegefühl wie ein Absinken der Luftwärme um 2°. Eine schwitzende Haut kann im warmen Luftzug durch Verdunstung weit mehr Wärme verlieren als eine trockene Haut im eiskalten Nordwind.

Die Luft nimmt um so weniger Wasserdampf auf, je niedriger ihre Temperatur ist. Luft von 0° kann höchstens 4,9 g, bei 30° höchstens 30 g Wasserdampf im Kubikmeter aufnehmen.

Der Nordwind ist in den Niederlanden ein trockener Wind, wiewohl er über das große deutsche Meer und sogar über den nordischen Ozean streicht. Schon Muschenbroek (1741) schrieb die Trockenheit seiner Kälte zu. Kant

(1757) meint zwar, im Sommer sei jener Ozean hinlänglich erwärmt, um Wasserdampf abzugeben, und dennoch bleibe der Wind trocken; aber auf die Wasserwärme kommt es nicht an. Der winterliche Nordostmonsun, der zu den Ländergebieten des indischen Ozeans über den weiten Stillen Ozean kommt, führt eine klare heitere Luft; der sommerliche Südwestmonsun vom Mai bis zum Oktober, der über Meere reich an Inselfluren und Klippengänge fährt, ist die Ursache der Regenmonate in jenen Ländern. Auf dem Vorgebirge der guten Hoffnung bringen die Ostwinde trockene, die Westwinde nasse Zeiten, wiewohl nach Osten wie nach Westen das weite Meer liegt. Ebenso bringen die Nordostwinde für den mexikanischen Meerbusen, für Carthagena, für die Landenge von Panama und weiterhin trockene heitere Luft, die Westsüdwestwinde die Regenzeit, wiewohl beide über einen fast uferlosen Ozean kommen. Bei alledem braucht Kants Hinweis, daß der Westwind überall auf der Erde den Regen enthalte, weil er dem natürlichen Zuge der Luft von Morgen gegen Abend entgegenstreichend die Dünste, womit die Luft überall erfüllt sei, zusammentreibe, nicht mißachtet zu werden. Die Westwinde und die Ostwinde bilden, wie bekannt und wie wir ausführen werden, in der Pathologie der Erkältungskrankheiten überall Gegensätze.

Eine mit Wasser gesättigte warme Luft läßt, wenn sie abgekühlt wird, sofort den Überschuß des Wassers als Regen oder Schnee oder Eis ausfallen. In den kalten Wintern Sibiriens und in den Polarzonen ist der Wassergehalt der Luft nahezu Null; in den mittleren Breiten des europäischen Festlandes beträgt er etwa 7 g im Kubikmeter Luft, in der heißen Zone 19—20 g.

Die folgende Übersicht über den Kreislauf des Wassers in der Luft gibt genauere Rechenschaft:

	Auf der Nordhalbkugel					Südhalbkugel				
Breite	$45°$	$35°$	$25°$	$15°$	$5°$	$5°$	$15°$	$25°$	$35°$	$45°$
Luftdruck in mm	761,5	762,4	760,4	758,3	758,0	758,3	760,2	763,2	762,4	757,3
Rel. Feuchtigkeit in %	74	70	71	76	79	81	78	77	79	81
Bewölkung in %	54	46	40	43	55	59	52	45	49	61
Regenmenge in cm	57	55	68	95	197	189	123	65	70	106
Salzgehalt des atlant. Ozeans an der Oberfläche in %	3,51	3,61	3,61	3,54	3,47	3,57	3,67	3,61	3,53	3,47

(Nach Trabert, 1905.)

Der Dampfdruck in der Luft über der Binnenlandebene ist in mittleren Breiten am kleinsten zur Zeit des Temperaturminimums, also am frühen Morgen, nimmt mit steigender Luftwärme bis gegen acht oder neun Uhr vormittags rasch zu, sinkt weiterhin infolge des Aufsteigens der erwärmten erdnahen Luftschichten und des Niedersinkens der kalten trockenen Höhenluft bis drei oder vier Uhr nachmittags zu einem zweiten Minimum und erreicht abends zwischen acht und zehn Uhr ein zweites Maximum, um dann in der Nacht stetig abzusinken. Auf Bergeshöhen folgt der Dampfdruck vollständig dem Temperaturgange. Am Morgen hat die Luft das Minimum, am Nachmittag das Maximum ihres Wassergehaltes.

Von der bestehenden relativen Feuchtigkeit der Luft sind unsere Empfindungen für die Lufttemperatur und deren Schwankungen in hohem Maße abhängig. Die Bewohner der trockenen Gegenden können verhältnismäßig große Temperatursprünge ohne Unannehmlichkeit und üble Folgen ertragen, während in feuchten Klimaten Temperaturschwankungen rasch ebenso schädlich wie unbehaglich werden. Am empfindlichsten ist die Haut gegen Tauwetter wegen der damit verbundenen starken Wärmebindung. Der Nebel wirkt im höchsten Grade als kältender Körper. Am entschiedensten entzieht der Übergang aus der Feuchtigkeit in trockene Luft dem Körper

Wärme, wenn jene auf der Körperoberfläche haften blieb. Pettenkofer (1865) hat das für die nassen Füße gezeigt. Kommen wir mit nassen Strümpfen aus dem Freien in ein warmes Zimmer mit trockener Luft, so beginnt alsbald eine Verdunstung, die dem Körper sehr erhebliche Mengen Wärme entziehen kann. Drei Lot Strumpfwolle nehmen leicht so viel Feuchtigkeit auf, daß, um sie zu trocknen, der Fuß eine Wärme aufbringen muß, die ausreicht, ein Viertelliter Wasser von 0° zum Siedepunkt zu erhitzen oder mehr als 250 g Eis zum Schmelzen zu bringen.

11. **Erhöhte Außenwärme** wird ebenfalls im allgemeinen um so besser vertragen, je trockener die Luft ist, um so schlechter, je höher ihr Feuchtigkeitsgehalt. Bei jener bringt die Schweißabsonderung mit Verdampfung des Schweißes auf der Haut Abkühlung hervor, während in feuchter Hitze sowohl Verdunstung wie Wärmeausstrahlung behindert werden. Dementsprechend stellt sich im ersteren Falle unbehagliche Abkühlung, im letzteren Falle nicht nur ein unbehagliches Hitzegefühl ein, sondern es kommt auch sehr bald zu einer wirklichen Überhitzung des Körpers durch Wärmestauung.

Während in der Trockenluftkammer des römisch-irischen Bades Lufttemperaturen von 60—70° C und höhere stundenlang, solche von 100° und darüber wenigstens minutenlang vertragen werden, werden im russischen Dampfbad schon Wärmegrade von 45° C beschwerlich und eine Temperatur von 50° nicht ohne Gefahr überschritten, jedenfalls nur minutenlang bestanden.

Am stärksten geschieht die Wärmestauung im heißen Wasserbad, dessen Temperatur die Blutwärme übersteigt. Der Japanese, der zur Erfrischung Bäder von 42—46° C nimmt, übergießt mit diesem Wasser zuerst wiederholt seinen Kopf, um Schwindel, Betäubung und Ohnmachten beim Verweilen im Bad zu verhüten. Dann steigt er ins Wasser, wobei die Haut sich zusammenzieht, blaß wird und das Aussehen der Gänsehaut bekommt, um aber nach wenigen Sekunden oder Minuten zu erschlaffen und sich lebhaft zu röten. Unter Vermehrung des anfänglich verlangsamten Pulses und langsamer Steigerung der Atmungstiefe und Atmungszahl kommt es zu einer stetigen Vermehrung der Körperwärme, die, unter der Zunge gemessen, in etwa fünf bis zehn Minuten von 37° bis 38 oder 38,5° ansteigt. Beginnende Wallung im Kopf oder Herzklopfen mahnen, nun das Bad zu verlassen. Verharrt man länger darin, so wird der Puls sehr voll, die Schläfenarterien werden sichtbar, geschlängelt und strotzen von Blut, der Kopf droht zu zerspringen und die Körperwärme erreicht nach 12 oder 15 Minuten bis zu 40° und mehr. Der Puls steigt auf 100. Schwindel und Brechneigung erzwingen das Aussteigen aus dem Bad. Diesem folgt ein großer Schweißausbruch und eine langsame Entwärmung des Körpers bis zur Norm. Wurde ein Bad von 46° Wärme angewendet, so kann die Eigenwärme schon in sechs Minuten von 36,6 auf 40,7° aufsteigen und nach dem Verlassen des Bades noch um einige Zehntel weiter sich erhöhen. In ein oder zwei Stunden ist die Wärmestauung wieder ausgeglichen und die erweiterten gelähmten überfüllten Arterien haben sich erholt und wieder zusammengezogen. Gefährliche Ohnmacht bis zum tödlichen Hitzschlag, oder, bei alten Leuten, Hirnlähmung sind die Folgen des überlangen Verweilens im heißen Bade (Baelz 1893).

Für solche Extreme, wie das heiße und das kalte Bad sie bieten, ist der Mensch auf die Dauer nicht angepaßt. Er überwindet sie je nach seiner Lebenskraft für Minuten oder Stunden, wie er außerordentliche Anstrengungen oder eine Krankheit überwindet, aber er muß sich immer wieder zur richtigen Zeit daraus entfernen und davon erholt haben, ehe er sie aufs neue bestehen kann.

Unter den gewöhnlichen Lebensverhältnissen hat er schon in der bodennahen Luftschicht, für die er geschaffen ist, Temperaturschwankungen genug, um seine wärmeregelnden Apparate gründlich zu üben, anzustrengen und sogar zu verbrauchen.

12. Das Luftmeer, worin wir leben, zeigt außer in Wärme und Feuchtigkeit auch in Bewegung und Druck bedeutende Schwankungen, die ihrerseits wiederum die Wärmeabgabe oder Wärmestauung im menschlichen Körper in weiten Maßen beeinflussen. Je geringer der Luftdruck, desto bedeutender wird die Wärmeausstrahlung, je stärker, desto bedeutender die Wärmestauung. Im Tale muß der Mensch bei sonst gleichen Bedingungen weniger Eigenwärme bilden als in großen Höhen. Der mittlere Luftdruck, den er in der Höhe des Meeresspiegels trägt, entspricht einer Quecksilbersäule von 760 mm; im Dorf St. Vincente in Bolivia, das 4580 m über dem Meere liegt, beträgt der mittlere Luftdruck nur 436 mm. Mit Hilfe von Luftschiffen setzt sich der Mensch Höhen von 2000 m nicht ohne große Gefahr aus, weil der Übergang aus dem höheren Druck in den niederen zu rasch erfolgt; zu rasch für die Elastizität der Gewebe, aber auch zu rasch für die Anpassungskraft der Wärmeregulation und der Wärmebildung.

Die Luftbewegung pflegt am geringsten im Äquatorialgürtel und in der Gegend der Pole zu sein. In jenem breiten Gebiet der Windstille wird ein geringer Luftstrom durch das Aufsteigen der erdnahen Wärmeschichten sowie durch fast beständig niederfallende Regen unterhalten. Bei der andauernden Übersättigung der kaum bewegten Luft mit Wasser ist in der Kalmenzone die Entbindung der Wärme aus dem menschlichen Körper auf ein so geringes Maß herabgesetzt, daß dieser gezwungen bleibt, die innere Wärmebildung durch möglichst weitgehende Vermeidung von Muskeltätigkeit und von wärmegebender Kost auf einem Mindestmaß zu erhalten und jede künstliche Wärmestauung in geschlossener Kleidung und geschlossener Wohnung zu vermeiden.

Im Gegensatz dazu zwingt ihn die kalte klare wasserarme Luft der Polargegenden zu reichlicher innerer Wärmebildung durch Körperbewegung und wärmespendende Kost, sowie zur künstlichen Wärmeverhaltung mit schützender Kleidung und Wohnung.

Wenn wir von windstillen Erdzonen sprachen, so ist damit nur ihr Freibleiben von großen mehr oder weniger regelmäßigen Lufterschütterungen gemeint. In Wirklichkeit gibt es keine ruhige Stelle im Luftmeer. Sogar in den baumlosen Sandwüsten heißer Länder, wo die Luft völlig unbeweglich erscheint, steigt die überhitzte Bodenluft beständig aufwärts und erlangt von so großen Sandflächen, wie die Sahara ist, schließlich einen so bedeutenden Auftrieb, daß zu ihrem Ersatz die kältere Luft von Norden her zuströmt und den Nachbarländern in den Hundstagen die erfrischenden Etesien zubringt, der Wüste selbst die Sandstürme erregt.

Zwischen der Windstille des Äquators, wo der Auftrieb der Luft als Äquatorialstrom den oberen Passat erzeugt, und der Windstille der Pole, von wo die Luftmassen, um das Gleichgewicht wieder herzustellen, im unteren Passat äquatorwärts entweichen, herrscht eine beständige Bewegung der Luft, die bald heftiger als Orkan und Sturm, bald milder als Wind und Luftzug auf- und abflutet. Diese Bewegungen werden bedingt durch Wärmeunterschiede an verschiedenen Erdstellen, die ihrerseits wieder abhängen vom Wechsel zwischen Tag und Nacht, vom Wandel der Sonne zwischen den Wendekreisen, von den Gegensätzen zwischen Wärmeleitung des Bodens und Wärmeleitung des Wassers, von den Unterschieden der Wärmeausstrahlung aus Tälern und auf Höhen. Was wir Passate, Monsune, Wirbelwinde, Wettersäulen, Landwinde und Seewinde, Talwinde und Bergwinde nennen, sind nur die großen Erscheinungen der unaufhörlichen Bewegungen im Luftmeer. Kleine entwickeln sich überall da, wo immer auch besonnte Flächen und unbesonnte, gewärmte Körper und unerwärmte, warme Senkungen und kühlere Erhebungen einander benachbart ihre Unterschiede ausgleichen, sei es in der freien Natur oder in geschlossenen Räumen, in Straßen, in Häusern, in einzelnen Zimmern.

13. Der Mensch gibt sich für gewöhnlich von jenen beständigen Luftbewegungen, die seine Haut und seinen Wärmehaushalt fast unausgesetzt angreifen, keine Rechenschaft. In überempfindlichen Zuständen, die wir als Kälteempfindlichkeit, Zugempfindlichkeit, Barometergefühl genauer kennen lernen werden, wird er alle Augenblicke zu seinem Leidwesen davon berührt oder sogar erschüttert.

Die Luftbewegungen, die wir fühlen, werden an den meteorologischen Stationen nach einer zehnteiligen Skala eingeteilt und folgendermaßen benannt.

	Geschätzte Windstärke	Windgeschwindigkeit m in der Sekunde	Winddruck kg Wasserdruck auf 1 qm
0	Windstille oder leichtes Lüftchen, wobei der Rauch noch fast senkrecht aufsteigt	0,5—1,5	0,3
1	Schwacher Wind, der Blätter bewegt	2,0	0,5
2	,, ,, der schwache Zweige bewegt	3,5	1,5
3	,, ,, der stärkere Zweige bewegt .	5,5	3,8
4	Starker Wind, der Äste bewegt	8,0	8,0
5	— —	10,5	13,8
6	Sturm, der Äste bricht	13,5	22,0
7	— —	16,5	34,0
8	— —	20,5	50,0
9	Sturm, der starke Bäume bricht, Häuser abdeckt, Menschen zu Boden wirft	28,0	100,0
10	Orkan, der das Meer aufwühlt	35,0—50,0	150—200 (?)

(Nach Klar, 1903.)

Im Freien ist die Luft fast immer in Bewegung. Sie hat für gewöhnlich 3—4 m Geschwindigkeit. Auch während der sogenannten Windstille des warmen Sonnentages bewegt sich die Luft mit einer Geschwindigkeit von 1,5 m in der Sekunde. In der Julimittagsglut, wenn Pan schläft und kein Blatt sich zu regen wagt, ist überall, wo Sonnenschein und Schatten wechselt, ein Luftzug von 0,5—1,0 m messbar. Ebenso ist am Rande großer und tiefer Wasserbecken und rasch bewegter Wassermassen, also besonders am Meere und an schnellströmenden Bächen und Flüssen wenigstens am Morgen und am Abend ein mehr oder weniger lebhafter Luftzug von 2—5 m Schnelligkeit vorhanden. Nur in der baumlosen Wüste kann die Luft fast unbewegt sein, wenn man von dem Aufsteigen der überhitzten Bodenluft absieht.

Wenn der Luftzug eine Geschwindigkeit von 8—10 m in der Sekunde erreicht, hat auch der vollkräftige Mensch das Gefühl eines Windes. Dieser wird auf die Dauer den meisten Menschen schon unbehaglich. Die Luftbewegung von 15—20 m wird rasch unerträglich, besonders wenn ihre Wärme weit unter oder über der Hauttemperatur liegt. Nur die vollblütige Jugend setzt sich ihr gerne aus, freilich in Kleidern und nicht überlange. Bei 25 m Geschwindigkeit pflegt der Winddruck so groß zu sein, daß auch ein starker Mann ihm schwer widersteht; er wirkt wie eine tiefe Massage mit Kneten und Walken auf den Körper ein. Dasselbe tut der bäumeentwurzelnde und häuserabdeckende Orkan in weit stärkerem Maße auch dann, wenn er den Menschen nicht wie einen Spielball hinwirft.

Luftströmungen unter 0,5 m Geschwindigkeit werden vom Gesunden mit trockener Haut gewöhnlich nicht empfunden. Eine feuchte Haut ist für geringere Geschwindigkeit empfindlich, da die gesteigerte Verdunstung des Wassers und der gesteigerte Wärmetransport abkühlend zusammenwirken.

Temperaturüberempfindliche Menschen haben schon lästige, sogar quälende Kältegefühle in geschlossenen Räumen bei ganz leiser Luftbewegung, die der gesunde Mensch beim besten Willen nicht bemerkt und die man kaum mit Hilfe der empfindlichen Kerzenflamme oder Flaumfeder entdeckt. Daß auch die nicht zum Bewußtsein dringenden Luftströmungen von den wärmeempfindlichen Empfangsstellen der Haut aufgenommen und dem Organismus zugeleitet werden und eine beständige Anpassungs- und Ausgleichungstätigkeit unterhalten, werden wir später zeigen.

14. Jedes Land, jeder Ort hat infolge seiner bestimmten Lage zur Sonne, seiner eigentümlichen Bodengestaltung, seiner gegebenen Beziehungen zur Feste und zum Meer, seiner Vegetation und Zivilisierung seine besonderen Witterungsverhältnisse, die größere oder geringere Anforderungen an den Wärmehaushalt des menschlichen Organismus stellen. Je nach dem Klima seiner Umwelt wird es dem Menschen schwerer oder leichter, sein Wärmegleichgewicht zu erhalten und nach der Erfüllung dieser Grundbedingung des Lebens weitere Lebensaufgaben zu übernehmen und zu erfüllen. Sein bewußtes Wohlbefinden und sein unbewußtes Gleichgewicht ist abhängig von dem Verhältnis der Außenwärme zu seiner Eigenwärme und schwankt im stetigen Wechsel aller der Verhältnisse, die Innenwärme und Hautwärme beeinflussen, wie das Zünglein an der empfindlichen Wage, an der eine mehr oder minder zarte Hand beständig Gewicht und Gegengewicht ins rechte Verhältnis zu bringen bemüht ist.

Die geringsten Anforderungen an die Wärmeerzeugung stellt für den Menschen das Tropenklima. Bei der ewigen Tag- und Nachtgleiche bietet es eine ziemlich beständige hohe Wärme, die von Wolkenschatten und Wasserflächen und Luftbewegung verhältnismäßig geringe Schwankungen erfährt, nur zwischen Nacht- und Tageswärme bedeutende Unterschiede aufweist. Seine hohe Temperatur gewöhnt den Menschen an ein Minimum von Wärmeproduktion, zwingt ihn, größere Muskelanstrengungen, welche die innere Wärmebildung steigern, zu vermeiden und auf Nahrung, zu deren Verbrennung der Körper größere Wärme aufbringen muß und von der er größeren Wärmevorrat gewinnt, zu verzichten. So dauert er bei einer Durchschnittstemperatur von $20-30°$ C aus und übersteht auch Luftwärmesteigerungen bis $50°$ und darüber vorübergehend unschwer; dann sogar, wenn die Luft durch hohen Wassergehalt zeitweise eine erdrückende Schwüle bringt und auch nächtens bedeutende Wärmestauungen durch längere Zeit unterhält. Selbst der Gegensatz zwischen Regenzeit und Trockenzeit geschieht in der tropischen Einförmigkeit der Luftwärme im allgemeinen allmählich genug, als daß er für den menschlichen Organismus gewaltsame Erschütterungen in der Wärmeerhaltung bedeutete.

Um so empfindlicher werden die plötzlichen Abkühlungen der Luft empfunden, wie sie in den Tropen gelegentlich nach Regengüssen und Gewitterentladungen und in schutzlosem Ödland durch rasche Verdunstung und nächtliche Ausstrahlung entstehen. Die beständig schwitzende Haut des Tropenbewohners, besonders des eingewanderten, erträgt Wärmeverminderungen der Luft um $10°$ weit schwerer als unsere kältegewohnte Haut die tiefsten Frostgrade.

Was den Eingeborenen wie den Ansiedler und den zufälligen Besucher der Tropen angreift, ist nicht sowohl die Dauerwärme; weit mehr sind es jene plötzlichen Temperaturschwankungen der Luft. Im Sudan, wo die Durchschnittstemperatur des kältesten Monats unsere Juliwärme um mehrere Grade übertrifft, schlafen die Eingeborenen auf heizbaren Tonbänken. Humboldt berichtet von seiner Reise in die Äquinoktialgegenden Amerikas, daß er bei $+21,8°$ in der Nacht vor Frost nicht schlafen konnte. Jeder, der einmal die schwülen Wochen vor der Regenzeit an den Küsten Vorderindiens oder Hinterindiens zugebracht hat, weiß, wie beschwerlich und gefährlich die Kühle des Morgenwindes ist, der die schwitzende Haut des Schläfers bei offenem Fenster vor Sonnenaufgang anweht und dabei immerhin einen Temperaturgrad von 25° C und mehr haben kann. In den Tropen ist die Furcht vor Abkühlungen und Erkältungen nicht geringer, eher größer als im gemäßigten Klima.

15. Dieselbe Empfindlichkeit gegen Wärmeschwankungen wie das Tropenklima erzeugt und unterhält das Wüstenklima, wie es die Sahara, Oberägypten, Iran, die Wüsten Gobi und Kalahari, die Steppe des großen Salzsees, aber auch der Küstenstrich von Peru geben. In der regungslosen und regenlosen heißen Luft der afrikanischen Sandwüste sind Gelegenheiten zu raschen und großen Abkühlungen für den Menschen genug vorhanden. Der Boden, der am Tage die sengende Sonnenstrahlung einsaugt, gibt in der Nacht einen bedeutenden Teil seiner Wärme durch Ausstrahlung an den wolkenlosen Äther ab. Die Wärme der unteren Luftschichten kann dabei um 10°, 15° und mehr absinken. Der Beduine schützt sich und sein Pferd gegen die zum Morgen hin wachsende Bodenkühle durch Teppiche und Zelt. Noch mehr als die nächtliche Abkühlung im Sandmeer fürchtet er die wärmeentziehende Verdunstung an Gestein, Klippen und Felsen des Wüstenrandes, wenn in der Nacht der feuchte Seewind darüber streicht.

Bezüglich der Jahreszeiten hält das Wüstenklima die Mitte zwischen dem Landklima und dem Seeklima der gemäßigten nördlichen Zonen. Während dort die tiefste Lufttemperatur in den Januar fällt, die höchste im Juli herrscht, mit Unterschieden bis zu 40° C und mehr, im Seeklima das Minimum in den März, das Maximum in den August fällt mit einem Unterschied von etwa 8° C, zeigt das Wüstenklima in Nordafrika Unterschiede von 20—30° C zwischen Sommer und Winter.

In den dem tropischen Klima entgegengesetzten Verhältnissen des Polarklimas mit seiner eintönigen Kälte gewöhnt sich der menschliche Organismus an eine hohe Wärmeproduktion, fühlt sich zu reichlicher Körperbewegung und zur Aufnahme kalorienreicher Nahrung, zur Ansammlung schlechtleitender Zwischengewebe besonders des Fettgewebes gezwungen und schützt sich gegen beständige Wärmeverluste durch dichte Kleidung, luftstille Wohnung und künstliche Wärmequellen.

Der eingeborene und eingewohnte Mensch empfindet im Polarklima die Kälte wenig. Bei Windstille verträgt er Grade bis zu — 50° C und tiefer hinab leicht, und selbst die großen Temperaturschwankungen zwischen strahlender Mittagssonne und eiskaltem Schatten der Nacht, zwischen überhitzter Wohnung und starrer Kälte im Freien gehen an seinem Kleiderschutz ziemlich unbemerkt vorüber. Das hängt zusammen mit dem geringen Wassergehalt der kalten Luft. Wenn auch die relative Feuchtigkeit gewöhnlich am Sättigungsgrad steht und groß genug ist, um ein durchdringendes Feuchtigkeitsgefühl zu erzeugen, so ist doch die absolute Feuchtigkeit zu gering, um viel Wärme zu binden. Schweißansammlung auf der Haut fehlt und bei Durchnässung der äußeren Kleiderschichten fällt die rasche Verdunstung und damit eine Hauptursache für bedeutende Wärmeentziehung fort. Die Bodenausstrahlung in sonnenloser Zeit wird beim Mangel an eigentlicher Bewölkung durch reichlichen Nebel und Schneestaub verzögert.

16. Die geringsten Anforderungen für die Wärmeerhaltung stellt an den Menschen das Ozeanklima. Am stärksten ausgeprägt ist es auf kleinen festlandfernen Inseln und für Schiffe auf hoher See. Insbesondere sind es die Inseln in den Kalmengürteln der Erde mit ihren geringen Änderungen in Luftwärme und Luftbewegung, die eine außerordentliche Gleichmäßigkeit und Stetigkeit der Hautwärme und damit des ganzen Wärmehaushaltes gewähren.

In den Breiten, wo Sommer und Winter wechseln, sind die Übergänge milder als auf dem Festland. Auch der Wechsel von Tag und Nacht führt nur da größere Unterschiede mit sich, wo hochragende Berge auf der Insel Talwinde bringen.

An starkgegliederten buchtenreichen und halbinselreichen Küsten der Festländer bleibt die Gleichmäßigkeit des Ozeanklimas für den Landsaum mehr oder weniger weit erhalten, wenn hohe Berge oder Platten den Zutritt schroffer Nord- und Ostwinde abhalten. Sonst können die Tag- und Nachtunterschiede, die Sommer- und Winterunterschiede sehr bedeutend werden, was sogar die Bewohner des milden Mittelmeerrandes zu ihrem Schaden wissen.

Im allgemeinen ist das Ozeanklima innerhalb der gemäßigten und warmen Regionen regenreich; um so regenreicher, je mehr örtliche Wärme die Wasserverdunstung steigert und Berge und Wälder den Wassergehalt der Luft verdichten. Der oft wochenlang bedeckte Himmel hält die größte Erdausstrahlung ab und trägt so zur Gleichmäßigkeit des Klimas bei.

Mit dem Ozeanklima wetteifert an Stetigkeit der Luftwärme und Luftruhe das Hochgebirgsklima, wie es an Steilhängen oder auf Berggipfeln und Gebirgsrücken zwischen 1000 und 4000 m über dem Meere besteht. Mit dem Seeklima hat dieses Höhenklima gemeinsam, daß die täglichen und jährlichen Wärmeschwankungen geringer sind, die Extreme der Jahreszeiten später kommen, also der Herbst warm bleibt, das Frühjahr die Hauptkälte hat. Die Bodenunterlage, die sich stärker erwärmen und stärker abkühlen kann und dadurch die Luftwärme beeinflußt, fehlt im Höhenklima wie im Seeklima; dort gibt das Luftmeer wie hier das Wassermeer die Stetigkeit.

Auf Hochebenen, wo die Einflüsse der Ein- und Ausstrahlung am Boden gesteigert hervortreten, sind die Tages- und Jahresschwankungen größer als in der Tiefebene. Man darf also nicht ohne weiteres Höhenklima und Hochgebirgsklima vermengen. Unter diesem versteht der Arzt das Klima, das mit der bodenfernen freien Atmosphäre über 1000 m sich berührt, also mit einer Schicht des Luftmeeres, wo die Luftwärme und Luftruhe eine bedeutende Stetigkeit hat.

Das Höhenklima hat dieselben täglichen und jährlichen Perioden wie das Küstenklima mit seinem Land- und Seewind. Dem Talbewohner in Gebirgsgegenden weht in der Nacht ein kühler Luftzug von den Höhen zu, der sich mit der gesteigerten Ausstrahlung zu erheblichen Temperaturverminderungen vereinigen kann; der Höhenbewohner empfängt am Tage einen warmen Talwind, der neben der Wärme durch Insolation kaum in Betracht kommt.

Was das Hochgebirgsklima vom Menschen in sonnenlosen Stunden und Tagen verlangt, ist der größere äußere Wärmeschutz durch Kleidung und Wohnung. Auf der weiten Hochebene hat der Mensch neben dem Nachteil der verminderten Luftwärme noch alle Unbilden der vermehrten nächtlichen Ausstrahlung und der plötzlichen Wärmeabfuhr durch Bergwinde zu ertragen. Diese Unbilden nehmen zu mit der Erhebung der Ebene über dem Meer und mit der Höhe der umliegenden Berge. Wer die Tücken des Klimas von München kennt, kann sie in Madrid und überhaupt auf der kastilischen Hochebene in gesteigertem Maße finden und noch weit verderblicher in den Hochländern von Tibet, von Mexiko, von Guyana.

17. Das kontinentale Klima ist, ferne von großen Wasserflächen, in allen Breiten besonders aber in der gemäßigten Zone durch Trockenheit der Luft, geringe Niederschläge, freien wolkenlosen Himmel und damit durch große Gegensätze zwischen Mittagswärme und Nachtkälte, Sommerwärme und Winterkälte ausgezeichnet. In den gemäßigten Zonen tritt noch die große Veränderlichkeit in der Luftbewegung hinzu. Auf der nördlichen Halbkugel ist die Luft des Festlandes der alten Welt um so kälter und trockener, je weiter man von Westen nach Osten vordringt (9). Der Wechsel zwischen kalten trockenen Nord- und Ostwinden mit erhöhtem Luftdruck und warmen feuchten Süd- und Westwinden mit vermindertem Luftdruck, die reichliche Besonnung am Tage und im Sommer, die reichliche Ausstrahlung in der Nacht und im Winter, die schroffen Umsprünge der Luftwärme durch Bildung und Auflösung von Wolken, durch Niederschläge und Verdunstung stellen an die Anpassungstätigkeit der Haut in gemäßigten Festlandbreiten die größten Anforderungen.

Die Wärmebildung des menschlichen Organismus wird unter diesen Bedingungen nicht minder schroffen Anforderungen unterworfen. Sogar weit gegen den Pol hin gelegene Landstriche haben im nördlichen Festland beim kältesten Winter warme Sommer. Die 5000 Einwohner von Jakutsk in Ostsibirien erleiden zwar eine mittlere Januartemperatur von $-46,8^0$ und eine mittlere Jahrestemperatur von $-11,0^0$ C; aber sie müssen auch eine mittlere Juliwärme von $+17,4^0$ bestehen, wiewohl die Stadt unter $62^0\,2'$ nördlicher Breite und dazu noch an dem dort 7 km breiten Lenaflusse liegt. Die Sommerwärme dort genügt, um den 120 m tief gefrorenen Boden mindestens 1 m tief aufzutauen. Auf den Höhen in der Umgebung von Jakutsk ist die Temperatur noch um $4-5^0$ höher als in der Stadt; auch ist dort der Boden weniger tief gefroren; das macht der Wolkenschutz an den Berghängen. Am sibirischen Kältepol in Werchojansk, unter $67^0\,34'$ n. Br. lebt der Mensch in einer Luftkälte von $-51,2^0$ im Januar, -14^0 im April, $+15^0$ im Juli, $-14,9^0$ im Oktober. Bei Nischnei Kolymsk an der Kolymamündung mit 600 Einwohnern fand Wrangel den Strom vom September bis zum Juni bei dreijährigem Aufenthalt stets festgefroren; im Januar sank das Thermometer in der Stadt bis -50^0 C; im Juli stieg es am Mittag auf $+20^0$ bis $+25^0$. Es würde dort im Winter wärmer sein, wenn nicht die vorherrschenden Seewinde dichte Nebel zwischen Sonne und Land zögen; werden diese gelegentlich von einem Südost weggefegt, so kann das Thermometer ganz plötzlich von -40^0 bis auf $+2^0$ steigen.

18. Nach den vorstehenden Andeutungen, die aus Hanns Klimatologie (1883, 1897) und Meteorologie (1901), aus van Bebbers Hygienischer Meteorologie (1895), aus Köppens Versuch einer Klassifikation der Klimate (1900), aus Webers Klimatotherapie (1880), aus Dove und Frankenhäusers Deutscher Klimatik (1910) ausgeführt und ergänzt werden könnten, sind die beständigsten Klimate, welche an die Wärmeregulation unseres Organismus die wenigsten Anforderungen stellen, das Tropenklima und das Polarklima, das offene Seeklima auf dem weiten Meer und das Höhenluftklima im weiten Luftmeer; die unbeständigsten Klimate die Binnenländer und offenen Küsten der Kontinente in gemäßigten Zonen. Der Mensch hat sich am meisten den unbeständigen, am wenigsten den beständigen Klimaten angepaßt. Das will bedeuten, daß die Schonung nicht unter allen Umständen das zuträglichste ist; mit anderen Worten, daß das wahre Leben nur in Kampf und Übung gedeiht. Die meisten Menschen, die nicht mit den Spitzen der bürgerlichen Zivilisation völlig zum Haustierleben domestiziert sind, empfinden eine stockende Luft als unerträglich; sie sorgen durch Öffnen der Fenster, Ofenzug oder andere künstliche Ventilation für die Erträglichkeit ihres erzwungenen Stallebens, ohne freilich damit die Sehnsucht nach dem Landleben je zu verwinden.

Daß der Kampfesmüde und der im Kampf vorübergehend Geschwächte sich an einen Ort der Schonung sehnt und mit Vorteil dahin dauernd oder vorübergehend zurückzieht, bleibt dabei verständlich.

Die meisten Schonungsbedürftigen würden das Seeklima oder die Höhenluft dem tropischen und dem arktischen auch dann vorziehen; wenn in diesen Breiten so gut für natürliche oder künstliche Erholungsstätten gesorgt wäre wie auf Gebirgsstationen und Inseln; aus dem einfachen Grunde, weil sich zwar die Wärmeregulierung durch die Haut mit äußeren Hilfsmitteln unterstützen oder ersetzen läßt, aber nicht die Bildung der Eigenwärme, die eine Funktion des Lebens selbst und ein Maß der Lebenskraft ist. Der Organismus kann äußere Energien verwerten oder abwehren, aber er lebt von seiner eigenen Energie. Die sogenannten Lebensreize locken keinen kalten Hund vom Ofen und machen keinen toten Hund lebendig.

Wir haben von den Bedingungen und Eigenschaften der verschiedenen Klimate, der Aufgabe dieses Buches entsprechend, nur diejenigen besprochen, die einen besonderen Einfluß auf den Wärmehaushalt des menschlichen Organismus üben. Es gibt eine Eigenschaft unseres Luftmeeres, die mit den Witterungsunbilden als Krankheitsursache für unsere Atmungswege in einem hohen Grade wetteifert. Das ist sein Staubgehalt und sein Gehalt an scharfen Dünsten. Naturgemäß zunächst nur von Bodenbeschaffenheit und Luftbewegung abhängig hat der Luftstaub eine neue ergiebige Quelle überall da, wo Menschenanhäufung, Menschengewerbe und Menschenverkehr sich steigern. Rauch, Ruß, Staub verbinden sich in den Großstädten sowie in den meisten großen Industriegebieten mit Zersetzungs- und Verbrennungsdünsten dazu, den unter ländlichen Lebensbedingungen überwiegend häufigen Erkältungsschleimfluß durch den trockenen Staub- und Ätzkatarrh wenn auch nicht zu verdrängen, so doch überreichlich zu ersetzen und zu unterhalten. Die Luftverunreinigung spielt dann besonders für das Chronischwerden der Störungen in den Luftwegen eine so große Rolle, daß es willkürlich wird, zwischen Kälteschäden und Erkältungskrankheiten einerseits und Staubschäden und Staubkrankheiten usw. andererseits zu scheiden. Eine richtige Darstellung der sogenannten Katarrhe zu geben, ohne auf die mechanischen und chemischen Schädlichkeiten in der Luft Rücksicht zu nehmen, wäre unmöglich.

Der Staub verfolgt uns auch über die Menschenansiedlungen hinaus. Fast überall, wo Luftströmungen die Atmungswege angreifen, haben wir es auch mit Staub zu tun, der örtlich aufgewirbelt oder durch Winde herbeigeführt wird, oft weither; wie denn nachweislich die Schneefelder der europäischen Alpen Staub von der Sahara und aus den Steppen Nordamerikas tragen. Im großen und ganzen staubfrei ist die Luft des Ozeanklimas und des Hochgebirgklimas. Durch diese Eigenschaft bedeuten beide ebenso wie durch ihre besonderen Witterungsverhältnisse eine Schonung für empfindliche Schleimhäute. Die Übersiedelung in die Luftkurorte des Meeres und der Alpen ist ebensosehr eine Flucht vor der Staub-, Rauch-, Gas- und Bakterienplage der menschlichen Wohnungen, Werkstätten, Großstädte, Verkehrsstraßen wie die Zuflucht in ein stetigeres Wärmeklima.

B. Wärmeempfindung und Temperaturempfindlichkeit.

19. Das Organ, welches den menschlichen Körper in jedem Augenblick von Wärmeveränderungen in seiner nächsten Umwelt zu unterrichten und vor der Gefahr einer Störung seines Wärmegleichgewichts zu warnen bestimmt ist, zugleich auch durch besondere Vorrichtungen Schutz vor Wärmeverlusten einerseits wie vor Überhitzungen andererseits gewährt, ist in erster Linie die Haut; hinzu kommt die Schleimhaut der oberen Luftwege, zum Teil auch die Schleimhaut der oberen Verdauungswege.

Die der Haut und den Schleimhäuten mitgeteilten Wärmeveränderungen werden teils zum Bewußtsein gebracht und veranlassen dann als Wärmeempfindung die nötigen Vorkehrungen und Gegenwirkungen gegen Verlust oder Überspannung der Eigenwärme; teils verbleiben sie im Unbewußtsein und veranlassen eine automatische Regelung der Heizung und der Wärmeventile.

Was wir Wärme und Kälte nennen, was wir als Sommerhitze, Luftwärme, Stubenwärme, Kleiderwärme, Badwärme, Speisewärme, Winterkälte, Morgenfrische, Kellerkühle, Wasserkühle, Eiseskälte bezeichnen, sind Eindrücke, welche temperaturempfängliche Organe an unserer Körperoberfläche dem Organ des Bewußtseins zuleiten und die ebensowohl den Wärmeübergang vom Organismus zur Außenwelt, wie die Gegensätze zwischen Umwelttemperatur und Eigenwärme unseres Körpers verkünden.

Unsere Empfindung verhält sich also zu den Hautveränderungen, welche durch innere oder äußere Temperaturschwankungen zustande kommen, nicht etwa so wie zum Thermometer unser Auge. Das Auge liest am Thermometer gradweise physikalische Veränderungen eines Quecksilberfadens oder sonst eines Körpers als willkürlich gewählte Maße von Wärmeunterschieden ab. Für unsere bewußte Wärmeempfindung hingegen verhält sich die Haut ungefähr so wie der Index eines Thermoregulators, der nur die der Konstanz des Thermostaten hinderlichen Schwankungen anzeigt, zugleich anzeigt und zugleich regelt, und in jedem Augenblick stillesteht, wo der Apparat seine richtige Binnenwärme hat.

Der Indifferenzpunkt, bei dem die Mechanik unseres organischen Thermoregulators ruht, liegt für den zivilisierten Europäer im Mittel bei 14,77° R (Fechner 1860), also rund bei 20° C. Was die wärmeempfindenden Organe unserer Haut erregt und die Signale zunehmender Wärme oder Kälte gibt, sind Schwankungen, Verminderungen oder Steigerungen der Hautwärme um jenen gegebenen Punkt. Sie werden, wir betonen es wiederholt, ebenso von innen wie von außen erregt, also auf der einen Seite von Änderungen der Eigenwärme durch gesteigerte oder verminderte Wärmebildung, auf der anderen Seite von Wärmeänderungen in der Umwelt, und zwar 1. von Temperaturschwankungen der umgebenden Luft, die uns durch Leitung Wärme zuführen oder entziehen und deren Ursache wir mit dem Galileischen Thermometer messen; 2. von Temperaturschwankungen, die durch Berührung mit wärmegebenden oder wärmeentziehenden Körpern, warmes Bad, Wärmekrug, kaltes Bad, kalter Nebel, entstehen und deren Ursache wir ebenfalls mit dem Thermometer messen; 3. von Temperaturschwankungen, die wir durch Einstrahlung von Sonnenwärme, Ofenwärme, Bodenwärme, tierischer Wärme usw. oder durch Ausstrahlung der Eigenwärme erleiden und deren Ursache wir mit Pyrheliometer, Aktinometer, Radiometer messen; 4. von Temperaturschwankungen, die eine vermehrte Luftbewegung durch Wärmeabfuhr oder eine verminderte Luftbewegung durch Wärmestauung an unserer Haut bewirkt, und deren Ursache wir mit dem Anemometer messen; 5. von Temperaturschwankungen, die durch Verdunstung von Feuchtigkeit, Wasser, Schweiß, usw. auf der Haut entstehen und deren Ursache wir mit dem Psychrometer messen; 6. von Temperaturschwankungen, die wir durch Entblößung oder durch Bedeckung der Körperoberfläche oder einzelner Teile bewirken und deren Ursache wir mit dem Kalorimeter messen. Ich betone, man mißt die Ursachen, aber nicht die Folgen; denn diese gleicht der Organismus, solange er gesund bleibt, beständig aus.

20. Wir dürfen also nicht Wärmeempfindung und Thermometerziffer verwechseln oder gar das Verhalten des Thermometers auf unseren Organismus übertragen. Kältegefühl ist noch keine Abkühlung, Hautkühle noch keine Verkühlung innerer Teile. Von Veränderungen des Hautgefühls

bis zu Störungen der Eigenwärme ist ein größerer Schritt als von der Bewegung des Dampfkesselmanometers bis zum Platzen der Maschine.

Die Temperatur unserer Haut ist in weitem Maße abhängig von der Außenwelt, aber die Binnenwärme unseres Körpers ganz unabhängig davon, solange wir gesund sind.

Wie die Wärme der unbedeckten Hautstellen mit der Luftwärme abnimmt, stellte Vincent (1890) in 365 Messungen fest. Er maß als Hauttemperatur

1. an unbehaglich heißen Tagen, wo die Haut reichlich schwitzte, mehr als 37,5°
2. an heißen Tagen, wo er wenig oder gar nicht von der Hitze litt . . . 34,5°
3. bei lauer Luft, welche Wärmegefühl aber keinen Schweiß erregte . . . 31,5°
4. bei mittlerer Luftwärme, wobei man ohne Überrock im Freien saß . . 31,5°—29,0°
5. bei frischer Luft, die den Überrock im Freien verlangte . . . . 29,0°—26,0°
6. bei kalter Luft, wo die Hände unangenehm kühl wurden . . . . . . 26,0°—22,0°
7. bei unerträglicher Kälte, wo Hände und Gesicht froren, weniger als . . 22°.

(Nach Ruhemann, 1898.)

Bei gesunden Männern, die Winterkleidung, aber ohne Mantel, trugen, maß Rubner im Mittel:

bei einer Luftwärme von	an der unbekleideten Haut	über der Kleideroberfläche
25,6°	31,2°	26,6°
17,5°	30,0°	22,9°
15,0°	29,2°	21,0°
10,0°	29,0°	19,3°

Becquerel und Breschet (1835) ließen einen kräftigen Mann seinen Arm eine Stunde lang in Eiswasser tauchen und untersuchten dann mittelst der thermoelektrischen Nadel die Wärme seines Bizepsmuskels. Das Gewebe war kaum um 0,2° kühler als vor dem Versuch. Sie ließen den Mann seinen Arm eine Viertelstunde lang in Wasser von 42° C eintauchen; jetzt war die Muskelwärme ganz unverändert oder höchstens um 0,2° C erhöht.

Es ist also nichts mit den „wissenschaftlichen" Definitionen der Erkältung, wie sie vom physikalischen Standpunkt aus gegeben worden sind: „Je länger wir der Wärme oder Kälte ausgesetzt sind, desto mehr nehmen unsere äußeren Organe die warme oder kalte Temperatur an und desto tiefer dringt diese in das Innere unserer Organe ein und wirkt dann nicht bloß auf die peripherischen Enden der Nerven, sondern ergreift auch ihre Stämme"; so kommt es zu Katarrh und Fieber, zu Influenza, Diphtheritis, Keuchhusten, Lungenentzündung, Ruhr usw. (Franz Seitz 1865). Wenn Erkältungskrankheiten durch gewisse zu intensive und zu anhaltende Wärmeentziehungen von der Haut zustande kämen, wie Flügge will, so gingen die Erkältungskrankheiten parallel den Kältegraden und Kältestunden unserer Umwelt einerseits und der minderen oder größeren Kleiderlosigkeit andererseits. Das tun sie aber mit nichten, wie später ausführlich gezeigt werden wird.

21. Die Haut hat gesonderte Empfangsstellen und Nervenleitungen für Kältereize und für Wärmereize, für Reize, die über oder unter dem Fechnerschen Indifferenzpunkt liegen. Wir verspüren den größeren oder kleineren Wärmezuwachs, den unsere Haut erfährt, mit Hilfe anderer Sinneswerkzeuge als die sind, welche uns eine Wärmeverminderung anzeigen. Kältepunkte und Wärmepunkte sind in verschiedener Dichte und Anordnung über unsere Körperoberfläche verstreut. Der Kälteempfindung dienen die Krauseschen Endkolben; der Wärmeempfindung die Rufinischen Endigungen. Das Absinken der Hauttemperatur wirkt als Reiz für die Kältenerven, das Aufsteigen als Reiz für die Wärmenerven.

So wird gelehrt. Indessen läßt sich die Beobachtung, daß die Berührung eines Kältepunkts mit einer warmen Nadel Kälteempfindung auslöst (Goldscheider, 1886, 1911, von Frey 1894), mit der einfachen Annahme einer Spaltung des Temperatursinnes nicht sofort vereinigen. Auch Tastempfindung und Druckempfindung, Kitzelempfindung und Juckempfindung sollen besondere voneinander unabhängige Apparate haben (Alrutz 1908, Basler 1912); in Wirklichkeit verhalten sich aber Tast- und Druckempfindung einerseits, Juck- und Kitzelempfindung andererseits wie projizierte und rezipierte, objektivierte und subjektivierte Wahrnehmungen.

Wie dem auch sei, das Absinken der Hauttemperatur durch äußere Einflüsse wird als Kälte, das Aufsteigen als Wärme empfunden. Dabei ist der Wärmegrad noch keineswegs maßgebend. Entscheidend für die Größe der Empfindung ist die Schnelligkeit der Wärmeschwankung und die Ausdehnung der von der Wärmeänderung getroffenen Hautfläche, ihre Empfindungsfähigkeit als selbstverständlich vorausgesetzt. Je kälter ein Wasserguß, je plötzlicher sein Angriff, je breiter seine Ausdehnung, je reizbarer das Nervensystem des getroffenen Körpers, desto stärker im allgemeinen die Kälteempfindung.

Die Dauer der Empfindung eines Kältereizes steht hingegen im umgekehrten Verhältnis zur Größe der Gegenwirkung des Körpers auf den Angriff. Diese äußert sich in der aktiven Wiedererwärmung der abgekühlten Hautstelle unter Vermehrung des Blutzuflusses.

Bei Kräftigen und Gesunden ist diese Reaktion an der Haut von einem allgemeinen Behagen und Erfrischungsgefühl begleitet, das die Unbehaglichkeit der Kältewirkung nicht bloß ausgleicht, sondern sogar belohnt. Bei Schwächezuständen und in Krankheiten kann die Reaktion vermindert sein oder ausbleiben; einmalige, sogar mäßige oder geringfügige Kälteeinwirkungen bedingen dabei eine lange Nachdauer der Empfindung, wie sie beim Gesunden nur mit Gewalt durch lange fortgesetzte und übertriebene Kältegrade erzwungen wird.

Dasselbe was für den Kältereiz gilt auch für den Wärmereiz. Ein Unterschied für beide besteht darin, daß der erschlaffte übermüdete Körper vom Wärmereiz, der gestählte ausgeruhte Körper vom Kältereiz die behagliche Nachempfindung hat, und daß im kalten Klima dem Kältereiz, im heißen Klima dem Wärmereiz die kräftigere Nachwirkung folgt. Als Erfrischungsbad und Erholungsbad pflegt man in den Tropen das heiße Bad (37—45° C), in den gemäßigten Zonen das kalte Bad (20—10° C) zu gebrauchen. Das Bad von 35° gilt als indifferent.

Gewöhnung, Übung und besondere Umstände bewirken Ausnahmen von dieser Regel. In Japan wird auch zur kalten Winterszeit das Heißwasserbad von 42—45° C als Reinigungs-, Erquickungs- und Stärkungsbad benutzt, und zwar in der Dauer von 5—10 Minuten (11). Der Japanese nimmt daraus einen Wärmevorrat mit in seine undichte ungeheizte Wohnung. In Rußland dient das Heißdampfbad mit nachträglicher Abschreckung der Haut in ähnlicher Weise.

Die „spezifische Energie" der temperaturempfindlichen Hautorgane wird nicht durch Wärme und durch Kälte allein erregt; jeder Reiz, der sie trifft, regt ihre Tätigkeit an, und so können sie im Einzelfalle das Bewußtsein täuschen. Das Wärmegefühl, das ein feuriger Wein oder ein Hopfentrank oder ein mit Strychnosgift bitter gemachtes Bier unserem Magen oder unserer Haut gibt, das Kältegefühl, das der Mentholstift unserer Haut, das Pfefferminzplätzchen unserer Zunge verleiht, entsteht nicht durch Veränderung der örtlichen Wärme oder Beeinflussung der Binnenwärme, sondern durch Reizung der temperaturempfindlichen Nerven. — Das Wärmegefühl, das ein starker kalter Wind in der ersten Zeit hervorbringt, entspricht nicht dem Reiz einer zuströmenden Außenwärme, sondern ist schon die Reaktion auf den Kältereiz, die in einer vermehrten Füllung und beschleunigten Versorgung der Haut mit Blut besteht. Das Kältegefühl, das wir sofort beim Einsteigen in ein heißes Bad bekommen, entspricht ebensowenig einer Kältewirkung von außen, sondern ist die Folge einer raschen Zusammenziehung der Hautgefäße, um die Überwärme vom Organismus abzuhalten. — Die Erfahrung lehrt solche Täuschungen mehr oder weniger rasch berichtigen.

22. Das Maß für die Wärmeempfindung an unserer Körperoberfläche entspricht also keineswegs dem Maß, das wir unseren künstlichen Thermometern zugrunde legen, sondern wird in jedem Augenblick von der Eigenwärme unserer natürlichen Wärmemesser, also von der Eigenwärme unserer temperaturempfindlichen Nervenapparate in Haut und Schleimhäuten, dem Bedürfnis der Wärmeregulierung gemäß mitgeteilt, man könnte sagen, wie in Kriegszeiten nach Opportunitätsgründen angegeben oder verschwiegen; wobei der unbewußte Instinkt den bewußten Verstand bevormundet, so lange wenigstens, als er sich der Sachlage gewachsen fühlt.

Ein Kleid nimmt uns die Kälteempfindung nicht, weil es uns erhöhte Thermometerwärme zuführt, macht uns nicht unbehaglich heiß, weil es eine Wärmequelle bedeutet, sondern wir fühlen uns in unserer Haut warm, weil das Kleid den Abfluß der Eigenwärme von der Haut beschränkt oder behindert.

Die Eigenwärme unserer Haut liegt für gewöhnlich unter der Binnenwärme unseres Körpers, insbesondere also unter unserer Blutwärme. Jede Lufttemperatur, deren Grad sich der Eigenwärme unserer Haut nähert und die damit die Wärmeabgabe aus dem Innern vermindert oder aufhebt, erscheint uns warm, heiß, brennend. Jede Lufttemperatur, die sich von der Eigenwärme unserer Haut so weit nach abwärts entfernt, daß sie dieser Wärme entzieht, nennen wir kühl, kalt, eisig. Alles das ist relativ. Temperaturunterschiede müssen mit einer gewissen Schnelligkeit und Stärke einwirken, um richtig oder überhaupt empfunden zu werden; ganz plötzliche Schwankungen können wir mißdeuten; sehr langsame Abnahmen oder Zunahmen können uns entgehen, auch wenn sie am Ende verhältnismäßig bedeutend werden. Nicht diejenigen Erhitzungen und Erkältungen werden uns leicht gefährlich, die die Empfindung ankündet, sondern die heimlich sich einschleichenden.

Die Hautwärme hat nicht wie die Binnenwärme einen festen Grad; sie wechselt, wie wir gesehen haben, in ziemlich bedeutenden Grenzen; sie ist zudem an den verschiedenen Körperstellen ungleich, so daß wir an der einen als kühl empfinden, was uns eine andere als warm verkündigt. Von den Temperaturunterschieden verschiedener Hautstellen geben die folgenden Zahlen eine beispielweise Vorstellung:

Bedingungen	Luft-wärme	Körperwärme zwischen den Schultern	in der Magengrube	über der Wade	im Mastdarm
im Zimmer bei gewöhnlicher Bekleidung	16° C	31,3	32,4	24,8	37,3
im Freien bei derselben Bekleidung und mäßiger Bewegung . . .	20° C	32,1	33,2	22,6	37,2
im Freien bei Winterkleidung . .	10° C	31,0	32,5	14,5	37,1
im Bett bei leichter Bedeckung am Morgen	16° C	33,4	34,1	25,4	37,1
Typhuskranker am 12. und 15. Tage bei leichter Bedeckung im Bett	15° C	34,8	35,1	24,4	39,5
	16° C	34,6	35,1	28,2	38,8

(Nach Winternitz, 1890.)

Die Hautwärme ist bei angenehmer Zimmertemperatur im allgemeinen größer an behaarten als an unbehaarten, größer an bekleideten als an unbekleideten Stellen, größer an trockenen als an feuchten Stellen, größer in Hautfalten und Gängen wie Achsel, Nase, Luftröhre, Ohr, als an der freien Oberfläche. Es gibt aber auch Menschen mit schlechter Blutverteilung, die stets im Gesicht wärmer als am Bauch sind, kalte Füße und warme Hände haben, beständig an Händen und Füßen schwitzen, aber am Kopf oder im Nacken glühen usw.

23. Wärmebildung und Wärmeabgabe werden geregelt durch Wohlbehagen und Mißbehagen des Hautgefühls. John Davy (1835) fand seine Körperwärme winters wie sommers unverändert, wenn er sich in der kalten Zeit durch behagliche Zimmerheizung, in der heißen Zeit durch behagliche Zimmerkühle schützte. Im ersteren Falle war die Temperatur bisweilen um ein weniges höher als im letzteren. Hatte er sich hingegen längerem Kälteempfinden ausgesetzt, so sank seine Binnenwärme, unter der Zunge gemessen, deutlich. So maß er, wenn er sonntags in der Kirche gefroren hatte, stets verminderte Eigenwärme:

Datum	Luftwärme	Mundwärme
24. November	5,6° C	36,1° C
12. Januar	4,4	36,2
9. Februar	0,6	35,9
16. März	0,0	34,9

Die jeweilig zuträgliche allgemeine und örtliche Eigenwärme äußert sich in einem Behaglichkeitsgefühl der Haut; die unzuträgliche Eigenwärme in einem Unbehagen dann, wenn die automatische Wärmeregelung nicht in jedem Augenblick ausreicht. In mittleren Breiten friert der nackte Mensch fast beständig. Das zwingt ihn, für gewöhnlich vier Fünftel seiner Körperoberfläche mit mehr oder weniger dichter Bekleidung zu schützen. Unterläßt er es, so pflegt das Unbehagen der Kälteempfindung vermehrte Muskelarbeit oder künstliche Wärmequellen zu verlangen.

Wenn viele unserer Kinder, den Wilden ähnlich, nur ein Drittel oder knapp die Hälfte ihrer Oberfläche mit Kleidung schützen, so halten sie das vermöge eines lebhafteren Stoffwechsels und einer größeren Bewegungsfreiheit mit dem Wärmeüberschuß der Jugend einige Jahre lang aus, vorausgesetzt, daß sie sich an kalten Tagen ab und zu, in der Schule oder zu Hause, bei einer überflüssigen Ofenwärme erholen; erhöhte Ansprüche an ihre Gehirntätigkeit vereinigen sich schlecht mit der beständigen Verschwendung von Eigenwärme. Moderne Damen, die auf der Straße dirnenhaften Moden huldigen, pflegen zu Hause im warmen Boudoir Wollmantel oder Pelz anzulegen, oder ihre Wärmeverluste in überlangem Schlaf zu ersetzen, ihr Wärmegefühl durch geistige Getränke mit folgender Hauthyperämie zu erreichen.

Die unbekleideten Hautstellen des gesunden Menschen müssen im gemäßigten und kalten Klima für gewöhnlich bei geringerer Eigenwärme zufrieden sein als die bekleideten. Während die Wärme der letzteren im Mittel 32° C beträgt, ist die Haut des Gesichtes und der Hände wesentlich kühler. Rubner (1897) maß bei 12° Luftwärme an den unbekleideten Stellen folgende Werte:

Nasenwurzel	27,4°	Wange	27,2°
Nasenflügel	28,0°	Kinn	27,7°
Nasenspitze	25,1°	Hals	29,6°
Augapfel	29,7°	Handteller	27°—28,8°

Die Überwärme, welche die bekleidete Körperoberfläche gegenüber den nacktgetragenen Teilen hat, wechselt mit der Höhe der Lufttemperatur. In Rubners Untersuchungen zeigte sich die bedeckte Haut bei 15° C Luftwärme um 3,2°, bei 16° um 2,4°, bei 17,5° um 1,4°, bei 25,6° um 1,0° wärmer als die unbekleidete Haut.

Bei mittleren Lufttemperaturen hat Vermehrung oder Verminderung der Kleidung wenig Einfluß auf die **Hauttemperatur der bedeckten Stellen**. Ein Mann in Winterkleidung, Rock, Weste, Leinenhemd, Wollhemd, hatte bei 10° Luftwärme unter dem Wollhemd 32,7° Hautwärme, bei 26° Luftwärme 32,1° Hautwärme. Hingegen nahm die Temperatur über den äußeren Kleiderschichten rasch zu. Der Mann hatte bei der genannten Winterkleidung:

	bei 10° Luftwärme	bei 26° Luftwärme
über dem Rock	21,8°	28,0°
zwischen Rock und Weste	23,1°	28,8°
zwischen Weste und Leinenhemd	24,4°	29,3°
zwischen Leinenhemd und Wollhemd	25,2°	29,6°
zwischen Wollhemd und Haut	32,7°	32,1°

Das heißt, der Mensch spart durch die Kleidung Eigenwärme; bei derselben Kleidung um so weniger, je niedriger die Luftwärme ist.

Wie bedeutend die Kleidung die Wärmeabgabe des Körpers je nach Schichtenzahl, Dichte und Dicke regelt, läßt die folgende Feststellung Rubners übersehen: an einem völlig unbekleideten Manne hatte die Körperoberfläche bei einer Lufttemperatur von 12° eine Eigenwärme von 27,3—27,9° C. Als er ein Baumwollenhemd angelegt hatte, betrug die Temperatur über der Außenseite dieses Hemdes 23,8°; als er dazu eine Weste angezogen hatte, sank sie auf der Oberfläche der Weste auf 21,9°; nachdem er dann mit einem Rocke sich bekleidet hatte, ging die Oberflächenwärme nicht über 18,3° hinaus. Bei alledem behielten die unbekleideten Teile gleiche Hautwärme.

Der Wärmeverlust, den der nackte Körper bei 15° Luftwärme erleidet, ist ungefähr um ein Drittel größer als die Wärmeabgabe bei völliger Bekleidung. Das gilt für den kräftigen Menschen. Schwächliche und abständige, insbesondere kraftlose jugendliche Individuen, verlieren ihre Eigenwärme noch schneller; und Greise kommen bei der allgemeinen Verminderung ihrer Lebenswärme bald auf den Punkt, wo der Wärmeverlust bei mangelhafter Kleidung zu einer Verminderung der Binnenwärme führt. Zarte und alte Leute bedürfen mehr äußeren Wärmeschutz.

24. Wie Verminderungen der Außenwärme unter den **Indifferenzpunkt unserer Wärmeempfindung**, so erregt auch jede Steigerung der Außenwärme über jenen Punkt (20°) das Gefühl des Unbehagens; dieses steigert sich rasch bis zum Gefühl unerträglicher Hitze, wenn der **Indifferenzpunkt unserer Hautwärme** (30°) überschritten wird. Dabei entspricht aber keineswegs das stärkste Wärmegefühl und die höchste Hautwärme auch sofort dem höchsten äußeren Luftwärmegrad. Es gibt Vollblütige, denen es schon zu heiß wird, wo der gewöhnliche Mensch sich noch behaglich fühlt; und es gibt Blutarme, die erst anfangen, es erträglich zu finden, wo der Vollkräftige das Unbehagen der Überwärmung hat.

Der bekleidete Mensch sucht in zu hoher Luftwärme, falls die automatische Regelung ausbleibt, die unbehagliche Wärmeempfindung durch Ablegen von Kleidungsstücken, durch Aufsuchen bewegter Luft, durch Aussetzen der Muskeltätigkeit, der Entkleidete weiter noch durch kalte Waschung, kaltes Bad, kalte Getränke zu beseitigen oder zu mildern. Bei einer Steigerung der Außenwärme über den Indifferenzpunkt unserer Wärmeempfindung (20°) stellt sich in trockener Luft als automatische Hilfe eine zunehmende **Schweißabsonderung** ein, die infolge der Verdunstung die Oberfläche abkühlt; die Abkühlung wird um so stärker, je bewegter die Luft; in wassergesättigter Luft bleibt Schweiß und Selbstkühlung aus.

Menschen, die sich unter Umständen befinden, in denen die Warnung des Wärmegefühles nicht beachtet wird oder nicht befolgt werden kann und dazu die Selbsthilfe des Organismus mehr und mehr versagt, verfallen der Wärmestauung, die im höchsten Grade zum Hitzschlag wird.

Der Hitzschlag tritt mit einer Erwärmung des Körpers über 42,6⁰ C ein, da jetzt das Blut in den Adern gerinnt (Weikart, 1880), während das Myosin in den Muskeln erst bei 49—50⁰ erstarrt. Das gilt nur für die Stauungswärme. Bei der Fieberwärme liegt die Sache anders. Die gesteigerte Zelltätigkeit kann im Fieber die Eigenwärme auf 44⁰, 45⁰ und vielleicht noch höher treiben, ohne daß der Mensch davon stirbt. Was hierbei Gefahr bringt, ist nicht die Überwärme, sondern der Infekt. Der Mensch bleibt im Überfieber um so eher am Leben, je weniger man mit „energischer Antipyrese" seine Gegenwehr bricht; freilich erträgt er unter Umständen sogar die physikalische und die chemische Antipyrese noch dazu, und dann werden diese gelobt.

Der Hitzschlag, der unter raschem Ansteigen der Binnenwärme mit Lungenkongestion zu tiefem Koma usw. zum Tode führen kann, entsteht am ehesten im geschlossenen Raume, also in den Heizräumen von Fabriken, Schiffen, Bädern; oder da, wo Menschen bei großer Luftwärme zur Herde dicht zusammengedrängt und außerdem noch durch angestrengte Eigenbewegung übererwärmt sind, also bei Truppen der alten Schule, die von dicker Uniform eingehüllt, mit schwerem Gepäck belastet und von der vorschriftsmäßigen Halsbinde beinahe erwürgt in geschlossenen Reihen marschieren mußten. Der Hitzschlag wird beschleunigt durch eine schwüle Atmosphäre, schwül durch die Sättigung mit Wasserdunst oder durch den Wegestaub der trampelnden Herde.

In der heißen Luft der Tropen ist der Hitzschlag, die Siriasis, weit seltener als man von vorneherein annehmen könnte. Häufiger ist dort bei Unvorsichtigen der Sonnenstich, die Insolation, die durch unmittelbare Einwirkung der Sonnenstrahlen auf den Kopf zustande kommt. Der Europäer verträgt die scheitelrechte Sonne ohne Bedeckung schlecht; der Neger ist durch sein Wollhaar besser geschützt. Überhaupt sind die dunkelfarbigen Rassen dem Hitzschlag und dem Sonnenstich weniger zugänglich, durch Gewöhnung und Instinkt. Der Weiße wird in den Tropen bald klug genug, sich vor der direkten Sonneneinstrahlung zu schützen, zweckmäßig zu kleiden, mit Gepäck möglichst wenig zu belasten und körperliche Anstrengungen zu vermeiden.

25. Der Gegensatz des Hitzetodes ist die Erfrierung. Je kälter es wird und je länger der Mensch in kalter Umwelt schutzlos verharrt, desto mehr sinkt seine Wärme an den nackten Teilen, bis, früher beim Schwächlichen, später beim Kräftigen, die abgekühlte Stelle oder die ganze abgekühlte Oberfläche und fortschreitend der ganze Körper starr wird und sich endlich nach rein physikalischen Gesetzen mit der Temperatur der Umgebung ins Gleichgewicht setzt, erfriert.

Die Kältestarre der Gewebe beginnt bei einer Abkühlung des Blutes bis zum Gefrierpunkt des Wassers, der Gefrierpunkt des Blutes liegt bei — 3⁰ C (Catiano, 1883) oder — 3,9⁰ C (Landois, 1881); die Gewebssäfte erfrieren etwas früher.

Der äußere Kältegrad, der den Menschen überwindet, hängt von der Dauer der Einwirkung und von der jeweiligen Widerstandskraft des Organismus ab; zarte Kinder und hinfällige Greise erfrieren eher als vollkräftige Männer. Wenn Catiano sagt, daß der unbekleidete Mensch bei — 10⁰ C binnen zehn Minuten bewußtlos werde, so ist das durchaus kein Gesetz, sondern ein Einzelfall.

Hitzschlag und Kältetod stellen für den menschlichen Organismus die äußersten Grade des allgemeinen Unterliegens seiner wärmeerhaltenden Einrichtungen dar. Zwischen Gesundheit und Kältetod einerseits und Gesundheit und Überhitzungstod andererseits liegen zahllose umschriebene und verallgemeinerte Störungen, Veränderungen, Verstümmelungen, die wir kurz als **Wärmeschäden** und **Kälteschäden** bezeichnen können.

Wie weit diese im einzelnen Falle gehen, hängt ebensosehr und mehr von der Widerstandskraft des angegriffenen Organismus als von der Größe der Schädlichkeit ab. Dieser Satz kann nicht genug betont werden. An seinem roten Faden reiht sich die ganze Pathologie der Erkältung und Erfrierung auf.

Die örtlichen Wärmeschäden und Kälteschäden gehen, wie wir sehen werden, ohne Grenzen in die **Verbrennungsschäden** und **Erfrierungsschäden** über, wie ja auch Erschütterungsschäden, Quetschungsschäden und Zerschmetterungsschäden ihre Übergänge haben. Der praktische Unterschied liegt in der mehr oder weniger tiefgreifenden Verletzung des physikalischen und anatomischen Zusammenhanges und so in der Möglichkeit der Wiederherstellung. Örtliche Lähmung der Gewebe mit seröser Exsudation zwischen die Gewebe und paralytische Hyperämie entsprechen dem ersten Grade der Verbrennung, wie örtliche Erstarrung der Gewebe mit nachträglicher Hyperämie und Exsudation dem ersten Grade der Erfrierung entsprechen.

26. Es sind keineswegs immer große Schädlichkeiten, die die Kraft des wärmeregulierenden Apparates örtlich oder entfernt oder gänzlich brechen. Es gibt **temperaturempfindliche Menschen**, die durch verhältnismäßig geringe Einwirkungen von Kälte oder Wärme erschlafft, erschüttert, krank gemacht, getötet werden.

Die verschiedene Wirkung des warmen Bades auf verschiedene Menschen ist ein deutliches Beispiel. Viele fühlen sich in einem Bad von 38° C eine halbe, eine ganze Stunde und länger wohl. Es gibt aber manche, die nur eine Viertelstunde darin zu verweilen brauchen, um in eine große Müdigkeit, zunehmende Kraftlosigkeit und unbezwingliche Schlafsucht mit Frösteln, Kühlwerden der Haut und der Glieder, Widerwillen gegen Speise und Trank, kurz in eine allgemeine Verstimmung zu verfallen, von der sie sich nur allmählich wieder erholen oder bei ungenügender Ruhe auch wohl hie und da in einen mehr oder weniger schweren Schwächezustand übergehen können.

Dieselbe Übermüdung, die bei dem einen das warme Bad hervorbringen kann, erfährt der andere schon durch ein kurzes kühles Bad von 20° C oder weniger. Anstatt wie der Gesunde sich darin erfrischt zu fühlen und es mit angeregtem Kraftgefühl zu verlassen, fängt er bald an darin zu frieren, blau zu werden, Zähneklappern und Muskelzittern zu bekommen. Aus dem Bade ins warme Bett gebracht, kann er sich nur langsam, oft schwer erholen. Die Haut bleibt noch stundenlang kühl und blau, das Unterhautgewebe eingesunken, die Muskulatur müde und kraftlos. Erst nach längerem Reiben und Bedecken oder nach Erwärmung am Ofen kehrt allmählich das Wohlbefinden wieder zurück. Der Zustand kann aber auch, besonders bei Vernachlässigung, in eine mehrtägige Schwäche übergehen oder von einer Erkältungskrankheit gefolgt werden.

Das **wehrlose Verhalten** mancher Menschen gegenüber Wärme- und Kälteeinflüssen, die so viele andere ohne Schwierigkeit bestehen, kann als Maß der Konstitutionskraft und als Ausdruck einer besonderen Konstitution nicht genug berücksichtigt werden. Die Erkältungsanlage, die erkältungsfähigen Konstitutionen werden uns umständlich beschäftigen; ebenso die Frage, wie weit sie der Besserung oder Heilung zugänglich sind. Hier vorläufig nur die Bemerkung, daß die Hydrotherapeuten die Mittel angeben, eine ausbleibende Reaktion (21) zu erzwingen und damit schädliche Nachwirkungen eines kühlen Bades oder sonst einer Kälteeinwirkung zu verhüten. Ihre Mittel beruhen im allgemeinen nicht auf einer Abschwächung des schädlichen Kältereizes, sondern auf einer absichtlichen Verstärkung durch Nebenreize oder auf der Anwendung von Wechselreizen. Diese Herausforderung der Reaktion um jeden Preis setzt natürlich eine gewisse Summe von schlummernden Reservekräften des Körpers voraus. Bei ausgesprochener Lebensschwäche kann weder von ihrem Gelingen noch gar von ihrem Nutzen die Rede sein.

27. Mit anhaltender tiefer Verminderung der Luftwärme unter 18° C wird das Leben der Menschen schwieriger und kümmerlicher und von vermehrter Bewegung, gesteigerter Ernährung, wärmeerhaltender Kleidung und Wohnung um so abhängiger, je weniger künstliche Wärmequellen die Wärmeerhaltung erleichtern. Mit anhaltender hoher Steigerung der Luftwärme über 18° wird das Leben der Menschen träger, von verminderter Tätigkeit, häufigem und langem Ausruhen abhängig, falls nicht künstliche Verminderung der Außenwärme es erleichtern.

Der Europäer beschränkt in den Tropen wie im hohen Norden seine Tätigkeit bald auf einen Bruchteil der gewohnten Leistungen, insbesondere der geistigen Arbeit.

Große Kälte und große Wärme sind dem Menschen auf die Dauer um so feindlicher, je jünger und je schwächer er ist. Da ist eine Tatsache, die sich ohne weiteres als Erfahrung der Mütter und Ärzte ausspricht. Die Sterblichkeit im hitzeempfindlichen Säuglingsalter ist während des Sommers ungeheuer und die Sterblichkeit des wärmebedürftigen Greisenalters fällt nach langen harten Wintern im Frühling immer wieder auf.

Daß Hitze und Kälte nicht an und für sich die Sommerdiarrhöen der kleinen Kinder und die Frühlingspneumonien der Greise bewirken, sondern nur im Zusammenhang mit einer besonderen Schädlichkeit, die früher τὸ ϑεῖον oder miasma oder contagium hieß und die wir heute als pathogene Mikroorganismen kennen, bezweifelt eigentlich niemand mehr. Dennoch fangen einige Autoren wieder an, der Hitze für die große Sterblichkeit der Säuglinge im Sommer die alleinige oder wenigstens die ausschlaggebende Bedeutung zuzuschreiben und den Brechdurchfall mehr als ein Symptom denn als die Grundkrankheit für die Kindercholera hinzustellen (Meinert 1887, Rietschel 1911, Liefmann und Lindemann 1911, Kaupe 1911).

Hiergegen ist zu bemerken, daß jede Krankheit ihre drei Seiten hat, nämlich den Krankheitsgrund oder die Empfänglichkeit, die vorbereitende Hilfsursache und die auslösende Ursache. Man kann nicht sagen, daß die eine wichtiger ist als die andere, auch dann nicht, wenn man von derjenigen, die auffälliger hervortritt, nach dem Satz a potiori fit denominatio, den Namen herleiht. Die eine ist so gut conditio sine qua non wie die andere. In der Bezeichnung Sommercholera der Säuglinge ist die Diathese des Säuglingsalters und die Hilfsursache der Hitze hervorgehoben; das berechtigt nicht dazu, die auslösende Ursache, den Infektionskeim zu vernachlässigen oder zu leugnen. Bei den Erkältungskrankheiten werden wir die dreifache Krankheitswurzel genauer zu besprechen haben.

28. Auch verhältnismäßig geringfügige und im Augenblick erträgliche Wärme- und Kältewirkungen vermögen durch ihre Dauer die Widerstandskraft des Organismus zu lösen. Jeder kennt die erschlaffende Wirkung wochenlanger Sommerhitze, wenigstens wer sich nicht dem behaglichen Nichtstun der Lebenskünstler hingeben kann; jeder die ermüdende Wirkung langer kalter Wintertage, zumal wer der nötigen Bekleidung und Ofenwärme ermangelt.

Man hat versucht, diese Wirkungen zahlenmäßig an den Sterblichkeitslisten darzutun. Frederic Edwards (1825) hat die Erhöhung der allgemeinen Sterblichkeit in kalten Zeiten und kalten Ländern ausführlich besprochen. Lombard (1832) hat aus den Genfer Stadtregistern der Jahre 1779–1790 und 1816—1827 gezeigt, daß die Sterblichkeit der Neugeborenen durch kalte

Witterung bedeutend vermehrt, durch warme vermindert wird; daß aber mehr noch die Greise die Ungunst der kalten Jahreszeit erleiden.

Von 5207 Neugeborenen in Genf starben im ersten Lebensmonat 1341. Im Verhältnis zu 1000 verteilen sich Geburten und Sterbeziffern auf die einzelnen Monate folgendermaßen:

im Januar geboren	87	im ersten Monat gestorben 121	
Februar	88	104	345
März	93	120	
April	92	91	
Mai	89	70	225
Juni	80	64	
Juli	71	54	
August	82	54	176
September	79	68	
Oktober	82	64	
November	75	79	254
Dezember	81	111	
	1000	1000	

Auf 5109 Lebendgeborene kamen 1120 Totgeborene; beide verteilen sich im Verhältnis zu 1000 folgendermaßen auf die Jahreszeiten:

	lebendgeboren	totgeboren
Sommer	232	239
Herbst	240	237
Winter	266	265
Frühjahr	261	259
	1000	1000

Hier hört also der Unterschied auf.

Johann Ludwig Casper (1825, 1846) spricht auf Grund seiner statistischen Untersuchungen die folgenden Sätze aus: Jedes Extrem der Lufttemperatur, große Wärme und große Kälte schaden dem Leben; steigender Luftdruck vermehrt fast zu allen Jahreszeiten die Sterblichkeit, sinkende vermindert sie; aber keine Art der Luftbeschaffenheit ist dem Leben so entgegen wie trockene Kälte, während feuchte Kälte die Sterblichkeit am wirksamsten vermindert.

Der letztere Satz mag aus meteorologischen Statistiken herausgelesen werden, aber nicht aus der Erfahrung. Das Umgekehrte ist wahr. Vielleicht erklärt sich der Widerspruch so, daß die Erkrankungen, die der Arzt als Wirkungen feuchter Kälte entstehen sieht, in größerer Zahl erst in einer nachfolgenden Periode trockener Kälte zum tödlichen Ausgang kommen, so daß der Arzt den Anfang richtig zur Ursache setzt, die Statistik das Ende notiert und dieses in falsche Beziehung bringt.

Über allem Zweifel sicher steht nach wie vor die alte Erfahrung, daß im gemäßigten oder, besser gesagt, wechselwarmen Klima lange andauernde Hitzezeiten die Förderer der sogenannten Sommerkrankheiten sind, nämlich der Hautfriesel, Magendarmstörungen, Brechruhr, roten Ruhr, Leberentzündung, nervösen Fieber, und daß diese sich um so mehr häufen, je länger die Hitze gedauert und je mehr die einzelnen von der Hitze gelitten haben; daß lange andauernde Kältezeiten die sogenannten Winterkrankheiten, die Katarrhe der Atmungswege, Lungenentzündungen, Gelenkleiden, Gicht, Scharbock unterhalten, um so zahlreicher und gefährlicher, je schutzloser die Menschen den Unbilden der Kälte ausgesetzt sind.

Wie weit Sommerkrankheiten von erhöhter Luftwärme bewirkt werden und was Winterkrankheiten mit Kälteeinwirkung zu tun haben, mit anderen Worten, wie weit die Krankheiten der Jahreszeiten mit den Krankheiten, die durch Temperatureinwirkungen entstehen, zusammenfallen, bedarf einer gründlichen Untersuchung. Zuerst müssen wir die Kältestörungen und die gröberen Kälteschäden in ihren Bedingungen und Äußerungen kennen lernen.

C. Kältestörungen.

29. Örtliche Wärmeentziehung wirkt auf die Teile des menschlichen Körpers je nach dem Grad und der Dauer der Anwendung reizend oder lähmend ein. Mit Hilfe des Pletysmographen läßt sich nach François-Frank (1876, 1904), Mosso (1889) und anderen zeigen, daß, je länger wir ein Glied einer Temperatur unter der Hautwärme aussetzen, um so mehr das Volumen des abgekühlten Teiles abnimmt. Wendet man ein kühles örtliches Bad mit gleichmäßig bleibender Temperatur zwischen 31^0 und 12^0 C an, so sinkt die Ausdehnung des gebadeten Gliedes stetig bis zu einem Minimum. Bei Temperaturen von 18^0-12^0 und weniger stellt sich nach kürzerer oder längerer Zeit Blässe, Cyanose und Unempfindlichkeit der abgekühlten Haut ein. Bei diesem Versuch vermindern plötzliche große Veränderungen des Wärmegrades nach abwärts, aber ebenso solche nach aufwärts stets den Umfang des Gliedes weiter (Amitin 1897).

Daß die Gliedverminderung in diesem Versuch auf einer örtlichen Zusammenziehung der Gefäße beruht, kann man für die Kapillaren aus der eintretenden Erblassung der Haut erschließen und für die Arterien am Radialpuls fühlen. Daß neben den Kapillaren und Arterien auch die Venen verengt werden, hat D'Hercourt (1837) an Fledermäusen, Katzen, Kaninchen, Hunden und anderen Tieren gezeigt.

Lassen wir auf die Hand eines kräftigen vollblütigen Menschen kaltes Wasser von 2^0 C oder weniger einwirken, so rötet sich nach flüchtiger Erblassung und Gänsehautbildung die Haut stärker als gewöhnlich und wird allmählich krebsrot; das anfängliche Gefühl der Kälte weicht dem der zunehmenden Wärme und geht nach wenigen Minuten in ein Brennen oder Prickeln über, das bei längerer Einwirkung der Kälte unangenehm wird. Dauert die Einwirkung nicht zu lange, so geht die unangenehme Empfindung bald, die Röte und Wärme langsamer zurück. Bei längerer Kältewirkung wird die Empfindlichkeit des ausgesetzten Teiles abgestumpft; die natürliche Wärme verläßt mehr und mehr das Glied; der Blutumlauf wird langsamer, die Gewebsflüssigkeit dichter. Der Teil schrumpft zusammen, die Haut wird runzelig, blaß, endlich weiß, das Glied steif und unbeweglich. Das geschieht um so rascher, je ruhiger der Teil gehalten und je mehr dafür gesorgt wird, daß die bespülende Wasserschicht ihre Kälte behält, also durch Weiterfließen immer wieder erneuert wird.

Bei sehr zarten blutarmen Individuen kommt es nicht zu jener anfänglichen Rötung und Empfindung; das Glied wird und bleibt nach flüchtig verklingender Reaktion oder auch ohne jede Andeutung einer solchen sofort blaß und steif und behält die Blässe und Starre viele Minuten oder auch Stunden, wofern nicht durch künstliche Wärmezufuhr oder Reiben eine raschere Wiederherstellung seiner Eigenwärme erreicht wird. Bei zu langer Fortsetzung des Versuches könnte der örtliche Tod eintreten oder wenigstens eine langwierige Anschwellung, Verdickung, Blaufärbung, Schwäche und Gefühllosigkeit durch örtliche Lähmung der Gewebe, insbesondere der Gefäße, Nerven und Muskeln zurückbleiben.

30. An einem Frosch oder Salamander kann man die Vorgänge, die sich bei jenem Abkühlungsexperiment abspielen, mit dem Auge betrachten Setzt man den Fuß eines Frosches dem langsamen Erfrieren aus, so erlischt zuerst die Empfindung, dann die Bewegung, schließlich wird er blaß und starr. Unter dem Mikroskop sieht man, daß die Blässe teils durch eine starke Zusammenziehung der Pigmentzellen, teils durch Verminderung der Kapillaren und Verengerung der größeren Blutgefäße entsteht; diese erscheinen nicht mehr rot, sondern gelblich. Die rasch verminderten roten Blutkörperchen bewegen sich träger und träger, stocken schließlich in den Arterien und Venen. Bei starker Erfrierung sind die Kapillaren ganz verschwunden.

Dauerte die Kälteeinwirkung nur kurze Zeit, so stellt sich der Blutstrom zuerst in den Arterien wieder her. Unter kleineren und größeren Schwankungen wird das Blut vom Zentrum her in die mehr und mehr sichtbar werdenden Kapillaren hineingedrängt, bis es diese allmählich wieder erfüllt und nun zu strotzenden roten Netzen ausdehnt. Endlich wird auch die in den Venen stauende Blutsäule wieder flott.

War die Erfrierung eine bedeutende und langandauernde, so bleibt die einfache Wiederherstellung des Kreislaufes aus. Die Arterien werden stark ausgedehnt und bleiben erweitert; es bilden sich Blutaustritte aus erweiterten Kapillarschlingen; die Venen bleiben unwegsam. Eine erneute Kälteanwendung vermag keine Gefäßzusammenziehung mehr, weder an den Kapillaren noch an den Arterien hervorzubringen. Allmählich werden die Epithelien der Oberhaut abgestoßen. Es beginnt eine schleimige Absonderung. Zwischen den Gefäßwänden zeigen sich trübe Ergüsse; in den unwegsamen Gefäßen zerfallen die roten Blutkörperchen zu Krümeln. An den Kapillaren erscheinen sackförmige Ausbuchtungen und blind endende Sprossen. Es kommt zu Bildung neuer Kreislaufwege usw., zur Regeneration der geschädigten Gewebe.

Bringt man ein ganzes Froschbein zum Gefrieren, so wird es hart und steif. Haut, Muskeln, Nerven, Bindegewebe sind starr; das Blut steht als rote Eissäule in den Gefäßästen; das ganze Glied ist so fest und unnachgiebig, daß man es in Stücke zerbrechen kann. Erwärmt man es mit aller Vorsicht, so schmilzt das Eis in den Geweben und nach einiger Zeit kann man eine vollständige Wiederherstellung aller Funktionen beobachten; die Bewegung kehrt zuerst, später die Empfindung zurück. Dauerte die Erfrierung überlange oder geschah die Wiedererwärmung plötzlich, so kommt es zum Faulbrande des Gliedes.

31. Mit den beschriebenen örtlichen Vorgängen verbinden sich entferntere. Mit Hilfe des Sphygmographen kann man es an jedem Menschen zeigen, daß bei Abkühlung der einen Hand auch die Radialarterie an der anderen gespannter wird. Diese Spannung kann so bedeutend werden, daß der Blutdruck für Tonometer und Sphygmomanometer meßbar steigt. Aus dem Ausbleiben der Blutdruckvermehrung auf der anderen Seite kann, zumal wenn an der eingetauchten Hand die Zeichen der Reaktion vermißt werden, eine Insuffizienz des Kreislaufs und mithin der Wärmeregulierung erschlossen werden. Die Drucksteigerung ist um so größer, je gesunder der Mensch; sie vergeht aber auch um so schneller und macht dann dem normalen Druck Platz; bei Schwächlichen kommt es nach der Lösung der anfänglichen Überspannung zu einer mehr oder weniger bedeutenden und anhaltenden Unterspannung; bei Menschen mit überspanntem Kreislauf, bei Vollblütigen, Schrumpfnierenkranken, Gichtkranken kann eine weitere Steigerung der örtlichen Arterienspannung ausbleiben oder kaum angedeutet werden, hingegen eine nachträgliche Spannungsverminderung um so deutlicher und nachhaltiger hervortreten. Weitere Einzelheiten unserer lehrreichen Versuche können hier nicht mitgeteilt werden.

Daß eine starke Kältewirkung auf die Füße eine Verminderung der Blutzufuhr zum Gehirn bewirkt, fühlen viele, die vorübergehend zu geistiger Arbeit unlustig oder unfähig werden, wenn sie ein kaltes Fußbad genommen haben; die Wirkung kann minutenlang bis stundenlang andauern. Hierher gehört die Beobachtung des täglichen Lebens, daß Kälteeinwirkung auf die Fußsohlen Nasenbluten zum Stillstehen bringt; die Feststellung, daß während eines kalten

Fußbades die Temperatur des äußeren Gehörganges vorübergehend ansteigt, um dann zu sinken (Winternitz 1880); vielleicht auch der Versuch am Hunde, worin ein kaltes Fußbad zuerst die Gehirnwärme zum Ansteigen und die Wärme im Gehörgang zum Absinken bringt und dann das umgekehrte Verhalten für eine längere Zeit bewirkt (Istrumoff 1888). Der Laie läßt es sich nicht ausreden, daß kalte Füße und besonders kalte Schweißfüße die häufige Ursache von Kopfweh, Denkträgheit, Halsschmerzen, Hartleibigkeit sind.

In anderen Kreislaufprovinzen können Erweiterungen der Gefäße als lange Nachwirkung entfernter Kältereize eintreten. So beobachteten Roßbach (1862), Lode (1897) und andere, daß bei Tieren die Trachealschleimhaut sich lebhaft rötet, wenn man ihnen auf den Bauch eine Eisblase legt. Eine Kälteeinwirkung auf die Halswirbelsäule hat starke Rötung der Nasenschleimhaut, Verengerung der Pupillen, aber Zusammenziehung der Radialarterien zur Folge.

Eine weitere Fernwirkung von Kältewirkungen auf die Haut ist eine Harnvermehrung (Böcker 1854). Jeder Arzt weiß, daß, wenn ein Patient, dessen Harn er in der Sprechstunde untersuchen möchte, im Augenblick zu harnen unfähig ist, das Übergießen seiner Hände mit kaltem Wasser recht häufig genügt, die Harnabsonderung anzuregen, besser als Wassertrinken.

Bei anderen Menschen wirkt eine Abkühlung der Hände auf den Darm ein. Ihr Stuhlgang stockt für den ganzen Tag, wenn sie ihre Hände morgens in kaltes Wasser getaucht oder gar ein kaltes Luftbad oder Wasserbad genommen haben.

Das sind Einzelfälle des Gesetzes, daß die Blutverteilung im Körper sich entsprechend dem Tätigkeitswechsel der Organe ändert (Ranke 1871) und zugleich Beispiele dafür, daß die Ermüdbarkeit der einzelnen Gefäßprovinzen und der Zellprovinzen überhaupt von Fall zu Fall wechseln kann.

32. Schon die erste Reaktion, womit eine empfindliche Haut und das Nervensystem Kälteeinwirkungen beantwortet, fällt sehr verschieden aus je nach der Konstitution des Betroffenen.

Diese allbekannte Reaktion ist die Gänsehaut, Cutis anserina. Es handelt sich um eine gewöhnlich mit dem Gefühl des Kälteschauers, φρίκη (Hippokrates), φρικία (Dioscorides), verbundene Zusammenziehung und Erblassung der Haut unter Erhebung der Haarbälge zu kleinen derben spitzen Frieselknötchen, wobei die Haut dem Aussehen der gerupften Gans ähnlich wird. Zu ihrer Erregung gehören für gewöhnlich plötzlich einwirkende größere Temperaturunterschiede; sie kann ebenso beim Eintauchen in ein zu heißes Bad wie beim Eintauchen in ein kaltes Bad entstehen; sie bildet sich ebensowohl beim Aussetzen der Haut in kalte Luft wie beim Verdunsten von Äther auf ihr.

Je geübter eine Haut im Ertragen von Temperaturreizen ist, desto stärkerer Temperaturwirkungen bedarf es, um die Kontraktion der Haarbalgmuskeln, welche der Gänsehaut zugrunde liegt, hervorzurufen. Die Gänsehaut fehlt gewöhnlich im luftgewohnten Gesicht, an der Stirn, an den Wangen, am Halse; kommt hier eher bei inneren psychischen Vorgängen, Kältevorstellung, Schreck, Furcht, als bei äußeren physikalischen Reizen zustande. Sie tritt auf den Unterarmen bei solchen, welche sie bloß tragen, viel schwerer auf als bei denen, die sie bedeckt zu halten pflegen. Auf der Brust, an den Schenkeln, am Rücken pflegt sie bei Einwirkung geeigneter Kältereize kaum auszubleiben.

Um die Reaktionsfähigkeit der Arrectores pilorum zu prüfen, kann man ein mit kaltem und ein mit heißem Wasser gefülltes Röhrchen über die Haut führen; es erscheint dann das Phänomen der Cutis anserina dergestalt, daß sich die kleinen Hügel mit gesträubten Wollhärchen im Bereich des berührten

Hautstriches erheben, um einige Zeit als weißes Mal zu verharren, während die Umgebung des Striches sich mehr oder weniger deutlich rötet. Nach wenigen Sekunden oder Minuten sinkt die Gänsehaut wieder zusammen; die vorher blasse Stelle wird rot und die Umgebung blaßt stärker ab als die umliegende Haut. Nach einigen weiteren Minuten ist alles wieder ausgeglichen.

Je kräftiger der Mensch, um so schneller verläuft der ganze Prozeß der Gänsehautbildung und -rückbildung. Bei überreizbaren, sogenannten erethischen Individuen treten Haarbälge und Haardrüsen schon auf sehr geringe Temperaturreize rasch hervor; die Hautblässe an der Streichspur vergeht sehr schnell oder bleibt überhaupt aus, und statt ihrer erscheint schon vor der Entspannung der Haarbalgmuskeln eine rosarote bis zinnoberrote Färbung der gereizten Hautstelle. Die Röte dehnt sich weiter in die Umgebung aus und währt länger, um allmählich wieder zu verschwinden.

Bei schwer reizbaren, torpiden Individuen, besonders bei solchen, die ausgesprochene Zeichen des Lymphatismus, Herpetismus, der Skrofulose, also der heute als exsudative Diathese bezeichneten Konstitution, tragen, bleibt die Gänsehaut oft ganz aus, sogar bei starken Temperaturveränderungen; dafür stellt sich bei örtlichem Kältereiz ein anderes Phänomen, das des Porzellanfriesels, Dermographismus, Urticaria factitia porcellanea, ein. Die gereizte Hautstelle erhebt sich zu einer weißen Quaddel oder Platte, die sich eine Reihe von Minuten erhält, bei sehr starker Ausbildung der Diathese auch in der weiteren Umgebung der Reizstelle ausbreiten und sogar mit Bläschen und Blasenbildung auf der Höhe der Quaddeln verbinden kann, oder zum Oedema circumscriptum acutum (Quincke 1882) mit gelegentlichen Versetzungen auf die Schleimhaut des Verdauungstraktus sich steigert.

Auch eine Form der Urticaria factitia mit starker Rötung der Quaddel, Urticaria rubra, wird gelegentlich als Antwort auf örtliche Kältereize beobachtet, besonders bei Neurasthenie, Tabes dorsalis, Syringomyelie; sie kann ebensowohl durch alimentäre, toxische, mechanische wie durch thermische Reize erregt werden; doch pflegen die letzteren wirksamer zu sein.

33. Als ein noch höherer Grad der reizbaren Hautschwäche hat ein von Winternitz beschriebenes Phänomen zu gelten. Bei drei Patienten, die eine schwere Influenza bestanden hatten, bildete sich auf sehr leichte mechanische Reize hin an der bestrichenen Haut eine ödematöse Schwiele, dann rings um die Schwiele eine starke erythematöse Färbung, die sich mehr und mehr ausbreitete und dabei bald Zinnoberröte annahm; sie verharrte bis zu einer halben Stunde und länger. Bei denselben und bei anderen Patienten traten ziegelrote Flecke an den Füßen und anderen Körperstellen auf, wenn sie wiederholt und lange trockener oder feuchter Kälte ausgesetzt worden waren. Am stärksten erschienen diese Flecke an Stellen, die schon Frostbeulen trugen und cyanotisch waren. Innerhalb der blauen Hautstellen bildeten sich dann kleinere oder größere zinnoberrote Flecke, die durch Streichen abblaßten und nach wenigen Sekunden wiederkehrten.

Die Zinnoberfärbung in der Umgebung der durch mechanische oder thermische Reize erregten Quaddeln ist als ein Zeichen großer Durchlässigkeit der Gefäßwände und äußerst verlangsamter örtlicher Zirkulation anzusehen; was sich gelegentlich darin zeigt, daß im Bereich des Erythems oder im Quaddelstrich kleine Extravasate entstehen, die sich durch Oxydation des Blutfarbstoffes rasch zinnoberrot verändern.

Bei einem solchen Kranken wurde in der Rückenlage die ganze Rückenhaut mit cyanotischen Flecken wie mit Totenflecken besät; der nach abwärts gerichtete Rand der Ohrmuschel wurde blauschwarz und schwoll an. Außer den Zeichen hochgradiger Herzschwäche trat eine ganz ungleiche Blut- und Wärmeverteilung in den einzelnen Körperteilen hervor.

Dieses Winternitzsche Phänomen läßt sich, wie Auspitz (1881) gezeigt hat, künstlich vorbereiten, wenn man am Oberarm durch eine Aderlaßbinde den venösen Rückfluß für längere Zeit hemmt. Zuerst tritt Cyanose der gestauten Teile ein, nach 10—20 Minuten oder auch nach längerer Zeit kommen ziegelrote bis zinnoberrote Flecke zum Vorschein, die durch leichte Massage in die gewöhnliche Purpurröte verändert werden können, während an den cyanotischen Stellen durch die Massage ein weißer blutleerer Fleck entsteht.

Jeder, der häufig zur Blutdruckmessung mit von Recklinghausens Armbinde gearbeitet oder auch nur öfter eine Aderlaßbinde oder den Esmarchschen Schlauch oder eine Biersche Staubinde nicht ganz regelrecht angelegt hat, weiß, daß jenes Phänomen bei schwacher Zirkulation schon wenige Sekunden nach der Blutsperre auftreten kann. Es ist, wie Winternitz mit Recht ausführt, das Zeichen verlangsamter Zirkulation mit respiratorischer Hauttätigkeit und örtlicher Blutarterialisierung bei hochgradig geschwächtem Organismus.

Als äußerster Grad der reizbaren Schwäche im Hautsystem muß eine angeborene Anlage zur Blasenbildung angesehen werden, die von den Dermatologen unter dem Titel der Epidermolysis abgehandelt wird und deren Typen Ritter von Rittershain (1878) als Dermatitis exfoliativa neonatorum, Goldscheider und Köbner (1897) als Epidermolysis bullosa hereditaria beschrieben haben. Bei den dazu Veranlagten genügt schon ein geringer mechanischer Druck und ebenso eine mäßige Kältewirkung oder Wärmewirkung, um die Haut zu Blasen zu erheben und weiterhin zur blutigen Abstoßung zu bringen.

34. Bei einzelnen Menschen stellt sich nach mäßigen oder sogar ganz geringfügigen Kälteeinwirkungen an bestimmten Körperteilen ein längeres Blaßwerden, Einschlafen und Steifwerden ein, das die ergriffenen Teile vorübergehend gebrauchsunfähig macht. Diese Störung befällt vor allem die Gliedenden und ist dementsprechend als Akroparästhesie (F. Schultze 1893) bezeichnet worden. Die dazu veranlagten Menschen haben außerhalb der eigentlichen Anfälle fast beständig ein schmerzhaftes Kribbeln und Stechen in den Fingerspitzen und Händen. Besonders sind es Weiber in den Wechseljahren und Männer auf der Höhe des Lebens mit einseitiger Überanstrengung und häufigem Temperaturwechsel an den Gliedenden, die davon geplagt werden. In erster Linie Wäscherinnen und Strickerinnen, aber auch Schleifer, Küfer, Landpostboten; bei ihnen leiden die Finger; bei anderen, Maschinennäherinnen, Lokomotivführern, Eisenbahnschaffnern können die Füße und Zehen leiden. Das Kribbeln und Stechen vermehrt sich besonders in der Nacht und gegen Morgen. Um das Einschlafen der Glieder und alsbald minutenlanges Erstarren zu bewirken, genügt schon das Eintauchen in kühles Wasser beim Waschen der Hände; bei anderen das Anfassen eines kalten Gegenstandes, das Betreten des Bodens mit bloßen Füßen, der Übergang aus der Zimmerwärme oder Bettwärme in die Winterluft. In höheren Graden kann sich das Übel mit weitgreifenden tetanieartigen Anfällen verbinden. Frostbeulen begleiten es nicht selten. Wenn es sich auch wie die Frostbeule in der Winterzeit und in den Frühlingsmonaten häuft, so kann es doch wie diese auch zu jeder anderen Zeit eintreten, falls die Bedingungen rascher Temperaturwechsel in der Luft oder örtlich beim Hantieren, Gewerbe, Berufsleben gegeben sind. In leichteren Fällen sind die Hautgefäße außerhalb des Anfalles gar nicht oder wenig verändert. In anderen ist eine dauernde deutliche Herabsetzung der Berührungsempfindlichkeit und Schmerzempfindlichkeit vorhanden, die sich bis zur Anaesthesia dolorosa steigern kann. In diesem Stadium kommt es nicht selten zur allgemeinen Verkümmerung der leidenden Gliederspitzen. Die Ausbildung dieser Blasenbildung oder Geschwürsbildung, auch wohl zu Panaritien oder zur tieferen Störungen fällt für gewöhnlich in die Jahreszeit der Frostbeulen (60).

Es gibt Fälle, in denen das Übel das Symptom eines beginnenden oder in seinen Anfängen verharrenden Nervenleidens ist; also Vorzeichen der Tabes oder der Syringomyelie; Zeichen eines latenten Diabetes; Zeichen einer alkoholischen oder tuberkulösen oder syphilitischen oder leprösen Neuritis oder Rhizitis; Zeichen der Beriberi, der Pellagra, der auf Ergotismus beruhenden Kribbelkrankheit. Auch in diesen Fällen tritt die Empfindlichkeit der befallenen Teile gegen Temperaturschwankungen auffallend hervor.

Man will die idiopathische Akroparästhesie als angeborene oder erworbene Schwäche bestimmter Nervenleitungen oder Nervenstationen, etwa der Rückenmarkswurzeln (Edinger), von der symptomatischen trennen. Dawider ist nichts zu sagen, wenn man im Auge behält, daß es alle Übergänge gibt zwischen der ursprünglich starken Anlage bestimmter Systeme oder Leitungen, die erst durch das Einwirken und Zusammenwirken besonderer Ursachen, Übergebrauch, Überreizung, Syphilis, Alkohol, Mutterkorn usw. geschädigt werden muß, damit das Symptom der Akroparästhesie durch oder ohne Einwirkung örtlicher Kältewirkung hervortrete, und zwischen der schwachen Anlage andererseits, die von vorneherein ohne besondere voraufgegangene Schädigung gegenüber örtlichen Abkühlungen empfindlich ist, hier und da so überempfindlich, daß die Störung sich sogar „spontan" einstellen kann.

35. Im Krankheitsbilde der Akroparästhesie weist alles darauf hin, daß die Störung in peripheren Nervenbahnen beginnt und sich erst von hier aus peripheren Kreislaufprovinzen mitteilt. Eine andere ihr ähnliche Störung spielt sich von vorneherein als Gefäßkrankheit ab; zunächst als Angiospasmus. In den mildesten nicht ungewöhnlichen Fällen handelt es sich um die folgende Erscheinung: Ohne daß außer der anzunehmenden schwachen Anlage eine erkennbare Ursache zugrunde liegt, ziehen sich bei einzelnen Menschen auf den geringsten Kältereiz hin einzelne bestimmte Gefäßbezirke an ausgesetzten Teilen — gewöhnlich sind es Finger — derart zusammen, daß der betreffende Körperteil blaß und blutleer wird. Fast immer tritt diese Erscheinung nur an einem oder zwei Fingern auf, während die anderen durchaus keine Veränderung zeigen. Es pflegen immer dieselben Finger zu sein, welche die Veränderung zeigen. Das Eintauchen der Hand in kaltes oder kühles Wasser genügt, um den Gefäßkrampf hervorzurufen; bei Hochempfindlichen zeigt sich die Störung schon in feuchtkalter Luft, besonders wenn der Leidende die Hand unbekleidet oder in engen Handschuhen ruhig hält, etwa beim Tragen des offenen Regenschirmes.

Der ergriffene Finger sieht völlig blutleer, blaß, runzelig, wie an der Leiche aus; er ist in den Gelenken steif und der Patient hat das Gefühl der Vertaubung; ein Nadelstich entleert keinen Tropfen Blut. Der Arterienpuls ist am Finger, mitunter auch höher hinauf völlig verschwunden. Die gewöhnlichen Mittel, die bei leichten Frostwirkungen helfen, Reiben der Haut, mäßige Erwärmung im warmen Bad, Einreibung von Kampferliniment, bleiben so gut wie wirkungslos. Der Spasmus hält zehn Minuten, eine Viertelstunde oder länger an. Manchmal beschleunigt Eintauchen in heißes Wasser die Wiederherstellung des Blutumlaufes; dieser kehrt schrittweise wieder, so daß die erste Phalange an der Hand sich bereits gerötet hat, während die beiden folgenden noch ganz weiß aussehen und pulslos sind. Der Lösung des Krampfes kann eine Gefäßerweiterung nachfolgen; doch pflegt sie unbedeutend zu sein. Schmerzen treten im wiederbelebten Glied nicht auf.

Der geschilderte Vorgang ist klinisch, nicht prinzipiell verschieden von der allgemeinen Gefäßkontraktion, die in der Kälte auch beim Gesunden eintritt und unter deutlicher, oft bedeutender Diurese zur Zusammenziehung der Gewebe führt. Zur bleibenden Kontraktion und zur Kontraktur wird diese Reaktion bei der Arteriosklerose und Endarteriitis obliterans, die Marchand (1908) zu den Kältekrankheiten rechnet.

Die physiologische Ischämie und Anämie, die nach starken Kältereizen entsteht, beruht auf einer Kontraktion der Kapillaren; sie beschränkt sich nicht wie der Angiospasmus auf die stets gleichen Gefäßbezirke.

Der einfache Angiospasmus, der sich wie an den Fingern so auch an Zehen, Ohren, Wangen, Gesäß, Knien, auch an mehreren dieser Teile zugleich äußern kann, verlängert sich bei einzelnen Kranken nach und nach derart, daß die Kreislaufstörung am Ende nicht mehr ganz ausgeglichen wird und die einfache Asphyxie der Teile in „spontane" Gangrän ausgeht, und zwar in einfache trockene Mumifikation oder in feuchten Brand, wobei sich unter heftigen Schmerzen eine ödematöse Schwellung des Gliedes mit blauroter Hautverfärbung und endliche Verjauchung der Gewebe einstellt.

Die Fälle bilden den Übergang zu dem von Raynaud (1862) beschriebenen Syndrom der spontanen symmetrischen Asphyxie und Gangrän, das wir gleich genauer besprechen werden. Hier zum Angiospasmus noch die Bemerkung, daß die anatomische Untersuchung der Gefäße durchaus normale Verhältnisse ergeben hat im Gegensatz zu der Asphyxia und Gangraena senilis, bei der arteriosklerotische Veränderungen die Grundlage für dasselbe klinische Bild geben.

Beim epidemischen Ergotismus hat man Gelegenheit, neben der nervösen Kribbel- und Krampfkrankheit, die in den spinalen Nervenwurzeln und in zugehörigen Muskeln ihren Sitz hat, alle Grade des Angiospasmus, von der einfachen Ischämie bis zum Mutterkornbrand zu beobachten und zugleich die Wahrnehmung zu machen, wie die jüngeren Individuen vorzugsweise zu den leichten Formen, die älteren zu der schwersten Form des Leidens neigen, während kräftige gutgenährte Menschen kaum Andeutungen des Übels zeigen. Auch die therapeutische Anwendung der Sekalepräparate gibt hie und da Gelegenheit, den symmetrischen Angiospasmus an den Fingern oder Zehen mit oder ohne Hinzutreten von Kälteeinwirkung ausbrechen zu sehen. Derartige Zufälle sind vom idiopathischen, periodisch wiederkehrenden Leiden unter Berücksichtigung der Anamnese und des Verlaufes gewöhnlich leicht zu unterscheiden.

36. Einen Gegensatz zu dem Angiospasmus a frigore bildet die Angioparalysis a frigore, deren einfaches physiologisches Vorbild das Rotwerden oder Blauwerden der anfänglich von Frost erblaßten Teile ist. Am auffallendsten zeigt sich diese Gefäßstörung hie und da bei Hysterischen, die zu Anfällen von plötzlichem Erkalten und Blauwerden neigen. Es handelt sich dabei um umschriebene oder weitausgedehnte Anschwellungen und Verfärbungen der Gliedenden oder Gliedmaßen oder auch der ganzen Haut (Sydenham 1681), die alle Stadien des oedème blanc, oedème rouge und oedème bleu (Charcot, Gilles de la Tourette 1895) durchlaufen und einzelne Teile oder den ganzen Körper zum Aussehen der blassen Wasserleiche oder der blauen Choleraleiche verändern können.

Ich sah einen derartigen Anfall bei einem Mädchen von achtzehn Jahren während einer Magenausspülung eintreten; kaum hatte die Spülung mit lauwarmem Wasser begonnen, als sie den Schlauch aus dem Munde zog, sich zu Boden warf und unter dem Rufen:- Kalt, kalt, kalt! verwirrt und bald bewußtlos wurde. Hände, Gesicht und, wie sich beim Entkleiden ergab, Hals, Brust, Füße schwollen rasch an, wurden starr und kalt, dann dunkelblau.

fast schwarz. Der auf den ersten Blick erschreckende Anfall dauerte ungefähr eine halbe Stunde. Dann trat rasche Besinnung und körperliche Wiedererholung ein. Die spätere genauere Untersuchung ergab eine große Sammlung hysterischer Stigmata und in der Anamnese kleinere Anfälle. In diesem Falle hatte eine Kältevorstellung das bewirkt, was in anderen Fällen die physikalische Kälteeinwirkung machen kann.

Hier schließen sich Fälle von umschriebenen Gefäßstörungen durch Kälteeinwirkung ein, die von Weir Mitchell (1872) unter dem Namen der Erythromelalgie beschrieben worden sind; es handelt sich um eine anfallweise auftretende Hyperämie an den Fingern und Zehen, Händen und Füßen und anderen vorspringenden Körperteilen mit heftigen bohrenden und brennenden Schmerzen, die durch Wärmewirkung gesteigert werden; sie können ohne Exsudation verlaufen oder von nachträglicher Exsudation gefolgt werden. Das Bild entspricht so völlig dem später zu gebenden Bilde der Erfrierung leichteren Grades (67), daß wir auf die Einzelheiten hier nicht einzugehen brauchen.

Eine angiospastische Form der Erythromelalgie ist von Nothnagel (1890) und Lannois (1903) beschrieben worden; Fälle, in denen es unter dem Einfluß mäßiger Kältegrade anfangs zur Überempfindlichkeit, dann zu Unempfindlichkeit der befallenen Teile mit brennendem Schmerzgefühl, Blässe und Erstarren, später zur Rötung und Schwellung der Finger und Zehen kommt, hie und da auch zur Gangrän. Das wäre also das Bild der Erfrierung in allen Stadien, mit dem Unterschiede, daß, was die Frostkälte in kurzer Zeit bewirkt, hier geringere und wiederholte Temperaturwirkungen allmählicher hervorrufen.

Im Gegensatz zu Nothnagels Form hat Carl Gerhardt (1892) in seiner Akromelalgie eine angioparalytische Form hingestellt; Anfälle von schmerzhafter Rötung und Schwellung der Haut an Händen und Füßen, die unter wechselnder Zunahme und Abnahme allmählich zu einer Vermehrung von Bindegewebe und Schleimgewebe und damit zu einer kolbenförmigen Verdickung der End- und Mittelphalangen führen. Die dabei auftretenden Schmerzen werden durch Wärme gesteigert, durch Kälte vermindert. Die Kranken befinden sich im Winter meistens besser als im Sommer. Hier macht also erhöhte Luftwärme und andere Wärmeeinwirkung unmittelbar das, was auf Kälteeinwirkung als Nachschaden folgen kann; mit anderen Worten, es handelt sich um eine Läsion, die wir einerseits als Kältenachwirkung, andererseits aber auch als Verbrühungs- und Verbrennungsschaden kennen.

Als Dauerform des vorhin erwähnten blauen Ödems kann eine von Crocq (1867) unter dem Namen der Acrocyanosis chronica beschriebene Störung betrachtet werden. Diese kann ebensowohl „spontan" ohne besondere äußere Einflüsse sich herausbilden, als auch nach wiederholten Frostwirkungen entstehen und vor allem als Erinnerung an eine schwere Erfrierung zurückbleiben. Wir kommen bei der Beschreibung der Frostbeulen auf ihr Bild zurück (62).

37. Man hat die Gerhardtsche Form der Akromelalgie wie die Nothnagelsche gelegentlich in spontane, meistens symmetrische Gangrän übergehen sehen, beide auch als Frühsymptom der Syringomyelie beobachtet. Das weist auf den spinalen Sitz der Krankheitsanlage insofern, als Temperaturempfindung, Temperaturempfindlichkeit und Temperaturregulierung in der Haut bestimmte Beziehung zur grauen Substanz des Rückenmarkskanals haben.

Eulenburg (1893) meint, das Bild der Erythromelalgie trete in seinen verschiedenen Typen auf, je nachdem sensible oder vasomotorisch trophische oder sekretorische Rückenmarksfunktionen gesondert oder zugleich oder in verschiedener Kombination ergriffen seien. Das wird sich erst entscheiden lassen, wenn wir von den Funktionen und Leitungen im Rückenmark Bestimmteres wissen und namentlich über die Beziehungen der Rückenmarksfunktionen zum Sympathikus unterrichtet sein werden.

Zweifellos ist, daß unter der Bezeichnung der Erythromelalgie heute noch vielerlei zusammengeworfen wird. Da gibt es Fälle, in denen ihr Bild sich mit exsudativen Erythemen zusammen als Ausdruck einer funktionellen Schwäche periodisch einstellt; andere, in denen sich das Bild als Erschöpfungsneurose infolge von fortgesetzten Überanstrengungen und Schädigungen durch Temperatureinflüsse zum Dauerzustand entwickelt, wie die Akroanästhesie und Akroparästhesie bei Wäscherinnen; andere, in denen es sich zu schwereren Läsionen hinzugesellt, zum Morvanschen Typus bei der Syringomyelie und bei der leprösen Rhizitis, zu schweren Muskel- und Gehirnstörungen beim Ergotismus, bei der Pellagra und anderen Vergiftungen.

Für uns ist die Erythromelalgie in ihren echten einfachen Formen weiter nichts als eine Folge von Temperatureinflüssen auf überempfindliche Teile, also der gesteigerte Ausdruck dessen, was sich bei jedem Gesunden unter dem Einfluß stärkerer und längerer Kälteeinwirkung zuerst als örtliche Rötung und dann als Bläuung der Haut äußert, nicht allein bei absolut tiefen Kältegraden, bei den Frosttemperaturen des Winters, sondern auch bei einfachen Temperaturstürzen aus hohen Wärmegraden in niedere. Man kann es öfter im Sommer auf der Straße an anscheinend robusten Kindern mit bloßen Armen und Waden, an Dienstmägden mit bloßen Armen sehen, wie sie nach rascher starker Luftabkühlung durch ein Gewitter rot- und blaugesprenkelte oder ganz blaue Glieder bekommen. Bei zarten Individuen zeigt sich eine lähmungsartige Cyanose der Haut, livedo neuroparalytica, livedo calorica, oft schon im temperierten Zimmer, beim Verlassen der Bettwärme, beim Auskleiden am Abend, beim Einsteigen in ein ungewärmtes Bett, ganz besonders aber nach hydiatrischen Prozeduren; entweder als blaurote Marmorierung der Haut oder als eine mit dunkelblauroten und zinnoberroten Linien untermischte Hautinjektion an der Nase, an den Ohren, an den Fingern, an Handrücken, Fußrücken, Vorderarmen, Waden und anderen Teilen.

38. Beim Gefrierexperiment (30) fanden wir im ersten Stadium den Vorgang des Angiospasmus, als Nachwirkung einen angioparalytischen Zustand. Bei der klinischen Darstellung werden wir auszuführen haben, daß die Nachwirkung bei manchen Menschen als Folge einmaliger heftiger oder wiederholter mäßiger Erfrierung für lange Zeit oder zeitlebens verharren kann. Für die Art und den Grad der Störung kommt es also nicht sowohl auf den Temperaturgrad als auf das Individuum an, welches die Kältewirkung erleidet. Was beim kräftigen Menschen nur sehr tiefe Frostkältegrade zustande bringen, bewirkt bei Menschen mit allgemeiner oder örtlicher Gewebsschwäche schon ein Temperaturwechsel, der am Gesunden unmerklich vorübergeht.

Der äußerste Grad jener Empfindlichkeit zeigt sich in der sogenannten spontanen Gangrän, die gewöhnlich das Zeichen zentraler Rückenmarksleiden ist und insbesondere bei der Syringomyelie das erste Zeichen der verborgenen Läsion sein kann. Wenn ein Mensch, der sich kurze Zeit einer mäßigen Kälteeinwirkung ausgesetzt, etwa eine Stunde in nassen Strümpfen gestanden oder in kaltem Wasser hantiert hatte, eine ausgesprochene Akrodynie bekommt, woran sich gar örtlicher Gewebsschwund bis zur Gangrän anschließt, so ist er stets der Syringomyelie verdächtig.

Auch das vorhin erwähnte Syndrom Morvans, parésie analgésique à panaris des extrémités supérieures (35), ist bei chronischem Verlauf fast ausnahmslos das Symptom einer fortschreitenden Rückenmarkskrankheit, insbesondere der gliomatösen oder der leprösen Syringomyelie oder der endogenen Hydromyelie. Man sagt, bei dieser Läsion sei die Unempfindlichkeit gegen Verletzungen und Hitzeeinflüsse an den peripheren Teilen der Grund für heimliche Schädigungen und Verbrennungen. Nach meinen sorgfältigen Anamnesen in mehreren Fällen verhält sich die Sache gewöhnlich anders; die gegen Temperatureinflüsse widerstandslosen Gewebe werden von geringen Kälte- und Wärmeeinwirkungen verletzt; daher die peripheren Läsionen, die wie Verbrennungen oder wie mechanische Verletzungen beim Gesunden aussehen. Vorübergehend, als Ausdruck einer funktionellen Störung, sieht man Morvans Syndrom bei Hysterischen. Endlich kommen dann die Fälle, in denen es sich langsam als Aufbrauchkrankheit eines überangestrengten Systems bei vorher Gesunden entwickelt.

Raynauds Syndrom, symmetrische Gangrän der Endglieder nach wiederholten Anfällen lokaler Ischämie und Asphyxie mit fortschreitender Anaesthesia dolorosa und atrophischer Zuspitzung der Finger, Zehen usw., hat ein anderes anatomisches Zentrum als das Morvansche Leiden, nämlich die Rückenmarkswurzelgegend; im übrigen eine analoge Pathogenese wie das Morvansche Syndrom.

Einer noch tieferen Station des Nervensystems, der peripheren sensiblen Leitung, angehörig ist eine Art peripheren Gewebsschwundes mit gelegentlicher spontaner Gangrän, die Benjamin Ball (1883) als Sklerodaktylie, Tommasoli (1892) als Atrophoderma neuriticum bezeichnet hat, und die in flächenhafter Ausdehnung über kleinere oder größere Hautstellen längst als Sklerema und Sklerodema und Sklerosis (Umbezius 1718, Alibert 1833, Wilson 1843) oder auch als Algor progressivus neonatorum, adultorum usw. bekannt ist; im Grunde nichts anderes als unsere Glanzhaut, das englische glossy skin, bei peripherer Neuritis. Über das Verhältnis der umschriebenen Sklerodermie zum allgemeinen Sklerema neonatorum werden wir bei den Erkältungskrankheiten zurückkommen.

Morvans, Raynauds, Balls Syndrome sind also durch ihr anatomisches Zentrum unterschieden; das Gemeinsame, was sie verbindet und was ihre kurze Besprechung hier erforderte, ist ihre Beziehung zu den Kältestörungen; der durch schwache Anlage oder durch Überanstrengung oder durch toxische oder infektiöse Schädigung der betreffenden Nervenleitung zu einem jener Syndrome Vorbereitete ist gegen mäßige und oft sogar gegen geringfügige Temperaturveränderungen derart empfindlich, daß Kälteeinflüsse, die der Gesunde kaum merkt, die Anfänge und Verschlimmerungen seines Leidens erregen und unterhalten, während eine sorgsame Fernhaltung örtlicher Kälteeinwirkungen besser als jede chirurgische und neurologische Behandlung das Übel beschränkt oder allmählich zur Ausheilung bringt.

Ohne soweit zu gehen wie Hutchinson (1893), der jene Akropathien nach ihrer Ätiologie wieder mit verschiedenen Beinamen und neuen Namen versieht und von Akroskleriasis oder Morfaea diffusa bei Gefäßneurosen, von Akroarthritis als Gichtphänomen, von Akrodermatitis traumatica, refrigeratoria usw. spricht, erkennen wir also die vielfache Ätiologie und den mindestens dreifachen anatomischen Sitz der „Akropathologie" an und betrachten Kältewirkung, Trauma, überhaupt örtliche Einwirkungen als ihre äußeren Ursachen, die sich in um so geringerer Stärke als wirksame Schädlichkeiten erweisen, je schwächer die Anlage des Organismus oder seiner besonderen Systeme, je stärker die Mitwirkung vorausgegangener oder begleitender Hilfsursachen wie örtliche Überanstrengung, Intoxikation, Infektion ist.

39. Daß sogar hochgradige Frostkältegrade ohne besondere Hilfsursachen selten Schaden anrichten, werden wir später sehen. Daß mildere Kälteeinwirkungen der Hilfsursachen durchaus bedürfen, zeigt sich deutlich an einer örtlichen Störung der Hautgefäße, die unter dem Namen der Gutta rosacea den Ärzten, als Kupferrose den Deutschen, couperose den Franzosen, copparosa den Italienern, coppernose den Engländern, rooze-drup oder wynpuisten den Holländern geläufig ist.

Die Kupferrose kann nach starken Frostwirkungen als eine dem Nachlaß der Kältestarre folgende livide Röte für einige Zeit, seltener lebenswierig zurückbleiben. Das ist beim kräftigen gesund lebenden Menschen selten und setzt bei ihm entweder öftere Wiederholung der Frosteinwirkung oder eine besondere Familienlage oder eine erworbene örtliche Schwäche voraus.

Häufig hingegen gewahrt man jene Entstellung bei Menschen, die infolge anderer Dauereinflüsse oder Gewohnheiten schon zur Erweiterung der Hautkapillaren neigen und abwechselnde Erhitzungen und Verkühlungen des Gesichtes erfahren. Das sind in erster Linie Trinker und Säufer, sodann Schlemmer mit Gichtanlage, Wollüstlinge, endlich Dauerhuster, Herzkranke, Leute mit Magenerweiterung und Magengärung, Frauen mit chronischen Uterinleiden. Alle diese bekommen die Kupferrose um so eher und ausgeprägter, je mehr sie durch Klima, naßkaltes Wetter, Tätigkeit und Lebensweise Abkühlungen und Temperaturschwankungen im Gesicht ausgesetzt sind.

Die Schmetterlingsfigur der Kupferrose im Gesicht, auf Nase und Wangen und anderen vorspringenden Teilen entspricht der Ausbildung feiner Teleangiektasien innerhalb der Kreislaufgebiete, in denen die zahlreichen Zweige der Arteria transversa faciei, der Arteria infraorbitalis, angularis, buccinatoria usw. zu einem aus mehreren Schichten bestehenden Kapillarnetz zusammenfließen. Diese Netze, die also aus allen Richtungen der Peripherie die Zuflüsse beträchtlicher Arterien erhalten, fließen im wesentlichen von ihrem zentralen Teil aus wieder zu einer einzelnen Vene ab, so das Wangennetz zu der Vena facialis anterior, welche für das Wangengebiet nur unbedeutende Kommunikation mit der Vena facialis posterior und mit der Vena facialis ophthalmica durch die Supraorbitalis unterhält.

In dem beschriebenen Gebiet sind also durch die Anordnung der Gefäße die entschiedensten Bedingungen für arterielle und venöse Stauungen gegeben. Mit Rücksicht auf diese letzteren ist, nebenbei bemerkt, bei Pferden und anderen Säugetieren an der klappenreichen Vena facialis sogar ein sackförmiges Venenherz angebracht. Bei Herzfehlern und kreislaufstörenden Lungenerkrankungen nimmt die livide Wangenröte die in Rede stehenden Bezirke ein, besonders deutlich umschrieben bei den Mitralfehlern. Die kleinen Venennetze plethorischer Schwelger werden als rotes Streifennetz an jenen Stellen, besonders bei körperlichen Anstrengungen und nach Alkoholgenuß sichtbar.

Vorübergehende arterielle Fluxionen sieht man in jenen Gebieten besonders bei Menschen, die in der Sonnenhitze schwer arbeiten und dabei geistigen Getränken nicht abhold sind, bei Schnittern, Sennen, Schmieden, Schmelzern. Auffallend deutlich ausgeprägt sieht man sie auch an der Bevölkerung der Großstädte wie London, Paris, New-York, Hamburg in schwüler dunstiger Sommerglut, wenn sich die Menge mit erhitzten Gesichtern durch die Straßen drängt; da erscheinen die Augenbrauengegenden, Wangen, Nasenrücken, Kinn und Ohrränder bei vielen wie mit roter Schminke bemalt.

Die dauernde Kapillarektasie aber in Form der Gutta rosacea ist vor allem ein bekanntes Bild in den Straßen der holländischen Städte und ebenso auf vielen Portraits in den holländischen Museen. Vielleicht sind es die Offizierbilder des Franz Hals in Haarlem, die dort den Blick für das Phänomen schärfen. Auf ihnen wie auf anderen Darstellungen der Cuperosis durch die Malerkunst pflegt fast nie der hinzugehörige Trinkbecher zu fehlen. Damit soll nicht gesagt sein, daß die geistigen Getränke zur Hervorrufung der Kupferrose ausreichen. Eigentlich gehörte unter jene Bilder die Inschrift vom Campus Florae in Rom:

> Balnea vina venus corrumpunt corpora nostra;
> Sed vitam faciunt balnea vina venus.

Das römische Bad wird in Holland und England und ähnlichen Klimaten durch die Kälte und Feuchtigkeit der Luft und der Wohnungen, insbesondere der Trinkkeller ersetzt.

Die Kupferrose ist eine häufige Begleiterin der Akne, des Lupus, der Lepra und anderer Lymphnetzinfekte des Gesichtes (Sticker 1897). — Setzen sich die damit Behafteten dauernd wiederholten starken Temperaturschwankungen aus, wie sie zum Beispiel das Klima der europäischen Nordküste bietet, so entstehen die großen Entstellungen der Akne rosacea, der Lepra coerulea und der als Lupus pernio gut bezeichneten Form des Lupus vasculaire, wie sie Besnier (1896) in der Iconographie du Musée de l'hôpital Saint-Louis vortrefflich abbildet. Alle jene Störungen kommen übrigens nicht nur im Gesicht, sondern auch an den Enden der Gliedmaßen und überhaupt da vor, wo Frostbeulen oder Erfrierungen ersten Grades sich mit Vorliebe entwickeln und ihre Spuren zurücklassen und wo außerdem die tuberkulöse und lepröse Dermatitis und Neuritis ihre Lieblingssitze haben.

Kupferrose der Hände, der Füße ohne jene infektiösen Komplikationen beobachtet man am ehesten bei Kutschern, Reitern, Jägern, Rekruten, die ihre Hände und Füße in kalter Luft stundenlang stillhalten müssen und dabei etwa noch unbekleidet haben.

Ausnahmsweise soll auch eine einmalige Erfrierung die blaue Verfärbung der Nase, der Wangen, der Ohren oder der Finger bewirken und als unheilbar hinterlassen.

40. Zu den Kältestörungen an der Haut gehört auch eine Form des allgemeinen Anasarka, $\H{v}\delta\varrho\omega\psi$ $\delta\iota\grave{\alpha}$ $\sigma\acute{\alpha}\varrho\varkappa\alpha$; der hydrops anasarca ex diathesi rheumatica (Josef Frank 1811), das teleorheuma universale (Eisenmann 1842). Es handelt sich um Fälle, in denen nach einem kalten Bade oder einer anderen allgemeinen Kälteeinwirkung sich eine allgemeine Hautwassersucht ohne oder mit Albuminurie rasch entwickelt. Wunderlich (1856) bemerkt dazu: Starke Erkältungen der Haut sind zuweilen von raschem Eintritt der Wassersucht gefolgt, während allerdings zugegeben werden muß, daß tausendmal solche Erkältungen ohne den genannten Effekt vorkommen. Wenn schon bei zuvor gesunder Haut eine solche Einwirkung Hydropsie hervorrufen kann, so kann sie es in noch erhöhtem Maße bei gewissen Hautkrankheiten, vor allem bei Skorbut, seltener bei Masern, Pocken, überdem bei allgemeinem oder doch sehr verbreitetem Ekzem. In solchen Fällen erfolgt die Hydropsie ebensowohl mit gleichzeitiger Erkrankung der Nieren, wie ohne eine solche.

Keinem Arzt wird es einfallen zu behaupten, jede Erkältung der Haut müsse allgemeine Wassersucht machen und jede allgemeine Wassersucht sei durch Hauterkältung hervorgerufen. Es handelt sich um die einfache Erfahrung, daß hie und da ein kaltes Bad bei schwitzendem Körper oder ein maßloses Trinken von kaltem Wasser nach großen körperlichen Anstrengungen in der Hitze eine plötzliche Wassersucht zur Folge hatte. Diese Erfahrung geht bis auf Hippokrates (um 400 v. Chr.) zurück. In seinem Buche über die inneren Krankheiten bemerkt er, daß, wenn jemand am heißen Sommertage nach weiter Reise auf Regenwasser stößt und gierig und reichlich davon trinkt, er leicht wassersüchtig wird; aber solange er weiter geht, geschieht ihm nichts; wenn er hingegen ausruht und die Sonne untergeht, dann stellt sich alsbald das Übel ein.

Unabhängig hiervon sagt Aretaeus (um 150 n. Chr.) im zweiten Buch über die langwierigen Krankheiten: Wassersucht entsteht bisweilen plötzlich von reichlichem kalten Trinken, wenn jemand bei großem Durst kaltes Wasser gierig und ohne Maß trinkt.

Zu den wichtigsten Veranlassungen des akuten allgemeinen Hydrops rechnet Boerhaave (aph. 1229; 1709) außer der erblichen Anlage das rasche unmäßige Trinken von kaltem Wasser, das im Organismus verblieb und weder durch Erbrechen noch durch Stuhlgang noch mit dem Harn oder durch die Haut ausgeschieden oder durch viel Bewegung bewältigt wurde. Dazu bemerkt van Swieten (1741) aus seiner Erfahrung, daß besonders in Feldlagern, wenn die von der Hitze und Anstrengung übermüdeten Soldaten kalt trinken und sich dann hinlegen, sich allgemeiner Hydrops zeigen könne; ebenso bei Wanderern, die nach langen Tagesmärschen im heißen Sommer bei schwitzendem Körper reichlich kaltes Wasser trinken und sich dann hinlegen.

Hierher gehört ein Fall, den Bacher (1781) als einfache Bleichwassersucht bezeichnet.

Eine Jungfer von 66 Jahren trank kaltes Wasser, da sie sich eben sehr erhitzt hatte und stark schwitzte. Gleich darauf schwollen ihre Beine an. Sie bekam ein beschwerliches Atemholen; ihre Kräfte verloren sich; die Geschwulst nahm so überhand, daß nach 14 Tagen kein Teil des Körpers davon befreit blieb; auch war sie so prall, daß man mit dem Finger kaum einen Eindruck auf sie machen konnte. Die Kranke hatte bald Durst, bald wieder keinen. Ihre Eßlust war fort. Der Puls war hart, klein, niedrig; der Urin bleich. Sie spürte weder Hitze noch Kälte, der Leib war offen. Bei flüssiger Kost, Seifenpillen und Erdrauchsaft ließ die Geschwulst nach 8 Tagen nach und wurde weicher; es kamen häufige Stuhlgänge und ein dicker, zäher Auswurf. Gegen Ende der dritten Woche bekam die Kranke die tonischen Pillen Bachers aus Nießwurz und Weinsteinerde. Am 40. Tage war sie völlig hergestellt.

Fodéré (1795, 1800) sah mehrere ähnliche Fälle bei robusten Soldaten nach dem Übergang über den Mont Cénis zur Winterszeit. Einige waren nach dem Durchgang durch Flußfuhrten in die wassersüchtige Anschwellung verfallen; unter ihnen ein schöner Grenadier, der bei schwitzendem Körper den Tagliamento an einer seichten Stelle durchwatet hatte; er schwoll über den ganzen Körper wie eine Tonne an.

Daß es sich in den angeführten Fällen von Erkältungswassersucht nicht etwa um Stauungshydrops oder um Hydrops durch Nierenverstopfung gehandelt hat, wollen wir hier nicht ausführen. Jene einseitigen Erklärungen des Hydrops haben durch andere ihre Kritik erfahren (Friedrich Müller 1905). Es handelt sich um Hydrops aus Elastizitätsverlust der Gewebe, wie ihn schon Bacher (1765, 1776) angenommen hat. Buttersacks Studien über die Elastizität als eine Grundfunktion des Lebens (1910) und über latente Erkrankungen des Grundgewebes (1912) lassen keinen Zweifel daran, daß die Schädigung der normalen Gewebsspannung eine große Bedeutung in der Pathologie der Ödeme hat, derart, daß das Nachlassen der den Blutdruck tragenden elastischen Kräfte das Austreten von Flüssigkeit in die Bindegewebe und Körperhöhlen zur Folge hat. Auch für die Fälle, wo etwa Nephritis und Anasarka als Erkältungsfolge zugleich auftreten, braucht man keineswegs die erstere für das letztere verantwortlich zu machen. Die Koordination des Anasarka und des Morbus Bright, die Bedeutung des Morbus Bright als Allgemeinleiden, bei dem der Pathologe die Nierenläsion mit Unrecht einseitig betont, haben schon Ärzte wie Semmola (1850), Trousseau (1861), Ottomar Rosenbach (1894) genügend begründet; und Forscher wie Ranvier (1874), Brown-Séquard (1876), Boddaert (1876) sind dafür eingetreten, daß durch eine Erschütterung des allgemeinen Zusammenhanges der Gewebe und durch Herabsetzung ihrer elastischen Kraft allgemeine Ödeme entstehen können, ebenso wie örtliche Ödeme überhaupt und insbesondere das blaue Ödem der Hysterischen sich an gelähmten Teilen und in allgemeinen Lähmungszuständen rasch ausbilden können. Es ist leicht, allgemeine Ödeme durch allgemeine Vergiftungen, unmöglich die durch örtliche Schädigung der Nierenfunktion hervorzubringen (Richter, Heinecke, Müller). Solche Tatsachen müssen hervorgehoben werden gegenüber den Versuchen einiger, Hydrämie und Kochsalzretention für die Ursache von Hydrops zu erklären, während sie offenbar seine Folgen sind.

41. Bei einzelnen Menschen sind die unter der Haut liegenden Muskeln oder auch andere bestimmte Muskelgruppen gegen äußere Kälteeinflüsse auffallend empfindlich.

Hierher gehören zunächst gewisse einfache Muskelerstarrungen, die in die Beobachtung des täglichen Lebens fallen; sie geben den Schlüssel zu selteneren und schwereren Erscheinungen. Es handelt sich um Anfälle von schmerzloser Muskelspannung am Gesicht, am Halse, an den Händen, denen manche unterworfen sind, wenn sie jene Teile einer starken Außenkälte aussetzen. Besonders sind es junge blutarme Menschen, bisweilen auch ältere mit weicher Haut, die, sobald sie durch schneidend kalten Wind gehen, durch ruhige scharfe Kälte rasch fahren oder gar von kaltem Regen und Schnee gepeitscht werden, eine starrgespannte Gesichtsmaske und verzogene Finger bekommen. Die Starre dauert im warmen Zimmer minutenlang oder sogar eine halbe Stunde an; erst allmählich erweichen und glätten sich die Züge wieder, die dem Risus sardonicus beim Tetanus entsprechen, und werden die steifen Hände wieder gebrauchsfähig.

Einen höheren Grad dieser Erscheinung hat Eulenburg (1886, 1913) unter dem Titel der Paramyotonia congenita beschrieben. In acht Generationen litten die Angehörigen einer Familie an Anfällen schmerzloser Starre in Armen und Beinen und am Rumpf, die sie als Klammheit der Glieder bezeichneten. Die Starre konnte einige Muskeln oder das ganze Muskelsystem ergreifen, zum Teil als wirklicher Krampf, zum Teil als spannende Bewegungshemmung. Sie trat dann hervor, wenn sich die Personen einer stärkeren Kälteeinwirkung aussetzten. In zwei ähnlichen Fällen, die Delprat (1892) beschrieben hat, versteiften die Muskeln des Gesichtes, der Arme und Beine bei starken Witterungseinflüssen. Die Leute waren bei kaltem Nebel, scharfem Nordwind und anderen äußeren Kälteeinwirkungen nicht imstande, die einfachsten Muskelbewegungen zu verrichten. Die Starre äußerte sich nicht erst bei gewollten Bewegungen, sie hielt stundenlang sogar tagelang an. Hungerzustand steigerte sie; Wärme, Nahrungszufuhr, geistige Getränke verminderten sie.

Für gewöhnlich verschwand in Eulenburgs Beobachtungen die allgemeine Klammheit schneller oder langsamer, wenn die Einwirkung der Außenkälte nachließ. Doch blieb sie wohl in einzelnen Muskeln für längere Zeit zurück und verharrte solange, bis durch warme Getränke oder Speisen die starre krampfartige Unbeweglichkeit gelöst war.

Diese Fälle bilden den Übergang zu einem Übel, das von Charles Bell (1832) zuerst genauer bemerkt, von dem Arzt Thomsen aus Kappeln in Schleswig im Jahre 1876 als sein Familienübel beschrieben worden ist und das von Erb und von Charcot den Namen der Thomsenschen Krankheit, von Strümpell den Namen der Myotonia congenita erhalten hat. Die damit Behafteten erleiden bei gewollten und besonders bei raschgewollten Bewegungen eine unwillkürliche Hemmung, die durch krampfhaftes Erstarren der angestrengten Muskeln entsteht und die Ausführung der Bewegung für einige, etwa 5—30 Sekunden verhindert; spasme musculaire au début des mouvements volontaires (Pierre Marie). So tritt eine Hemmung in den Muskeln des Oberschenkels auf, sobald der Patient das Bein zum Gehen erhebt; die

Starre dauert einige Sekunden, dann erschlaffen die Muskeln, der Patient kann weitergehen und die durchgesetzte Bewegung weiterführen, solange er sich in Bewegung erhält. Sobald er aber einige Zeit stillgestanden oder sich niedergelassen hatte, empfindet er die Hemmung aufs neue. Am stärksten ist die Störung, wenn von den dazu Veranlagten nach langer Ruhe eine plötzliche und kräftige Bewegung gefordert wird. Bei hoher Ausbildung der Störung kann sich die Hemmung nach Anspannung eines einzelnen Gliedes auf den ganzen Körper ausdehnen, so daß der Patient wie eine Holzpuppe dasteht, wenn er etwa nach einem kurzen Aufenthalt auf der Straße weitergehen möchte. Der Fuß hebt sich, aber er bleibt vorläufig in der Luft und der Erstarrte fällt hin, weil er weder den Fuß niedersetzen noch den Körper im Gleichgewicht halten kann. Sogar Auge, Zunge, Gesicht, Kehlkopf, Schlund nehmen mitunter an dieser Starre teil. Bei einzelnen Kranken ist die Krampfanlage so bedeutend, daß sie auch von reflektorischen Muskelanspannungen oder von Muskelerschütterungen erregt wird; die Erstarrung geschieht beim Niesen, beim Husten; bisweilen wirken auch lebhafte einzelne Sinnesreize; ein auffallender Ton, ein Kommandoruf, ein Schrecken bannt den Kranken und versteinert ihn.

42. Die Myotonie stellt sich besonders ein in der Kälte; bei einzelnen Patienten wurde sie nur zur Winterszeit beobachtet. Die Veranlagten suchen instinktiv warme Orte auf, wählen Beschäftigungen, bei denen sie die Gunst der Außenwärme haben; sie werden gerne Bäcker, Köche, Maschinenheizer. Sie vermeiden Abkühlungen, wenn sie erhitzt sind. Bei sommerlich sonst Verschonten kann die Störung auch in der heißen Zeit nach starkem Schwitzen auftreten. Manche erleiden die Zusammenziehung der Muskeln nicht bloß bei gewollten Bewegungen, sondern auch wenn sie ein Glied starker Kältewirkung aussetzen. Tauchen sie eine Hand, einen Fuß in kaltes Wasser, dann erstarren die Vorderarmmuskeln, die Waden zu einer harten derben Masse, die erst nach längerem Abwarten oder Reiben und Kneten wieder erweicht. Für gewöhnlich ist die Muskelstarre, die in diesem Versuch eintritt, durchaus schmerzlos. Doch kann sie sich auch mit einem heftigen Krampfschmerz verbinden. Der Wadenkrampf führte in einem Falle zur Entlarvung des bis dahin verkannten Leidens.

Bei einem siebenjährigen Knaben, der jedesmal beim Versuch, schwimmen zu lernen, so heftige Krämpfe in den Waden bekam, daß er sofort aus dem Wasser gezogen werden mußte, fand ich das vollentwickelte Bild der Thomsenschen Störung. Schon der erste Händedruck, den er mir gab, als er zu mir ins Sprechzimmer geführt wurde, um wegen des Wadenkrampfes untersucht zu werden, war auffallend. Er wollte oder konnte meine Hand nicht loslassen. Als er sich niedersetzen sollte, geschah das so zögernd und unter so ersichtlicher Hemmung, daß ich nun seine Bewegungen genau beobachtete. Noch mühsamer geschah das Wiederaufstehen vom Stuhle. Seine Mutter sagte, er klebe immer am Stuhle an, und sie wie der Vater hätten schon seit Monaten täglich Veranlassung, seine ungehobelte Weise, sich vom Stuhl zu erheben, als Unart zu rügen. Er ahme damit nur eine ältere Schwester von zwölf Jahren nach, die, seit früher Kindheit halb blödsinnig, in allen Bewegungen der Hände und Füße und Lippen auffallende Ungeschicklichkeit zeige und auch darin, nach dem Ausspruch eines Nervenarztes ihre Minderwertigkeit kundgebe. Sie lasse beim Beginn des Essens den Mund immer eine Weile starr offenstehen; die an den Löffel gelegte Hand hebe sie trotz allen Zudringens lange Zeit nicht auf, bringe die erhobene Hand nicht zum Munde; der von anderen dem geöffneten Mund zugeführte Löffel müsse eine Ewigkeit warten, bis es ihr endlich einfiele, die Lippen zu schließen und die Speisen auszuschlürfen. Beim Treppensteigen verweile sie auf dem ersten Tritt eine Ewigkeit mit aufgehobenem Bein; habe sie es endlich niedergesetzt, so käme der andere Fuß lange Zeit nicht nach; erst wenn sie zögernd einige Stufen hinaufgestiegen, pflege sie die weitere Treppe rasch zu vollenden. Beim Sprechen kämen ihr vor lauter Bedenklichkeit die ersten Worte nicht aus dem Munde. Diese und andere schlechten Gewohnheiten hätten sich nach und nach entwickelt und langsam gesteigert.

Natürlich ließ ich die Patientin zu mir kommen. Es fanden sich bei ihr neben den Merkmalen des Schilddrüsenmangels und des mäßigen Myxödems alle Zeichen der Myotonie bei willkürlichen oder geforderten Bewegungen, überflüssigerweise noch bestätigt durch die Prüfung der Muskelreaktionen auf mechanische und elektrische Reizungen. Überall an den Extremitätenmuskeln erhob sich nach dem Beklopfen ein breiter Wulst mit mittlerer Delle, der sich langsam erhob, ungefähr zehn Sekunden lang verharrte und dann langsam wieder ausglich. Nach starker faradischer Reizung und ebenso nach galvanischer zeigte sich als Ausdruck hochgradiger Zuckungsträgheit der langgestreckte myotonische Bogen an der aufgeschriebenen Zuckungskurve.

Bei dem siebenjährigen Bruder ließ sich auch in krampffreien Tagen der Wadenkrampf sofort einseitig oder beiderseitig hervorrufen, wenn er einen oder beide Füße in einen Eimer kalten Wassers stellte. Umgekehrt gelang es, wenn auch nicht so rasch und deutlich, die spontan eingetretene Starre der Waden durch Eintauchen in warmes Wasser zu lösen. Die Anwesenheit von sehr kaltem Wasser, 10°, 8°, 6° C führte leicht zum schmerzhaften Wadenkrampf, der sich auch auf den Oberschenkel fortsetzen konnte, wobei die Flexoren und Adduktoren entschieden schneller und länger in Starre gerieten als der Quadriceps. Für gewöhnlich blieb der Wadenkrampf aber in den mäßigen Graden der fußbewegunghemmenden Starre.

Beide Patienten sind im Laufe von vier Jahren bei richtiger Lebensweise, zweckmäßiger Bekleidung und Ernährung und unter Nachhilfe mit Schilddrüsentabletten wesentlich gebessert worden; im Gegensatz zu anderen, die ich früher den üblichen Meisterregeln zufolge „kalten Abreibungen, leichter Massage der Muskeln, methodischen Muskelübungen und dem vorsichtig dosierten galvanischen Strom" mit Nachteil unterworfen hatte.

Daß Eulenburgs Paramyotonia congenita und die Thomsensche Krankheit im Grunde zusammen gehören, beweist unter anderem die von Delprat (1892) beschriebene pathologische Familie, worin zwei Brüder von 14 und 19 Jahren neben der allgemeinen Kälteklammheit an der Intentionsstarre litten.

In einem als Myotonia congenita intermittens von Martius und Hansemann mitgeteilten Falle brachte nur der Kälteeinfluß die Hemmung der Intentionsbewegungen zustande. Der Anfall kam im kalten Zimmer, im Freien bei kalter Luft, aber nicht in der Wärme; besonders wurden die Hände und Vorderarme, weniger die Gesichtsmuskeln und Kaumuskeln steif. Die Beobachtung bildet den Übergang zu dem geschilderten Phänomen der Kältestarre bei Blutarmen (41); zu einer ebenso gewöhnlichen Erfahrung bei Leuten mit chronischem Rheumatismus, worin die Muskelspannungen durch Kältereiz, wie wir sehen werden, eine mindestens so große Bedeutung für den Kranken haben wie die Gelenkstörungen.

Fügen wir hinzu, daß Myotonie und Paramyotonie als gleichbleibende Familienleiden vererbt werden oder auch in Stellvertretung anderer Minderwertigkeiten und Krankheiten aus der Gruppe des Arthritismus auftreten, also mit Migräne, Spasmophilie, Tetanie, Syringomyelie, Pseudohypertrophie der Muskeln, Gicht, chronischem Rheumatismus usw. abwechseln können.

43. Wie auf das Eintreten der schmerzlosen Myotonie Innen- und Außenwärme gewöhnlich einen deutlichen Einfluß haben, so wird auch der schmerzhafte Muskelkrampf, dessen bekanntes Beispiel der Wadenkrampf und der Großzehenkrampf ist, durch Kälteeinwirkung in erster Linie erregt.

Der Crampus, die plötzliche unwillkürliche Erhärtung einzelner Muskeln oder Muskelgruppen unter kaum erträglichem Schmerz, stellt sich bei den dazu geneigten Menschen fast regelmäßig ein, wenn sie das anfällige Glied einer plötzlichen Abkühlung und besonders der feuchten Kälte aussetzen. Für manche genügt es zur Auslösung des Anfalles schon, daß sie abends in ein ungewärmtes Bett kommen oder sich im Bett bloß werfen; für andere, daß sie ein kühles Fußbad nehmen; bei anderen entsteht der Krampf besonders beim Schwimmen, wobei die Kontraktion nicht selten von der Wade auf die Oberschenkelmuskeln und sogar auf die Bauchmuskeln übergreift und durch seine Heftigkeit und Dauer den Ergriffenen in Lebensgefahr bringt. Bei anderen wirkt äußere Kälte oder Kühle erst, wenn sie durch weite Gänge oder Turnanstrengungen ermüdet, bei anderen, wenn sie einen halben Tag ohne Nahrung geblieben sind; bei anderen, wenn sie durch Wasserverluste, heftiges Erbrechen,

Durchfälle, diabetische oder hysterische Harnflut oder durch die plötzliche Entlastung von einem Hydrops durch Digitalis, Coffein, Diuretin usw. erschöpft sind. Bei diesen Erschöpften und Ermüdeten wirkt oft schon die einfache Entblößung der Haut, sogar im warmen Zimmer, um den Krampf hervorzurufen.

Daß der Alkoholismus hie und da zum Wadenkrampf oder anderen Muskelkrämpfen disponiert, lehren zahlreiche Beobachtungen. Aber der Wadenkrampf des Säufers hat gewöhnlich die Bedeutung der beginnenden Alkoholneuritis. Daß hie und da der Wadenkrampf das vorverkündende oder auch das stellvertretende Symptom eines Gichtanfalles ist, hat Sydenham (1661) schon hervorgehoben; bei den Gichtkranken genügt mitunter ein Anblasen der Haut, um den Anfall zu wecken.

Es gibt noch eine Reihe anderer Vergiftungen, in deren Verlauf schmerzhafte Muskelkrämpfe auch bei solchen Menschen auftreten, die sonst nicht dazu neigten; das ist zuerst die chronische Bleivergiftung, sodann die Mutterkornvergiftung und besonders die Cholerakrankheit. Bei dieser tritt die Neigung zu Wadenkrämpfen und zu allgemeinen schmerzhaften Muskelkrämpfen mit fortschreitender Entwässerung und Erkaltung des Körpers in so bedeutendem Grade hervor, daß schon ein Luftzug, der die naßkalte Haut trifft, genügt, den heftigsten Anfall bis zum allgemeinen Tetanus und Trismus hervorzurufen. Je sorgfältiger man die Krampfanfälle bei der Cholera, beim Ergotismus und bei der Bleikrankheit beobachtet, desto mehr stellt sich heraus, daß auch die „spontanen" Krämpfe sich mehr oder minder deutlich unter dem Einfluß äußerer Temperaturschwankungen an der Haut entwickeln und daß besonders mäßige kurze, sowie langdauernde starke Kältegrade den Anfall erregen, während kurze heftige Kälteeinwirkungen gewöhnlich geeignet sind, eine „Wärmereaktion" und damit den Nachlaß des bereits entwickelten Krampfes zu bewirken.

Der alltägliche Wadenkrampf der Gesunden wird am häufigsten bei Gliedern der arthritischen Familie beobachtet. Er bleibt, wie bemerkt, gewöhnlich auf die Wade beschränkt, kann sich aber auch auf die Schienbeinweiche und die Fußsohle erstrecken, so daß neben der Streckung des Fußes eine starke Streckung oder Beugung der großen Zehe eintritt. Er ist oft so schmerzhaft, daß der Ergriffene aufschreit, laut jammert und sich in seiner Qual windet, bis nach endlosen Minuten die Zusammenziehung sich löst, oft nur, um nach einer Pause wiederzukehren. Äußere Wärme wirkt im Anfalle gewöhnlich wohltuend, besser noch die durch starke Gegenbewegung des Patienten vermehrte Binnenwärme, ein heißes Getränk, ein vorsichtiges Kneten der ergriffenen Muskelgruppe; in sehr schweren Fällen ist mitunter eine rasche kalte Übergießung oder Dusche am Ort des Leidens die beste Hilfe.

Bleibt der Krampf nicht auf eine Stelle beschränkt, verallgemeinert er sich und ergreift weitere Muskelgruppen hintereinander oder auf einmal, so kann die Unterscheidung von anderen Krampfleiden im Augenblick schwierig werden.

Ich sah einen jungen Maurer, der an einem warmen Frühlingstag sich auf kaltem Fußboden ausgeruht hatte und eingeschlafen war, in allen Gliedern und im Nacken von so furchtbaren Muskelkrämpfen ergriffen, daß der Unglückliche beständig um Hilfe schrie. Man konnte an Tetanus, an Zerebrospinalmeningitis, an akuteste Polineuritis, an Vergiftung mit Strychnin oder ähnlichen Krampfgiften denken. Aber die ruhige Prüfung des ganzen Zustandes, die jammernde Versicherung des Leidenden: „Es ist mein Wadenkrampf, reiben, reiben" und vor allem die gute Hilfe des Reibens sowie das gänzliche Aufhören des Anfalles nach einer Morphiuminjektion bewies, daß wirklich nichts weiter vorlag als ein allgemeiner Muskelkrampf.

Bei der Besprechung des Tetanus rheumaticus und der Tetania rheumatica, die ohne jede Verwundung nach Durchnässung oder rascher Abkühlung des erhitzten Körpers oder durch Verkühlung des Schlafenden auf kalter Unterlage zustande kommen können, werden wir auf die Übergänge des einfachen Crampus a frigore in komplizierte Krankheitsbilder einzugehen haben (219).

44. Bei einzelnen Menschen wird die Darmmuskulatur durch Kältewirkungen von der Haut aus derart beeinflußt, daß alle Übergänge von der einfachen Stuhlverhaltung bis zum schweren Darmkrampf entstehen können. Ein kalter rascher Trunk kann dasselbe bewirken.

Bei dem einen ist es ein kaltes Bad in der Frühe, beim anderen eine kalte Bauchwaschung, beim dritten das einfache Eintauchen der Hände in kaltes Wasser, das für den ganzen Tag den Stuhlgang hemmt, während denselben Menschen die kalte Einwirkung am Abend nichts macht.

Es gibt andere Menschen, die von einem kurzen kalten Bad, 20° C und weniger, sofort Leibschmerzen und Stuhlverhaltung bekommen; andere, bei denen nächtliche Koliken auftreten, wenn sie sich ungenügend bedeckt haben; andere, die im Sommer Kolikanfälle bekommen, wenn sie von angestrengter Tagesarbeit sich zu rasch in kühlem Raume der Ruhe hingeben und gar einen großen erfrischenden Trunk tun; sie können schwerer erkranken, wenn ein rettender Durchfall ausbleibt. Schon Aretaeus (um 150 n. Chr.) betont die Erfahrung, daß ein gieriger kalter Trunk besonders in der heißen Sommerzeit Kolik mit Darmverschluß und Koterbrechen zur Folge haben kann.

Unter besonderen Umständen kann schon eine einfache Eintauchung oder Waschung der Füße in kaltem Wasser eine heftige Darmkolik mit allen Zeichen und Gefahren des Ileus hervorrufen. Gewöhnlich war der Vorgang so, daß der Befallene vorher eine weite Wanderung in der Hitze, eine anstrengende Arbeit im Garten, im Felde, im Walde verrichtet hatte und dann, um die müden oder schmerzenden Füße zu kühlen, in kaltes Wasser getreten war. Wenige Minuten bis zu einer Stunde danach wurde er plötzlich von heftigen Schmerzen im Bauch, erfolglosem Stuhldrang, großer Schwäche mit Erblassen und Angst ergriffen. Die Beschwerden ließen wohl nach einer halben Minute nach, kehrten aber nach ebensolanger Pause wieder, verharrten länger und steigerten sich so unter wiederholten Nachlässen bis zu dem unbeschreiblichen Gefühl des Vergehens mit unerträglichen zusammenziehenden Schmerzen, die anfänglich auf einen Teil des Bauches beschränkt blieben, allmählich den ganzen Leib ergriffen, bis das volle Bild des Ileus mit Erbrechen von Speisen, dann galligen kotigen Ausleerungen aus dem Munde, Harnzwang, Herzschwäche und endlichem allgemeinem Kollaps ausgebildet war. Bei der Untersuchung fand man die Zeichen der Darmlähmung oder der beginnenden Darmeinschiebung, oder der Brucheinklemmung, oder auch nur einen krampfhaft eingezogenen Unterleib mit leichter Empfindlichkeit gegen Druck. Im letzteren Falle kann alles rasch ohne weitere Folgen vorübergehen. Auch in den anderen Fällen ist noch gänzliche Ausgleichung der Störung möglich, falls der Ergriffene sich gleich die richtige Behandlung angedeihen läßt, die darin besteht, daß er das warme Bett aufsucht, die Beine mit warmen Tüchern reiben läßt, auch wohl ein längeres lauwarmes Fußbad erhält und warme Kamilleneingüsse in den Darm. Vor Ausbildung des eigentlichen Anfalles sind warme krampflindernde Getränke, ein Aufguß von Kamillenblüten oder Pfefferminzblättern oder Kümmelsamen oder Pfefferkörnern, reichlich aber langsam getrunken hilfreich, dazu warme Umschläge auf den Bauch und ein warmes Fußbad.

Der alte Rat für solche, die zu Verstopfung und Koliken geneigt sind, die Füße warm zu halten, trägt also einer wichtigen Ursache Rechnung.

Das Bild der Kolik und des Ileus kann auch nach einem kalten Trunk in der Hitze, besonders nach Trinken von Eiswasser, nach Genuß von Fruchteis, von kalter Milch, kalter Dickmilch entstehen. Manche sogenannte Rahmeisvergiftung, die unter dem Bild der Cholera verläuft und bei der wir heute von Koliinfektion sprechen oder nach anderen pathogenen Keimen suchen, ist weiter nichts als eine Kältewirkung, die sich ganz besonders leicht bei Leuten mit Darmbrüchen im vollen Bilde des Choleraanfalles äußert und von Malgaigne (1841) so richtig als Choléra herniaire bezeichnet worden ist. Sie kommt natürlich auch bei nichtgebrochenen Menschen auf dem Boden der Darmatonie und ähnlicher Erschlaffungszustände des Darmrohres vor.

Der Fall, daß ein Feldarbeiter zur Erntezeit bei Sonnenglut seinen Durst mit einem langen kalten Trunk löscht und alsbald eine schwere Kolik bekommt, ist bei aller Scheu, die das Volk vor dem kalten Trunk in der Hitze hat, recht gewöhnlich. Ich habe ihn bei einem 30jährigen Bauer in Okarben im Jahre 1899 beobachtet. Das Merkwürdige an dem Falle war dieses, daß der Mann, nachdem er den ersten Anfall unter schwerem Miserere und mit Lebensgefahr durch Ausstoßung eines zwei Spannen langen Intussuszeptums nach drei Wochen überwunden hatte, durch seinen Schaden nicht klug gemacht war, sondern im folgenden Sommer sich fast am selben Tage nach der Erntearbeit an eiskaltem Bier erlabte und einen zweiten Anfall bekam, der ihm trotz chirurgischer Hilfe das Leben kostete.

45. Wenn Leichtenstern (1878) bemerkt, daß die Diagnose einer Colica rheumatica oder Colica ex refrigeratione nur gestellt werden dürfe, wo sonstige ursächliche Einwirkungen entschieden fehlen und eine ausgesprochene Verkühlung dem Ausbruch der Enteralgie unmittelbar vorausging, so wird das im allgemeinen Zustimmung finden; ebenso wie die Bemerkung, daß sich wohl kaum je aus einer Eigenartigkeit des Krankheitsbildes erschließen ließe, ob im einzelnen die Kolik Erkältungseinflüssen ihre Entstehung verdanke oder nicht. Wir müssen aber hinzufügen, daß die Kälte bei ganz Gesunden wohl nur ausnahmsweise und zwar nur beim Zusammentreffen so vieler Umstände, wie sie oben angegeben wurden, schwere Darmstörungen herbeiführt; weit öfter aber als auslösende Ursache bei solchen wirkt, die durch chronische Darmstörungen, Infekte, Intoxikationen zu Koliken, Invaginationen usw. vorbereitet waren. Es ist eine alte Erfahrung in Bleihütten, Porzellanfabriken, Schriftsetzereien, daß die Bleikolik sich im Sommer häuft, nämlich zu der Zeit, wo nicht bloß die Intoxikation durch Bleistaub in der trockenen Luft vermehrt wird, sondern sich die Arbeiter auch gerne an kalten Getränken erlaben und mit schwitzendem Körper Abkühlungen in Zugluft oder in kühlen Räumen aussetzen.

Das plötzliche Austreten einer Hernie mit Inkarzeration nach kaltem Trunk zeigt ebenfalls das Zusammenwirken von krankhafter Anlage und auslösender Kältewirkung. Daß in solchen Fällen aber zur Kältewirkung mitunter noch ein drittes als Hilfsursache hinzukommt, lehren die genauen Krankengeschichten sorgfältiger Beobachter, in denen dem schweren Zufalle körperliche Anstrengungen und Übermüdungen durch weiten Marsch oder lange Fahrt im offenen Wagen zur Winterszeit, Aufnahme von Bleichwäsche im kalten Winde und dergleichen voraufgingen (Welsch 1675, Scheufelder 1681, Ettmüller 1708, Malgaigne 1834 und die neueren).

Daß ein Kältereiz schlechthin bei Menschen, die an Darmbrüchen leiden, Gefahr bringt, war den Gerichts- und Inquisitionsärzten des siebzehnten Jahrhunderts wohlbekannt. Herniae a frigore praesertim subitaneo solent fieri lethales, war ein feststehender Lehrsatz. Die darauf gegründete Frage: an herniosi torqueri possint sive an torturae sint subjiciendi? bewegen Zacchias (1621—1635), Westphal (1707), Schurig (1725) und andere ganz ausführlich. Wegen der Gefahr einer Verkühlung der Eingeweide im Bruchsack wollten manche Ärzte die Gebrochenen von jeder peinlichen Folter, wobei der Bauch entblößt würde, und auch vom Anbinden an die Leiter befreit wissen. Dawider spricht entschieden der Kirchenrechtslehrer Benedikt Carpzov in Leipzig, dem eine Erfahrung von zwanzigtausend Todesurteilen in Hexenprozessen zu Gebote stand. Er meint in seiner Practica nova rerum criminalium (1653), daß, wer einen Bruch am Gemächt habe, eine mäßige Folter, die den Bruchschaden nicht vermehre, wohl vertragen könne; aber bei einem Bruch, der noch im Wachsen sei, möge jede Tortur unterlassen werden, da schon durch die einfache Entblößung des Vorfalles der Tod des peinlich Verhörten rasch erfolgen könne. Johann Caspar Westphal hingegen lehnt in seiner Pathologia daemoniaca (1707) jede Folterung eines Bruchleidenden ab, considerando sola intestinorum refrigeratione, terrore atque metu, comprimis in senibus inflammationes illorum, miserere ipsamque mortem induci posse.

Der gelehrte Dresdener Physikus Schurig (1725) unterscheidet Gebrochene, bei denen ein Pflaster oder Bruchband den Schaden zurückhält, und Gebrochene, bei denen der Bruch einen irreponiblen Vorfall der Eingeweide bedingt; für jene sei von einer Entblößung kein größerer Schaden zu erwarten als für Gesunde, während die anderen schon dadurch, daß sie mit nackten Füßen auf den Boden träten, Lebensgefahr erleiden können; aber man könne sie ja auf einen Holzboden treten lassen.

Ob dieser menschenfreundliche Vorschlag in der Folterpraxis Anklang gefunden hat, habe ich nicht weiter untersucht; wir sind ja heute und zukünftig in der Lage, ,,im Bedarfsfalle" Inquisition und Tortur für Bruchleidende wenigstens auf einige Zeit ungefährlich zu machen durch die Radikaloperation ihrer Hernie.

46. Untersucht man den Harn von Menschen, die Frostbeulen, örtliche oder ausgebreitete Erfrierungen oder andere Kälteschäden erlitten haben, oder von solchen, die nach Kälteeinwirkungen eine Darmkolik, einen Anfall von Ileus oder Darmlähmung bekommen haben, so findet man ziemlich häufig erhebliche Veränderungen darin, Uraturie, Hämoglobinurie, Albuminurie, Glykosurie.

Die Uraturie wird uns als ein Symptom der arthritischen Diathese bei den rheumatischen Krankheiten besonders beschäftigen. Hier besprechen wir zunächst die anderen Störungen, die nicht bloß als Begleiterscheinungen der genannten und weiterer Kältestörungen, sondern auch für sich allein als Ausdruck besonderer Kälteempfindlichkeit des Blutes, der Nieren und anderer Organe beobachtet werden.

Am genauesten untersucht ist die Haemoglobinuria a frigore. Die periodisch wiederkehrende, sogenannte paroxysmale Hämoglobinurie (Harley 1872) ist eine Kältekrankheit und Winterkrankheit im selben Sinne wie die Erythromelalgie, die Gutta rosacea, die Myotonie usw. Ihr Bild und Verlauf ist gewöhnlich folgendes: Der dem Leiden Unterworfene fühlt, wenn er sich einer stärkeren oder geringeren Kälteeinwirkung ausgesetzt hat, ein Frösteln; seine Haut erblaßt. Er muß gähnen, bekommt häufigere Frostschauer, bisweilen auch Schüttelfröste. Er klagt über Schmerzen im Rücken und in den Gliedern, über Abgeschlagenheit, Kopfschmerzen, Übelkeit, Beklemmung auf der Brust. Bisweilen stellt sich Erbrechen ein. Die Körperwärme steigt an oder sinkt im Gegenteil ab. Der Puls wird beschleunigt, klein, schwach; die Atmung tiefer und schneller. Die vorher blasse Haut zeigt an den vorspringenden Teilen der Lippen, Nase, Ohren, Hände eine bläuliche Verfärbung; oft auch an den übrigen Teilen und an der Lidbindehaut einen gelblichen Schein, der sich gegen Ende des Anfalles hie und da zum ausgesprochenen Ikterus steigert, in sehr schweren Fällen der dunklen Bronzefarbe nähern kann. An Augenlidern und Fußknöcheln zeigen sich mitunter leichte Anschwellungen. Selten kommen geringe Durchfälle. Magengegend, Lebergegend und Nierengegend können empfindlich werden; eine Milzschwellung ist häufig, eine Lebervergrößerung selten nachweisbar. Anfangs stockt der Harn; dann wird ein spärlicher gesättigter Harn von hohem spezifischen Gewicht, 1030 und mehr, ausgeschieden; darin einige hyaline Zylinder und Spuren von Eiweiß. Die nächste Harnprobe, oft auch gleich die erste, ist rubinrot oder braunrot oder schwärzlich verfärbt.

Bei zweckmäßigem Verhalten, in der Ruhe und Bettwärme erholt sich der Kranke in wenigen Stunden oder Tagen wieder. Hatte er bereits eine Kollapsanwandlung, so empfindet er wohltätig die Wiederkehr der inneren Wärme. Hatte er Fieber, so sinkt die Temperatur, die auf 38°, selten auf 39° oder noch höher gestiegen war, nach einigen Stunden mit oder ohne Schweißausbruch wieder ab; die etwa aufgetretene Cyanose verschwindet; der Urin wird heller und am nächsten oder übernächsten Tage ganz klar und hell. Der Patient fühlt sich wieder gesund, bis nach Tagen, Wochen, Monaten ein neuer Anfall über ihn kommt. So geht es jahrelang.

In leichten Fällen können Fieberbewegungen und auch stärkere Beschwerden ausbleiben; der blutige Harn ist das einzige Zeichen, das dem Kranken auffällt.

Der im Anfall entleerte Harn zeigt, wenn er frisch untersucht wird, im Spektroskop die beiden Oxyhämoglobinstreifen zwischen den Fraunhoferschen Linien D und E, und die Methämoglobinstreifen, besonders den breiten im Rot zwischen C und D. Die Methämoglobinstreifen überwiegen um so mehr, je länger der Harn gestanden hat. Fügt man zu dem vom Methämoglobin braunen Harn bei alkalischer Reaktion eine reduzierende Substanz zu, etwa Schwefelammonium, so wird die Farbe durch die Regeneration des Hämoglobin in das schöne Rubinrot verwandelt und das Absorptionsband im Rot verschwindet. Auch der Zusatz von gesundem Harn und Durchschütteln genügt oft, wie ich finde, um die Reduktion zu bewirken. — Die Hellersche Probe, Kochen des mit Kalilauge stark versetzten Harns, gibt den blutrot gefärbten flockigen Niederschlag von Hämatin-Erdphosphaten. — Die Kochprobe und die Salpetersäureprobe geben einen mäßigen Eiweißgehalt.

Die mikroskopische Untersuchung eines etwa gebildeten Sedimentes ergibt Hämoglobintröpfchen, Hämoglobinzylinder, mit Hämoglobinkörnchen besetzte hyaline Zylinder, aber keine unveränderten roten Blutkörperchen. Wenn sich der Harn aufhellt, können auch mehrere hyaline und gekörnte Zylinder, sowie Nierenepithelien gefunden werden. Eine geringe Eiweißausscheidung überdauert die Hämoglobinurie häufig.

Hat man Gelegenheit, einen Anfall im ganzen Verlauf zu beobachten und dabei den Urin öfter zu untersuchen, so findet man, daß der Kranke zuerst Eiweiß, dann den Blutfarbstoff ausscheidet, oder vielmehr hintereinander Albumen, Pepton, Urobilin, zuletzt Hämoglobin oder Methämoglobin (Ziemann).

Untersucht man das Blut im Anfalle, so findet man in den meisten Fällen bei vermehrter Neigung zur Gerinnung mehr oder weniger stark die Zeichen der Hämoglobinämie ausgeprägt; gelösten Blutfarbstoff im abgeschiedenen Serum neben normalen, gezackten, eingekerbten, hantelförmigen und anderweitig mißgestalteten und zertrümmerten Erythrozyten, Hämoglobintröpfchen und besonders blasse oder zu Schatten ausgelaugte Blutkörperchen. Dabei erscheinen die Leukozyten verhältnismäßig und überhaupt vermehrt. Auch die Blutplättchen pflegen vermehrt zu sein. — In einzelnen Fällen sind Blutveränderungen vermißt worden. Der Lebertumor und Milztumor fehlten dann aber nicht, Zeichen dafür, daß die Trümmer der roten Blutkörperchen aus dem Kreislauf in die blutschlackensammelnden Organe rasch abgeführt worden sind.

47. In vielen Fällen von Hämoglobinämie geben die Kranken genau an, daß jedesmal eine Kälteeinwirkung, ein kaltes Bad, Vollbad oder Fußbad, ein Gang mit bloßen Füßen über kalten Boden, eine Durchnässung und Abkühlung durch Unwetter, ein längerer Gang unter Erhitzung und folgender plötzlicher Abkühlung der Haut und dergleichen die Veranlassung zum Anfall wurde. Ein 45 jähriger Kutscher, den Bamberger (1886) beobachtete, bekam seit zwei Jahren jedesmal den Hämoglobinurieanfall, wenn er bei starker Kälte auf dem Wagenbock gesessen hatte.

Den ersten Anfall kann ein kühler Herbsttag bringen; mit zunehmendem Winter kommen die Anfälle häufiger, kehren auch noch im Frühjahr wieder, um im Sommer ganz auszusetzen, so daß der Patient, abgesehen von einer mehr oder weniger zurückgebliebenen Blutverarmung, gesund erscheint. Mit der Rückkehr der kalten Jahreszeit beginnt das Leiden aufs neue, und so geht es fort durch Jahre und Jahrzehnte.

Manche Kranken ziehen selbst die Lehre aus der Beobachtung ihrer Anfälle. Sie kleiden sich vor oder nach dem ersten Herbstanfall besonders warm, halten sich in der warmen Stube oder auch bei schweren Graden des Leidens im Bett und vermeiden es, sich besonderen Kälteeinflüssen auszusetzen.

In vielen Fällen kann man den Anfall durch eine starke kurze oder eine mäßige längere Kältewirkung auslösen, auch in der Sommerzeit. Es genügt, die Füße in ein kaltes Vollbad zu stellen, um nach wenigen Minuten, bisweilen schon nach Sekunden, das Erblassen der Haut, die Cyanose der Gliedenden, die Beklemmung und so weiter den ganzen Anfall hervorzurufen.

Dieses Experimentum crucis hat Rosenbach (1880) in einer sorgfältigen Beobachtung gelehrt:

Ein Knabe, der, von einer Keuchhustenerkrankung abgesehen, bis zum fünften Lebensjahr stets gesund gewesen war, erlitt einen Sturz von einem Wagen, wonach er kurze Zeit bewußtlos blieb, aber keine Verletzung zeigte. Seit dieser Zeit fing er an, weniger frisch auszusehen. Dann stellten sich Anfälle folgender Art ein: Er bekommt Frösteln, Gähnen, Stirnkopfschmerzen und wird so müde, daß er einschläft; die Haut erwärmt sich; man mißt eine Fieberwärme bis zu 39° C und mehr. Nach einer Stunde erwacht er, läßt einen dunklen Harn, der aufgelöstes Hämoglobin, Hämoglobinkörnchen und Hämoglobinzylinder enthält, wenige weiße und rote Blutkörperchen, alkalisch reagiert und 1007 bis 1009 spezifisches Gewicht. Wenige Stunden später ist er fieberfrei, fühlt sich wieder wohl und zeigt nur lebhaften Durst. Er entleert wieder hellen gesunden Harn.

Rosenbach gab ihm an einem anfallfreien Tage ein Fußbad von 14° C, das er ohne Unbehagen dreiviertel Stunden lang vertrug. Aber unmittelbar nach der Beendigung des Bades entleerte er einen fleischwasserfarbenen Harn, bekam plötzlich rasenden Kopfschmerz, einen anhaltenden Schwächeanfall, Nierenschmerzen und einen Fieberanstieg auf 39° bei dikrotem Puls. Nach einem halbstündigen Schlummer kam ein pechschwarzer Harn vom spezifischen Gewicht 1008. Beide Nierengegenden waren auf Druck sehr schmerzhaft. Im Blut fand sich eine geringe Vermehrung der farblosen Zellen. — Der Patient verlor beim Tragen wollener Kleidung und Eisengebrauch allmählich die Neigung zu den Anfällen.

Auch örtlich läßt sich beim Anfälligen eine Hämoglobinämie hervorrufen, durch Eintauchen eines abgeschnürten Fingers in kaltes Wasser (Ehrlich 1884). Bisweilen genügt schon das einfache Abschnüren des Gliedes und die infolge der örtlichen Kreislaufstörung herbeigeführte Abkühlung, um die Blutveränderung in wenigen Minuten zu bewirken. Wählt man zu diesem Zweck das Ohr, so hat man Gelegenheit, den Erfolg ohne weiteres im Spektroskop an der durchleuchteten Ohrmuschel zu verfolgen.

Sogar im Reagenzglas läßt sich die Hämolyse des Blutes von Anfälligen durch Kälte bewirken (Donath und Landsteiner 1904, 1906). Wenn das Blut eines Menschen, der an Hämoglobinurieanfällen leidet, in anfallfreier Zeit in ein Reagenzglas aufgefangen und sofort auf $10°-0°$ C abgekühlt, dann nach einigen Minuten im Brütofen wieder auf 37° C erwärmt wird, so zeigt es alsbald die Scheidung des Blutfarbstoffes von den Blutkörperchen. Diese trat nicht ein, wenn man das Blut sofort ohne Abkühlung in den Wärmeschrank gebracht hatte. Das Blut von Gesunden unterliegt jener Veränderung durch Kälte nicht.

Nach alledem ist der Name Emoglobinuria da freddo (Murri 1880) oder Kältehämoglobinurie (Lichtheim 1883) für das in Rede stehende Leiden gerechtfertigt.

48. Bei ganz Gesunden ist die paroxysmale Hämoglobinurie bisher nicht beobachtet worden. In dem Falle Rosenbachs kann man an einen Zusammenhang der Anfälle mit der überstandenen Influenza denken. In den meisten Fällen von Kältehämoglobinurie, die genauer erforscht worden sind, wurden die Zeichen eines chronischen Infektes gefunden. Vor allem spielt bei dem Übel die bestehende oder bestandene Syphilis eine bedeutsame Rolle, wie Murri zuerst gezeigt hat. In anderen Fällen liegt eine konstitutionelle Malaria zugrunde.

Behandelt man das Grundleiden in schonender Weise, so kann mit seinen anderen Symptomen auch die Neigung zur Hämoglobinämie vergehen; bei übertriebenen Quecksilberkuren, gewaltsamen Chinindarreichungen sah man mit dem Grundleiden auch die Empfindlichkeit gegen Kälteeinflüsse und die Neigung zur Blutzersetzung gesteigert; hie und da wurde sogar ein schwerer tödlicher Anfall von Hämoglobinurie durch die „Therapie" sofort ausgelöst.

Für gewöhnlich sind es Männer im Alter zwischen 20 und 40 Jahren, die das Leiden haben; doch können ihm auch jüngere und ältere Personen unterworfen sein.

In einem Falle, den Goetze (1884) mitgeteilt hat, handelte es sich, wie im Falle Rosenbachs, um ein Kind, und zwar um ein neunjähriges Mädchen, das mit den Zeichen der hereditären Syphilis, parenchymatöser Keratitis, Hutchinsonschen Zähnen, Trommelfellnarben, Lymphdrüsenschwellungen und Knochengeschwülsten behaftet war; sieben seiner Geschwister waren im Säuglingsalter, drei andere im Alter von acht bis zehn Jahren gestorben. Es war gegen Temperaturschwankungen äußerst empfindlich und bekam schon nach Waschungen mit kühlem Wasser starke Anfälle von Hämoglobinausscheidung. Der bei ihm beobachtete Anfall leitete sich mit Frieren, ziehenden Gliederschmerzen und Leberschmerz ein; dann schwollen Leber und Milz an, die Körperwärme stieg auf 38,3° C; es wurden 400 ccm tintenschwarzer saurer Harn entleert. Im Blut erschienen die Erythrocyten gequollen, um ein Drittel an Zahl vermindert; die Leukocyten waren vermehrt. Nach anderthalb Stunden wurde der Harn wieder normal. Es wurden auch Anfälle mit Hämoglobinämie ohne Veränderungen im Harn beobachtet. — Eine Kur mit Quecksilber und Jodkalium beseitigte die Hornhautinfiltrate und Knochengummen. Nach vollendeter Kur vertrug das Kind eiskalte Bäder bis zu halbstündiger Dauer ohne Anfall.

In einem Falle, den Schumacher (1884) beobachtete, bekam ein 30jähriger Mann, der anderthalb Jahre zuvor eine syphilitische Ansteckung erlitten hatte, abendlich, wenn er sich auf der Heimkehr von der Arbeit der Nachtkühle aussetzen mußte, ein Frösteln, das ihn zwang, das Bett aufzusuchen. Gewöhnlich stellte sich am selben Abend ein sehr heftiger Frostanfall mit nachfolgendem Fieber bis zu 38,5° ein; es folgte allgemeine Abspannung, Anschwellung und Empfindlichkeit der der kalten Luft ausgesetzt gewesenen Teile, Lendenschmerz und, einige Stunden später, ein brauner bis schwarzer Urin, mit allen Merkmalen der Hämoglobinausscheidung. Die Anfälle waren monatelang fast täglich gekommen; sie hörten mit dem Eintritt der warmen Jahreszeit fast ganz auf, zeigten sich nur selten an kühlen Sommerabenden. Im November gab es wieder neue Anfälle, die sich im Februar und März fast Tag um Tag wiederholten. Nach der Anwendung von Quecksilber und Jod kamen die Anfälle seltener und seltener; nach 50 Merkureinreibungen war die Genesung vollständig.

49. Die Haemoglobinaemia a frigore nimmt auf dem Grunde des syphilitischen Infektes nur ganz ausnahmsweise sehr schwere Formen an. Tödliche Fälle sind wohl nicht bekannt geworden, wenn man von denen absieht, wo zu dem Grundleiden, das die Disposition gibt, und zur auslösenden Kältewirkung eine weitere Schädlichkeit hinzutrat.

Einen solchen Fall sah ich bei einem Kaufmann von nahezu 30 Jahren. Er hatte stets wüst gelebt, wiederholte Tripperleiden bestanden, im 25. Lebensjahr sich mit Syphilis angesteckt. Schon acht Wochen nach der Ausbildung des harten Schankers bekam er einen schweren Fieberanfall mit Angina, morbillösem Exanthem, Ikterus und heftigen Knochenschmerzen. Er unterzog sich wiederholten Schmierkuren, die er aber entgegen meinem dringenden Rat, sich in ein Krankenhaus zu begeben, von einem Spezialisten in einer Badestube ausführen ließ, um nebenher seinen Geschäften nachgehen zu können. Die Hautausschläge wiederholten sich mit mehr oder weniger starken Schleimhautreizungen von viertel zu viertel Jahr; im ganzen gab es vier Ausbrüche, die aber stets milder erschienen. Mit dem letzten Ausbruch im Dezember 1910 verband sich ein Anfall von „Nierenblutung". Dieser wiederholte sich in der Folge so oft, als der Patient sich bei seinen Geschäftsfahrten über Land größeren Strapazen aussetzen mußte. Als der Hausarzt und ich ihn bei einem dieser Anfälle zu untersuchen Gelegenheit bekamen, ließ sich rasch feststellen, daß ein Schulfall von Kältehämoglobinämie vorlag. Auffallend und nicht zum gewöhnlichen Bilde gehörig waren große Schmerzen in Arm- und Beinknochen während des Anfalles, die sich aber mit kleinen Opiumgaben rasch mildern ließen.

Drei Tage nach dem Abklingen des Anfalles wurde am Patienten, der bis dahin das Bett gehütet hatte, die Probe am umschnürten Ohr gemacht; sie gelang sofort. Der Rat, nun ein viertel Jahr im Hause seiner Mutter oder in Aachen eine vorsichtige Kur durchzumachen, wurde so befolgt, daß der Patient zwar zu Hause blieb, aber die ambulante Behandlung des Spezialisten vorzog und, um die Freuden des nahenden Karnevals nicht zu verlieren, sich vom Arzt seiner Wahl Injektionen mit irgend einem Sublimatpräparat machen ließ. Im Februar und März 1911 hatte er, wie seine Mutter später angab, „trotz der täglichen Einspritzungen" mindestens sieben Anfälle von Hämoglobinurie, die jedesmal nach abendlichen oder nächtlichen Ausflügen einsetzten und einen ganzen Tag, zum Teil sogar zwei Tage andauerten. Am Abend des 30. März wurde er, aus einer Weinstube heimgekehrt, nach dem Auskleiden bei offenem Fenster von einem ungewöhnlich heftigen Anfall überrascht. Der einleitende Schüttelfrost war so heftig, daß er die Mutter rief und sich die warmen Krüge, die abendlich sein Bett vorwärmten, erneuern ließ. Er wurde totenbleich, verlangte nach Wasser, erbrach das getrunkene Wasser mit Resten des Abendessens und trank immer wieder gierig neues Wasser. Bald kam eine Flut rötlichen Harns. Nach einer Stunde wurde er im Gesicht und an den Händen blau. Gegen 2 Uhr morgens stellte sich Rasseln auf der Brust ein, bald darauf ging ein fast schwarzer Harn ab. Dann erkaltete der Patient rasch. Der Tod war eingetreten kurz bevor, ehe die Ärzte hinkamen. Die Sektion wurde nicht gestattet. Die Leiche bot den Anblick eines an Arsenwasserstoffvergiftung oder Knollenblätterpilzvergiftung zugrunde gegangenen. Sie war bläulich, an den abhängigen Teilen dunkelblau verfärbt, mit einem Stich ins Gelbe an den helleren Stellen. Die Leberdämpfung überragte den Rippenbogen um zwei Fingerbreiten; die Milz konnte am Rippenbogen gefühlt werden. Im Harn fand man aufgelöstes Methämoglobin und zahlreiche Trümmer und Schatten von roten Blutkörperchen.

50. Derselbe Ring wie zwischen Syphilisinfekt und Kälteeinwirkung und Blutauflösung besteht zwischen Malariainfekt und Kälteeinwirkung und Blutauflösung. Wie dort das Quecksilber kann hier das Chinin den Kälteeinfluß vertreten oder verstärken. Während aber der Quecksilberschaden bei der Hämoglobinämie der Syphilitischen gegenüber der Kältewirkung zurücktritt und nicht häufig zu sein scheint, kommt dem Chininschaden bei der Hämoglobinurie des Wechselfieberkranken zweifellos eine überwiegende Bedeutung zu. Immerhin gilt der alte Lehrsatz, daß unter den einzelnen Gelegenheitsursachen, die den Ausbruch der Malariakrankheit herbeiführen können, die Erkältung entschieden die häufigste und unbezweifelbarste ist (Wunderlich 1856, Griesinger 1864), auch für die Hämoglobinurie der Malariakranken.

Schroffe Temperaturstürze lösen Malariarezidive in gehäufter Weise aus und vermehren gleichfalls die Zahl der Hämoglobinurieanfälle. Viele Patienten geben wie für ihre Fieberrückfälle so auch für ihren Blutharnanfall eine plötzliche Durchnässung und Verkühlung im Gewitterregen, ein kaltes Bad, das Liegen auf kalter Erde, das Verweilen im Abendwinde bei schwitzendem Körper an. An der Senegalmündung und im französischen Sudan liefert die Regenzeit die meisten Fälle von Schwarzwasserfieber (Bérenger-Feraud 1874); in Kamerun wird eine Häufung der Anfälle unter dem Einfluß bedeutender Witterungsschwankungen regelmäßig beobachtet (Plehn 1895). Schroffer Klimawechsel beim Aufsuchen kühler Gebirgsstationen, zu schnelle Heimkehr aus den Tropen nach Europa im Winter hat manchem Tropenbesucher, der sich von einem Malariaanfalle zu erholen gedachte, ein Malariarezidiv und den ersten Anfall von Hämoglobinurie gebracht (Ziemann 1906).

Die Malariahämoglobinurie ist in den warmen Ländern unter den Namen blackwater fever, fièvre bilieuse mélanurique, malaria biliosa haemoglobinurica bekannt und gefürchtet. Die geographische Verteilung dieser wichtigen Malariakomplikation ist merkwürdig. Am häufigsten wird das Übel beobachtet in Westafrika, in Senegambien und Unterguinea, wo bis zu 1% der Wechselfiebersiechen davon leiden; sodann auf der Nossibéinsel bei Madagaskar, wo 6% der Malariakranken Anfälle von Schwarzwasserfieber bekommen; ferner am Nyassasee, wo sogar 8% der Europäer, 1% der indischen Kulis die Anfälle haben; ferner im Kongogebiet, am Orinocco, in Griechenland, besonders zu Korinth. Andere Länder sind, wiewohl sie die schwersten Malariaseuchen beherbergen, fast frei von der Beigabe der Hämoglobinurie; so Holländisch-Indien, Ostindien, Westindien. Was den Unterschied hier und dort bedingt, wie weit Klima, wie weit Behandlungsart ihn machen, läßt sich heute nicht sagen und wird wohl dann erst klar werden, wenn endlich einmal im Bewußtsein aller Ärzte die Tatsache lebendig wirkt, daß Chinin und verwandte Mittel zwar köstliche Heilmittel sein, aber auch schwere Gifte werden können, je nach der Fabrik, die sie darstellt, je nach der Hand, die sie darreicht, und je nach dem Kranken, der sie empfängt.

51. Der Wechselfieberkranke, der wiederholte Anfälle seines Leidens erlitten hat, bekommt an den Orten, wo das Schwarzwasserfieber vorkommt, den blutigen Harn zum ersten Male entweder nach einem Malariaanfall, der mit großen Chiningaben behandelt wurde, oder nach der vorbeugenden Darreichung des Chinins und verwandter Arzneimittel in anfallfreier Zeit oder nach einer deutlichen Erkältungsgelegenheit oder auch ohne ersichtliche Veranlassung. Das gefürchtete Zeichen des schwarzen Harns ist von schwerem Unwohlsein begleitet; ein Schüttelfrost mit Angst und Unruhe, heftigem Kopfschmerz und allgemeiner Abgeschlagenheit pflegt den Zufall einzuleiten; häufig kommt Erbrechen von Schleim und Galle hinzu, dann ein unstillbarer Durst. Die Körperwärme steigt rasch bis auf 40^0 oder 41^0 C an. Bald nach dem Frost, gewöhnlich innerhalb der ersten zwei Stunden, wird ein brennender dunkelroter, kaffeebrauner bis schwarzer Harn entleert. Nach 10—12 Stunden beginnt in den ungünstigen Fällen ein Zustand von Hoffnungslosigkeit und Teilnahmslosigkeit, der sich bis zu tiefer Trübung des Bewußtseins steigern kann. Haut und Schleimhäute färben sich zitronengelb bis gelbbraun; bisweilen kommt ein teerartiger Durchfall. Die Leber pflegt vergrößert und druckempfindlich zu sein; ebenso die Milz. Die Blutverarmung im Anfall ist oft ungeheuer. Ziemann stellte in einem Falle binnen 24 Stunden eine Verminderung der roten Blutkörperchen von 4 300 000 auf 1 100 000 fest; der Hämoglobingehalt an Blut sank von 80% auf 20%. — Das Blutserum im Anfalle ist durch Urobilin und Bilirubin gefärbt, trübe, braunrötlich.

Vom zweiten Tage ab beginnt die Erneuerung des Blutes unter dem Auftreten von Megalozyten und Normoblasten, polychromophilen und basophilen roten Blutkörperchen.

Das Schwarzwasserfieber geht in 20—50% der Fälle in Tod über. Das kann unter zunehmendem Verfall der Kräfte, anhaltendem Erbrechen, Schluchzen und völliger Harnstockung oder unter Herzlähmung sehr rasch in den ersten 24 oder 48 Stunden geschehen, zieht sich aber gewöhnlich durch drei oder vier Tage hin. In einigen Fällen verlängert sich das Leiden in einem Stadium algidum mit Blutungen in die Haut und in die Schleimhäute und in innere Organe über sechs, sieben, acht Tage.

In den günstig verlaufenden Fällen, in 50—80%, ist das Nachlassen aller Symptome schon vor Ablauf der ersten 24 Stunden bemerklich. Rückfälle sind häufig. Man hat zehn und mehrere davon gezählt, ganz besonders dann, wenn sich der Kranke in der Gewalt von Malariabekämpfern mit dem Wahlspruch chinine à tout prix, chinine quand même! befanden.

Wie das Chinin können auch Euchinin, Methylenblau, Salipyrin, Antipyrin, Phenazetin, Tuberkulin, Salvarsan und andere Blutgifte den Anfall bewirken. Unter 168 Fällen, die Plehn beobachtet hat, wurde der Anfall 140 mal alsbald, nämlich zwei bis vier Stunden nach der Darreichung des Mittels beobachtet; bei 20 Kranken war kein Chinin oder ein ähnliches Medikament gereicht worden. Es gibt Patienten, bei denen der Anfall sich ganz regelmäßig nach der Chininaufnahme einstellt (Murri). Bei einem Patienten mit dieser hochgradigen Chininidiosynkrasie konnte Ziemann durch 0,004 g Chinin Albuminurie, durch 0,005 g Hämoglobinämie, durch 0,01 g Hämoglobinurie erzeugen.

Die Neigung zum Schwarzwasserfieber wächst mit der Dauer des Malariainfektes. Sehr selten sind die ersten und vereinzelt gebliebenen Wechselfieberanfälle davon gefolgt; am meisten neigen Leute dazu, die in wiederholten und unausgesetzten Fieberanfällen geschwächt oder dem Malariasiechtum im engeren Sinne anheimgefallen sind. Je älter und schwerer das Malariasiechtum ist, um so eher scheint die Hämoglobinurie auch ohne Mitwirkung von Chinin und anderen Arzneien zustande zu kommen. Dann genügen erfahrungsmäßig schon die einfachsten Überanstrengungen, Erkältungen, Durchnässungen, um den Anfall auszulösen. Auch malariasieche Alkoholiker sind zum schwarzen Urin besonders geneigt.

Bei den Eingeborenen ist das Übel selten; bei den Europäern wird es besonders häufig vom zweiten oder dritten Jahre des Tropenlebens ab, also dann, wenn ihre Kräfte in dem ungewohnten, erschlaffenden und blutvermindernden Klima anfangen nachzulassen.

Aufstellungen von Bérenger-Féraud (1872), Plehn (1895), Daniel (1899), Koch (1899), Ziemann (1906) und anderen zeigen deutlich, wie unter der fortgesetzten Einwirkung des Tropenklimas die Neigung zur Blutzersetzung wächst. Unter 185 Patienten Bérengers, die einen Schwarzwasserfieberanfall erlitten, hatten in Ländern mit endemischer Malaria und Hämoglobinurie gewohnt:

0—1 Jahre lang	10	Patienten
1—2 ,, ,,	42	,,
2—3 ,, ,,	79	,,
3—4 ,, ,,	37	,,
4—5 ,, ,,	9	,,
5 u. mehr ,, ,,	8	,,

52. Daß Malariakranke auch ohne Chinin und ähnliche Arzneimittel durch einfache Kälteeinflüsse den Hämoglobinurieanfall erleiden können, ist bereits betont worden.

Es wird das bestätigt durch Beobachtungen bei der in Italien allbekannten Malariakrankheit des Rindes, der malaria bovina (Celli und Santori), die seit der Arbeit der Amerikaner Smith und Kilborne (1893) gewöhnlich den Namen des Texasfiebers hat, vom Volk in Argentinien und Uruguay la tristezza genannt wird. Ihr Hauptsymptom ist die Hämoglobinurie; sie wurde deshalb von Babes (1889) und Salmon (1889) als die seuchenhafte Hämoglobinurie des Rindes beschrieben, bis Smith und Kilborne durch die Entdeckung ihres Erregers, des Piroplasma bigeminum, aufs neue nachwiesen, daß sie nur oder im wesentlichen ein Begleitzeichen der Rindermalaria ist.

Die Anfälle des Texasfiebers häufen sich unmittelbar nach der heißen Jahreszeit, wenn das Wetter rauh und windig wird. Auch auf der Höhe der kalten Jahreszeit, wenn die Luftwärme in Texas dem Nullpunkt nahe kommt, gibt es wieder zahlreichere Fälle, zumal unter den bislang unversehrten Tieren, die in die verseuchte Gegend neu eingeführt wurden. Besonders häufig und heftig werden die fetten und schwachen unter den erwachsenen Tieren befallen, während die jungen Kälber nur milde Anfälle der Krankheit erleiden, fieberhafte Allgemeinstörung ohne Abmagerung. Das volle Bild des schweren Anfalles setzt sich zusammen aus hohem Fieber, äußerster Entkräftung und Traurigkeit, Lähmung der Hinterbeine, Erblindung und der schwarzen Harnwinde. Die so ergriffenen erliegen zur Hälfte in wenigen Tagen, zur Hälfte werden sie nach drei oder vier Tagen wieder fieberfrei und erholen sich langsam binnen zwei, drei, vier Monaten (Lignières 1900).

Die Infektion des Rindes hängt bekanntlich ab von der Vermehrungszeit der den Krankheitskeim überimpfenden Zecke, ixodes bovis; aber der Ausbruch der Krankheit schließt sich wie der Ausbruch des Wechselfiebers beim Menschen für gewöhnlich deutlich an kalte Witterung und an sonstige Gelegenheiten zur Erkältung an.

Bei den akuten Vergiftungen des Menschen und der Tiere, die unter dem Bilde der Hämolyse mit Hämoglobinurie verlaufen, also bei der Vergiftung mit Lorcheln und anderen helvellasäurehaltigen Pilzen, mit Arsenwasserstoff, Antimonwasserstoff, Schwefelwasserstoff, Pyrogallussäure, Toluydendiamin, Phenylhydrazin, bei den Transfusionen von fremdartigem Blut usw. spielt die Kältewirkung natürlich keine Rolle. Aber es gibt eine unter dem Bilde der Hämoglobinurie verlaufende Krankheit der Pferde, zu deren Hervorrufung giftige Nahrung und Kälteeinwirkungen zusammenwirken; nämlich die schwarze Harnwinde, wie sie in Süddeutschland, die Kreuzrhehe, wie sie in der Pfalz heißt, die Windrhehe, der Verfang, der Verschlag der Pferde.

Das Übel äußert sich in Anfällen von Hämoglobinurie mit Schwäche des Hinterleibes unter Fieber, Schweiß und Nahrungsverweigerung. Die Hinterbeine können gelähmt werden. Der Ausgang ist Genesung oder Tod oder ein langwieriges Siechtum mit Durchliegen und nachträglicher Erholung oder endlicher tödlicher Entkräftung.

Während des Anfalles findet man im lackfarbigen Blute die Zeichen des Zerfalles der roten Blutkörperchen. An der Leiche überdies weitverbreitetes Ödem der Muskulatur und spodogenen Lebertumor und Milztumor.

Der Anfall entsteht für gewöhnlich bei Pferden, die nach mehrtägiger Stallruhe bei kalter Witterung zu anstrengenden Diensten verwendet werden. Im Winter und Frühling häufen sich die Anfälle, besonders nach Festtagen, wo die Tiere zwei oder drei Tage hintereinander im Stalle gehalten wurden. Im Sommer und Herbst sind sie selten. Von 63 Pferden, welche die Windrhehe bekamen, standen 12 im Stalle, 51 wurden bei der Arbeit im Freien befallen. Die Bedeutung der Kälte für die Auslösung des Anfalles deutet der Name Rhehe = rheuma an.

Die Krankheit ist besonders häufig geworden, seitdem es üblich wurde, die zu den schweren Rassen und Schlägen gehörigen belgischen und dänischen und pinzgauer Pferde vollständig auszunützen und demgemäß die Tiere mit eiweißreicher Kost, besonders mit Hafer zu überfüttern. Sie tritt bei gehaltarmem Futter nicht ein. Bei den edlen englischen und arabischen Rassepferden, die von Daueranstrengungen verschont bleiben, ist sie nicht beobachtet worden.

Am häufigsten leiden die ausgewachsenen Tiere nach vollendetem Zahnwechsel, also vom dritten Lebensjahre ab. Vorher und nach dem achten Jahr wird der Anfall selten (Dieckerhoff, Friedberger und Fröhner).

53. Nach dem bisher Gesagten gehört zur Entstehung der periodischen paroxysmalen Hämoglobinurie, besser gesagt der akuten Blutauflösung mit Hämoglobinüberschwemmung des Organismus, dreierlei, 1. eine allmähliche Untergrabung der Körperkräfte durch lange Überarbeit oder durch chronische Infekte und dergleichen, kurz ein gewisser Grad des Siechtums; 2. eine hinzutretende rasche Schädigung des Blutes durch Steigerung des Grundübels oder durch starke Gifte, Arzneien usw.; 3. eine Kälteeinwirkung oder Überanstrengung und dergleichen. Die beiden letzten Schädlichkeiten können sich gegenseitig vertreten, wenn sie mit bedeutender Kraft einsetzen.

Dabei soll vorderhand noch zugegeben werden, daß sich die Neigung zur periodischen Hämolyse in einzelnen Fällen auch bei vorher gesunden Menschen rasch entwickeln und von Kälteeinflüssen unabhängig bleiben kann, ohne daß wir den Grund kennen.

Ein Fall von Fleischer (1881) hatte folgende Geschichte: Ein 23jähriger Soldat von kräftigem Körperbau mit normal gefärbter Haut und Schleimhäuten war außer einer Lungenentzündung im 22. Jahre nie krank gewesen; ein halbes Jahr nach der Pneumonie hatte er die Anstrengungen einer Herbstübung ohne Beschwerde bestanden. Im Februar darauf bemerkte er nach einem anstrengenden Feldmarsch zum ersten Male, daß sein Harn blutig war, am Abend aber wieder klar wurde. Seitdem trat der dunkle Harn nach jedem anhaltenden Gehen auf; eine Stunde schnelles Laufen brachte die Störung sicher hervor. Die Untersuchung ergab keinerlei Abweichung an den Organen und am Blut. Im Anfall fühlte sich der Patient matt, zeigte aber auch jetzt außer der Hämoglobinurie keine weiteren Störungen. Andere Einflüsse als angestrengtes Gehen und Laufen brachten keine Hämoglobinurie zustande; weder zweistündiges Holzsägen noch warmes Bad mit Nachschwitzen, noch Pilokarpin, Milchsäure, Phosphorsäure, doppeltkohlensaures Natron, Biertrinken, noch auch kaltes Bad und kalte Luft.

Der Fall besagt jedenfalls, daß das Symptom der periodischen Hämoglobinurie ebensowenig ein pathognomonisches ist wie irgend ein anderes.

Wir kommen zur Hämolyse durch Kältewirkung zurück. Die feineren Vorgänge dabei sind uns unbekannt. Sie werden durch die modernen Hämolysintheorien nur umschrieben, nicht erklärt. Wahrscheinlich ist nur, daß weder die Kälte noch das etwa als Hilfsursache wirkende Gift, wie Chinin, durch eine unmittelbare Wirkung auf die roten Blutkörperchen die Blutauflösung bewirkt, sondern mittelbar durch Beeinflussung anderer Gewebe, die einen hämocytolytisch wirkenden Stoff bereiten, etwa der Gefäßendothelien (Ehrlich 1885), oder des Blutplasmas (Donath 1904, 1906). Wenn Ziemann (1906) das Blut eines zum Schwarzwasserfieber geneigten Malariakranken im Reagenzglas mit Chinin versetzte, so wurde es davon nicht stärker oder anders beeinflußt, als das Blut von Gesunden. Jedenfalls handelt es sich bei den zur Hämoglobinurie Geneigten um eine Störung der Regulationsmechanismen, die bei Gesunden den Kälteschaden abwenden. Darauf deutet eine Beobachtung von Winternitz (1890), in der nach der Anwendung eines kalten Bades das Ausbleiben der Reaktion von Hämoglobinurie gefolgt war, während eine erzwungene Reaktion dem Zustandekommen der Hämolyse vorbeugte.

Ein 36jähriger Mann aus St. Petersburg gebrauchte wegen mannigfaltiger Leiden von Zeit zu Zeit Wasserkuren und bemerkte dabei wiederholt, daß er nach längerer Kälteeinwirkung blutigen Harn ausschied. Er hatte früher Malaria bestanden, einen schweren Stoß auf die Lendenwirbelsäule erlitten und wiederholte Ausbrüche sekundärer Syphilis gehabt und litt an chronischer Gonorrhöe. Hiergegen gebrauchte er kurze, wenige Minuten lang andauernde Dampfkastenbäder mit folgender flüchtiger Eintauchung in ein Vollbad von 8° C, und zwar mit Erleichterung seiner Beschwerden.

Winternitz in Kaltenleutgeben widerriet diese starke Prozedur in der Besorgnis, das kalte Bad könne zur Entstehung eines Blasenkatarrhs Veranlassung geben, und ließ ein Dampfkastenbad, danach ein Halbbad von 20° C 6 Minuten lang anwenden. Trotz kräftiger Reibung und Übergießung blieb in diesem Bade die Haut blau und kühl und 2 Stunden später stellte sich eine starke Hämoglobinurie mit vermehrter Körperwärme und Pulsziffer ein. Als aber am anderen Tag der Versuch mit dem kurzen Dampfbade und flüchtiger Eintauchung ins kalte Bad von 8⁰ C gemacht wurde, erwärmte sich der Kranke rasch und leicht und erlitt keine Blutauflösung.

Eine abortive Form der Hämoglobinämie durch Kältewirkung scheint nicht selten vorzukommen. Die Beobachtung, daß Leute, die mit vollständig gesunder Hautfarbe ins kalte Bad steigen, das Wasser mit ausgesprochen ikterischer Färbung verlassen, deutet darauf hin. Man kann diese Beobachtung im Herbst in Flußbädern machen. Von den Knaben und jungen Männern, die noch bei 12⁰, 10⁰, 8⁰ C im Rhein baden und so lange darin bleiben, bis sie mit schnatterndem Kiefer, blauen Lippen, Wangen, Händen und Füßen sich zum Ankleiden entschließen, zeigen einzelne fast immer die gelbe Färbung.

Legt man auf Versuche am Tiere mehr Wert, so kann man mit Reineboth (1899) und Giese (1901) Kaninchen 5—10 Minuten lang in Eiswasser eintauchen und dann eine Verminderung der roten Blutkörperchen und des Hämoglobins, dazu Hämoglobinämie, bei günstigem Ausfall des Experimentes auch einigen Ikterus finden.

54. Die Albuminuria a frigore ist keine ungewöhnliche Erscheinung. Johnson (1875) fand an Studenten, daß bei einzelnen Menschen nach langem kalten Baden regelmäßig Eiweiß im Harn auftritt, und Flensburg (1894) zählte unter 53 Soldaten im Alter von 18 bis 22 Jahren 10 = 18%, die nach einem kalten Flußbad Nuklein im Harn ausschieden. Die Albuminurie dauerte für gewöhnlich nur ein paar Stunden. Rem-Picci (1901) zeigte, daß von jungen Leuten, die in einem Bade von 20—15⁰ C 15 Minuten verweilen konnten, ohne daß Eiweiß in ihrem Harn erschien, einige in Bädern unter 12⁰ C regelmäßig Albuminurie bekamen, und zwar schon nach drei bis vier Minuten. Je kühler die Temperatur des Wassers war, um so rascher setzte die Eiweißausscheidung ein. Bei 20⁰ und mehr kam sie nie zustande. Sie dauerte für gewöhnlich gegen 10 Minuten, nie länger als 24 Stunden. Abgemagerte, unterernährte Menschen zeigten die Albuminurie am deutlichsten. Bei vielen ließ sich eine Resistenzverminderung der roten Blutscheiben gegen Druck feststellen. Hämoglobinurie aber wurde nicht bemerkt.

Faber (1910) untersuchte in Kopenhagen bei 27 Personen, die seit Jahren und Jahrzehnten Tag um Tag, auch den ganzen Winter hindurch, kalte Bäder nahmen, nach dem Bade den Urin; in 16 Fällen, also in 57%, fand er jedesmal Eiweißspuren und Zylinder im Harn, und zwar für wenige Stunden.

Es gibt also zweifellos eine Albuminuria a frigore. Daß es nebenher auch eine orthotische und lordotische Albuminurie, Angstalbuminurie, Fesselungsalbuminurie, postoperative Albuminurie, Vagantenalbuminurie gibt, soll nicht geleugnet werden; aber zweifellos ist in sehr vielen Fällen, in denen jene Diagnosen gestellt wurden, die Kälteeinwirkung als Hilfsursache nicht ausgeschlossen worden. Sicher ist auch, daß bei manchen Personen verschiedene der angedeuteten Einflüsse eine vorübergehende Albuminurie auslösen können; daß diese bei einigen durch längeres Stehen bewirkt, durch Sitzen beendet werden kann, bei anderen durch langes erzwungenes Sitzen herbeigeführt wird, um im Gehen wieder zu verschwinden; daß sie bei anderen nach zufälliger oder künstlicher Obstipation, bei anderen nach starker Palpation der Bauchorgane, bei anderen nach epileptischen Zufällen auftritt; daß es eine Familienalbuminurie gibt, wo Vater, Mutter und Kinder, sie alle ab und zu eine flüchtige oder längerandauernde Eiweißausscheidung zeigen.

Wer seine Patienten nach einer einzigen Richtung hin untersucht, etwa nach dem Schema des orthostatischen Versuchs, der wird leicht übersehen, daß viele von ihnen ebenso empfindlich gegen langes Stehen wie gegen langes Gehen, gegen heftige Körperanstrengungen wie gegen energische Nierenpalpation, gegen Narkosen mit Chloroform oder Äther wie gegen Entkleiden in kalter Luft oder Baden in kaltem Wasser sind, kurz daß sie sich wie das gemeine Versuchskaninchen verhalten, das fast jede Zumutung mit transitorischer Albuminurie beantwortet.

Es kommt vorläufig wenig dabei heraus, wenn man um die Alternative orthostatische oder refrigeratorische Albuminurie streitet und von physiologischer, angiospastischer, vasomotorischer Albuminurie redet. Wichtig aber ist, im Kopf zu behalten, daß Albuminurie keine Krankheit, sondern nur ein Symptom ist, dessen innere und äußere Ursachen von Fall zu Fall wechseln können.

Bei vielen Menschen, die dann und wann Eiweißspuren im Harn ausscheiden, handelt es sich um Kinder, die im Wachstum zurückgeblieben sind und die Zeichen angeborener oder nach der Geburt erworbener Minderwertigkeit durch Alkohol, Syphilis, Tuberkulose usw. tragen; dazu häufig Idiosynkrasie gegen verschiedene äußere und innere Einwirkungen zeigen, z. B. Nesselsucht oder Durchfälle nach Eiergenuß, Erdbeergenuß, kalten Bädern und dergleichen bekommen. Die sogenannte intermittierende Albuminurie des Jünglingsalters wird vor allem bei rasch aufgeschossenen blassen mageren Individuen gefunden und mit besonderer Häufigkeit und Stärke zur Zeit des lebhaftesten Längenwachstums beobachtet. Bei anderen sind Andeutungen der Akromegalie bemerklich, derart, daß sie im Mißverhältnis zum übrigen Körper eine gewisse Plumpheit der Hände und Füße zeigen; die Blutuntersuchung bei ihnen ergibt eine normale Ziffer oder geringe Verminderung der roten Blutzellen, aber eine starke Verminderung des Hämoglobingehaltes bis zu 70%, 60%, sogar 55%. Bei weiterem Wachstum schwindet mit der Hypertrophie der Gliedenden und mit der Blutverschlechterung die Neigung zur Albuminurie. Die endliche Ausgleichung der Tatzen in die normale Form und Größe der Hände und Füße kommt nicht durch einfachen Wachstumsstillstand, sondern durch wirkliche Rückbildung zustande; das sehe ich bei einem jungen Mädchen, das mit 13 Jahren unförmlich große Hände und Füße bekam, mit 16 Jahren seine Hände in Handschuhe Nr. 8 und seine Füße in Schuhe Nr. 41 zwängen mußte und mit 20 Jahren Schuhe und Handschuhe aus denselben Fabriken um zwei und drei Nummern kleiner ganz bequem tragen kann, wiewohl es sich eifrig dem tatzenbildenden Lawntennisspiel hingibt. Die Albuminurie, an der es unter großer Ermattung mit Kopfweh und Schläfrigkeit nach kalten Waschungen, insbesondere nach kühlen Flußbädern und im Winter schon nach kurzem Verweilen in der kalten Luft auf dem Eise oder im scharfen Winde litt, tritt jetzt bei ihm nur noch nach sehr kalten Schwimmbädern und unter geringen Beschwerden ein.

Auf die Kältealbuminurie bleibt die Art der Ernährung, insbesondere Eiweißkost und Eiweißentziehung, für gewöhnlich ohne Einfluß. Hingegen kann dieselbe Wirkung, die ein kaltes Bad auf die empfindlichen Individuen übt, auch ein ermüdender Gang, langes Stehen beim Violinspielen, starke Erschütterung bei einer Automobilfahrt usw. haben. Bei alledem scheint der Kältereiz für gewöhnlich der wirksamste zur Erregung einer transitorischen Albuminurie bei empfindlichen Individuen zu sein.

55. Wie eine Hämoglobinurie und eine Albuminurie durch Kältewirkung gibt es auch eine Glycosuria a frigore. Von 150 Zuckerkranken, die Griesinger (1872) befragte, gaben 40 Erkältungen und Durchnässungen als Grund für den Beginn ihres Leidens an. Er kann darum nicht umhin, unbeschadet des Mißbrauchs, der mit jenen Schädlichkeiten als krankmachenden Ursachen getrieben werde, Kältewirkung als eine der Gelegenheitsursachen des Diabetes anzunehmen. Spätere wie Leva (1887) haben seine Beobachtung bestätigt.

Wenn Cantani (1873) in 218 Fällen nur sechsmal jene Ursache angegeben findet und aus der Manie, alles zu erklären, was man nicht wisse, die Wertschätzung der Erkältung bei der Zuckerharnruhr ableitet, so beweist das nur, daß eine genaue Anamnese wichtiger ist als das Zählen zufälliger Daten in unvollständigen Krankengeschichten. Mit denselben Ziffern widerlegt Cantani auch die Bedeutung von Gemütsbewegungen, Gehirnerschütterungen, allgemeinen Erschütterungen, syphilitischem Infekt usw. für die Entstehung des Diabetes, um sie ganz auf die fehlerhafte Kostordnung zu schieben und jene merkwürdige Palliativtherapie einzuführen, deren Theorie und Rutine wir heute mit Hilfe der Toleranzprobe noch weiter ausbilden.

Zu Griesingers Erfahrung, die jeder aufmerksame Arzt bestätigen kann, kommt die Beobachtung, daß bei vielen Diabetikern, die wegen neurasthenischer Beschwerden einer Kaltwasserkur unterworfen werden, rasch eine bedeutende Verschlimmerung ihres Leidens entsteht. Dementsprechend warnt von Noorden (1901) vor kalten Seebädern bei Diabetes unbedingt und mahnt, mit kalten Abreibungen und kalten Duschen dabei vorsichtig zu sein. Es gibt, führt er aus, Diabetiker, denen sie ausgezeichnete Dienste leisten; andere aber kommen trotz nachfolgender Reibungen für halbe und ganze Stunden aus dem Frösteln nicht heraus, verlieren Appetit und Schlaf und werden aufgeregt. — Man muß hinzufügen, daß sie danach für kürzere oder längere Zeit mehr Zucker im Harn ausscheiden, auch wenn dieser bei kohlehydratfreier Kost vorher bedeutend vermindert oder verschwunden war.

Untersucht man öfter den Harn von Erdarbeitern, Maurern, Nachtwächtern oder anderen Leuten, die sich bei ihrer Tätigkeit stundenlang schlechter Witterung aussetzen, so findet man besonders zur Winterszeit und vor allen bei solchen, die mit Frostschäden ins Krankenhaus kommen, auffallend häufig Traubenzucker im Harn, in Mengen von $0{,}5-2^0/_0$. Die Ausscheidung kann tagelang währen, auch wohl erst am zweiten oder dritten Tage beginnen und dann für ein oder zwei Tage andauern. Als besonderen Fall davon hat Hoppe-Seyler (1900) die Vagantenglykosurie beschrieben. Bei Landstreichern mit schlechtem Ernährungszustande, die er ins Kieler Krankenhaus aufnahm, fand er in den ersten Tagen häufig geringere oder stärkere Zuckerausscheidung im Harn, die bei gemischter, mehl- und zuckerreicher Kost bald wieder verschwand und auch dann nicht wiederkehrte, wenn er dem Patienten nüchtern 30—50 g Traubenzucker eingab.

Embden (1906), Lüthje und Liefmann (1902) fanden bei Hunden, die sie durch äußere Kälteeinwirkung zu vermehrter Wärmebildung anregten, Zuckervermehrung im Blute, um so stärkere, je niedriger die Außentemperatur; sie sehen in dieser Glykämie eine Mobilmachung des Glykogens als Brennmaterial zum Zweck der Wärmeerhaltung. Da dieselbe Hyperglykämie bei Infektionsfiebern beobachtet wird, ohne indessen den Fiebergraden parallel zu gehen (Marchand 1913), so liegt die Sache wohl anders und ist auch nicht mit der experimentellen Tatsache, daß Wärmestich und Zuckerstich zusammenfallen können, erledigt.

Ob Kälteeinwirkungen eine Glykosurie machen oder nicht machen, hängt offenbar von verschiedenen Umständen, vom Ernährungszustand, vom Kräftezustand, von der Dauer der Kältewirkung usw. ab. Claude-Bernard (1857) und andere fanden, daß bei starken Kälteeinflüssen das Glykogen in der Leber von Hunden schwindet. Hingegen sahen Böhm und Hoffmann (1881) gefesselte Tiere unter abnehmender Wärmebildung Zucker und Milchsäure im Harne ausscheiden, ersteren bis zu $2{,}5^0/_0$; die Ausscheidung begann mit dem Erkalten des Tieres; wie lange sie währte, wird nicht angegeben. Es ist ein bekannter gerichtsärztlicher Befund, daß in den Leichen Erfrorener wie Ertrunkener Blut und Leber zuckerfrei zu sein pflegen.

Da mit dem Erlöschen des Lebens mancherlei Symptome verschwinden, so liegt darin kein Grund, die Kälteglykosurie zu leugnen.

Roque und Garin (1910) haben einen Fall von **glycosurie hypothermique** anatomisch untersucht, ohne eine Aufklärung zu gewinnen.

Ein kräftiger Landstreicher von 51 Jahren schlief bei einer Luftwärme von 2⁰ im Freien. Am Morgen wurde er kalt und bewußtlos gefunden und ins Hospital gebracht. Er atmete selten und unregelmäßig, hatte nur noch vereinzelte unregelmäßige Herztöne und im Mastdarm weniger als 34⁰ C Körperwärme; seine Haut war gegen starke Reize unempfindlich, seine Sehnenreflexe erhalten. Der Harn, der der Blase entnommen wurde, reduzierte stark, gab keine Acetonreaktion. Am Abend zeigte sich eine Aufhellung des Bewußtseins. Die Körperwärme blieb unter 34⁰ C. Der Urin enthielt keinen Zucker mehr. Am folgenden Tag begann der Kranke zu fiebern, redete irre, blieb gegen Hautreize unempfindlich; sein Harn zeigte Spuren von Eiweiß. Am dritten Tage trat der Tod ein. Die Obduktion ergab keinerlei auffallende Veränderungen weder am Herz noch Gefäßen, Lunge, Leber, Nieren usw. Auch Blut und Zerebrospinalflüssigkeit ergaben nichts Abnormes.

Bei der Besprechung der Glykosurie durch Kältewirkung haben wir, wie bei der Kältehämoglobinurie und Kältealbuminurie zunächst nur die transitorischen, periodischen Ausscheidungen im Auge gehabt, die durch thermische Einflüsse ebensowohl wie durch traumatische Einwirkungen, Übermüdungen und andere Schädlichkeiten auf dem Boden einer schwachen oder geschwächten Anlage zustande kommen.

Die Bedeutung der Kälte für die Entstehung einer Nephritis und eines Diabetes mellitus werden wir bei den Erkältungskrankheiten behandeln müssen.

56. Eine Kältestörung kann sich, wie wir bisher ausgeführt haben, auf einzelne Körperteile oder Systeme beschränken und derart in den mannigfaltigsten Bildern erscheinen. Es gibt auch eine Allgemeinstörung des Körpers durch Kälteeinwirkung; eine Aufregung aller Funktionen im Kältefieber, sowie eine Lähmung aller Funktionen im Kältescheintod.

Das **Kältefieber** ist einer der häufigsten Zufälle nach allgemeinen Kälteeinwirkungen. Eine gewöhnliche Erfahrung der Therapeuten in Kaltwasseranstalten und Freiluftbädern ist diese, daß eine zu lange und ausgedehnte Anwendung der Kälte bei vielen Individuen von einem Schüttelfrost gefolgt werden kann, der eine mehr oder minder heftige Wärmesteigerung mit Pulsvermehrung und erhöhter Atmungsziffer zur Folge hat, sich also wie ein Fieberanfall verhält. Dieses Kältefieber geht bei kräftigen Menschen rasch und ohne üble Nachwirkung vorüber, wie wir weiter unten in Versuchen, die Chodounsky (1911) am eigenen Körper ausgeführt hat, zeigen werden. Bei schwächlichen Menschen kann der Übergang in ausgesprochene Krankheiten oder ernste Schäden geschehen. Naturheilkünstler wie Vinzenz Prießnitz zu Gräfenberg (1826—1851), Sebastian Kneipp zu Wörishofen (1889) und andere haben diesem Fieber eine kritische Bedeutung beigemessen.

Die Sache wird bei verschiedenen Menschen eine verschiedene Bedeutung haben. Die Fälle, wo es sich um die übertrieben lange und starke Anwendung kalter Wasser- oder Luftbäder auf schwächliche reaktionsunfähige Menschen handelte, in denen dem Bade bald ein Fieber mit Albuminurie, Hämaturie, Bronchitis oder gar Lungenentzündung folgte, sind zweifellos ganz andere als die, wo ein kräftiger Mensch nach der Überwindung des ersten Kälteeindrucks und selbsttätiger Wiedererwärmung aufs neue anfing zu frösteln, blaß wurde, enge Pupillen bekam, sich vor Frost schüttelte und nach dem Verlassen des kalten Bades, sofort oder später, eine mehr oder weniger lange Wärmesteigerung mit roter schwitzender Haut, weiten Pupillen, lebhaftem Durst bekam, um nach wenigen Stunden sich wieder gesund und kräftig zu fühlen. Nur im letzteren Falle sollte man von reinem Kältefieber sprechen. Im anderen Falle liegen verwickeltere Bedingungen vor, die wir bei den Erkältungskrankheiten im engeren Sinne untersuchen werden.

Natürlich kann auch ein schwächlicher Mensch ein Kältefieber bekommen. Es wird bei ihm sogar schon durch bedeutend geringere Kältereize erregt als beim Gesunden; aber es äußerst sich oft nur in einer geringen und flüchtigen Wärmesteigerung von wenigen Zehntelgraden, die von nachfolgender Erkältung und Untertemperatur, oder sogar von raschem Kollaps verdeckt werden kann, wenn nicht die Binnenwärme alle paar Minuten gemessen wird.

Das Lebensalter ist beim Zustandekommen des Kältefiebers von wesentlicher Bedeutung. Kinder bekommen es im allgemeinen schneller als Erwachsene und um so heftiger, je jünger sie sind. Bei einem kräftigen Knaben, der nur von einer Schwimmhose bekleidet bei 9° C Luftwärme in mäßigem Wind nachmittags 4 Uhr ein Luftbad nahm, maß ich schon nach einer Viertelstunde eine Temperaturzunahme im Munde von 36,8° auf 37,7° C, und nach einer halben Stunde auf 38,2° C. Dabei war seine Haut blaßblau, die Glieder zitterten und der Junge versuchte das äußere Frostgefühl beständig durch Laufen und Reiben seiner Glieder zu überwinden. Angekleidet gewann er die äußere Wärme in wenigen Minuten wieder; die Mundtemperatur betrug eine Viertelstunde später noch 38,1°, um bis zum Abend auf 36,7° zu sinken. Nach einem ruhigen Schlaf erwachte der Knabe am anderen Morgen fröhlich und gesund wie immer.

Ein kräftiger Mann mit kräftigem Kreislauf kann stundenlang bei einer Luftwärme von 15°, 12°, 10° C unbekleidet im Freien verweilen, ehe er auch nur zwei oder drei Zehntelgrad Temperaturzunahme zeigt. Auch im Flußbad von 12—10° dauert er schwimmend, also unter starker Muskelübung, eine viertel, halbe, ganze Stunde und sogar länger aus, bis seine Binnenwärme um einen halben oder ganzen Grad ansteigt. Rascher tritt eine Wärmesteigerung bei ruhigem Sitzen in kalter Luft oder kaltem Wasser ein, die allmählich, beim kräftigen Manne aber wohl kaum vor einer Stunde, einem langsamen Absinken der Eigenwärme unter den peinlichsten Empfindungen des Erstarrens, der zunehmenden Mattigkeit und Schläfrigkeit weicht.

57. Das erzwungene Verweilen in kalter Umwelt hat je nach dem äußeren Kältegrade und je nach dem Kräftezustande des Organismus und etwa voraufgegangener Gewöhnung früher oder später eine Verminderung der Lebenswärme und der Lebensfunktionen zur Folge, deren äußerster Grad sich im Kältescheintod äußert.

Der Scheintod, $\dot{\alpha}\sigma\varphi\upsilon\xi\iota\alpha$, $\lambda\eta\vartheta\alpha\rho\gamma\iota\alpha$, durch Kälte, kann als bloße Herabsetzung der Lebensenergie, ohne nachbleibenden Kälteschaden, verlaufen; und nur in dieser reinen Form gehört er unter die Kältestörungen, im Gegensatz zur örtlichen und allgemeinen Erfrierung. Er entsteht mit längerem Verweilen in einem Medium, dessen Temperatur unter dem Nullpunkt unseres Thermometers liegt, endlich auch beim stärksten Menschen, wenn es an genügendem äußeren Wärmeschutz gebricht. Am häufigsten pflegt er sich bei solchen einzustellen, die nach längerer Wanderung in der Winterkälte von zunehmender Müdigkeit überwältigt sich im Freien zur Ruhe hinlegen und dann durch eine Schneedecke gegen den letzten Grad der Frostwirkung, den Erfrierungstod geschützt werden.

Der Vorgang ist gewöhnlich so, daß bei zunehmender Ermattung sich häufiges Gähnen, Steifwerden der Glieder und eine unbezwingliche Schlafneigung einstellt; die unbedeckten Teile, die anfangs ein starkes schmerzhaftes Brennen empfanden, werden gefühllos; unter beständigem Wechsel zwischen Frostschauer und innerer Hitze siegt endlich die Kälte; eine wohltuende Ruhe in den vorher gequälten Teilen schläfert das Bewußtsein ein; der Halbbetäubte legt sich nieder und nun kommt es rasch zu einem Zustande, worin Atmung und Kreislauf und alle Lebenstätigkeit bis auf die letzte wahrnehmbare Spur erlischt.

Kämpfte der Erfrierende mit Willenskraft gegen die Schlafsucht an oder wurde er von Reisegefährten immer wieder aufgemuntert, so kann sich das Erlöschen der Kräfte stundenlang hinziehen; der Erschöpfte fühlt eine fortschreitende Abnahme der Sinne, es wird vor seinen Augen dunkel, es braust in seinen Ohren, sein Gang wird schwankend und endlich stürzt er besinnungslos zu Boden, bisweilen unter Nasenbluten und unwillkürlichem Urinabgang. Der Puls ist auf 50 oder 40 Schläge in der Minute, die Atmung auf 12, 10, 8 Züge, die innere Wärme auf 30° C und weniger gesunken. Sie kann unter Stillstehen der Atmung und fast völligem Erlöschen der Herztätigkeit bis auf 20° vermindert werden, ohne daß unbedingt der Tod eintritt. Gewöhnlich aber sah man das Leben nach Stunden oder Tagen erlöschen, wenn die Körperwärme unter 30° gesunken war.

Der Kältescheintod kann viele Stunden oder tagelang währen und doch wieder vom Leben abgelöst werden. Es gibt in den Akten des Sankt Bernhardsklosters gut beglaubigte Fälle, wo im Schnee Verschüttete, nach Wochen ausgegraben, wieder zum Leben erwacht sind. Butkewitsch teilt den Fall mit, daß ein 17jähriges Mädchen in leichter Kleidung 51 Tage lang ohne Nahrung im Schnee vergraben war und im Krankenhaus wieder zum Leben gebracht wurde (Krjukoff 1914). Ein Bauer, der im Schnee verschüttet worden, wurde nach 12 Tagen noch lebend gefunden, während sein Pferd am Schlitten erfroren war; er genas binnen acht Wochen vollständig (Krajewski 1864). Ein 34jähriger Arbeiter wurde bei + 1° C Luftwärme betrunken und erstarrt auf der Straße gefunden mit einer Mastdarmtemperatur von 24° C; er erholte sich wieder (Reinecke 1876).

In den Fällen, wo die im Schnee Verschütteten nicht wieder auflebten, fand man die äußeren Teile blaß, blutleer, Herz und Lunge mit Blut überfüllt, hochgradige Blutarmut des Gehirns und des Pfortadersystems, besonders des Darmes.

Bei Scheintoten, die, zu rasch erwärmt, nur vorübergehend zum Leben kamen, zeigten sich die Hautgefäße und Darmgefäße auffallend erweitert und mit Blut überfüllt, Herz und Gehirn blutleer, die Gewebe mit aufgelöstem Blutfarbstoff überschwemmt.

58. Wenn ein in Kältescheintod Gefallener sich wieder erholt, so klagt er für gewöhnlich über heftige Kopfschmerzen. Bei manchen wird ein vorübergehendes Irresein mit oder ohne Halluzinationen beobachtet. Es kommen auch blödsinnartige Zustände vor, die sich nur langsam oder gar nicht mehr ausgleichen. Bei einzelnen bleiben Lähmungen zurück. Später Tod in unheilbarer Schwäche ist nicht selten.

Wiederholte Einwirkung langer Kältezeiten führt in den Polarländern nicht selten zum Zurückbleiben der Gehirnentwickelung mit dauernder Verstandesschwäche. Bei Kindern können sich bleibende Verkrüppelungen der Glieder zum Kälteblödsinn hinzugesellen, entweder nach dem Typus der Littleschen Krankheit oder nach dem Typus der Huntingtonschen Chorea mit Ausgang in Kontrakturen.

Bei Greisen und Leuten mit dekrepidem Gehirn sah man nach dem einfachen Hinaustreten in große Winterkälte sogar blitzschnelle Apoplexien mit Halbseitenlähmung eintreten (Larrey 1812, Parry 1833), bei jüngeren ein transitorisches Irresein oder kürzere Aufregungszustände mit Halluzinationen einsetzen (Aloys Pick 1885).

Die genannten Störungen am Nervensystem, die sich zum Teil schon als bleibende Kälteschäden darstellen, können auch dem Kältescheintod und besonders dem allgemeinen Erfrierungstod voraufgehen. Während des traurigen Rückzuges der napoleonischen Armee aus Rußland wurde das oft beobachtet.

In den ersten Tagen des Dezember 1912 blieben in jedem Nachtlager mehrere Erfrorene zurück; aber viele andere erstarrten auf dem Wege. Dem Erkalten dieser Unglücklichen ging Erblassung, Betäubung und Sprachverlust voraus; dann wurde ihnen dunkel vor den Augen oder sie erblindeten vollständig. Oft wurden sie noch eine Zeitlang von ihren Kameraden weitergeführt; aber ihre Muskelkraft sank mehr und mehr; sie fingen an, wie Betrunkene zu wanken, zu taumeln und fielen endlich hin. Da die schnelle ununterbrochene Flucht keinen Aufenthalt gestattete, mußten die, welche nicht mehr folgen konnten, an den Rand des Weges gelegt werden, wo sie in die Schneegräben fielen und rasch erstarrten. Häufig ging dem Erstarren unwillkürlicher Harnabgang voraus, einzelne bekamen Nasenbluten, besonders in der dünnen Luft der Höhen von Miedneski, wo Larrey auf dem an seinem Waffenrock hängenden Thermometer eine Kälte von -25 bis $-28°$ R las. Das Leben schwand allmählich unter dem Erlöschen des Gefühls und des Bewußtseins.

Der Kältescheintod des Menschen, in den reinen Fällen dem Winterschlaf gewisser Warmblüter durchaus vergleichbar, geht in den örtlichen oder allgemeinen Erfrierungstod mit dem Augenblick über, wo das fortschreitende Vereisen der Gewebe beginnt. Vereiste Kaltblüter können wieder zum Leben auftauen; vereiste Warmblüter nicht.

D. Kälteschäden.

59. Der Übergang von der funktionellen Kältestörung zum Kälteschaden ist durch die anatomische Läsion gegeben, die nicht mehr durch das einfache Wiedererwachen der gelähmten Teile, sondern nur durch Neubildung der gestörten Gewebe ausgeglichen werden kann oder sonst in örtlichen oder allgemeinen Tod ausgeht.

Für gewöhnlich denkt man, daß die Kälteschäden, von der einfachen Frostbeule bis zu der schweren Erfrierung eines Körperteiles, vom örtlichen bis zum allgemeinen Kältetod, Wirkungen der kalten Zone und der eisbringenden Winterzeit sind. Das trifft aber nur im großen und ganzen zu, insoferne nämlich, als die schweren Frostschäden vorzugsweise dem Winter der hohen Breiten angehören. Erfrierungen der Nase, der Ohren, der Füße, in den nordischen Ländern so häufig, sind in der gemäßigten Zone schon selten und kommen in der warmen Zone, von ihren bedeutenden Bodenerhebungen über dem Meer abgesehen, gar nicht oder nur unter besonderen Ausnahmebedingungen vor. Hingegen sind kleinere Kälteschäden in den mittleren Breiten sehr gewöhnliche Übel.

Ihre häufigste Form ist die Frostbeule, jenes kleine, aber höchst lästige und in manchen Fällen schwer zu heilende Übel, das in der kühleren Jahreszeit bei vielen Menschen in Gestalt blauroter Anschwellungen an den vorspringenden Körperteilen, besonders an Fingern, Handrücken, Fußballen, Ohren, Wangen auftritt, bisweilen wochenlang und monatelang immer wiederkehrend mit heftigem Brennen und Jucken quält und bei einigen in tiefe Geschwüre ausartet.

Es war als $\chi l\mu\varepsilon\tau\lambda o\nu$ (Hipponax), $\chi\varepsilon l\mu\varepsilon\vartheta\lambda o\nu$ (Aristoteles) und $\chi\iota\mu\acute{\varepsilon}\tau\lambda\eta$ (Dioscorides) den alten Griechen in Griechenland und am östlichen Mittelmeersaume wohlbekannt; die heutigen Griechen kennen das $\chi\varepsilon l\mu\varepsilon\tau\lambda o\nu$ ebenso. Die alten Römer hatten die Plage des pernio so gut wie der heutige Italiener den gelone und pedignone und der Spanier den sabañon. Freilich ist die engelure in Frankreich häufiger. In Holland sind die kakbielen oder winterbielen ein sehr gewöhnliches Übel, wie in England chilblain und kibe.

Kältestörungen und Kälteschäden.

Wenn die Frostbeule auch im allgemeinen an Häufigkeit und Schwere mit der Härte des Winters und mit dem Mangel künstlicher Wärme und insbesondere guten Schuhwerkes zunimmt, so steht sie doch keineswegs in einem unbedingten Verhältnis zu bestimmten Kältegraden. Sie gehört nicht einmal ausschließlich der kalten Zeit an. Die gewöhnliche Angabe in Lehrbüchern, daß die Frostbeule durch wiederholte Erfrierung ein und derselben Körperstelle entstehe, ist nicht richtig. Es bedarf durchaus nicht der wirklichen Frostkälte zu ihrer Erzeugung. Das geht aus der verhältnismäßig großen Häufigkeit hervor, mit der dieses Leiden die wehrhafte männliche Jugend noch weit in das Frühjahr hinein beim Militärdienst peinigt und sogar in kühlen Sommern, bei 10^0, 6^0, 4^0 C entsteht.

In der preußischen Armee wurden im Jahre 1867 auf die einzelnen Monate die folgenden Ziffern für **Frostschäden** gezählt:

	Iststärke	I	II	III	IV	V	VI	VII	VIII	IX	X	XI	XII	Summe
Im Gardekorps	28591	15	7	14	7	2	—	—	—	—	2	5	24	76
„ I. Armeekorps	20686	53	49	75	25	3	—	—	—	1	3	57	178	444
„ II. „	20388	84	59	103	20	1	1	—	—	—	1	44	113	426
„ III. „	22312	89	50	91	20	2	—	—	—	—	3	75	174	504
	92057	241	165	283	72	8	1	—	—	1	9	181	489	1450

(Sanitätsbericht über die preußische Armee, 1870.)

In der vorstehenden Übersicht sind nur die schwereren Frostbeulen, soweit sie vorübergehend dienstunfähig machen, unter den Frostschäden aufgeführt; die leichteren kommen in weitaus größerer Zahl bis in den Sommer hinein vor und die ersten Anfälle bringt mitunter schon ein kühler Septembertag. Ein rascher und häufiger Wechsel zwischen Wärme und Kälte steigert ihre Zahl im Herbst und Frühjahr aufs höchste.

60. Viele von denen, die ihr Frostübel gewohnheitsmäßig erwarten, merken seine Anfänge schon lange vor dem ersten Frost, in den kaltnassen Herbsttagen, wenn die Luftwärme rasch von 20^0 C auf 5^0 fällt und wieder ansteigt, wenn ein tagelanger Regen mit starker Verdunstung den Erdboden abkühlt und die strahlende Sonne ihn wieder erwärmt. Sie wissen, daß die letzten Rückfälle oder Verschlimmerungen noch im Mai kommen können. Im Winter fühlen sie sich bei lebhaftem Frostwetter weniger davon gequält als beim Übergang vom Frost zum Tauwetter. Sie leiden nicht sowohl im Freien, in der Kälte selbst, am meisten davon, sondern erst dann, wenn sie nach längerem Verweilen in der kalten Luft wieder in die Zimmerwärme kommen, mehr in den Abendstunden als am Tage und ganz besonders, wenn sie sich zur Nachtruhe ins Bett legen. Werden dann Hände und Füße warm, so entsteht ein fürchterliches Brennen und schmerzhaftes Jucken, das stundenlang andauert und oft zum Zerkratzen der leidenden Teile führt.

Gewöhnlich gehen die Beulen beim sonst Gesunden nach einer Woche wieder zurück, um aber bei neuen Wetterunbilden oder Unvorsichtigkeiten wiederzukehren. Nur bei anhaltendem oder zunehmendem Frostwetter und bei öfterem Wechsel zwischen Kälte und Wärme verharren sie hartnäckig und nehmen an Umfang und Zahl zu. Wiederholt sich die Bildung von frischen Frostbeulen häufig, so bleibt eine langwierige Anschwellung, Verdickung und Verhärtung der erkrankten Teile bestehen, die endlich zu einer plumpen Verunstaltung führen kann.

Nicht jeder Mensch ist zu Frostbeulen geneigt. Im allgemeinen ist die Jugend dem Übel mehr ausgesetzt als das Alter, das weibliche Geschlecht mehr als das männliche. Vor allem ist es ein Leiden zarter Kinder und Frauen und unter diesen werden Individuen mit lymphatischer Konstitution (129), mit zarter Haut und spärlicher Blutbildung bevorzugt. Anämische und chlorotische können alljährlich an Frostbeulen leiden, auch in milden Wintern. Es scheint, als ob eine vorwiegend vegetabilische Kost die Neigung zu Frostbeulen vermehre. Diese sind im polenta- und maccaronifrohen Oberitalien besonders häufig, auch in milden Wintern; entschieden häufiger als in den nördlichen Ländern Westeuropas, nicht bloß bei den barfüßigen, auch bei den beschuhten Kindern und Erwachsenen.

Kräftige Naturen werden von Frostbeulen besonders unter der Bedingung befallen, daß sie sich im Winter häufigem Wärmewechsel aussetzen müssen und besonders dann, wenn sie auf kaltem Fußboden stehen oder mit kalten und nassen Dingen viel hantieren müssen. Insoferne hat die Lebensweise eine ausgesprochene Beziehung zur Entstehung und zur Unterhaltung der Frostbeulen. Unter den Erwachsenen kennen Wäscherinnen, Köchinnen, Dienstmägde, Verkäufer und Verkäuferinnen in ungeheizten Läden, Laufburschen, Landärzte die Plage vor allen.

61. Die ausgebildete Frostbeule stellt sich als eine schmerzhaft brennende blaurote flächenhafte Anschwellung oder knotenartige Erhebung von Pfenniggröße bis Talergröße mit rotem Hof dar. Sie tritt am häufigsten an Händen und Füßen auf. Ihre Lieblingsstellen sind die Streckseiten der Finger und Zehen, die Ränder des Mittelfußes, die Fersen, Fußballen und Handrücken. Sie können aber auch Ohren, Wangen, Nase, seltener das männliche Glied, das Gesäß, die Waden, das Kinn quälen.

Bei sehr kräftigen Naturen bildet sich die Frostbeule erst unter langer Kältewirkung allmählich, fast unmerklich aus. Das Übel beginnt bei ihnen so, daß an Stelle der frischroten Färbung und lebhaften Erwärmung, welche für gewöhnlich rasch die durch Kältewirkung gesetzte Abkühlung und Erblassung wieder verdrängt, allmählich eine geringere und immer geringere Reaktion tritt, die endlich ganz ausbleibt; die Teile nehmen eine mehr bläuliche Färbung an, bleiben kühl; zeigen eine zunehmende Verdickung und Trägheit der Haut und der Unterhautgewebe, bis endlich die bläuliche kühle Beule als Dauerzustand verharrt, wobei der Handrücken, die Fußränder, die Wangen ums Doppelte und Dreifache verstärkt, die Finger und Zehen walzenförmig verunstaltet werden können. Der Anschwellung entspricht eine seröse Durchtränkung der Gewebe mit Lähmung der Kapillaren, Gewebszerreißungen und kleinen Blutaustritten.

Anders pflegt die Frostbeule bei Kindern und zarten Menschen zu entstehen. Bei diesen kann sie ganz rasch da sein, wenn der Kälteempfindliche plötzlich aus der Wärme in die Kälte und wieder aus der Kälte in die Wärme kommt. In wenigen Minuten entsteht an den ausgesetzten Teilen, an den Ohren, Lippen, Fingern, seltener an der Nase, an den entblößten oder schlecht oder zu enge bekleideten Füßen unter Erblassung der Haut eine pralle Geschwulst, die anfangs ein wenig Hitze, Jucken und Schmerzen verursacht, im Freien sich allmählich dunkelrot und sogar blaurot verfärbt, durch längeres Verweilen in der Wärme, durch Bedecken oder vorsichtiges Reiben langsam wieder eine gesunde Röte annimmt und endlich zurückgeht oder auch in den nächsten Stunden sich verschlimmert, um erst nach 24—48 Stunden oder in einer Woche abzuklingen.

Bei vielen bildet sich die Anschwellung nicht schon während der Einwirkung der Kälte, sondern erst in der Wärme, am Ofen, im Bett. Zu rasches Erwärmen in der Nähe des Feuers oder an einer Wärmeflasche bewirkt fast immer eine schnelle Verschlimmerung des Übels. Unter zunehmendem Jucken und Brennen und stechenden Schmerzen schwillt die Platte oder Beule zu praller Spannung an, reizt zum Kratzen und wird durch die Kratzwunden allen Gefahren der örtlichen Verunreinigung und Infektion ausgesetzt, die sich in Verschwärung und hinzutretender Phlebitis und Adenitis äußert. Bei zahlreichen Frostbeulen kommt es zu einem Allgemeinleiden mit treibender Unruhe, Schlaflosigkeit und zu mehr oder weniger hohen Fieberbewegungen, auch ohne die erwähnten Verwundungen und Verunreinigungen.

Wenn der Wärmewechsel oft und rasch hintereinander erfolgt oder wenn Kälte, besonders nasse Kälte, länger einwirkte und öfter wiederkehrte, so pflegt die Geschwulst zuzunehmen; die Teile werden anfangs heißer und röter, später blau und kühl. Jucken und Schmerz steigern sich anfänglich. Endlich tritt Unempfindlichkeit ein und es bleibt eine elephantiastische Verdickung zurück, oder es geschieht der Übergang in Geschwürsbildung.

62. Die rasch entstandene einfache Frostbeule vergeht bei warmem Verhalten und örtlicher Schonung gewöhnlich nach einer Woche. Die Heilung geschieht durch Zerteilung der Geschwulst. Aber bei neuen Gelegenheiten kehrt sie gerne wieder. Mit eintretender Sommerwärme verliert sie sich auch in den hartnäckigsten Fällen.

Bei solchen, die wiederholt während desselben Winters daran gelitten haben oder in der kalten Jahreszeit durch fortgesetzte Kälteeinwirkung beständige Anschwellungen hatten, kann sie im Frühjahr, mitunter auch eher, sehr rasch binnen weniger Stunden oder Tage in das erwähnte Frostgeschwür übergehen. Das geschieht so, daß sich unter der Oberhaut ein flüssiges Exsudat entwickelt und die Hautdecke in Bläschen oder in großen mit blutigem Serum gefüllten Blasen abhebt und zum Aufplatzen bringt, wobei unter der abgeschälten Haut das nässende, hämorrhagisch durchtränkte Korium zutage tritt. Diese offenen Stellen können wieder rasch verheilen oder, wenn die Verletzung vernachlässigt wurde, unter wechselnder Exsudation, Blutung, Erweichung des Grundes, schlechter Eiterung einer torpiden Verschwärung anheimfallen, um erst spät unter schlechter Narbenbildung mit weitgehenden Entstellungen an Nase, Ohren, Lippen, Fingern, Zehen endgültig abzuheilen.

In nicht wenigen Fällen greift das Geschwür tiefer ins Zellgewebe hinein und verharrt ohne Kunsthilfe mit bläulichen verdickten Rändern und graulichem schwammigen Grunde hartnäckig jahrelang.

In anderen Fällen kommt es anstatt zu Verschwärung der Frostbeule zum kalten Brand. Die welke, sich nach und nach lederartig verhärtende und eintrocknende Stelle wird völlig mumifiziert, oft bis auf den Knochen, der selbst der Nekrose anheimfallen kann, und endlich nach vielen Tagen oder Wochen unter Absonderung einer dünnen scharfen Jauche von der blassen blaurot marmorierten, kalten starren empfindungslosen Umgebung abgestoßen. Oder aus der kalten Mortifikation entwickelt sich unter starker Entzündung der Ränder der heiße Brand, der weiter in die Umgebung greift und endlich unter langwieriger Eiterung und fieberhafter Allgemeinstörung den Schorf ausstößt.

In vereinzelten Fällen ist die Nekrose der Frostbeule nur das Vorspiel eines größeren Frostschadens, der Erfrierung einer ganzen Gliedmaße, oder der fortschreitenden torpiden Verschwärung der Füße, der Unterschenkel, der Hände und Arme usw., worauf das entblößte Geschwür weiter in die Tiefe geht, unter zunehmender Empfindungslosigkeit der Teile das Zellgewebe, die Muskeln, die Sehnen zerstören kann und zu umfänglichen und sogar durch Blutungen lebensgefährlich werdenden Verlusten gedeiht. Der mildeste Fall ist, wenn einzelne Finger, Zehen, Wangenteile in der Nähe eines Frostgeschwüres abgestoßen werden, oder wenn sich an den Schienbeinen die torpide Form des Ulcus cruris sordidum entwickelt. Die Verfasser des englischen Compendium medicinae und der Rosa anglica (um 1300) beschreiben diesen Ausgang des Pernio in Mumifikation und Mortifikation unter dem Namen des

Malum mortuum (Gilbertus anglicus 1510, John de Gaddesden 1492); ein Name, der nebenbei bemerkt, an anderen Orten anderen Inhalt hat. Das Malum mortuum heilt auch in der wärmeren Jahreszeit nur langsam ab; in der Regel zeigt es gar keine Neigung zur Heilung und vernarbt erst nach Anwendung starker örtlicher Reizmittel.

63. Auch die einfache Frostbeule, bei den meisten Menschen ein rasch vorübergehendes Übel, gehört für einzelne zu den hartnäckigsten und lästigsten Schäden, indem sie mit großer Beharrlichkeit wiederkehrt und mit großer Bestimmtheit sich alljährlich zu ihrer Zeit einstellt. Jene Empfindlichen sind, sobald die kühle Jahreszeit mit Abend- und Morgennebeln und stürmischen Regenschauern eintritt, ganz an das Haus gebunden oder auf besonderen Schutz der Füße und Hände und des Gesichtes angewiesen. Das Ausgehen in den frühen und späten Tagesstunden, das Verweilen in Wetterunbilden, das Schlafen im kalten Zimmer und Bett wird alsbald von Brennen und Anschwellen der empfindlichen Teile bestraft. Das kann bei einzelnen sogar mitten im Sommer geschehen, wie ich in diesem Jahre, am 24. Juli 1914, wieder erfuhr. Ein junges Mädchen, das erst im Mai von seinen Frostknoten an allen Fingern befreit worden war und sich eben der von anderen verwünschten Julihitze erfreute, erlitt mit dem Umschlag der Witterung am 21. Juli, wo die Luftwärme von 30° C und mehr rasch auf 15° C fiel, aufs neue alle Beschwerden der Frostbeulen an den Fingern, Jucken, Brennen, Spannen und rasches kolbenförmiges Anschwellen aller Fingerglieder. Die zurückkehrende Wärme im August brachte rasche Heilung.

Untersucht man Patienten wie das eben erwähnte Mädchen genauer, dann findet man fast immer, daß die Widerstandslosigkeit ihrer gegen Kälteeinflüsse empfindlichen Teile entweder auf einem allgemeinen Konstitutionsfehler beruht oder mit einer örtlichen Störung zusammenhängt. Liegt der erstere zugrunde, so entspricht er für gewöhnlich dem Bilde der torpiden Skrofulose oder des Lymphatismus (129), wie es sich besonders bei Kindern von tuberkulösen und syphilitischen Eltern ausprägt; in anderen Fällen sind neben einer deutlichen Verkleinerung der Schilddrüse oder ihrem Mangel die mehr oder minder auffallenden Zeichen der Athyreosis, des Myxödems oder der chlorotischen Pimelosis vorhanden. Ihr ganzer Habitus pflegt sich im Herbst zu verschärfen. Die geringste Veränderung ist dann die gesprungene oder gerissene Lippe, fissura labiorum, die bei Vernachlässigung zur Rüssellippe gedeihen kann; es kommen leicht ähnliche Einrisse hinter den Ohren, Verdickungen der Ohrränder und der ganzen Ohrmuscheln hinzu; weiterhin die Qual der aufgesprungenen Hände, Spaltungen der Haut an den Fingerkuppen, mit endlicher tatzenförmiger Verunstaltung der Hände und Füße durch die hinzutretenden Frostbeulen.

64. Was die örtliche Veranlagung zur Frostbeulenbildung angeht, so erinnere ich an den bereits besprochenen Lupus pernio der Nase und der Wangen und an das gleichwertige Bild der Lepra caerulea im Gesicht und an den Händen; mit anderen Worten an die Verbindung des Lupus vulgaris oder der Lepra tuberosa mit der Gutta rosacea und ihren höheren Graden, der Cuperosis und dem Lymphangiom und der Elephantiasis teleangiectodes, oder mit der Akrocyanose und Akromegalie.

Die Fischer und Seeleute und Bauern an den skandinavischen Küsten, die dem Regen und Wind, dem Frostnebel und Schneewetter fast beständig ausgesetzt sind, leiden an Frostbeulen und Frostgeschwüren in hohem Grade. Das Leiden geht dort leicht in das gefürchtete Geschwür der Radesyge, der bösen Krankheit, über. Es handelt sich hierbei um verschiedene hybride Leiden; das eine Mal um die Verbindung der Skabies mit Frostschäden zu schweren

Pachydermien und ulzerösen Prozessen; das andere Mal um eine Verbindung der Syphilis mit Frostschäden zu den phagedänischen Formen jenes Übels; das dritte Mal um eine Verbindung des Scharbocks mit Frostschäden zu ulzerösen Haut- und Schleimhaut- und Knochenleiden ohne Neigung zur Abheilung; das vierte Mal um eine Verbindung der Lepra mit Frostschäden zu den schwersten Formen der Lepra mutilans, der Spedalskhed; das fünfte Mal um Bastardierung mehrerer dieser Übel zugleich. Je nachdem Skabies oder Syphilis oder Lepra oder Skorbut am einen oder anderen Ort als endemisches Übel sich mit Pernionen und weiteren Kälteschäden verband, hat der Namen Radesyge bei verschiedenen Autoren verschiedenen Inhalt; daher die Konfusion in der Geschichte des „skandinavischen Syphiloids".

Von einigen Ärzten wie Abo und Mangor (1797) wird die Radesyge geradezu als einfacher Kälteschaden bezeichnet. Das entspricht nicht den Tatsachen. Die Kälteeinwirkung gibt bei jenen Leiden nur den Anstoß zur Verschlimmerung der Gewebsverwüstungen durch Milben oder durch Syphilisspirochäten oder durch Leprabazillen oder durch Skorbuterreger, wie das auch Stoß, Schlag, Fall und andere Schädlichkeiten tun können; wobei allerdings der bestehende Infekt die Empfindlichkeit gegen traumatische und kalorische Schädlichkeiten steigert. Als äußersten Grad dieser Empfindlichkeit haben wir bereits die als Epidermolysis bullosa hereditaria Neigung zur Blasenbildung und Abschälung der Haut besprochen (33), die auf konstitutioneller Syphilis und Athyreosis beruht.

Wenn sich Lepra und Syphilis beim selben Kranken verbinden und Frostschäden hinzugesellen, dann kommt es zu den fürchterlichsten Verstümmelungen. Der Doppelinfekt macht die Kranken einmal besonders empfänglich für Kältewirkungen, sodann infolge der leprösen Anästhesie unempfindlich für die damit verbundenen Läsionen. Dementsprechend findet man die schwersten Formen des Malum mortuum an den nordischen Küsten.

Wirken die genannten Infekte und Kälteschäden zugleich noch mit tiefen Ernährungsstörungen zusammen, so kommt es zu galoppierenden Formen der Radesyge. Der Skorbut und seine Ursachen pflegen die Veranlassung zu sein, daß hie und da das schleichende Übel der Radesyge plötzlich außergewöhnlich bösartige Steigerungen zeigt und zugleich eine größere epidemische Ausbreitung gewinnt.

65. Ähnliche Veränderungen, wie sie von lange oder oft wiederholten Wärmeerniedrigungen und Wärmeentziehungen an der äußeren Haut bewirkt werden, kommen gelegentlich auch an den Schleimhäuten zustande.

Es gibt Kälteschäden der Mundschleimhaut und auch wohl des tieferen Verdauungsrohres, die den Frostbeulen und Frostgeschwüren der Haut gleichwertig sind. Nicht selten führt das oft wiederholte oder gewohnheitsmäßige, durch längere Zeit fortgesetzte Schlucken von Eis zu Verschwärungen in der Mundhöhle. Ich sah derartige Fälle wiederholt bei Kranken und besonders bei Kindern, denen man gegen Schluckweh oder gegen Fieberdurst zu oft und zu lange Eisstückchen verabreicht hatte. Es bildeten sich aphthöse Geschwüre an der Zungenspitze, an den Backentaschen, am weichen Gaumen, die erst zur Ausheilung kamen, als man die dawider angewendeten Heilmittel, vermehrtes Eisschlucken, Höllensteinpinselungen, Sublimatspülungen und dergleichen ganz beseitigte und durch lauwarme Spülungen mit Kamillentee oder Borwasser ersetzte.

Diese Stomatitis a frigore ist unschwer zu erkennen, wenn man auf ihre Ursache kommt; sonst kann sie mit Soor, Skorbut, Maul- und Klauenseuche, insbesondere aber mit Hospitalgeschwüren, Vincentscher Angina usw. verwechselt werden.

Auch bei Gesunden kann oft wiederholtes Eisschlucken oder längeres Trinken von eiskaltem Wasser, besonders von aufgetautem Schneewasser, auf die Dauer zu mehr oder weniger tiefgreifenden Verletzungen und Zerstörungen der Mundschleimhaut führen, die einen fressenden Charakter annehmen und den skorbutischen oder syphilitischen ähnlich werden.

Eine hergehörige Beobachtung machte ich im Jahre 1895 in Köln bei einem 12jährigen Knaben und 10jährigen Mädchen, den Kindern eines Flaschenbierhändlers. Sie hatten sich im Laufe des Sommers angewöhnt, ihren Durst am Eis im Keller und Bierwagen ihres Vaters zu stillen; der Durst nahm natürlich um so mehr zu, je mehr sie von dem Eis nahmen. Beide fingen im August an, über Schmerzen im Munde zu klagen, die besonders beim Sprechen und beim Schlucken empfindlich auftraten; zugleich litten sie an ungewohnten Durchfällen. Sie sahen auffallend schlecht, blaß und abgemagert aus und fieberten hie und da. Die Mutter dachte an ein Wurmleiden. Bei der Untersuchung fand ich bei dem Jungen geschwollene Lippen, die an der Innenseite braune trockene Epithelfetzen und flache Geschwürchen mit grauweißlichem Grunde und hochrotem Rande zeigten; ähnliche tiefere Geschwüre waren an der Schleimhautfläche beider Wangen und an der Schleimhautfalte hinter den letzten Mahlzähnen zu sehen; ebenfalls auf beiden Mandeln. Hier zeigten sie die speckige Beschaffenheit der sekundär syphilitischen Geschwüre und bluteten bei der Berührung mit dem Spatel. Alle Geschwüre waren schmerzhaft. Die Zunge zeigte eine ungleiche Epitheldecke, die stellenweise verdickt, weiß, trocken, stellenweise wie abgeschabt aussah und an diesen Flecken überempfindlich gegen Berührung war. Die Kieferwinkeldrüsen und Halsdrüsen waren geschwollen. Der Geruch aus dem Munde war fade, süßsäuerlich.

Bei dem Mädchen fanden sich die gleichen Veränderungen in geringerem Grade. Bei beiden war der ganze Bauch etwas aufgetrieben und gegen Druck empfindlich, besonders in der Magengegend.

Zunächst blieb die Krankheit und ihre Ursache dunkel. Soor, Skorbut, Quecksilbervergiftung, Kupfervergiftung, Syphilis und dergl. konnten ausgeschlossen werden. Unter Bettruhe, flüssiger Kost, beständigem Spülen mit lauwarmem Salbeitee und Aufpinseln von Boraxhonig heilten die oberflächlichen Verletzungen rasch, die tieferen Geschwüre innerhalb 3 oder 4 Wochen; der Allgemeinzustand hob sich langsam, aber stetig.

Nach der endlichen Genesung, Mitte September, fingen die Kinder ihr Eisnaschen wieder an und fanden nun selbst, daß es ihnen schlecht bekam, indem alsbald die Mundschleimhaut aufs neue äußerst empfindlich, Kauen und Schlingen beschwerlich wurden und ein unerträgliches Brennen im Munde und Schlunde entstand. Der Junge erzählte mir seine Vermutung im Vertrauen. Ich warnte natürlich vor dem Eis und ähnlichen Gelüsten, war aber noch keineswegs überzeugt, daß das Eislecken die Schuld an jenem Leiden hatte.

Einige Jahre später beobachtete ich indessen einen ähnlichen Fall zur Winterszeit in Gießen bei einem siebenjährigen Mädchen. Es verzehrte auf dem Schulwege mit seinen Gefährtinnen tagelang Unmengen von Schnee und bekam davon das geschilderte Mundübel. Dieses Mal brachten mich die Frostbeulen an den Fingern und die Rhagaden an den Lippen der Kleinen auf die Vermutung der Ursache. Das Geständnis war nicht schwer zu erlangen. Die Geschwüre am weichen Gaumen und an den Mandeln erwiesen sich bei bakterioskopischer Untersuchung reich an den verschiedenen Kokken und Bazillen und Spirillen der Mundhöhle. Sie heilten mit den Frostschäden der Lippen und Finger bei häuslicher Pflege in wenigen Tagen ab.

66. Die letzten Zweifel, ob in den mitgeteilten Fällen die Kälte einen wesentlichen Anteil an den Schleimhauterkrankungen gehabt habe, verschwinden, wenn man in Larreys Aufzeichnungen aus den napoleonischen Feldzügen die folgende Beobachtung liest. Die Armee hatte im Frühjahr 1794 in den Gebirgsschluchten der Seealpen kampiert. Beim Hinuntersteigen vom beschneiten Gebirge hatten die Soldaten aus Mangel an Quellen und Bächen von dem Schneewasser getrunken, das die Sonnenwärme hie und da auftaute. Bei sehr vielen entstanden nun Koliken, Durchfälle und Hitzegefühl im Munde, das sie durch wiederholtes Trinken des Schneewassers, dessen schädliche Wirkung sie nicht ahnten, zu löschen suchten. Vergeblich; das Übel wurde nur schlimmer. Bald schälte sich das Zahnfleisch ab; die ganze Mundhöhle war nach einigen Tagen voll von Schwämmchen; auch der Gaumen und bei manchen dazu die Zunge wurden geschwürig. Die schwammigen Geschwüre sahen wie Schankerbildungen aus; sie waren weißlich und hatten rote ungleiche Ränder Die dazwischen liegenden Schleimhautstellen waren mißfarbig und schmerzhaft. Die Lippen schwollen an und im Munde wurde viel Schleim abgesondert. Dazu kamen noch Durchfälle, allgemeine Schwäche und Abmagerung.

Antiskorbutische Mittel wurden vergeblich versucht. Quecksilberpräparate verschlimmerten das Übel. Ruhe, gute Nahrung, Getränke mit Fruchtsäuren gemischt, Gurgelwässer mit Salzsäure brachten die Geschwüre zum Verschwinden. Die Durchfälle heilten unter Anwendung von Opium, das abends in süßem Glühwein gereicht wurde, bei gutem Trinkwasser in der Ebene schnell.

Eine gleiche Epidemie mit rascher Ausbreitung beobachtete Larrey nach der Eylauer Schlacht beim polnischen Feldzug im Februar 1807. Sie bestärkte ihn in der Vorstellung, daß das Schneewasser bei reichlichem Genuß Stomatitis und Dysenterie erzeugen kann. Es bedarf kaum der Bemerkung, daß im Schneewasser mit der Schädlichkeit der Kälte der Mangel an Salzen zusammenwirkt; die Unzuträglichkeit des destillierten Wassers für die lebenden Gewebe und Zellen ist bekannt.

Ungeachtet der deutlichen und einleuchtenden Erklärung, die Larrey für seine beiden Stomakakeepidemien gibt, haben andere (August Hirsch 1886, Friedrich Kraus 1897) sie mit einer übertragbaren Stomatitis ulcerosa, die sich zeitweilig in Schulen, Kinderspitälern, Kasernen oder Kriegslagern ausgebreitet hat, ohne Grund zusammengeworfen.

67. Bei der Einwirkung außerordentlicher Kälteeinwirkungen auf unseren Körper kommt es an den vorragenden Teilen gelegentlich zum völligen Erstarren und Vereisen der Gewebe. Die Erfrierung, $\pi\tilde{\eta}\xi\iota\varsigma$ (Aristoteles), congelatio, einzelner Teile wie Nase, Ohren, Finger, Zehen erfolgt beim Gesunden und erst recht bei Geschwächten beim langen Gehen durch große Kälte, im schneidenden Frostwind, beim Ruhen auf eiskaltem Boden oft so rasch, daß der Geschädigte das Absterben und den Verlust des Teiles erst merkt, wenn es zu spät ist. In anderen Fällen, besonders wenn es sich um Erfrierungen größerer Gliedmaßen handelt, erfolgt das Erfrieren langsam durch eine Reihe von Stadien hindurch.

Zunächst kommt es infolge einer längeren starken Kälteeinwirkung zur Verlangsamung und Stockung des Blutkreislaufes in dem ausgesetzten Teile. Dieser wird wie bei der Bildung der Frostbeule zuerst blaß, sinkt zusammen, wird runzelig, dann, wenn überhaupt noch eine Gegenwehr der Gewebe geschieht, rot, schwillt an, wird endlich bläulich und von Ameisenlaufen und schmerzhaftem Stechen gequält; congelatio erythematosa.

Nach längerer oder kürzerer Zeit wird das zwar kalte, aber bis dahin noch weiche biegsame elastische Glied starr, völlig unbeweglich und unempfindlich; die Muskeln gehorchen nicht mehr dem Willen; Drücken, Kneifen, Brennen, Stechen, Schneiden wird nicht mehr wahrgenommen. In diesem Stadium können bei richtigem Verhalten noch alle Veränderungen rückgängig werden oder sich wenigstens bis auf kleine nachbleibende Störungen ausgleichen. Zu den letzteren gehören blaue Verfärbungen der Haut und Ödem der Unterhautgewebe, wie wir sie als Nachwirkung der Pernionen geschildert haben. Seltenere Nachkrankheiten sind neuroparalytische Geschwüre nach der Art des Ulcus perforans pedis an Fußballen und Ferse, sowie späte Thrombosen und Embolien. von Winiwarter (1882) sah bei einem 57jährigen Manne nach wiederholten leichten Erfrierungen der Füße eine späte „spontane" Gangrän sich ausbilden, die bei anatomischer Untersuchung sich als Folge einer Endarteriitis und Endophlebitis obliterans herausstellte.

Dauert die Kälteeinwirkung auf den erstarrten Teil fort, so zeigen sich stellenweise auf der Oberfläche weiße Flecke; lebhafte Schmerzen fordern zum Reiben und Einhüllen der gegen äußere Eingriffe gefühllosen Teile auf. Bei einer rasch einsetzenden strengen Kälte, — 20, — 30° C, kommt es weder zu dieser nachträglichen Schmerzempfindung, noch zur genannten roten oder blauen Verfärbung, sondern sofort zur tiefgreifenden Erstarrung. Der erstarrte Teil sieht schmutzig weiß oder gelb wie altes Wachs aus; er ist in solchem Grade verhärtet, daß er sich beim Beklopfen wie Holz verhält und, brüchig wie ein Eiszapfen, abbricht, wenn es sich um dünne Glieder, Finger oder Zehen handelt. Keine Empfindung warnt, daß das Leben im erfrorenen Teil erloschen ist. Im russischen und sibirischen Winter kommt es beim Herrschen der eiskalten Nordwinde täglich vor, daß Vorübergehende den Begegnenden auf die gefahrdrohende weiße Entfärbung seiner Nase oder seines Ohres aufmerksam machen. Viele vom napoleonischen Heere, die beim Rückzug von Moskau im Jahre 1813 durch die Eisfelder Rußlands zogen, konnten vor dem völligen Verlust der entblößten Teile nur dadurch geschützt werden, daß einer dem anderen es sofort mitteilte, wenn ein Glied jene Todesblässe annahm und durch Reiben den Kreislauf wieder herstellte.

Das einfache Erstarren der Gewebe oder eines Gliedes durch Frost, νάρκωσις (Hippokrates), νάρκησις (Galenos), necronarcema, hancondia (Avicenna), das beim Auftauen in völlige Wiederherstellung endigt, nennt man **Erfrierung ersten Grades**. In diesem Zustande, worin das erfrorene Glied also ganz gefühllos, starr und spröde wie Glas werden kann, vermag ein vorher gesunder Körperteil längere Zeit zu verharren, ohne rettungslos abzusterben; falls nur die Außenkälte sich allmählich mindert oder eine vorsichtige Erwärmung von außen geschieht, ist die Rettung des Gliedes unter Wiederherstellung des Kreislaufes und der Innervation möglich, noch nach Stunden und sogar nach Tagen. Es handelt sich dabei, wie wir später ausführen werden, um eine langsame Belebung durch die stufenweise Anwendung von Schnee oder eiskaltem Wasser und nach und nach erhöhten Temperaturgraden.

68. Wird der durch die Kälte empfindungslos und bewegungslos gewordene Teil zu rasch in eine warme Umgebung gebracht oder dem Feuer genähert, so kann die Wiederherstellung mißlingen. Der Kranke empfindet bald ein unerträgliches Kribbeln und Jucken in dem schmelzenden Glied; das kann sich rasch zu brennendem Hitzegefühl und beißenden Schmerzen steigern, die dem Leidenden lautes Wehklagen und Geschrei erpressen. Bei fortgesetzter unvorsichtiger Erwärmung stellt sich in den dem Frostschaden benachbarten Arterien ein starkes Pulsieren ein; bald macht die Blässe der Haut einer zunehmenden, anfangs hellen, dann dunklen Röte Platz. Indem die auftauenden Gefäße von Blut überfüllt und in ihrem gelähmten Zustande erweitert werden, schwillt der erfroren gewesene Teil an; aus den quellenden Geweben wird eine wässerige Feuchtigkeit abgesondert, die die Haut blasenförmig auftreibt und unter dem Platzen der Haut nach außen tritt. In der Umgebung solcher Ausschwitzungen entstehen breite rote Höfe wie bei Verbrennungen zweiten Grades. Die Ähnlichkeit mit Verbrennungsschäden wird so groß, daß eine Unterscheidung zwischen Frostbrand und Hitzebrand ohne weiteres nicht möglich wäre.

Die genauere Untersuchung der aufgetauten Teile ergibt, daß sie ihre Empfindlichkeit gar nicht oder nur zum Teile wiedererlangt haben. Die Empfindungslosigkeit oder Unterempfindlichkeit bleibt so lange zurück, als sich die Gewebe trotz der wiederkehrenden Durchblutung schlaff und träge zeigen.

Entweder geht nun die Wiederherstellung und Erstarkung der Gewebe stetig voran; die **Erfrierung zweiten Grades**, congelatio bullosa, geht langsam in Heilung mit oder ohne Verkümmerung über, oder es entwickelt sich nachträglich eine örtliche und unter besonderen Umständen weiter fortschreitende Gangrän des Frostschadens.

Bei ganz übereilter ungeschickter Erwärmung oder sonstiger Mißhandlung des erfrorenen Teiles kann sich der Brand rasch entwickeln. Die anfängliche Röte der auftauenden Teile geht bald in eine livide bis violette Färbung über; einige Zeit nachher treten dunkle Blasen an der Oberfläche auf, die nach und nach wieder eintrocknen oder auch unter tiefer Zerreißung der unterliegenden Gewebe platzen und ein trübes, mehr oder weniger blutig gefärbtes Wasser oder eine blauschwarze Jauche ausfließen lassen, worin sich gelöster Blutfarbstoff, Trümmer von roten Blutkörperchen und von Gewebszellen unterscheiden lassen. Damit ist der Übergang in hartnäckige Frostgeschwüre gegeben.

Diese örtliche Nekrose entspricht der Erfrierung dritten Grades, congelatio escharotica. Der Gewebstod, γάγγραινα, σφάκελος, mortificatio, kommt um so sicherer und rascher zustande, je stärkere und längere Außenkälte einwirkte, je schwächlicher der ergriffene Teil und das geschädigte Individuum ist und je unvorsichtiger die Wiedererwärmung des erstarrten Teiles geschieht.

Bei kleinen Frostschäden werden die Brandschorfe gewöhnlich zwischen dem neunten und dreizehnten Tage abgestoßen; es bleibt ein Geschwür, das sich in den folgenden 8—14 Tagen durch Vernarbung schließt.

Wo ein ganzes Glied, eine Hand, ein Fuß, ein Arm, ein Bein dem Frostbrand verfällt, da reichen die Kräfte des Organismus zur Absetzung des toten Teiles gewöhnlich nicht aus. Es kommt nach dem neunten oder zehnten Tage zu erschöpfender Eiterung an der Demarkationslinie, zur fieberhaften Infektion mit stinkendem feuchten Brand und bei weiterer Vernachlässigung des Schadens zum fortschreitenden Brande am ergriffenen Teile und in inneren Organen. Seltener ist die einfache schmerzlose und geruchlose Eintrocknung des Frostschadens, wobei es dann zur Ablösung der Epidermis und ihrer Anhängsel, der Haare und Nägel, kommen kann, während eine Granulationsschicht unter der abgestoßenen Hautdecke die Verheilung oder Vernarbung vorbereitet, oder auch zur Mumifizierung und endlichen Abstoßung des ganzen Teiles.

An die vollendete Congelatio escharotica schließt sich die Trennung des Toten vom Gesunden meistens sehr langsam an. Fast nie läßt sich die Ausdehnung der fortschreitenden Gangrän vor dem Ablauf einer Woche beurteilen. Jeder Arzt, der eine Winterherberge für Fußgänger besorgt oder einen Winterfeldzug mitgemacht hat, kennt Fälle, wo die Füße und Unterschenkel eines Erfrorenen ganz blau und gefühllos und mit Blasen bedeckt waren und sich dennoch bis auf die Abstoßung kleiner Hautinseln in Form brauner oder schwarzer Brandschorfe oder bis auf den Verlust einiger Zehen gänzlich wieder erhalten. Im allgemeinen pflegt der Brand um so weiter zu greifen, je ausgedehnter die Blasenbildung, je weicher und gefühlloser die aufgetauten Gewebe sind. Am längsten widerstehen der Zersetzung die Sehnen und Faszien; sie verzögern die Abstoßung des abgestorbenen Teiles noch, wenn die Gelenkbänder schon zerflossen und die Absetzung des Gliedes am Gelenk vorbereitet ist; sie sind es auch für gewöhnlich, die die örtliche Phlegmone fortleiten und zur Verallgemeinerung der Sepsis führen.

Außer septischen Infektionen ist der Tetanus eine nicht seltene Nachkrankheit der Erfrierungen dritten Grades (Larrey 1812, Lagorce 1814, Desmoulins 1815, Bigueur 1817, Bunoust 1817, Moricheau-Beaupré 1817, Sonnenburg 1879, Catiano 1883).

69. Dem Verlust einzelner Teile und ganzer Glieder durch Erfrierung sind vor allem geschwächte, elende, blutarme, ausgehungerte und sonst anbrüchige Menschen unterworfen. Vorhergegangene körperliche Überanstrengung Berauschung mit Alkohol und andere Narkosen steigern die Anlage. In der Ruhe erfrieren Körperteile leichter als wenn der Mensch in Bewegung ist. Anschließende Kleidungsstücke, anliegende Schleier, enge Handschuhe und Schuhe, die den Blutumlauf hemmen, begünstigen die Erfrierung.

Nicht der Kältegrad an und für sich bestimmt die Gefahr und den Grad der Erfrierung. Bei unbewegter Luft wird die Kälte ungleich besser vertragen als bei Wind; in der Windstille können Kältegrade bis -40^0 und -50^0 C gefahrlos bleiben, während ein Wind von -10^0 Kälte schon unerträglich und höchst gefährlich wird. Trockene Kälte führt viel seltener zu Erfrierungen als feuchte Kälte. Nässe erhöht die Gefahr der Erfrierung so sehr, daß schon die dem Nullpunkt nahen Wärmegrade bei rascher Verdunstung an der Haut gefährlich werden. Im nassen Schnee kommt es eher zu Erfrierungen als im trockenen hartgefrorenen. Der gefährlichste Kältegrad ist der Taupunkt; nasses Schuhwerk, nasse Kleidungsstücke, nasse Zeltböden entziehen als gute Wärmeleiter bei Tauwetter die Körperwärme so stark, daß die Zeit der Schneeschmelze immer die meisten Erfrierungen bringt.

Larrey sah Reisende die Alpen und Pyrenäen beim strengsten Frostwetter übersteigen, ohne daß sie Frostschäden erlitten. Er teilt mit, daß die Russen und Polen die Periode der heftigsten Winterkälte zu ihren langen und mühevollen Karawanenfahrten nach Sibirien zu wählen pflegten, und daß sie den Winter dem Herbst und Frühling bei diesen Reisen vorzogen, weil sie bei häufigem Wechsel der Luftwärme Erfrierungen am meisten zu befürchten haben.

Solange die Luftwärme nicht plötzlich wechselt, wird auch die stärkste Kälte lange vertragen. Larrey fand Ende Mai 1788 auf der Insel Belle-Isle en mer nahe bei Neufundland mehrere Schiffbrüchige; sie hatten dort bei der schlimmsten Frostkälte neun Tage lang auf dem Schnee zugebracht, ohne Schaden zu erleiden. Am Abend vor der Ankunft des französischen Schiffes war die Witterung rasch umgesprungen; nun starben sogleich zwei der Unglücklichen und mehrere andere verloren ihre Füße durch Frostbrand.

Zu Ende des Winters 1795—96 wurde die französische Armee, die Rosas in den Ostpyrenäen belagerte, plötzlich von einem vierzehntägigen strengen Frostwetter durch den Eintritt warmer Tage erlöst; aber während vorher keiner der Soldaten einen Frostzufall erlitten hatte, erfroren nun vielen Soldaten die Füße und mehrere der ausgesetzten Schildwachen wurden sogar in den ersten Stunden des Tauwetters tot auf ihrem Posten gefunden. Vorher war kein einziger von den Vorposten ins Lazarett gekommen, wiewohl die schrecklichste Kälte 14—20 Tage lang angedauert hatte.

Daß der Frostbrand auch an den Erfrorenen ganz fehlt, wenn bei anhaltender Kälte die tödlichen Erfrierungen sich häuften, beobachtete Larrey auf dem Rückzug der Großen Armee aus Rußland. Die schlimmste Zeit waren die Nächte des 8., 9., 13., 14. und 15. Dezember, wo Larrey auf dem an seinem Rock hängenden Thermometer Kältegrade zwischen -25^0 und -28^0 R. ablas. Die 12. Division, die beim Ausmarsch aus Wilna 12 000 Mann stark gewesen war, verlor damals so viele, daß nur 360 Mann nach Frankreich zurückkehrten. Soweit Larrey die zahlreichen Erfrorenen prüfte, zeigte keine einzige Leiche die Merkmale des Brandes; fast alle Erfrorenen fand er, wie sie hingefallen waren, auf dem Bauch liegen, ihre Körper steif, ihre Glieder unbiegsam, die Haut blaß ohne alle Kältebrandmale. Er führt die Beobachtung des Kapitäns Warems an, der im August 1775 unter 77^0 nördlicher Breite ein Schiff fand, das 13 Jahre vorher verloren gegangen war; auf diesem Schiff den Schreiber des Schiffjournals, der am 4. November 1762 während des Schreibens erstarrt war, außer ihm noch andere Erfrorene, deren Züge so frisch erschienen, daß man sie für lebend hätte halten können; die Körper waren bei mumienhafter Austrocknung in dem ewigen Winter 13 Jahre lang unverändert und insbesondere ohne Gangrän geblieben.

Der Erfrierung sind die einzelnen Körperteile um so mehr ausgesetzt, je entfernter sie vom Herzen als dem Mittelpunkt des Kreislaufes liegen und je weniger lebhaft die Blutbewegung infolge allgemeiner oder örtlicher Kreislaufstörungen darin ist. Wie die beschränkte Erfrierung, so beginnt auch die allgemeine Erfrierung für gewöhnlich an den Gliederenden, an Fingerspitzen, Zehenspitzen, Nase, Ohrrändern, Backen, Knien. Die allgemeine Erfrierung kommt entweder durch eine fortschreitende tiefe Vereisung der Glieder, die endlich auch den Rumpf ergreift, zustande, oder sie entsteht am Kältescheintoten von der ganzen Peripherie aus.

Im letzteren Falle verhält sich der Mensch wie ein Kaltblüter im Gefrierexperiment. Setzt man z. B. einen Frosch oder einen Salamander in einem geschlossenen Kasten einer sehr niedrigen Temperatur aus, so erstarrt er langsam ohne Gegenwehr, bis er völlig hart und erfroren ist. Bringt man hingegen ein warmblütiges Tier, ein Kaninchen, einen Hund oder gar eine Katze in einen Raum mit einer Temperatur unter Null, so zeigt es zuerst durch ein beständiges Streben zu entfliehen das größte Unbehagen; erst allmählich wird es ruhiger, bekommt steife Glieder, sitzt teilnahmlos da und wehrt sogar schmerzhafte Reizungen nicht mehr ab; es macht nur noch ab und zu träge und ungeschickte Bewegungen und liegt endlich unbeweglich, bewußtlos mit starrem Körper da; die Atmungsbewegungen sind selten und oberflächlich geworden; der Herzschlag ist nach und nach auf die Hälfte, auf ein Drittel, auf ein Sechstel seiner Zahl herabgegangen. Endlich ist äußerlich das Leben ganz erloschen, und nun sinkt die Wärme am Rumpf wie vorher an den Gliedern rasch abwärts, um sich mit der des Raumes ins Gleichgewicht zu setzen. Solange die Körperwärme im Mastdarm noch zwischen 30^0 und 20^0 C betrug, war die Wiederherstellung des Lebens möglich. Bei tieferer Abkühlung erholt sich Kreislauf und Atmung nicht mehr (Claude Bernard 1856).

70. So selten wie eine örtliche Erfrierung schlechthin durch Kälte, ohne Mitwirkung von Hilfsursachen entsteht, so wenig ist auch der Übergang der Erfrierung in Frostbrand, in das sog. dritte Stadium, Congelatio gangraenosa, eine einfache fortschreitende Kältewirkung. Es handelt sich um einen komplizierten Vorgang, wie schon Larrey klar erkannt hat.

Nach der Schlacht bei Preußisch-Eylau am 7. und 8. Februar 1807 war eine der schlimmsten Unbilden, die das französische Heer trafen, der Kältebrand. Nur wenige Soldaten auf den Wachtposten entgingen ihm; die meisten bekamen erfrorene Zehen, Füße, Nasen, Ohren. Bei wenigen beschränkte der Brand sich auf die Haut oder auf die Spitzen der Zehen und Fersen, bei anderen drang er in tiefere Gewebe ein und tötete mehr oder weniger große Teile ab; einige verloren die Zehen oder den ganzen Fuß. Als nun Larrey genau auf die Zeit achtete, wann sich das Übel entwickelte und den Gang und die Begleiterscheinungen schärfer prüfte, zeigte sich zweifellos, daß die Kälte nur die vorbereitende Ursache gewesen war. Während die drei oder vier äußerst kalten Tage, die der Schlacht bei Eylau voraufgegangenen waren und an denen das Quecksilber immer zwischen -10^0 und -15^0 R verharrte, sowie bis zum zweiten Tage nach der Schlacht hatte kein einziger Soldat über einen Frostschaden geklagt und doch hatte die Armee die genannten Tage und sogar einen Teil der Nächte vom 5. bis 9. Februar im Schnee und im heftigsten Frost zugebracht. Besonders war die Garde bei geringer Bewegung 24-Stunden lang beständig in den Waffen geblieben, und dennoch war keiner mit erfrorenen

Füßen ins Lazarett gekommen. In der Nacht vom 9. zum 10. Februar stieg die Temperatur plötzlich auf 5⁰ R über den Nullpunkt. Von 9 Uhr morgens an fiel ein starker Regen mit Glatteis und leitete ein Tauwetter ein, das nun einige Tage anhielt. Von diesem Augenblick an klagten viele Soldaten von der Garde und von der Linie über heftige Schmerzen in den Beinen, über unangenehmes Kribbeln, Steifheit und Schwere in den Gliedenden. Die Beine waren geschwollen und dunkelrot. Bei einigen bemerkte man eine leichte Röte an den Zehenwurzeln und auf dem Fußrücken; bei einigen waren die Zehen empfindungslos, kalt, schwarz und ausgetrocknet. Alle diese Kranken erklärten, daß sie während der heftigen Kälte, die sie in den Beiwachten vom 5. bis 9. Februar ertragen mußten, nichts von Beschwerden gespürt hätten; aber am 10., wo die Luftwärme auf einmal um 18⁰—20⁰ R gestiegen war, hätten sie die ersten Empfindungen des Erfrierens verspürt. Diese begannen mit schmerzhaftem Kribbeln in den Füßen; dann kam Steifigkeit, Starre und Schwere und zugleich ein Gefühl von Kälte.

Alle diejenigen, die sich in die Stadt oder an ein Lagerfeuer hatten schleppen können, kamen sehr schlimm davon. Die meisten anderen, die auf den Rat Larreys und der anderen Ärzte sogleich mit Schnee und dann allmählich mit Kampferwein gerieben wurden, litten wenig; der Brand wurde, wo er noch nicht ausgebildet war, verhütet. Hingegen zeigte er sich fast augenblicklich bei denen, die die Feuerwärme aufgesucht hatten. Er beschränkte sich zwar meistens auf die Zehen, ging aber doch bei manchen bis auf den halben Fuß; selten über die Knöchel. —

Die zerstörenden Wirkungen, die unter dem Namen des kalten und heißen Brandes an den Frostschäden und erfrorenen Teilen entstehen, hängen also nicht von der Kältewirkung allein ab sondern von besonderen hinzutretenden Ursachen, und nicht der Grad der Luftkälte an sich ist für die Entstehung des Übels maßgebend sondern der örtliche Wärmeverlust; dieser aber ist bei Verdunstung auf der Haut oder in der Nähe der Haut größer als bei einfacher Frostkälte in der Luft.

Was zur Kältewirkung hinzutreten muß, damit der Frostschaden in Brand übergehe, ist dasselbe, was zur Wunde hinzutreten muß, damit die Gewebstrennung sich mit Eiterung, Brand, Fieber und den sogenannten Wundkrankheiten überhaupt verbinde. Das ist die Infektion mit gewebszerstörenden Parasiten. Frostschaden und Frostkrankheit verhalten sich wie Wunde und Wundkrankheiten. Larrey hat diese klare Anschauung der Verhältnisse, die wir heute haben, noch nicht haben können. Aber er hat sie vorbereitet.

Seine Beobachtungen sind im jüngsten Balkankriege bestätigt oder vielmehr mit einiger Übertreibung dargelegt worden. Welcker (1913) fand in 115 Fällen von symmetrischer Gangrän an Händen und Füßen, daß 80 der damit behafteten Soldaten eine oder zwei Wochen vorher einen Choleraanfall erlitten, 20 einen Durchfall überstanden und 45 einen Bauchtyphus durchgemacht hatten; er spricht darum von Choleragangrän und Typhusgangrän, wobei Kälte und Nässe nur als unterstützende Momente mitgewirkt hätten. Das ist die Wiederholung der alten Beobachtungen von einem veränderten Standpunkt aus. Vor der bakteriologischen Zeit sprach man von Erfrierungen, zu denen durch Krankheit Geschwächte besonders geneigt seien, und wußte, daß es ebensowohl Choleragangrän ohne hinzutretende Kälteeinwirkung wie Frostgangrän bei Cholerarekonvaleszenten gibt (Antomarchi, Remer 1831, Pinel und Magendie 1832 usw.). Heute betont man die Infektion ganz einseitig. Übrigens sollte man von Choleragangrän doch nur sprechen, wenn der Nachweis geführt wäre, daß der Vibrio cholerae selbst und nicht etwa Simultan-

und Sekundärinfekte die Mithelfer bei der Gangrän sind; im letzteren Falle wäre die Bezeichnung Gangrän bei Cholerarekonvaleszenten richtiger. —

Mit der Besprechung der Frostgangrän haben wir das Gebiet der reinen Kälteschäden verlassen und sind auf das Gebiet der Kältekrankheiten gelangt. **Kältekrankheiten** nennen wir diejenigen Krankheitsprozesse, die sich auf dem Boden von Kältestörungen und Kälteschäden weiterentwickeln und, zunächst wenigstens, auf den durch die Kälteeinwirkung unmittelbar geschädigten Teil beschränken.

Wie verhalten sich nun **Kältekrankheiten** und **Erkältungskrankheiten** zueinander? Das muß voraussetzungslos untersucht werden.

Zweiter Teil.

Die Erkältung.

E. Spekulationen und Tierexperimente.

71. Das Wort Erkältung ist von der Heilkunde, wie es sich gehört, aus dem gemeinen Sprachgebrauch übernommen worden. Es ist der Ausdruck für die Erfahrung, daß unter den Empfindungen, die Anlaß und Beginn örtlicher oder allgemeiner Gesundheitsstörungen verraten, sich ein unbehagliches Kältegefühl hervortun kann.

Kälteempfindung kann einerseits ohne eine äußere Kälteeinwirkung aus inneren Gründen hervorgehen, ein Zeichen des beginnenden Krankseins selbst sein; derart das Frösteln, das Frieren, der Schüttelfrost, womit etwa ein Nervenfieber, ein Scharlachfieber, ein Wechselfieber u. dgl. einsetzt. Kälteempfindung kann andererseits aus einer äußeren Einwirkung auf die für Kälte- und Wärmereize empfängliche Haut entstehen, also Warnerin sein vor einem Angriff, einer Schädlichkeit, die auf den Organismus eindringt.

Beide Fälle unterscheidet der bewußte Mensch für gewöhnlich ganz deutlich. Im letzteren Falle allein spricht er von Erkältung. Im ersteren Falle sagt er: mir wird kalt, ich fröstele, friere, zittere im warmen Zimmer, trotz der warmen Decke, trotz der Ofenwärme; ich bin also krank; auch das Kopfweh, das Schluckweh, die Gliederschmerzen usw. zeigen mir die beginnende Krankheit an; ich will zum Arzte schicken. Im anderen Falle sagt er: es ist kalt; mich trifft ein Zugwind, ich muß vom Fenster weggehen; der Stein, worauf ich sitze, ist kalt, ich muß aufstehen; der Raum ist zu kühl, ich muß mich bewegen oder wärmer kleiden oder besser heizen lassen; der Wind bläst eisig, er tut meiner Brust weh, ich werde nach Hause gehen, sonst könnte ich mich erkälten, krank werden und den Arzt nötig haben.

Die Erfahrung lehrt wirklich, daß manche und vielerlei Erkrankungen auf eine Mißachtung und Vernachlässigung der Erkältungsempfindung folgen, und diese Krankheiten nennt das Volk und mit ihm der Arzt **Erkältungskrankheiten**. Wir sprechen von Krankheiten durch Erkältung, wie wir von Krankheiten durch Übermüdung, durch Überfüllung, durch Berauschung, durch Entbehrung, durch Vergiftung, durch Ansteckung, durch Schrecken, durch Aufregung, durch Kummer sprechen.

Daß es Erkältungen und Erkältungskrankheiten gibt, weiß jeder, der sie am eigenen Leibe erfahren und gar wiederholt erfahren hat. Was Erkältungsgelegenheiten und Erkältungen bedeuten, weiß jeder Gärtner, der seine Pflanzen im Treibhaus vor Zugwind hütet; weiß jeder Landmann, der für das junge Gemüse den Nachttau, für den blühenden Obstbaum die Nachtfröste fürchtet; weiß jeder Bauer, der die Kuhmagd schilt, wenn sie bei Wind und Wetter die Stalltüre offen stehen läßt; weiß jeder Pferdeknecht, der den geschwitzten Gaul abreibt und mit einer Decke behängt, ehe er ihn zur Ruhe und Krippe bringt; weiß jeder Hirte, der seine Schafe an warmen Tagen schert und die geschorenen sofort unter Dach und Fach birgt, falls eine unerwartete Abkühlung der Luft eintritt.

Auch der Arzt, der ohne vorgefaßte Meinung seine Beobachtungen sammelt, lernt aus immer wiederkehrenden Erfahrungen, daß zwischen empfundener Abkühlung und folgender Erkrankung ein ursächlicher Zusammenhang wirklich besteht und daß bei rechtzeitiger Berücksichtigung der Empfindung durch ein zweckmäßiges Verhalten der Weiterentwickelung einer beginnenden Erkältungskrankheit vorgebeugt werden kann.

Das Wort Erkältung soll also zunächst nichts weiter besagen, als daß dieser und jener, der seinen Körper oder einen Teil davon zufällig einem kühlen Luftzug, einer Durchnässung und Verdunstung, einer kalten Unterlage ausgesetzt hat oder einen kalten Wind in die tieferen Atmungswege empfangen oder zur Unzeit ein kaltes Bad genommen oder unvorsichtig einen kalten Trunk getan hat, gelegentlich dann und wann mit einem peinlichen Gefühl des Kälteschauers, des Fröstelns oder Frierens bestraft wird, mit einem Gefühl, das ganz verschieden ist von der wohltuenden Erfrischung und Kräftigung, die sonst die Kälte dem Gesunden verursacht. Das Unbehagen kann, wie die Erfahrung weiter lehrt, ohne besonderes Hinzutun oder nach allgemeiner Erwärmung in der Sonne, im Bett, am Ofen, durch heiße Getränke usw. wieder vorübergehen; in anderen Fällen aber von entfernten und allgemeinen Störungen wie Niesen, Husten, Durchfall, Gliederweh, Leibschmerzen, Fieber gefolgt sein, die dann rasch wieder abklingen oder allmählich oder plötzlich unter dem steigenden Gefühl des Ergriffenseins zu einem mehr oder weniger schweren Krankheitszustand überführen.

72. Als besonders häufige zeitliche Folgen von Erkältungen werden angegeben die alltäglichen Störungen an Schleimhäuten, Gelenken, Muskeln Nerven usw., welche man von alters her als Flüsse bezeichnet. Noch viele andere Krankheiten können durch Erkältungen vorbereitet oder erregt werden. Wenn man aber von Erkältungskrankheiten schlechtweg spricht, so meint man in erster Linie die Flußkrankheiten. Bei dieser Bezeichnung dachte man sowohl an die Flüssigkeitsabsonderung, wie sie bei den äußeren Flüssen der Schleimhäute sinnenfällig vorliegt, als auch an die Flüchtigkeit vieler hergehörigen Störungen, wie sie besonders bei den umherziehenden, rasch den Ort wechselnden Schmerzen und Schwellungen der Gelenke, Muskeln, Nerven und bei ihren springenden Versätzen auf andere Körperteile auffällt. Die aus dem Griechischen entlehnten Kunstnamen, Katarrh und Rheuma, die in den Alltagsgebrauch übergegangen sind, besagen nichts anderes als das deutsche Wort Fluß. Rheuma kommt von ῥέειν, fließen, und Katarrh von καταῤῥέειν, hinabfließen. Ungebildete, welche diese Wörter nicht mehr verstanden, haben den heute allgemeinen Mißbrauch eingeführt, von „trockenem Katarrh", von „chronischem Rheuma" und dergleichen zu reden und dabei Katarrh allein auf die Schleimhäute, Rheuma, Rheumatismus allein auf innere Teile zu beziehen, eine Unterscheidung, die weder im Wort noch im ursprünglichen Sinne der Griechen lag. Diese Unterscheidung hat auch, wie wir nachher (158) zeigen werden, im Mittelalter nicht bestanden, sondern sich erst in der neueren Zeit festgesetzt, wo man von den Alten und ihrem Geist nichts mehr wissen wollte, aber ihre Wörter als billigen Schmuck beibehielt. Wir können jene abgeschliffenen und umgemünzten Kunstausdrücke, ohne geziert zu erscheinen, heute nicht mehr umgehen, da weder die Ärzte noch die Laien sich gerne in den bescheidenen Ausdrücken der Muttersprache zurechtfinden. Seien wir also nachgiebig und bequemen uns dem Sprachgebrauch an, um so bestimmter auf Klarheit in der Sache bestehen zu dürfen.

Katarrhe und Rheumatismen fallen in großer Breite mit den Erkältungskrankheiten zusammen insofern, als weitaus die meisten Erkältungskrankheiten sich mit äußeren oder inneren Flüssen äußern. Der Satz gilt aber nicht umgekehrt; nicht alle Flußkrankheiten kommen durch Erkältungen zustande und derselbe Katarrh, dasselbe Rheuma, das heute durch eine Erkältung hervorgerufen wurde, kann ein andermal nach irgend einem anderen Anlaß ausbrechen. Das Wort Erkältungskrankheiten im gleichen Sinne mit Katarrh und Rheuma abwechselnd zu gebrauchen, wie es im 18. und 19. Jahrhundert vor allem deutsche Ärzte getan haben und seitdem das Volk noch tut, ist ein Mißbrauch. Es gibt zahlreiche katarrhalische Erkrankungen, die ohne Erkältung, durch Hitze, Staub, Rauch, scharfe Dünste und Gase usw., ausgelöst werden; und es kann einer, der seinen Rheumaanfall gewöhnlich von einer Erkältung herschreibt, ihn gelegentlich auch durch eine Überanstrengung, durch einen Stoß, durch eine Verdauungsstörung oder auch ohne ersichtlichen Anlaß bekommen.

Der gesunde Alltagsverstand ist weit davon entfernt, alle Schleimhautflüsse, Gelenkflüsse, Nervenflüsse, und ihre Versätze als Erkältungskrankheiten zu bezeichnen. Er unterscheidet von einem Erkältungsschnupfen oder Pfnüssel sehr wohl einen Nasenfluß, der durch eine örtliche Reizung der Nasenschleimhaut erregt wird oder Teilerscheinungen einer Masernerkrankung ist oder langwierige Drüsenschwellungen am Halse begleitet; es entgeht ihm nicht, daß es neben Lungenentzündungen, die durch Erkältung entstehen, auch solche gibt, die sich durch Ansteckung vom Kranken auf den Gesunden fortpflanzen oder Ausdruck einer verbreiteten Seuche wie der Grippe sind; er erkennt deutlich, daß Erkältungsursachen nicht unter allen Umständen und nicht bei allen Menschen, auch nicht beim selben Menschen an allen Orten und zu allen Zeiten wirksam werden, sondern nur unter besonderen Nebenbedingungen Erkältungskrankheiten bewirken; daß diese also zwar nicht das ausschließliche Recht, aber ein Vorrecht mancher Menschen sind und sich zeitlich und örtlich, je nach Gelegenheit, Jahreszeit, Witterung, Klima und Wohnung häufen können.

73. „Was ist denn Erkältung, Erkältungskrankheit? Kurz und klar!"
Ehe wir Begriffe festlegen, wollen wir den Wortgebrauch reden lassen. Wenn der Deutsche sagt, ich habe mich erkältet; der Lateiner, frigus accepi; der Franzose, j'ai pris un refroidissement, der Engländer, I have got a cold; der Holländer, ik ben verkouden worden; der Italiener, ho pigliato un' imbeccata, un' infreddatura, so drückt der eine wie der andere damit kurz einen keineswegs einfachen Vorgang aus. Das geht schon daraus hervor, daß statt des Ausdrucks, ich habe mich erkältet, auch der entgegengesetzte Ausdruck fällt: ich habe mich erhitzt, je me suis échauffé, io ho preso una caldana! Wobei denn doch derselbe Vorgang gemeint ist.

Fragt man nun genauer, wie verlief denn die Erkältung? so lautet die Antwort ziemlich umständlich: Ich war wieder einmal unvorsichtig und habe mich nicht gleich vom Fenster weggesetzt, als ich merkte, daß es zog; nun ist der Schmerz in der linken Schulter wieder da. — Meine Schuhe und Strümpfe sind naß geworden und ich war zu bequem, sie sogleich zu wechseln, wiewohl die Füße kalt wurden und ich niesen mußte; nun bekomme ich wieder meinen Schnupfen. — Jedesmal, wenn ich im Schlafe meine Arme entblöße, bekomme ich einen Hustenanfall, der mich weckt. — Lasse ich mir bei naßkaltem Wetter die Nackenhaare schneiden, so kann ich mich unbedingt darauf verlassen, daß ich Zahnschmerzen bekomme. — Ich bekomme wie mein Vater jedesmal einen dreitägigen Katarrh, wenn ich mir im Winter das Kopfhaar verkürzen lasse;

darum tragen wir bis zum Sommer das Haar im Nacken lang. — Der Saal war überfüllt, die Luft darin heiß, aber meine Rede strengte mich nicht an; es wäre alles gut gegangen, hätten mich nicht nachher die guten Freunde draußen in der Kälte festgehalten und, wiewohl ich eilig war, noch weiter ausgefragt; jetzt bin ich wieder für eine Woche heiser und muß den guten Freunden danken, wenn es nicht tiefer geht. — Ich stand in der Halle vor meinem Vorgesetzten, der mir eine halbe Stunde lang seine Wünsche vortrug; ich fühlte, wie die kalte Luft auf meinen kahlen Scheitel fiel, durfte natürlich den Hut nicht aufsetzen; jetzt schneidet der höllische Reißmatismus in meinem Kopf. — Seit drei Jahren putze ich im Hof bei Wind und Wetter das Wagengeschirr und es war mir immer wohl dabei; gestern, bei der großen Kälte, wo die Öfen immer wieder neue Kohlen verlangten, mußte ich beständig zwischen Haus und Hof hin und her laufen, jetzt den Ofen schüren, dann wieder ins kalte Wasser greifen; das griff auch mich an, ich wurde an allen Gliedern steif, bekam nachts Frost und Hitze und kann jetzt vor Schmerzen weder Arm noch Bein rühren. — Meine liebe Frau hat vor drei Tagen, am Weihnachtstag, ihren fünften Jungen zur Welt gebracht; alles schien so gut wie sonst zu gehen; aber der junge Doktor, der ihr bei der Geburt so hilfreich beigestanden hat, machte am anderen Tage, als die Frau schwitzend im Wochenbett lag, die Fenster weit auf, weil sie frische Luft nötig habe; er wollte auch nicht darauf hören, als meine Frau sagte, der alte Hausarzt habe immer vor unvorsichtigem Lüften und besonders vor Durchzug in der Wochenstube gewarnt; ein paar Stunden später bekam die Frau Stiche in der Seite und Atemnot und jammert jetzt vor Schmerzen; der kleine Junge niest beständig und will nicht trinken. — Ich hatte gestern einen Zank mit meinem Gatten; er erhitzte sich dabei, stieg aufs Pferd, jagte zur Stadt, um Hitze und Ärger im Wein zu löschen; es ging gegen den scharfen Nordost; anfangs tat ihm der sausende Wind gut, nach einer viertel Stunde bekam er einen kalten Schauder; im Gasthof ließ er sich statt Wein einen heißen Grog geben; auch der wärmte ihn nicht; er ritt bald zurück und als er nach Hause kam, hatte er auf der Brust heftige Stiche und Beklemmung; ich legte ihn zu Bett, dann kam Frost und Fieber und Verwirrung; ein Glück, daß ich gleich kalte Umschläge machte, sonst wäre er noch in der Nacht gestorben. — Ich war von einem zehnstündigen Gang in den Bergen zum Dorfwirtshaus zurückgekehrt, setzte mich erschöpft und erhitzt auf eine Steinbank vor dem Hause, nahm mein Nachtessen und blieb in der angenehmen Kühle noch bei einer Flasche Wein sitzen; als ich dem Wirt, der mich gegen Mitternacht ans Bett mahnte, folgen wollte, kamen mir die Beine ungemein schwer vor; ich konnte sie kaum aufheben und mußte mich am Treppenseil hinaufschleppen; ich dachte, sie seien nur übermüdet; der Wein war leicht gewesen; im Bett konnte ich nicht warm werden; nun fingen ziehende Schmerzen in den Beinen an, mich zu quälen; sie hielten mich lange wach; endlich schlief ich ein; am anderen Morgen waren die Beine lahm, ich konnte keinen Harn lassen und werde nun von schießenden Schmerzen im Kreuz geplagt. — Der Junge hat gestern den ganzen Nachmittag in der Sonnenhitze gespielt und getobt und, als er mit glühendem Gesicht abends ins Haus kam, seinen Durst rasch am Wasserkranen gelöscht, eine Stunde später wand er sich vor Bauchschmerzen am Boden; der Bauch trieb auf; Stuhldrang und Harndrang ohne Erfolg; Schmerzen und Drang wurden durch heiße Aufschläge auf den Leib so weit gelindert, daß er, wenngleich unruhig, bis nach Mitternacht schlummerte; dann kamen die Schmerzen wieder, es stellte sich unaufhörliches qualvolles Aufstoßen und Erbrechen ein, das zuletzt übelriechende Massen hervorbrachte; als endlich der Arzt zur Stelle war, verschied das Kind unter lautem Aufschrei plötzlich in meinen Armen. — Meine Tochter war immer gesund und blühend; sie hatte während des Winters mehrere Bälle mitgemacht; vor zwei Monaten, Mitte Februar, hat sie zuletzt getanzt; eine Freundin erregte ihr Eifersucht; es wurde ihr heiß; sie stellte sich an die offene Saaltür und ließ die kalte Nachtluft auf Gesicht und Brust wehen, um sich zu kühlen, bekam einen Schauder und ging zurück; in der Nacht fing sie an zu hüsteln und zu fiebern; sie verlor von Tag zu Tag an Appetit und magerte mehr und mehr ab; wir hielten die Krankheit für eine einfache Erkältung und einen Kummer, bis sie gestern einen Blutsturz bekam. — Wir haben das kalte lichtlose Unterhaus, das Sie kennen, 18 Jahre bewohnt; mein Schwager, der Geheime Medizinalrat, sagte öfter, wenn ihr den geringsten Rheumatismus spürt, so sucht eine andere Wohnung; aber alles schien gut zu gehen, bis vor einem Jahr meine Frau anfing, abwechselnd steife Knie und Ellbogen zu bekommen und über Schmerzen in Kreuz und Hüften und Waden klagte; eine Kur im Bad Kreuznach, Elektrizität, Massage, Eisen und wieviele andere Arzneien, sogar Radiumpastillen nutzten nichts; wir wohnen nun schon seit einem halben Jahre auf der Sommerseite im ersten Stock; aber meine arme Frau wird steifer und steifer und kann sich kaum mehr vom Bett zum Sessel und vom Sessel ins Bett schleppen; Sie, verehrter Herr Sanitätsrat, müssen uns helfen, und die liebe Frau wieder gesund machen!

So und ähnlich lauten die genaueren Angaben der Kranken, die ihr Leiden auf eine sogenannte Erkältung kurz zurückführen.

74. Dem Diagnostiker, der in erster Linie die Störungen im kranken Körper feststellen will, dem Therapeuten, der den kranken Organismus nach allen Regeln der Experimentalwissenschaft „rationell" behandelt, dem Anatomen, der die Gewebsveränderungen bei krankhaften Störungen und in ihnen den Grund der Krankheit sucht, dem Ätiologen, der vornehmlich Giften und Bakterien nachspürt, wenn jemand unvermutet erkrankt, dem Epidemiologen, der überall Seuche und Übertragung wittert und bekämpft, ihnen allen mag die Meinung des Kranken über den Anlaß zu seinem Leiden gleichgültig sein. Der Arzt, der nicht mit abgezogenen Begriffen umgeht, sondern Menschen mit ihren besonderen Befürchtungen und Erlebnissen und Klagen und Instinkten anhört, findet es der Mühe wert, sich auch um die subjektiven Angaben des Kranken zu kümmern, selbst dann, wenn oder weil sie alltäglich und ungreifbar zugleich sind. Sogar in dem Falle, daß er von der Wissenschaft des Leichentisches und des Laboratoriums überernährt, gegen Laienausdrücke wie nervös sein, am gebrochenen Herzen sterben oder gar sich erkälten im Anfange seiner Tätigkeit einen wissenschaftlichen Haß empfand, auf die Dauer kann er sich der immer wiederkehrenden Angabe, ich habe mich erkältet, nicht verschließen und hält endlich die Beantwortung der Fragen: was ist es denn mit diesen angeblichen Erkältungen? wie weit handelt es sich um Tatsachen? was bedeuten sie? unter welchen Bedingungen kommen sie zustande? der Mühe wert.

Die beobachtende und beschreibende Wissenschaft des Arztes hat die Erkältung als Ursache von Erkrankungen nie geleugnet.

Eine ungeduldige Forschung, die sich mit Hochgefühl die exakte nennt, die alle Erfahrungen an vorgezeichneten Rubriken aburteilt, an alle sofort mit der Forderung nach Zahl, Maß und Gewicht herangeht, auch wenn Methoden der Zählung, Messung und Wägung noch fehlen; die beim Menschen für unmöglich hält, was ihr beim Tier nachzuahmen nicht gelingt, weiß mit den Erkältungskrankheiten nichts anzufangen und wird daher schnell damit fertig; sie leugnet sie einfach im Namen der Wissenschaft und sieht mit Mitleid oder Spott auf das erkältungsfürchtige Volk und auf die Rückständigkeit des erkältungsgläubigen Arztes, den doch die folgenden Experimente längst eines besseren hätten belehren können.

75. Man nehme, lehrt der Experimentator, ein Kaninchen, tauche es 20, 30, 40 Minuten und länger in Wasser von $+0{,}5^0$ C; wiewohl seine Körperwärme auf 32^0 C und weniger hinabsinkt, es bekommt keinen Schnupfen; also gibt es keinen Erkältungsschnupfen. — Das Kaninchen, bemerkt ein zweiter Experimentator, war bei diesem Versuch nicht nackt, vielleicht auch schon zu alt; ich nehme zwei männliche und zwei weibliche Kaninchen vom selben Wurf, im Alter von 11 Monaten und jedes 1300—1400 Gramm schwer; ich rasiere sie, tauche sie in eiskaltes Wasser und halte sie darin 5, 10 Minuten und bis zu einer Stunde; ihre Körperwärme sinkt auf 30^0, 20^0 und tiefer; drei Kaninchen krepieren, aber keines bekommt Schnupfen oder Lungenentzündung oder Lähmungen; es gibt also keine Erkältungskrankheiten. — Dem dritten fällt ein, daß die Leute sich bei erhitzter Haut ganz besonders leicht erkälten wollen; er nimmt je drei Kaninchen von verschiedenen Würfen, die einen 8, die anderen $12^1/_2$ Monate alt, alle von annähernd gleichem genau bestimmten Gewicht, rasiert sie, taucht dann zwei Pfoten oder vier Pfoten oder das ganze Tier zuerst 1, 2, 3 und mehr Minuten in heißes Wasser, dann 10, 20, 30 Minuten und mehr in eiskaltes Wasser; die Tiere fühlen sich seiner Meinung nach ganz wohl. Die Hälfte von ihnen wird nun an den heißen Ofen gesetzt, nach einer Viertelstunde im kalten Raume mit Äther begossen; auch diese klagen nicht. Die anderen drei kommen abwechselnd an den heißen Ofen, abwechselnd unter ein Drahtnetz in den schärfsten Luftzug am geöffneten Stallfenster; auch hierbei bekommt keines eine der sogenannten Erkältungskrankheiten. Alle leben noch ein, zwei, drei Tage und sterben endlich, weil sie aus Eigensinn nicht mehr fressen wollen. Es gibt also keine Erkältungskrankheiten.

Sowenig wie dem Kaninchen ist anderen Tieren mit Abkühlungen beizukommen; sie bleiben am Leben oder sie sterben, falls sie nämlich „überempfindlich" gegen brutale Eingriffe sind; aber keines geht an Erkältung zugrunde.

Wie zahlreich und sinnreich diese Experimente von den verschiedenen Forschern, Beck (1868), Afanassiew (1877), Lassar (1880), Rosenthal (1881), Reineboth (1899) variiert und kompliziert worden sind, es gelang nicht damit, den „Aberglauben" an Erkältungskrankheiten zu stützen. —

Die Grundlage für jene Versuche war die Erkältungstheorie, welche Runge (1868) aufgestellt hatte: „Die Kälte bewirkt zunächst in der Haut eine Verringerung der Blutmenge, damit ist eine Herabsetzung der Nerventätigkeit und wahrscheinlich auch eine Veränderung in den Gewebselementen verbunden; doch kennen wir die letztere nicht. Die Wirkung der Erkältung und ihre pathologischen Folgen gehen gewiß oft tiefer als auf die unter der Haut liegenden Muskeln und Gelenke und zwar direkt in die Tiefe; es entsteht so Magenkatarrh durch Erkältung der Magengrube. Dabei ist es durchaus nicht nötig, daß das getroffene Organ eine meßbare Herabsetzung seiner Eigenwärme erfahren habe. — Schwierig ist es, sich eine genügende Vorstellung davon zu machen, wie das Umziehen oder Überspringen des Rheumatismus zustande kommt. Nach meinen Erfahrungen kommt dasselbe bei einer lokalen Erkältung weit seltener vor, als wenn die Erkältung den größten Teil der Hautoberfläche getroffen hatte, und dann werden meist Muskeln oder Gelenke befallen, die schon früher Sitz eines rheumatischen Leidens gewesen sind."

Dieselbe Theorie wird im Jahre 1912 von Baumgarten wiederholt: Die gesunde Haut schützt den Menschen vor Erkältungskrankheiten; „damit der Kältereiz nicht in die Tiefe des Körpers eindringen kann, muß sich die Haut zusammenziehen. Das tut sie auch, wenn sie richtig funktioniert und so bleibt der Kältereiz an der Oberfläche stehen. Hat aber die Hautmuskulatur nicht die entsprechende Beweglichkeit, die genügende gymnastische Fähigkeit, sich zusammenzuziehen und wieder zu erweitern, dann wird die mit dem Winde eindringende Kälte nach dem Innern des Körpers dringen können und dort eine sogenannte Erkältung hervorrufen."

Es gelingt nicht, derartige Theorien durch das Experiment zu schützen, „also gibt es keine Erkältung!"

76. Inzwischen hatte die Physik in der wissenschaftlichen Medizin wieder einmal der Parasitologie Platz gemacht und so konnte Lipari (1889) auf die Idee kommen, Abkühlung und Infektion im Experiment miteinander zu verbinden, um der Erkältung wenigstens die Bedeutung einer Gelegenheitsursache zu retten. Er fand, daß Tiere, denen er pneumonisches Sputum vom Menschen in die Luftröhre spritzte, für gewöhnlich nicht an Lungenentzündung zugrunde gingen, dagegen fast immer daran starben, wenn er sie vorher durch Hetzen erhitzt oder durch ein Bad von 3^0 C oder durch Verdunsten von Äther auf der enthaarten Brust abgekühlt hatte.

Fischl (1897) kam zum selben Versuchsergebnis. Er band 30 Kaninchen an Eisenrahmen, brachte sie dann in einen Blechkasten, der ringsherum mit schmelzendem Eis umgeben war, und spritzte ihnen, als sie nach einer halben Stunde 10^0 und mehr an Eigenwärme verloren hatten und halbtot auf der Seite lagen, Pneumokokken in die Ohrvenen ein, worauf sie starben, während die nicht abgekühlten Kontrolltiere, dank einer bei ihnen auftretenden Leukocytose, die Infektion überstanden.

Lode (1897) rasierte und rupfte 54 Versuchstiere, Meerschweinchen, bis zur Hälfte oder zu zwei Drittel der Körperoberfläche, brachte sie dann auf eine halbe Stunde in Brutofenwärme von 37^0 C und danach in einen kalten Raum; einen Teil davon badete er vorher in Wasser von 38^0 und setzte sie dann naß auf einem Fensterbrett bei halbgeöffnetem Fenster der Zugluft aus. Die Mastdarmtemperatur der Tiere sank von $39,6^0$ auf $35,5—34,2^0$ C, also um $4—5^0$. Einer ähnlichen „Erkältung" wurden Hühner und Ratten unterworfen. Nachdem sich die erschöpften Tiere ein wenig erholt hatten, wurden sie von den Venen aus oder von den Luftwegen aus mit verschiedenen Bakterienkulturen, Bacillus pneumoniae, Bacillus anthracis, Staphylococcus pyogenes, Bacillus tuberculosis, beschickt. Von den 54 abgekühlten Versuchstieren gingen $46=85\%$ binnen 20 und 72 Stunden zugrunde; von 45 Kontrolltieren, die ohne vorhergegangene Abkühlung infiziert wurden, fielen bloß $6=12\%$. — In einer anderen Versuchsreihe wurden rasierte und infizierte Kaninchen durch Kleidchen aus Doppelbarchent sorgfältig geschützt; diese blieben fast alle am Leben, während unbekleidete Tiere ausnahmslos starben.

Entgegen diesen Versuchsergebnissen fand Dürck (1897), daß zum Zustandekommen der Lungenentzündung im Experiment die Infektion gar nicht erforderlich sei. Sechs enthaarte Kaninchen, die 16 bis 36 Stunden lang bei 37^0 C im Brutofen gesessen hatten, dann 2—7 Minuten lang in eiskaltem Wasser gebadet worden waren, erlagen ohne weiteres der Lungenentzündung. Da nun in den Entzündungsherden verschiedene Bakterien, Bacterium coli, Bacillus pneumoniae, Sarcina gefunden wurden, so schließt er, daß die erkälteten Versuchstiere deshalb an Lungenentzündung sterben, weil sie in ihren Luftwegen die zur Entzündung erforderlichen pathogenen Keime beherbergen. Durch Einblasen des Diplococcus lanceolatus in die Luftröhre kam bei Kaninchen keine Lungenentzündung zustande, auch dann nicht, wenn vorher oder nachher scharfer Staub in das Lungengewebe eingeblasen wurde.

77. Dürcks Behauptung, daß einfache Abkühlungen ohne Infektion bei Kaninchen leicht eine tödliche Lungenentzündung bewirken, konnte durch keinen anderen Experimentator bestätigt werden. Als Zillessen (1899) versuchte, bei Kaninchen durch Abkühlung anatomische Läsionen hervorzurufen, mußte er ihre Körperwärme bis auf 28^0 C und tiefer hinabdrücken; „diese

Temperatur war erforderlich, da sonst die pathologischen Befunde unsicher waren." Die Tiere wurden bei der bedeutenden Abkühlung so matt, daß sie sich nur mühsam erholten. Von 13 Kaninchen starb eines am vierten Tage nach der Abkühlung. Bei der Sektion fanden sich die Bronchien mit Schleim erfüllt, in den Lungen erbsengroße Sugillationen, aber weder pneumonische Herde noch Thromben in den Lungengefäßen. Auch bei anderen absichtlich getöteten Tieren wurde das Bild der Lungenstauung und Bronchialstauung mit vermehrter Schleimabsonderung gefunden.

Ähnliche Versuche von Klipstein, Göbell und Nebelthau (1899) ergaben, daß starke Abkühlungen im günstigen Falle Bronchopneumonien, nie aber kruppöse Lungenentzündungen bei Kaninchen bewirken; außerdem hämorrhagische Erosionen der Magenschleimhaut, Lungenödem usw. — Diese Befunde stimmen genau zu denen, welche von Krajewski (1864), Pouchet (1865), Wertheim (1870), Horvath (1873), Giese (1901) und anderen bei Erfrierungsversuchen, von Wegner (1876) und Hochhaus (1899) bei Versuchen über die unmittelbare Einwirkung der Gefrierkälte auf die entkapselte Niere und auf die luxierte Leber beim lebenden Kaninchen erhoben worden sind; sie stimmen ferner zu den Leichenbefunden an erfrorenen Menschen, die Ansiaux (1889), Keferstein (1893) und andere mitgeteilt haben.

So haben also die Experimentatoren, indem sie Erkältung, Abkühlung, Erfrierung verwechselten und zusammenwarfen, bisher nur Beiträge zur Lehre von den Frostschäden und vom Erfrierungstod geliefert; sie haben sozusagen die Physiologie des Kitzelreizes mit Keulenschlägen studiert.

Der einzige, der mit mäßigen Abkühlungen durch kühle Bäder oder durch kalten Zugwind ober kühles Bad und nachträgliches Aussetzen in Luftzug operierte, war Chodounsky (1911). Es gelang ihm in zahlreichen Versuchen derart nicht, die Sterblichkeit bei infizierten Tieren zu vermehren. In Versuchen, bei denen er vollvirulente Infektionen der verschiedensten Art setzte, erlagen von abgekühlten Tieren $58,8^0/_0$, von nicht abgekühlten Kontrolltieren $62,7^0/_0$; dabei war es gleichgültig, ob die Infektion unmittelbar nach der Abkühlung oder 8—10 Stunden später gesetzt wurde. In anderen Versuchsreihen, in denen abgeschwächte Kulturen von verschiedenen Bakterien zur Infektion verwendet wurden, kamen die abgekühlten Tiere sogar besser weg, als die anderen; von diesen erlagen $62,5^0/_0$, von jenen nur $38,8^0/_0$.

78. Als man anfangen mußte einzusehen, daß der Erkältungsfrage mit Abkühlungs- und Erfrierungsversuchen nicht beizukommen war, kamen Theoretiker und sprachen: die Erkältung ist „im bisherigen Sinne" nicht aufrecht zu erhalten; es kann sich nicht um Störung der Wärmeökonomie dabei handeln. Aber da wir am eigenen Leibe Erfahrungen gemacht haben, in denen sich der Zusammenhang zwischen einem sogenannten Erkältungseinfluß und einer nachfolgenden Erkrankung mit Macht aufdrängte, so müssen wir „die Möglichkeit sogar die Tatsächlichkeit der Erkältungskrankheiten um so mehr zugeben, als auch theoretische Erwägungen ihr Zustandekommen bekräftigen."

Die neue Theorie lautete: „Bei Erkältung tritt Hyperämie der Schleimhäute ein. Diese Hyperämie schafft erhöhte Disposition zu Erkältungen, indem einerseits mit der Verminderung der Alkaleszenz eine Verminderung der Widerstandskräfte des Organismus gegen bakterielle Invasionen einhergeht, andererseits sich die Ernährungsbedingungen der Bakterien verbessern."

Auf diese „neueste Erkältungstheorie" Kisskalts (1900), die sich mit einigen der sichersten physiologischen Tatsachen in geraden Widerspruch stellt, hat Lebert schon im Jahre 1874 geantwortet: „Man hat nun, schreibt er, und gewiß nicht mit Unrecht behauptet, daß bei der Erkältung eine rasche Störung der vasomotorischen Nerven von der äußeren Haut das Blut entferne und nach inneren Teilen hinleite. Es mag dies ein gewiß sehr wichtiges Element sein, ist aber immerhin noch ein hypothetisches und in seinen Wirkungen nicht besser gekanntes als die sonstigen Erklärungsweisen der Erkältung. Sollen wir nun den ungenügenden Hypothesen eine neue hinzufügen und sagen, es wird zuerst eine Kongestion nach den Schleimhäuten hervorgerufen, dann in die Blutmasse ein pyrogenes Element geworfen, dann auf den Schleimhäuten mehr als eine Kongestion, eine wirklich gestörte Diosmose bedingt, so drücken wir eigentlich nur die nackten Tatsachen in etwas dunklerer und prätentiöserer Form aus . . . wir modernisieren nur die Materia peccans der Alten durch Tagesphrasen! . . . Seien wir also bescheiden und erkennen wir, wie wenig wir über den letzten Grund des Katarrhs wissen."

Soweit Lebert. Wie wir sehen, hat er die heute vielberufenen Tierexperimente Roßbachs (1882), welche die reflektorische Hyperämie der Schleimhäute infolge von Kältewirkungen auf bestimmte Hautstellen dartun, durch die klinische Beobachtung vorweggenommen; wie übrigens 150 Jahre vor ihm Thomas Simson (1726): eine plötzliche Kältewirkung auf die Haut zieht die oberflächlichen Gefäße des Körpers zusammen, infolgedessen die tieferen Gefäße einen starken Blutandrang erleiden und ihre natürliche Sekretion steigern.

Bei dem Zustandekommen der Lungenentzündung dachte Lebert sich ein physikalisch-chemisch wirkendes Mittelglied zwischen Hautabkühlung und Lunge wirksam, um die Pneumonie aus einer Störung der exhalatorischen Hautfunktion zu erklären. Fett, Harnstoff, Cholesterin, Milchsäure, Schweißsäure, schwefelsaure und phosphorsaure Alkalien, phosphorsaure Erden sowie Eisenoxyd, ferner Ammoniaksalze, Essigsäure, Ameisensäure sowie ein eiweißartiger Körper sollen, wenngleich sie alle zusammen kaum 4,5 pro Mille des Schweißes ausmachen, die Schädlichkeit sein, die hier als pyrogenes Element entweder plötzlich bei einmaliger Abkühlung der Haut zum kleinen Kreislauf geführt werden, oder in der langen rauhen Winterszeit langsam sich ansammeln und, ihre schädliche Wirkung auf das Blut kumulierend, den Widerstand der Lungenkapillaren untergraben.

Hier folgt Lebert der Vorstellung des Charles Lepois (1618) von der Säftestockung, colluvies serosa, als Ursache des Katarrhs und Rheumas und der Meinung Leidenfrosts (1797), daß das stockende Serum durch eine besondere Krankheitsschärfe ausgezeichnet sei: Rheumatismus oriens ex stasi humoris serosi plus vel minus acris.

Lebert war zu klug, um dieser altneuen Hypothese allzuviel Wert beizulegen. Er würde auch nicht mit Dzondi (1821) in der verhaltenen Hautschlacke oder dem skorischen Entzündungsreiz nun gleich den Quell der meisten Störungen des Organismus gesehen oder mit Fuller (1852) und Benjamin Richardson (1860) allein in der Milchsäure oder mit Haig (1892) allein in der Harnsäure das perspirabile retentum gesucht und gefunden haben. Noch weniger hätte er sich und anderen eingeredet, mit der Retentionstheorie etwas Neues zu bringen.

79. Die Entstehung der Erkältungskrankheiten durch zurückgetretenem oder verhaltenem Schweiß zu erklären, war ja ein beliebtes Katheterspiel geworden, seitdem Santorio Santoro in seinen Aphorismi de statica medicina (1612) die Transpiratio absque sensu dargetan und auf die Zurückhaltung und Anhäufung giftiger Stoffwechselschlacken bei unterdrückter Hauttätigkeit hingewiesen und überdies mit dem Hinweis auf die Gefährlichkeit verhaltenen Schweißes vor der angenehmen aber trügerischen Abkühlung gewarnt hatte. Plempius (1670) zeigte bald in seinem Büchlein De togatorum valetudine, wie viele Beschwerden und Krankheiten durch den öfteren Gebrauch des Fächers entstehen, der eben dadurch, daß er die Ausdünstungen des Gesichts hemme, den Kopf heiß und schwer mache und sofort zu Störungen der Augen, Nase, Zähne usw. die wirksamste Veranlassung gebe. Sogar Männer wie Tissot (1761) nahmen sich dieser Erkältungstheorie an: Wenn man sich nach einer starken Erhitzung an einem kühlen Ort ausruht, so hemmt man dadurch auf einmal die Ausdünstung; diese Feuchtigkeit wirft sich auf einen der inneren Teile zurück und verursacht viele sehr heftige Krankheiten, vornehmlich Halsweh, Entzündungen der Brust, Seitenstiche, Entzündungskoliken.

Die Nutzanwendung zur Heilung der Erkältungskrankheiten war die Ausleerung des perspirabile retentum. Schwitzkuren zu diesem Zwecke wurden verpönt, seitdem Tissot ihren Mißbrauch durch das Landvolk bei Krankheiten überhaupt und bei Fieberkrankheiten insbesondere gegeißelt hatte. Um so zweckmäßiger erschien die Blutentziehung. Ohnehin war es ja unbegreiflich, daß die in Entzündungskrankheiten, in Pestleiden, bei Vergiftungen und tödlichen Verwundungen so machtvolle Hilfe der Laßkunst bisher bei den gefahrdrohenden Erkältungskrankheiten noch gar nicht regelmäßig angerufen worden war. Fortan Schröpfkopf, Blutegel, Lanzette bei Erkältungen ruhen zu lassen, nachdem laut den Forschungen der fortschreitenden Physiologie der Verlust des Lebens durch Selbstvergiftung auf dem Spiel stand, würde ein Kunstfehler gewesen sein. Die Barbiergilde konnte sich zudem bereits auf einen erfahrenen Anonymus aus Montpellier berufen, der laut seinen Observations intéressantes sur la cure de la goutte et du rheumatisme (Paris 1741) außer der Gicht alle Formen der Katarrhe und Rheumatismen mit großen Aderlässen wirksam behandelte, binnen 36 Stunden an Fuß und Arm mehr als zwanzig Pfund Blut entzog; wenn nach zu raschem Abfluß Ohnmachten und Krämpfe eintraten, dann die Gefäße zudrückte und verband, bis die Kräfte wiederkehrten, um sofort wieder aufs neue die Ader bluten zu lassen.

Diesen therapeutischen Proben auf die Retentionstheorie, die später im Vampirismus Broussais und Bouillauds ihre Fortsetzung nahmen, folgten zur weiteren Ergründung der Erkältungskrankheiten die Tierexperimente von Fourcault (1838), Becquerel und Breschet (1841), Magendie (1846), Gerlach (1851), Valentin (1853), Laschkewitz (1868) und so vieler anderen, die immer wieder darauf hinausgingen, die Gefährlichkeit der gehemmten Hautausdünstung durch Verschließen der Hautporen mittelst Firnis, Leim, Pech und anderen Pflastermassen zu beweisen; den dabei sich einstellenden Schaden zu erklären und somit, womöglich, die alleinrichtige Erkältungstheorie zu gewinnen.

Wie wenig diese Absicht gelungen ist, beweisen außer den Experimenten selbst, die zwar gelegentlich zum Tode aber nie zu erkältungskrankheitähnlichen Leiden führten, die Eskimos und Feuerländer und andere unsaubere Menschen, die lebenslänglich mit Absicht oder aus Nachlässigkeit ihre Haut mit Tran und Schmutz überziehen und dabei an Erkältungskrankheiten weniger leiden als der reinliche Europäer. Das beweist ferner das dreijährige unabsichtliche Experiment Fridtjof Nansens und seiner kühnen Gefährten auf der großen Nordfahrt in den Jahren 1893 bis 1896; obwohl die Hautporen der Abenteurer während der ganzen Zeit durch dicke Schmutz- und Hauttalgkrusten unter der ungewechselten Leibwäsche verschlossen blieben, war ihr Gesundheitszustand doch so vortrefflich, daß der Schiffsarzt seine Kunst nicht ein einziges Mal anzuwenden Gelegenheit hatte.

Trotz alledem ist die Retentionstheorie in der jüngsten Zeit von einem Naturforscher wieder ausgesponnen worden; ,,Sind Nerven- und Muskelfäserchen der Haut durch Erkältung geschwächt, so dringt Blutwärme heraus, wird abgegeben, die Körper verdichten sich, also auch die Hautzellen und die Blutäderchen. Der osmotische elektrochemische Stoffaustausch zwischen Blut,

Lymphe und Körperzellen wird gehemmt, aus den geschlossenen Hautporen können auch keine bei der Blutwärme und bei den chemischen Vorgängen fortwährend entstehenden Gase, Wassergas, Kohlensäure, mehr entweichen; der Flüssigkeits- und Gasdruck wird nach innen gerichtet. Da wo dieser Druck den geringsten Widerstand findet, wendet er sich hin und treibt nun Flüssigkeit aus den Schleimhäuten der inneren Organe heraus. Je nach der Schwäche der Organe, bei dem einen aus den Schleimhäuten der Nase (Laufschnupfen), bei den anderen aus denen des Magens, der Därme, der Gebärmutter, der Blase usw. Die Flüssigkeit ist aber nicht nur reines Wasser, sondern eine Lösung von allen möglichen Salzen und Stoffwechselprodukten, ähnlich wie der Schweiß und Harn. Ich selbst litt früher sehr häufig an Schnupfen, wenn sich im Winter beim Schreiben oder Lesen die Füße zu stark abkühlten. Nachdem ich physiologische Studien trieb, sammelte ich ein paarmal die aus der Nase tropfende wasserhelle zunächst schleimlose Flüssigkeit auf einem Uhrglas, trocknete sie im Exsikkator über konzentrierter Schwefelsäure ein und untersuchte mit dem Mikroskop die zurückgebliebene dünne Salzschicht. Da fand ich neben den würfelförmigen Chlornatriumkristallen die schleifsteinartigen der reinen Harnsäure, ferner harnsaure, phosphorsaure und kohlensaure Kalk- und Natronsalze. Nun wurde mir auch klar, warum sich die Schleimhäute so bald entzündeten und warum die überall vorhandenen Bakterien auf solchem entzündeten Gewebe gediehen und die eigentlichen länger anhaltenden Katarrhe erzeugten. Die sauren Stoffwechselprodukte hemmen bekanntlich die Schutzwirkung unserer Wander- oder Freßzellen, der Phagocyten, die überall da herbeiströmen, wo Zelleiweiß in Zerfall gerät. Die sauren Produkte sowie die Spaltpilze bringen aber unser Zelleiweiß in Zerfall. Sie sind die Auslöser der Schleimhautentzündungen bei Erkältungen, der sogenannten Katarrhe, Nasen-, Rachen-, Luftröhren- oder Bronchial-, Lungen-, Magen-, Darm-, Blasen-, Gebärmutterschleimhautkatarrhe und der anderen Infektionserkrankungen" (1912).

80. Neben der physikalischen Theorie, der Reflextheorie und der Retentionstheorie der Erkältung gibt es noch einige andere Theorien, die wir hier kurz erwähnen müssen, weil sie jeden Augenblick wiederkehren können.

Zunächst die elektrische Theorie, die sich stützt auf die Untersuchungen Alexander von Humboldts „über die gereizte Muskel- und Nervenfaser nebst Vermutungen über den chemischen Prozeß des Lebens in der Tier- und Pflanzenwelt" (1797—1799), sowie auf Johann Wilhelm Ritters „Beweis, daß ein beständiger Galvanismus den Lebensprozeß im Tierreich begleitet" (1798). Hildebrand sah im Juni 1819 bei heftigen Stürmen und Gewittergüssen und Hagelschlägen die rheumatischen Krankheiten so zunehmen wie sonst kaum im Herbste; im Juli des folgenden Jahres zeigte sich bei gleicher Luftbeschaffenheit eine ähnliche Krankheitsstimmung. Das brachte ihn auf die Idee, die Erkältungskrankheiten auf die feineren Einflüsse der Atmosphäre zurückzuführen, die sich beim Wechsel im gewöhnlichen Verhältnis der Luftelektrizität, bei Flut und Ebbe in der Intensität des Erdmagnetismus, beim Mondwechsel und bei den Ausdünstungen der Erde und der Gewässer entwickeln. Die Eigenschaft des Wassers, an Seeküsten, Strombetten, Bächen und Nebeln die positive Elektrizität vom tierischen Körper abzuleiten und zu binden, erklärt die Beziehungen der Nässe zu den Erkältungskrankheiten. Schoenlein nahm diese Theorie in veränderter Form auf; er dachte sich, die rheumatischen Krankheiten entstanden durch verminderte Ausstrahlung der tierischen Elektrizität und wies zur Begründung auf die Beobachtung hin, daß zu Zeiten, wo die Rheumatismen häufig sind, die Elektrisiermaschinen oft den Dienst versagen und keine oder schwache Funken geben.

Hiergegen betonte Eisenmann (1841, 1860), daß das Versagen der Elektrizität seinen Grund in der Luftfeuchtigkeit habe; die feuchte Luft sei ein guter Leiter der Elektrizität und hindere die Isolierung des Konduktors und die Kondensierung der Elektrizität auf diesem auch dann, wenn die Atmosphäre sehr reich an Elektrizität sei; gerade eine quantitativ mächtige Luftelektrizität bilde die rheumatische Luftkonstitution. Die Atmosphäre sei nach den Beobachtungen von Heller und Schübler im Frühjahr und im Herbst, wo die Rheumatismen sich häufen, am reichsten an Elektrizität; ebenso sei abends die Luftelektrizität, die Seele der rheumatischen Konstitution, stärker angehäuft als am Tage, entsprechend der abendlichen Erkältungsgefahr. Bei der elektrisch-rheumatischen Luftkonstitution sei die Spannung der Elektrizität gleichgültig; quantitativ mächtige mäßig gespannte Elektrizität mache sthenische Rheumatosen, quantitativ mächtige stark gespannte Elektrizität hypersthenische Rheumatosen; quantitativ mächtige Elektrizität von geringer Spannung asthenische Rheumatosen, wobei aber der Einfluß der Körperkonstitution immerhin auch mitzusprechen habe. Mit beredter Gelehrsamkeit bringt dann Eisenmann zahlreiche Beobachtungen an der Leydener Flasche, an toten und lebenden Körpern, die beweisen, aber auch nichts weiter beweisen als daß Abkühlung und Erwärmung von Bewegungen und Ausgleichung der elektrischen Spannung und Ansammlung begleitet werden. Robert Froriep (1843) zog den praktischen Schluß und heilte die Erkältungskrankheiten, insbesondere seine „rheumatische Schwiele", auf die wir zurückkommen werden (171), mit Faraday-Saxtons magneto-elektrischem Rotationsapparat (329).

Die elektrische Theorie der Erkältungskrankheiten wurde zur physiologisch-kosmisch-tellurischen von Greiner (1841) erweitert. Die Beziehungen unseres animalischen Organismus zu unserem physiologischen Lebensgeist einerseits und zu dem kosmisch-tellurischen Lebensgeist andererseits können Störungen erfahren, die sich in den sogenannten rheumatischen und katarrhalischen Krankheiten äußert. Der Wortlaut dieser weltumfassenden Theorie nimmt ein gutes Dutzend Seiten in Anspruch. Der Leser möge daher das Buch Greiners über „die rheumatischen Krankheiten" selbst zu Rate ziehen.

Er möge es uns auch erlassen, die elektrisch-kosmische Theorie im Sinne Hildebrands und Greiners zeitgemäß weiter auszuspinnen. Wem dieses Gedankenspiel Freude macht, dem stehen allerlei neue Feststellungen zu Gebote: Eine Reihe von bestimmten Quellen, die von alters her gegen Erkältungskrankheiten, vor allem gegen Rheumatismen mit Erfolg gebraucht werden, Bath, Buxton, Gastein, Kreuznach, Baden-Baden, Karlsbad, Teplitz, Cauterets, Barèges, sind reich an Radiumemanationen (Allen, Himstedt 1904); die Radiumemanationen des Bodens und des Wassers bewirken eine rasche Zerstreuung der Elektrizität an Wasserläufen, in Höhlen, in Kellern und in der Luft über radiumreichen Orten (Elster und Geitel 1903); „vielleicht" stehen die Radiumemanationen der genannten Heilquellen zu den therapeutischen Wirkungen auf den kranken Menschen in engerer Beziehung (Neusser 1905, Aschoff 1908); also ist die Erkältung ... und so weiter (323).

81. Wenn der Theoretiker mit seiner Gedankenkette nicht auskommt, dann pflegt er Einschlag um Einschlag anzubringen so lange, bis er meint, ein haltbares Gewebe zu gewinnen. Wir haben bereits gesehen, daß man zur Abkühlungstheorie mit guten Gründen die Infektion hinzunahm, um das Zustandekommen der Erkältungskrankheiten zu erklären. Erschien hierbei nun den einen die auf unseren Schleimhäuten stets gegenwärtige Bakterienflora als Herd des feindlichen Erregers, dem durch Abkühlung der Gewebe das Eindringen in den Organismus auf irgend eine Weise ermöglicht werde, so hielten andere es für wahrscheinlicher, daß erst mit der Gelegenheitsursache der Krankheitserreger den Körper von außen befalle. So meint Bruck (1898) ohne weitere Begründung, daß die Erkältung von Luft, Wasser, Erde derart ausgehe, daß Zugwind, kalter Trunk, feuchter Boden unserem Körper Wärme entziehen und gleichzeitig pyogene Bakterien zutragen; solche allgegenwärtigen, für gewöhnlich schwachen Keime wurden in dem durch den Kältereiz vorbereiteten Körper vollvirulent.

Diese wie die vorher besprochenen Erkältungstheorien blieben immerhin noch bei dem Wunsch, einigermaßen der Meinung des Volkes gerecht zu bleiben, daß die Erkältungsempfindung in irgend einer Beziehung zur folgenden Erkrankung stehe. Davon, meinen die neuesten, kann überhaupt keine Rede sein. Erkältung im Sinne des Volksaberglaubens gibt es nun und nimmer. Kältegefühle beweisen nichts; Temperatureinwirkungen auf den Menschen selbst sprechen als Ursache bei den sogenannten Erkältungen überhaupt nicht mit. Erkältungskrankheiten, lehrt Ruhemann (1898) sind Infektionskrankheiten schlechtweg; die menschenfeindlichen Bakterien, die diese Krankheiten bedingen, unterliegen den Einflüssen der Temperatur, nicht der Mensch selbst. Die Infektionen gehen von den auf unseren Schleimhäuten in einem trägen Zustande vegetierenden Bakterien aus. Insoferne diese Bakterien durch meteorische Faktoren, Klima und Wetter, geweckt und vermehrt werden, entstehen die sogenannten Erkältungen. Der größte Feind der latenten Mikroben ist der Sonnenschein; langer Mangel an Sonnenschein läßt den latenten Mikrobismus unserer Schleimhäute erstarken. Die Herrschaft des Genius catarrhalis und rheumaticus wächst mit der Zahl der sonnenarmen Tage.

In der Tat hat Ruhemann am Beispiel der endemischen Influenza und anderer Katarrhseuchen gezeigt, daß Sonnenscheinstunden und Krankheitsziffern in einem umgekehrten Verhältnis stehen. Was gegen seine Lehre einzuwenden ist, ist die Verwechslung von Winterkrankheiten oder Saisonkrankheiten überhaupt mit den Erkältungskrankheiten. Daß beide sich zwar in weitem Maße decken, ist ohne weiteres zuzugeben, daß sie aber im Grunde durchaus voneinander verschieden sind, wollen wir hier nur bemerken, um es nachher ausführlicher zu zeigen.

Die Abladung des ganzen Erkältungsbegriffs auf die Infektion hat ihren stärksten Ausdruck in dem Wort „Erkältungserreger" (Menzer 1913) gefunden und in der entsprechenden amerikanischen Therapie des Vaccine treatment of cold (Sherman 1913) und des Rheumatism phylacogen (Schafer 1914).

Nachdem also die Theoretiker die Erkältung zu einem Nichts verflüchtigt haben, wollen wir das dürre Feld der Spekulation verlassen und nehmen den Gang der lebendigen Beobachtung wieder auf.

82. Zunächst stellen wir nochmals fest, daß die dem Wortgehalt am meisten angepaßte Annahme, Erkältung habe etwas mit grobem örtlichem oder gar allgemeinem Wärmeverlust zu tun, durchaus nicht von vorneherein in den Erfahrungen steckt, aus denen der Begriff der Erkältung hervorgegangen ist. Jene Annahme ist eine Hypothese von Gelehrten, die unsere subjektiven Kälteempfindungen, soweit sie besonderen Hautreizen entsprechen, beständig verwechseln mit den objektiven Temperaturgraden, wie wir sie an der Ausdehnung der Quecksilbersäule oder an anderen Thermometern nach Übereinkunft messen. Sie setzen voraus, es bestünde eine gerade Beziehung zwischen Wärmegraden der Luft, des Bodens, der strahlenden Sonne, des glühenden Ofens einerseits und dem Urteil unserer Empfindungsnerven über Warm, Kalt, Lau andererseits. Sie müßten aus den „Prinzipien der Wärmelehre" von Mach (1913) lernen, daß Wärmeempfindung und Thermometertemperatur unseres Körpers sowohl wie der Außenwelt wesentlich verschiedene Dinge sind, die durchaus nicht parallel gehen; daß das Gefühl der Kälte, das Schaudern,

Frösteln, Frieren, in weitem Maße unabhängig ist von dem Temperaturgrad ja sogar von der Qualität des als Kälte empfundenen Reizes und durchaus unabhängig von einer durch Wärmeentziehung herbeigeführten Verminderung der Eigenwärme. Sie bedenken nicht, daß es Erfrierungen ganzer Körperteile gibt, ohne daß der Leidende auch nur eine Spur von Kälteempfindung gehabt und Klage über Erkältung geführt hätte; daß erfrierende Glieder brennende Hitze verspüren können; daß wir beim Einsteigen in ein heißes Vollbad von 36—40° C ein heftiges Frostgefühl bekommen; daß Holz und Eisen und Wasser, wenn sie uns dieselbe Wärmeempfindung geben, in Wirklichkeit sehr verschiedene Temperaturen haben und daß umgekehrt gleichtemperiertes Holz und Eisen und Wasser von uns sehr verschieden warm gefühlt werden.

Wenn der gewöhnliche Mensch von Erkältung redet, so denkt er gar nicht notwendig an eine außerordentliche Kälte in seiner Außenwelt, sondern einfach an das Gefühl der Kühle, des Fröstelns, der Kälteschauer, das er bei dieser oder jener Gelegenheit empfunden hat. Er weiß sogar recht wohl, daß man sich leichter bei $+30°$ C im Sommer als bei $-30°$ C im Winter erkälten kann. Wer Frostbeulen bekommen hat, sagt nicht, ich habe mich erkältet, sondern meine Finger, meine Zehen sind kalt geworden; wem Nase oder Finger oder Zehen erfroren sind, sagt nicht, ich habe mich erkältet, sondern dieser und jener Teil ist mir erfroren. Erkältungskrankheiten und Frostschäden, Verkühlungen und Erfrierungen sind zweierlei.

Um weiter zu kommen, müssen wir also die schlichten Tatsachen selbst reden lassen und von voreiligen Begriffsbestimmungen Abstand nehmen. Nicht Volksmeinung und ärztliches Bescheiden bei einer schlichten Beobachtung verzögert das wahre Wissen; die eigentlichen Feinde des Wissens sind gelehrte Ansichten und Anschauungen, Voraussetzungen und Meinungen, klügelnde Vorstellungen, Erwägungen, Deutungen, Erklärungen, kurz alles das, was man so stolz wissenschaftliche Hypothesen und Theorien zu nennen pflegt und so gerne als höhere Wissenschaft bezeichnet. Diese Pseudowissenschaft, die immer davon spricht, was denkbar, annehmbar, möglich, wahrscheinlich ist, was sich den Lehren dieses und jenes anerkannten Autors gut anschließt, was mit früheren genügend begründeten Lehrsätzen in Einklang steht, was diese und jene gefeierte Theorie trefflich stützt, ist nichts weiter als ein Seifenblasenspiel zuchtloser Geister am Schreibtisch, ein Haschischrausch bequemer Schwärmer in der weltfernen Einöde des Laboratoriums. Sie mag sich Ehrennamen beilegen, wie ihr gefällt; mit der Heilkunde und mit der Heilkunst hat sie nichts zu tun. Die Zeit des Galenismus und gar die des Arabismus haben schon zu lange gewährt und wirken zu schädlich weiter fort, als daß wir auch nur die geringste Duldung gegen Dogmen und Spekulationen in der Medizin üben dürften, falls es uns um die Sache zu tun ist.

F. Tatsachen.

83. Erkältungskrankheiten im Sinne der Volkserfahrung hat es zu allen Zeiten gegeben.

Bekannt ist der Zufall, den der König Alexander auf dem Feldzug gegen Darius erlitt. Er zog, wie Curtius Rufus erzählt, im Hochsommer, der an keiner Küste stärkere Sonnenglut entfacht als an der Küste von Cilicien, gegen den Fluß Cydnus hin und kam zum Ufer, als gerade die heißeste Stunde des Tages angebrochen war. Das frische Wasser lud den König ein, seinen von Staub und Schweiß bedeckten Körper abzuwaschen. Er legte, um den Seinigen ein gutes Beispiel von Schlichtheit und Einfachheit in der Körperpflege zu geben, im Angesicht des Heeres die Kleider ab und stieg mit noch erhitztem

Körper zum Fluß hinab. Kaum hatte er sich in die Flut eingetaucht, als von plötzlichem Schauder seine Glieder erstarrten, Blässe den Körper umgoß und die Lebenswärme fast den ganzen Leib verließ. Diener eilten hinzu und trugen den einem Sterbenden ähnlichen und fast bewußtlosen König auf ihren Armen in das Zelt. Langsam erholte sich der König aus seiner Ohnmacht. Nur die Größe seiner Verantwortung für das Heer in Feindesland schien ihn am Leben zu erhalten. Langsame Heilmittel, sprach er, und zaudernde Ärzte kann ich nicht gebrauchen; besser ich sterbe schnell, als daß meine Genesung sich verzögert. Wenn also die Ärzte Kunst und Hilfe bringen können, so sollen sie bedenken, daß ich kein Heilmittel gegen den Tod, sondern gegen den Feind erwarte. — Als Arzt bot sich Philippus von Akarnanien an; seine Arznei sei zweischneidig und bedürfe jedenfalls der dreitägigen Zubereitung. Am dritten Tage reichte er den entscheidenden Trank, wiewohl Parmenio den König gewarnt hatte, der Arzt sei von Darius mit tausend Talenten bestochen, um Alexander zu vergiften. Alexander nahm den Becher und trank ihn aus mit den Worten: Es ist meiner würdiger, durch ein Verbrechen als durch Mißtrauen zu sterben.

Wie der Arzt Philippus die Krankheit benannt, welches geheimnisvolle Mittel er gegen sie drei Tage lang, um Zeit zu gewinnen, gebraut hat, hat Curtius Rufus nicht überliefert, ist auch gleichgültig. Wichtig ist uns die einfache Tatsache, daß ein Held, der, in allen Übungen des Leibes erfahren und in allen Anstrengungen weiter Kriegszüge gestählt, noch ein paar Wochen vorher, im Mai des Jahres 334 v. Chr., an der Spitze einer Reiterschar den kalten Fluß Granikus in Phrygien, ohne Schaden zu nehmen, dem feindlichen Heere entgegen durchschwommen hatte, sich eine lebensgefährliche Krankheit zuzieht, als er, um sich in der Sonnenhitze zu erquicken, ein kaltes Bad nimmt.

Ein einzelner Fall, sagt man, beweist nichts; zwischen dem kalten Bade und der plötzlichen Erkrankung braucht kein notwendiger Zusammenhang zu sein. Also weitere Beispiele:

Der spanische Arzt Avenzoar († 1162), der nach dem Zeugnis des Averroes in guter Gesundheit ein Alter von 135 Jahren erreicht hat, fuhr, wie er selbst im Buch Theisir erzählt, bei windigem und regnerischem Wetter über Land zu einem Kranken und setzte auf der Fahrt die nicht ausreichend bedeckten Beine der Kälte längere Zeit aus. Nach und nach erstarrten die Beine; sie verloren die Bewegungskraft und Empfindung und waren endlich lahm. Es gelang ihm aber, sich durch Wärmeanwendung allmählich wiederherzustellen.

Hermann Boerhaave zu Leiden hatte sich bis zu seinem 54. Lebensjahr einer eisernen Gesundheit erfreut. Im überheißen Sommer 1721 war er, wie zu jeder Jahreszeit, vor Sonnenaufgang in den botanischen Garten gegangen, hatte dort seine gewohnten Arbeiten verrichtet und dann von sieben Uhr ab seine Vorlesungen gehalten. Dann zog er sich in einen kalten Raum seines Hauses zurück, um die zahlreichen Patienten, die aus allen Ländern zu ihm kamen, zu empfangen. Plötzlich wurde er von heftigen Schmerzen in Nacken und Schultern befallen, die indessen nach einigen Tagen wichen. Im folgenden Sommer 1722 erlitt er einen neuen Anfall mit völliger Lähmung der Arme und Beine und Gefühllosigkeit in den Händen, als er wiederum unvorsichtig aus der Bettwärme in den kühlen Morgentau gegangen war, entgegen der Warnung, die er so vielen anderen gegeben hatte. Weitere Anfälle hatte er in den Jahren 1727 und 1729 zu erleiden; den Siebzigjährigen tötete ein Herzleiden mit Wassersucht (van Swieten).

Van Swieten behandelte einen Kranken, der, um der glühenden Sonnenhitze zu entgehen, zwei Stunden lang in einen kalten Keller hinabgestiegen war und sich dort der angenehmen aber heimtückischen Erfrischung erfreut hatte; man fand ihn fast leblos mit erstarrtem Körper und holte ihn heraus; als er zu sich kam, fielen ihn die wütendsten und hartnäckigsten Gliederschmerzen an, von denen er erst nach vielen Monaten mit Mühe genas.

Der petersburger Kliniker Joseph Frank (1843) teilt nach dem Bericht seines Schülers Meyer die folgende Beobachtung mit: Am 21. März 1817 wateten zwei Brüder, von denen der eine 17, der andere 19 Jahre zählte, von Verfolgern gehetzt und von Furcht getrieben, schweißtriefend durch einen kleinen Fluß. Am anderen Ufer angekommen konnten sie nur noch wenige Schritte laufend zurücklegen. Der jüngere fiel 50 Schritte, der ältere 150 Schritte vom Flußrande entfernt nieder, beide vom Starrkrampf des Rückens und der Glieder ergriffen. Sie genasen wieder.

84. Alles das sollen Zufälligkeiten sein, weil es zahlreiche andere Fälle gibt, in denen angeblich gleiche Erkältungsgelegenheiten nicht die geringste Störung zur Folge hatten. Lassen wir auch solche Beobachtungen zu Wort kommen.

Als Fridtjof Nansen und sein Gefährte Johansen bei ihrer Nordpolfahrt während der Jahre 1893 bis 1896 eine längere Segelfahrt im Kajak gemacht hatten und, um ihre Glieder zu bewegen, auf eine Eisscholle ausgestiegen waren, wurden ihre Fahrzeuge vom Wind erfaßt und abgetrieben. Nansen warf rasch ein paar Kleidungsstücke ab und sprang ins eiskalte Wasser, um die weggeführten Fahrzeuge einzuholen. Mit der äußersten Anstrengung gelang es ihm, sie endlich zu erreichen, und nur unter größter Mühe vermochte er, mit den von der Kälte steif gewordenen Gliedern in seinen Kajak zu gelangen und ihn der Eisscholle wieder zuzuführen. — Dieselben Helden Nansen und Johansen mußten bei wochenlangen Wanderungen über Eisfelder Temperaturen von 40° C unter Null ertragen, wobei ihre Wollkleider durch die zu Eis erstarrten Ausdünstungen des Körpers in harte Panzer verwandelt wurden und nur nachts nach stundenlangem Liegen in den Schlafsäcken auftauten. In den nassen Hüllen mußten sie dann die Nacht ausharren wie in einem Bade, das am Morgen wieder zur Eiskruste gefror. So ging es wochenlang und ihre größte Freude zu Weihnachten 1895 war für den einen, endlich einmal sein Hemd, für den anderen, seine Unterhose zu wechseln. — Unter solchen Gelegenheiten zu Erkältungskrankheiten bedurften die 12 Recken der Fram, wie schon bemerkt wurde, binnen dreier Jahre nicht ein einziges Mal ihres Schiffsarztes.

Chodounsky berichtet folgendes: Am 2. Januar 1906 wurde an der Moldau bei Prag eine Gruppe von 103 Mann zum Aufhacken und Verladen von Flußeis angestellt. Am 6. Januar schlug das Wetter um; das Eis schmolz, die Moldau überschwemmte den Wagenplatz. Trotzdem wurde weiter gearbeitet, von sechs Uhr früh bis abends fünfeinhalb Uhr. Die Arbeiter standen bis an die Knie und tiefer im Wasser von Null Grad. Trotzdem blieben sie, wie Chodounsky feststellte, bis zum 13. Januar vollständig gesund.

Als ein weiteres Beispiel führt Chodounsky eine Mitteilung von Hrnčíř an: Am 6. Februar 1909 überschwemmte die Eger tiefgelegene Ortschaften. Der 31jährige Bauer H. ruderte um vier Uhr nachmittags in einem Waschtrog, den er als Fahrzeug benutzte, zu einer Stelle, um zu sehen, ob sein Holz nicht weggeschwemmt würde. Der Waschtrog schlug um. H. fiel in die Flut und konnte sich nur mit großer Mühe auf einen Baum retten, von dem aus er um Hilfe rief. Diese wollte ihm der 38jährige V. bringen, der ebenfalls in einem Waschtrog heranfuhr. Auch dieses Fahrzeug schlug um. V. schwamm zu einer nahen Umzäunung und hielt sich daran fest. Eine Rettungsmannschaft, drei Köpfe hoch, ruderte in einem Nachen an die Unglücksstelle. Auch der Nachen kippte um und die drei Retter fielen in die kalte Flut, aus der sie sich endlich auf nahe Baumkronen retteten. Alle verharrten in dieser Lage bei einer Luftwärme von 3,5 bis — 1° C und bei beständig und heftig wehendem Wind bis eine halbe Stunde nach Mitternacht. Sie litten unter der schneidenden Kälte; ihre Kleider wurden hart von Frost, die Füße steif; die Kräfte nahmen ab, so daß sie sich mit ihren Hosenträgern an den Ästen anbanden. Endlich wurden sie erlöst. Der Arzt, der sie eine halbe Stunde später untersuchte, fand drei in guter Laune, Zigaretten rauchend. Nur der zuerst verunglückte Bauer H. und der jüngste von der Rettungsmannschaft, ein 18 jähriger Junge, zitterten vor Kälte, waren körperlich ermattet und geistig niedergeschlagen, erholten sich aber, nachdem sie heißen Kaffee getrunken hatten.

Am anderen Tage klagten der älteste und der jüngste von den Rettungsleuten über Schmerzen im Nacken und in den Waden. Die anderen gingen ihrer Arbeit nach. Bei keinem konnte der Arzt während der nächsten drei Wochen eine Veränderung finden, auch im Harn der fünf Männer weder Eiweiß noch Zucker. Er bezeichnete die beiden, welche über Schmerzen klagten, als Simulanten, die vom Bauer H. ein Schmerzensgeld hätten erpressen wollen.

Dem sei, wie ihm wolle. Wir selbst waren in der Kindheit wiederholt Zeuge davon, daß zwei bekannte Kölner Bürger bei winterlichen Eisgängen im Rhein nur mit Schwimmhosen bekleidet auf den treibenden Eisschollen gegen Mülheim fuhren und ab und zu Kopfsprünge ins Wasser ausführten. Sie waren von Jugend auf an tägliche Rheinbäder gewöhnt und haben es so 60 und 70 Jahre getrieben, ohne dabei Erkältungen zu erfahren.

85. Es stehen somit Beobachtungen gegen Beobachtungen. Auf der einen Seite Alexander, der dem Feinde entgegen durch den kalten Fluß Granikus an der Propontis schwimmt, ohne zu erkranken; Nansen, der bei Nordpolkälte ins eiskalte Meer springt und völlig gesund bleibt, und so viele andere; auf der anderen Seite derselbe Alexander, der im Hochsommer von langer Heerfahrt ermattet sich am Mittag im kalten Kydnos erfrischen will und sofort lebensgefährlich erkrankt; Boerhaave, der am heißen Sommertage nach langer Vormittagsarbeit im botanischen Garten und im klinischen Hörsaal sich in einen kühlen Raum begibt, um Kranke zu beraten, und dabei den Keim zur Krankheit empfängt, die ihn endlich töten soll; und ebenso noch viele andere. Kann bei so schroffen Gegensätzen wohl ernstlich von Erkältungswirkungen gesprochen werden? Darf man die eine Reihe berücksichtigen und die andere vernachlässigen?

Die angeführten Beobachtungsreihen sind keineswegs gleichwertig. Es ist etwas anderes, ob einer im heißen Klima oder im heißen Sommer von Tageshitze und Tagesarbeit ermattet und schweißbedeckt ein kaltes Bad nimmt; ob einer sich in einem kalten Raum ausruht, um sich an einer Kühle zu erquicken, die mindestens 10° oder 20° unter der Luftwärme liegt, worin er sich vorher abgemattet hat; etwas anderes, ob er in nordischen Breiten oder im kühlen Frühjahr, durch lange Zeit an Frost und Kälte gewöhnt, in ein Wasser geht, das gegenüber der herrschenden Luftkühle keinen Unterschied zeigt oder sogar eine ganz bedeutende Wärme hat wie in Nansens Falle, wo die Temperatur der Luft — 40° C, die des Wassers etwa 0° C betrug. Es ist etwas anderes, ob einer von Feinden verfolgt ins kalte Wasser springt; etwas anderes, ob einer dem Feinde entgegen den Fluß durchschwimmt. Es ist etwas anderes, ob einer, um auszuruhen und den ermatteten Körper zu laben, sich der Kälte aussetzt; etwas anderes, ob er zur Übung des Körpers und in fortgesetzter Tätigkeit der Glieder ins kalte Bad geht. Es ist etwas anderes, ob einer von Sonnenglut ausgedörrt in großen Zügen kaltes Wasser gierig hinabschlingt; etwas anderes, ob er, um den Durst zu stillen, in der Winterkälte ein wenig Eis oder Schnee im Munde zergehen läßt.

Wir können also solche Einwände gegen die Bedeutung der Erkältung, die einfach darauf hinausgehen, zu erklären, der eine setzt sich ohne Gefahr der Erkältung aus, die dem anderen Gesundheit und Leben kosten soll, nicht ohne weiteres gelten lassen. Es kommt auf die Nebenbedingungen an, ob eine Kältewirkung zur Krankheitsursache wird oder nicht.

Es kommt auch auf den Menschen, der sich der Kältewirkung aussetzt, selbst an.

Viele Menschen, sagen die Feinde der Erkältungspathologie, setzen sich den gleichen Einflüssen, denen Boerhaave seine Krankheit zuschreibt, tausendmal ohne Nachteil aus; er selbst hat sich ihnen vorher tausendmal ausgesetzt; warum soll er, warum sollen andere nun auf einmal in einem besonderen Falle davon leiden. Mit welchem Recht kann der Maurer, der heute an einer Lungenentzündung erkrankt, als Ursache dafür den kalten Wind, der ihm bei angestrengter Arbeit den Schweiß auf der Haut abkühlte, beschuldigen, während seine vielen Genossen, die unter denselben Umständen wie er und mit ihm gearbeitet haben, der Erkältung widerstanden? — Die Magd, die bei rauhem Wetter zwischen offenen Fenstern und Türen barfuß die Zimmer gescheuert hat und am anderen Tage sich von Fieberhitze und wütenden Gelenkschmerzen gepeinigt nicht vom Bette erheben konnte, hat dieselbe Arbeit an jedem Samstag, sogar bei kälterem Wetter und schärferem Wind ohne Nachteil verrichtet. — Von den 19 Arbeitern, die an einem rauhen Märztage unter starkem Nordwind in den Weinbergen arbeiteten, kehrten 14 gesund am Abend zurück und blieben gesund; aber fünf andere klagten, der eine über einen steifen Hals, der andere über Halsweh, der dritte über Gliederschmerzen; der vierte bekam am anderen Tage eine Brustfellreizung, der fünfte sogar eine Lungenentzündung; das alles soll die sogenannte Erkältung gemacht haben? Warum hat sie vorher und nachher den anderen nichts getan? — In Kaltwasserheilanstalten werden hunderte mit schwitzender Haut dem kalten Vollbad, der kalten Dusche ausgesetzt; in Luftbädern laufen zahlreiche im scharfen Wind unbekleidet herum; sie alle fühlen ihre Gesundheit und Widerstandskraft täglich wachsen; und nun soll ein Schnupfen, ein Bronchialkatarrh, den zufällig heute zwei oder drei von ihnen bekommen, Folge einer Erkältung sein?

Auf diese Fragen antworten wir vorläufig nur mit einer Gegenfrage: Ärzte, Krankenpfleger, Geistliche setzen sich in unzähligen Fällen und in immer wiederkehrenden Epidemien der Ansteckung mit Influenza, Diphtherie, Pocken, Typhus usw. aus. Warum bleiben viele von ihnen in der ganzen Epidemie, in allen Epidemien, zeitlebens verschont? Warum bleiben andere wochenlang in einer mörderischen Seuche rüstig, um dann auf einmal ergriffen und weggerafft zu werden?

Weil, sagt man, die Empfänglichkeit für Infektionen bei demselben Menschen heute gering und morgen groß sein kann. Gut; dasselbe gilt von der Empfindlichkeit gegen alle äußeren Schädlichkeiten und darunter auch gegen Erkältungen.

86. „Gerade die Menschen, die sich den sogenannten Erkältungen am meisten aussetzen, werden am wenigsten davon befallen, während die, welche ihnen ängstlich aus dem Wege gehen, davon ergriffen werden." — Auch mit diesem Einwand leugnen einige die Bedeutung der Erkältung als Krankheitsursache und vergessen dabei, daß sie sie im Nachsatz zugeben.

Die Eckensteher, führen sie aus, die stundenlang in den zugigsten Straßen auf Arbeit warten; die Packträger, die schweißtriefend zu allen Tages- und Jahreszeiten sich Abkühlungen und Zugwinden aussetzen; die Bäcker, die dampfend die Gluthitze der Backstube verlassen, um sich in ungewärmten Dachstuben zu Bette zu legen, oder in die Winterkälte hinauszugehen; sie alle holen sich selten einen Schnupfen oder Rheumatismus. — Gletscherbesucher, die obendrein nicht einmal akklimatisiert sind, erkälten sich bei ihren Wanderungen selten heftig und wirklich, wenngleich sie am ganzen Leibe unter den Strahlen der Sonne schwitzen, während dabei ihre Füße, oft durchnäßt, auf dem Schneeboden frieren. — Ärzte, die beim Läuten der Nachtglocke in voller Hast aus dem warmen Bette ans Fenster eilen und in die windige Luft oder in die Winterkälte hinaus sprechen, erkälten sich selten hierbei. — Ballonfahrer, die doch unvermittelt und schnell in äußerst kalte Luftregionen entführt werden, werden keinesfalls öfter als andere Menschen von Erkältungskrankheiten heimgesucht. — Neugeborene, die aus der Tropenhitze des Mutterleibes in die 20° kühlere Stubenluft gelangen, fallen fast nie einer schweren Erkältungskrankheit anheim. — Tausende von Menschen stärken sich alljährlich in Nord- und Ostseebädern und Flußbädern bei niedrigen Wasser- und Lufttemperaturen, ohne bei diesen freiwilligen Erkältungsversuchen allzu oft ihrer Gesundheit zu schaden. — Man bedenke die Freiluftkuren der Schwindsüchtigen in kalten Höhen zur Winterszeit, die weit entfernt davon sind, durch Erkältungskrankheiten zu schaden; man sehe die Wasserkuren, wobei Ärzte und Laien zarte und schwache Kranke mit kalten Eintauchungen, kalten Güssen, Wechselbädern, Eisauflegungen behandeln, den mit Decken in Schweiß gebrachten Körper plötzlich in kaltem Wasser abschrecken, wieder erhitzen, wieder abkühlen; man beobachte die Russen, die aus dem heißen Dampfbad kommend sich nackt im Schnee wälzen, usw.

Die vorstehenden Angaben wirken rhetorisch, nicht als tatsächliche Beweise. Im allgemeinen pflegen sich zarte, widerstandslose Menschen Erkältungsgelegenheiten eher zu entziehen als auszusetzen und keinesfalls zu den Gewerben zu drängen, die mit großen körperlichen Anstrengungen, Wärmeschwankungen und Wettereinflüssen verbunden sind. Darauf beruht es, daß Erkältungskrankheiten unter Menschen, die schwere Muskelarbeit leisten, im allgemeinen nicht häufiger, vielleicht auch manchmal nicht so häufig sind als unter Menschen, die leichtere Gewerbe in geschlossenen Räumen üben. — Neugeborene werden im allgemeinen Erkältungen gar nicht ausgesetzt, vielmehr sorgfältig davor geschützt, indem man die Wochenstube warm hält und größere Temperaturschwankungen darin vermeidet. Man zählt heute in den Statistiken der Säuglingssterblichkeit ganz besonders die Todesfälle, die der Sommerhitze zur Last gelegt werden; man zähle in den Ländern und Volksmassen, wo die Kleinen zu wenig vor der Kälte geschützt werden können, in Oberitalien, Polen, Kleinrußland, Nordchina usw. einmal die Wintersterblichkeit der Säuglinge und wird über die Ziffern staunen, besonders in Fabrikgebieten, wo die Kleinen viele Stunden der mütterlichen Wärme und Pflege entbehren.— Wie viele oder wie wenige Hochturisten und Luftschiffer Erkältungskrankheiten von ihren Ausflügen heimbringen, ist noch nicht festgestellt; Schnupfen und Rheumatismen pflegt man nicht zu zählen, wo Beinbrüche und Halsbrüche in Frage kommen. Bekannt ist, daß der Luftschiffer Blanchard und seine Frau jedesmal am Tage nach einer Luftreise im Ballon an heftigen Zahnschmerzen litten (Cornelio 1821), ,,was sich wohl nur durch die Kälte der höheren Luftregionen erklären läßt" (Eisenmann).

Die bisherigen Statistiken von Lombard (1835), Casper (1835), de Neufville (1855), Hirt (1871), Österlen (1874), Behms (1876), Westergaard (1881), Chodounsky (1911) usw. über die Morbidität und Mortalität an Katarrh, Pneumonie, Rheumatismus unter den verschiedenen Ständen, Berufen, Gewerben gestatten durchaus keinen zwingenden Schluß auf die Bedeutung der Erkältung für die Entstehung jener Krankheiten; dafür sind, wie wir sehen werden, die Bedingungen für jene Krankheiten und die Erkältungsgelegenheiten viel zu verwickelt. Sicher aber zeigen sie, daß die Worte selten, keinesfalls, fast nie, allzu oft, die wir in dem obigen Plädoyer hervorgehoben haben, unerlaubt stark übertreiben; denn das Gegenteil ist der Fall.

Wir geben hier nur ein Beispiel, eine Morbilitätsstatistik über das Personal der österreichischen Südbahn aus den Jahren 1871—1875 nach den Tafeln von Richter (1876). Sie enthält erstens die wirklichen Krankheitsziffern und zweitens die nach den Erfahrungen für das ganze Personal erwarteten Ziffern. Man sehe nur die Rubriken Rheumatismus und Atmungsorgane nach und wird bemerken, daß bei dem dem Wind und Wetter ausgesetzten Personal die wirklichen Krankheitziffern die berechneten bedeutend übersteigen, bei dem gegen solche Einflüsse geschützten Personal die wirklichen Ziffern gegenüber den berechneten bedeutend zurückbleiben, während sich bei den Krankheiten des Gehirns und Rückenmarks sowie der Geschlechtsorgane diese Unterschiede nicht hervortun. Die Erkältungskrankheiten verhalten sich ganz ähnlich wie die Unfallkrankheiten; sie hängen wie diese von der Gelegenheit ab.

Krankheiten	Büro-personal		Schaffner		Loko-motiv-personal		Stations-personal		Bahn-wärter u. Taglöhner		Hand-werker	
	wirk-lich	be-rech-net	wirk-lich	be-rech-net	wirk-lich	be-rech-net	wirk-lich	be-rech-net	wirk-lich	be-rech-net	wirk-lich	be-rech-net
1. Wechselfieber .	151	259	556	511	582	290	1337	1718	3496	2882	375	777
2. Rheumatismus .	151	348	1068	688	1493	390	1631	2314	3434	3881	865	1046
3. Sonstige allgem. Krankheiten . .	55	55	148	109	167	62	333	367	521	615	170	16
4. Gehirn, Rückenmark, Nerven .	65	100	230	198	219	112	474	664	1250	1114	249	300
5. Augen u. Ohren	25	59	208	116	226	66	311	389	428	653	300	176
6. Atmungsorgane	287	386	1345	763	1538	433	1639	2566	3591	4304	1194	1160
7. Kreislauforgane	55	52	154	102	190	58	265	344	482	576	145	155
8. Verdauungsorgane	249	486	1334	961	1546	545	1998	3230	5634	5419	1334	1460
9. Harn- und Geschlechtsorgane .	28	38	53	75	41	43	141	252	600	413	102	114
10. Zellgewebe . .	106	196	580	388	653	220	925	1306	2073	2191	561	591
11. Bewegungsapparat	25	31	80	61	85	35	235	206	245	346	141	93
12. Unfälle	52	362	1104	716	1401	406	1857	2405	3095	4035	1413	1088
	1249	2372	6860	4688	8141	2660	11146	15761	24849	26429	9610	7126

87. Der Physiologe Fick (1887) hat allen Ernstes behauptet, es gäbe keine Erkältungskrankheiten, weil es ihm in 96 Fällen, wo Erkältungseinflüsse einwirkten, nur 12 mal gelang, eine mehr oder weniger wahrscheinliche Folge, Niesen, Schnupfen, Kratzen im Halse, Bronchialkatarrh, Zahnweh, rheumatische Schmerzen, alsbald nach dem Einfluß festzustellen. Er vergaß, daß es sogar für manche physiologische Experimente keine kleine Ziffer ist, wenn sie in 96 Versuchen 12 mal gelingen; er vergaß, daß die exakte Experimentalbiologie und Experimentalpathologie die ungeheuren Unterschiede der Reaktionsfähigkeit, die die verschiedenen Menschen in der Wirklichkeit zeigen, absichtlich vernachlässigt, um künstliche Durchschnittsziffern zu gewinnen.

Die Meinung, was einmal schadet, müsse immer und unter allen Umständen schaden, ist dem beobachtenden Arzt ebenso fremd wie die entgegengesetzte Meinung, was 99 Menschen nichts anhabe, tue auch dem 100. nichts. Er weiß, daß im allgemeinen das Einnehmen von einem Dezigramm Morphium tödlich wirkt; er kennt aber auch Fälle, in denen das Zehnfache und Hundertfache dieser Morphiumgabe nur geringe Vergiftungserscheinungen zur Folge hatte oder trotz der schwersten Vergiftungserscheinungen nicht zum Tode führte; er weiß, daß einzelne erwachsene Menschen schon von zwei Milligramm, ja von einem Milligramm Morphium gestorben sind und daß Säuglingen diese kleinen Gaben fast unbedingt tödlich werden. Er weiß, daß mittlere Morphiumgaben, etwa fünf Milligramm, den einen anregen, ja aufregen, den anderen für viele Stunden in tiefe Betäubung versetzen, den dritten in Halbschlummer oder in wechselnde Erregung und Ermüdung bringen; daß dieselbe Gabe, die dem einen eine ganze Nacht Schlaf bereitet, den anderen völlig schlaflos macht. Er weiß, daß derselbe Mensch, der neunmal die schmerzstillende Wohltat des Morphiums erfahren hat, das zehnte Mal ganz davon im Stich gelassen werden kann.

Wie dem Morphium gegenüber verhalten sich die verschiedenen Menschen allen anderen Einwirkungen gegenüber wechselvoll. Die Kälteeinflüsse machen hiervon keine Ausnahme. Der Begriff des Kalten und Warmen ist wandelbar bei den verschiedenen Menschen in verschiedenen Lebenszeiten und unter verschiedenen Umständen.

Der kräftige gesunde Mensch, der, unverwöhnt von überflüssiger Kleidung und unverweichlicht von vielem Stubensitzen, ohne Bekleidung einer Luftwärme von 20° C ausgesetzt wird, fühlt sich darin behaglich, so lange die Luft unbewegt bleibt. Von den meisten Städtern aber werden höhere Grade zwischen 22° und 25° C behaglicher empfunden, wenn sie nackt im geschlossenen Raume verweilen sollen. Schon bei 19°, 18°, 17° fangen die meisten Europäer ohne Kleider nach einiger Zeit an, ein Unbehagen zu empfinden; die leiseste Luftbewegung, die eine empfindliche Flamme kaum ins Schwanken bringt, bewirkt ihnen das Gefühl der Kühle und bald der Kälte. Eine Lufttemperatur von 15° empfinden sie widerwärtig kühl, und zwischen 12° und 10° ergreift die meisten schon nach wenigen Minuten heftiges Frostgefühl.

Durch Angewöhnung im sogenannten Luftbad kann der Kräftige sich weit geringeren Außentemperaturen, als ihm sonst behaglich sind, so weit anpassen, daß er sie stundenlang ohne Unbehagen aushält und ohne schädliche Nachwirkung verträgt.

Der Pescheräh in Feuerland harrt bei einer mittleren Sommertemperatur von + 9° und einer mittleren Wintertemperatur von — 5° C unter stets bedecktem Himmel in fast unaufhörlichen Stürmen und Regengüssen und Schneefällen zeitlebens ganz nackt aus, vor der ewigen Nässe nur durch Einfettung mit Tran geschützt und die nachlassende Körperwärme zeitweilig durch Erwärmung am offenen Feuer ersetzend; ärmer als das junge Küchlein, das nur so lange, als sein Federkleid noch nicht dicht geworden ist, die verlorene Wärme immer wieder unter den Flügeln der Mutter einholen muß.

Blutarme Leute sind empfindlicher gegen Temperaturunterschiede als Vollblütige; Blutstauung in der Haut vermindert die Unterscheidungsfähigkeit, wie wir bei Herzkranken sehen. Im Greisenalter läßt die Temperaturempfindung überhaupt nach. In der ersten Kindheit ist sie noch wenig entwickelt.

Schnelle Temperaturschwankungen rufen weit lebhaftere Empfindungen hervor als allmähliche Übergänge. Bedeutende Schwankungen werden um so stärker empfunden, je größer die getroffene Körperfläche ist; taucht man die ganze Hand in Wasser von 29° C, so ist die Wärmeempfindung bedeutender, als wenn man einen Finger in Wasser von 32° C taucht. Ein heißes Bad von 40° erregt in den ersten Sekunden Frieren, dann erträgliche Wärme; ein kaltes Bad von 10° zuerst Kälte, die rasch der Wärmeempfindung weicht, wenn man sofort in Wasser von 15⁰ C steigt; aber diese Wärmeempfindung läßt bald wieder nach, um neuer verstärkter Kälteempfindung zu weichen; die Wärmeempfindung kehrt wieder, wenn man dann in ein Bad von 18⁰ C steigt; aber erst bei ungefähr 30⁰ oder 35⁰ bleibt das Wärmegefühl längere Zeit.

88. So verschieden wie die Wärmeempfindlichkeit der einzelnen Menschen ist ihre Fähigkeit, die Eigenwärme zu erhalten. Insoweit diese Fähigkeit zusammenfällt mit der Abwehrung und Ausgleichung von Kältestörungen und Kälteschäden, wurde ihre Wandelbarkeit schon eingehend in Beispielen gezeigt. Insoweit sie sich äußert in der Anpassungsfähigkeit an eine Umwelt von bestimmter gleichbleibender Temperatur, ist das verschiedene Verhalten im Dauerbad lehrreich.

Bei der therapeutischen Anwendung des permanenten Wasserbades pflegt man den Kranken zuerst in ein Bad von 30⁰ C zu bringen; dieses wird anfänglich zu warm, bald aber zu kühl empfunden; schon nach wenigen Minuten muß man es auf 32⁰ C und mehr erhöhen, bis nach einigen oder vielen Stunden die Wasserwärme von 35—37⁰ C als die angenehmste gelobt und auch die Erhaltung der Eigenwärme für Tage und Wochen gewährleistet wird. Schon bei diesem einfachen Versuch zeigt sich die Empfindlichkeit der verschiedenen Menschen und ihrer Körperwärme sehr verschieden, indem blutarme viel schneller die Erhöhung der Badewärme verlangen, schon nach Minuten oder wenigen Stunden, während Vollblütige hingegen die Steigerung einen halben Tag oder einen ganzen Tag bis zur endlichen Konstanz der Temperatur verzögern. Ebenso verschieden verhalten sich unterernährte, fiebernde, nervöse Menschen.

In einem Schwimmbade von 16⁰ kann ein gesunder kräftiger Mensch viele Stunden verharren, ohne daß seine Eigenwärme abnimmt oder ein Gefühl der Schwäche entstünde, während zarte Menschen, Kinder besonders, schon nach einigen Minuten das Bad blau und zähneklappernd mit deutlich verminderter Eigenwärme verlassen.

In einer Lufttemperatur von weniger als 19⁰ C sinkt die Eigenwärme des unbekleideten Europäers stetig. Bei — 10⁰ wird er binnen zehn Minuten bewußtlos (Catiano 1883); dies gilt für den Bewohner des südlichen Europas und für den Versuch in der Ruhe. Der an kältere Klimate Gewöhnte erträgt in stiller Luft Kältegrade bis zu 50⁰ unter Null, auch bei mangelhafter Bekleidung, stundenlang und tagelang. Er erhält seine Eigenwärme durch Bewegung und fällt dem Erfrierungstod erst anheim, wenn die Muskelkräfte erschöpft sind.

Gesunde Menschen müssen das Verweilen in einer Luftwärme unter 19⁰ C stundenlang fortsetzen, ehe ihre Körperwärme um 2⁰ oder 3⁰ vermindert werde. Zwischen 12⁰ und 10⁰ ergreift die meisten von uns schon nach wenigen Minuten ein heftiges Frostgefühl, dem beim Kräftigen anfänglich eine Steigerung der inneren Wärme folgt, beim Zarten alsbald eine Verminderung der Eigenwärme, wofern er sich nicht durch Bewegung oder andere Muskelarbeit gegen die fortschreitende Abkühlung wehrt. Niedere Außentemperaturen regen um so mehr zur Muskeltätigkeit an, je bewegter die Luft, je schneller also die Wärmeentziehung durch Fortleitung ist. Wird die aktive Ausgleichung der Eigenwärme durch Fesselung, durch Schlaf oder gar durch Narkose verhindert, so erfolgt das Absinken der Körperwärme weit rascher und unaufhaltsam.

Je kräftiger und gesunder ein Mensch, je geübter er im Ertragen von Wärmeschwankungen der Außenwelt ist, um so entschiedener wehrt er sich gegen Wärmeverlust durch vermehrte Bildung der Eigenwärme. Schon beim Entkleiden im kühlen Raum steigt beim Gesunden das Thermometer in der Achselhöhle langsam an. Bedeutender steigt es, wenn ein kaltes Sitzbad, ein Halbbad, ein Vollbad, ein Regenbad einwirkt. Erst nach längerer Kälteeinwirkung sinkt es ab.

Lefèbre maß an sich während eines Vollbades von 4,4° C die folgenden Temperaturen:

Minuten	0	1	2	3	4	5	6	7	8	9	10	11	12
Körperwärme	37,2	37,3	37,4	37,42	37,43	37,44	37,45	37,43	37,4	37,3	37,3	37,3	37,2
Wärmeabgabe in Kalorien	—	101	145	162	179	296	213	229	245	259	273	286	298
Wärmeabgabe in der Minute	—	101	44	17	17	17	16	16	16	14	14	13	12

(Nach Chodounsky.)

Die ersten Wärmeverluste in einem kalten Medium werden also unmittelbar durch hinreichende, ja überreiche Wärmebildung ausgeglichen unter beständiger Verminderung der Wärmeabgabe nach außen. Lefèbre unterbrach den Versuch, ehe es zur Erschöpfung seiner Ausgleichsvorrichtungen und damit zu einem fortschreitenden Wärmeverlust kam.

Abkühlungsversuche unter verwickelteren Umständen machte an sich Chodounsky (1911). Hier ein vorläufiges Beispiel: Er nahm zuerst ein heißes Bad von 40° C fünf Minuten lang und ließ sofort, nachdem er ihm entstiegen war, einen scharfen Luftzug von 8° C auf die noch nasse Haut einwirken. Er konnte diese Kälte neun Minuten lang vertragen, ehe sich Kältegefühl einstellte und bekam erst nach 19 Minuten eine Gänsehaut; dabei stieg seine Körperwärme von 36,6° C vor dem Bad auf 37,4° nach dem Bad und weiter auf 37,8°.

Nach einem kalten Bade von 8° C, worin er sechs Minuten lang verblieb, bekam er in einem Luftzug von 4° C schon nach 12 Minuten einen Schüttelfrost, wobei seine Körperwärme, die vor dem Bad 37,3° C betragen hatte, auf 34,5° sank.

Lefèbre und Chodounsky erweisen sich hier als starke vollwertige Naturen; die Stetigkeit ihrer Eigenwärme läßt sich nur mit Gewalt brechen. Sie werden nicht notwendig krank, wenn eine gewaltsame Wärmeentziehung stattgefunden hatte, sondern erholen sich gleich wieder.

89. Anders verhalten sich schwächliche, zarte, nervöse, überhaupt minderwertige Konstitutionen. Bei solchen sinkt die Körperwärme im untertemperierten Medium von vornherein oder wenigstens' früher als beim kraftvollen Menschen. Senator (1873) mußte sein Zimmer auf 27—28° C erwärmen, um sich mit nacktem Leibe bei ruhigem Sitzen behaglich zu fühlen und die Achselwärme auf derselben Höhe zu erhalten, die er wohlzugedeckt im Bette hatte, nämlich auf 35—37° C. Im kühleren Zimmer sank seine Eigenwärme rasch und beständig; sobald sie auf 33° kam, widerstrebte seine orientalische Natur; er wurde von Schüttelfrost vor der Fortsetzung des Versuches gewarnt.

Die Anpassungsbreite wird enger und enger bei schlechtgenährten und bei überernährten, bei kranken und bei schwachen Menschen. Es gibt temperaturüberempfindliche, die sich schon bei geringen Abweichungen von einer mittleren Luftwärme, 18°—20° C, trotz zweckmäßiger Bekleidung und Bedeckung elend fühlen. Sie frieren leicht und verlangen schon bei einer Zimmerwärme von 18°, die dem Gesunden angenehm ist, nach vermehrter Kleidung oder Heizung. Sie suchen die Sonne auf, wo der Kräftige schon den Schatten zu warm empfindet. Ihre Verminderung in niederer Luftwärme kann so bedeutend hervortreten, daß sie zu jeder geistigen Arbeit unfähig werden, sobald die Temperatur ihrer Zimmerluft unter 15° sinkt. Einzelne von ihnen erkranken unter den Zeichen der Zerschlagenheit, fortschreitender Erblassung und Gewichtsabnahme mit oder ohne Fieber, mit oder ohne Neuralgien und Krämpfe, wenn sie Luftabkühlungen von 4°, 3°, 2° C unter die mittlere Zimmerwärme von 20⁰—18⁰ C längere Zeit schutzlos, das heißt ohne Decken oder Federbetten, ausgesetzt blieben.

Im Gegensatz zu ihnen klagen überernährte vollblütige Menschen leicht über Hitze, wenn es gewöhnlichen Menschen behaglich ist; haben sie sogar eine Flasche Bier oder Wein bei ihrer Mahlzeit getrunken oder ein Glas Kognak zur Stärkung genommen, so pusten und schwitzen sie wie Dampfmaschinen, reißen Tür und Fenster auf und drohen mit einem Schlaganfall, wo sie etwa ein Eisenbahnabteil betreten, dessen Fenster geschlossen sind, oder sich gar in die überwarme Studierstube eines blutarmen Gelehrten verirren. Ein Teil jener strotzenden Schlemmer ist nun ebenso empfindlich gegen Erniedrigungen der Außenwärme wie gegen Steigerungen; sie fliehen ebensosehr ein kaltes Schlafzimmer wie ein überwarmes Wohnzimmer. Sie treten damit ein in die Gruppe der Geschwächten und Kränklichen. Auf ihre Anfälligkeit durch Katarrhe und Rheumatismen kommen wir zurück.

Die Empfindlichkeit zarter schwacher, durch lange Überanstrengung, Krankheit, Mißbrauch von Genußmitteln, Gifte, Überernährung, Trägheit, Stalleben usw. geschwächter Menschen gegen niedere Außenwärme ist dem Arzt eine geläufige Erfahrung. Ihr zufolge hält er die Wochenstube ebensowohl mit Rücksicht auf die von den Gebärmühen überhitzte und von den Gebärschmerzen entkräftete Mutter wie auf das an hohe Außenwärme gewöhnte Neugeborene in den ersten Tagen wärmer als das gewöhnliche Schlafzimmer; ihr zufolge überläßt er den Säugling, der noch nicht so viel Wärme bilden kann, wie er bei ungenügender Wärmezufuhr von außen verlieren würde, unter allen Himmelsstrichen der nackten Körperwärme der Mutter oder sorgt dafür, daß diese durch künstliche Warmhaltung ersetzt werde. Er weiß, daß Alkoholberauschte dem Erfrieren leichter ausgesetzt sind als Nüchterne unter sonst gleichen Umständen; daß Narkotisierte, vor allen aber narkotisierte Kinder bei Operationen, die mit Verlust der inneren Wärme verbunden sind, wie etwa Bauchoperationen, leicht zugrunde gehen, falls man es unterläßt, durch Überheizung des Operationsraumes, durch Einhüllung des Kranken, ja durch besondere Heizung des Operationstisches dem Wärmeverlust vorzubeugen.

Die Eigenwärme des Gesunden kann durch Trinken von kaltem Wasser, sogar in sehr reichlicher Menge, kaum herabgesetzt werden; aber bei zarten, blutarmen, schwächlichen Menschen überzeugt man sich leicht davon, daß schon mäßige Mengen eines kalten Getränkes, etwa ein Krug kaltes Bier, schnell getrunken, ihre Körperwärme um 0,5⁰, 1⁰, 1,5⁰ C herabsetzt und ein hastiges reichliches Trinken von kaltem Wasser nach einer ermüdenden Wanderung nicht bloß die äußeren Zeichen des Kollapses bewirken, sondern auch einen Abfall der Eigenwärme um 2⁰ bis 3⁰ C, im Munde oder im Mastdarm gemessen, zur Folge haben kann.

90. In den bisher angeführten Tatsachen handelte es sich um grobe Folgen grober Ursachen, um meßbare Veränderungen der Eigenwärme durch grobe Temperatureinwirkungen. Daß auch Temperatureinflüsse, die keinen deutlichen Einfluß auf das örtliche oder allgemeine Wärmegleichgewicht unseres Organismus üben, ihre örtlichen und entfernten Wirkungen haben, läßt sich bei verschärfter Aufmerksamkeit oder unter Zuhilfenahme empfindlicher Beobachtungsinstrumente leicht erkennen. Sogar Temperatureinwirkungen, die so geringfügig und so beschränkt sind, daß sie das Bewußtsein kaum oder gar nicht erreichen, regen den menschlichen Körper weithin auf, die vollkräftige Natur ebenso wie die zarte, und sind imstande, das Gleichgewicht des letzteren heimlich zu erschüttern und zu zerrütten.

Rubner (1890) hat gezeigt, daß Luftströmungen, die unser Drucksinn gar nicht wahrnimmt, örtliche Wärmeentziehungen auf unserer Haut und damit

Empfindungen an unseren temperaturempfindlichen Nerven bewirken. Er läßt einen Luftstrom von 0,18—1,46 cm Geschwindigkeit in der Sekunde, also von einer Geschwindigkeit, die weit unter der gewöhnlichen Wahrnehmungsgrenze liegt, auf den Arm einer Versuchsperson einwirken. Diese klagt nach einiger Zeit über Kälte, ohne die Ursache ihrer Empfindung zu wissen. „Die geringfügigste Luftströmung, für unsere Instrumente unmeßbar und für die Haut nicht wahrnehmbar, wird wirksam. Was man Zug nennt, sind immer schon gröbere Luftbewegungen; nach meinen Ergebnissen kann man also auch von einem Zug getroffen werden, den wir nicht ahnen und dem wir nicht ausweichen können, weil wir ihn nicht sofort, sondern erst an den Folgen und vielfach zu spät erkennen."

Uns genügt diese Feststellung. Sie schließt sich genau vielen Krankenaussagen an und beleuchtet vor allem die Fälle, in denen sich das heimliche, hinterlistige Einschleichen der Schädlichkeit, die das Gefühl der Erkältung bewirkt, ausprägt. Ob nun dem subjektiven Kältegefühl eine objektive Wärmeentziehung entspricht, ist eine weitere Frage. Rubner denkt in der Tat an eine Wärmeverminderung, die unter der Reizschwelle des wärmeregulierenden Apparates liege. Ich habe mich vergeblich bemüht, durch Beobachtung der von einem Luftzug getroffenen Hautstelle und durch Messung der örtlichen und allgemeinen Körperwärme unter den von Rubner angegebenen Bedingungen örtliche Hautveränderungen mit Lupe oder Thermometer oder Elektroskop festzustellen, oder gar eine allgemeine Veränderung der Eigenwärme zu finden. Das zwingt selbstverständlich nicht dazu, örtliche und entfernte Veränderungen überhaupt auszuschließen.

91. Daß der Organismus im Rubnerschen Versuch Veränderungen erleidet, läßt sich mit einem empfindlichen Galvanoskop dartun. Wie Tarchanoff (1890) gezeigt hat, werden am Spiegelgalvanometer bedeutende Ausschläge der Magnetnadel hervorgerufen, wenn man zwei nicht symmetrische Hautstellen durch unpolarisierbare Elektroden mit dem Instrument verbindet und dann die Versuchsperson durch Berührung, Kitzeln, Lichtreize, schrille Töne, geistige Anregungen usw. reizt. Neben diesen Erregungsstörungen habe ich kleine Schwankungen der Nadel beobachtet, die von Einflüssen abhängen, welche die Schwelle der Empfindung nicht überschreiten. Sie sind, wie die starken Erregungsströme, der Ausdruck für Kapillarschwankungen in der Haut und vielleicht auch für Sekretionsveränderungen auf der Haut.

Was zunächst die großen Erregungsströme angeht, so fehlen sie am ausgeruhten Menschen mit erhaltener Hautempfindung nie, werden aber schwächer bei ermüdeten, um indessen mit zunehmender Erholung rasch wieder an Stärke zu gewinnen. Nur bei völliger Unterbrechung der sensiblen Leitung und gleichzeitiger Lähmung der Gefäßkapillaren im Bereich der gereizten Hautstellen fallen sie gänzlich aus. Als ich die kranke Hand eines Patienten mit Lähmung des Plexus brachialis ungefähr eine Viertelstunde lang in heißem Wasser gebadet hatte, blieben die Erregungsströme von dieser Hand her vollständig aus, um wiederzukehren, nachdem eine weitere Viertelstunde verflossen war. Das konnte bei jeder Wiederholung des Versuches beobachtet werden, während am gesunden Arm auch das längere Baden der Hand in heißem Wasser die Aufnahmefähigkeit für periphere Reize nie vollkommen aufhob. Es mußten also offenbar Gefäßlähmung und Nervenlähmung an einer Hautstelle zusammentreffen, damit ihre Empfindlichkeit für hautstromerregende Reize erlosch.

Die Aufhebung der Reflextätigkeit einer gesunden Hautstelle konnte durch Ätherverdunstung bewirkt werden, wenn die Verdunstungskälte bis zur gänzlichen Starre und Gefühllosigkeit der Haut gesteigert wurde. — War die

Haut unter dem Einflusse des Äthers zwar schon starr, aber noch nicht durchaus schmerzlos geworden, so trat der Reflex noch auf.

In diesen Versuchen, die ich im Jahre 1897 mitgeteilt habe und deren Grundphänomen Sommer und andere Psychiater seit einigen Jahren unter dem Titel des psychogalvanischen Reflexphänomens sich nutzbar machen, hatte ich den kleinen Stromschwankungen nur wenig Aufmerksamkeit gewidmet. Neuere Versuche haben mich belehrt, daß bei der Rubnerschen Reizanordnung die großen Erregungsströme nicht eintreten, während die kleinen im Anfang um so lebhafter werden, je mehr die Stärke des unfühlbaren Luftstromes wechselt, daß aber früher oder später, bei zarten Individuen schon nach wenigen Minuten, die Häufigkeit und Lebhaftigkeit der kleinen Schwankungen abnimmt, um dann bei fortgesetzter Luftströmung alsbald auf Null zu sinken. Ist dieser Zustand, der einer Ermüdung und Pulslosigkeit der Hautkapillaren am gereizten Ort entspricht, erreicht, dann gelingt es in vielen Fällen bald auch nicht mehr, durch sensible Reize von der ermüdeten Hautstelle aus die großen Stromschwankungen, die reflektorisch angeregten Kapillarstürme, auszulösen. Beide Schwankungen, die kleinen und die großen, treten erst nach einiger Zeit wieder ein, nachdem durch Erholung der Muskelfasern die örtliche Zusammenziehung des Kapillarnetzes und durch Erholung der reflektorischen Nervenleitung die Ansprechfähigkeit des allgemeinen Hautkapillarsystems wieder hergestellt ist. Die Nervenleitung erholt sich dabei in den meisten Fällen später als die Kapillarleitung. In den Fällen, wo jene nicht erlosch, blieb sie oft auffallend lang träge und stumpf.

In der mitgeteilten Beobachtung scheint mir ein Weg gezeigt, den Begriff der Erkältungsfähigkeit, der Empfindlichkeit und Widerständigkeit gegen Erkältungseinflüsse genauer zu bestimmen. Aber vorderhand ist die Weiterverfolgung der schlichten klinischen Tatsachen wichtiger als ihre physiographische Durchprüfung und Ausdeutung.

Rubners Feststellung, daß unmerkliche Luftströme allmählich das Gefühl der Kühle hervorrufen, gehört zweifellos zu den Grundtatsachen des Erkältungsvorganges. Sie widerlegt die billige Behauptung der Theoretiker, die angebliche Empfindlichkeit und Wehrlosigkeit der Erkältungsfürchtigen gegen Luftzug sei pure Einbildung. Wenn gleichwohl ernste Forscher wie Chodounsky den Rubnerschen Versuch mit scharfen Einwänden bekämpfen und Spaßvögel wie Ernst (1911) ihn mit Satire abtun wollen, so liefern sie immer wieder den Beweis, daß der Unterschied zwischen beobachteten Tatsachen und vorgefaßten Deutungen der Tatsachen leicht übersehen wird. Die Erklärung des Erkältungsvorganges als einer Störung der Wärmeregulation und der Erkältungsvorgang selbst sind doch nicht ein und dasselbe. Die Erklärung mag irrig sein; wir unsererseits sind sogar überzeugt, daß sie es ist, so weit wenigstens entfernte und gar allgemeine Störungen des Wärmehaushaltes angenommen werden. Die Tatsache, daß die Empfindlichkeit der Gewebe und Temperaturnerven eines gesunden Menschen über die Feinheit unserer Instrumente geht, bleibt aber trotzdem bestehen; und das Eingeständnis, daß die Überempfindlichkeit der Gewebe und Temperaturnerven eines Erkältungsempfänglichen vorläufig über unsere Begriffe geht, verliert dadurch nicht nur die Schmach voreiliger Verzichtleistung sondern wird zur wissenschaftlichen Pflicht.

92. Die besondere Empfindlichkeit einzelner Personen gegen Erkältungseinflüsse ist zu allen Zeiten bekannt gewesen. Der Rat des Aulus Cornelius Celsus pro his, qui lippitudine, gravedine, destillatione tonsilisque laborant: vitari gravedines destillationesque possunt, si quam minime is, qui his opportunus est, aërem vel loca aquasque mutat, si caput in sole protegit, ne incendatur neve subitum ex repentino nubilo frigus id moveat, si post concoctionem ieiunus caput radit, si post cibum neque legit neque scribit; dieser Rat gilt heute, nach 2000 Jahren, so gut wie damals. Und das Beispiel des Kaisers Augustus ist ein bleibendes Urbild. Suetonius berichtet von ihm, daß er bei ermüdetem Körper weder Frost noch Hitze gut vertrug; daß er im Winter ein Hemd und ein Wolleibchen und Hosen und Strümpfe und einen vierfachen Rock und einen dicken Wollmantel trug; im Sommer bei offenen Türen im Schlafgemach lag und sich oft im Vorraum durch einen Springbrunnen und durch einen fächelnden Diener Kühlung bereiten ließ. Bei herrschendem Südwind pflegte er an Schnupfen zu leiden. Sogar gegen die Wintersonne war er empfindlich und wandelte nicht einmal in seinem Hofe unter freiem Himmel ohne Hut. Diese Empfindlichkeit schützte er mit großer Vorsicht; vor allem wusch er sich selten, er schwitzte am Kamin und übergoß sich dann mit beschlagenem oder in der hochstehenden Sonne erwärmtem Wasser. Oft mußte er wegen seiner Nerven Seebäder oder warme Schwefelquellen gebrauchen; er nahm sie in einer Holzwanne und bewegte darin abwechselnd Hände und Füße. Sein linkes Bein, Hüfte, Schenkel und Schienbein waren schwächlich, so daß er oft hinkte; er gebrauchte dann heiße Sandbäder. Sein rechter Zeigefinger war zeitweise so schwach, daß er, von Kälte taub und zusammengezogen, kaum mit Hilfe eines Hornringes die Schreibfeder führen konnte.

In der Mitte zwischen dem überempfindlichen Kaiser Augustus und dem vollkräftigen Durchschnittsmenschen steht der junge Goethe in Weimar. Obwohl er sich nicht im geringsten verweichlichte, im Gegenteil frische Luft und kaltes Bad bis zum Übermaß liebte und als Erdtulin das Schlafen auf dem Boden in Klüften und Höhlen und Wäldern dem weichen Bett vorzog, ist er alle paar Wochen erkältet. Seine Augenflüsse und Zahnflüsse, Halsschmerzen und dicke Backe, Katarrhe, Zug in Schenkeln und Seiten bilden keinen kleinen Teil der Erlebnisse, die er fast täglich an Charlotte von Stein berichtet. Die geschwollene Backe nach toll durchtanzter Nacht, wirft man vielleicht ein, kam daher, weil er schlechte Zähne hatte. Recht; aber nicht jedem, der schlechte Zähne hat, schadet Erhitzung und Erkältung. Davon später mehr.

Die Beispiele Augustus und Goethe liegen noch im Bereich einer gewöhnlichen Empfindlichkeit, die ein tätiges großes Leben nicht ausschließt. Von den vielen Unglücklichen, die von Geburt auf schallos oder durch Krankheit entkräftet oder durch Krankheitsfurcht verweichlicht, nur dazu leben, um sich zu erkälten und vor Erkältungen zu schützen und an der letzten Erkältung zu sterben, schweigt die Weltgeschichte. Kaum, daß ein Arzt hie und da ihre Krankheitsgeschichte überliefert. Moritz Schmidt (1894) kannte einen dieser Elenden, der so verwöhnt war, daß er nur an den heißesten Sommertagen es wagte, an die Luft zu gehen, und regelmäßig einen Schnupfen bekam, wenn er sich im Winter dem geschlossenen Fenster mehr als auf einen halben Meter näherte, und der schließlich an einer Lungenentzündung starb, weil er sich einmal auf ein ungewärmtes Sofa gesetzt hatte. Er bekam sogleich einen Frost; von da an entwickelte sich die Lungenentzündung. Schmidt war bekanntlich einer der Ärzte am Krankenbett des Kaisers Friedrich; man wird keine Übertreibungen bei ihm annehmen, wenn man überhaupt von Übertreibungen reden dürfte, wo es sich um Dinge handelt, die wir nicht gleich medizinisch deklinieren können.

Für eine umschriebene Erkältungsempfindlichkeit will ich nur das Beispiel des Charles Lepois (1618) erwähnen. Dieser Arzt durfte in der kalten Winterluft nie seinen Scheitel entblößen, ohne daß sich alsbald ein Husten bei ihm einstellte; dieselbe Beobachtung machte er auch bei anderen.

93. Das Experimentum crucis darauf, daß Erkältung und Katarrh, Rheuma usw. Ursache und Folgen sind, machen die unzähligen Erkältungsempfindlichen

und Erkältungsempfänglichen wie Augustus und Goethe sozusagen täglich. Aber die Wissenschaft ist damit nicht zufrieden; sie verlangt, und mit Recht, den willkürlichen Versuch, damit die Kette von Ursache und Folge einwandfrei ohne störende und verhüllende Nebenbedingungen zutage trete.

Ich finde in der weiten Literatur der Erkältungspathologie nur einen einzigen Rheumatiker, der den Einfluß der Erkältung auf sich im absichtlichen Versuch genauer geprüft hat. Es ist der Arzt Ferdinand Runge, der als Dreißigjähriger die Leitung der Kaltwasserheilanstalt Nassau übernahm, nachdem er sich von einem langwierigen und hartnäckigen Rheumatismus, wovon er seit der Studienzeit gequält war, durch eine Kaltwasserkur befreit hatte. In seinem kleinen aber wertvollen Büchlein „Der Rheumatismus der Muskeln und Gelenke" (1868), teilt er das Ergebnis seiner Selbstversuche mit, die er zwischen dem 25. und 30. Lebensjahr angestellt hat.

„Bringe ich, während der ganze Körper unter dem Bette vorher erwärmt war und mäßig transpiriert, beide Arme heraus, tauche den einen rasch in sehr kaltes Wasser, bis er vollständig erkältet ist, und reibe ihn dann trocken, während der andere entblößt und ruhig gehalten der freien Luft ausgesetzt wird, so kann ich in beiden Armen bald vollständige Unterdrückung der Schweißsekretion und Abkühlung der Haut bis auf etwa 16—12° R (20—15° C) erzielen. Dennoch wurde nur der, welcher der Luft ausgesetzt war, rheumatisch; der in kaltes Wasser getauchte nicht. Ich konnte sogar dadurch, daß ich den ersteren nachträglich, ehe die Wiedererwärmung eintrat, noch in kaltes Wasser tauchte und flüchtig rieb, auch in diesem das Entstehen des Rheumatismus hintanhalten. Ich konnte den ganzen Tag bei kaltem Wetter leicht gekleidet im Freien zubringen, ohne mich stark zu bewegen; die Haut zeigte überall, auch unter den Kleidern, nur eine Temperatur von höchstens 16° R (20° C); die Schweißabsonderung war auf ein Minimum reduziert; ich fröstelte etwas. Daß der Versuch den Körper lebhaft beeinflußte, zeigte die erhebliche Vermehrung der Urinmenge, worin sich überdies häufig reichliche harnsaure Salze fanden. Aber kein Rheumatismus zeigte sich hinterher. Hingegen genügte bei mir das Anlehnen der Schulter oder des Rückens, während der Körper schwitzte, an eine kalte Wand, um mir einen mehrtägigen Rheumatismus zuzuziehen."

Den Versuchen Runges, die leider nur in der vorstehenden Kürze überliefert sind, stehen andere Versuche des Prager Pathologen, Prof. Chodounsky, gegenüber, von denen wir genaue Protokolle besitzen. Sie sind ebenfalls am eigenen Leibe gemacht und stehen durch die bewundernswürdige Kühnheit und Ausdauer, womit sie gemacht sind, so bedeutungsvoll da, daß wir nicht unterlassen dürfen, sie sämtlich hier abzuschreiben.

94. Chodounsky hat die Versuche im Jahre 1905, in seinem 57. Lebensjahre ausgeführt, mitten in einer anstrengenden ärztlichen und wissenschaftlichen Tätigkeit.

Als Kind hatte er das Scharlachfieber überstanden, im 24. Lebensjahre die Blattern; sonst war er gesund gewesen bis auf häufig wiederkehrenden Schnupfen, Bronchitis, Lumbago und Muskelrheumatismus. Bis in die letzten Jahre war er „ein treuer Bekenner der Erkältungstheorie" und schützte sich gegen alle vermeintlichen Einflüsse der Erkältung. Durch Hochturen im Gebirge, bei denen er sich oft den stärksten Erkältungsgelegenheiten folgenlos ausgesetzt hatte, wurde sein Glaube an die Erkältungsgefahr erschüttert und entstand die Anregung zu den folgenden Versuchen. Diese wurden, einer schriftlichen Mitteilung zufolge, immer in den Nachmittagsstunden angestellt. Die Zeit der Nachtruhe betrug nie mehr als 7—8 Stunden. Nach dem Erwachen in der Frühe nimmt Chodounsky das ganze Jahr hindurch sofort Bad und Brause in der frischgefüllten Wanne.

Tatsachen.

1.

20. November 1899: Körpertemperatur 37,3° C, Puls 72. Mit Bronchialkatarrh behaftet. Nachmittags

4 Uhr	30 Minuten:	Bad von 8° C.	
4 ,,	36 ,,	Austritt aus dem Bade, unmittelbar in scharfen Luftzug von 4° C bei offener Tür und Fenster, nackt und naß.	
4 ,,	48 ,,	Temp. 34,5°, Puls 92, Schüttelfröste,	
4 ,,	51 ,,	,, 36,4°, Füße frieren schmerzlich,	
4 ,,	56 ,,	,, 37,2°, Puls 76, intensives Kältegefühl,	
4 ,,	0 ,,	,, 37,4°, ,, 84, ,, ,,	
4 ,,	4 ,,	,, 37,6°, ,, ,, ,,	
4 ,,	6 ,,	,, 37,7°, ,, 84, Schüttelfröste	
5 ,,	10 ,,	,, 37,8°, ,, 80, ,,	
5 ,,	15 ,,	,, 37,9°, ,, 84, ,,	
5 ,,	21 ,,	,, 37,95°, ,, 80, ,,	
5 ,,	30 ,,	,, 37,9°, ,, 80, Versuch unterbrochen, Dauer 60 Minuten.	

Angekleidet 5 Uhr 45 Minuten. Temperatur 36,4°, Puls 80. Schauer und Kältegefühl die ganze Zeit.
6 Uhr 35 Minuten: Temp. 37,2°, Puls 84.

2.

24. November 1899. Temp. 36,9°, Puls 84.

4 Uhr 27 Minuten: Dusche von 7° C durch 2 Minuten, hernach unmittelbar naß und nackt einem Luftzug von 9° C ausgesetzt.

4 ,,	30 ,,	Temp. — , Puls 76, heftiges Kältegefühl,	
4 ,,	38 ,,	,, 36,4°, ,, 74, Gänsehaut, Kältegefühl,	
4 ,,	47 ,,	,, 37,2°, ,, 72,	
4 ,,	52 ,,	,, 37,4°, ,, 72, Bad 37° C,	
4 ,,	58 ,,	Austritt aus dem Bade unmittelbar in scharfen Luftzug von 9° C.	
		Temp. 37,3°, Puls 68, Schüttelfrost	
5 Uhr	5 Minuten:	,, 37,65°, Puls 76, ,, stark	
5 ,,	10 ,,	,, 37,7°, ,, 74	
5 ,,	20 ,,	,, 37,7°, ,, 68	
5 ,,	28 ,,	,, 37,7°, ,, 68, Schüttelfrost	

Zähneklappern. Der Versuch wird abgebrochen. Dauer 61 Minuten.
Angekleidet 5 Uhr 45 Minuten. Temp. 36,8°, Puls 82.

3.

6. Dezember 1899: Temp. 37,0°, Puls 68.

4 Uhr	40 Minuten:	Bad von 32° C.	
4 ,,	46 ,,	Austritt aus dem Bade, nackt und naß in scharfen Luftzug von 5° C.	
		Temp. 36,5°, Puls 72	
4 ,,	52 ,,	,, 37,0°, ,, 72, Gänsehaut und Schüttelfrost	
4 ,,	57 ,,	,, 37,5°, ,, 68	
5 ,,	2 ,,	,, 37,4°, ,, 62, Schüttelfrost	
5 ,,	14 ,,	,, 37,4°, ,, 60	
5 ,,	25 ,,	,, 37,3°, ,, 59, ,,	
5 ,,	30 ,,	,, 37,2°, ,, 61, ,, , Versuch abgebrochen.	
		Dauer 50 Minuten.	

Angekleidet 5 Uhr 50 Minuten, Temp. 36,2°.
6 ,, 5 ,, ,, 36,5°, Puls 72.

4.

23. November 1899: Temperatur 36,6°, Puls 64.

3 Uhr	45 Minuten:	Bad von 40° C.	
3 ,,	50 ,,	Austritt aus dem Bade, nackt und naß in einen scharfen Luftzug von 8° C.	
3 ,,	56 ,,	Temp. 37,4°	
3 ,,	59 ,,	,, 37,5°, Puls 68, Kältegefühl	

4 Uhr 2 Minuten: Temp. 37,6°, Puls 68, Kältegefühl
4 „   9   „   „   37,8°, „ 68, Gänsehaut
4 „ 15   „   Bad 38° von 5 Minuten Dauer
4 „ 25   „   Temp. 36,6°, Puls 76, Schüttelfrost
4 „ 30   „   „   37,4°, „ 76,
4 ,   35   „   „   37,4°, „ 72,
4 „ 40   „   „   37,7°, „ 72, Versuch abgebrochen. Dauer 45 Minuten.

5.

29. November 1899: Temp. 36,9°, Puls 86.
4 Uhr 30 Minuten: Bad von 44°, ein Gefühl extremer Schwüle, bald Schweißtropfen auf der Stirne.
4 „ 35   „   Austritt aus dem Bad in scharfen Luftzug von 3° C; angenehmes Gefühl
                    Temp. 37,2°, Puls 100
4 „ 41   „   „   37,5°, „ 72, angenehm,
4 „ 49   „   „   37,7°, „ 68,
5 „   1   „   „   37,4°, „ 68, Kältegefühl
5 „   6   „   „   37,5°, „ 68, Gänsehaut, Schauer,
5 ,   18   „   „   37,6°, „ 64, Kälte,
5 „ 35   „   „   37,4°, „ 64, Versuch abgebrochen. Dauer 65 Minuten mit Temperaturdifferenz von 41° C.
Angekleidet 6 Uhr. Temp. 36,4, Puls 80.

6.

28. November 1899: Temp. 36,7°, Puls 84.
4 Uhr 26 Minuten: Bad von 45°, Gefühl von Brennen, kaum auszuhalten. Schweißtropfen auf der Stirn.
4 „ 31   „   Austritt aus dem Bade nackt und naß in scharfen Luftzug von 12° C.
                    Temp. 37,9°, Puls 104.
4 „ 37   „   „   — ,   „ 84, angenehmes Gefühl,
4 „ 46   „   „   37,4°, „ 76,
5 „   0   „   „   37,4°, „ 72, Kühle,
5 „ 11   „   „   37,4°, „ 68,
5 „ 18   „   „   37,35°, „ 66, Gänsehaut,
5 „ 32   „   „   37,3°, „ 64,
5 „ 41.   „   „   37,1°, „ 68, Kälte. Versuch abgebrochen, Dauer 74 Minuten. Temperaturdifferenz von 33° C.

7.

a) 26. Oktober 1898: Temp. 36,8°, Puls 70. Nackt im Luftzug durch 25 Minuten, Temperatur zu Ende des Versuches 37° C, Puls 72.
b) 15. Oktober 1898: Temp. 36,6°, Puls 70. Durch Laufen wurde der Körper in triefenden Schweiß gebracht. Temp. 37,6°, Puls 108, Atmung 24.
5 Uhr 25 Minuten: Nackt im scharfen Luftzug von 3° C,
5 „ 30   „   Temp. 37,7°, Puls 80, Atmung 16,
5 „ 45   „   „   38,1°, „ 74, Kältegefühl,
6 „   0   „   „   38,0°, „ 68, Gänsehaut.
6 „   8   „   „   37,7°,
6 „ 10   „   „   37,7°, Versuch abgebrochen, Dauer 45 Minuten.
c) 13. Januar 1898: Ein Wollhemd in Wasser von 5° C eingetaucht und unausgewunden angezogen.
5 Uhr 0 Minuten: Im scharfen Luftzug von 4° C bis auf das nasse Hemd nackt. Temp. 37°.
5 „   7   „   „   37,2°, Kältegefühl,
5 „   9   „   „   37,5°,
5 „ 11   „   „   37,8°,
5 „ 16   „   „   38,0°, starkes Kältegefühl,
5 „ 20   „   „   38,2°,
5 „ 27   „   „   38,3°, Zittern des ganzen Körpers,

5 Uhr 30 Minuten: Temp. 38,3°. Puls während des ganzen Versuches 72. Versuch abgebrochen. Dauer 30 Minuten. Das nasse Hemd blieb am Körper. Angekleidet
5 „ 22 „   „   36,9°,
9 „ abends   „   37,0°,
11 „ „   Das noch immer nasse Hemd ausgezogen.

d) 13. April 1898: Angezogen einem Luftzug von 8° C 22 Minuten lang ausgesetzt; Temp. zu Anfang des Versuches 37,4° C; zu Ende 37,3°.

e) 26. April 1898: Der Versuch wird wiederholt; Dauer 30 Minuten. Temp. zu Anfang 37,4°, zu Ende 37,45°.

Alle Versuche blieben durchaus folgenlos.

8.

a) 12. Dezember 1899: Durch eine Röhre von 12 cm Durchmesser, die in einer Fensterscheibe angebracht war, ließ Ch. einen scharfen Luftzug von — 13° C auf die rechte Fazialisregion einwirken:

5 Uhr 5 Minuten: Temp. 36,5°, Puls 72,
5 „ 20 „   „   36,9°, „   76,
5 „ 30 „   „   37,0, „   72,
5 „ 40 „   „   37,1°, „   72,
5 „ 45 „   „   37,1°, „   72,
5 „ 50 „   „   37,2°, „   72.

Versuchsdauer 45 Minuten.

b) 13. Dezember: Dieselbe Versuchsanordnung; Luftzug von — 7° C auf die rechte Fazialisregion von 4 Uhr 23 Minuten ab.

4 Uhr 23 Minuten: Temp. 36,7°, Puls 80,
4 „ 40 „   „   36,8°, „   76,
4 „ 45 „   „   36,8°, „   72,
5 „ 0 „   „   36,9°, „   70,
5 „ 15 „   „   36,7°, „   72,
5 „ 23 „   „   36,7°, „   72.

Versuchsdauer 60 Minuten.

c) 14. Dezember: Dieselbe Versuchsanordnung; Luftzug von — 15° auf die linke Fazialisregion von 4 Uhr 10 Minuten ab.

4 Uhr 10 Minuten: Temp. 36,5°, Puls 72,
4 „ 20 „   „   36,5°, „   70.
4 „ 30 „   „   36,4°, „   72,
4 „ 40 „   „   36,4, „   72,
4 „ 50 „   „   36,5°, „   74,
5 „ 0 „   „   36,6°, „   72,

Versuchsdauer 50 Minuten.

d) 4. Januar 1899: Die Fazialisregion wurde durch strömende Dämpfe aus einem Autoklaven 5 Minuten lang erwärmt und hierauf einem scharfen Luftzug von 4° C ausgesetzt. Vor der Erwärmung war die Temp. 36,9°, Puls 76. Nach der Erwärmung

4 Uhr 25 Minuten: Temp. 37,2°, Puls 76,
4 „ 38 „   „   37,3°, „   72,
4 „ 45 „   „   37,2°, „   72,
5 „ 15 „   „   37,1°, „   72,
5 „ 25 „   „   37,1°, „   72.

9.

a) 8. Januar 1900: Temp. 36,9°, Puls 80. Ch. läßt auf den ganzen Verlauf des rechten Nervus ischiadicus durch 6 Minuten strömenden Dampf aus einem Autoklav einwirken, so daß die Haut stellenweise rot wird; allgemeines Hitzegefühl, Schweiß auf der Stirn. Unmittelbar darauf wird das nackte Bein in wagerechter Lage im Niveau des offenen Fensters einem scharfen Luftzug von 2° C ausgesetzt von 4 Uhr 15 Minuten an.

4 Uhr 15 Minuten: Temp. 37,9°, Puls 78,
4 „ 30 „   „   37,7°, „   66, Kältegefühl im Bein,
4 „ 40 „   „   37,5°, „   60,
4 „ 50 „   „   37,4°, „   62, Zittern des ganzen Körpers, Frieren der Füße,
5 „ 15 „   „   37,2°, „   62, Zittern des ganzen Körpers, die Füße frieren. Versuchsdauer 66 Minuten.

b) 9. Januar 1900: Temp. 37,1° C, Puls 76. Auf den Verlauf des rechten Nervus ischiadicus wurden, wie im Versuch vorher, strömende Dämpfe 6 Minuten lang appliziert, bis die Haut rot wurde. Dann wurde das Bein sofort einem scharfen Luftzug von 1° C ausgesetzt.

5 Uhr 15 Minuten: Temp. 37,4°, Puls 104,
5 „ 22 „ Allgemeines Kältegefühl, Gänsehaut,
5 „ 33 „ Temp. 37,4°, Puls 72,
5 „ 43 „ „ 37,2°, „ 72, Schüttelfröste, Frieren der Zehen,
5 „ 53 „ „ 37,15°, „ 68,
6 „ 3 „ „ 37°, „ 68,
Versuchsdauer 58 Minuten.

c) 10. Januar 1900: Temp. 36,9°, Puls 76. Dieselbe Versuchsanordnung wie vorher; 6 Minuten lang heiße Dämpfe auf denselben Nervenverlauf, hiernach scharfer Luftzug von 1° auf das nackte Bein, das mit einem in Eiswasser getauchten Leinwandstreifen bedeckt ist.

4 Uhr 40 Minuten: Temp. 34,7°, Puls 90
5 „ 6 „ „ 37,2°, „ 72,
5 „ 16 „ „ 37,0°, „ 68,
5 „ 32 „ „ —, „ 64, Schüttelfröste,
5 „ 38 „ „ 36,6°, „ 68,
5 „ 48 „ „ 36,8°, „ 64.
Versuchsdauer 68 Minuten.

10.

a) 11. Januar 1900: Temp. 36,8°, Puls 76, Harnanalyse normal. Aus einem Autoklav läßt Ch. auf die Nierengegend 8 Minuten lang strömende Dämpfe einwirken, bis die Haut stark gerötet war. Allgemeines Hitzegefühl. Temp. 37,2°, Puls 108. Hierauf wird die Nierengegend sofort einem scharfen Luftzug von —1° C ausgesetzt, um 5 Uhr 15 Minuten.

5 Uhr 30 Minuten: Temp. 37,0°, Puls 72,
5 „ 48 „ „ 36,8°, „ 78, Kältegefühl,
5 „ 55 „ „ 36,5°, „ 72,
6 „ 15 „ „ 36,5°, „ 70, starkes Frieren.
Versuchsdauer 60 Minuten.

b) 13. Januar 1900: Temp. 36,8°, Puls 76. Dieselbe Versuchsanordnung. Erhitzen der Nierengegend von 5 Uhr 15 Minuten ab, Temp. 36,9°, Puls 112. Dann Luftzug von —8° C auf die nackte Nierengegend.

5 Uhr 20 Minuten: Temp. 37,0°, Puls 72, Kältegefühl, Gänsehaut,
5 „ 35 „ „ 36,6°, „ 68,
5 „ 50 „ „ 36,9°, „ 68, Schüttelfröste.
Versuchsdauer 51 Minuten.

c) 15. Januar 1900: Temp. 36,3, Puls 78. Dieselbe Versuchsanordnung. Nach Dampfeinwirkung wird die nackte Nierengegend einem scharfen Luftzug von —11° C ausgesetzt.

4 Uhr 35 Minuten: Temp. 37,2°, Puls 108,
4 „ 49 „ „ 36,8°, „ 66, starkes Kältegefühl
5 „ 16 „ „ 37,1°, „ 64,
5 „ 20 „ „ 37,1°, „ 64, Schüttelfröste.
Versuchsdauer 61 Minuten.
Die Harnanalyse ergibt nach allen Versuchen normalen Befund.

11.

a) 16. Januar 1900: Temp. 36,8°, Puls 76. Die Herzregion wurde durch heiße Dämpfe eines Autoklavs durch 7 Minuten zum Rotwerden erhitzt, hierauf unmittelbar einem scharfen Luftzuge von —7° C ausgesetzt.

4 Uhr 39 Minuten: Temp. 37,3°, Puls 84, augenblickliches Kältegefühl,
4 „ 46 „ „ 37,3°, „ 88, Gänsehaut, Muskelzittern,
4 „ 50 „ „ 37,6°, „ 68, starkes Frieren
5 „ 8 „ „ 37,35°, „ 74, „ „
5 „ 15 „ „ 37,5°, „ 76, „ „
5 „ 20 „ „ 37,45°, „ 72, unerträglich kalt.
Versuchsdauer 48 Minuten. Der Versuch wurde nach einer bei einer schwer Kranken schlaflos verbrachten Nacht angestellt.

b) 21. Januar 1900: Temp. 37,1°, Puls 76. Die Nackenregion wurde 5 Minuten hindurch mit strömenden Dämpfen erhitzt, hierauf unmittelbar einem Luftzug von 6° C ausgesetzt.

5 Uhr 3 Minuten: Temp. 38,1°, Puls 84,
5 „ 13 „ „ 37,7°, „ 70,
5 „ 32 „ „ 37,7°, „ 72,
5 „ 53 „ „ 38,0°, „ 72.

Versuchsdauer 55 Minuten.

c) 22. Februar 1900: Temp. 36,9°, Puls 72. Die Gegend des Schultergelenks wurde 5 Minuten lang durch strömende Dämpfe erhitzt, dann sofort einem scharfen Luftzug von 5° C ausgesetzt.

4 Uhr 34 Minuten: Temp. 37,3°, Puls 82,
4 „ 55 „ „ 37,1°, „ 72,
5 „ 15 „ „ 36,8°, „ 72, Kältegefühl,
5 „ 20 „ „ 36,85°, „ 70.

Versuchsdauer 51 Minuten.

d) Derselbe Versuch am Arm. Luftzug von 3° C. Versuchsdauer 60 Minuten.

e) Hals und Thorax mit heißem Wasser benetzt, hierauf unmittelbar einem scharfen Luftzug von — 4° C ausgesetzt, um 4 Uhr 15 Minuten. Sogleich entstand Kältegefühl. Vor dem Versuch betrug die Körpertemperatur 36,9°.

5 Uhr 26 Minuten: Temp. 37,2°, Puls 72,
5 „ 31 „ „ 37,3°, „ —,
5 „ 36 „ „ 37,8°, „ 74,
5 „ 42 „ „ 38,0°, „ 76, starkes Kältegefühl,
6 „ 3 „ „ 36,5°, „ 68, Schüttelfröste,
6 „ 7 „ „ 36,9°, „ —.

95. Aus der Schadlosigkeit der vorstehenden Versuche glaubte Ruhemann schließen zu dürfen, daß bei Chodounsky zur Zeit seiner Selbstversuche der „latente Mikrobismus" der Schleimhäute fehlte und daher die nachteilige Wirkung der Kälteeinflüsse ausblieb. Auf diesen Einwand antwortete Chodounsky als Dreiundsechzigjähriger mit neuen Versuchen, von denen jeder ein wahres Martyrium darstellt. Er ließ zunächst, anfangs Februar 1906, durch einen Bakteriologen feststellen, daß seine Schleimhäute in der Tat von kulturfähigen und virulenten Mikroben besiedelt waren. Aus seinem Sputum — er leidet „wie andere alte Leute" an chronischem Bronchialkatarrh — wurden auf Gelatine Kulturen von Staphylokokken und Proteus, auf Agar von Pyocyaneus und Bacterium fluorescens erzielt; von der Mandelschleimhaut wurden am 3. Februar Kulturen von Streptokokken und von Staphylococcus aureus gewonnen, am 17. Februar Streptococcus, Sarcina lutea, Staphylococcus albus, Bacterium luteum, Micrococcus albus und Saccharomyces albus. Chodounsky war also mit pathogenen Bakterien genügend beschickt; er schritt zu den Versuchen im Februar, wo, nach Ruhemann, die Akme des internen Mikrobismus liegt.

1.

3. Februar 1906. Zum ersten Versuche schritt Ch. nicht ohne Bedenken; einerseits litt seine nächste Umgebung an floridem Schnupfen, andererseits hatte er selbst vom 1. auf den 2. Februar eine unruhige, ziemlich schlaflose Nacht verbracht und am 3. setzten früh periodische, blitzschnell ausstrahlende Schmerzen im Fußrücken ein, die auch durch jedes Auftreten wachgerufen wurden. Aber er wollte den Februar benützen, zumal damals in Prag Katarrhe allgemein herrschten und Pneumoniefälle sich im Krankenhause häuften.

Der unmittelbar vor dem Versuch geprüfte Harn gab normalen Befund, war eiweiß- und zuckerfrei. Körpertemperatur 36,9° C.

4 Uhr 55 Minuten nachmittags: Bad 5° C im ungeheizten Badezimmer des Krankenhauses.

5 Uhr: Austritt aus der Badewanne. Ch. stellt sich nackt und naß zwischen offene Tür und Fenster in einen scharfen Luftzug, der am Fenster 0° C hat. Körpertemperatur unmittelbar nach dem Bad 37,8° C.

5 Uhr 1 Minuten: Temp. 37,9°, Puls 88, Schüttelfrost,
5 ,,   7 ,,   ,,   37,8°, ,, —, große Schüttelfröste,
5 ,,   9 ,,   ,,   38,0°, ,, 76,
5 ,, 15 ,,   ,,   38,1°, ,, 76,
5 ,, 20 ,,   ,,   38,1°, ,, 76,
5 ,, 24 ,,   ,,   38,0°, ,, —, neue Schüttelfröste,
5 ,, 30 ,,   ,,   37,9°, ,, 76,
5 ,, 35 ,,   ,,   37,9°, ,, —, } ununterbrochene Schüttelfröste u.
5 ,, 40 ,,   ,,   37,9°, ,, 76, } Jaktationen, Schmerzen in Fuß-
5 ,, 44 ,,   ,,   38,0°, ,, 76, } sohlen und Fingern.
5 ,, 48 ,,   ,,   37,9°, ,, 76,
5 ,, 55 ,,   Der Versuch wird abgebrochen.

4. Februar: Harn normal. Rheumatische Schmerzen im Fußrücken nur beim Auftreten. Alter Bronchialkatarrh ohne jede Veränderung.

5. Februar: Keine rheumatischen Schmerzen mehr; Bronchialkatarrh merklich geringer; nur mit großer Mühe wird ein wenig Sputum zur bakteriologischen Untersuchung gewonnen.

6. Februar: Vollkommenes Wohlbefinden; der chronische Bronchialkatarrh wie vor dem Versuch.

2.

7. Februar 1906.: Temp. 37,1°, Puls 76.

4 Uhr 47 Minuten: Bad 2,3° C. Der plötzliche Eintritt in das kalte Bad erregt tiefe Inspirationen und unangenehme Beklemmung; in den Beinen Gefühl, als wenn sie fest bandagiert wären; heftiges Frieren der Finger.
4 ,, 50 ,, Austritt aus dem Bad in scharfen Luftzug von 0° C. Temp. 37,3°, Puls 88,
4 ,, 54 ,, ,, 37,4°, ,, 88,
4 ,, 56 ,, ,, 37,5°, ,, 88, Schüttelfröste,
5 ,, 0 ,, ,, 37,7°,
5 ,, 5 ,, ,, 37,6°,
5 ,, 10 ,, ,, 37,55°,
5 ,, 15 ,, ,, 37,45°,
5 ,, 20 ,, ,, 37,3°, Puls 74,
5 ,, 25 ,, Der Versuch wird abgebrochen.
5 ,, 45 ,, Temp. 36,4°,
6 ,, 0 ,, ,, 36,2°. Versuchsdauer 38 Minuten. Die Körperwärme steigt wieder auf 36,9°.

8. Februar: Vollkommenes Wohlbefinden. Harnbefund normal.

3.

10. Februar: Tagsüber Schmerzen im linken Oberarmgelenk, welche die freie Armbewegung hinderten. Nach einem längeren Marsche Temp. 36,8,° Puls 88.

4 Uhr 47 Minuten: Bad von 40° C; auf der Stirne Schweiß, Temp. 36,9°, Puls 96,
5 ,, 2 ,, Austritt aus dem Bad mit 37,1° C Körpertemperatur unmittelbar in scharfen Luftzug von —1° C, nackt und naß, Temp. 37,2°, Puls 88,
5 ,, 6 ,, ,, 37,3°, ,, 80,
5 ,, 15 ,, ,, 37,35°, ,, 78, Kälteschauer,
5 ,, 24 ,, ,, 37,4°, ,, 72, Gänsehaut,
5 ,, 36 ,, ,, 37,45°, ,, —, Schüttelfröste,
5 ,, 40 ,, ,, 37,45°, ,, 70, ,,
5 ,, 45 ,,
5 ,, 47 ,, Der Versuch wird abgebrochen. Versuchsdauer 50 Minuten; angewendete Temperaturdifferenz 41° C.

11. Februar: Keine Schmerzen mehr im Schultergelenk; vollkommenes Wohlbefinden. Harnbefund normal.

4.

15. Februar: Temp. 36,8°, Puls 80.

4 Uhr 38 Minuten: Bad von 40°.
4 ,, 43 ,, Austritt aus dem Bad in einen scharfen Luftzug von 1,5° C naß und nackt. Temp. 36,9°, Puls 84,

4 Uhr 46 Minuten: Temp. 37,2°, Puls 78, Kälteschauer, Gänsehaut,
4 „ 51 „ „ —, „ 74,
5 „ 0 „ „ 37,45°, „ —, starkes Frieren
5 „ 5 „ „ 37,5°, „ 72, „
5 „ 11 „ „ 37,45°, „ 76, Schüttelfrost,
5 „ 15 „ „ 37,5°, „ 72, stärkere Schüttelfröste,
5 „ 20 „ „ 37,5°, „ 76, Zehen frieren besonders stark,
5 „ 24 „ „ 37,5°,
5 „ 28 „ Der Versuch wird abgebrochen. Versuchsdauer 40 Minuten bei 38,5° C Temperaturdifferenz.

16. Februar: Völliges Wohlbefinden. Harnbefund normal.

5.

17. März: Temp. 36,9°, Puls 78.
3 Uhr 54 Minuten: Bad von 9° C,
3 „ 55 „ Temp. 37,15°, Puls 116,
3 „ 57 „ „ 37,3°, „ 98.
3 „ 59 „ Austritt aus dem Bade in einen scharfen Luftzug von 10° C, nackt und naß.
4 „ 1 „ Temp. 37,4°, Puls 90,
4 „ 4 „ „ 37,55°, „ 82, Gänsehaut,
4 „ 11 „ „ 37,6°, „ 82, Schüttelfröste,
4 „ 16 „ „ 37,65°, „ 80, „
4 „ 20 „ „ 37,7°, „ 80, Schüttelfröste und Frieren der Zehen,
4 „ 28 „ „ 37,7°, „ 82,
4 „ 32 „ Der Versuch wird abgebrochen.

Nach dem Ankleiden wiederholen sich die Schüttelfröste noch 20 Minuten hindurch; in den Gliedern bleibt ein Gefühl der Steifheit und Kälte noch eine weitere Stunde. Harnbefund normal.

18. März: Wohlbefinden, Harnbefund normal.

6.

21. März: Temp. 37,5°, Puls 74.
3 Uhr 40 Minuten: Bad von 41° C 5 Minuten lang, Temp. 37,7°, Puls 84; nackt und naß in einen Luftzug von 0,5° C.
3 „ 47 „ Temp. 37,7°, Puls 78,
3 „ 49 „ „ 38,0°, „ —, Schauer und Gänsehaut,
3 „ 52 „ „ 38,1°, „ 82, Schüttelfröste,
3 „ 54 „ „ 37,95°, „ 78, starke Schüttelfröste,
4 „ 0 „ „ 37,8°, „ 78, „
4 „ 4 „ „ 37,6°, „ 82, „
4 „ 7 „ „ 37,8°, „ 80, „
4 „ 10 „ „ 37,8°, „ 84, „
4 „ 12 „ „ 37,9°, „ 82, „
4 „ 14 „ „ 37,8°, „ 80, „
4 „ 18 „ Der Versuch wird abgebrochen. Versuchsdauer 38 Minuten; Temperaturdifferenz beim Versuch 40,5° C.

22. März: Harnbefund normal. Volles Wohlbefinden bis zum 4. April. An diesem Tage begann Ch. zu niesen; am folgenden Tag Trockenheit im Schlunde; es entwickelte sich ein regelrechter Schnupfen, 15 Tage nach dem letzten Versuche.

96. Chodounsky teilt seine schätzbaren Versuche in der Absicht mit, „den Zauberkreis der Erkältung, in welchem die Menschheit durch säkulare Tradition gebannt ist, zu durchbrechen". Sind sie dazu angetan? Was beweisen sie?

Doch wohl nichts mehr als die unter 84 mitgeteilten Beobachtungen, nämlich, daß es Naturen und Umstände gibt, an denen alle Erkältungsursachen scheitern. Sie zeigen, daß ein Mann im 57. und 63. Lebensjahr, „also schon in dem regressiven Stadium, welches gewissermaßen eine Krankheitsdisposition an und für sich ist, wo man leichter schädlichen Einflüssen unterliegt als im kräftigen Mannesalter", sich noch einer ungebrochenen Gesundheit und Kraft erfreuen kann, die den Neid manches „Jünglings" erregen muß.

Chodounsky setzt eine Gesichtshälfte dem schärfsten Luftzug von $+4°$, $-7°$, $-13°$, $-15°$ dreiviertel Stunde bis eine Stunde lang aus, in einem Versuche nach voraufgegangener Erhitzung der Stelle in heißem strömendem Dampf; ohne jede schädliche Folge. Er erhitzt seinen Oberschenkel im Verlauf des Ischiadikus bis zum Rotwerden der Haut und kühlt ihn dann im schärfsten Luftzug von $+2°$ bis $+1°$ eine Stunde und länger ab, ohne daß er davon Schmerzen oder andere Störungen bekam. Seine Körperwärme, die sich gewöhnlich zwischen $36,5°$ und $36,9°$ bewegt und selten $37,1°$ bis $37,3°$ erreicht, steigt dabei vorübergehend auf $37,4°$ und sogar auf $37,9°$. Wie die Abkühlungen der genannten Nervenregionen, so bleiben Abkühlungen der Nierengegend, der Herzgegend, der Nackengegend, des Oberarmes, der ganzen Brust, auch wenn sie nach vorhergegangener Überhitzung der Stelle eine Stunde lang durchgeführt wurden, ohne ersichtlichen Schaden.

Bei den ersten neun Versuchen setzte Chodounsky seinen ganzen Körper starken Wärmeentziehungen aus. Er blieb nach eiskalten und nach heißen Bädern nackt und naß im schärfsten Luftzug von Wintertemperaturen, im Durchschnitt eine Stunde lang, auf kaltem Steinboden ruhig stehen, dabei von Schüttelfrösten gepeinigt, die das Ablesen des Thermometers fast unmöglich machten. Trotz seiner vorgeschrittenen Jahre arbeitete die Wärmeregulation präzise und jede Wärmeentziehung wurde augenblicklich überkompensiert, so daß die Eigenwärme zu Ende der Versuche höher war als vor den Versuchen. Erst nach dem Ankleiden hörte die erhöhte Funktion der thermoregulatorischen Einrichtungen auf, die Eigenwärme fiel für eine kurze Zeit unter die Norm. Es war gleichgültig, ob die Kälteeinflüsse auf den nur entkleideten Körper einwirkten oder nach heißen Bädern mit Temperaturunterschieden bis zu $40°$ geschahen, ob sie den Körper trafen, der durch Laufen in Schweiß gebracht oder mit einem naßkalten Wollhemd bekleidet war. Es machte auch nichts, wenn der im naßkalten Hemd eine Stunde lang von eisigem Luftzug angeblasene Mann die nasse Wäsche am Leibe behielt und darin noch stundenlang seinen Pflichten nachging.

Auch dem Dreiundsechzigjährigen, dessen „Reaktionsfähigkeit noch mehr herabgesunken und dessen Altersinvolution weiter vorgeschritten war als zur Zeit der ersten Versuchsreihe", die sechs Jahre früher ausgeführt worden war, gelang es nicht, weder durch eiskalte Bäder und nachfolgenden scharfen Luftzug, der auf den nackten und nassen Körper bis zur Unerträglichkeit lange einwirkte, noch durch heiße Bäder und Zugwind, der um $40°$ C kälter als das vorangegangene Bad war, sich eine Erkältungskrankheit zuzuziehen und dabei etwa den bei ihm bestehenden „latenten Mikrobismus" zum Infekt anzufachen.

Chodounsky schließt aus seinen Versuchen, daß es keine Erkältung gibt und daß ein latenter Mikrobismus in der Pathologie der sogenannten Erkältungskrankheiten keine Rolle spielt. Nachdem sein kulturfähiger und pathogener Mikrobismus in der Jahreszeit, wo er die größte Rolle spielen soll, durch die heftigsten Kältewirkungen und die schroffsten Kontrastwirkungen nicht zur Infektion gedeihen konnte, sei es undenkbar, daß ein Luftzug, sogar ein Luftzug im Sommer, der einen bekleideten und ruhig sitzenden Menschen treffe, oder eine Schwankung der Lufttemperatur oder eine Durchnässung der Füße oder ein Kurzschneiden der Haare usw. eine Infektionskrankheit auslösen könne.

Wir schließen aus Chodounskys Versuchen nur, daß die „Erkältungstheorie", welche die Reihe Kälteeinwirkung — Abkühlung — Infektion in eine Ursachenkette bringt, zum mindesten unvollständig, und daß die Meinung, die in diesem Zusammenhang eine Notwendigkeit ohne Ausnahme sehen will, falsch ist.

97. Chodounskys Versuche stehen zu allen Erfahrungen unzähliger Rheumatiker und Katarrhaliker und insbesondere zu den Versuchen Runges in so schroffem Gegensatz, daß man fragen muß, ob die einen wie die anderen Versuche unter gleichen Bedingungen gemacht sind?

Runge ist bei seinen Versuchen ein junger Mensch unter 30 Jahren, der seit der Studentenzeit von rheumatischen Anfällen in allen Gliedern gequält wird und seine rheumatischen Schmerzen so oft bekommt, als er, unter bestimmten Bedingungen, seinen Körper oder Teile davon einer Verkühlung aussetzt. — Chodounsky ist bei seinen Versuchen ein rüstiger Mann von 57 und 63 Jahren, der zwar, seinem eigenen Ausdruck gemäß, wie viele alten Leute mit einem chronischen Katarrh behaftet ist und früher auch dann und wann einen Hexenschuß und rheumatische Muskelschmerzen hatte, aber unter diesen Störungen nicht wesentlich litt und leidet; wenigstens erwähnt er nichts davon.

Runge macht seine Experimente unter den Bedingungen, die ihm erfahrungsgemäß Anfälle und Verschlimmerungen seines Leidens zuziehen. — Chodounsky macht seine Experimente unter Bedingungen, die sich mit denen decken, worunter nicht bloß kräftige Leute sondern sogar erkältungsempfängliche Naturen wie Runge erfahrungsgemäß von Krankheitsanfällen verschont bleiben. In Runges Versuchen erkrankte nicht das Glied, das nach dem Erwärmen und Schwitzen und vor dem Erkältungseinfluß mit schroffer Abkühlung behandelt worden war, sondern gerade im Gegenteil das andere, das in Ruhe gelassen wurde.

Runge hatte keine kräftige Natur; er erlag schon im 49. Lebensjahre einem Schlaganfall; die letzten Jahre hatte er seine gewohnten kalten Bäder durch laue ersetzt. Chodounsky hat ein Alter erreicht, das nur ein kleiner Teil der Menschen erlangt; er ist auf der Lebensstufe, die gewöhnlich Schwächen und Gebrechen hat, noch rüstig und wird, wenn nicht ein außergewöhnliches Ereignis sein Leben unterbricht, ebensogut die achtziger und neunziger Jahre erreichen wie die siebziger.

Der wesentliche Unterschied in der Versuchsanordnung bei Runge und Chodounsky liegt darin, daß jener den Erkältungseinfluß auf sich einschleichen läßt, dieser ihn mit aller Macht herausfordert. Die Vorbereitungen, die Chodounsky trifft, sind zum größten Teil geradezu geeignet, sich gegen und in Erkältungsgefahr zu feien. Wie die Kaltwasserbehandlung schützend wirkt, haben wir schon bei Runge gesehen. Daß ebenso in heißen Bädern ein treffliches Schutzmittel gegen augenblickliche Erkältungseinflüsse liegt, ist eine alte Erfahrung der Japaner und Russen. Wie wir bereits unter 11 erwähnten, haben die eingeborenen Japaner und ebenso die in Japan ansässigen Europäer die Gewohnheit, abends nach vollbrachtem Tagewerk, auch im kalten Winter, ins Badehaus zu gehen und dort einige Minuten in einem Wasser von 42—46° C verweilen, um sich zu reinigen, zu erfrischen und eine behagliche Wärme aufzunehmen, ehe sie in ihre ungeheizten Tapetenwohnungen gehen und sich zur Ruhe legen. Auch die japanischen Wagenzieher, die ihre Rollkutschen täglich bis zu hundert Kilometer weit und mehr im Laufschritt ziehen, sind große Freunde der heißen Bäder und stehen oder laufen danach, barfüßig oder nur mit Strohsandalen an den Füßen, oft noch stundenlang im Schnee. Die Russen pflegen aus ihren Schwitzbädern, worin sie sich von rheumatischen Leiden befreien, sofort nackt hinaus in die kalte Winterluft zu gehen und im Schnee zu wälzen, nicht um sich zu erkälten, sondern um sich gegen zufällige Erkältungsgefahr zu schützen.

98. Kältereiz und Erkältungsgelegenheit sind also durchaus nicht dasselbe. Der Kältereiz im eigentlichen Sinne ist geradezu das Gegenteil von der Erkältungsgelegenheit; auch das Gegenteil von der Abkühlungsgefahr.

In den Versuchen Chodounskys kam es nicht ein einziges Mal zur Abkühlung des Körpers, vielmehr jedesmal zu einer fieberhaften Steigerung der Körperwärme, die stundenlang anhielt. Chodounskys Körper reagierte heftig gegen die Kälteeinflüsse durch Muskelzittern und Muskelkrämpfe und Aufregung des ganzen Kreislaufes; ehe die Kraft der Gegenwehr gebrochen war, wurde der Versuch jedesmal vom Instinkt mit oder ohne Willensfreiheit des Patienten unterbrochen.

Gegenüber Chodounsky verhielt sich Runge in seinen Versuchen wie die Patienten, von denen die Hydriater sagen, daß sie der Reaktionsfähigkeit ermangeln. Runge hat die Bedeutung dieses Verhaltens selbst ausgeführt. Die Abkühlung, sagt er, die Abkühlung, welche den Rheumatismus erzeugt, wirkt nicht durch die Kälte der Haut an sich. Es ist eine Abkühlung ohne den gleichzeitigen oder nachfolgenden Gegenreiz, der das Blut wieder nach der Peripherie anziehen könnte. Eine rasche Abkühlung erzeugt weniger leicht Rheuma als die langsam eindringende Kälte durch Verdunstung oder durch Strahlung. Soll ein Gegenreiz das Eintreten eines Rheumatismus hindern, so muß er vorhanden sein, ehe mit der Wiedererwärmung des abgekühlten Teiles die Blutmenge darin sich vermehrt; denn die pathologischen Symptome treten gewöhnlich mit der Erwärmung ein. Daß der einwirkende Reiz wirklich von dem entschiedensten Einflusse auf die Durchgängigkeit der Blutbahnen in der Haut ist, sieht man schon an der Farbe eines stark abgekühlten und wiedererwärmten Teiles. Läßt man ihn warm werden, ohne durch Reiben oder andere Erregungsmittel auf ihn zu wirken, so zeigt er mehr ein bläuliches Kolorit; werden aber starke Hautreize angewandt, so tritt schon frühe eine hellere Röte hervor.

Bekannt ist, fährt Runge fort, daß einerseits die Nähe kalter Gegenstände, welche Strahlungsvermögen in hohem Maße besitzen, wie insbesondere feuchte Mauern und Steine, Wasser, feuchte Erde, und andererseits das Vorhandensein von Feuchtigkeit auf der Haut, welche bei ihrer Verdunstung wärmeentziehend wirkt, am leichtesten Rheumatismus erzeugt. Daß in der Tat beim Liegen in feuchtem Zimmer, an feuchter Erde, beim Lehnen an kalte Mauern die Kältestrahlung und nicht etwa Luftfeuchtigkeit Ursache des Rheumas ist, beweist die Erfahrung, daß ein Holzschirm oder Pappschirm vor der Wand, ein Teppich auf dem feuchten Boden die Erkrankung verhindert, während die Luftfeuchtigkeit dieselbe bleibt. In betreff der Verdunstung von Feuchtigkeit auf der Haut gilt der Satz, daß unter sonst gleichen Umständen Rheumatismus um so leichter entsteht, je höher die Temperatur der Haut im Beginne war und je mehr ihre Temperatur durch Verdunstung herabgesetzt wurde. Blieb aber trotz der Verdunstung die Hauttemperatur über einer gewissen Höhe, ungefähr über 32° C, so tritt keine Erkrankung ein. Wirkt strahlende Kälte auf einen feuchten Körperteil, zumal im Schlafe, wo die Reaktion am geringsten ist, so ist die Gelegenheit zur Erkrankung am größten.

Soweit es sich in den vorstehenden Ausführungen um Beobachtungen handelt, dürfen wir Runge unbedingt beistimmen. Die zwischenlaufenden Deutungen und Erklärungen, sie mögen richtig oder irrig sein, ändern an den Tatsachen nichts. Ob Ausdrücke wie „strahlende Kälte" richtig sind, mag dahingestellt bleiben; die Physik kennt keine Kältestrahlung, sondern nur Wärmestrahlung; aber das Gefühl kennt sie, darum wollen wir den Ausdruck nicht beanstanden.

Die gegensätzlichen Ergebnisse in Runges und Chodounskys Versuchen beweisen, um es noch einmal zu sagen, im Einklang mit der täglichen Erfahrung, daß Kälteeinwirkung und Erkältung noch lange nicht dasselbe sind, und daß der eine Mensch leicht in Erkältungskrankheiten verfällt, während der andere bei aller Anspannung der Erkältungsgelegenheiten und beim besten Willen nicht dazu gelangt, sich zu erkälten.

99. Es ist ein Trugschluß, wenn Chodounsky folgendermaßen überlegt: Da der Organismus des Menschen in einem eiskalten Bade von zwölf Minuten Dauer die Wärmeverluste prompt und augenblicklich überkompensiert und die Körperwärme bis zum Ende des Versuches über der Normalen erhält, werde man doch nicht annehmen dürfen, daß zum Beispiel ein kalter Luftzug, eine Durchnässung des Körpers, ein plötzliches Sinken der Lufttemperatur oder ein Wetterumschlag usw. seine thermoregulatorischen Einrichtungen lahmlegen könne; mit vollem Rechte könne eine Störung der Wärmeregulation nach Erkältung im gewöhnlichen Sinne ausgeschlossen werden.

Bei diesem Schluß wird zweierlei vorausgesetzt, erstens daß alle Menschen gleichen Widerstand gegen gleiche Einwirkungen leisten, zweitens daß Erkältung und Störung der Wärmeregulation dasselbe seien. Das erstere ist eben sicher nicht wahr und das andere ist höchstwahrscheinlich nicht wahr, wäre jedenfalls erst zu beweisen.

Chodounsky ist ein großes Beispiel für die alte Erfahrung, daß Menschen von einem starken Stamme, zu gesundem und langem Leben veranlagt, überdies, wie es besonders für tätige Ärzte zutrifft, an häufigen Luftwechsel, an Wind und Wetter jeder Art gewöhnt, sich gegen Erkältungseinflüsse unempfänglich verhalten, oder allmählich dawider soweit abhärten, daß sie auf der Höhe des Lebens unempfindlich werden. Ganz allgemein bietet die größten Ziffern der Erkältungskrankheiten das jugendliche Alter und besonders das Kindesalter. Die Empfindlichkeit gegen Erkältungseinflüsse verhält sich nicht anders als die Empfindlichkeit gegen die anderen Alltagsschädlichkeiten, mit denen unser Organismus in unaufhörlichem Widerstreit liegt. Wer bei zunehmender Erstarkung und Übung der beständigen Durchsiebung im aufsteigenden Leben entgangen und wohlerhalten in die Jahre der Reife und Vollendung gekommen ist, hat die Übermacht seiner Lebenskraft über zahllose Minderbemittelte erprobt und braucht sich nicht zu wundern, wenn er auch weiterhin aus großen Proben, die tausend anderen Gesundheit und Leben kosten, ohne Störung und Schaden hervorgeht und sich sogar freiwillig Torturen unterwerfen darf, deren Vorstellung allein schon den meisten Menschen, weil sie ihre eigene Wehrlosigkeit aus traurigen Erfahrungen kennen, qualvoll ist.

Damit soll gewiß nicht geleugnet werden, daß auch unter den ganz Schwächlichen immerhin noch manche ein hohes Alter erreichen und sogar die stärksten Naturen überleben können. Aber das geschieht doch nur vermöge besonders günstiger Lebensbedingungen und vermöge einer weisen Schonung der schwachen Punkte. Der Erkältungsempfindliche, der nicht aus der Not eine Tugend zu machen versteht und nicht mit Fouquier (1812) in der schwachen Konstitution den Vorteil sieht, daß er die stete Aufforderung fühlt, Gefahren für seine Gesundheit vorsichtig auszuweichen, lebt kümmerlich und stirbt an seiner Schwäche.

100. Mit demselben Recht, womit einige die Bedeutung der Erkältung in der Pathologie leugnen zu dürfen vermeinen, könnten sie jede Krankheitsursache leugnen.

Gibt es keine Tuberkuloseansteckung, weil nur der Dreizehnte der Angesteckten in Schwindsucht verfällt? Gibt es keine Pestgefahr, weil am verpesteten Ort, wo Tausende sterben, Hunderte den Einfluß der mörderischen Seuche entgehen? Leiden die zum Schwindel geneigten etwa weniger qualvoll oder nur in der Einbildung, weil schwindelfreie Menschen mit Behagen von Turmspitzen und Gebirgshörnern und Luftschiffen in den Abgrund schauen. Sind die von der Seekrankheit vernichteten etwa weniger krank, weil ihre unerschütterten Reisegefährten sich über sie lustig machen? Gibt es keine

8*

qualvollen, berufsstörenden, lebensgefährlichen Idiopathien wie Eierdurchfall Primelkrankheit, Rosenschnupfen, Heufieber, Jodismus, Arsenicismus, Serumkrankheiten, weil die meisten Menschen ohne jegliche Beschwerden täglich Eier verzehren, ungestraft mit Primeln, Rosen, Wiesengräsern und Getreideblüten umgehen, große Gaben von Jod und Arsenik und Serumeinspritzungen vertragen?

„Vor dem Tuberkelbazillus sind alle gleich", hat Germain Sée (1886) einmal behauptet. Derartige Lehrsätze kann man vielleicht im Meerschweinchenstall gewinnen, wenn man nur Tiere, Experimente und Leichen zählt und die Zahlen vergleicht; aber kein Arzt wird sie unterschreiben, er müßte denn, anstatt von Erfahrungen am Krankenbett von den Dogmen der „exakten" Durchschnittspathologie erzogen sein. Die ärztliche Erfahrung lehrt immer wieder für die Ätiologie überhaupt, was Hippokrates von der Wirkung der Arzneimittel im besonderen sagt: Mit den Arzneien verhält es sich nicht so wie die Menge glaubt. Mit derselben Arznei kann man entleeren und das Gegenteil bewirken. Es kommt vor, daß die Arznei an anderen Teilen ausleerend wirkt als an denen, welche sie für gewöhnlich ausleert. Es kommt vor, daß sie zu stark ausleert. Es kommt aber auch vor, daß sie das tut, was sie tun soll. Es ist daher mit nichten erlaubt, daß sich jemand schlechthin auf eine Arznei verläßt und sie ins Blaue hinein verordnet.

Das sind besondere Äußerungen des biologischen Grundgesetzes, demzufolge nicht der Außenreiz allein oder zuerst die Wirkung am reizempfangenden Organismus bestimmt, sondern der reizbare Organismus das meiste dabei zu sagen hat. Dieses Grundgesetz besagt mit anderen Worten: Nicht die im physikalischen Sinne an Zahl, Maß und Gewicht starken Einflüsse sind auch physiologisch die stärksten.

Eine gründliche Tracht Stockprügel wird von vielen Menschen leichter vertragen als ein andauernder Kitzelreiz; jedenfalls kann man ebensogut einen Menschen zu Tode kitzeln wie zu Tode prügeln. Das wußten die kulturbringenden Schweden im dreißigjährigen Kriege. Einer ihrer heiteren Spässe war, wie Grimmelshausen im Simplizissimus erzählt, filzige Bauern zu knebeln, ihre Fußsohlen mit feuchtem Salz einzureiben und dieses von einer Gais ablecken zu lassen, wobei die Leute dermaßen gekitzelt wurden, daß sie vor Lachen hätten zerbersten mögen und gerne das verborgene Geld herausgaben, wenn keine andere Tortur es hervorlockte. Das wußten die Kollektoren der ostindischen Kompagnie, die vor der großen indischen Empörung als das sicherste Mittel zur Steuererpressung den in einer Nußschale eingesperrten Zimmermannskäfer den Hinduweibern in die Scheide einführten. Und jeder Arzt weiß, daß das greisenhafte Hautjucken und das Scheidenjucken Männer und Weiber zum Selbstmord treiben können; gar nicht zu gedenken der gewöhnlichen Erfahrung, daß der Drang zum Kratzen bei juckenden und kitzelnden Hautstörungen so unwiderstehlich werden kann, daß die Gequälten sich schwere Verwundungen machen und im eigentlichen Sinne des Wortes zerreißen und zerfleischen. Wenn heftiges Schütteln, Schlagen, Anschreien beim Scheintoten wirkungslos bleiben, dann wirkt oft das Kitzeln der Nase und des Mundes als Belebungsmittel und bei narkotisch Vergifteten ist das Kitzeln des Schlundes gewöhnlich das wirksamste Brechmittel.

101. Kältegefühl und Kitzelgefühl, Kältereflexe und Kitzelreflexe haben vieles miteinander gemein. Fast alle die Eigentümlichkeiten, die Goldscheider (1885, 1912) für die Kitzelempfindung festgestellt hat, gelten auch für die Wärme-Kälteempfindung. Im natürlichen Schlaf und bei schlafartigen Betäubungen des Gehirns werden die von Temperaturreizen wie von Kitzelreizen hervorgerufenen Erregungen nicht zur bewußten Empfindung gebracht, aber die von ihnen erzeugten Reflexe bestehen auch bei erloschenem Bewußtsein fort. Sowohl Wärmegefühl wie Kitzelgefühl ermüden bei fortgesetzter Reizung ihrer Organe ziemlich rasch, in einigen Minuten; aber in der Ruhe stellt sich die Reizbarkeit in Kürze wieder her. An solchen Körperstellen, welche durch einen äußeren Schutz wie Handschuhe, Kleider usw. längere Zeit gegen die beständig andringenden Einflüsse der Außenwelt geschützt waren, steigt die Temperaturempfindlichkeit wie die Kitzelempfindlichkeit über das gewöhnliche Maß. Teile, die wie das Gesäß an starken Druck und an geringe Wärmeentziehungen gewöhnt sind, bleiben gegen Reize empfindlicher als andere, die diese Reize beständig zu verarbeiten gezwungen sind, wie Finger und Hände. Wärmeempfindung und Kitzelempfindung werden durch stärkere Reize gedämpft oder unterbrochen. Wir betäuben unangenehme Kitzelgefühle durch Streichen, Reiben, Kratzen; Kälte- und Wärmeempfindungen nicht nur durch gegensätzliche Anwendung von Wärme und Kälte, wärmesteigernde Bewegung und wärmeentziehende Verdunstung, sondern auch durch Reiben und chemische Hautreize. Wie das Kitzelgefühl bei tabischer Analgesie völlig erhalten bleiben kann, so können auch die Temperaturempfindungen und insbesondere die von ihnen ausgelösten Reflexe dabei ungestört bleiben.

Völlige Aufhebung der Kitzelreflexe und der Temperaturreflexe kommt örtlich und allgemein nur bei ganz tiefer Narkose, bei Erstarrung der Gewebe, im Kältescheintod und beim wirklichen Gewebstod vor. Somit sind Kitzelreflexe und Temperaturreflexe zweifellos wichtige Schutzwächter unseres Organismus. Ihre vorübergehende Schwächung entspricht einer tiefen Übermüdung oder einer verminderten Lebenskraft oder dem beginnenden Absterben; ihr Ausfallen ist gleichbedeutend mit dem Aufhören der Lebensfunktionen selbst.

Kitzelempfindlichkeit und Temperaturempfindlichkeit sind auf der Körperoberfläche nicht gleichmäßig verteilt. Es gibt hochempfindliche und weniger empfindliche Stellen.

Stanley Hall und Allin (1897) haben die Reihe, in der die einzelnen Körperteile gegen Kitzeln mehr oder weniger empfindlich sind, durch Massenrundfragen festzustellen versucht. Die Empfindlichkeit wurde für die folgenden Körperteile in abnehmender Stärke angegeben: Fußsohle, Achselhöhle, Nacken, Hals, Rippengegend, Rücken, Unterkinn, Magengrube, Kniekehle, Backe, Handteller, Oberlippe, Nase.

Den durch Kitzeln hervorgerufenen Lachreflex konnte Robinson bei kleinen Kindern an den folgenden Stellen in abnehmender Leichtigkeit und Stärke auslösen: Nackengegend, Rippengegend, Ellenbeuge, Rippenbogen, Weiche, Hüfte, vordere Schenkelfläche (nach Basler 1912). Daß diese Reihe unvollständig ist, sieht jeder; Handteller, Fußsohle, Achselgrube, Kniekehle sind ebenfalls Stellen, von denen aus bei Kindern und bei Erwachsenen mehr oder minder leicht Abwehrbewegungen, Lachkrämpfe mit starken Zwerchfellerschütterungen, Schreien und Pupillenerweiterungen erregt werden können.

Auch gewisse Schleimhäute sind für Kitzelreize höchst empfindlich. Sie übertragen den Reiz auf ihre Reflexbahnen auch im Schlaf, in Dämmerzuständen und in mäßiger Narkose. Kitzeln der Nasenschleimhaut besonders im Atrium und am Septum erregt Niesen; Kitzeln der Kehlkopfschleimhaut und einer kleinen Stelle im äußeren Gehörgang erregt Husten; Kitzeln des Zungengrundes und des Rachens Erbrechen; Kitzeln des Schlundes Würgen.

Unsere kitzelempfindlichen Nervenleitungen sind auf geringe und mittlere Reize, nicht auf große Reize angestellt. Sie werden, wie wir bereits erwähnten, von großen betäubt, von zu kleinen überhaupt nicht geweckt. Das Streichen einer 10 mm dicken Gummikugel wirkt auf der Haut des Kleinfingerballens bei 0,1 g Belastung wie ein einfacher Druckreiz; bei 0,2 g erregt es Kitzelempfindung, die bis zu einem Maximum wächst, das zwischen 0,5 und 2,0 g Belastung liegt; bei weiterer Druckzunahme tritt das Kitzelgefühl allmählich wieder zurück, um bei 10 g Belastung ganz aufzuhören. — An dem Rücken des Unterarms besteht ungefähr die gleiche Reizbarkeit wie am Kleinfingerballen. — An der Fußsohle bewirkt schon die mit 0,1 g belastete Kugel beim Streichen ein starkes Kitzelgefühl; dieses wächst bis zur Belastung mit 10 bis 20 g und wird auch noch bei 100 oder 200 g Belastung erregt; erst bei 600 g Belastung weicht es wieder dem einfachen Druckgefühl. — Während eine Streichgeschwindigkeit von 2 mm in der Sekunde noch kein Kitzeln bewirkt, erregen schnellere Streichungen das Kitzelgefühl, das am stärksten bei einer Streichgeschwindigkeit von 12,8 mm empfunden wird (Basler 1912).

Die Kitzelnerven des Fingerballens und des Armrückens ermüden rasch, in wenigen Minuten; die der Fußsohle bleiben viele Minuten, eine Viertelstunde und länger reizbar.

Wozu hier die Physiologie des Kitzels? — Wir sind weit davon entfernt, physiologische und psychophysische Tatsachen auf die Pathologie zu übertragen. Physiologie und Pathologie sind voneinander getrennt wie Anregung, Reizung, Tätigkeit, Leben des Organismus und Überreizung, Schädigung, Unterliegen seiner Teile. Aber von Gesundheit zu Krankheit ist ein Schritt. Und darum ist die Physiologie eines Reizes belehrend für die Pathologie eines anderen.

102. Die Stellen, an denen die **subjektive Temperaturempfindung** besonders ausgeprägt ist, entsprechen in keiner Weise den kitzelempfindlichen Stellen. Ihre absteigende Reihe ist die folgende: Zungenspitze, die noch 0,1° C Abweichung von ihrer Eigenwärme zum Bewußtsein bringt; Augenlid, Wange, Lippe (0,2°), Schläfe, Hals, Vorderarm (0,2°), Handrücken, Handfläche (0,4°), Fußrücken, Brust, Oberschenkel (0,5°), Unterschenkel (0,6°), Rücken (0,9°).

Die verschiedenen Stellen der Haut haben eine verschiedene **Eigenwärme** und dadurch auch eine verschiedene Empfindlichkeit gegen bestimmte Temperatureinflüsse. Denn nur Temperaturen, welche über oder unter der Eigenwärme der Endorgane, die dem Temperatursinn dienen, gelegen sind, wirken als Reize und werden je nachdem als warm oder als kalt empfunden. Außerdem sind die einzelnen Individuen verschieden empfindlich. Der feinfühlige Mensch nimmt noch Temperaturunterschiede wahr, die 0,5—0,2° unter oder über seiner Hautwärme liegen, wenigstens bei Temperaturschwankungen, die etwa zwischen 27 und 33° C sich bewegen; über 33° und unter 27° läßt die Feinheit der Unterscheidung sehr rasch nach. Die grobe, abgehärtete, verdorbene Haut unterscheidet selbst Temperaturgefälle von 1° und mehr nicht. Unter 14° sowie über 39° mischt sich der Temperaturwahrnehmung bei gesunder Empfindlichkeit schon eine störende Schmerzempfindung bei. Die gefühllose Hand des Leprösen und die schwielige Hand des Hufschmiedes faßt jetzt glühendes Eisen an und taucht dann in kaltes Wasser ohne besondere Empfindung; mit dem Unterschied, daß jene verletzt wird, weil sie des schützenden Temperatursinnes entbehrt; diese unversehrt bleibt, weil an Stelle der warnenden Empfindung eine schützende Schale getreten ist.

Die **thermischen Reflexe** verhalten sich den Kitzelreflexen darin gleich, daß sie auch unabhängig von der subjektiven Temperaturempfindung, im Schlaf, in der Narkose, eintreten; sowohl die örtlichen Reflexe: wie Gänsehaut bei Kälteeinwirkung, Hautrötung bei Wärmeeinwirkung; als auch die entfernten Reflexe: Steigerung des Blutdruckes, vermehrte Harnabsonderung, Muskelzittern, vermehrte Wärmebildung bei Kälteeinwirkung, Absinken des Blutdruckes, vermehrte Schweißabsonderung, Muskelerschlaffung, verminderte Wärmebildung bei Wärmeeinwirkung.

Die weniger auffallenden aber unaufhörlich wirkenden und allgegenwärtigen Reflexe am Kreislaufapparat, die sich in kollateralen und entfernten Erweiterungen und Verengerungen von Gefäßen und Kapillaren äußern und die man mit dem Mikroskop, Pletysmograph, Galvanoskop suchen und untersuchen muß, werden ebenso von unfühlbaren Berührungen, die unter der Schwelle der Kitzelempfindung liegen, ausgelöst wie von jenen schwachen thermischen Reizen, die der bewußten Empfindung auch bei der schärfsten Aufmerksamkeit völlig entgehen (91).

Es kann keinem Zweifel unterliegen, daß die Störung oder Vergewaltigung dieser unbewußten Vorgänge den Erkältungskrankheiten zugrunde liegt. Wir können uns erkälten, ohne daß wir von Kälteempfindung gewarnt worden und erkennen in der Tat die geschehene Erkältung so oft oder öfter erst aus ihrer Folge als aus dem Gefühl des Vorganges selbst.

Es ist eine gewöhnliche Erfahrung, daß sich Schlafende leichter erkälten als Wachende, Ruhende leichter als Tätige und daß die wirksamsten Vermittler für schwere Erkältungskrankheiten wie für Kälteschäden Narkosen, insbesondere der Alkoholrausch und die Chloroformnarkose, sind.

Wenn schon unmerkliche Kälteeinflüsse den Schwachen bewältigen und schädigen, so bedarf es zum Krankmachen des Starken freilich stärkerer Wirkungen. Aber sobald diese einsetzen, tritt die Warnung von seiten der Gefühlsnerven und die Gegenwehr durch Reflexe hilfreich ein. Diese Schutzvorrichtungen schützen den gesunden vollwertigen Menschen bis zu einer gewissen Grenze sogar gegen seinen Willen. Es kann sich so leicht keiner erkälten, wenn er will. Instinktive Hemmungen wirken entgegen oder unterbrechen den Versuch, sobald er dem Gelingen nahe ist. Das haben uns die Versuche Chodounskys eindringlich gezeigt. Die unbewußte Gegenwehr ist stärker als die bewußte Anstrengung der Selbstvernichtung. Hätte Chodounsky seine Experimente hinaus über die Phase der heftigen Reaktionen, Wärmesteigerung, Schüttelfröste, Muskelkrämpfe, Gliederreißen fortsetzen können — was er nicht konnte, der Wille zum Leben schützt uns vor dem Selbstmord — oder hätte er, um seinen Lebensinstinkt zu vermindern, willenlähmende Mittel wie Alkohol oder Opium angewendet, so würde vielleicht sogar die Vollkraft seiner gesunden Natur im einen oder anderen Versuch den Erkältungseinflüssen, die er auf sich einwirken und einstürmen ließ, unterlegen sein. Denn ist der Instinkt unachtsam, ermüdet, gelähmt, oder sind — woferne man diesen Ausdruck lieber mag — die Leitungen, die den Zusammenhang des Organismus und seiner Elemente vermitteln, geschwächt, gelähmt, unterbrochen, so hat der Körper den wichtigsten Schutz verloren; Kälteeinflüsse überwinden ihn leichter.

Es erkältet sich so leicht niemand, wer will. Nicht einmal kitzeln können wir uns, soweit wir wollen. Wir können uns an Nase, Ohr und Rachen mit einer Feder kitzeln, an der Unterlippe und an der Fußsohle auch mit dem eigenen Finger und am Gaumen mit der eigenen Zunge. Aber die erregten Kitzelempfindungen finden bald ihre Grenze und ihre Wirkungen halten keinen Vergleich aus mit dem starken unerträglichen Kitzel, den uns ein anderer mit Feder oder Finger an der Fußsohle, in der Achsel, am Nacken erregt. Kein Mensch kann sich selbst durch Kitzeln zum Lachen und zum Schreien oder gar zur Ohnmacht bringen; wenigstens kein gesunder. Bei einem geistesschwachen Epileptiker habe ich allerdings gesehen, daß er sich durch Kitzeln des Bauches wollüstige Empfindungen mit allgemeinen Krämpfen und Erschöpfungszuständen erregte, die von seinen epileptischen Anfällen durchaus verschieden waren; aber das ist ein Fall für sich.

103. Wir wiederholen es, nicht der physikalische Grad einer äußeren Kälteeinwirkung an sich, auch nicht die Heftigkeit und die Dauer ihres Einflusses bestimmt das Zustandekommen der Erkältungskrankheiten. Am meisten hat die natürliche Breite der Widerstandskraft des einzelnen und die zufällige Widerstandsverminderung zu sagen. Jeder Empfindliche weiß, daß verhältnismäßig schwache Kälteeinflüsse als Erkältungsschädlichkeit viel sicherer wirken denn große starke Kältereize. Starke Reize wecken die Aufmerksamkeit des Gefährdeten und die Gegenwehr seiner Gewebe; sie überwinden die Kampfstellung des Organismus nur unter Beihilfe anderer schwächender Einflüsse oder durch die lange Dauer ihrer Einwirkung; auch führen sie, falls sie endlich die Übermacht gewinnen, nicht sowohl zu den eigentlichen Erkältungskrankheiten, als vielmehr und zuerst zu den Kälteschäden, die wir im Ersten Teil dieses Buches besprochen haben.

Die schwachen anhaltenden Kälteeinwirkungen, die keine oder erst späte und unvollständige Sensationen und Reflexe und Reaktionen wecken, sind die gefährlicheren. In dem Augenblick, wo dem von ihnen Angegriffenen das Unbehagen der Abkühlung zum Bewußtsein kommt und er sagt, ich habe mich erkältet, ist gewöhnlich die Gewebsstörung, die zur Krankheit wird, schon da. Es kommt so sehr auf die Heimlichkeit des Angriffes an, daß viele ausdrücklich angeben, der stärkste Frost, der heftigste Wind tun mir nichts, aber ein feiner Luftzug, ein kühler Fußboden ist Gift für mich. Je zarter und unwachsamer zugleich der Organismus ist, je mehr seine allgemeine Kreislauftätigkeit und seine örtliche Gewebsarbeit durch andere Angriffe und Schäden schon in Anspruch genommen ist, desto eher verfällt er den geringeren Kältewirkungen, die dem Gesunden nichts anhaben. Der äußerste und bedenklichste Grad der Erkältungsfähigkeit ist der Zustand, worin die unfühlbaren Kälteeinflüsse genügen, dem gesundheiterhaltenden Werk des Zellenlebens und der Gefäßbewegung sozusagen den letzten Stoß zu geben und es zum Stillstand zu bringen. Der durch schwache Anlage oder durch vorübergehende Schwächung Hochempfindliche erkältet sich im Sommer wie im Winter, bei heißem Sonnenschein wie im kalten Nebel, auf der offenen Straße wie im Keller, in der unbewegten Zimmerluft wie im zugigen Speicher.

Bei manchen scheinbar kräftigen Leuten gehört nicht viel dazu, eine ungewohnte Empfindlichkeit gegen Kälteeinwirkungen hervorzurufen. An die stärksten Wärmeschwankungen gewöhnt, allen Wettereinflüssen Trotz bietend, solange sie in Tätigkeit bleiben, werden sie den Erkältungskrankheiten alsbald zugänglich, wenn sie die tätige Lebensweise gegen eine müßige austauschen. Seeleute, die sich allen Witterungseinflüssen auf dem offenen Meer auszusetzen gewohnt sind, Kälte und Hitze, Regen und Sturm ohne Nachwirkung ertragen und insbesondere frei von Katarrh und Rheumatismus bleiben, solange sie im Dienst sind, zeigen sich nicht selten am Lande gegen Kühle und Zugwind wehrlos. Sie verlieren Schnupfen und Gliederreißen nicht mehr, solange sie im Urlaub sind, und begrüßen darum den Tag, wo sie sich endlich wieder auf die Fahrt begeben. Nicht anders ergeht es den Bauern; in den schweren Erntetagen des Nachsommers und in den mühsamen Wochen der Herbst- und Frühjahrarbeiten ertragen sie Wärme und Kälte, Erhitzung und Abkühlung ohne Schaden; aber in den stillen Wintermonaten und im Vorsommer werden viele von ihnen, die sich nicht im Freien oder in der Scheune Bewegung und Arbeit verschaffen, überempfindlich gegen Kälte und Witterungswechsel, bis die Zeit der täglichen Anstrengung und Übung ihrer Kräfte auch die Gesundheit wiederbringt. Soldaten, die bei Feldübungen alle Unbilden des freien Himmels und des kühlen Lagers leicht überwinden, haben in den Kasernen alle Augenblicke über Erkältungen und ihre Folgen zu klagen. Ärzte, die aus einer anstrengenden Landpraxis mehr ihrer Familie als ihrer Bequemlichkeit zuliebe in die Stadt ziehen, büßen sehr häufig den Wechsel mit einer Empfindlichkeit ihrer Luftwege und

Gelenke, die ihnen vordem gänzlich unbekannt war. Kinder, die in der Freiheit des Landlebens oder des Straßenlebens bei kümmerlichster Kost und Pflege gesund und stark herangewachsen waren, fangen an zu kränkeln, von Schnupfen und Halsentzündungen und Brustkatarrhen und Veitstanz geplagt zu werden, wenn sie einige Zeit unter dem Stalleben der Schule gelitten haben.

Erzwungene, insbesondere ungewöhnte Untätigkeit der Glieder gehört zu den wirksamsten Bedingungen, einen Menschen gegen Erkältungseinflüsse empfindlich und wehrlos zu machen.

104. Das Stalleben ist weder für Mensch noch Tier zuträglich. Die Erkältungskrankheiten sind mit dem Stalleben der zivilisierten Völker so innig verbunden wie die Kälteschäden mit den Mühsalen des Naturlebens. Unter diesem Gesichtspunkt ist die folgende Statistik Zamazals (1909 und 1910) lehrreich, die Chodounsky (1911) anführt, um die Unschädlichkeit „grimmiger Erkältungsgelegenheiten", wie sie der im Freien beschäftigte Arbeiter täglich erfährt, darzutun. Wir führen sie an in der Absicht, zu betonen, daß die „großen" Erkältungsgelegenheiten verhältnismäßig unwirksamer sein können als die „kleinen", denen der Arbeiter in geschlossenen Räumen ausgesetzt ist. Wem die unter 86 angeführte Tabelle und ihre Erklärung im Widerspruch mit der folgenden zu stehen scheint, für den bemerken wir, daß das Personal einer österreichischen Eisenbahnprovinz sich in ganz anderer Weise auf die Gegensätze: „große" Erkältungseinflüsse im Freien und „kleine" Erkältungseinflüsse im geschlossenen Raume verteilt als das „Material" von Krankenkassen in mährischen Industriestädten. Dort kommen die schweren Kältewirkungen so sehr zur Geltung, daß sich die Erkältungskrankheiten fast wie die Unfallkrankheiten der Ausgesetzten verhalten; man lese nur die Ziffern des Rheumatismus und der Lungenentzündung bei Schaffnern und Lokomotivführern im Gegensatz zu den Ziffern dieser Krankheiten beim Büropersonal und beim Stationspersonal. In den mährischen Fabrikkrankenkassen spielen die großen „Erkältungstraumen" keine besondere Rolle; wohingegen die leichteren Erkältungsfolgen, Bronchitis, Neuralgien, die das Vorrecht der Stubenhocker sind, bedeutend hervortreten gegenüber der Lungenentzündung und dem Rheumatismus, die sich auf Freilebende und Stallmenschen gleichmäßig verteilen.

Von 7611 Kranken der Vsetiner Krankenkassen litten binnen 13 Jahren vor dem Jahre 1909

	von Arbeitern im Freien	von Arbeitern in geschlossenen Räumen
an akuter Bronchitis	2,0%	6,0%
„ chronischer Bronchitis	0,1%	0,5%
„ Lungenentzündung	0,6%	0,6%
„ akuter Nierenentzündung	0,1%	0,1%
„ chronischer Nierenentzündung	—	0,05%
„ akuter Gastritis	2,0%	4,0%
„ chronischer Gastritis	0,05%	0,05%
„ akuter Enteritis	0,5%	1,6%
„ Neuralgien	3,0%	7,0%

Von 6081 Kranken der Kremsierschen Krankenkassen litten binnen 5 Jahren vor dem Jahre 1909

	von Arbeitern im Freien	von Arbeitern in geschlossenen Räumen
an Bronchialkatarrh	1,5%	2,2%
„ Kehlkopfkatarrh	0,7%	0,9%
„ Lungenentzündung	0,2%	0,2%
„ Rippenfellentzündung	0,1%	0,3%
„ Mandelentzündung	1,2%	1,4%
„ Magenkatarrh	3,7%	4,0%
„ Nierenentzündung	0,1%	0,1%
„ Rheumatismus	1,6%	1,6%
„ Neuralgien	0,2%	0,5%

Unter die erste Gruppe, im Freien beschäftigte Arbeiter, sind Fuhrleute, Kaminfeger, Schmiede, Briefträger, Dienstmägde und dergl. gebracht; unter die zweite Gruppe, Arbeiter in geschlossenen Räumen, Schneider, Schuster, Tischler, Bartscherer, Schreiber. — Ein ganz anderes „Material" im Vergleich zu einem Eisenbahnpersonal! Ziffern allein sagen nichts aus.

Beim Stalleben, wird man sagen, wirken aber doch noch andere Schädlichkeiten als die Erkältungseinflüsse! — Zweifellos; wir heben hier nur die Schädlichkeit hervor, von der gerade die Rede ist. Die Erkältungen haben ihre Hilfsursachen wie andere Schädlichkeiten und sind ihrerseits wieder Hilfsursachen für andere Schädlichkeiten, die sie auch vertreten und von denen sie vertreten werden können. Es wird sich Gelegenheit bieten, an bestimmten Beispielen zu erörtern, wie außer dem Stalleben eine erschöpfende Tätigkeit, ein chronischer Infekt, eine chronische Intoxikation die Empfindlichkeit für Erkältungseinflüsse bewirken und steigern kann; wie in anderen Fällen akute Intoxikationen, akute Infekte, akute Überanstrengungen sich mit Erkältungen erst zur vollen Krankheitsursache verbinden. Hier sollte nur betont werden, daß in einer Reihe der Fälle Widerstandsverminderung durch Stalleben, Erkältungseinflüsse und parasitische Mikroben einen bösen Ring bilden, dessen Glieder in untrennbarem Zusammenhang die Krankheit einschließen, wobei eines so wichtig ist wie das andere. In der Theorie dürfen und müssen die zusammenwirkenden Ursachen gesondert betrachtet werden; in der Praxis wäre es ein Fehler, sie zu trennen und das eine oder andere zu vernachlässigen. Der zufällige oder willkürliche Standpunkt des Beobachters kann im einzelnen Fall den Namen Infektionskrankheit oder Stallkrankheit oder Erkältungskrankheit bevorzugen. Die Bevorzugung hat aber nur dann Sinn, wenn es sich um die Betonung eines bestimmten Hilfsbedürfnisses handelt; wenn sie eine besondere therapeutische Indikation anzeigt. Ein Mensch, den Scheu vor frischer Luft oder erzwungenes Stalleben zu Erkältungskrankheiten bereit macht, bedarf eines anderen ärztlichen Rates als ein Mensch, der von Geburt aus, durch schwache Erbschaft, schadlos gegen Erkältungseinflüsse ist, oder als ein Mensch, der im Übermut seines Kraftgefühls sich immer wieder Erkältungsgelegenheiten aussetzt, die etwa einen bestehenden Lungenschaden oder ein überstandenes Gelenkleiden immer wieder verschlimmern.

G. Verwechslungen.

105. Es wurde schon bemerkt, daß der Begriff der Erkältungskrankheiten durch die Willkür einiger Gelehrten hie und da einen Inhalt bekommen hat, der ihm ursprünglich nicht zukommt. Unzufrieden mit der Unzulänglichkeit, die ihnen das Wort Erkältung als Krankheitsursache zu haben scheint, und ausgehend von der Forderung, nur da von Erkältungskrankheiten zu reden, wo sich grobe Kälteeinwirkungen als die einzige und zureichende Ursache einer nachfolgenden Krankheit nachweisen ließen und wo von diesen Einwirkungen immer und unter allen Umständen dieselbe Krankheit bewirkt würde, haben jene Theoretiker gefunden, daß ihre Forderung sich gar nicht erfüllt, und darum gemeint, den Begriff Erkältung umstempeln und ihm etwas „Reelles" unterlegen zu müssen.

Unter anderen hat ein tüchtiger Förderer der Krankheitsätiologie, Ruhemann, dieses Wagnis unternommen und ist nach seinen Untersuchungen und Überlegungen zu dem ihn und andere befriedigenden Schluß gekommen, Erkältungskrankheiten seien akute Infektionen, wobei Kälteeinflüsse auf unseren Körper sehr wenig zu sagen haben, aber schlechte Witterung insoferne in Betracht komme, als die Kraft der uns befallenden Infektionserreger im umgekehrten Verhältnis zur Zahl der Sonnenscheinstunden in gegebener

Zeit wachse, während zugleich die auf den menschlichen Körper einwirkenden Kälteeinflüsse Zirkulationsstörungen zur Folge hätten, welche die im Organismus befindlichen Bakterien zur Entfaltung ihrer pathogenen Eigenschaften entflammten. Mit anderen Worten, Ruhemann leugnet nicht die Bedeutung der Witterung und insbesondere einer „schlechten" Witterung für die Entstehung der sogenannten Erkältungskrankheiten; aber er verlegt die Wirkung der atmosphärischen Einflüsse vom Menschen weg auf die Bakterien; wenigstens der Hauptsache nach.

Als die Gründe, weswegen man ehedem Erkältung als Ursache von Krankheiten ansah oder auch noch ansieht, glaubt er die folgenden angeben zu dürfen:

1. Die Beobachtung, daß gewisse krankhafte Zufälle in den ungünstigsten Jahreszeiten, bei starken Witterungsumschlägen usw. sich häufen, dagegen bei warmem gleichmäßigem Wetter zurücktreten oder verschwinden;

2. die Beobachtung, daß auf der südlichen Erdhälfte die sogenannten Erkältungsleiden verhältnismäßig selten und milder vorkommen als auf der nördlichen Hemisphäre;

3. die Beobachtung, daß gewisse katarrhalische Erscheinungen, Husten, Schnupfen, Ohrenschmerzen, Blasenreiz, Heiserkeit, ferner eine große Reihe von Katarrhen und Entzündungen der Atmungs- und Verdauungsorgane, endlich rheumatische Affektionen unmittelbar nach stattgehabter Einwirkung von Kälte, Nässe, Zug usw. auftreten und zwar proportional zur Stärke und Dauer der thermischen Einwirkung;

4. die Beobachtung, daß gewisse bestehende Leiden, wie Rheumatismus, Gicht, Neuralgie, Katarrh, chronische Entzündungen infolge ungünstiger meteorischer Faktoren verschlimmert oder wieder geweckt werden;

5. die Beobachtung, daß die sogenannten Erkältungskrankheiten mit subjektiven Kälte- und Frosterscheinungen, mit Frieren, Schauder und Schüttelfrost einsetzen;

6. die Beobachtung, daß unter dem Einfluß der Winterkälte und Sommerwärme proportional der Lufttemperatur die Funktionen unseres Körpers ganz beträchtliche Schwankungen zeigen, wobei Wohlbehagen und Unlustgefühle wechseln und manche körperliche Leiden barometergleich oder aerometerartig das Umschlagen des Wetters, das Einsetzen warmer Frühlingsluft, das Eintreten von Regen oder Schneewetter stundenlang, ja tagelang voraussagen.

Wir finden in diesen sechs Punkten alle die Umschreibungen und Verwechselungen zusammengefaßt, die das Wort Erkältung bei verschiedenen Autoren erlitten hat, und wollen sie deshalb etwas genauer prüfen.

106. Wir können nicht zugeben, daß alle sechs aufgeführten Punkte mit Erkältung etwas zu tun haben. Nur der dritte und der vierte Punkt entsprechen dem, was der Wortgebrauch unter Erkältung verstanden wissen will; wobei aber von einem gradmäßigen Verhalten zwischen Stärke und Dauer der Kälteeinwirkung einerseits und dem dadurch gesetzten Katarrh oder Rheuma andererseits so wenig die Rede sein kann, daß, wie wir bereits ausgeführt haben, in den meisten Fällen schwächere Einwirkungen weit wirksamer sind als starke.

Was den ersten Punkt, die Häufung gewisser Krankheiten im Winter, überhaupt in den ungünstigen Jahreszeiten und bei Wetterumschlägen angeht, so werden wir die Beziehungen zwischen Erkältungskrankheiten, Witterungskrankheiten und Saisonkrankheiten nachher ausführlicher besprechen, bemerken hier nur, daß kalte Jahreszeit, schlechtes Wetter und Erkältungsgelegenheit zwar vielfach zusammenfallen, aber in der Pathologie keineswegs dasselbe bedeuten. Es gibt Winterkrankheiten und Frühjahrskrankheiten und Katarrhe bei kaltem Wetter, die deshalb noch keine Erkältungskrankheiten sein müssen; wenn sich auch naturgemäß Erkältungskrankheiten in der kalten Jahreszeit und bei Temperaturstürzen häufen; überhaupt da häufen, wo sich die Außenwärme in beständigem Gegensatz zur Eigenwärme des menschlichen Organismus und zum Wohnungsklima befindet und wo künstliche Wärmequellen, Kleidung, Wohnung, Heizung, in dem beständigen Widerstreit zwischen der Eigenwärme des Menschen und den abweichenden Wärmegraden der Außenwelt nur ungleichmäßig und vielfach ungenügend vermitteln, oft sogar die Gegensätze verschärfen.

Die fünfte Meinung, der Begriff der Erkältung gehe aus der Beobachtung hervor, daß die sogenannten Erkältungskrankheiten mit subjektivem Kältegefühl, mit Frieren, Schauder und Schüttelfrost einsetzen, haben wir bereits unter 71 als irrtümlich abgelehnt. Der Sprachgeist im allgemeinen und der deutsche insbesondere ist viel zu fein, um sich so grober Verwechslungen schuldig zu machen. Kein geradsinniger Mensch denkt daran, Wundrose, Scharlachfieber, Fleckfieber, Pockenkrankheit, Rückfallfieber auf eine Erkältung zurückzuführen, weil diese Krankheiten mit Fieberfrost beginnen; oder im Wechselfieber von stattgehabter Erkältung deshalb zu reden, weil jeden neuen Fieberanfall ein Schüttelfrost begleitet. Wohl aber weiß jeder Bewohner der römischen Kampagna, der ungarischen Pußta, der Diethmarschen genau, daß eine Erkältung am Abend leicht am anderen Morgen den Wechselfieberanfall mit einleitendem Fieberfrost zur Folge hat. Wenn wir ausnahmsweise einmal bei einer Erkrankung, in deren Beginn äußere Kälteeinwirkung und Fieberfrost zufällig zusammenfallen, Erkältung und Fieberkälte verwechseln oder im ersten Augenblick, wo uns der Schüttelfrost einer beginnenden Lungenentzündung packt, meinen, jetzt habe ich mich erkältet, so ändert das an der Sache nichts.

Auch die sechste Meinung, der Begriff der Erkältung habe etwas mit der thermometrischen Überempfindlichkeit einzelner Menschen zu tun oder gehe aus den Unluststimmungen hervor, denen wir alle beim Wechsel von großer Wärme und Kälte unterliegen, entspricht dem Sprachgeist nicht. Wenngleich Unbehagen, Krankheitsgefahr und beginnende Erkrankung ohne scharfe Grenze ineinander übergehen, so pflegen wir doch im allgemeinen Schwankungen des Hautgefühls und der Stimmung überhaupt, wenn sie mit Witterungsänderungen zusammenfallen oder solche ankündigen, nicht ohne weiteres als Vorzeichen einer beginnenden Krankheit zu deuten und gar als Erkältung zu bezeichnen. Selbst die witterungsempfindlichsten Menschen, bei denen subjektive Empfindlichkeit mit objektiver Widerstandslosigkeit gegen Erkältungseinflüsse sehr häufig gepaart ist, pflegen deshalb ihre Kälteempfindungen nicht ohne weiteres mit Erkältung, das heißt mit der Vorempfindung des Krankwerdens, zu verwechseln. Andererseits leiden viele Menschen, die durchaus nicht besonders erkältungsempfänglich zu sein brauchen, wie Invaliden mit Schußnarben oder Amputationsstümpfen, Gichtiker mit Knoten und Geschwüren, Tabiker, Leprose, Beriberikranke, Alkoholneuritiker gewöhnlich weit mehr und ungleich schlimmer von ihrer Barometer- oder Hygrometernatur als die erkältungsanfälligen, die Thermometernaturen.

107. Zum zweiten Punkt, zur angeblichen Beobachtung, daß auf der südlichen Erdhälfte die Erkältungskrankheiten verhältnismäßig selten und milder vorkommen als auf der nördlichen Hemisphäre, müssen wir uns ausführlicher äußern. Jene Beobachtung ist eine Meinung, die nicht auf Erfahrung beruht, sondern einen landläufigen Irrtum wiedergibt, der merkwürdig tief in den Nordländern steckt und sogar in den Köpfen mancher Ärzte nistet. Dieser Irrtum hängt einigermaßen zusammen mit dem anderen, der Arzt brauche seine kälteempfindlichen und erkältungsfähigen Patienten aus dem nordeuropäischen Nachherbst und Winter nur über die Alpen zu schicken, damit diese gleich in Oberitalien oder wenigstens in Mittelitalien, ganz sicher aber in Unteritalien und gar in Sizilien den mildesten und freundlichsten Frühling, wenn nicht schon den heißen Sommer finden.

Was indessen zunächst den Gegensatz angeht zwischen nördlicher und südlicher Halbkugel, den Ruhemann betont, so kann im Ernste davon keine Rede sein. Auf der südlichen Halbkugel unserer Erde gibt es jenseits der Isotherme von $+15^0$ C mit Ausnahme Patagoniens überhaupt kein menschenbewohntes Land, also wohl auch keine Erkältungskrankheiten in der dort nicht vorhandenen gemäßigten Zone. Im Norden hingegen breitet sich erst bei der Isotherme von $+15^0$ C die Hauptmasse der Kontingente aus. Für die nördliche Festlandmasse Amerikas und Rußlands zieht die Isotherme von 0^0, die auf der südlichen Halbkugel ungefähr dem 60. Breitegrad entspricht, allerdings mittagwärts weit ins Land hinein; dafür weicht sie aber auch für Island und Skandinavien um so bedeutender mitternachtwärts aus. In den kalten Gebieten des russischen Sibiriens sind nun, wie alle erfahrenen Reisenden versichern, Brustkatarrhe viel weniger häufig als in dem verhältnismäßig hochtemperierten England und Frankreich, und in den nördlichen Polarregionen kommen sie kaum vor. Die Grönländer leiden höchst selten daran. Die Teilnehmer der Expeditionen nach Spitzbergen im Jahre 1872 und weiterhin hatten unter Katarrh und Rheuma überhaupt nicht zu leiden. (Nordenskjöld, Nansen, Almquist 1888).

Wie steht es nun mit den Ländern unter der Linie? — Im tropischen Senegambien, das unter allen französischen Kolonien den bedeutendsten Wetter- und Temperaturschwankungen unterliegt, sind akute Katarrhe äußerst selten; wenn dort einmal ein epidemischer Katarrh herrscht, so verläuft er sehr milde und beeinflußt die Krankenhausziffer kaum (Dutrouleau 1861, Borius 1882). Hingegen verhält es sich auf den großen Sundainseln ganz anders. Breitenstein (1899), der 21 Jahre lang in Borneo, Java und Sumatra als Arzt gewirkt hat, sagt, daß die Empfindlichkeit gegen Erkältungseinflüsse in den Tropen wachse. Das gilt, wie er ausführt, besonders in Hinsicht der oberen Luftwege. Der Nieskrampf ist eine echte Tropenkrankheit. Er befällt aber nur die Veteranen im Tropenleben, verschont hingegen die Orang-baru, die Neulinge. Wer dort transpiriert und sich dann einem Luftzug aussetzt, muß niesen; alsbald beginnt der Nasenfluß, der den ganzen Tag andauert, falls man sich nicht zu Bett legt; die Bettruhe heilt sicher und rasch. Der Gesunde pflegt gegen die Tropenregen und ihre kühlende Wirkung unempfindlich zu sein; aber Leute, die durch Malaria und Darmleiden erschöpft sind, bekommen leicht Lungenentzündungen.

Im äquatorialen Striche Guayanas, wo die mittlere Monatstemperatur fast gleich bleibt, nämlich zwischen 32 und 35^0 C sich bewegt, wo die täglichen Thermometerschwankungen im Laufe des ganzen Jahres $12-13^0$ C nicht überschreiten, aber die Tag- und Nachtunterschiede bis zu 7^0 C betragen, herrscht die Bronchitis besonders in der weniger warmen Jahreszeit sogar beständig (Kelsch 1894).

108. Was nun das gemäßigte Klima betrifft, so ist an den milden Küsten des Mittelmeeres, besonders an der Nordküste, die Häufigkeit der Katarrhe groß, so groß wie in England, wie die Sanitätsberichte der englischen Marine zeigen. Während der 30 Jahre von 1830 bis 1861 litten von je 1000 Mann der englischen Marine überhaupt an Katarrh 200, an Rheumatismus 66, an Lungenentzündung 23,8, an Magendarmkatarrh 1,9; von je 1000 Mann in den englischen Mittelmeerstationen hingegen an Katarrh 201, an Rheumatismus 70,1, an

Lungenentzündung 13,1—43,2, im Mittel 24,4, an Magendarmkatarrh 1,9; die Pneumonie raffte hier 0,8—2,1% der Erkrankten weg.

Friedel (1866) gibt nach den englischen Reports on the health of the royal navy die Ursache für die häufigen und schweren Erkrankungen der Luftwege und Lungen und Gelenke unter den Marinesoldaten des Mittelmeeres an. Es sind die großen Temperatursprünge, der die Mittelmeeratmosphäre oft in wenigen Stunden unterliegt und die bis zu 11° C betragen können. Invaliden, die an chronischen Affektionen der Brust litten, genasen am ehesten, wenn sie nach England zurückgeschickt wurden.

In Unterägypten, wo die Luftfeuchtigkeit einen hohen Grad hat und die Temperaturunterschiede in den verschiedenen Jahreszeiten und Monaten sehr bedeutend sind, besonders aber große Tagesschwankungen, die 15°, 20° und mehr betragen, gewöhnlich sind und oft mehrmals in 24 Stunden eintreten, sind tiefe Brustkatarrhe keineswegs häufig (Vauvray 1873). Immerhin entstehen sie beim Herrschen der Nordwinde in größerer Zahl, und Lungenentzündungen befallen dann manchmal Menschen und Pferde beim Laufen gegen den kühlen Wind. Katarrhe der oberen Luftwege herrschen hingegen in der Regel während des ganzen Winters vom November bis März über ganz Ägypten. Wer sich während der kühlen Jahreszeit der ägyptischen Sonne aussetzt, und dabei noch durch Bewegung erhitzt, bekommt einen Katarrh, sobald er sich in diesem Zustande in einem kühlen Zimmer der Ruhe hingibt. Allerdings sind die Katarrhe in Nordägypten gegen das Mittelmeer zu weit ausgedehnter und heftiger als in Oberägypten (Pruner 1847).

So selten die Katarrhe in den nördlichen Polarländern sind, so selten sind sie auch in Kalifornien, auf den Antillen, in Niederbengalen, in Birma. Hingegen sind sie in Britisch-Indien, Cochinchina, Südchina, Japan, Tasmanien, Neuseeland, Kapland, Abessynien, Sudan, Chile, Rio de la Plata keineswegs ungewöhnlicher als in Spanien, Frankreich, Deutschland, Griechenland, Armenien, Syrien, Persien usw. (Einzelheiten bei Hirsch.)

In Zentralamerika, besonders auf dem westindischen Archipel, kommen Katarrhe kaum vor; ebensowenig im Küstenlande Mexikos und in Niederkalifornien; Sankt Helena und Zanzibar sollen ganz frei davon sein.

Nach alledem muß man sagen, daß im allgemeinen in warmen Ländern die Katarrhe kaum seltener wenn auch leichter sind als im gemäßigten Klima, unter dem Äquator wieder auffallend vorherrschen können, während sie im eigentlichen Polarklima ganz fehlen.

109. Nun das Verhalten der rheumatischen Krankheiten in den verschiedenen Erdgürteln. So wenig, sagt der erfahrene Pruner, so wenig der Katarrh in den warmen Ländern in der Regel tiefe und dauernde Wurzel schlägt, so beschränkt dort seine Herrschaft und so leicht in den meisten Fällen seine Heilung durch die Kräfte der Natur allein, so ganz anders ist es mit dem Rheumatismus. Der Beduine ebensowenig wie sein treuer Begleiter, das Pferd, entziehen sich dem Einfluß des Rheumas; so zwar, daß auf die Frage, welche die häufigste Krankheit der Wüste sei, die Antwort notwendig ausfallen würde, der Rheumatismus. Nicht viel mehr begünstigt in dieser Hinsicht sind die Gegenden in Syrien, wo der Temperaturwechsel ein schneller und bedeutender ist. Ägypten bildet in dieser Beziehung das Übergangsland zwischen Europa und Indien. In Indien und im afrikanischen Tropenland ist besonders während der kaltnassen Regenzeit der Rheumatismus sehr häufig; das Untauglichwerden der englischen Truppen in Indien beruht zu einem großen Teile auf Rheuma. In der trockenen Wüste Arabiens, wo Tageshitze und Nachtkälte schroff wechseln, ist der Sommer und besonders der Spätsommer die Zeit des Rheumatismus in der Form der Polyarthritis, der Endokarditis, der Ischias, der Polyneuritis.

Im trockenen Oberägypten ist er so häufig wie im feuchten Unterägypten; hier herrscht er besonders zu Ende des Sommers und im Winter. Auch unter den Tropen sind die hellen Nächte mit großer Wärmeausstrahlung der Erde zum Weltraum die Förderer der rheumatischen Erkrankungen.

Wir haben oben die Seltenheit oder das gänzliche Fehlen von Schleimhautkatarrhen in Niederbengalen, auf den Antillen, in Kalifornien betont. Hier muß daran erinnert werden, daß die rheumatischen Gelenk- und Nervenleiden in diesen Ländern wie in Ägypten und Arabien und Nordindien eine große Plage sind und nur an Hartnäckigkeit, nicht aber an Häufigkeit und Heftigkeit hinter den rheumatischen Erkrankungen zurückstehen, die in den nordischen Ländern, in den gemäßigten Zonen der nördlichen Halbkugel, in Kapland, Chile, Neusüdwales eine so bedeutende Rolle spielen.

Wie sich die Bedeutung der Erkältung für die Entstehung der katarrhalischen und rheumatischen Krankheiten mit der Tatsache vereinigt, daß an einem Orte die Schleimhautflüsse fehlen, hingegen die Gelenk- und Nervenflüsse eine große Ziffer machen, und daß umgekehrt der Rheumatismus hie und da ganz zurücktreten kann, wo die Katarrhe üppig gedeihen, während doch im allgemeinen Katarrh und Rheuma Hand in Hand gehen, werden wir weiter unten zeigen.

Hier ist noch folgendes zu bemerken. In denselben warmen Ländern, wo der akute Gelenkrheumatismus und seine Äquivalente sowie die rheumatischen Nervenleiden als Volksplage hervortreten, also besonders in Ägypten, Arabien, Ostindien, Westindien, fördern schnelle Abkühlungen der Luft oder schnelle Abkühlungen des erhitzten und ermüdeten menschlichen Körpers auch die Ausbildung von Gelenkversätzen bei Krankheiten, die nicht zu den eigentlichen Gelenkkrankheiten gerechnet werden, aber Gelenkstörungen in ihrem Verlauf nicht selten sehen; das gilt vor allem für die Denguekrankheit, ferner für Ruhr, Cholera und Wechselfieber.

Der Denguekeim setzt wie die Erreger des akuten Gelenkrheumatismus unter anderen Störungen heftige Gelenkschmerzen. Das Auftreten dieser Gelenkschmerzen ist zwar wie die ganze Dengueinfektion nicht von Kältewirkungen, sondern im Gegenteil sogar von besonderen Luftwärmegraden, die das Gedeihen der dengueeinimpfenden Mücken begünstigen, abhängig; aber der Ausbruch des Infekts und die Wahl der Gelenke schließt sich auffallend häufig an die Gelegenheit zu allgemeinen oder örtlichen Erkältungen, an plötzliche Abkühlungen der Luft durch Stürme und Gewitter, an kalte Nächte, kalte Bäder, kalte Nachtlager usw. an, besonders wenn Erkältungen und Überanstrengungen zusammenwirken.

Das gleiche ist von der Dysenterie und ihren Versätzen auf die Gelenke bekannt; von der Cholera, von der Malaria.

110. Wechselfieber und Ruhr mit oder ohne Lungenentzündung sind in den ungarischen Steppen, in der lombardischen Ebene sowie in der römischen Kampagna und in den pontinischen Sümpfen von den dortigen Bauern und Hirten sehr gefürchtet. Diese schützen sich vor der Morgen- und Abendkühle im Sommer ebenso wie vor der heftigen Kälte im Herbst und Winter durch Pelze. Am Tage tragen sie den Pelzmantel trotz der Hitze am Halse und werden davon nicht belästigt, weil sie die Luft anwehen lassen; aber in den kühlen und kalten Stunden der Nacht ziehen sie die Ärmel an und schützen ganz besonders Brust und Bauch gegen die Gefahr der Erkältung.

In den kleinen Städten und Dörfern Oberitaliens sieht man zur Frühlingszeit und Herbstzeit in frischen Morgen- und Abendstunden die Frauen ihr Kopftuch vor den Mund ziehen, während die Männer Nase und Mund mit ihrem **mantelletto** schützen, um der Gefahr der kalten Luft für die Lunge zu entgehen. Auch der Mexikaner ist auf der Hochebene seines Landes gegen die kühlere Abendluft sehr empfindlich und schützt sich dann mit seiner serape, einem Mantel, der nach der Landessitte so umgeworfen wird, daß er den unteren Teil des Gesichtes, Nase und Mund verdeckt. Diese Gewohnheit, die auch in anderen Gegenden und Orten hie und da bemerkt wird, ist uralt. In Pestzeiten, wo man nicht von der Kälte sondern von böser vergifteter Luft überhaupt und insbesondere von der ansteckenden Atmungsluft der Kranken Gefahr befürchtete, hat sich die Gewohnheit gesteigert. Der ursprüngliche Gebrauch ging aber aus der Sorge vor Erkältungen der Luftwege hervor. Er hat sich im deutschen Nasenwärmer sogar dem Wort nach, im französischen cache-nez wenigstens der Form nach erhalten.

Zur weiteren Belehrung über die Häufigkeit der zufälligen Erkältungskrankheiten unter verschiedenen Himmelsstrichen und in verschiedenen Klimaten mag eine Übersicht über die Krankheitsziffern unter den englischen Marinesoldaten, die ihre Stationen über die ganze Erde zerstreut haben, dienen. Diese Übersicht, die den bereits genannten Reports on the health of the royal navy aus den Jahren 1830—1861 entnommen ist, umfaßt zwar nur eine bestimmte Altersklasse und dazu nur die gesunde und kräftige Auswahl der männlichen Jugend; aber darin liegt zugleich die Gewähr, daß unter den Rubriken Katarrh und Rheuma so ausschließlich wie möglich die akuten Flußkrankheiten, also die Hauptvertreterinnen der Erkältungskrankheiten, und somit auch die Erkältungsursache selber zum Ausdruck kommt.

Krankheiten auf den englischen Schiffsstationen
für je 1000 Mann der Besatzung während der Jahre 1830—1861.

	England	Nordküste v. Spanien	Mittelmeer	Westküste v. Afrika	Kap der guten Hoffnung	Australien	China u. Ostindien	Südamerika	Brasilien
1. Katarrhe	200	278	201	176	139	177	183	158	196
2. Rheuma	66	60	70	100	74	99	75	73	77
3. Gastroenteritis	1,9	0,9	1,9	3,7	3,3	2,6	3,1	2,7	1,6
4. Dysenterie	2	2	10	12	17	18	81	17	4
5. Erysipel	4,6	6,6	8,2	6,0	4,2	1,4	3,4	5,2	2,5
6. Variola	1,9	2,5	2,1	0,7	1,2	—	2,6	0,6	5,6
7. Skorbut	0,1	—	0,4	1,0	0,7	4,9	3,5	0,1	0,1
8. Tuberkulose	6,4	6,6	7,0	8,2	5,0	6,7	5,6	5,1	2,0
9. Syphilis	4,6	6,6	8,2	6,0	4,2	1,4	3,4	5,2	2,5

(Nach Friedel, 1866.)

111. Ruhemanns Bestreben geht, wie wir sahen, darauf hinaus, Erkältungskrankheiten und Witterungskrankheiten und insbesondere Krankheiten der kalten oder vielmehr sonnenlosen Jahreszeit als gleichbedeutend zu behandeln. Erkältung bildet für ihn zwar eine Krankheitshilfsursache, aber nicht in dem landläufigen Sinne, demzufolge die Erkältungskrankheit vermöge einer Kälteeinwirkung auf den menschlichen Organismus zustande kommt, sondern in dem Sinne, daß bei Sonnenmangel Bakterien, die auf unseren Atmungsschleimhäuten angesiedelt sind oder sich unter der Gunst der Winterzeit oder einer schlechten Witterung überhaupt ansiedeln, mit oder ohne eine hinzutretende Kältewirkung an Vervielfältigungskraft und Infektionskraft gewinnen und so zu pathogenen Keimen erstarken.

Was Ruhemann durch statistische Untersuchungen für Berlin zweifellos bewiesen hat, ist dieses, daß einige Infektionskrankheiten, vor allen die endemische Influenza, sich nur bei längerem Ausfall oder bei verminderter Dauer des Sonnenscheins vermehren und zur höchsten Wirkung steigern, im Gegensatz zu anderen, etwa der Cholera, deren Entwicklung von der Gunst der Sonnenwirkung abhängt. Seine Meinung, daß die Krankheitserreger selbst es seien, die von der Anwesenheit oder Abwesenheit der Sonnenwärme und des Sonnenlichtes gesteigert oder vermindert würden, und daß man demgemäß von **heliophilen und heliophoben Bakterien** sprechen dürfe, trifft für die Choleravibrionen, deren Fortleben und Ausbreitung in der Umwelt des Menschen an eine bestimmte Wärme, wenn auch nicht an das direkte Sonnenlicht gebunden ist, zum Teil zu; aber für die Influenzabazillen ist sie nicht bewiesen. So annehmbar sie scheint, es fehlt bisher an Untersuchungen und Beweisen dafür. Immerhin bestätigt **Ruhemann** durch Temperatur-, Sonnenschein- und Epidemiekurven für die Influenza, was die Epidemiologie stets hervorgehoben hat, nämlich das Gebundensein ihres endemischen Waltens an die kalte Jahreszeit und an trübe Witterung. Was für die **endemische Influenza** gilt, darf nicht verallgemeinert werden. Eine ebenso auffallende wie wichtige Tatsache steht dem entgegen, nämlich, daß der Influenzakeim bei seinen **pandemischen Ausbreitungen** sich weder an Jahreszeit noch an Wetter bindet und nur noch oder fast nur noch durch Übertragung von Mensch zu Mensch verbreitet wird, ohne jegliche Förderung oder Hinderung durch atmosphärische Einflüsse (Leichtenstern und Sticker 1912).

Ruhemanns Beantwortung der Frage: Ist Erkältung eine Krankheitsursache und inwiefern? bleibt also ein wertvoller Beitrag zur Pathogenese der **Witterungskrankheiten und Saisonkrankheiten**; aber in die Lehre von der Erkältung trägt er Voraussetzungen und Schlüsse hinein, die wir ablehnen müssen.

Im geraden Gegensatz zu Ruhemann versucht Magelssen (1889) in Christiania durch seine Schrift über die Abhängigkeit der Krankheiten von der Witterung der unmittelbaren Einwirkung von Kälte und Wärme auf den menschlichen Organismus die größte Bedeutung für die allgemeine Morbidität und Mortalität zuzuschreiben und den Genius epidemicus ganz allgemein als wesentlich gleichbedeutend mit Lufttemperatur und Wetter hinzustellen. Für ihn ist das Erkranken und Sterben der Menschen so sehr von der Witterung beherrscht, daß Infektionserreger wie andere Krankheitsursachen, sowohl die exogenen wie die endogenen, sowohl die physischen wie die psychischen, nur unter der Bedingung wirksam werden, als das Wetter sich für ihren Bundesgenossen erklärt. Nach Magelssen ist die Wärme oder Kälte unserer Umwelt die allererste und wichtigste Bedingung für unser Wohlergehen oder Erkranken. Nach ihm liegt in der kunstgemäßen Gegenwirkung gegen die Ungunst der Witterung, und zwar durch Bäder, a) durch Reinlichkeitsbäder, b) durch therapeutische Bäder, c) durch prophylaktische Bäder, das Heil des Einzelnen, der Völker, der Menschheit. Die Temperaturwirkungen des Wetters werden schädlich für unseren Organismus, weil sie von längerer Dauer und weil ihre Übergänge entweder zu schleichend oder auch bisweilen zu schroff sind; hingegen die Temperaturwirkungen der Bäder erfahrungsgemäß heilsam und stärkend werden, weil sie regulierbar, kräftig, rasch vorübergehend und von einer wohltätigen Reaktion gefolgt sind.

112. Alles das bleibe vorläufig dahingestellt; bei der Verhütung und Behandlung der Erkältungskrankheiten werden wir darauf zurückkommen. Hier wollen wir zunächst erledigen, was Magelssen vom Einfluß der Witterung auf die allgemeine Erkrankungsziffer und Sterblichkeitsziffer sagt. Er findet nicht allein eine große Abhängigkeit aller Erkältungskrankheiten und aller Krankheiten der Atmungsorgane von der Kälte und ihre größte Ausbreitung in den nordischen Ländern, sondern will auf eine noch größere Abhängigkeit aller Infektionskrankheiten von der Witterung aus der Vergleichung seiner Temperaturwellen und Sterblichkeitswellen schließen. Wir müssen gestehen, aus seinen hieroglyphenhaften Kurven nicht mehr herauslesen zu können als die unzweifelhafte und landläufige Erfahrung, daß Witterung und Seuchen beide einen wellenförmigen Verlauf zu haben pflegen. Aber vom Zusammengehen dieser Wellen können wir uns bei Magelssen kaum hie und da überzeugen.

Anderen mag es vielleicht besser gelingen. Hat doch der Taubstummenlehrer Malling Hansen (1886) in Kopenhagen sogar parallele Perioden im Gewichte der taubstummen Kinder und in der Sonnenwärme festgestellt und Vinzenz Gaehlert (1887) in Graz Beziehungen zwischen dem Wandel der Sonnenflecken und der Sterblichkeit der Menschheit gefunden.

Auch aus diesen Studien scheint uns kein Recht zu erwachsen, auf meteorische und klimatische Einflüsse die ganze Pathologie aufzubauen oder auch nur Witterungskrankheiten und Erkältungskrankheiten zusammenzuwerfen. Aus einer vergleichenden Statistik zwischen Witterung und Krankheit mit besonderer Berücksichtigung der Sterblichkeit an Lungenentzündung und Schwindsucht wagt Wick (1897) keinen weiteren Schluß zu ziehen als diesen: Zwischen den täglichen Sterbefällen und den täglichen Schwankungen der Temperatur, der Feuchtigkeit, des Luftdrucks und des Windes hat sich während der Jahre 1882—1884 in der Stadt Wien keine engere Beziehung ausfindig machen lassen. Körösi (1885) konnte durch die Vergleichung der Durchschnittstemperaturen begrenzter Zeitabschnitte mit den Morbiditäts- und Mortalitätsverhältnissen in Budapest nicht finden, daß die Kälte oder Wärme der Luft an sich einen wesentlichen Einfluß auf den Gesundheitszustand der Bevölkerung üben. Und Haller (1858), der die Durchschnittskurven für die meteorischen Erscheinungen und die Durchschnittskurven für die Volkskrankheiten in Wien mit der größten Sorgfalt zusammengestellt hat, konnte mit Sicherheit nur dieses herausbringen, daß die Katarrhe ihre größte Ziffer im Januar haben, dann stetig bis zum September abnehmen und nun wieder bis zum nächsten Januar an Zahl zunehmen.

Mit alledem ist recht eigentlich bestätigt, was Johann Ludwig Casper in seinen Beiträgen zur medizinischen Statistik (1825) und in seinen Denkwürdigkeiten zur medizinischen Statistik und Staatsarzneikunde (1846) für die atmosphärischen Perioden festgestellt und ausgesprochen hat, daß sich auf statistischem Wege keine Gesetze für die Witterung und für die Witterungskrankheiten ableiten lassen.

113. Wenn wir somit auf eine zahlenmäßige Feststellung der Beziehungen zwischen Krankheiten und Jahreszeit, Krankheiten und Witterung, Krankheiten und allgemeinen Erkältungsgelegenheiten vorab verzichten müssen, so soll damit nicht behauptet werden, daß solche Beziehungen fehlen. Sie sind unzweifelhaft vorhanden und in bekannten hippokratischen Lehrsätzen (aphorism. III, 1—23; epidem. II; de aere, aquis et locis IV) längst klar und sachlich niedergelegt.

Die Übergänge der Jahreszeiten, lehrt Hippokrates, erzeugen besonders viele Krankheiten und während der Jahreszeiten sind es die großen Umschwünge von der Kälte zur Wärme und umgekehrt von der Wärme zur Kälte, bei denen sich die Krankheiten vermehren. Die Menschen sind den Jahreszeiten gegenüber verschieden veranlagt; die einen gedeihen besser oder schlechter im Sommer, die anderen im Winter. Auch die Krankheiten gedeihen verschieden und die Lebensalter ebenso, gut oder schlecht, je nach der Jahreszeit, nach dem Ort, nach der Lebensweise. Wenn in den verschiedenen Jahreszeiten am selbigen Tage Hitze und Kälte rasch wechseln, so sind herbstliche Krankheiten zu erwarten. Bei der Herrschaft der Südwinde treten Schwerhörigkeit, Kopfdruck, Mattigkeit, Erschlaffung in den Krankheiten hervor;

bei der Herrschaft der Nordwinde hingegen Husten, Halsweh, Verstopfung, kalte Harnstrenge, Seitenstiche, Brustschmerzen. In Zeiten der Dürre entstehen hitzige Fieber; wenn der größte Teil des Sommers trocken bleibt, so werden diese Krankheiten vorherrschend. Im Herbst entstehen die hitzigsten und tödlichsten Fieber; der Frühling ist die gesundeste Jahreszeit und bringt die wenigsten Todesfälle. Der Herbst ist den Schwindsüchtigen feindlich. Wenn der Winter unter der Herrschaft der Nordwinde trocken blieb, der Frühling aber Südwind und Regen hatte, so entstehen im Sommer notwendig hitzige Fieber und Augenentzündungen und Ruhren, besonders bei Weibern und weichen Männern. Wenn der Winter Südwind und Regen und mildes Wetter hatte, das Frühjahr hingegen Nordwind und Trockenheit bringt, so gibt es viele Fehlgeburten; die Kinder kommen lebensschwach und kränklich zur Welt und bei den anderen Menschen häufen sich Ruhren und trockene Augenentzündungen, während die älteren raschen Schleimflüssen erliegen. Wenn im Sommer Nordwind und Dürre herrschte, der Herbst Südwind und Regen brachte, so entstehen im Winter Kopfleiden und Husten und Heiserkeit und Schnupfen; bei einigen auch Schwindsucht. Wenn hingegen der Herbst Nordwind hat und regenlos bleibt, so ist er den Weibern und den weichen Männern zuträglich; bei den übrigen aber entstehen die trockenen Augenentzündungen, hitzige Fieber und Schnupfen, bei einigen auch Schwermut.

114. Hippokrates fährt fort: Was die verschiedenen Jahreswitterungen angeht, so sind im allgemeinen die trockenen Jahre gesunder und weniger lebensvernichtend als die regenreichen. Die Krankheiten, die in nassen Jahren hervortreten, sind langwierige Fieber, Bauchflüsse und Faulfieber, Fallsucht, Schlagfluß und Halsbräune; die Krankheiten in trockenen Jahren sind Schwindsucht, Augenentzündungen, Gelenkschmerzen, Harnstrenge und Ruhr.

Was den Einfluß der Tageswitterung angeht, so macht anhaltender Nordwind den Körper fest und wohlgespannt und freibeweglich und gibt gute Farbe und helles Gehör; der Unterleib wird trocken, die Augen brennen, und waren vorher Schmerzen auf der Brust, so vermehren sie sich; die Südwinde hingegen erschlaffen den Körper und machen ihn weich, machen stumpfes Gehör und schweren Kopf und Schwindel und die Augen und die Glieder müde und den Stuhlgang weich.

Was den Einfluß der verschiedenen Jahreszeiten angeht, so befinden sich im Frühling und zu Sommers Anfang die Kinder und Heranwachsenden am wohlsten und sind meistens gesund; der Sommer aber und die erste Zeit des Herbstes ist den Greisen lieb; der Spätherbst und der Winter den mittleren Lebensaltern angenehm. Zu allen Jahreszeiten findet man alle Krankheiten; aber manche entstehen und verschlimmern sich vorzugsweise in bestimmten Jahreszeiten. Im Frühling wiegen vor Aufregungszustände, Schwermut, Fallsuchten, Blutflüsse, Halsbräunen, Schnupfen, Heiserkeit, Husten, trockene Flechten und feuchte Hautausschläge und weiße Mäler und schwärende Ausschläge und Anschwellungen und Gelenkschmerzen. Im Sommer kommen zu einigen von den genannten Störungen anhaltende Fieber und Brennfieber und sehr viele dreitägige Wechselfieber und Brechdurchfälle und Augenentzündungen, Ohrenleiden, Mundgeschwüre und faulige Verschwärung der Leistendrüsen und Schweißfriesel. Im Herbst setzen sich viele der Sommerkrankheiten fort; hinzu kommen viertägige und unregelmäßige Wechselfieber und Milzschwellungen und Wassersuchten und Schwindsuchten und Harnstrenge, Durchfälle und Ruhren und Hüftweh, Halsbräune, Engbrüstigkeit, Darmgichten, Fallsuchten, Raserei und Schwermut. Im Winter herrschen vor Seitenstiche, Lungenentzündungen, Schnupfen, Heiserkeit, Husten, Brustschmerzen, Rippenfellschmerzen, Hüftschmerzen, Kopfschmerzen, Schwindel, Schlagflüsse.

Die vorstehenden Sätze werden von späteren griechischen Ärzten bestätigt, so von Diocles aus Karystus auf Euböa, einem Zeitgenossen des Aristoteles, von Soranus aus Ephesus, dem Haupt der Methodiker in Rom, einem Zeitgenossen des Galenos. Es braucht wohl kaum daran erinnert zu werden, daß Sätze, die aus den Erfahrungen am Mittelmeerbecken vor 2000 Jahren abgeleitet sind, auf unsere Zeit und andere Klimate nicht unbedingt übertragen werden dürfen, wenn auch die Grundzüge unter annähernd gleichen Breiten an allen Orten und zu allen Zeiten Geltung haben. Abweichungen im einzelnen sind uns verständlich, wenn wir den Wechsel in der Herrschaft der stehenden Seuchen berücksichtigen. In Griechenland herrschten zur Zeit des Hippokrates die Wechselfieber durchaus vor; sie bestimmten im Herbst die Sterblichkeit überhaupt und die der Lungenschwindsüchtigen insbesondere, während bei uns der Frühling mit seinen Grippen die Sterbezeit für die Schwindsüchtigen ist usw.

115. Eine Vergleichung der hippokratischen Liste mit späteren Listen der Saisonkrankheiten ist vor der Abgrenzung der Erkältungskrankheiten ratsam.

Über die jahreszeitlichen Krankheiten in England nach der Mitte des 17. Jahrhunderts hat Thomas Sydenham (1675) ein paar Bemerkungen hinterlassen. Er sah zu Ende des Winters und zu Anfang des Frühjahrs die Lungenentzündungen vorherrschen, besonders bei Erwachsenen und unter diesen die Trinker bevorzugt. Wenn eine heftige Winterkälte längere Zeit angedauert und sich über die Grenze des Winters weit hinausgezogen hatte und dann plötzlich wärmere Luft kam, so pflegten Halsentzündungen, Lungenentzündungen, Rippenfellentzündungen und verwandte Krankheiten sich zu häufen. Das Scharlachfieber konnte sich zu jeder Zeit des Jahres zeigen; doch häufte es sich besonders gerne beim Ausgang des Sommers. Das gleiche galt vom Rotlauf. Gliederreißen und andere rheumatische Krankheiten überwogen im Herbst.

Ausführlicheres über die Saisonkrankheiten zu Charlestown in Südkarolina um dieselbe Zeit erfahren wir von Lionel Chalmers (1776). Dort zeigten sich in den Wintermonaten Dezember, Januar und Februar alle Arten von Halsbräune, Entzündungen und große entzündliche Anschwellungen im Schlunde und an den benachbarten Teilen, Entzündungen der Luftröhre, diese letzteren besonders bei Kindern; ferner entzündliche und katarrhalische Pneumonien, Asthmazufälle bei alten und schwachen Leuten, wahre und falsche Rippenfellentzündungen, katarrhalische Fieber, Husten, Schnupfen, Zahnweh, Ohrenweh und Kieferschmerzen, Gicht und Rheumatismus, Schwindsucht. Im Frühjahr, während des März, April und Mai, überwogen die Entzündungen des Rachens, des Rippenfells, der Lungen, sowie katarrhalische Fieber. Im Sommer, Juni, Juli und August, traten die intermittierenden Fieber auf, Brechanfälle, Koliken, Cholera, Ruhr, Trommelsucht, Starrkrampf, Wassersucht und Asthma. Im Herbst, September, Oktober, November und Dezember, häuften sich bei Erwachsenen die Rheumatismen, bei Kindern die zur Erstickung führenden Kehlkopf- und Lungenentzündungen, Asthma und Mumps; außerdem gab es komatöse Zufälle und Apoplexien.

Ganz ähnlich verhielten sich die jahreszeitlichen Krankheiten in Padua während der Jahre 1786—1824 laut den genauen Tagebuchaufzeichnungen des Prosektors Jacopo Penada. Der Winter brachte vornehmlich Katarrhe und rheumatische Leiden, Lungenentzündungen und andere Entzündungen der Atmungsorgane. Im Frühling häuften sich Eintagsfieber und einfache Fieberanfälle. Im Winter gab es Typhusepidemien, Gallensteinkoliken, Durchfälle und Ruhren; im Herbst die ausgebildeten Wechselfieber.

Zu Ende des 18. und zu Anfang des 19. Jahrhunderts waren im Luxemburgischen nach J. F. Chortet (1803) die Krankheiten folgendermaßen von den Jahreszeiten abhängig: Im Winter häuften sich Katarrhe, Rheumatismen, Anginen, asthenische Lungenentzündungen, Masern und Scharlach; in harten Wintern auch anhaltende typhöse und intermittierende Fieber. Während der großen Sommerhitze waren Hirnreizungen, Sonnenstiche und manische Zustände am häufigsten; außerdem aber auch Katarrhe und Rheumatismen. Chortet ist nicht zuverlässig; als geschworener Anhänger der Brownschen Lehre und Verehrer Weikards (1795) liebt er es, die Tatsachen nach dem Satze zu beugen, daß die Wärme erregende Wirkungen übe und also sthenische und hypersthenische Krankheiten schaffe, die Kälte hingegen beruhige und lähme und somit asthenische Krankheiten hervorbringe. Wo der Theorie geopfert wird, zieht sich die Wissenschaft zurück.

116. Eine sehr gründliche Darstellung der Saisonkrankheiten in Frankreich aus der Mitte des 19. Jahrhunderts gibt Joseph Jean Nicolas Fuster (1840). Sie stimmt im wesentlichen zu unseren heutigen mitteleuropäischen Verhältnissen.

Zur Frühlingstagundnachtgleiche, führt Fuster aus, herrscht unter dem Einfluß der Schwankungen im Luftmeer, beim starken und plötzlichen Wechsel zwischen Kälte und Wärme, zwischen Windstille und Sturm, zwischen Trockenheit und Feuchtigkeit die katarrhalisch entzündliche Krankheitskonstitution, wobei die Haut und die Schleimhäute und die Bindegewebsmembranen mehr als das Parenchym, die Hals- und Brustorgane mehr als die Bauchorgane leiden; zerebrale Kongestionen und Apoplexien, Coryza, Ophthalmie, Otitis, Odontalgie, Angina, Hämoptysis, Bronchiten, Pleuresien, Pneumonien, Dysenterien, Erysipel, Masern, Scharlach, Pocken, anhaltende Fieber, dreitägliche und tägliche Wechselfieber, Neurosen, Neuralgien, rheumatische Schmerzen und Rheumatismen sind an der Tagesordnung.

Im Sommer, besonders zur Zeit der Hundstage, herrscht bei anhaltender trockener Hitze und bei wenig Gewitterregen die gastrisch biliöse Konstitution, wobei der Magendarmkanal und die Leber besonders ergriffen werden. Vermehrter Durst, Mangel an Eßlust, allgemeine Entkräftung beim Gesunden. Vorherrschende Krankheiten sind Gastritis, Gastroenteritis, Durchfälle, Bauchtyphus, Ruhr. Gelegentlich häufen sich Hitzschlag, Hirnentzündung und Hirnhautentzündung. In all diesen Krankheiten erfolgen entschiedene Reaktionen mit Krisen durch den Magendarmkanal.

Um die Herbsttag und nachtgleiche entsteht unter der Nachwirkung der Sommerhitze mit einsetzenden kaltnassen Tagen und durch den vermehrten Genuß roher Gemüse und Früchte die asthenisch-katarrhalisch-putride Konstitution, wobei Frühlings- und Sommerkrankheiten sich mischen oder einander abwechseln. Schnupfen, Augenerkrankungen, Ohrenflüsse, Zahnweh, Bronchialkatarrhe, Blutspeien, Neurosen, Neuralgien und Rheumatismen neben Darmkolik, Ruhren, Cholerinen, Rotlauf, Röteln, Masern, Scharlach, Pocken; geringe Reaktionen des Körpers, unvollkommene Krisen, langsame Genesungen bei akuten Krankheiten und tödliche Ausgänge bei chronischen Krankheiten kennzeichnen diese Krankheitskonstitution. Die Anwendung von Brechmitteln, Abführmitteln, Reizmitteln und stärkenden Arzneien wird fast unentbehrlich.

Im Winter, zur Zeit der längsten Nächte, waltet bei trockener, anhaltender Kälte und reiner Luft unter dem Vorherrschen der Nord- und Ostwinde die sthenisch entzündliche Krankheitskonstitution. Gesteigerte Eßlust und regelrechte Verdauung beim Gesunden. In Krankheiten werden alle inneren Organe und Körperhöhlen ergriffen, besonders aber Brust und Kopf. Lungenentzündungen und Hirnentzündungen häufen sich. Die Krankheiten zeigen schnellen fieberhaften Beginn, hohe und anhaltende Steigerungen der Körperwärme; sie dauern 3, 7, oft auch 14 Tage und endigen in der Regel mit glatter Krise. Während Blutentziehungen gut vertragen werden, erweisen sich Brechmittel und Abführmittel als gefährlich.

An den Übergängen der Jahreszeiten vermischen und verwischen sich die Konstitutionen. Unter dem Einflusse heftiger atmosphärischer Revolutionen oder einer besonderen Intemperies kommt es zu besonderen interkurrenten Krankheiten. So im Winter bei warmer Witterung gastrische Erkrankungen; in den Hundstagen nach kalten Gewittern Katarrhe und Rheumatismen.

In den Polarländern, fügt Fuster hinzu, gibt es keine Sommerkrankheiten, bei dem ewigen Winter nur entzündliche Affektionen; in den Tropen gibt es keine Winterkrankheiten, alle Krankheiten tragen dort den biliösen Charakter. Mit den beiden letzten Sätzen geht Fuster über die Nosologie Frankreichs und auch über die Erfahrung hinaus. Im Tropenklima gibt es allerdings keine Winterkrankheiten; aber in den Alpenländern der Tropen gibt es hie und da ein Winterklima und damit auch Winterkrankheiten. Und wie sehr die Krankheiten unserer Winterzeit im Polarklima zurücktreten, haben wir oben (107 ff.) ausgeführt.

117. Die vorstehenden Beispiele aus der Pathologie der Jahreszeiten mögen genügen. Der beobachtende und denkende Arzt findet die Unterschiede im Wandel der Zeit und des Ortes von selbst. Zuverlässige Morbiditätsstatistiken, aus denen die Saisonpathologie ziffernmäßig dargestellt werden könnte, fehlen so gut wie ganz. Einzelnes ließe sich gewinnen aus den Medizinalstatistiken in den Veröffentlichungen und Mitteilungen aus dem kaiserlichen Gesundheitsamt, aus den Statistischen Jahrbüchern für das Deutsche Reich, für Österreich, für Ungarn, für die Schweiz, für Rußland; aus der Statistique sanitaire des Villes de France, dem Annuaire statistique de la Belgique, den Annual reports of the Registrar-General für England und Wales, Schottland, Irland, Ägypten; den Annual reports of the medical officers für die englischen Kolonien; aus den Reports of the board of health für die nordamerikanischen Staaten; aus dem Annuario statistico italiano; aus dem Statistik Aarbog for Sverige, for Norge usw. usw. Mehreres aus dem Report of the Special committee on Morbidity and Mortality Statistics in the United Kingdom (1913).

Aber soviel ich übersehe, würde durch die Benutzung des dort aufgespeicherten Materials die von Hippokrates vorgebildete und von Fuster ausgeführte Übersicht über die Saisonkrankheiten weder an Vollständigkeit noch an Klarheit gewinnen; und so enthalten wir uns der Anfügung von Tabellen. Wen es reizt, die hippokratischen Lehrsätze und ihre Deutung im Laufe der Zeit wiederzufinden, den verweisen wir auf die Kommentare des Galenos, den Kanon des Avicenna und die mehr oder weniger selbständigen Schriften des Hieronymus Bock (1544), Wilhelm Mechow (1677), J. H. Schulze (1738), Daniel Triller (1752), Philipp Wedemeyer (1756), Peter Schull (1789), Heinrich Roussel (1804), Rubley Dunglison (1835) u. v. a. Er wird aus ihnen allen für das, was uns hier besonders angeht, lernen, daß die Flüsse, die Katarrhe und Rheumatismen, also die Erkältungskrankheiten im engeren Sinne an jedem Ort und zu jeder Jahreszeit vorkommen können, aber um die Zeit der Äquinoktien sowie in einfallenden kalten Tagen und Zeiten sich besonders häufen.

118. Aus den Untersuchungen Ruhemanns über die Bedeutung der Witterung für die Herrschaft der Influenza hat sich die Forderung ergeben, womöglich den krankmachenden Einfluß der meteorischen Einflüsse und insbesondere der Kälteeinflüsse auf den empfindlichen Menschen zu trennen von dem begünstigenden Einfluß der Witterung auf die menschenfeindlichen Krankheitserreger. Demgemäß umfaßt fortan wieder der Titel Winterkrankheiten und Schlechtwetterkrankheiten die Erkältungskrankheiten im früheren eigentlichen Sinne und die epidemischen Zeitkrankheiten im Sinne Sydenhams. Dabei darf ruhig zugegeben werden, daß jene nicht ohne Infektion zustandekommen, bei diesen Erkältungen nicht immer ausgeschlossen sind. A potiori fit denominatio!

Erkältungskrankheiten sind also diejenigen, bei denen die Erkältungsgelegenheit so wichtig ist, daß mit der Vermeidung der Erkältung auch die Erkrankung ausbleiben würde. Epidemische Zeitkrankheiten sind diejenigen, in denen ein in der Umwelt des Menschen durch die Gunst der Witterung vermehrter und erstarkter Mikrobe seine krankheitserregende Macht entfaltet, solange die Gunst der Witterung ihn unterstützt; dabei gehört auch die Flora auf den Schleimhäuten der Menschen zur Umwelt.

In diesem Sinne sind Erkältungspneumonien von epidemischen und kontagiösen Pneumonien schon lange unterschieden worden. In demselben Sinne unterscheidet das Volk überall den nicht übertragbaren „Erkältungsschnupfen" der Empfindlichen, der zu jeder Zeit eintreten kann, wenn die Erkältungsgelegenheit da ist, und der sich bei schlechtem Wetter und besonders zu Beginn und Ende des Winters häuft, vom „Grippeschnupfen", dem übertragbaren, seuchenhaft auftretenden Schnupfen, der an bestimmte Jahreszeiten und Jahre gebunden ist.

Es gibt Krankheiten, bei denen die Gelegenheitsursache und die erregende Ursache so enge miteinander gehen, daß es fast willkürlich ist, wonach man sie bezeichnet. So nennen wir die Syphilis einmal nach der weitaus häufigsten Gelegenheit, sie zu bekommen, Venuskrankheit oder Lustseuche; das andere Mal mit Rücksicht auf ihren Erreger eine Spirochäteninfektion. Für den Arzt, der nicht um Worte streitet, sondern sich um den Begriff kümmert, mag es gleichgültig sein, ob er die Syphilis so oder so nennt und klassifiziert; er drückt sogar, wenn auch mit Ironie, ein Auge zu, wenn das Übel zu den Hautkrankheiten gerechnet wird. Für das praktische Leben ist aber die Syphilis zweifellos die Lustseuche im eigentlichen Sinne des Wortes, da sie durch den unreinen Geschlechtsverkehr verbreitet und unterhalten, durch Vermeidung des Venusdienstes verhütet und immer wieder soweit und nur soweit ausgerottet wird, als eine Trennung zwischen reinem Familienleben und dem Laster der schweifenden Liebe geschieht.

Wie die Syphilis die Lustseuche im wahren Sinne ist, so sind die alltäglichen Katarrhe und Rheumen Erkältungskrankheiten.

119. Die Anfänge zu einer Untersuchung darüber, wie weit bestimmte atmosphärische Verhältnisse durch unmittelbare Einwirkung auf den Menschen Krankheiten verursachen, wie weit sie mittelbar durch Förderung krankheitserregender Mikroben in der Umwelt wirken, gehen auf die bekannten Untersuchungen Pettenkofers über die örtliche und zeitliche Disposition für Cholera, Typhus, Pocken usw. zurück. In ihnen wurde zum erstenmal der Versuch gemacht, wissenschaftlich die jeweiligen und wechselnden Einflüsse der Luft, des Wassers, des Bodens, der Regenmenge, der Winde usw. auf den äußeren spezifischen Seuchenkeim festzustellen. Pettenkofers Arbeit hat dem borniertem Kontagionismus, in der Wissenschaft wenigstens, ein Ende gemacht und trägt in der fortschreitenden Entdeckung der Seuchenformeln für die Malaria, für die Pest, für die Cholera, für das Gelbfieber, für den Bauchtyphus ihre Früchte. Auch auf die Lehre von den Witterungs- und Erkältungskrankheiten wirkt sie klärend.

Es war ein alter Streit zwischen Ärzten und Theoretikern, ob die Halsbräune eine ansteckende Krankheit sei oder nicht, ob es nur eine Art von Bräune gebe oder zwei oder mehrere. Die Theoretiker entschieden, es gäbe nur eine Bräune, die Kehlkopfentzündung, den Krup, die Diphtheritis, wenngleich sie sich das eine Mal in leichteren, das andere Mal in schwereren Formen äußere; Entzündung sei Entzündung und Kehlkopfentzündung bleibe Kehlkopfentzündung. Der Arzt aber sah immer wieder, daß es einen Krup gibt, der nach einem deutlichen Erkältungseinfluß hie und da ein Kind befällt, sich auch wohl unter dem Einfluß allgemeiner Erkältungsgelegenheiten, bei rauhem Nord und Nordost, ganz besonders zur Herbstzeit und im Frühjahr und zu diesen Jahreszeiten alljährlich häuft, ganz ohne Ansteckung vervielfältigt, insbesondere das erste Kindesalter befällt, sich rein örtlich im Kehlkopf und seiner nächsten Nachbarschaft durch Schwellung äußert, zur Kehlkopfenge führt, bei bedrohlichen Erscheinungen fast nie tödlich wird und auch, falls er viele Kinder ergriffen hat, alsbald rasch wieder verschwindet, wenn die rauhe Witterung in milde umschlägt; daß es einen anderen Krup gibt, der ganz unregelmäßig alle paar Jahre oder erst nach vielen Jahren zu verschiedenen Jahreszeiten auftreten kann, sich von Mensch zu Mensch, von Haus zu Haus fortpflanzt, von Erkältungsgelegenheiten unabhängig ausbricht, Erwachsene wie Kinder ergreift, aus der Kehle in die Luftröhre abwärts sich ausbreitet oder mit Schwellungen, Auflagerungen, Verschwärungen an den Mandeln beginnt und nach oben und unten weitergreift, und viele durch Erdrosselung, örtlichen Brand oder allgemeine Vergiftung tötet.

Die Anatomen gaben bezüglich der örtlichen Veränderungen dem Arzt recht, unterschieden zwischen häutiger und nichthäutiger Bräune, Diphtheritis und Krup, echtem Krup und unechtem Krup oder Pseudokrup, Angina membranacea und Angina catarrhalis, absteigendem, sekundärem und primärem lokalem Krup und dergleichen mehr; aber damit wurde die Sache ätiologisch kaum gefördert.

Dann gaben die Bakteriologen dem Arzt weiter recht; sie fanden bei der absteigenden, bösartigen, übertragbaren, epidemischen Art des Krup einen besonderen Erreger, den Diphtheriebazillus, während bei der örtlichen gutartigen, nicht übertragbaren, von Erkältung und allgemeinen atmosphärischen Unbilden abhängigen Art nur die gewöhnlichen Entzündungserreger der oberen Schleimhäute sich nachweisen ließen. Aber auch so war die Sache noch nicht erledigt.

Es kam darauf an zu wissen, erstens, weshalb die allgegenwärtigen Saprophyten unserer Schleimhäute sich das ganze Jahr und jahrelang hindurch ruhig verhalten, um auf einmal bei diesem und jenem Kinde, heute oder morgen, ganz besonders häufig aber um die Äquinoktien eine Kehlkopfenge zu erregen? Die Erklärung dafür liegt eben in der Beobachtung, daß eine besondere Erkältungsgelegenheit oder eine gemeingefährliche rauhe Luft den Körper schädigen kann und am Ort der Schädigung gegen den Angriff seiner Epiphyten vorübergehend wehrlos macht.

Es kam darauf an zu wissen, zweitens, weshalb die übertragbaren Diphtheriebazillen nicht immer von Mensch zu Mensch gehen, um mit wachsender

Macht Stadt und Land zu entvölkern und das ganze Menschengeschlecht auszurotten? Die Theoretiker waren auch hier schnell bei der Hand und sprachen von erworbener Immunität durch das Überstehen kleiner Anfälle, von schützender Durchseuchung der Überlebenden. Die Erfahrung sprach anders. Sie hatte längst gezeigt, daß der örtliche Kehlkopfkrup, bei dem die Diphtheriebazillen keine Rolle spielen, hingegen Erkältung oder scharfe Luft deutlich wirken, den Menschen nur ausnahmsweise zum zweiten Male befällt, während die übertragbare Diphtheritis alle paar Monate und fast ohne Altersgrenze immer wiederkehren kann, also eine Immunität nicht hinterläßt.

120. Meteorologische Studien klärten die Sache auf. Als Körösi in den Jahren 1881—1891 zu Budapest den Einfluß der Witterung auf infektiöse Erkrankungen genau verfolgte, da fand er einerseits für den Krup, bei welchem der bakteriologische Befund auf Kokken lautete, und andererseits für die Diphtherie, wobei der bakteriologische Befund auf Diphtheriebazillen lautete, sehr verschiedene Bedingungen.

Die Entstehung des Krup wurde zweifellos durch kalte Witterung begünstigt; niedrige Temperaturen, besonders die kaltnassen Tage des November und die Schneeschmelzen des Dezember, Januar und Februar vermehrten die Fälle und ihre Gefahr. Hingegen verminderte zunehmende Wärme die Erkrankung und die Zahl der Fälle. Je größer die Luftfeuchtigkeit, um so größer war die Gefahr, an Krup zu erkranken; dabei erschienen aber nur die kaltfeuchten Tage gefährlich, warmfeuchte zeigten sich eher günstig. Somit bestätigt die messende und zählende Meteorologie den allgemeinen Eindruck, den die ärztliche Erfahrung anspricht: der Krup ist eine Erkältungs- und Witterungskrankheit.

Anders verhielt sich die Diphtherie. Große Kälte und große Hitze erwiesen sich für ihre Ausbreitung ungünstig; in den feuchtesten Tagen nahmen die Erkrankungen vielleicht etwas zu. Gemäßigte Temperaturen bedangen bei feuchtem Wetter die stärkste Zunahme der Diphtherie. Damit hat auch die Meteorologie die Diphtherie vom Krup strenge getrennt und der Übertragung die wichtigste Rolle für ihre Verbreitung gelassen.

Wie die Diphtherie verhielten sich in Körösis Untersuchungen die Pockenseuche und die Scharlachseuche. Mittlere Temperaturen sind der Ausbreitung dieser Krankheiten am förderlichsten, kälteste am abträglichsten. Zunehmende Luftfeuchtigkeit befördert sie, außer an den heißesten Tagen Ihre höchsten Ziffern haben Scharlach und Pocken in mäßig warmen und sehr feuchten Perioden. Die Übertragung von Mensch zu Mensch geschieht ohne Beihilfe atmosphärischer Schädlichkeiten, kann aber durch große Kälte und große Trockenheit erschwert werden.

Die Masernseuche verhält sich nicht so. Wenn auch bei ihr die Ansteckung durch Übertragung eine wesentliche Rolle spielt, derart, daß der Verkehr in der Schule sie am meisten ausbreitet, so sind doch die nassesten und kältesten Tage ihrer Vermehrung am günstigsten. Das könnte bei den Winterepidemien aus dem gesteigerten Zusammenleben der Kinder in den warmen Stuben und Schulstuben erklärt werden. Aber das rasche Nachlassen der Masernepidemien mit dem Eintreten wärmerer Witterung und ihre erneute Steigerung unter dem Einfluß kalter Tage deutet auf die Abhängigkeit der Masernkrankheit von Erkältungseinflüssen. Was von den Masern, gilt auch vom Keuchhusten.

In einer Untersuchung über die Beziehungen einiger Infektionskrankheiten zu den Jahreskrankheiten hat Zust (1902) bei einseitiger Berücksichtigung der Luftwärme ohne Betrachtung der Luftfeuchtigkeit die folgende Verteilung der Krankheitsfälle gewonnen. Sie weicht infolge jener Einseitigkeit von Körösis Ergebnissen einigermaßen ab, lehrt aber immerhin die Bedeutung der Lufttemperatur für die Ausbreitung bestimmter Seuchen.

In Basel gab es während der Jahre 1878—1889

bei einer Luft- wärme	im Zeitraum	Masern	Scharlach	Diphtherie	Bauchtyphus
unter 0° C	von 32	3474	1249	1034	624 Fälle
0— 5° C	„ 50	4206	1950	1423	838 „
5—14° C	„ 87	3591	2742	1680	1585 „
15—18° C	„ 58	2170	1210	1196	1578 „
über 18° C	„ 25	1038	494	224	879 „

Wenigstens tritt in dieser Übersicht das Nachlassen der Masern bei steigender Luftwärme, sowie die Ungunst großer Kälte und Wärme für Scharlach und Diphtherie und Abdominaltyphus deutlich hervor.

Dritter Teil.

Erkältung und Erkältungskrankheit.

H. Die Erkältungsanlage.

121. Die hippokratischen Zeitkrankheiten umschließen nach den Ausführungen im Zweiten Teile diejenigen sporadischen und epidemischen Krankheiten, die sich den besonderen Bedingungen der Jahreszeit und des Wetters fügen. Die darin enthaltenen Krankheiten der kalten Zeiten, die Winterkrankheiten und Schlechtwetterkrankheiten, umfassen mindestens zwei große Gruppen.

Eine dieser Gruppen enthält Krankheiten, wobei die Ergriffenen ohne weitere Vorbereitung angesteckt und krankgemacht werden von übertragbaren Mikroben, die ihrerseits unmittelbar oder mittelbar in ihren Urträgern und Überträgern von atmosphärischen Bedingungen gefördert oder gestört werden und nur bei einer besonderen Gunst der Witterung zur Vervielfältigung, Ausbreitung und Herrschaft erstarken. Das ist die Gruppe der epidemischen Zeitkrankheiten, insbesondere der epidemischen Winterkrankheiten. Die darin zusammengefaßten Krankheiten müßten wieder eingeteilt werden in solche, deren Krankheitserreger in besonderen Eigenschaften der kalten Jahreszeit an sich die besten Bedingungen für ihr Gedeihen und für ihre Ausbreitung unter den Menschen finden — hierher würden gehören die heliophoben Krankheiten im Sinne Ruhemanns — und in solche, wofür das künstliche Wärmeklima der menschlichen Wohnungen während des Winters als Lebensbedingung in Betracht kommt — z. B. die Winterpest mit ihren verwickelten Bedingungen der Mäuseeinwanderung aus Feld und Flur in Hof und Haus und der Flohvermehrung in den überwärmten Fußböden und Betten.

Eine andere Gruppe umfaßt die Summe derjenigen Krankheiten, zu denen die Ergriffenen durch Kälteeinflüsse im Sinne der landläufigen Erkältung für den Einfluß weiterer Schädlichkeiten, insbesondere ihrer eigenen Schleimhautepiphysen, vorbereitet werden: Diese Erkrankungen sind um so zahlreicher, je ungünstiger für den menschlichen Organismus überhaupt das Wetter, je ausgedehnter die Erkältungsbedingungen im allgemeinen sind; sie fehlen aber zu keiner Jahreszeit, auch in der besten nicht, weil es sehr empfindliche und überempfindliche Menschen gegen Temperaturschwankungen ihrer Haut gibt. Das ist die Gruppe der Erkältungskrankheiten.

Zum Zustandekommen der Erkältungskrankheiten, die uns wieder allein beschäftigen sollen, müssen drei Bedingungen zusammenwirken: 1. eine allgemeine oder örtliche Empfindlichkeit gegen Erkältungseinflüsse, die Krankheitsanlage; je größer diese ist, desto geringfügiger braucht der Erkältungseinfluß selbst zu sein, um eine Störung zu bewirken, 2. eine mehr oder weniger bedeutende, mehr oder weniger andauernde, mehr oder weniger empfundene Temperaturherabsetzung an einer empfänglichen Körperstelle, welche die Gelegenheitsursache für irgend eine örtliche oder entfernte Gewebsveränderung, den Erkältungsschaden, wird; 3. eine auf die geschädigten Gewebe einwirkende oder von ihnen ausgehende Infektion, die aus dem örtlichen Erkältungsschaden die Erkältungskrankheit ganz in dem Sinne macht, wie sie zur Gewebswunde im engeren Sinne die örtliche oder allgemeine Wundkrankheit hinzufügt, oder auch eine hinzukommende Intoxikation, welche die Heilung des Gewebsschadens verzögert, die örtliche Schwäche unterhält.

Wir besprechen die drei Faktoren der Erkältungskrankheiten der Reihenfolge nach.

122. Die Anlage zu Erkältungen kann angeboren oder erworben sein; sie tritt häufig als ausgesprochene Familienanlage auf.

So wie es Familien gibt, in denen man die Worte Schnupfen, Husten, Halsweh, Katarrh, Rheuma nur vom Hörensagen kennt, so gibt es andere, in denen von jeher seit vielen Geschlechtern die Sorge vor Erkältungen nicht aufhört und die Leiden durch Erkältungskrankheiten an der Tagesordnung sind. Den Übergang bilden Familien, in denen nur einzelne Generationen eine andauernde oder vorübergehende Schwäche gegen Erkältungseinflüsse kundgeben.

Wenn sich Katarrhe und Rheumatismen in einer Familie auffallend häufen, so spricht man wohl von katarrhalischen, rheumatischen, katarrhalisch-rheumatischen Familien. In solchen Familien sieht man wie die meisten oder alle Kinder, je nach der Macht der Tradition, in mehreren aufeinander folgenden Generationen und nebeneinander sich entwickelten Zweigen wegen ihrer Neigung zu Flüssen bis zu einem gewissen Alter, der zweiten Kindheit oder dem Jünglingsalter, sorglich vor Erkältungen gehütet werden. Man hörte dort früher wohl das Liedchen singen:

> Der Doktor Velten wird euch schelten,
> Zieht ihr nicht gleich den Mantel an.
> Wenn sich die Kinderchen erkälten,
> So ist es bald um sie getan.

Sie sterben, sagt der erfahrene Hausarzt, sie sterben früh hinweg, wenn man sie nicht hütet, an Halsentzündung oder Lungenentzündung, oder verfallen nach und nach in Brustleiden und gar in Schwindsucht.

Manche Theoretiker wissen dies besser. Sie sagen, die Kinder erkälten sich, weil sie verwöhnt worden sind; härtet sie ab, laßt Mäntel und Halstücher Strümpfe und Unterhosen weg! — Aber die Mutter, die, von solchen heroischen Erziehern beraten, ihre ersten Kinder an Erkältungskrankheiten verloren hat, sagt, es geht nicht anders; meine Kinder müssen geschont werden; sie erkälten sich leichter als andere.

Gut! kommen neue Theoretiker, die Kinder haben empfindliche Schleimhäute, weil sie tuberkulös sind. Die Empfindlichkeit ist ein Zeichen der latenten Tuberkulose. Heilt die Tuberkulose und die Erkältungskrankheiten werden aufhören! — Sie hätten recht, in vielen Fällen recht, wenn es so leicht wäre, die Tuberkulose zu heilen, den Tuberkelbazillus zu töten und den Menschen ungetötet zu lassen. Freilich heilt die Tuberkulose in zahlreichen Fällen von selbst; von 100 tuberkulös infizierten Kindern, bei denen man mit mehr oder weniger großer Sicherheit eine verborgene Tuberkulose der Hilusdrüsen, der Mesenterialdrüsen oder die Anfänge von Lungenveränderungen feststellt, wurden vor 30 Jahren, als man dieselbe Sache noch innere Skrofeln und Spitzenkatarrhe nannte, mindestens 60 oder 70 bei zweckmäßiger Lebensweise allmählich gesund und stark und leben wohl heute noch. Derselbe erfreuliche Ausgang ist auch gegenwärtig nicht unmöglich, falls es nur in den einzelnen Fällen dem einsichtigen Arzt gelingt, dafür zu sorgen, daß die gute Familienüberlieferung wieder angeknüpft wird und die Kleinen vor dem Eingreifen der Tuberkelbazillenbekämpfer und ihrem gesundheitspolizeilichen Schematismus behütet werden. Diese fingen vor zwanzig Jahren an und sagten: wir heilen die Tuberkulose mit wenigen Einspritzungen! Zwei, drei Jahre später hieß es: es dauert etwas länger; eine mehrwöchige Liegekur muß hinzukommen. Dann kam die Errichtung öffentlicher Heilstätten für die an Lungentuberkulose Erkrankten mit monatelanger Kur. Man meinte, ein Heilmittel, das Brehmer (1857) mit Wahl und Überlegung angewendet hatte, brauche nur offiziell und industriell organisiert zu werden, um „in absehbarer Zeit die Menschheit von der Geißel der Tuberkulose zu erlösen." Heute geht das Urteil über den Nutzen jener Heilanstalten und Heilanstrengungen bei den Sachverständigen schon weit auseinander. Während ein Teil von ihnen, namentlich die in jener Fürsorge sich betätigenden Männer, noch im Banne der vorgefaßten Meinung stehen, als ob die volle Muskelschonung und passive Überernährung für alle durch chronischen Infekt Geschwächten, insbesondere aber für die Anwärter der tuberkulösen Schwindsucht, ein zweifelloses Heilmittel oder gar das Heil allein bedeute, betonen umsichtige Ärzte wieder die Erfahrungstatsache, daß fortschreitende Infekte, insbesondere die chronische Tuberkelinfektion, **Stallkrankheiten** im wahren Sinne des Wortes sind, Krankheiten, die mehr bei einem Mangel an Bewegung, Gliederübung, Körperanstrengung, durch Verweichlichung und Überfütterung zustande kommen, als durch Überanstrengung und durch Unterernährung. Sie fordern demgemäß für die heilbaren Fälle, d. h. für solche, bei denen der gesunde Rest im Körper über den leidenden Teil überwiegt, gerade das Gegenteil der obligaten Anstaltspflege mit Liegekur und Überfütterung und spezifischen Toxinen und Antitoxinen. Hie und da verlautet sogar, daß jene Anstalten in Wirklichkeit die eigentlichen Anwärter mit ausgesprochener Tuberkulose abweisen und nur Leichtinfizierte und sogar Pseudotuberkulöse, d. h. Patienten mit chronischer Influenza, mit Staubkatarrhen, Rekonvaleszenten aller Art, Neurasthenische, Hysterische aufnehmen, vorübergehende Gewichtszunahmen Erfolge nennen, in Wirklichkeit aber für gewöhnlich Scheinerfolge erzielen. Auch deutet man auf das öffentliche Geheimnis der geschlechtlichen Ausschweifungen in Schwindsuchtssanatorien und hält diese Anstrengungen und Ausgaben des Körpers für weitaus bedenklicher als eine regelmäßige Arbeit. Kurz, der Arzt findet für die wenigsten „Phthisiker" einen Vorteil darin, wenn an Stelle einer geregelten und den Kräften angepaßten Erwerbstätigkeit Trägheit und volle Krippe gesetzt werden. In der Tat ist auch nach allen ärztlichen Erfahrungen die Prognose für die Phthisisanwärter, die bei mäßiger Tagesarbeit in ihrem Beruf und Erwerb ausharren, besser als für die Pfleglinge in Liegehallen, wofern man sein Urteil nicht sofort nach der „Kur" abgibt, sondern es aus jahrelanger Beobachtung mit regelmäßiger Untersuchung und Nachuntersuchung gewinnt.

Die soziale Hygiene der Theoretiker erkennt jenen Mißerfolg der Anstaltspflege bei Erwachsenen indirekt an; weil sie bei den Erwachsenen so gut wie nichts erreicht hat, verlangt sie heute die Fürsorgeerziehung der tuberkulös infizierten Jugend in ihren Heilanstalten, reißt die Kinder aus den Familien, versammelt sie in Sanatorien, experimentiert und wartet ab, was daraus wird. Wir sehen voraus, was werden wird, aber wagen es nicht auszusprechen. Was uns die Erfahrung von Jahrhunderten und eigene Beobachtungen lehren, ist dieses: Die tuberkulös infizierten Kinder, und zwar nicht nur die 90 oder mehr Prozent latenter Fälle, die wir durch von Pirquets Reaktion entlarven, sondern auch die 20 oder 30%, bei denen wir sichere oder verdächtige Krankheitszeichen finden, genesen in der Mehrzahl; sie genesen bei schlichter häuslicher Pflege in einer festen Erziehung, die den Bazillus oder die Ansteckung nicht zum Popanz macht und die Rede vom Kranksein und Gesundwerden auf das Äußerste beschränkt; sie genesen nach und nach im Laufe der Jahre bis zur Geschlechtsreife, vorausgesetzt, daß sie vor hinzutretenden Schäden, ganz besonders vor wiederkehrenden Katarrhen und katarrhalischen Krankheiten wie Keuchhusten, Masern, Influenza usw. bewahrt, oder falls diese unvermeidlich waren, mit Vorsicht hindurch gebracht werden. Die Aussicht auf Ausheilung wird um so geringer, je empfindlicher das betreffende Kind sich gegen Erkältungseinflüsse erweist und je weniger es, ohne Verweichlichung, davor behütet werden kann. Erkältung und Tuberkulose sind gefährliche Bundesgenossinnen wider die kindliche Schwäche. Aber jene ist mehr als diese zu fürchten, weil sie täglich und stündlich angreift und die Abwehr des ganzen Körpers in Anspruch nimmt, während die Tuberkulose zuerst und lange eine örtliche kleine Gefahr bleibt, mit der die Phagocyten allein fertig werden, falls ihre Arbeit nicht durch andere Ansprüche, Überanstrengungen, Überfütterungen, hinzutretende Krankheiten, Entbehrungen, spezifische Therapie usw. gestört wird.

123. Erkältungen verschlimmern bestehende Tuberkelbazilleninfekte; tuberkulöse Herde machen widerstandsloser gegen Erkältungseinflüsse. Das ist das alltägliche Beispiel für die Wechselbeziehungen zwischen Infektion und Erkältung, für die Erwerbung der Erkältungsanlage durch Infektion wie für die Bedeutung der Infektion in Erkältungskrankheiten. Wie Tuberkulose machen auch andere chronische Infekte empfindlich gegen Erkältungseinflüsse, und ebenso wirken schwächende Schädlichkeiten überhaupt, chronische und akute Vergiftungen, Überanstrengungen, Erschöpfungen usw., mehr oder minder, wie wir bereits betont haben.

Eine genaue Beobachtung lehrt, daß sich mit der Empfindlichkeit der Atmungswege gegen Erkältungseinflüsse oft eine auffallende Empfindlichkeit und Überempfindlichkeit gegen andere Schädlichkeiten, Staub, Rauch, Gase und so weiter verbindet. Oft, aber keineswegs notwendig. Nicht jeder, den der gemeine Staub von Wegen und Straßen, der Kohlenstaub qualmender Lampen oder rauchender Feuer, der Bücherstaub in Bibliotheken, das Gas undichter Öfen, der Benzindunst der Automobile, das Chlor und Formalin und Schwefeloxyd der Desinfektoren quält und krank macht, muß auch eine Vulnerabilität seiner Schleimhäute gegenüber Erkältungseinflüssen haben; nicht jeder, der eine Idiosynkrasie gegen Pfefferstaub, Chininstaub, gegen Dünste von Leinöl, Lack, Firnis, Terpentin, gegen Rosenduft, Lindenduft, Grasblütenstaub, gegen Salizylmedikamente oder Jodarzneien, gegen Erdbeeren oder Miesmuscheln oder Eingeweidewürmer zeigt, ist auch zu Erkältungskatarrhen geneigt. Es gibt Menschen, die gegen Wind und Wetter, Fußbodenkälte und Speicherluftzug, Naßwerden der Füße und Abkühlung der Glatze unempfindlich sind, aber regelmäßig vom Duft einer Nelke den heftigsten Niesreiz, beim Anfassen einer Feuerkröte Tränenfluß, von einer Spur Jodkalium Bronchialfluß, vom Genuß eines Enteneies oder einer besonderen Milch Glottisödem und allgemeine Urtikaria, von der Anwesenheit eines Spulwurms im Darm oder von der ihnen unbewußten Nähe einer Katze qualvolle Asthmazufälle erleiden und dabei in ihrem ganzen Leben keinen Erkältungskatarrh, überhaupt keine Erkältungskrankheit gehabt haben.

124. Neben den Familien und Individuen, bei denen Erkältungskatarrhe der Atmungswege eine stetige Sorge des Hausarztes bilden, gibt es andere, bei denen eine beschwerliche und oft bedenkliche Neigung zu rheumatischen Leiden der Gelenke, der Muskeln, des Herzens, des Nervensystems hervortritt. Dieselben Erkältungseinflüsse, die bei den Gliedern der katarrhalischen Familien vorwiegend Schnupfen, Schluckweh, Husten, Schleimhautflüsse bewirken, setzen bei den Gliedern der rheumatischen Familie Schmerzen, Reizungen, Schwellungen an Gelenken, Sehnen, Muskeln, fibrösen Häuten, serösen Häuten, Baucheingeweiden oder bewirken Anfälle von Migräne, Chorea, Zitterkrankheiten und Tickleiden.

Neben der Empfindlichkeit gegen Erkältungseinflüsse zeigt sich bei den rheumatisch Veranlagten vielfach zugleich eine Widerstandsverminderung gegen körperliche und geistige Anstrengungen, Schreckwirkungen, Überladungen des Magens, Genußmittel usw., so daß die bei ihnen entstehenden Leiden nicht weniger oft auf Übermüdung, auf Gemütsbewegung, auf Völlerei, auf Unmäßigkeit im Genuß von Kaffee, Tabak, Alkohol u. dgl., auf Erschöpfung in Nachtwachen oder im Geschlechtsleben zurückgeführt werden müssen als auf Erkältungen.

Besonders in der zweiten Kindheit und im Jünglingsalter kommt die rheumatische Anlage gewöhnlich nicht durch Erkältungen allein sondern meistens nur bei Verbindung von Erkältung mit einmaliger oder dauernder körperlicher Überanstrengung zum Ausbruch.

Neben körperlichen Übermüdungen sind es dann ferner rasche oder allmähliche Erschöpfungen durch zu frühe und häufige Verluste der Zeugungsstoffe, körperliche und geistige Selbstbefleckungen vor oder mit erwachender Geschlechtsreife, die den Erkältungen in der Erregung rheumatischer Krankheiten Vorschub leisten. Bei alledem muß, nebenbei bemerkt, der Arzt sich wohl hüten, einige Wirkungen der Onanie und des betrügerischen Geschlechtslebens überhaupt mit Erkältungsfolgen zu verwechseln. Es sollte nicht vorkommen, daß eine dauerhafte Rotfärbung der Nase und Trockenheit des Rachens mit Neigung zu Niesanfällen und Heiserkeit der Stimme ohne weiteres als Erkältungsphänomen gedeutet wird oder als Alkoholwirkung. Jenes Syndrom ist bei jungen Leuten wie bei müßigen Witwen sehr oft ein Stigma gewohnheitsmäßiger Masturbation, bei manchen Eheleuten das Zeugnis „weiser Vorsorge", bei manchen Hagestolzen das Denkmal ihres Wüstlingslebens. Wie tief gestörte Funktionen der Keimdrüsen mit Gelenkstörungen zusammenhängen, sieht man an den sogenannten „trockenen Gelenken", die sich bei manchen Frauen mit nachlassender Geschlechtskraft oder nach einer künstlichen Kastration einstellen, und an der Abhängigkeit der Gelenkgicht vom Geschlechtsleben. Schon Hippokrates wußte, daß Verschnittene weder kahlköpfig werden, noch die Fußgicht bekommen; daß Weiber der Fußgicht nicht vor dem Ausbleiben der Monatsreinigung verfallen und daß Knaben das Zipperlein nicht kennen lernen, solange sie keusch bleiben.

Wenn aber weiter Hippokrates und Aretaeus und mit ihnen andere Ärzte versichern, daß ganz allgemein Männer mehr zu Gelenkkrankheiten neigen als Weiber, so haben sie nur für den Kreis ihrer Beobachtung recht. Man kann wie Friedrich Hoffmann (1718) in Leipzig auch die umgekehrte Erfahrung machen. Es kommt darauf an, in welchem Lande und bei welchen Sitten man sich befindet, ob die menschlichen Drohnen dem männlichen oder dem weiblichen Geschlechte angehören, ob das männliche Geschlecht das zügellosere ist und in überfrühem Venusdienst und Bacchusdienst seine Stärke zeigen will oder das weibliche Geschlecht bei einer trägen Lebensweise der Unkeuschheit frönt. Zu Zeiten, wo die Geschlechtsunterschiede sich vermindern, und die Männchen goldene Armbänder, die Weibchen geplättete Hemden tragen, vermindern sich auch die Unterschiede in der Pathologie der Geschlechter; bisher getrennte Krankheiten werden Gemeingut und Gelenkleiden entstehen mehr und mehr auch ohne die Beihilfe grober Erkältungseinflüsse.

Im übrigen können die Mitglieder rheumatischer Familien durchaus kräftig, leistungsfähig und langlebig bleiben, wenn sie bei schlichter Lebensweise die ihnen durch Erfahrung bekannten Erkältungsgelegenheiten vermeiden und über die Zeit des vollendeten Längenwachstums ohne schwere rheumatische Anfälle und ohne deren schwerste Folgen, Herzfehler, Nierenfehler, Leberfehler, hinausgekommen sind. Sie bleiben zwar gewöhnlich lebenslang gegen Erkältungseinflüsse empfindlich, aber diese erzeugen nach der körperlichen Reife mehr quälende als gefährliche Leiden.

In beiden Familien, in der katarrhalischen wie in den rheumatischen, pflegt die Neigung zu den Erkältungskrankheiten im gewöhnlichen Sinne nach der Höhe des Lebens nachzulassen, ohne daß indessen die Empfindlichkeit gegen Kälte aufhört. **Kälteempfindlichkeit und Neigung zu Erkältungen gehen keineswegs Hand in Hand.** Das Greisenalter friert leichter als die Jugend, aber es leidet weit seltener an akuten Flüssen als diese; vielleicht deshalb, weil die Widerstandslosen vor der Zeit an ihrer Schwäche zugrunde gegangen sind. Kinder beklagen sich selten über Kälte und haben doch alle Augenblicke Schnupfen und Ohrenschmerzen und Schluckweh und absteigende Katarrhe, wenn sie, schlecht behütet, nach Willkür aus der warmen Stube in die kalte Luft laufen oder nach heißem Spiel auf einem kalten Stein oder im feuchten Gras ausruhen. Daß das Greisenalter den Erkältungswirkungen nicht ganz entgeht, wenn es auch die gewöhnlichen Erkältungskrankheiten abgetan hat, sondern andere Folgen davon erfährt, die mit Katarrh und Rheuma nichts zu tun haben, werden wir bald sehen.

125. Karl Gerhardt (1876) spricht von der Erfahrung alter Praktiker, die, ohne einen Kranken zu berühren, eine Krankheit erkannten, die ein Jüngerer noch nach Anwendung einer Anzahl von Instrumenten, nach öfterem Betasten, Behorchen, Beklopfen des Kranken übersah oder verkannte. Was jene Ärzte vor den ewig jungen Physikern in der Medizin auszeichnet, ist zum Teil, wie Gerhardt betont, die Kunst, die allgemeinen Folgen krankhafter Vorgänge, Wachstum, Ernährung, Blutumlauf, Muskelinnervation des ganzen Körpers oder größerer Abschnitte sicher zu schätzen und eine Anzahl kleiner Krankheitsmarken, die der Körperoberfläche aufgeprägt sind, rasch aufzufassen; zum größeren Teil aber scheint es mir die Kunst zu sein, das Individuum als Teil seiner Familie und als Ergebnis seines Lebenslaufes in jedem Augenblicke richtig zu beurteilen, mit anderen Worten, das zu erkennen und zu berücksichtigen, was die Alten ererbte und erworbene Konstitution, Krase, Disposition, Diathese, Idiosynkrasie und so weiter genannt haben.

Ein Beispiel, das in jeder Beziehung hierher gehört, wird die Sache klarer machen.

Ein Mann von 45 Jahren, Junggeselle, Hauptmann der Reserve, der als Regierungsrat bei sechsstündiger Bürotätigkeit ein regelmäßiges und häusliches Leben führt, gerne gut ißt und trinkt, aber stets mit weiser Mäßigung, war am 10. Februar bei Freunden zu einem kleinen Abendessen geladen, das er mit einem Glas altem Burgunder und einer nicht alltäglichen Zigarre beschloß. Er kehrte um 11 Uhr vergnügt in harter Winterkälte nach Hause zurück. Die sonst pünktliche Dienerin hatte vergessen, das Fenster des Schlafzimmers vor der Nacht zu schließen, so daß er wider seine Gewohnheit ein eiskaltes Gemach und vom Frost durchkältetes Bett fand; aber von der behaglichen Eigenwärme getröstet, hoffte er das kalte Abenteuer ohne Schaden zu bestehen. Zwei Stunden nach Mitternacht erwachte er aus dem gewohnten guten Schlaf mit einer qualvollen Herzangst und unstillbarem Lufthunger; er glaubte zu sterben. Nach mehreren endlosen Minuten ließ die Not unter heftigem Schweißausbruch nach. Er fühlte sich aber wie zerschlagen und auch von dem folgenden Schlaf bis zum Morgen nicht ganz wiederhergestellt. Von dem nächtlichen Zufall erschreckt, ließ er einen Arzt aus seinem Bekanntenkreise rufen und bat um Rat. Der Arzt findet bei der gründlichsten Untersuchung keine besondere Veränderung, insbesondere keine Störung an den Kreislauforganen, Lungen, Nieren; aber er bemerkt den Kollaps der Gesichtszüge bei dem sonst so blühenden Mann, ein zeitweiliges Zögern der

Pulswelle sowie die bequeme Weite seines Schuhwerkes. Er erkundigt sich nach der Vorgeschichte des Patienten und erfährt, daß dieser der dritte Sohn noch rüstiger Eltern ist, daß der Vater, Offizier, seit Jahren hie und da an Asthma und Nierensteinen leidet, die Mutter, Großkaufmannstochter, früher schwere und häufige Migräneanfälle gehabt hat, nach der Wechselzeit aber davon befreit blieb, nun eine bedeutende Zuckerharnruhr zu bekommen, die ihr aber das Leben weniger erschwert als vormals die Migräne.

Der Patient selbst war, Kinderkrankheiten ausgenommen, immer gleichmäßig gesund, wenn er von kleinen Migräneanwandlungen nach verlängerten Trinkabenden während der Studentenzeit absehen darf. Seit dem Ende der dreißiger Jahre hat er ab und zu, im Frühling und im Herbst, drückende und kneifende Schmerzen in den Füßen, besonders in den Fußgewölben und an den großen Zehen, bekommen; sie waren aber erträglich und er legte um so weniger Gewicht darauf, als sie von einem früheren Arzt auf Plattfußanlage und auf Druck durch die eleganten Stiefel zurückgeführt wurden. Vor einem Jahre war ein stärkerer und längerer Schmerzanfall aufgetreten, von dem eine Verdickung am äußeren Rande der großen Zehe hinterblieb. Er ließ sich darum von einem Fußkünstler ein neues rationelles Schuhwerk sorgfältig ausarbeiten, wohl oder übel auf die Eleganz Verzicht leistend.

Nach diesen Feststellungen verordnete der Arzt für drei Tage Fastenkost, reichliches Trinken von Fachinger Wasser und mäßige Bewegung. Nach Verlauf dieser Zeit sah er wieder nach, fand den Patienten ganz wohl; im Nachtgeschirr, das er hatte aufbewahren lassen, einen reichlichen glitzernden Sand von Harnsäure. Nun riet er für längere Zeit oder eigentlich für alle Zukunft zu Einschränkung der Fleischkost auf je einen Gang am Mittag und Abend, reichlicher Zukost, warnte vor schweren Weinen und Zigarren und empfahl außer den gewohnten Spaziergängen tägliche leichte Gartenarbeit.

Der weitere Verlauf war indessen nicht so einfach, wie der Arzt wünschte. Leute, die das Übel richtiger beurteilten als er, ruhten nicht, bis der Regierungsrat im Sommer für sein krankes Herz eine Kur in Nauheim angetreten und dort neue schwere Anfälle von Stenokardie und eine „beginnende Apoplexie" erlitten hatte, wovon indessen nach einigen Erholungswochen im Taunus nichts zurückblieb. Ein schwerer Gichtanfall im nächsten Frühjahr weckte wieder einiges Vertrauen zum früheren Berater und bewirkte einen vorübergehenden Gehorsam in die erneuten Diätvorschriften. Neuer Ungehorsam bei einer Nordlandfahrt mit üppiger Verpflegung; neue Störungen nach der Heimkehr an Herz und Kopf, die sich in Herzdruck, Herzschmerz, Versagen der linken Hand, Kopfweh und Nackenweh in der Frühe, Kopfhitze am Abend, Schwere in den Beinen usw. bald stärker, bald schwächer äußern und von verschiedenen Beratern und Blutdruckmessern unter den Diagnosen Stenokardie, Arteriosklerose, Apoplexia levis usw. subsumiert werden. Behandlung in einem Regeneratorium; zunehmende Beschwerden. Halbjähriger Urlaub zur Erholung von den langjährigen Anstrengungen des Dienstes in einem Sanatorium für Nervenleidende; Liegekur, Bäder, Elektrizität; gute Wirkung der vegetarischen Küche. Rückkehr in den Dienst und in die alte Lebensweise. Im Frühjahr, nach völligem Freibleiben für ein ganzes Jahr, wieder ein Gichtanfall im rechten Fuß; endliche Einsicht des Patienten und Gehorsam in die gebotene Lebensweise. Seit zwei Jahren Wohlbefinden mit Ausnahme leichter Gichtmahnungen im Fuß, die sich melden, sobald der Patient seinem Hang zur körperlichen Bequemlichkeit nachgibt, zu viel Fleisch ißt und zu wenig Wasser trinkt.

126. Der vorstehende Krankheitsfall und seine Deutung ist nichts Neues für den, der folgendes weiß: Wenn ein Mann in den vierziger oder fünfziger Jahren plötzlich von einer mehr oder weniger ernstlichen Störung an Herz oder Lunge oder Darm oder Gehirn, die in kein typisches Krankheitsbild paßt, befallen wird und wenn seine Anamnese lehrt, daß er früher Anfälle oder auch nur Andeutungen von Fußgicht oder Nierenstein, wohl auch öfter Harnsand gehabt hat, daß er gar von Eltern stammt, die an Gicht oder Diabetes oder Fettsucht oder schweren Migräneanfällen gelitten haben, so muß der Arzt daran denken, daß das neue Leiden eine einfache **Gichtlarve** sein kann. Zu den Gichtlarven gehören aber ebenso leichte wie schwere Krankheitserscheinungen aller Art, von der geringsten Verdauungsstörung, Aufstoßen, Sodbrennen, Blähsucht bis zur hartnäckigen Stuhlträgheit mit quälender Gemütsverstimmung, auffallender Reizbarkeit und Jähzornanfällen; von leichten Reizungen der Harnwege bis zu den Höllenqualen der Nierensteinkolik; von erträglichen Druckschmerzen in beliebigen kleinen Gelenken, die zwei oder vier Wochen dauern, um dann wieder zu vergehen oder bleibende Verdickungen zu hinterlassen, bis zu den vier- oder sechstägigen Folterqualen in einem bevorzugten

Gelenke des Fußes oder der Hand; insbesondere gehört hierher eine Form der periodischen Migräne mit schwerem Magenleiden, Erbrechen, Pyrosis, tagelanger Gastrektasie und Milchsäuregärung alle paar Wochen; weiterhin hartnäckiger Kopfdruck mit vorübergehender Gedächtnislähmung, halbseitigem Lähmungsgefühl in den Gliedmaßen ohne nachweisbare Störung der Muskelkraft und Reflexe; weiterhin periodische Anfälle von Angina pectoris, von Asthma, von Leberkolik ohne nachweisliche Steinbildung und ohne deutlichen Ikterus; Hämorrhoidalblutungen; weiterhin Darmkoliken, plötzliche grundlose Diarrhöen mit rascher Erleichterung einer gedrückten Stimmung oder der vorgenannten Beschwerden; weiterhin Nierenkoliken; Ekzeme und Lichenausschläge mit oder ohne Abwechselung und Vertretung durch Bronchialkatarrh, Lungenstauungen, Lungenkongestionen; usw. Totum corpus est podagra! (Sydenham 1682).

Ob die genannten und viele ungenannten Störungen im gegebenen Falle Symptome der Gicht oder einer anderen Krankheit und Anlage sind, ob sie ein Leiden für sich oder eine der wechselnden Gichtlarven sind, läßt sich aus der Störung selbst nicht erschließen, auch nicht aus besonderen physikalischen und chemischen Veränderungen des Körpers und seiner Säfte und Absonderungen, sondern nur durch die genaue Erforschung und Berücksichtigung der Familiengeschichte und Krankengeschichte unter Zugrundelegung des Erfahrungssatzes, daß die Gicht in ihren Äußerungen so mannigfaltig wie die Tuberkulose und die Syphilis ist und ebensoviele oder vielleicht noch mehr Verkappungen hat als diese.

In welcher Beziehung die Gicht zu den Erkältungskrankheiten steht, geht zum Teil aus der mitgeteilten Krankengeschichte hervor. Genaueres darüber später (259). Der Familienanlage nach gehören Gicht und Rheumatismus enge zusammen, einmal in dem Sinne, daß sie häufig bei demselben Patienten zusammentreffen, sodann in dem Sinne, daß sie sich bei Mitgliedern derselben Familie gegenseitig vertreten können, wobei der Rheumatismus die Krankheit der Jugend, die Gicht das Leiden des Alters ist.

127. Wir haben bisher zwei Gruppen von Erkältungsempfindlichen kennen gelernt, die Angehörigen der katarrhalischen Familie und die Angehörigen der rheumatischen Familie; also solche Individuen, bei denen vorwiegend die Schleimhäute der oberen Luftwege, und solche, bei denen vorwiegend die Gelenke und andere innere Organe die erkältungsempfindlichen Teile sind. Wir müssen hinzufügen, daß es noch eine dritte große Gruppe von Menschen gibt, die bei einer besonderen Empfindlichkeit gegen Erkältungseinflüsse auffallend zu Erkrankungen der Außennerven unter dem Einfluß von Kältewirkungen neigen, zu sogenannten rheumatischen Neuralgien, Lähmungen, Neuritiden und hinzugehörigen Hautleiden.

Französische Kliniker haben die drei in Rede stehenden Krankheitsanlagen oder vielmehr ihre pathologischen Äußerungen und Merkmale längst unter den Namen des Lymphatismus, des Arthritismus und der Neuropathie beschrieben, auch auf die gelegentliche Verbindung dieser Anlagen in einem Individuum aufmerksam gemacht. Seitdem ich in Wort und Schrift (1900) die grundlegende Bedeutung dieser klinischen Gruppierung betont habe, hat man allmählich auch bei uns in Deutschland sich der Sache angenommen, zum Teil in abweichender, bisweilen in konfuser Weise. Ich will, was hierher gehört, auf Grund eigener Erfahrungen zusammenfassen, Trousseau und Charcot als Lehrern die Ehre gebend.

Als lymphatische oder katarrhalische Diathese oder Lymphatismus bezeichnen wir die ausgesprochene Neigung zu Schleimhautflüssen, Hautkatarrhen oder Ekzemen, Drüsenschwellungen, Anschwellungen des Unterhautgewebes, wie sie manche Menschen lebenslang beherrscht und in manchen Familien durch Generationen vorherrscht. Wir sprechen von der **Krankheitsfamilie des Lymphatismus** als der Summe der angedeuteten Krankheitserscheinungen in allen ihren Formen; von **lymphatischen Individuen** und **lymphatischen Familien** als solchen, bei denen verhältnismäßig geringfügige Einflüsse, die dem vollkräftigen Menschen nichts antun, jene Krankheitserscheinungen auslösen.

Als **arthritische oder rheumatische Diathese** bezeichnen wir die ausgesprochene Neigung zu akuten und chronischen Gelenkkrankheiten und zu anderen Krankheiten, die auf den ersten Blick wenig damit zu tun haben, ihre Zugehörigkeit aber dadurch kundgeben, daß sie sich mit dem akuten und chronischen Gelenkrheumatismus im Lebenslauf des einzelnen oder der Familie erfahrungsgemäß verbinden oder wechselweise vertreten können, nämlich Gicht, Diabetes, Fettsucht, gewisse Formen der Migräne, gewisse Hautstörungen wie Psoriasis, Hautsklerosen und Unterhautsklerosen. Wir sprechen von der **Krankheitsfamilie des Arthritismus** als der Summe der angedeuteten Krankheitserscheinungen in allen ihren Formen; von **arthritischen Familien** als solchen, bei deren Gliedern verhältnismäßig geringfügige Einflüsse, die dem vollkräftigen Menschen nichts antun, die arthritischen Störungen bewirken.

Als **neuropathische Diathese** bezeichnen wir die ausgesprochene Neigung zu Nerven- und Geistesstörungen, wie sie sich bei Individuen und in ganzen Familien durch das fast unvermeidliche und gehäufte Auftreten von Nervenleiden aus der Gruppe der akuten und chronischen Wahnsinnsformen oder aus den Syndromen der Hysterie, Epilepsie, Neurasthenie, der Neurosen und Myopathien, durch die Häufung gewisser peripherer Nervenleiden, Zoster, Dermatoneuritis, Polineuritis, sowie durch das leichte Übergehen von chronischen Intoxikationen und Infekten auf das Zentralnervensystem in Form der progressiven Paralyse, der Tabes, der Tremorleiden usw. kundgeben. Wir sprechen von der **Krankheitsfamilie der Neuropathien** als der Summe jener Nervenstörungen, die sich in der fortschreitenden Entwicklung des einzelnen ablösen, bei der Vererbung in der Familie vertreten können; von **neuropathischen Familien** als solchen, bei deren Gliedern die fatale Anlage nach Einwirkung geringfügiger Schädlichkeiten und Einflüsse in jenen Nervenstörungen hervortritt oder auch als Stillstand gewisser Funktionen des Zentralnervensystems, als Aufbrauch gewisser Systeme in Agenesien, Dystrophien, Atrophien, Pseudohypertrophien usw. sich äußert.

Man kann noch weitere Diathesen aufstellen, die uns aber hier nichts angehen. Die besprochenen können sich in Individuen und in Familien verbinden derart, daß von katarrhalisch-rheumatischer Anlage, rheumatisch-nervöser Anlage die Rede sein darf.

128. Unter die Schädlichkeiten, welche die Krankheiten aus der Familie des Lymphatismus, des Arthritismus, der Neuropathie wecken können, gehört in hervorragendem Maße die Erkältung. Für die katarrhalischen Krankheiten ist die Bedeutung der Erkältung als äußere Ursache so groß, daß Katarrh und Erkältung fast gleichbedeutend geworden sind; für die rheumatischen Krankheiten gilt beinahe dasselbe. Daß darin eine Übertreibung liegt, braucht nicht nochmals hervorgehoben zu werden. Wir haben gesagt und betonen es wiederholt, daß in der katarrhalischen Familie und in der rheumatischen Familie die Gelegenheitsursache Erkältung in der Tat die bei weitem wirksamste und daher mit Recht die am meisten gefürchtete ist, daß mit ihr aber andere Schädlichkeiten, Staub, Rauch, scharfe Dünste, Übermüdung, Stalleben und andere Einflüsse wetteifern; daß von einer gegenseitigen Stellvertretung jener Schädlichkeiten vielleicht im einzelnen Falle aber nicht im allgemeinen die Rede sein kann und daß also die Erkältungsanlage nicht sowohl die Teilerscheinung einer Widerstandsverminderung überhaupt sondern eine besondere oder, wie man gerne sagt, spezifische Empfindlichkeit darstellt.

Es mag im einzelnen Falle schwer sein, die verschiedenen Empfindlichkeiten zu sondern; sie gelingt oft nur durch längere Beobachtung oder erst durch die Kreuzprobe, wie in den folgenden Beispielen:

Es bekommt ein Beamter in Gießen an der Lahn bei jedem trockenen Winde, im Winter beim kalten Nord und Nordost, im Frühjahr und Sommer beim warmen Südwind, und ebensowohl durch unvorsichtigen Wechsel zwischen Wärme und Kälte beschwerliche Reizungen der Halsorgane mit nachfolgenden absteigenden Katarrhen. Er nennt das Erkältungen und wundert sich, daß er ihnen jetzt so häufig ausgesetzt ist, während er sie früher nur im Frühjahr und Herbst bekam, nämlich, als er noch nicht in Gießen, sondern in seiner Heimat zu Arnsburg in der Wetterau lebte. Er wird von Gießen nach dem benachbarten Lich versetzt. Die gewohnten Anfälle bei jedem trockenen Winde bleiben sofort aus. Nur wenn der erhitzte Körper dem Luftzug ausgesetzt oder rasch aus der Stubenwärme in die Winterkälte übergeht, äußert sich die Empfindlichkeit. Das Leiden ist kaum mehr der Rede wert. Was Gießen von Lich unterscheidet, ist der reizende Staub, der bei trockenem Wind die Luft erfüllt und sich zum Teil aus dem scharfen Lahnkalk, zum Teil aus dem reichlichen Ruß und Rauch des Güterbahnhofes zusammensetzt. Lich hat wie Arnsburg Wiesen, Park, Wald, kurz reine staubfreie Luft. — Eine Familie, die in dem regenreichen Freiburg im Breisgau, das den Staub kaum kennt, während vieler Jahre Schnupfen, Husten, Luftröhrenentzündungen nie erfahren hatte, wird diese Plagen nicht wieder los, seitdem sie in dem Rauch und Staub der Industriestadt Essen wohnt und überdies ihr ziemlich kaltes Haus in Freiburg mit einem durch Zentralheizung gut gewärmten Haus in Essen vertauscht hat. Alle Vorsicht vor Erkältungen, alle spezialistischen Eingriffe an Nasen, Ohren, Rachen, Kehle usw., Kuren in Ems und Reichenhall bleiben erfolglos. Der Rat, die Schlafzimmer ungeheizt zu lassen, mehrmals im Tage mit frischem Wasser zu gurgeln, die Stubenluft im Winter durch Wasserverdunstung einigermaßen feucht zu erhalten, Staubwinde, Rauchwolken und Rußnebel nach Möglichkeit zu vermeiden und sich entweder an die Schädlichkeiten der Industrie zu gewöhnen oder einen staubfreien Ort aufzusuchen, hat die Leiden vermindert und erträglicher gemacht.

Die Beispiele genügen, um zu zeigen, daß man mit der Annahme einer Erkältungsanlage vorsichtig sein muß, gehäufte Katarrhe nicht ohne weiteres für Erkältungskrankheiten erklären soll, eine katarrhbedrängte Familie mit einer erkältungsfähigen nicht gleichsetzen darf; daß nur eine sorgfältige Anamnese und Beobachtung Auskunft darüber gibt, was im gegebenen Falle der Anlage oder der Umwelt, schlechter Luft oder rauher Luft, einer Überempfindlichkeit oder der Ungewohntheit, vermeidbaren Fehlern in der Lebensweise oder unvermeidlichen Bedingungen des Ortes, des Klimas, der Jahreszeit zuzuschreiben ist.

Indem wir uns also der Irrmeinung, katarrhalische Diathese, rheumatische Diathese usw. seien gleichbedeutend mit Erkältungsempfindlichkeit, enthalten, untersuchen wir die pathologischen Familienanlagen, die das Zustandekommen der Erkältungskrankheiten begünstigen, noch etwas genauer.

129. Wo der Lymphatismus, der Arthritismus, die Neuropathie gesondert und scharf hervortreten, da findet man mehr oder minder deutlich ausgeprägte Eigentümlichkeiten der äußeren Gestalt, der Systeme und der Gewebe, die dem entsprechen, was man früher auch wohl als **lymphatischen, sanguinischen und erethischen Habitus** bezeichnet hat und im Hinblick auf die hippokratische Krasenlehre als Ausdruck eines phlegmatischen, sanguinischen oder cholerischen Temperaments ansah. Die zugrundeliegenden Tatsachen sind die folgenden:

Die Kinder mit **lymphatischer** Anlage zeigen im allgemeinen eine blasse Farbe, eine allgemeine oder teilweise Überfülle des Körpers bei auffallender Weichheit der Gewebe; ihre Muskeln sind schlaff; das Unterhautgewebe, ohne fett zu sein, reichlich entwickelt; ihre Glieder sind kühl und werden leicht blau; sie sind träge in ihren Bewegungen und trägen Geistes; sie haben die phlegmatische Konstitution, das phlegmatische Temperament.

Die Kinder mit arthritischer Anlage zeigen eine mittlere Körperfülle, eine gute, sogar auffallend gute Straffheit der Gewebe, insbesondere ein Überwiegen der Muskulatur über das Bindegewebe, bisweilen auch eine Neigung zum Fettansatz; ihre Glieder sind warm; ihre Haut bleibt in der Kälte wie in der Wärme ziemlich unverändert; sie sind arbeitsfreudig, körperlich und geistig regsam und tätig; sie haben die sanguinische Konstitution, das sanguinische Temperament.

Die Kinder der neuropathischen Familie pflegen schmächtig zu sein, haben eine blasse oder rasch wechselnde Gesichtsfarbe, eine schlanke, zarte Körperbildung, mäßige aber oft zähe Muskulatur bei gänzlichem Zurücktreten des Fettes und des Bindegewebes; sie sind beweglich, aufgeregt, reizbar, aufbrausend; schlafen schwer ein, schlafen unruhig und träumen viel, zeigen einen lebhaften Geist und lernen leicht, ermüden aber ebenso rasch geistig wie körperlich und zeigen durch den Wechsel zwischen Lust und Unlust, Kraft und Ohnmacht zu geforderten Anstrengungen eine auffallende Unstätigkeit; sie haben die cholerische Konstitution, das cholerische Temperament. Bei tiefer greifender Ausbildung der neuropathischen Diathese zeigen sich kleinere oder größere Mängel der äußeren Körperformen, die bis zu schwereren Mißbildungen gehen können; sie sind unter dem Namen der neuropathischen Stigmata bekannt. Mit diesen verbinden sich leicht intellektuelle Mängel und moralische Defekte, die von der einfachen Instabilität bis zu den tiefsten Stufen der Entartung reichen.

130. Die pathologischen Zufälle der Lymphatischen sind die folgenden: Die Kinder leiden im Säuglingsalter entweder an Urtikariaformen, insbesondere an Lichen urticatus, Strophulus, Prurigo oder an nässenden Ausschlägen, papulovesikulären und impetiginösen Ekzemen, Gneis und Milchschorf, die besonders im Frühjahr hervortreten, bei zunehmender Sonnenwärme sich anfänglich vermehren, dann gewöhnlich nachlassen, um im Herbst oder im nächsten Frühjahr wiederzukehren; mitunter bleiben sie auch hartnäckig das ganze Jahr hindurch und mehrere Jahre hintereinander bestehen. Im ersteren Falle wechseln sie mit Schleimhautkatarrhen wohl derart ab, daß im Winter eine Bronchitis, im Sommer eine Neigung zu Asthma hervortritt; im anderen Falle können Schleimhautkatarrhe der Atmungswege ganz fehlen oder in Form von häufigem Lidkatarrh, Schnupfen, Schluckweh, Kruphusten mit Ausbildung adenoider Vegetationen den Hautkatarrh begleiten. Der Hautkatarrh pflegt an einigen Lieblingsstellen, am Nacken und in den Gelenkbeugen der Knie und der Ellbogen, in den Bauch- und Schenkelweichen besonders hartnäckig zu sein und in Form des trockenen schuppenden und juckenden Ekzems auch in den Pausen des allgemeinen Ekzems auszudauern.

Mit der zweiten Zahnung pflegen die Hautausschläge nachzulassen oder in veränderter Form aufzutreten; an Stelle der nässenden und trockenen Hautkatarrhe kommen dann wohl größere Urtikariaformen, flüchtige Ödeme, wiederkehrende Gelenkwassersucht bei alimentären und medikamentösen Reizen, Eiernesseln, Eierbauchweh, Erdbeernesseln, Spinatnesseln, Serumkrankheiten, Vakzinationsekzeme zum Ausbruch; bei mechanischen und thermischen Reizen Erytheme, Papeln, Pernionen. Recht häufig entdeckt man bei großer Hartnäckigkeit und Häufung dieser Störungen ein deutliches Zurückbleiben der Schilddrüse in ihrem Wachstum; nicht selten auch gesellen sich nun zur ausgeprägten Kleinheit der Schilddrüse die Folgen der „Hypothyreosis", verzögertes Längenwachstum, Myxödem, Tetanie, was alles mit oder auch ohne Schilddrüsenverfütterung unter dem Eindruck der Pubertät nachlassen, mitunter sogar recht schnell aufhören kann. Die Neigung zu Schleimhautkatarrhen pflegt in der zweiten Kindheit um so größer zu sein, je weniger die Hautstörungen hervortreten, oder sie wechselt mit der Empfindlichkeit der Haut jahreszeitgemäß ab, derart daß die Hautstörungen im Frühjahr, die Schleimhautstörungen im Herbst und Winter überwiegen.

In der Pubertät wechselt die Form der Hautausschläge wiederum; Seborrhöe, Akne und Furunkulose herrschen vor; die fortgesetzte Neigung zu Frostbeulen und Nesselsuchten deutet für gewöhnlich auf ein Verharren der Schilddrüsenbildung auf niederem Stande und geht wohl mit verzögerter Geschlechtsentwicklung einher.

Mit vollendeter Pubertät kann die Neigung zu Katarrhen ganz zurücktreten; bei manchen, die schon früher Anfälle von Bronchiolitis hatten, können sich jetzt ausgebildete Asthmazufälle einstellen; das ist besonders häufig bei solchen, die in der frühen Kindheit an sehr hartnäckigen Ekzemen insbesondere am chronischen Nackenekzem gelitten hatten. Bei anderen tritt eine auffallende Neigung zu Pneumonien auf, die bis zum Mannesalter wächst.

Katarrhalische Individuen, die während der Kindheit an den torpiden Formen der Tuberkulose, Skrofeln, Hilustuberkulose, Mesenterialtuberkulose, Peritonealtuberkulose, gelitten hatten, genesen jetzt in großer Anzahl; bei anderen nimmt die Schwäche und ihr entsprechend die Tuberkulose unter Verzögerung der Pubertät rasch zu oder wandelt sich unter auffallender Steigerung des Längenwachstums in die tuberkulöse Bronchitis und nicht selten in fortschreitende Phthise um.

Mit dem Eintritt in das Mannesalter hört bei fast allen, die von Dauerinfekten, also insbesondere von Tuberkulose, frei geblieben oder frei geworden sind, die Geneigtheit zu Katarrhen der Atmungswege ganz auf, nur bei einzelnen wird sie größer, die Katarrhe steigen tiefer hinab, werden hartnäckiger und führen zu Bronchiektasien, Emphysem, Adynamie des Herzens, torpider Fettsucht.

Weisen wir beiläufig darauf hin, daß in der katarrhalischen Disposition die linke Seite schwächer als die rechte ist; Kinder und Heranwachsende beider Geschlechter haben Ohrenfluß, Mandelentzündung, Ohrspeicheldrüsenerkrankung, Rippenfellentzündung weit häufiger auf der linken als auf der rechten Seite. Beim Weibe ist überhaupt die linke Seite pathologisch bevorzugt; fast alle Entzündungen, Mastitis, Phlegmasia alba dolens, Pneumonie, sind bei ihm häufiger linksseitig als rechtsseitig; die hysterischen Stigmata bevorzugen die linke Seite fast ausschließlich, wenn sie einseitig auftreten; umgekehrt wird bei Männern die rechte Seite von Brustkrankheiten, tuberkulösem Spitzenkatarrh, Lungenentzündung, wie von Nervenleiden bevorzugt.

131. Die pathologischen Zufälle der arthritischen Konstitution sind hauptsächlich die folgenden: Die Kinder haben in den ersten Jahren häufige Mandelentzündungen, zeigen wohl auch anfänglich Schwellung der Gaumen- und Rachenmandeln, die aber im Lauf der Zeit mehr oder weniger zurücktreten, ganz entgegengesetzt dem Verhalten bei der katarrhalischen Konstitution, wo die fortschreitende Vergrößerung die Regel ist. Manche dieser Kinder zeigen auch eine entschiedene Neigung zu häufigen, leichteren oder schwereren Reizungen des Wurmfortsatzes, zu flüchtigen Darmkoliken, zu Gelenkschmerzen und Gelenkschwellungen im Verlauf zufälliger akuter Darmstörungen.

Die arthritische Konstitution ist mit einer Schwächung oder minderen Entwicklung oder Rückbildung der lymphatischen Schutzapparate derart enge verbunden, daß nicht selten durch eine chirurgische Ausrottung des lymphatischen Rachenringes oder größerer Teile davon die rheumatische Anlage entsteht und sogar der vorher ausgeprägte Lymphatismus in den Arthritismus umschlägt. Dasselbe macht, kunstreicher als der Chirurge, die hereditäre oder erworbene Syphilis durch Verzehrung der Schleimhäute und ihrer Lymphapparate, in Gestalt der von mir (1896) als metasyphilitische Xerose bezeichneten Zustände. Bei zahlreichen Kindern, denen wegen wirklicher Blinddarmentzündung oder wegen einfacher Angina des Wurmfortsatzes oder wegen hysterischer Leibschmerzen oder aus sonst irgend einem Grunde oder Vorwande das Schutzorgan des Wurmfortsatzes ausgerottet worden ist, sehe ich auffallend früh und häufig die Zufälle des Arthritismus sich entwickeln, und ebenso finde ich bei manchen Kindern und Jünglingen nach überstandener Ruhr oder überstandenem Bauchtyphus eine vorher nicht bemerkte Anlage zu Gelenkleiden, Endocarditis, Neuritis, Diabetes usw. hervortreten.

Schon früh kann es bei der arthritischen Konstitution zu Erkrankungen des Endocardiums und Myocardiums kommen. Diese Zufälle werden sehr häufig übersehen, bis der Dauerschaden in Form eines Klappenfehlers, besonders der heimtückischen Mitralstenose, oder von Herzbeutelschmerzen, durch Sehnenflecke oder Verwachsungen am Pericardium veranlaßt (Buttersack 1900), oder von Herzmuskelschwäche da ist, oder das Auftreten der Chorea um die Zeit der beginnenden Pubertät die Aufmerksamkeit der Ärzte auf das Herz lenkt. Auch die Neigung zu Nierenerkrankungen tritt in rheumatischen Familien früh hervor; sie kann in den leichten Formen der intermittierenden Albuminurie, der statischen Albuminurie, der juvenilen Albuminurie sich bei Geschwistern oder Deszendenten der arthritischen Familie häufen.

Der akute Gelenkrheumatismus ist in der ersten Kindheit selten, in der zweiten schon etwas häufiger; er pflegt im Jünglingsalter die vorherrschende Manifestation der arthritischen Diathese zu sein. Bei manchen Gliedern dieser Familie tritt in der zweiten Kindheit oder nach der Pubertät die Psoriasis neben oder statt der Gelenkleiden, neben oder im Wechsel mit Uraturie, Glykosurie, Albuminurie auf.

Es brauchen nicht immer so greifbare Prozesse wie Angina, Endocarditis, Chorea, akuter Gelenkrheumatismus, Psoriasis zu sein, die auf Grund der arthritischen Konstitution in der zweiten Kindheit und im Jünglingsalter entstehen. Bei nicht wenigen äußert sich die Anlage in „subjektiven Störungen", unangenehmen Gefühlen und quälenden Beschwerden, die bei den Leidenden immer wieder die Befürchtung einer tiefen Krankheit, eines Leberleidens, Herzleidens, Magenleidens, Asthmaleidens erwecken, ohne indessen zum wirklichen Ausdruck zu kommen. Vornämlich ist es die Reihe der „hypochondrischen" Leiden und Verstimmungen, worüber Klage geführt wird: Kopfdruck, Kopfschmerzen, Herzklopfen, Herzangst, Engbrüstigkeit, Magendruck, Aufstoßen, Säurebildung im Magen, Druck in der Lebergegend, Schmerzen in der Blinddarmgegend, Verstopfung, Darmblähung, ‚innere und versetzte Hämorrhoiden' an Herz, Brust, Gehirn, mit oder ohne Harngries, mit oder ohne Hämorrhoidalblutungen, mit oder ohne Varicen, mit oder ohne Wanderniere, Uterussenkung, Enteroptosis, Splanchnoptis, Fettbauch, Hängebauch.

Nirgendwo ist das Wort „nervös" weniger angebracht als bei diesen Beschwerden und Zuständen; aber es wird immer wieder gebraucht. Unerfahrene fertigen die Leiden wohl auch mit der offenen oder stillen Meinung „Einbildung", „Verstellung", „Querulantentum" ab, oder sie diagnostizieren umgekehrt bedeutende Entzündungen und ihre Folgezustände, machen Liegekuren, Herzkuren, Blinddarmoperationen, Gallenblasenexstirpationen, Kastrationen, Nephropexien, Ventrofixationen, Elytrorrhaphien usw.

Der erfahrene Arzt sieht in jenen vielgestaltigen, meistens periodisch auftretenden und gewöhnlich wandelbaren Leiden die Äußerungen der Konstitution, die sich von selbst zurückbilden werden, oder auch die Vorboten von zukünftigen Organkrankheiten, die sich später, im reifen Mannesalter, deutlicher entwickeln und bei unzweckmäßiger Lebensweise unaufhaltsam ausbilden werden, zu Stenocardie, Asthma, Diabetes, Gicht, Fettsucht. Seltener sind schon im Jünglingsalter die Zeichen dieser Krankheiten so ausgeprägt, daß das Übel seinen bestimmten Namen bekommen kann. Häufiger sind die intermittierende Albuminurie, die alimentäre Glykosurie, die paroxysmale Uraturie des Jünglingsalters allgemeine Zeichen der konstitutionellen Schwäche als örtliche Zeichen zukünftiger Nephritis, Zuckerharnruhr, Nephrolithiasis. Ebenso sind Anfälle von Leberschmerzen, Colitis mucosa oder andere Darmkrisen weit öfter die Zeichen örtlicher Reaktionen als örtlicher Leiden. Dasselbe gilt für die bei der arthritischen Konstitution im Jünglingsalter so häufige Migräne, die nicht selten als Magenleiden gedeutet und behandelt wird, weil sie mit tagelangem Erbrechen, periodischen Magenerweiterungen, hochgradiger Abmagerung und äußerster Entkräftung einhergehen kann. Dasselbe gilt für die Ticke, rheumatischen Neuralgien und rheumatischen Lähmungen flüchtiger Natur im Jünglingsalter der arthritischen Konstitution, während die schwereren Formen der Neuralgien Trigeminusneuralgie, Ischias, und die sogenannten rheumatischen Lähmungen des Mannesalters für gewöhnlich schon den örtlichen Defekt verraten, also auf die neuropathische Konstitution hinweisen.

Im Mannesalter läßt die bisher vorwaltende Neigung zu periodischer Migräne und anderen „Neurosen" nach; ebenso treten um das 40. Jahr die Hautstörungen in Form der Psoriasis zurück; nur Herpesausbrüche und eine Form der chronischen Neurodermatitis, der Lichen simplex, werden häufiger. Hinzu gesellen sich Gallenstein- oder Nierensteinleiden, wobei es sich nicht sowohl um die von voraufgegangener Baseninfektion abhängigen Kalksteinbildungen sondern um Oxalsteine, Uratsteine, Cholesterinsteine, gelegentlich natürlich auch um Mischformen handelt.

An Stelle des akuten Gelenkrheumatismus treten im Mannesalter die Gelenk- und Gliederleiden des chronischen Rheumatismus oder die Gicht und ihre Larven, vor allem auch Stenocardien, Asthma, ferner Fettsucht und Zuckerharnruhr, besonders die leichtere Form des Diabetes, der Diabetes der Fettleibigen.

Der Wandel der rheumatischen oder arthritischen Jugendleiden in andere arthritische Übel mit der Wechselzeit ist so sicher, daß der Arzt dem von Migräne zwei oder drei Jahrzehnte gequälten Patienten die Erlösung mit der Zeit des Klimakteriums versprechen darf, wobei er natürlich den sehr wahrscheinlichen Ersatz des alten Übels durch die Beschwerden des chronischen Rheumatismus oder des Diabetes oder des Atheroms der Gefäße schonend verschweigt. Ebenso kann er das Aufhören eines hartnäckig wiederkehrenden Muskelrheumas, einer unbezwinglichen Psoriasis, einer periodischen Darmkolik für die Zeit zwischen dem 35. bis 50. Jahre, genauer für die Zeit der beginnenden Presbyopie und Canities oder der Menostase, die in verschiedenen Familien einen verschiedenen aber oft bestimmten Termin hat, voraussagen; freilich auch hier die Kehrseite, das Hervortreten von allgemeiner Plethora, von Hämorrhoidalleiden, von schwerem Diabetes, von Podagra und ihren Sequelen verhehlend.

Der Arthritismus äußert sich im beginnenden Greisenalter durch späten Diabetes oder zunehmende Fettsucht oder Gicht; später kann noch eine rasch und stetig zunehmende Arteriosklerose mit oder ohne Plethora hinzukommen, die nichts zu tun hat mit der gewöhnlichen Alterssklerose und mit der syphilitischen Endaortitis und Endarteriitis, sondern ein wahres Gichtleiden der Gefäße bedeutet. Merkwürdig ist die Neigung der arthritischen Familie zur

Dupuytrenschen Sklerose und zu Haut- und Sehnensklerosen überhaupt im Greisenalter. Auch der Pruritus senilis gehört ihr recht eigentlich an.

Fügen wir bei, daß, wenn die arthritisch Veranlagten in der Jugend tuberkulös werden, sie dann gewöhnlich die „Heilformen" der tuberkulösen Phthise zeigen, die periodische Hämoptysis ohne fortschreitenden Katarrh und Zerfall, die Spitzennarben, die fibröse Pneumonie und Pleuritis, die fibröse Mediastinitis und Pericarditis. Im Mannesalter wird das seltene Hinzutreten der Tuberkulose zur arthritischen Diathese meistens durch Asthmaanfälle oder Emphysem larviert und beschränkt oder auch wohl einmal mit der Diagnose Polyarthritis rheumatica verkannt. Die Prognose des tuberkulösen Infektes ist in der arthritischen Familie gut; ganz im Gegensatz zur Tuberkulose der lymphatischen oder gar der neuropathischen Familie. Was von der Tuberkulose der Arthritiker gilt von der Lepra, von der Syphilis und anderen chronischen Infekten bei arthritisch Veranlagten.

132. Zu den pathologischen Zufällen der neuropathischen Konstitution gehört im Säuglingsalter und in der ersten Kindheit vor allem die Neigung zu tonischen und klonischen Krämpfen, die man mit dem Namen der Spasmophilie oder der spasmophilen Diathese bezeichnet hat. Die Kleinen bekommen bei den leichtesten Erkrankungen, besonders bei fieberhaften Störungen, Schnupfen, Brustkatarrhen, bei der ersten Zahnung, bei Überladungen des Magens oder bei Wurmreiz im Darm dann und wann Zuckungen im Schlaf, Krämpfe der Gesichtsmuskulatur in Gestalt des sardonischen Lächelns, Spannungen der Arme und Beine oder ausgebildete eklamptische Zufälle mit Erlöschen des Bewußtseins, Erweiterung der Pupillen, Lähmung der sonst gesteigerten Sehnenreflexe. Andere zeigen den Spasmus nutans; andere sind Anfällen des Laryngismus stridulus, andere der Tetanie mit oder ohne Glottiskrampf ausgesetzt.

Weitere neuropathische Störungen der ersten Kindheit sind verspätetes Gehen infolge von mangelhafter Funktion der Pyramidenbahnen, Bettpissen, Stammeln, Stottern, Tickbewegungen, Zitterbewegungen, Farbenblindheit, verfrühter Geschlechtstrieb, auffallende Neigung zur Brutalität, Sucht nach geistigen Getränken und andere somatische und moralische Defekte.

Bei vielen bleibt die erste Kindheit von ausgesprochenen leichten oder schweren nervösen und intellektuellen Störungen frei, erst die Zeit der zweiten Zahnung bringt Äußerungen der neuropathischen Anlage; neben unsozialen und unmoralischen Trieben epileptiforme Zufälle, Neuralgien, Wachstumskopfweh, Epilepsie, allgemeine Nervosität oder umschriebene Neurosen.

Eine dritte gefährliche Periode ist der Beginn der Geschlechtsreife; auch sie wird durch die gehäufte Entwicklung der Epilepsie ausgezeichnet, ferner durch beginnende oder vollausgebildete Hysterie, durch Chorea.

Eine vierte fatale Periode für die Neuropathen ist die Zeit des vollendeten Längenwachstums, also der Abschluß des Jünglingsalters; die genannten Neurosen treten in besonderer Vielgestaltigkeit auf; dazu Psychosen von der einfachen Hebephrenie bis zu den schwersten Formen der Dementia praecox; vor allem auch rheumatische Neuralgien und Lähmungen.

Das Mannesalter dann bringt, besonders wenn sich chronische Infekte wie Syphilis, Lepra oder chronische Intoxikationen wie Alkoholismus, Beriberi eingeschlichen haben, die schweren Formen der Polineuritis, der Rückenmarkleiden und der Gehirnleiden; die katatonischen, hypochondrischen, zirkulären und paranoischen Formen, die senile Demenz.

Es ist klar, daß die gedachten ursprünglichen Mängel kürzere oder längere Zeit übersehen werden können, je nachdem die Umgebung des Kindes und des

Heranwachsenden scharfsichtiger oder blödsichtiger ist. Eine angeborene Lahmheit der Gliedmaßen wird frühestens einige Tage nach der Geburt deutlich, wenn die unter gewöhnlichen Bedingungen von Tag zu Tag wachsende Regsamkeit des Säuglings ausbleibt; die angeborene Blindheit merkt die Mutter frühestens nach drei oder vier Wochen, zu welcher Frist erst das ziellose Starren des Kindes oder ein unstetes Irren seiner Augen in den ruhigen Blick, der an der Umgebung und ihren Veränderungen teilnimmt, überzugehen pflegt. Die angeborene Taubheit ahnt die Mutter erst nach Monaten, wenn sie die Aufmerksamkeit des Kindes auf den Schall ihrer Stimme immer und immer wieder vermißt. Die Stummheit ihres Kindes wird sie nicht früher merken, als bis die Zeit gekommen ist, wo das gesunde Kind die Laute seiner Umgebung nachzuahmen beginnt, das zweite Jahr. Ob ein Kind stammeln oder stottern wird, weiß niemand vor dem dritten Lebensjahr des Kindes; öfters macht sich die fehlerhafte Anlage der Sprachwerkzeuge erst später, gegen das siebente Jahr hin, merkbar. Eine angeborene Entwicklungsunfähigkeit des Herzens führt zu auffallenden Beschwerden in der Zeit der Geschlechtsreife, wenn gesteigertes Körperwachstum, vermehrtes Körpergewicht, vermehrte Bewegung und Atmung zugleich erhöhte Ansprüche an das Herz stellen. Eine Verblödung des Geistes kann nur eintreten, wenn das Gehirn vorher ausgebildet und tätig war; demgemäß ist die Verkümmerung im sogenannten Jugendirrsinn, der auf einem Stillstand und Rückgang der Gehirnentwicklung beruht, an die letzten Jahre des zweiten Jahrzehntes und an die erste Hälfte des dritten Jahrzehntes gebunden. Und so kann jede Entwicklungsstufe des Körpers Fehler einer verminderten Anlage zeitigen, deren Ursache nicht in den Lebensverhältnissen nach der Geburt sondern weit zurück in der Keimzeit liegt.

133. Im einzelnen Falle mag es schwer sein zu entscheiden, ob eine **verkümmerte Anlage** oder eine **frühzeitige Abnutzung**, eine Entwicklungshemmung oder eine Aufbrauchkrankheit vorliegt, wenn sich am Nervensystem der allmähliche Stillstand oder der fortschreitende Ausfall einer Funktion kundgibt. Aber im allgemeinen gilt der Satz, daß die gesunde Erbschaft nicht leicht erschöpft wird und daß die sogenannten Rückbildungen auf ursprünglich verminderter Anlage beruhen. Ein Mensch aus vollwertiger langlebiger Familie kann von zufälligen Schädlichkeiten verstümmelt und vermindert oder getötet werden, aber er schleißt seine Organe und Systeme nicht durch Arbeit oder Überanstrengung ab und wird auch nicht einseitig von allgemeinen Einflüssen abgerieben oder aufgerieben.

Wenn im Lauf des Lebens ein System mehr und mehr versagt oder sich immer wieder gegen verhältnismäßig geringe Schädlichkeiten widerstandslos erweist, so handelt es sich in der Regel um eine schwache Anlage, nicht um eine Übermacht der äußeren Einflüsse. Das gilt ganz besonders von Gleichgewichtsstörungen im Nervensystem, vom tausendfältigen Komplex der Hysterie, der Neurasthenie, vom Syndrom der Epilepsie, von Zitterlähmungen, ataktischen und astatischen Störungen. Es kann vielleicht auch der Vollkräftige ausnahmsweise einmal solche Störungen erleiden, wenn über sein Nervensystem nach einer Überanstrengung oder einer Zerrüttung durch allgemeine Entbehrungen plötzlich eine schwere mechanische Erschütterung oder ein übermächtiger Infekt oder eine akute Vergiftung oder der Sturm eines großen Seelenleidens kommt; aber das gibt selten eine Dauerstörung, wenn die Bedingungen der Erholung nur einigermaßen gewährleistet werden.

Im gegenwärtigen Kriege ist jeder Fall der täglich sich häufenden Nervenerschütterungen ein Beweis dafür, wie sehr Charcot recht darin hat, daß er bei den großen Nervenkrankheiten Hysterie, Tabes, progressiver Paralyse, Epilepsie, Paralysis agitans, ja bei so einfach erscheinenden Krankheiten wie der refrigeratorischen Fazialislähmung und der rheumatischen Ischias mehr die Anlage als die zufällige Schädlichkeit betont und ätiologischen Zusammensetzungen wie traumatische Neurose, syphilitische Tabes, Bleiepilepsie, Merkurialtremor keinen großen Wert beilegt.

Allerdings wissen wir, daß in sehr vielen Fällen zur Entstehung der Tabes ein chronischer Infekt und insbesondere die Syphilis mitwirkt; aber ebenso oft gehört dazu auch eine einseitige funktionelle Überanstrengung und Überermüdung oder eine wiederholte Schädigung des Organismus durch Erschütterung, Verletzung, Erkältung innerhalb der Nervenbezirke, die tabisch werden sollen. Bild und Verlauf der Tabes sind beim Offizier, beim Bürobeamten, beim Landarzt, beim Professor, beim Lokomotivführer, bei der Nähmaschinenarbeiterin, beim Präzisionsmechaniker trotz der Einheit des Umrisses, die durch das erkrankte System gegeben ist, so sehr verschieden, daß es dem erfahrenen Arzte nicht schwer wird, aus dem jeweiligen Syndrom des tabischen Leidens, aus der eigentümlichen Wahl, womit der Nervenschwund einzelne Nervenleitungen herausgreift, mit ziemlicher Sicherheit auf die Lebensweise und Beschäftigung des Kranken zu schließen. In allen Fällen aber und in erster Linie schließt er auf die neuropathische Anlage.

Es kann nicht jeder, der die äußeren Bedingungen zur Tabes erfüllt, tabisch werden, mag er nun Syphilis erworben oder ererbt, Entbehrungen oder Überanstrengungen aller Art durchgemacht haben. Zur Tabes gehört eine angeborene Verminderung des Nervensystems in den von der Tabes heimgesuchten Leitungen, kurz eine besondere neuropathische Veranlagung. Der niederburgundische Bauernsohn Restif de la Bretonne führte von der frühesten Jugend bis ins Greisenalter das denkbar lüderlichste Leben, litt dazu seit der Jünglingszeit an Syphilis und anderen Geschlechtskrankheiten, die bei oder wegen oder trotz beständiger Behandlung und Mißhandlung durch Kurpfuscher nie ganz zur Ausheilung kamen und ihm die letzten zehn Lebensjahre viel zu schaffen machten; lebte überdies unter beständigen Entbehrungen und geistigen und gemütlichen Überanstrengungen; aber er wurde weder tabisch noch paralytisch und erreichte trotz vieler qualvoller Blasenleiden in kaum verminderter Schaffenskraft das 72. Lebensjahr. — Heinrich Heine, aus jüdischer Kaufmannsfamilie, der mit geschlechtlichen Ausschweifungen mehr kokettiert als sich wirklich überladen hat, jedenfalls nicht im entferntesten, auch nicht vorübergehend, das wüste Leben führte, worin Restif von seiner eingefleischten Unzucht tagtäglich umgetrieben wurde; der in bequemen Verhältnissen lebte und seine Krankheiten kunstgerecht von tüchtigen Praktikern behandeln ließ; der keineswegs ein rastloser Arbeiter in dem Maße war wie der Schriftsetzer und Schriftsteller und Ergründer des pariser Nachtlebens Restif; Heine bekam vor dem 40. Jahre die Tabes, an der er 20 Jahre lang siechte. — Der Unterschied zwischen Heine und Restif liegt in der Abstammung.

Die schwereren und schwersten Störungen sind im Leben eines geborenen Neuropathikers unter sonst gleichen Bedingungen dann zu erwarten, wenn bereits anatomische Zeichen der Minderwertigkeit oder Entartung ausgeprägt sind, die Stigmata degenerationis, die seit den Arbeiten von Lucas (1850), Morel (1857), Moreau de Tours (1859), Charcot (1874), Féré (1884) neben den funktionellen und psychischen Stigmata Lombrosos (1876), Tarnowskys (1889), Magnans (1890), Ribots (1894) so viel Klarheit in den Begriff der neuropathischen Diathese gebracht haben.

Wo die neuropathische Veranlagung mit einem Einschlag der arthritischen Konstitution versehen ist, da pflegen die nervösen Gleichgewichtsstörungen gerne periodisch hervorzutreten; Chorea, Hysterie, sensorische und motorische

Tickformen, zyklische Geistesstörungen und Stimmungen gründen in beiden Konstitutionen. Natürlich setzt nicht jede periodische Nervenstörung diese Mischung oder Verschwisterung voraus; man muß immer genau zusehen, was exogen oder endogen ist. Bei den periodischen Reizungen der Atmungswege, die in Form von Nasenflüssen, Nieskrämpfen, Asthmaanfällen bei einigen Neuropathikern zur Zeit der Gräserblüte, der Lindenblüte, der Meertraubenkräuterblüte usw. entstehen, liegt der Grund zur Periode in den äußeren erregenden Ursachen, nicht in einer an- und abschwellenden Empfindlichkeit des Organismus; beim Heufieberleidenden besteht die spezifische Überempfindlichkeit gegen die Gräserpollen das ganze Jahr; aber der spezifische Reiz ist nur während der Blüteperiode der Gramineen vorhanden und der Patient, der sich vor den luftgetragenen Pollen in der einen oder anderen Weise verwahren kann, entgeht dem Jahresanfall sicher. Hingegen ist die periodische Migräne, die periodische Chorea, die periodische Epilepsie von Ort und Jahreszeit und anderen äußeren Einflüssen wenig abhängig. Gewiß können die Anfälle dieser Übel durch Aufregung, Diätfehler, Erschütterungen, Erkältungen ausgelöst, gesteigert, gehäuft, aber kaum durch Vermeidung dieser und anderer Schädlichkeiten verhütet werden.

134. Daß die katarrhalische, rheumatische und neuropathische Anlage nicht bloß ererbt sondern auch erworben werden können, braucht nur angedeutet zu werden.

Allgemein bekannt ist die Züchtung der katarrhalisch-lymphatischen Diathese durch Verzärtelung in der Jugend bei überfütterten Stubenkindern; ebenso ihre Entstehung bei vielen Kindern, die aus dem freien Landleben in das Stalleben der Stadt und gar in das Gefängnisleben der Schule kommen; ferner bei Beamtenfamilien, die aus kleinen Verhältnissen mit ihrem Winterofen in der Wohnstube und ihrem kalten Schlafzimmer unvermittelt in Amtswohnungen und Verwaltungsgebäude mit allgegenwärtiger Zentralheizung einziehen, ihren Kindern die Straße verbieten usw.

Die künstliche Hervorrufung der arthritischen Anlage durch Ausrottung der lymphatischen Schutzorgane im Nasenrachenraume, am Darm usw. wurde bereits erwähnt (131; vgl. 142). Fügen wir hinzu ihre Ausbildung durch chronische Bleivergiftung, Quecksilbervergiftung und ähnliche Schädlichkeiten. Am häufigsten ist es üppige Fleischkost und dazu gewohnheitsmäßiger Alkoholgenuß, wodurch die arthritische Diathese herangezüchtet wird. Damit soll nicht gesagt sein, daß die von Haig (1892) und von anderen vertretene Ansicht richtig sei, als ob der Begriff des Arthritismus mit der Produktion von Harnsäure oder Alloxurkörpern oder anderen Purinderivaten übereinstimme. Vermehrte Harnsäurebildung und periodische Harnsäureretention ist ein Krankheitszeichen der rheumatisch-gichtischen Diathese, aber Harnsäure ist nicht Krankheitsursache. Man kann durch harnsäurefreie Kost viele Symptome des Arthritismus beseitigen, aber man kann auch mit der größten Harnsäurezufuhr keine Symptome desselben hervorrufen. Ein Gesunder darf wochenlang Tag um Tag 5, 10, 20 g Harnsäure verzehren, ohne Kopfschmerzen oder Migräne oder Epilepsie oder paroxysmale Albuminurie oder Nephritis oder Diabetes oder Gelenkrheumatismus oder Gichtanfälle zu bekommen oder geisteskrank zu werden.

Die neuropathische Konstitution ist ganz besonders der Segen einer sogenannten Zivilisation, worin der menschliche Organismus um alle seine natürlichen Lebensbedingungen betrogen wird; worin ihm die Luft besteuert und die Sonne versperrt, die Gliederübungen versagt oder zu maschinenhaften Pendelbewegungen geregelt, alle Sinne täglich und stündlich überreizt und die Erholungspausen und Nachtruhe durch die erfreulichen Stimmen der

Kultur verscheucht werden; worin sein Gehirn zwangsmäßig übererührt und weitergenährt und forternährt und zum unersättlichen Parasiten der vegetativen und animalen Organe gemacht wird; worin ihm statt Frieden und Freude Lüste und Vergnügungen geboten und täglich neue Reizmittel aufgedrängt werden, bis ihm endlich jede Faser weh tut und er, überall erschreckt und gehetzt, es wohl oder übel lernt, sich bei Weingeist und Tabak zur sozialen Mittelmäßigkeit des bestregierten Bürgers zu beruhigen und am Stammtisch die rastlose Vermehrung und Vervollkommnung von Fachschulen, Fortbildungsschulen, Hochschulen, Akademien, Zuchthäusern, Heilanstalten, Besserungsanstalten, Fürsorgestätten, Trinkasylen als Segnungen des größten Jahrhunderts zu preisen; hie und da auch ein Zauberwörtchen zu raunen, das die Wissenschaft Eugenik nennt.

Die Eugenik habe ich, als die Gelehrten noch nicht von ihr sprachen, in meinem Buch „Gesundheit und Erziehung" (1900) behandelt. Man hat sie entführt, griechisch-orthodox getauft und verdorben. — Kehren wir wieder zu den Diathesen zurück.

135. Alle wiederkehrenden oder langwierig fortschreitenden Krankheitsprozesse haben die dreifache Wurzel der Krankheitsanlage, der Gelegenheitsursache, der fortschreitenden exogenen Noxe. Es ist die reine Willkür, wenn man die eine oder die andere Wurzel hervorhebt oder gar allein nennt, wie es in dem besprochenen Beispiel der Tabes dorsalis geschieht, indem man sie als syphilitische oder metasyphilitische Krankheit der Hinterstränge des Rückenmarks usw. benennt. Es gibt Tabesfälle bei Menschen, die nicht syphilitisch sind noch syphilitisch gewesen sind und auch nicht von syphilitischen Eltern stammen; es gibt Tabes infolge von Mutterkornvergiftung, infolge von Aufbrauch gewisser Nervenleitungen durch beständiges Nähmaschinentreten und ähnlichen Gewerben; es gibt Tabes ohne nachweisliche äußere Schädlichkeit; ganz unbeschadet der Tatsache, daß Neuropathiker am ehesten tabisch werden, wenn sie Syphilis haben. Ebenso berechtigt wie von syphilitischer Tabes zu reden, wäre es, eine traumatische Tabes aufzustellen für die Fälle, wo eine einmalige heftige Erschütterung des Körpers die rasch fortschreitende Entwicklung des Tabessyndroms bei einem bisher Gesunden zur Folge hat. Das ist in der Tat geschehen. Aber warum denn die Ausschweifungstabes, die Erkältungstabes usw. der Alten nicht zulassen?

Die Erfahrung schätzt die Rolle wiederholter Erkältungen und Durchnässungen für viele Fälle von Tabes und anderen Nervenleiden hoch, weit höher als das vielberufene Trauma. Wir werden später Beispiele für diese Bedeutung bringen. Aber nichts würde uns ferner liegen, als die Bezeichnung der Erkältungstabes in die Literatur einzuführen, und wir würden es bedauern, wenn es einer sozialen Medizin oder einer Unfallgesetzgebung einfiele, die Gruppe der Unfallkrankheiten um das Wort der Erkältungsneurosen zu bereichern. Das Wort wäre ja schließlich gleichgültig und so erträglich wie das Wort traumatische Neurosen. Aber diese Worte setzen auf willkürlich ausgewählte Zufälle die Prämien und Renten, die der schwachen Konstitution gebühren; sie schützen und versichern nach der Art der spekulierenden Lebensversicherungen auf seltene Ereignisse, in der Meinung, einer sozialen Pflicht zu genügen; sie helfen den Juristen und ihren ärztlichen Gutachtern, aber nicht der leidenden Menschheit; sie setzen unter dem Namen der sozialen Medizin einen Apparat in Bewegung, der den Wahlspruch der humanen Medizin leugnet: Der Arzt und seine Wissenschaft sind des Kranken wegen da, nicht umgekehrt!

136. Nach den vorstehenden Ausführungen wechseln die drei Diathesen, denen wir neben anderen Empfindlichkeiten eine besondere Widerstandslosigkeit gegen Erkältungseinflüsse zuschreiben, den Ort und damit die Form der Krankheitszufälle mit fortschreitender Entwicklung des Organismus. Das Säuglingsalter erfährt bei gleicher erblicher Anlage und bei gleichen äußeren Einflüssen andere Krankheitsstörungen als die erste Kindheit; andere erfährt die zweite Kindheit, andere das Jünglingsalter, andere das Mannesalter, andere das Greisenalter. Jede Lebensstufe hat ihre besondere Pathologie wie jede Diathese. Der gesetzmäßige Wandel des bevorzugten Krankheitsortes im Verlauf des Lebens ist schon vor zweitausend Jahren bekannt. Wir finden ihn bei Hippokrates (Aphor. III. 24—31) ziemlich klar im folgenden Schema ausgesprochen:

Neugeborene und Säuglinge leiden an Mundschwämmchen, Erbrechen, Husten, Schlaflosigkeit, Erschrecken, Nabelentzündung und Ohrflüssen.

Zur Zeit der Zahnung stellen sich ein Jucken des Zahnfleisches, Fieber, Krämpfe, Durchfälle, besonders wenn die Hundzähne einschießen; am meisten bei sehr dicken Kindern mit hartem Bauch.

Bei den älteren Kindern gibt es Mandelentzündungen, Vorschiebung der Genickwirbel, Atembeklemmungen, Steine, Springwürmer, Spulwürmer, Warzen, Mumps, Drüsenknollen und andere Geschwülste; am meisten aber die genannten.

Bei noch älteren Kindern, die sich der Mannbarkeit nähern, kommen viele der angeführten Krankheiten und besonders langwierige Fieber und Nasenbluten.

Bei den Jünglingen gibt es Blutspeien, Schwindsucht, hitzige Fieber, Fallsucht und die vorgenannten Krankheiten.

Das Mannesalter bringt Engbrüstigkeit, Seitenstechen, Lungenentzündungen, Ohnmachten, Hirnentzündungen, Brennfieber, hartnäckige Durchfälle, gallige Bauchflüsse, Ruhren, Unverdaulichkeiten, goldene Ader.

Bei den alten Leuten entstehen Atembeschwerden, Husten mit Auswurf, Harnstrenge, Harnverhaltung, Gelenkschmerzen, Nierenleiden, Schwindel, Schlagflüsse, Abmagerung, Jucken am ganzen Körper, Schlaflosigkeit, flüssige Stuhlgänge, Fließen der Augen und der Nase, Blödsichtigkeit, Star, Schwerhörigkeit.

Daß die vorstehende Übersicht heute so gültig wie damals ist, zeigen die zahlenmäßigen Aufstellungen über die Mortalität der verschiedenen Lebensstufen in Oesterlens Handbuch der medizinischen Statistik (2. Auflage 1874), wo für die einzelnen Quinquennien die Todesarten berechnet werden. Da die Einteilung der Lebensstufen von fünf zu fünf Jahren die natürlichen Stufen willkürlich durchschneidet, so versuchen wir die natürliche Einteilung herzustellen und auszufüllen.

In der ersten Kindheit, von der Geburt bis zur zweiten Zahnung, erfolgen ungefähr 45—50% aller Todesfälle überhaupt; in kein anderes Lebensalter fallen auch nur entfernt so viele Maxima der Todesfälle durch die verschiedenen Todesarten. Vor allem kommen als Todesursachen in Betracht: Gehirnleiden, Konvulsionen, Hydrocephalus, Fälle von Encephalitis bei Keuchhusten, Masern; Krankheiten der Atmungswege, Laryngitis, Diphtheritis, Angina; Ernährungsstörungen, Tabes mesaraica, Diarrhöe, Typhus, Cholera, Ikterus; Lebensschwäche durch angeborene Syphilis und andere erbliche Krankheiten.

In der zweiten Kindheit, von der zweiten Zahnung bis zur Geschlechtsreife, erfolgen ungefähr 15—20% aller Todesfälle. Hier ist das Atrium mortis in der Hauptsache offenbar die Schleimhaut der oberen Luftwege, der Nase und des Rachens; es herrschen vor Angina, Krup, Diphtheritis, Skarlatina,

Morbilli, Variola, Skrofulose. In zweiter Linie sterben die Kinder an Darmleiden: Diarrhöe, Tabes mesaraica, Typhus.

Im Jünglingsalter, von der Geschlechtsreife bis zum vollendeten Wachstum, sinkt die Mortalität ganz bedeutend. Sie wird hauptsächlich durch die Fortentwicklung der chronischen Krankheiten bedingt, die in der Kindheit ihre Einsaat fanden, Lymphdrüsentuberkulose, Lungentuberkulose. An Stelle der örtlichen Schleimhauterkrankungen treten mehr und mehr Erkrankungen der serösen Häute. Es beginnt der akute Gelenkrheumatismus, Pericarditis, Pleuritis; alle sogenannten Rheumatoiderkrankungen. Die letzten Zeichen der Entwicklungsschwäche äußern sich in der großen Häufigkeit der Epilepsie und anderen Minderwertigkeiten des zentralen Nervensystems.

Im Mannesalter, vom vollendeten Wachstum bis zur Höhe des Lebens, läßt bei den Männern die Empfindlichkeit und Zugänglichkeit der serösen Häute gegenüber äußeren Schädlichkeiten nach; der Gelenkrheumatismus und was damit zusammenhängt wird seltener; dafür fangen Herz- und Gefäßkrankheiten an, sich zu häufen. Beim Weibe werden Schwangerschaft und Wochenbett zu besonderen Gefahren.

Vom Ende der ersten Kindheit bis zur Höhe des Lebens, vom 7. bis zum 45. Jahr, nahmen die Zahlen der Todesfälle und der Todesursachen immer mehr ab, jetzt steigen sie rasch an.

Im Greisenalter sind Verdauungsorgane, Kreislauforgane, Nervensystem und Atmungsorgane die schwachen Punkte, von denen aus in steigender Häufigkeit der Zusammenbruch durch Schwäche, Brand, Lähmung, Erstickung erfolgt. Neben diesen Todesursachen bilden Altersschwäche in Form einfacher Entkräftung, Wassersucht, Siechtum als Nachwirkung überstandener Krankheiten und Ausschweifungen und Überanstrengungen, Krebsleiden in steigender Ziffer die Todesursachen.

137. Den besprochenen gesetzmäßigen Wandel des Krankheitsortes mit der fortschreitenden Entwicklung des menschlichen Körpers wollen wir genauer in einer kleinen Reihe statistischer Tafeln übersehen. Wir können für unseren Zweck fast nur ältere Zahlenreihen gebrauchen, da in den letzten fünfzig Jahren sich in der medizinischen Statistik an Stelle der Einteilung nach Organleiden mehr und mehr die ätiologische Einteilung geltend gemacht hat. Früher registrierte man die nächste Todesursache, das Versagen, das Erlahmen, den Ausfall der lebenswichtigen Organe und Funktionen; die Menschen starben durch Lähmung des Gehirns, des Herzens, durch Verschließung des Kehlkopfes, Schwund der Lungen usw. Heute registriert man die entfernte äußere Ursache; die Menschen sterben an Verwundungen, Giften, vor allem aber an Bakterien, die auch dann als Todesursache angenommen werden, wenn sie nur zufällige Begleiter des Krankheitsprozesses, nicht seine wirklichen Erreger und Unterhalter sind. Für unseren gegenwärtigen Zweck kommt es auf die Erkrankungsfähigkeit der Organe und auf den Wandel ihrer Widerstandskraft im Laufe des Lebens an, nicht auf die äußeren Schädlichkeiten.

Das Gehirn leidet nach der hippokratischen Übersicht am meisten in der ersten Kindheit und dann im höchsten Alter; in jener handelt es sich, wenn wir die Tabellen bei Oesterlen (Seite 804—812) überblicken, vorwiegend um Reizzustände, in diesem vorwiegend um Lähmungen. Die Erkrankungsziffer, die von Geburt bis zur Pubertät nachließ, steigt im Jünglingsalter aufs neue. Das zeigt sich alles deutlich in einer Todesstatistik aus England für die Jahre 1858 und 1859, wo die tödlichen Gehirnzufälle unter den Bezeichnungen Cephalitis, Paralysis und Apoplexie gesammelt worden sind. Cephalitis ist unsere „Gehirnentzündung" oder Meningitis.

Es starben in England in den Jahren 1858 und 1859

an Cephalitis

im Alter von	insgesamt		von je 1000 daran Verstorbenen	
	1858	1859	1858	1859
0—1 Jahren	547	536	157,9	155,3
1—2	433	433	125,0	125,4
2—3	248	265	70,7	76,8
3—4	208	213	60,0	61,7
4—5	169	192	48,8	55,6
0—5	1605	1639	463,4	474,9
5—10	504	503	145,5	145,7
10—15	258	239	74,5	69,2
15—25	356	340	102,8	98,5
25—35	220	209	61,5	60,6
35—45	184	191	53,1	55,3
45—55	139	77	40,1	22,3
55—65	97	91	28,0	26,3
65—75	74	79	21,3	28,8
75—85	21	22	6,1	6,4
85—95	5	—	1,4	—
95 und mehr	—	1	—	0,28
	3463	3491	1000	1000

(Annual report of the Registrar General London 1860 and 1861 bei Oesterlen.)

Die Ziffern der Altersklassen waren um jene Zeit in England die folgenden:

Alter	0—5	5—10	10—15	15—20	20—25	25—30	30—40	40—50
Lebende	13,06	11,68	10,72	9,88	9,35	8,17	13,08	9,82

Alter	50—60	60—70	70—80	80—90	90 und mehr
Lebende	6,90	4,51	2,22	0,60	0,05 %

Man müßte die vorstehenden und die folgenden Tabellen nach diesen Prozentzahlen umrechnen, um die Todesziffern im richtigen Verhältnis zu der Zahl der in jeder Altersklasse Lebenden zu sehen. Indessen würde das Gesamtbild wenigstens bis zum 50. Jahr kein wesentlich anderes. Die absteigende Kurve der Cephalitis nach dem 45. Jahre würde allerdings weit weniger steil, beinahe unvermindert, verlaufen; hingegen die aufsteigende Reihe der Apoplexie nach dem 45. Jahre sich für die nächsten vier Dezennien noch bedeutend erheben. Der Leser, dem die annähernde Korrektur durch diese Betrachtung nicht genügt, muß sich die Mühe der genauen Ausrechnung machen.

Dasselbe gilt für die folgende und für weitere Tabellen.

Es erkrankten und starben im Jahre 1905

an epidemischer Genickstarre

	im Bezirk Oppeln		in Duisburg-Ruhrort	
im Alter von	Kranke	Tote	Kranke	Tote
0—5 Jahren	1384	1071	117	91
5—10	820	524	34	21
10—15	336	198	14	7
15—20	187	125	16	13
20—25	57	37	9	4
25—30	31	17	2	1
30—35	23	15	1	1
35—40	17	8	1	—
40—45	17	13	1	1
45—50	7	6	196	139
50—55	9	5		
55—60	4	4		
60—65	2	2		
65—70	2	2		
70 und mehr	2	2		
	2898	2219		

(nach Flatten 1906 und Bahr 1907.)

Meningitis überhaupt und Meningitis cerebrospinalis epidemica verhalten sich also in den verschiedenen Lebensaltern durchaus ähnlich. Nicht anders als das Gehirn und seine Hülle verhält sich die graue Substanz des Rückenmarks hinsichtlich ihrer Anfälligkeit.

Es erkrankten
an der epidemischen Rückenmarkslähmung
(sog. epidemische Kinderlähmung, Poliomyelitis infantum acuta) in

im Alter von	New York (1907)	Stockholm	Gloucester
0—1 Jahren	62 ⎫		
1—2	221 ⎬ 463	34	16
2—3	180 ⎭		
3—4	106 ⎫		
4—5	63 ⎬ 197	12	10
5—6	28 ⎭		
6—7	18 ⎫		
7—8	11 ⎬ 40	1	3
8—9	11 ⎭		
9—10	7 ⎫ 21	1	2
10—15	14 ⎭		
15—20	5 ⎫		
20—25	1 ⎬ 7	5	0
25 und mehr	1 ⎭		

(Nach Kärcher 1910.)

Über die Anfälligkeit der verschiedenen Gehirnprovinzen und Gehirnorgane in den verschiedenen Altersklassen und über die fortschreitende Invalidität des Gehirns, die zum Teil in epileptischen Anfällen, zum Teil in apoplektischen Zufällen ihren Ausdruck findet, gibt die folgende Tabelle Rechenschaft:

Es starben in London während der Jahre 1838 und 1839

im Alter von	an Eklampsie u. Konvulsionen	Chorea	Epilepsie	Apoplexie	Geisteskrankheiten
0—5 Jahren	1968	3	306	1028	—
5—10	23	22	189	246	3
10—15	4	29	210	146	1
15—25	2	30	833	588	48
25—35	1	8	757	819	98
35—45	2	3	767	1340	164
45—55	2	5	505	2320	157
55—65	—	2	471	3434	217
65—75	—	5	390	4319	199
75—85	1	1	170	2617	80
85 und mehr	—	—	8	403	14
	2003	108	4578	17260	981

Die Chorea, die uns wegen ihrer doppelten Beziehung zur arthritischen und zur neuropathischen Diathese im allgemeinen und zum akuten Gelenkrheumatismus sowie zu den sogenannten Rheumatoidkrankheiten im besonderen wichtig ist, erscheint hauptsächlich als eine Krankheit der zweiten Kindheit.

Seé (1850) fand in Pariser Krankengeschichten von 191 Choreakranken den ersten Anfall zwischen dem

   0.—6. Jahre 11 mal = 5,7%
   6.—11. „   94 „ = 49,3%
  11.—15. „   57 „ = 29,8%
  15.—21. „   17 „ = 8,9%
  21.—60. „   12 „ = 6,3%

Pye-Smith (1874) zählte in Guys Hospital in London bei 136 Choreakranken den ersten Anfall zwischen dem

2.—5. Jahre	5 mal	=	3,6%
6.—10. „	62 „	=	45,7%
11.—15. „	44 „	=	31,6%
16.—20. „	19 „	=	13,9%
21.—25. „	5 „	=	3,6%
26. u. mehr „	1 „	=	0,7%

Rufz findet im Pariser Kinderhospital andere Verhältnisse; zweifellos hat er hysterische Zufälle mit Chorea vermischt. Zwischen dem

1.—6. Jahre	10 Fälle	=	5,3%
6.—10. „	61 „	=	32,3%
10.—15. „	118 „	=	62,5%

Mackenzie (1897) zählt in Edinburg von 439 Choreakranken zwischen dem

5.—10. Jahre	34%
10.—15. „	43%
15.—20. „	16%
20.—90. „	7%

Von 300 Fällen, die Fraser (1912) gesammelt hat, fallen zwei Drittel in das zweite Septuennium.

138. Die Empfindlichkeit der Atmungswege verhält sich auf den verschiedenen Lebensstufen derart, daß mit zunehmenden Jahren immer tiefere Teile leiden.

Die größte Ziffer der Mandelerkrankungen fällt in die ersten fünf Lebensjahre, und zwar ist sie auf diese ziemlich gleichmäßig verteilt; nachher sinkt die Ziffer rasch und stetig; wenigstens bis zum 40. Jahr, wofern man in der folgenden Tabelle mit Rücksicht auf das Zahlenverhältnis der Lebenden in den verschiedenen Altersstufen die nötige Korrektur anbringt.

Sterbefälle an Angina tonsillaris

Alter:	in England		in London	
	1858	1859	1849, 1851—53	1858 und 59
0—1 Jahre	50	42	62	29
1—2 „	74	37	39	28
2—3 „	55	40	35	24
3—4 „	59	33	22	18
4—5 „	46	37	13	18
0—5 „	284	189	171	117
5—10 „	129	75	21	27
10—15 „	52	43	7	14
15—25 „	42	43	11	7
25—35 „	31	11	14	8
35—45 „	26	13	15	4
45—55 „	14	15	12	3
55—65 „	20	16	8	5
65—75 „	16	14	9	6
75—85 „	8	6	2	2
85 u. mehr „	1	1	3	—
	623	426	273	193

Von 1000 in England im Jahre 1859 an Angina tonsillaris Verstorbenen fielen auf die Altersklasse von

0—5	5—10	10—15	15—25	25—35	35—45	45—55	55—65
443,6	176,6	100,9	100,9	25,8	30,5	35,2	37,5

65—75	75—85	85 und mehr Jahren
32,8	14,1	2,3

(Annual report of the Registrar General, London.)

Dasselbe was für die Tonsillen, gilt während der ersten Krankheit auch für die davon abhängigen **Halslymphknoten**; ihre Empfindlichkeit nimmt stetig ab; nur im Jünglingsalter steigert sie sich aufs neue bedeutend, um sich dann weiterhin wieder langsam und stetig, auch unter Berücksichtigung der abfallenden Zahlen der Altersklassen, zu vermindern. Das ist in der englischen Mortalitätstabelle für die Skrofulose aus den Jahren 1858 und 1859 deutlich ausgesprochen.

Sterbefälle an Skrofeln in England

Alter:	im ganzen		auf je 1000 Todesfälle an Skrofeln	
	1858	1859	1858	1859
0—1 Jahre	359	388	119,5	129,5
1—2 ,,	218	226	72,6	75,4
2—3 ,,	122	118	40,6	39,4
3—4 ,,	92	89	30,6	29,7
4—5 ,,	75	59	24,9	19,7
0—5 ,,	866	880	288,3	293,8
5—10 ,,	328	265	109,2	88,5
10—15 ,,	265	289	88,2	96,5
15—25 ,,	552	519	183,7	173,3
25—35 ,,	336	375	111,8	125,2
35—45 ,,	210	216	69,9	72,1
45—55 ,,	177	177	58,9	59,1
55—65 ,,	132	138	43,9	46,1
65—75 ,,	106	102	35,3	34,0
75—85 ,,	32	31	10,6	10,3
85 u. mehr ,,	—	3	—	1,0
	3004	2995	1000	1000

Ganz ähnlich wie die Halslymphknoten verhalten sich der Tuberkulose gegenüber Gehirn und Bauchfell, wenigstens während der ersten und zweiten Kindheit. Mit der Geschlechtsreife werden diese Organe widerständiger, wohingegen die Lungen sich in zunehmendem Maße anfällig zeigen.

Von 1000 Menschen, die in England im Jahre 1859 der Tuberkulose erlagen, starben an

im Alter von	Gehirntuberkulose	Bauchtuberkulose	Skrofeln	Lungentuberkulose	tub. Krankheit. insgesamt
0—1 Jahre	354	432	129	20	93
1—2 ,,	268	256	75	15	64
2—3 ,,	113	95	39	7	27
3—4 ,,	70	39	29	4	16
4—5 ,,	48	22	19	4	10
0—5 ,,	854	844	294	51	212
5—10 ,,	109	64	88	22	38
10—15 ,,	25	30	96	37	38
15—25 ,,	7	30	173	253	205
25—35 ,,	2	13	125	248	198
35—45 ,,	1	7	72	187	147
45—55 ,,	0,8	5	59	115	92
55—65 ,,	0,8	3	46	60	50
65—75 ,,	0,2	2	34	20	17
75—85 ,,	0,2	0,2	10	3	3
85—95 ,,	—	—	1	0,1	0,1
95 u. mehr ,,	—	—	—	0,04	0,03
	1000	1000	1000	1000	1000

139. Die Anfälligkeit der oberen Luftwege nimmt vom ersten Lebensjahre an ab und wird mit fortschreitender Entwicklung geringer. **Kehlkopf** und **Luftröhre** verhalten sich hierin ungefähr wie die Tonsillen. Nicht nur die

Widerstandslosigkeit in der Kindheit ist für beide ziemlich gleich; auch die Gefährlichkeit ihrer Erkrankungen für das Leben. Schwache Mandeln lassen Keime durch, die den Organismus durch Infektion oder Intoxikation töten; die Erkrankungen der Kehlkopf- und der Luftröhrenschleimhaut bringen außerdem dem Organismus Gefahr infolge der Enge der erkrankten Kanäle. Ihre Tödlichkeit vermindert sich vom fünften Lebensjahre ab in dem Maße, als mit dem fortschreitenden Wachstum die Weite der oberen Luftwege zunimmt.

Auch die Bronchien sind im ersten Lebensjahre am empfindlichsten; ihre Anfälligkeit nimmt bis zur Pubertät rasch ab, um dann wieder anzusteigen.

Es starben in England während der Jahre 1858 und 1859 an

	Laryngitis catarrhalis	Krup	Bronchitis catarrhalis			Influenza	
	1858 u. 59	1858 u. 59	1858	1859	1859	1858 u. 59	1859
im Alter von					$^0/_{00}$		$^0/_{00}$
0—1	531	1442	5954	5226	201,0	671	255
1	472	2647	2629	2282	87,7	160	56
2	324	2567	1067	887	34,1	66	20
3	291	2061	530	429	16,5	64	22
4	192	1369	533	227	8,7	37	17
0—5	1810	10086	10513	9051	348,1	998	370
5	326	1667	506	376	14,4	50	11
10	77	94	83	95	3,6	22	6
15	83	8	367	295	11,3	58	15
25	95	1	607	597	22,9	50	22
35	112	—	1236	1075	14,3	88	26
45	93	—	2176	2122	81,6	124	48
55	80	—	3984	3700	142,3	248	63
65	61	—	5328	4876	187,5	556	183
75	20	—	3556	3204	123,2	541	189
85	1	—	702	587	22,5	140	44
95 und mehr	—	—	35	20	0,8	7	3
	2758	11856	29093	25998	1000	2906	1000

(22th Annual report of the Registrar General London.)

Wenn wir die vorstehende Übersicht und andere gleichwertige zu Rate ziehen, so scheint es, als ob die Bronchitis, die im ersten Lebensjahr sehr häufig und verderblich war, dann bis zum 10. Jahre rasch abnahm, mit zunehmendem Alter wieder eine äußerst gefährliche Krankheit würde und im Greisenalter die meisten Todesfälle bewirke. Das sieht aber nur für den oberflächlichen Blick so aus. Der Arzt liest die Tabelle anders. Die Angabe der Statistiker, daß die Bronchitis im Greisenalter, zwischen dem 55. und 85. Jahre vier Fünftel aller Todesfälle mache, kann er nicht bestätigen. An Bronchitis stirbt, wenn die erste Kindheit, wo das Leiden häufig zur Erstickung führt, überstanden ist, kaum einer. Die Greise sterben allerdings meistens mit einer Bronchitis, aber nicht an Bronchitis. Die habituelle Bronchitis vieler Greise hat an sich keine ernstere Bedeutung als ihre häufigen Fußödeme. Es handelt sich in einem Teil der Fälle um eine Verödung der Bronchialdrüsen und die damit bedingte Lymphstauung und Lymphüberschwemmung des Bronchialgebietes, in einem anderen Teil der Fälle um eine Verminderung der Kreislaufenergie; nur selten um örtliche Schwäche und Krankheit der Schleimhaut.

Die Bronchorrhöe der Greise gehört demnach als Symptom in die Pathologie des Greisenalters, aber nicht in die Statistik der Todesursachen. Daß die hierin als Todesfälle an Bronchitis aufgeführten Ziffern in den höheren Lebensaltern zum großen Teil und sogar wesentlich eine Mortalitätsliste für das Herz bedeuten, beweist die oben beigegebene Influenzamortalität. Der Influenzakranke stirbt der Regel nach nicht an seiner Bronchitis, sondern an Allgemeininfektion oder an Herzlähmung. Bei Menschen, die das 70. Jahr überschritten haben, wird der Tod an Influenza wie an katarrhalischer Bronchitis selten. Das ultimum moriens, das solange ausgedauert hat, besteht auch diese Proben.

Wir kommen auf das Abnehmen der Herzkraft mit fortschreitenden Jahren und auf seine Bedeutung für die Pathologie zurück.

140. Die Anfälligkeit der Lungen durch Tuberkulose ist in der zarten Kindheit nicht so gering, wie die Tabelle unter 138 lehrt. Die anatomischen Untersuchungen zeigen, daß die Infektion der Lungen mit Tuberkulose schon in der zarten Kindheit sehr häufig ist. Was aber jene Tabelle lehrt und worauf es uns hier ankommt, ist die Widerständigkeit der Lunge gegenüber einem chronischen Infekt wie dem der Tuberkulose. Diese ist laut jener Tabelle und der täglichen Erfahrung in der zarten Kindheit sehr groß, nimmt nach der Geschlechtsreife rapide ab, ist im Jünglingsalter und im ersten Mannesalter am geringsten, zeigt sich im höheren Mannesalter wieder bedeutender und wächst bis ins Greisenalter.

Wie die Lunge sich gegenüber akuten Invasionen in den verschiedenen Lebensaltern verhält, zeigt die folgende Übersicht über die Verteilung der Lungenentzündung auf die einzelnen Jahrzehnte, die Riesell (1889) im Kreise Echte in Hannover unter einer Einwohnerschaft von 5957 Seelen in der Zeit vom 1. Januar 1880 bis zum 31. Dezember 1886 gesammelt hat. Er zählte in diesen sieben Jahren 607 Fälle von krupöser Pneumonie in 397 Familien.

Alter		Menschen	607 Lungenentzündungen nach Einwohnerzahl durch Rechnung verteilt	wirkliche Verteilung
0—10	Jahre	1308	134	198
10—20	,,	1121	114	86
20—30	,,	1011	103	41
30—40	,,	825	84	60
40—50	,,	665	68	49
50—60	,,	508	52	78
60—70	,,	329	33	65
70—80	,,	151	15	25
80—90	,,	36	4	5
90 u. mehr	,,	3	—	—
		5957	607	607

Die Häufigkeit der krupösen Lungenentzündung ist also in der ersten Kindheit und nach der Höhe des Lebens, nach dem 50. Jahre, am größten, in der Jünglingszeit und im rüstigen Mannesalter am geringsten. Leider hat Riesell keine Mortalitätsliste gegeben.

Aber alle Erfahrungen sagen aus, daß die Lungenentzündung beim Kinde, von den ersten Lebensmonaten abgesehen, fast immer in Genesung endigt und erst in den Jahren, wo ihre Häufigkeit nachläßt, anfängt, die lebensgefährliche Krankheit zu werden, die nach dem 30. Lebensjahre so zahlreiche Opfer fordert und vor allen den Greisen so häufig das Leben kostet, daß nach dem 60. Jahre kaum der dritte oder vierte von ihrem Anfall genest.

Die folgenden Sterblichkeitstafeln, die Fränkel und Reiche (1894) und Aufrecht (1899) aufgestellt haben, geben davon ein annäherndes, wenn auch nicht ganz naturgetreues Bild.

Fälle von Lungenentzündung im Hamburger allgemeinen Krankenhause.

im Alter von		erkrankten	starben	%
1—5	Jahren	30	9	30,0
6—10	,,	52	2	3,8
11—20	,,	219	1	5,0
21—30	,,	355	31	8,7
31—40	,,	231	57	24,7
41—50	,,	135	53	39,3
51—60	,,	65	28	43,1
61—70	,,	28	15	53,6
71—80	,,	15	13	86,7
		1130	219	19,4%

(Nach Fränkel und Reiche.)

Fälle von Lungenentzündung im Magdeburger Krankenhause.

im Alter von		erkrankten ♂	♀	Summe	starben ♂	♀	Summe	% der Gestorbenen
0—5	Jahren	35	22	57	11	3	14	24,4
5—10	,,	22	24	46	—	—	—	—
10—20	,,	256	77	333	5	6	11	3,3
20—30	,,	372	65	437	30	9	39	9,0
30—40	,,	229	30	259	40	7	47	18,1
40—50	,,	172	23	195	48	5	53	37,0
50—60	,,	69	14	83	30	7	37	44,5
60—70	,,	68	23	91	38	14	52	57,0
		1223	278	1501	202	51	253	16,8%

(Aufrecht.)

In der vorstehenden Liste überwiegen die Männer in einer unverhältnismäßigen Weise; es wurden mehr Männer als Weiber ins Krankenhaus aufgenommen. Immerhin ist auch in ganzen Bevölkerungen der Unterschied groß; er verhält sich ungefähr wie 3 : 2.

Wenn hie und da Ziffern gebracht werden, um zu zeigen, daß die Lungenentzündung in der Kindheit auch nach dem ersten Lebensjahre häufiger tödlich werde als im späteren Alter, und wenn man daraus mehr als zwei Drittel aller tödlichen Lungenentzündungen für die erste Kindheit berechnet, so ist das ein Irrtum, der auf der Vermengung sekundärer und fortgeleiteter Pneumonie mit der primären beruht. Die absteigenden Prozesse in den Luftwegen, die endlich die Lunge erreichen, und die Pneumonien, die auf dem Boden von Atelektasen und Thrombosen zu anderen Krankheiten hinzutreten, haben eine andere pathologische Bedeutung als die sogenannte genuine Lungenentzündung. Sie gehören größtenteils zur Bronchitis des Kindesalters (139) und nur zum kleinsten Teil in das Kapitel der schwachen Lungenanlage.

Ein dritter Teil bedeutet weder eine besondere Widerstandslosigkeit der Schleimhäute noch eine solche der Lungen, sondern gehört in die Gruppe der Lungenentzündungen, deren Verlauf durch die Verödung der von der Lunge abführenden Lymphwege und insbesondere der Hilusdrüsen bestimmt wird (Sticker 1899). Ihre Diagnose beruht auf der begleitenden Expektoration, der langsamen oder unterbrochenen Lösung, der Neigung zum Wandern, der häufigen Komplikation mit Pleuritis und den häufigen Rückfällen. Während bei gesundem Lymphapparat die kruppöse Verdichtung der Lunge am Tage der Lösung durch Resorption einer großen Masse, oft mehrerer Pfunde Exsudat binnen wenigen Stunden beseitigt wird, bleibt bei der Verstopfung der Lymphwege diese rasche und heimliche Befreiung aus; sie vollzieht sich zögernd und unter Beihilfe einer mehr oder weniger reichlichen Expektoration. Das ist zum Beispiel der Fall beim Lungenerysipel, wo die Infektion der Bronchialdrüsen das Primäre, das Übergreifen auf die Lunge das Sekundäre ist; das ist vor allem der Fall bei latenter Tuberkulose der Hilusdrüsen. Eine öfter wiederkehrende, schwer sich lösende, mit Bronchorrhöe einhergehende Pneumonie im Kindesalter hat fast stets als ihren anatomischen Grund jene Hilusdrüsenverstopfung.

141. Mit zunehmendem Alter nimmt nicht bloß die Widerständigkeit, sondern auch die **Erholungskraft der Lungen** ab. Das geht deutlich aus der folgenden Erhebung des Deutschen Reichsversicherungsamtes hervor.

Von je 1000 Renten kamen

	auf Lungentuberkulöse				auf andere Lungenkranke			
	männliche		weibliche		männliche		weibliche	
im Alter von	in Landw.	in Industrie	in Landw.	in Industrie	in Landw.	in Industrie	in Landw.	in Industrie
20—24 Jahren	354	548	218	546	52	62	37	39
25—29 ,,	286	521	163	483	69	77	32	56
30—34 ,,	250	459	149	381	92	96	67	65
35—39 ,,	204	407	145	247	113	121	75	101
40—44 ,,	169	322	90	232	123	162	80	97
45—49 ,,	129	232	76	142	149	209	113	116
50—54 ,,	87	149	43	95	185	246	119	132
55—59 ,,	56	86	30	65	218	277	155	129
60—64 ,,	30	48	18	33	221	272	173	168
65 u. mehr	17	27	10	18	215	233	165	146

Die Zahl der Tuberkulösen vermindert sich entsprechend der Verminderung der Lebenden in den aufsteigenden Altersklassen, weil die Tuberkulose fortschreitend tötet. Die Zahl der von anderen Lungenleiden invalide gemachten wächst, weil sie weder genesen noch sterben; zwar nicht ihre Lebenskraft im allgemeinen, aber die örtliche Regenerationskraft der Lunge versagt den Dienst.

Dasselbe, was die Invaliditätslisten über die zunehmende Entkräftung der Lunge nach dem Jünglingsalter aussagen, lehren die Sterbelisten:

Es starben im Königreich Preußen während der Jahre 1894—1896 auf je 1000 Lebende:

1. an Lungen- und Brustfellentzündung:

im Alter von	in den Ostseeprovinzen	Sachsen	Rheinland	Westfalen
0—10 Jahren	15,9	25,0	29,7	39,4
10—20 ,,	2,4	1,8	2,6	2,8
20—30 ,,	4,1	2,9	4,6	4,9
30—40 ,,	6,7	5,1	8,3	9,5
40—50 ,,	11,2	8,4	14,4	16,5
50—60 ,,	19,7	18,2	28,0	34,9
60—70 ,,	35,6	42,5	55,6	71,6
70—80 ,,	41,8	48,0	68,8	89,9
80 u. mehr	27,5	—	63,2	—

Das Bild ist für die erste und zweite Kindheit sowie für das Greisenalter durch die Einmischung der Bronchopneumonie verdorben aber nicht verwischt.

2. an Lungentuberkulose:

im Alter von	in den Ostseeprovinzen	Sachsen	Rheinland	Westfalen
0—10 Jahren	4,1	7,3	15,3	16,8
10—20 ,,	7,8	9,7	16,0	18,2
20—30 ,,	18,0	22,6	30,6	31,0
30—40 ,,	19,4	23,7	35,2	38,0
40—50 ,,	23,3	28,1	43,0	47,9
50—60 ,,	29,7	34,7	54,2	60,7
60—70 ,,	42,3	44,6	69,0	76,9
70—80 ,,	31,6	24,0	37,1	41,6
80 u. mehr	12,6	—	12,5	

3. an anderen Lungenkrankheiten:

im Alter von	in den Ostseeprovinzen	Sachsen	Rheinland	Westfalen
0—10 Jahren	12,8	17,0	15,6	15,5
10—20 ,,	1,5	1,4	1,0	1,0
20—30 ,,	2,5	2,7	1,8	1,6
30—40 ,,	3,9	3,5	2,7	3,4
40—50 ,,	7,3	6,7	5,8	6,5
50—60 ,,	15,5	18,1	15,7	18,8
60—70 ,,	38,4	46,5	39,9	48,1
70—80 ,,	49,2	63,1	57,2	63,7
80 u. mehr	47,1	—	64,1	—

(Preußen, Sanitätswesen.)

Das Verhalten ist gesetzmäßig. Es zeigt sich ebenso im Westen wie im Osten, in milden wie in rauhen Ländern; in Fabrikgegenden, auf dem Lande, in der Stadt. Man kann die Bevölkerungen wählen wie man will. Die vorstehende Auswahl ergänzen wir durch eine Statistik aus dem milden Stuttgart mit seiner reinen Luft.

Es starben in Stuttgart während der Jahre 1911 und 1912

	an Lungenentzündung		an Krankheiten der Atmungsorgane mit Ausnahme von Lungenentzündung und Tuberkulose	
im Alter von	1911	1912	1911	1912
1 Jahr	88	75	30	38
2—5 Jahren	28	46	15	14
6—10 ,,	2	2	3	1
11—15 ,,	3	1	—	1
16—20 ,,	2	2	2	2
21—30 ,,	14	11	7	6
31—40 ,,	11	10	3	5
41—50 ,,	13	14	13	10
51—60 ,,	19	28	8	18
61—70 ,,	47	47	44	37
71—80 ,,	41	35	40	50
81 u mehr	12	10	22	20
	280	281	187	202

(Stuttgart, Medizinalstatistischer Jahresbericht.)

Das Rippenfell, anatomisch den Gelenkhöhlen verwandt, verhält sich pathologisch wie diese und zugleich als ein Teil der Lunge. Die akuten und chronischen Erkrankungen der Pleura, welche die Pneumonie, die Lungentuberkulose und andere Lungeninfekte begleiten oder vertreten oder verhehlen, überwiegen an Zahl bedeutend über die Schädigungen der Pleura, die ohne Beteiligung der Lunge sich idiopathisch oder bei rheumatischen und anderen Allgemeinkrankheiten einstellen. Über jene besitzen wir keine Statistik. Über die letzteren, soweit sie sich als akutes freies Pleuraexsudat verhalten, liegen einige Zahlenreihen vor. Was ihre Verteilung auf die verschiedenen Lebensalter angeht, so schließen sie sich näher dem akuten Gelenkrheumatismus (144) an als der akuten Lungenentzündung, sowohl in den Morbiditäts- wie in den Mortalitätsstatistiken. Die letzteren lassen wir außer acht. Sie haben für uns hier keinen Wert. Man stirbt nicht an der Pleuritis selbst; man stirbt bei der Pleuritis den Lungentod oder den Herztod oder unterliegt der Allgemeininfektion usw. Die Pleuritis gehört in die Krankenlisten, aber nicht in die Sterbelisten.

Über das Verhalten der akuten Pleuritis in den verschiedenen Altersklassen gibt eine Anschauung die folgende Tabelle von Lebert (1874).

Es wurden von Lebert in der Klinik zu Zürich und in der Klinik und Poliklinik zu Breslau behandelt (1853—1874) wegen

im Alter von	Pneumonie						Pleuritis					
	Zürich			Breslau			Z. u. B.	Zürich			Breslau			Z. u. B.
	♂	♀	Sa.	♂	♀	Sa	%	♂	♀	Sa.	♂	♀	Sa.	%
0—1 Jahren	—	—	—	2	—	2	0,2	—	—	—	1	—	1	0,1
1—5 ,,	1	1	2	19	18	37	4,3	—	—	—	2	5	7	0,8
6—10 ,,	1	1	2	23	7	3	3,5	—	1	1	7	6	13	1,5
11—15 ,,	3	1	4	25	9	34	4,2	1	—	1	13	4	17	1,9
16—20 ,,	22	8	30	38	20	58	9,8	12	3	15	55	24	79	10,2
21—25 ,,	34	17	51	59	24	83	14,9	24	3	27	86	39	125	16,5
26—30 ,,	33	6	39	56	30	86	13,9	10	9	19	98	43	121	15,1
31—35 ,,	17	10	27	37	18	55	9,1	6	4	10	73	37	110	13,0
36—40 ,,	18	10	28	35	9	44	8,0	9	2	11	54	46	100	12,1
41—45 ,,	23	4	27	30	15	45	8,0	5	3	8	62	22	84	10,0
46—50 ,,	16	7	23	33	17	50	8,1	5	3	8	37	24	61	7,5
51—55 ,,	10	10	20	18	10	28	5,3	6	—	6	22	10	32	4,3
56—60 ,,	13	4	17	10	12	22	4,3	2	1	3	17	8	25	3,0
61—65 ,,	6	3	9	8	7	15	2,7	2	—	2	13	6	19	2,3
66—70 ,,	4	4	8	5	4	9	1,9	2	1	3	2	5	7	1,1
71—75 ,,	1	1	2	1	3	4	0,9	—	—	—	1	1	2	0,2
76—80 ,,	1	—	1	2	2	4	0,6	—	—	—	1	1	2	0,4
	203	87	290	401	205	606	100	84	30	114	526	281	807	100

142. Bei Organen, welche, wie Lunge und Rippenfell, gegen die Außenwelt gut verwahrt sind, darf man die Erkrankungsziffer nicht ohne weiteres als Ausdruck und Maß ihrer Schwäche auffassen. Sie kann und wird zunächst von dem verminderten Widerstand der vorgelagerten Schutzorgane abhängen. Das zeigt sich deutlich an der Lungentuberkulose. Die Zahl der Lungentuberkulösen steigt von Altersklasse zu Altersklasse bis ins Mannesalter, weil der Tuberkelbazillus viele Vorposten zu überwinden hat, die nur bei einem Bruchteil der Ergriffenen gleich unterliegen, bei anderen erst nach und nach, etappenweise, im Laufe der Jahre überwunden werden. Nach dem ersten Mannesalter vermindert sich die Zahl der Lungentuberkulösen, nicht weil die Lunge nun widerstandsfähiger geworden wäre, sondern weil der Tuberkelbazillus die früh Ergriffenen fortschreitend getötet hat; die Verminderung der Lungentuberkulose im absteigenden Alter entspricht der Verminderung der Lebenden überhaupt (140).

Die Tuberkulose ist zunächst und also in der Kindheit vor allem eine Krankheit des Lymphapparates. Der Tuberkelbazillus findet die Bedingungen seines Gedeihens selten auf den Schleimhäuten oder in den oberflächlichen Lymphwegen der Schleimhaut und Haut; meistens bewirkt er den ersten Krankheitsherd in den Seen und Nestern der Lymphknoten. Dieser Herd heilt aus unter der Bedingung, daß die ersten Abwehrstationen, nämlich die lymphatischen Schutzapparate der Nase, des Rachens, des Darms usw. vorhanden und stark genug zur Gegenwehr sind. Schwache Rachenmandeln lassen den Keim in die zweite Station, in die Lymphdrüsen am Halse, vordringen; wenn auch diese schwach sind, kann er aufwärts bis zum großen Lymphsee des Subduralraums, abwärts zu den weiteren Lymphknoten zweiter, dritter, vierter Ordnung am Halse und Mediastinum und Peritoneum, zum Ductus thoracicus, zu den Knochen oder Gelenken vordringen, je nachdem die Vorposten zum einen oder anderen Ort vermöge der ererbten oder erworbenen Konstitution und vermöge des jeweiligen Entwicklungsstadiums des Organismus Widerstand leisten oder nicht.

So heilsam unter Umständen die Entfernung tuberkulöser Pfröpfe und Herde in den Mandeln, also eine Spaltung oder Abtragung dieser Organe ist, so verhängnisvoll kann ihre gänzliche Ausrottung werden. Die mandelberaubten Kinder leiden natürlich nicht mehr an den mechanischen Folgen der adenoiden Vegetationen, an Stockschnupfen, Schluckweh, Anginen usw., aber sie sind der Gefahr der Tiefeninfektion ausgesetzt. Der Halsarzt hat sie geheilt; nach einigen Jahren gehen sie zum Lungenarzt und verfallen der staatlichen Fürsorge für Gemeingefährliche, falls nicht die tuberkulöse Meningitis zuvorkam.

Drüsenschwache Kinder leiden an Skrofulose und gehen an ihren Skrofeln in der ersten Kindheit zahlreich zugrunde. Stärkere überwinden eine Zeitlang das Übel; aber dieses schlummert oft nur, mehr oder weniger lange, in den tieferen Stationen des lymphatischen Schutzapparates, in den Bronchialknoten und Hilusknoten oder Mesenterialknoten, um später von hier aus, wenn geeignete Gelegenheitsursachen den Widerstand des Lymphapparates oder vielmehr der darin waltenden Phagocyten brechen, die Lungen, das Rippenfell, den Herzbeutel, den Ductus thoracicus, das Netz, das Peritoneum, Knochen, Gelenke zu befallen. Das alles geschieht erfahrungsgemäß um so häufiger und sicherer, je mehr die lymphatische Konstitution ausgeprägt oder gar mit der erethisch-nervösen vereinigt ist.

Es ist also jenem vielfachen Schutzapparat, den Lymphknötchen und Tonsillen und Peyerschen Haufen, dem Wurmfortsatz, den Lymphdrüsenketten zu verdanken, daß bei der so häufigen Gelegenheit zur Tuberkuloseinfektion die tiefen Organe lange verschont bleiben und die zweite Kindheit die Lungentuberkulose weniger kennt, nachdem die erste Kindheit infolge der Lebensschwäche und Lymphdrüsenschwäche vieler Kinder reichlich davon gelitten hatte (138).

Wie sich nun gegenüber dem fortgesetzten Andrang der Tuberkulose zu den Lungen die späteren Lebensalter verhalten, zeigt die folgende Tafel.

In England starben während der Jahre 1858 und 1859 an Lungenschwindsucht

im Alter von	insgesamt 1858	1859	auf je 1000 Schwindsüchtige 1858	1859	auf je 1000 Lebende der Altersklasse 1858 u. 1859
0—1 Jahren	1130	998	22	20	—
1—2 ,,	813	760	16	15	—
2—3 ,,	461	362	9	7	—
3—4 ,,	257	249	5	4	—
4—5 ,,	235	199	4	4	—
0—5 ,,	2896	2568	57	51	17
5—10 ,,	1130	1134	22	22	7
10—15 ,,	1926	1863	38	37	12
15—25 ,,	13029	12711	258	253	37
25—35 ,,	12172	12465	241	248	44
35—45 ,,	9244	9398	185	187	42
45—55 ,,	5653	5773	112	115	37
55—65 ,,	3013	3045	60	60	32
65—75 ,,	1169	1026	23	20	23
75—85 ,,	194	157	4	3	10
85—95 ,,	16	7	0,3	0,1	—
95 u. mehr	—	2	—	0,04	—
	50442	50149	1000	1000	im Mittel 28

Nicht unerheblich von dieser älteren Statistik weichen die Ziffern der jüngeren Todeslisten ab (141). Das macht, sie beruhen mehr auf der bakteriologischen Feststellung, wie viele Menschen mit dem Tuberkelbazillus behaftet auf den verschiedenen Altersstufen sterben, als auf der ärztlichen Feststellung, wie viele durch die tuberkulöse Phthise sterben; sie haben also größeren sanitätspolizeilichen, geringeren epidemiologischen und kaum noch klinischen Wert. Für die Frage nach der Rüstigkeit oder Widerstandslosigkeit der Schutzorgane für die Lunge auf den verschiedenen Altersstufen sagen sie soviel aus, daß die Abwehr in der ersten Kindheit je nach dem Lande beim tausendsten oder schon beim fünfhundertsten und vierhundertsten versagt, sich unter den Überlebenden anfänglich bei etwa der doppelten Anzahl wirksam erweist; dann schrittweise bis zur Höhe des Mannesalters, so in Italien, England, Berlin, oder auch bis zur Höhe des Greisenalters, so in Preußen, Bayern, Sachsen, abnimmt, um sich nachher wieder bei einer größeren Zahl mächtig zu erweisen.

Es starben von je 10 000 Lebenden
an „Lungenschwindsucht" in England und Wales während der Jahre 1891—1895

im Alter von			im Alter von	
0—5 Jahren	8,8		35—45 Jahren	55,6
5—10 „	4,5		45—55 „	49,4
10—15 „	8,2		55—65 „	39,7
15—20 „	24,9		65—75 „	23,7
20—25 „	37,6		75 u. mehr	9,1
25—35 „	46,9			

an „Lungentuberkulose" in

	Preußen	Bayern	Sachsen	Berlin	Italien		
in den Jahren	1896	1894—97	1894—97	1894—96	1895	1896	1897
im Alter von							
0—10 Jahren	8,9	13,7	6,0	16,4	23,4	23,3	20,5
10—20 „	11,5	14,2	9,0	12,5	14,5	14,2	13,8
20—30 „	25,0	33,9	27,7	25,8	26,7	26,9	25,2
30—40 „	29,1	39,0	31,9	36,0	27,6	21,2	20,0
40—50 „	33,3	39,7	34,4	39,3	15,8	15,8	15,6
50—60 „	39,0	42,9	34,1	34,9	13,6	14,0	12,7
60—70 „	49,9	45,8	37,9	33,0	12,3	12,6	11,9
70 u. mehr	29,0	24,8	18,4	26,5	11,8	11,0	10,2

(Nach Köhler 1899.)

Wie weit die betonten Unterschiede in den verschiedenen Ländern durch die ungleichmäßige Art der Zählung nach bakteriologischem oder klinischem Gesichtspunkt bedingt sind, wie weit sie auf verschiedener Widerstandskraft der Bevölkerung beruhen, läßt sich vorläufig nicht entscheiden.

143. Wir sahen oben (139) in der steigenden Mortalität der höheren Lebensstufen an „Bronchitis" mehr den Ausdruck einer zunehmenden Lymphdrüsenverödung und einer abnehmenden Kraft der Kreislauforgane als eine zunehmende Widerstandsverminderung der Bronchialschleimhaut.

Die Statistiken über die verschiedenen Herz- und Gefäßkrankheiten geben dieser Auffassung recht; sie zeigen, daß beinahe alle Formen der Kreislaufkrankheiten von Lebensstufe zu Lebensstufe sich vermehren und eine im umgekehrten Verhältnis zur Abnahme der Lebenden gesteigerte Mortalität bewirken.

Es starben in England während der Jahre 1858 und 1859 an

im Alter von	Carditis	Endo-carditis	Hydro-peri-cardium	Angina pectoris	Aneurysma	Kreislauf-störungen überhaupt
0—5 Jahren	7	12	23	5	3	525
5—10 „	13	18	17	2	1	634
10—15 „	10	27	4	4	5	790
15—25 „	21	43	20	8	29	2086
25—35 „	18	22	26	17	106	2556
35—45 „	17	25	29	57	184	3936
45—55 „	18	23	34	61	161	5075
55—65 „	26	19	47	131	133	7193
65—75 „	27	16	67	143	76	7511
75—85 „	7	5	36	72	20	2977
85 u. mehr	1	1	2	1	1	276
	165	211	305	501	721	33559

Im ersten Quinquennium verteilen sich die Ziffern für die Todesfälle durch Kreislaufstörungen folgendermaßen:

```
0—1 Jahre  . . . . . 206
1—2  „     . . . . .  88
2—3  „     . . . . .  91
3—4  „     . . . . .  60
4—5  „     . . . . .  70
─────────────────────────
0—5 Jahre  . . . . . 525
```

Die Herzschwachen werden also im ersten Lebensalter bedeutend durchgesiebt, vermehren sich in der zweiten Kindheit langsam, mit beginnendem Mannesalter rasch und jetzt weit hinaus über das Verhältnis der Lebenden in den verschiedenen Altersklassen, bis um das 70. Jahr. Nachdem ihre Ziffer soweit aufs höchste gestiegen ist, läßt sie rasch nach.

Das gilt für das Invalidewerden des Herzens unter dem Eindruck aller im Laufe des Lebens erlittenen Schädlichkeiten. Seine Anfälligkeit gegenüber einem ersten akuten Angriff verhält sich anders. Das klarste Bild hierfür gibt sein Verhalten in der Polyarthritis rheumatica acuta. Bei dieser verhält sich das Herz im jugendlichen Alter wie ein Gelenk (Bouillaud 1836). Sowohl die Endocarditis wie die Pericarditis rheumatica — die ebenso häufige Myocarditis rheumatica hat man von jeher vernachlässigt — sind um so häufiger, je jünger das Individuum, das den ersten Anfall des Gelenkrheumatismus besteht; sie treten, wie wir nachher zeigen werden, sogar früher als die Gelenkläsionen auf, die mehr eine Krankheit des Jünglingsalters als des Kindesalters sind; sie vermindern sich mit dem Vorrücken des Mannesalters rasch.

Die folgenden Statistiken für die Endocarditis entsprechen dieser ärztlichen Erfahrung nicht genau; die Ziffern nach dem 30. Jahre sind zweifellos zu hoch und entsprechen wohl mehr Resten von früheren, übersehenen Anfällen der Endocarditis oder beginnender Altersschwäche des Herzens als der echten akuten Herzklappenentzündung beim Gelenkrheumatismus.

Die ersten Anfälle des akuten Gelenkrheumatismus sah Hirsch (1886) von Herzerkrankung begleitet bei einem Alter von

```
16—20 Jahren  in  52,8%
21—35   „      „  65,3%
26—30   „      „  50,0%
31—45   „      „  83,3%
36—40   „      „   0,0%
40 u. mehr     „  30,0%
```

Die ersten Anfälle des akuten Gelenkrheumatismus sah Church (1887) von Herzerkrankung begleitet bei einem Alter von

$$\begin{array}{rl} 0-10 \text{ Jahren in} & 55{,}0\%\\ 10-20 \text{ ,,} \quad \text{,,} & 67{,}4\%\\ 20-30 \text{ ,,} \quad \text{,,} & 54{,}2\%\\ 34-40 \text{ ,,} \quad \text{,,} & 31{,}2\%\\ 40-50 \text{ ,,} \quad \text{,,} & 50{,}0\%\end{array}$$

Über das Auftreten der Pericarditis im Verlauf des Gelenkrheumatismus gibt Pribram die folgende Zusammenstellung:

Pericarditis zählen beim akuten Gelenkrheumatismus bei einem Alter von

	Fuller (1852)	Church (1887)	Whipham (1888)
0—10 Jahren in	—	24,0%	25,0%
10—15 ,, ,,	36,7%	—	—
15—20 ,, ,,	18,3%	10,2%	19,4%
20—25 ,, ,,	9,8%	—	—
25—30 ,, ,,	6,3%	12,0%	15,5%
30—45 ,, ,,	5,0%	—	—
35—40 ,, ,,	3,6%	8,1%	14,9%
40 u. mehr ,,	6,7%	8,4%	3,8%

Pribram (1899) selbst zählt bei

454 Fällen unter 35 Jahren 207 = 45,6% Endocarditis
105   ,,   über 35   ,,   39 = 39,5%   ,,

Dabei ist ihm wahrscheinlich, daß sich unter den Fällen der zweiten Reihe auch Kranke befinden, die schon früher herzkrank waren; jedenfalls ist die Zahl der frischen Endocarditis bei jüngeren Kranken häufiger als bei älteren.

144. Die Anfälligkeit der Gelenke verhält sich auf den verschiedenen Lebensstufen anders als die des Herzens. Sie fehlt in der ersten Kindheit nahezu; beginnt langsam in der zweiten Kindheit und steigt bis zum Beginn des Mannesalters, um dann, wofern man die akuten Gelenkkrankheiten allein berücksichtigt, rasch wieder abzunehmen. Die chronischen Gelenkleiden verhalten sich hingegen wie die chronischen Herz- und Lungenleiden als Aufbrauchkrankheiten; sie nehmen von Altersstufe zu Altersstufe zu, und zwar im umgekehrten Verhältnis zur Verminderung der Lebenden in den höheren Altersklassen. Nur im höchsten Greisenalter werden sie wiederum selten, weil eben fast nur Vollkräftige mit gesunden Organen das 70. Jahr überleben.

Der akute Gelenkrheumatismus ist eine Krankheit des Jünglingsalters; er hat seine höchsten Ziffern im zweiten und dritten Septuennium. Im Kindesalter ist er so selten, daß Bichat (1800) unter 100 Kranken mit akuter Polyarthritis nur 10 zählte, die weniger als 16 Jahre hatten; Chomel (1813) unter 73 Kranken nur 2, die jünger als 15 Jahre waren.

Lebert (1860) sah 230 Fälle von akutem Gelenkrheumatismus folgendermaßen auf die verschiedenen Quinquennien verteilt:

Alter	Männer	Weiber	Summe	%	
6—10 Jahre	1	2	3	1,3	} 5%
11—15 ,,	5	4	8	3,6	
16—20 ,,	24	32	57	24,9	} 55%
21—25 ,,	35	38	72	30,3	
26—30 ,,	13	18	31	13,9	
31—35 ,,	11	4	15	6,6	} 30%
36—40 ,,	15	5	20	8,8	
41—45 ,,	6	2	8	3,6	
46—50 ,,	5	4	9	3,9	
51—55 ,,	4	2	6	2,7	
56—70 ,,	1	—	1	0,4	
	119	111	230	100	

Das Alter zur Zeit des ersten Anfalles konnte in 140 Fällen 52 mal festgestellt werden. Auf die verschiedenen Quinquennien kamen folgende Ziffern:

Alter	beim letzten Anfalle*)	beim ersten Anfalle	
1—5 Jahre	—	2	} 15 = 29%
6—10 ,,	—	4	
11—15 ,,	9	9	
16—20 ,,	33	17	} 33 = 63%
21—25 ,,	36	5	
26—30 ,,	30	11	
31—35 ,,	13	—	} 4 = 8%
36—40 ,,	9	3	
41—45 ,,	6	1	
46—50 ,,	2	—	
51—55 ,,	2	—	
	140	52	

*) Die Zahl der voraufgegangenen Anfälle betrug 1—5, selten mehr.

Die Neigung zum akuten Gelenkrheumatismus läßt also nach dem 50. Lebensjahre nach, auch bei denen, die vorher wiederholt und schwer daran gelitten hatten. Erste Anfälle von Polyarthritis rheumatica kommen nach dem 50. Jahre kaum vor. Damsch (1905) hat unter 138 Fällen einen einzigen gezählt.

Er fand auf der Göttinger Klinik 138 Fälle von akutem Gelenkrheumatismus auf die verschiedenen Altersstufen folgendermaßen verteilt:

Alter	Zahl der Fälle	
5—10 Jahre	5	} 19 = 13,3%
11—15 ,,	14	
16—20 ,,	48	} 99 = 73,3%
21—25 ,,	33	
26—30 ,,	18	
31—40 ,,	11	} 20 = 14,8%
41—50 ,,	8	
51—60 ,,	1	
	138	

Etwas abweichend hiervon ist die Zählung Edlefsens (1885) in Kiel. Unter 575 Patienten mit akutem Gelenkrheumatismus standen im Alter von

	♂	♀	Geschlecht?	Summe
0—9 Jahren	21	16	1	38
10—19 ,,	70	69	6	145
20—29 ,,	58	69	1	128
30—39 ,,	60	51	—	111
40—49 ,,	54	37	2	93
50—70 ,,	23	27	4	54
70 u. mehr	1	3	2	6
	287	272	16	575

Wie diese Reihen zu erklären seien, bleibe dahingestellt. Es kann nicht etwa angenommen werden, daß die Kieler Klinik mehr Kinder und junge Leute aufnahm, als die Göttinger. Denn in der Pariser Kinderklinik sahen Rilliet und Barthez (1853) keinen Fall von Gelenkrheumatismus vor dem siebenten Lebensjahre. Die 60 Fälle Edlefsens nach dem 50. Jahr, mehr als 10% aller Fälle, sind auch nicht alltäglich.

Die Reihen von Damsch und Edlefsen werden in ihrer ersten Hälfte durch die folgenden Mortalitätsziffern ergänzt. Was sie nach dem 35. Jahre umfassen, ist im wesentlichen auf Rechnung des chronischen Gelenkrheumatismus und seiner Folgen zu setzen. Wir haben die Mortalitätsziffern für zwei andere Krankheiten aus der arthritischen Familie, Diabetes mellitus und Morbus

Brightii, beigefügt. Sie zeigen, daß diese Krankheiten sich wie der chronische Gelenkrheumatismus, wie das invalide Herz, wie die invalide Lymphdrüse, also wie Aufbrauchkrankheiten verhalten. Nur darin weichen sie vom chronischen Gelenkübel ab, daß sie nach dem Mannesalter immer kleiner werdende Ziffern haben; das heißt, sie sind tödlich, während die Gelenkleiden das Leben nicht abkürzen. Den letzteren gleich verhalten sich die Leiden der absteigenden Harnwege, die die Hauptmasse der „anderen Krankheiten der Nieren und Harnwege" ausmachen. Der Ausdruck „Mortalität an chronischem Gelenkrheumatismus" usw. ist natürlich noch falscher als der Ausdruck „Mortalität an Altersbronchitis". Man stirbt nicht oder nur ganz ausnahmsweise durch diese Leiden; man stirbt damit, nicht daran.

In England starben während der Jahre 1858 und 1859 „an"

	akutem und chronischem Gelenkrheumatismus		Diabetes mellitus		Morbus Brightii		anderen Krankheiten der Harnorgane	
im Alter von	1858	1859	1859	1859	1858	1859	1858	1859
0–1 Jahren	3	2	—	—	5	5	18	24
1–2 „	3	4	—	—	13	13	13	6
2–3 „	5	8	—	—	9	12	7	5
3–4 „	6	7	—	—	8	10	13	5
4–5 „	11	11	4	2	11	11	12	9
0–5 „	28	32	9	6	46	51	63	49
5–10 „	122	145	22	29	30	41	35	20
10–15 „	150	203	74	62	24	38	28	29
15–25 „	295	325	96	63	96	121	85	85
25–35 „	201	240	85	98	168	183	148	163
35–45 „	221	246	80	81	206	204	200	223
45–55 „	223	244	79	76	191	227	247	232
55–65 „	262	289	47	54	177	215	387	366
65–75 „	280	279	17	8	130	135	557	569
75–85 „	107	107	1	1	36	39	411	361
85–95 „	11	14	—	—	1	4	62	34
95 u. mehr	2	—	—	—	—	—	3	5
	1942	2124	514	480	1105	1258	2226	2144

(22th Annual report of the Registrar General London.)

Eine Tafel, die von Noorden (1901) zusammengestellt hat, bestätigt die vorstehende Verteilung der Diabetesfälle auf die verschiedenen Lebensalter.

Gewährsmann	I.	II.	III.	IV.	V.	VI.	VII.	VIII. Dezennium
Frerichs . . .	1,0	7,0	10,0	18,0	25,0	26,0	11,0	1,0% der Fälle
Seegen . . .	0,5	3,0	16,0	16,0	24,0	30,0	10,0	0,5%
Grube	—	1,7	2,8	11,2	23,1	39,5	18,1	3,4%
Schmitz . . .	0,8	4,1	9,3	17,3	22,3	32,6	10,0	3,3%
Pavy	0,6	4,2	7,1	16,4	24,9	30,7	13,4	2,6%
Külz	1,0	3,0	4,6	17,2	36,0	26,8	9,2	0,1%
von Noorden .	—	0,4	2,4	10,0	21,0	17,7	4,0	0,4% d. leichten Fälle
	1,4	2,4	6,0	9,6	12,6	11,0	2,1	— der schweren und mittelschweren Fälle.

145. Das Vorstehende wird genügen, um zu zeigen, daß die verschiedenen Teile des Organismus im Laufe seiner Entwicklung nach der Geburt in einer gesetzmäßigen Reihenfolge anfällig und rückständig werden und daß in der Pathologie am meisten die Anlage zu sagen hat. Die Krankheitsgeschichte des Individuums ist vorgebildet in der Familiengeschichte.

Ob und wieweit einer durch alltägliche Krankheitseinflüsse angreifbar ist, bestimmt in erster Linie seine Familienanlage. Den Ort und Umfang seiner Anfälligkeit zeigt die besondere Konstitution an. Je ausgeprägter eine solche bei ihm selbst, bei seinen Geschwistern, Eltern, Vorfahren und gar in Seitenlinien hervortritt, desto bestimmter wird sich voraussagen lassen, zu welchen Krankheiten er neigt, welche Teile und Systeme seines Organismus am empfindlichsten gegenüber den von außen anfallenden Schädlichkeiten sind, für Entbehrungen, Erkältungen, Erschütterungen, Vergiftungen, Infektionen; insbesondere auch, wie er mit besonderen Überanstrengungen eines Teiles oder mit einer Dauervergiftung oder mit einem in ihm fortwirkenden Infekt fertig werden wird.

Die Begriffe der lymphatischen, arthritischen, neuropathischen Diathese sagen aus, daß dieselbe Alltagsschädlichkeit, etwa eine Erkältung, bei drei verschiedenen Menschen unter sonst gleichen Bedingungen verschiedene Wirkung hat, das eine Mal den Schleimhäuten der oberen Luftwege und ihrem lymphatischen Apparat, das andere Mal serösen Häuten, insbesondere Gelenkmembranen, das dritte Mal den Nervenleitungen besonders gefährlich wird; und daß, je nachdem das eine oder andere System der Ort einer Arbeitsüberlastung oder eines chronischen Infektes oder sonst eines stetigen Angriffes ist, die Gegenwehr von verschiedenem Erfolg, die Heilung möglich oder unmöglich sein wird.

Je nachdem die drei genannten und andere Systeme oder Teile davon mit der fortschreitenden Entwicklung des Individuums infolge einer guten Anlage sich stärker ausbilden oder infolge einer minderwertigen Anlage durch die Ansprüche des Lebens und durch äußere Angriffe abgenutzt und aufgebraucht werden, ändern sich die aktiven und passiven Krankheitsäußerungen im Wandel der Lebensalter und verschwinden mit den Jahren, um neuen Störungen an anderen Systemen Platz zu machen.

Die Angreifbarkeit durch Schädlichkeiten, die von außen andringen, ist natürlich sehr verschieden, je nachdem es sich um physikalische, chemische oder parasitäre Einflüsse handelt, von den psychischen hier zu schweigen. Grobe physikalische Gewalten wie Schlag, Hieb, Stich, Frostkälte wirken im allgemeinen mit geringer Auswahl der Gewebe von der Oberfläche aus in die Tiefe, mehr oder minder weit, je nach der Stärke des Angriffes; die feineren, wie Erschütterung, atmosphärische Druckschwankungen, Elektrizität wählen die leitungsfähigen Gewebe und Systeme, vor allem das Nervensystem, zu tiefen Einwirkungen. Mit noch feinerer Wahlverwandtschaft suchen gewisse chemische Noxen von der Blutbahn her besonders empfängliche Gewebe und widerstandslose Bezirke aus. Für Infektionen sind die Wege zunächst durch die Lymphbahnen, sodann durch die Kreislaufbahnen gegeben.

Dementsprechend liegt die Disposition für die mit Infektionen einhergehenden Krankheiten, also auch für die meisten Erkältungskrankheiten, während der Kindheit vorzugsweise an der Körperoberfläche, in der Haut und in den Schleimhäuten sowie in den von hier aus durch Lymphwege unmittelbar erreichbaren Organen, den Lymphknoten. Sie steigt dann, den Stationen des Lymphapparates entsprechend, in die Tiefe, um schrittweise den Subdural- und Subarachnoidalraum des Gehirns und Rückenmarks, Lungen und Pleura, Mesenterium und Bauchfell, Blutbahn und Blutdrüsen, perineurale Lymphwege, Gelenkhöhlen und endlich die Vasa vasorum der innersten Organe, des Gehirns, des Rückenmarks, des Herzens preiszugeben.

Wo durch angeborene oder erworbene Schwäche einzelne Schutzwehren von vornherein versagen oder früher abständig werden, kommt es natürlich zu Abänderungen der pathologischen Reihenfolge, zum vorzeitigen Unterliegen von Teilen, die der Regel nach erst in späteren Lebensperioden erkranken und vermindert werden. Umgekehrt fällt ein Teil oder System, das eine besonders kräftige Anlage hat, verhältnismäßig spät der Schädigung von innen und von außen, dem Aufbrauch, der Erkrankung, der greisenhaften Abnahme anheim.

So ist die Gelenkgicht zwar im allgemeinen eine Alterskrankheit; aber in der arthritischen Familie kann sie sich auf der Höhe des Lebens und, wenn die Erbschaft besonders schwer lastet, in ganz frühen Jahren einstellen. Gehirnleiden und Gefäßleiden sind im allgemeinen späte Involutionskrankheiten; aber in der arthritischen Familie ist die rheumatische Chorea und Endocarditis eine verhältnismäßig häufige Kinderkrankheit und die rheumatische Polyarthritis eine gewöhnliche Jünglingskrankheit; Erysipel, Gonorrhöe, Dysenterie, die bei gesunden Gliedern gesunder Familien ihren üblichen Ort an der Körperoberfläche behalten, verallgemeinern sich bei den Angehörigen der arthritischen Familie leicht zu den sogenannten **Rheumatoidkrankheiten**; sie machen dann Chorea, Endocarditis, Pleuritis, Polyarthritis, Myelitis, und zwar auch ohne die Beihilfe von Überanstrengung, Trauma und anderen örtlichen Gelegenheitsursachen. —

Wir haben bisher die Erkältungsempfindlichkeit vorzugsweise bloß insoweit, wie sie als Familienanlage auftritt und erblich wird, besprochen; nur gelegentlich darauf hingewiesen, wie jene Anlage zustande kommt und sich in bisher gesunde Familien einschleicht. Das läßt sich kurz sagen; sie entsteht durch fortgesetzte grobe Fehler in der Lebensweise, vor allem durch das Zusammenwirken von Alltagsschädlichkeiten, wie Mangel an guter Luft, gutem Wasser, guter Nahrung, Ruhe, Schlaf, einseitiger Überanstrengung, Gemütserschütterungen, Völlerei, Trägheit, geschlechtliche Ausschweifungen usw., mit chronischen Intoxikationen und Infekten. Auch die gesundeste Natur muß endlich in dem einen oder anderen System geschwächt werden, wenn sie unaufhörlich von dem Gemeindrang des Stallebens und der Tuberkulose, oder des Alkoholismus und der Syphilis, oder des Tabaks und Kaffees und der geistigen Überanstrengung, oder der Unterernährung und der Malaria usw. bestürmt wird.

Wir werden im Vierten Teile Beispiele genug dafür bringen, wie eine Erkältung den Ausschlag gab, um eine bisher scheinbar ganz rüstige Natur, die solchen Doppelschädlichkeiten oder Dreibundfeinden lange Zeit unterworfen worden war, vorübergehend oder dauernd bankerott zu machen, und andere Beispiele, wie sich nach und nach unter jenen Bedingungen die Erkältungsempfindlichkeit des einen oder anderen Körperteils oder Körpersystems entwickelte und steigerte.

Damit wäre die Bedeutung der Körperanlage für Krankheiten im allgemeinen und für die Erkältungskrankheiten im besonderen wohl genügend besprochen.

I. Der Erkältungsschaden.

146. Als zweite Wurzel der Erkältungskrankheiten bezeichneten wir die Gelegenheitsursache des Erkältungsvorganges, also das, was das Volk schlechtweg Erkältung nennt, nämlich diejenige örtliche Störung oder entfernte Veränderung, die einem mehr oder weniger bedeutenden, mehr oder weniger andauernden und mehr oder weniger dem Ergriffenen zum Bewußtsein gelangten Kälteeinfluß auf eine empfängliche Körperstelle folgt.

Wenn wir einen groben ausgebildeten Erkältungsvorgang, wie ein vorher Gesunder, der davon betroffen wurde, ihn schildert, aufmerksam verfolgen, so finden wir folgendes: Das Ergriffenwerden kündigte sich mit dem unbehaglichen Gefühl der örtlichen oder allgemeinen Abkühlung an, die in einem Luftzug beim Verweilen zwischen Tür und Fenster oder beim Sitzen in der Nähe eines schlecht verschlossenen Fensters, in einem kühlen Raum, in einem kalten Bad, nach Durchnässung der Kleider, beim Übergang aus der strahlenden Sonne in den kalten Schatten, beim Ruhen auf einem kalten Stein, im nassen Gras, beim raschen Hinabgießen eines kalten Trunkes, bei einem schnellen und großen Absturz der Luftwärme während eines Gewitters oder bei einer anderen ähnlichen Gelegenheit entstand. Was das Gefühl der Abkühlung besonders unbehaglich machte, war oft der voraufgegangene Zustand des Körpers, der durch starke Bewegung oder andere anstrengende Arbeit erhitzt und abgemattet sich der Ruhe überlassen wollte. Die Abkühlung geschah oft an einer schwitzenden oder vom anklebenden feuchten Hemd bedeckten Stelle, an den Füßen in durchnäßten Schuhen und Strümpfen usw.

Nicht immer aber handelt es sich um diesen zusammengesetzten Vorgang, worin Außenkälte, Luftbewegung, Verdunstung, Übergang aus der Arbeit in die Ruhe oder ein vollendeter Ermattungszustand zusammenwirken. Derartige grobe Erkältungen schildern für gewöhnlich nur starke widerstandsfähige Naturen, die zu ihrer Verwunderung eine schädliche Einwirkung von Einflüssen erfuhren, die sie bis dahin verachten durften.

Weit mehr Menschen klagen geringere Einwirkungen als Erkältungsursache an; sie hatten in voller Ruhe ohne voraufgegangene Erhitzung oder Übermüdung am offenen Fenster gesessen; sie hatten, um die Abendkühle zu genießen, im Garten oder auf dem Felde geruht; sie waren in einem offenen Wagen gefahren und dabei einem Luftzug ausgesetzt worden; sie hatten zu lange in der kalten Kirche verweilt.

Andere versichern, daß sie nur in der Nähe eines geschlossenen Fensters zu sitzen brauchen, um bald einen feinen kühlen Luftzug zu spüren und niesen zu müssen; andere bekommen jedesmal ihren Schnupfen, ihren Husten, ihr Schluckweh, ihr Reißen im Bein, wenn sie eine bestimmte Körperstelle, den Kopf, den Nacken, die Füße unvorsichtig entblößen, wenn sie ihren Hut im kalten Raum ablegen, ihr Halstuch lockern, ihren Kragen ablegen oder ihre wollenen Strümpfe mit baumwollenen vertauschen. Andere bekommen ihre Kopfneuralgie, wenn sie an kalten Tagen das Haupthaar scheren, den Bart kürzen lassen; andere brauchen nur einen gewohnten Rock, eine Bettdecke wegzulassen, in einem Raum, der ein paar Grad kühler, als sie gewohnt sind, zu schlafen, um ihren Katarrh, ihr Rheuma zu bekommen; andere erleiden eine heftige Kolik mit nachfolgendem Darmkatarrh, wenn sie in nassen Stiefeln ausgeruht hatten.

Kurz, es gibt hier alle Stufen der Empfindlichkeit derart, daß in einer langen Reihe am einen Ende schallose Menschen stehen, die fast beständig von Erkältungen bedroht sind, wo immer die kleinste Gelegenheit zu einer Wärmeschwankung an ihrer Körperoberfläche oder an einem bestimmten Körperteil sich einstellt, am anderen Ende jene starken Naturen, die von keiner Kälteeinwirkung angegriffen werden, außer in dem Zustande, wo Erhitzung und Erschöpfung infolge von außergewöhnlichen Überanstrengungen die Widerstandskraft des Organismus bedeutend vermindert haben.

Daß bei jenen Überempfindlichen hie und da Einbildung, unbewußte Übertreibung, weibische Koketterie, kurz alles das, was man unter dem Begriff der hysterischen Färbung zusammenfaßt, eine Rolle spielt, weiß jeder Arzt; er weiß aber nicht minder, daß die Überempfindlichkeit weit öfter zur Qual der damit Behafteten wirkt und daß nirgendwo das Sprüchwort: Wer den Schaden hat, braucht für den Spott nicht zu sorgen, mehr angebracht ist als bei den Erkältungsanfälligen.

147. Wie bedeutend die äußere Einwirkung sein muß, damit sie als Schädlichkeit auf den Körper einwirke, hängt also einzig und allein vom Organismus und seinem jeweiligen Zustande ab. Es gibt keinen bestimmten Kältegrad, keine bestimmte Temperaturdifferenz, welche die Erkältung bewirkt. Was beim Gesunden, Vollkräftigen Wärmeabstürze von 20^0, 30^0, 40^0 in der Umwelt und an der Körperoberfläche nicht machen, bewirkt beim Anfälligen, Zarten, Schwächlichen, dauernd oder vorübergehend Verminderten die geringfügige Hautabkühlung, welche beim Übergang aus der Sonne in den Schatten, aus der geheizten Stube in die ungeheizte, aus der Winterkleidung in die Frühlingskleidung geschieht, ja sogar die geringe Wärmeentziehung, die bei unveränderter Luftwärme durch gesteigerte Hautverdunstung infolge eines unfühlbaren Luftzuges bewirkt wird.

Ein Mensch mit Schweißfüßen ist jeden Augenblick, wo er mit seinen feuchten Sohlen, sie mögen noch so sehr durch dicke Strümpfe und Schuhe geschützt sein, einen kalten Boden betritt, darauf gefaßt, seinen gewohnheitsmäßigen Schnupfen oder Halskatarrh oder Ischialgie zu bekommen. Hat er durch ärztlichen Rat oder durch Erfahrung gelernt, die Füße rein, trocken und wohlgelüftet zu halten, so kann er zur Not stundenlang ertragen, was ihm früher keine Minute erträglich war.

Es kann sich nicht erkälten, wer will. Es muß der Erkältungsfähige auch nicht zu jeder Zeit empfänglich sein. Die schwache Konstitution in einer der genannten Formen ist nicht immer an jeder Stelle empfindlich; sie kann sogar an der ganzen Oberfläche fest und nur an einer besonderen Stelle verwundbar sein, von dieser aus aber Einflüssen von solcher Geringfügigkeit unterliegen, daß es zum Verwundern ist. Es wiederholt sich bei der Erkältung in feinsten Verhältnissen das, was wir bei den Kältestörungen und Kälteschäden in gröberen Verhältnissen sahen; es gibt Menschen, die schon im Sommer bei Luftwärmeschwankungen um 10^0 C Frostbeulen bekommen, während die meisten im härtesten Winter das Übel nicht kennen lernen, wie rücksichtslos sie sich auch den Unbilden der Kälte aussetzen mögen.

Daß die Geneigtheit der verschiedenen Organe und Systeme des Körpers zu Erkältungskrankheiten mit den Jahreszeiten wechselt, haben wir bei der Übersicht über die Saisonkrankheiten bereits angedeutet. Wir fanden, daß die vorherrschende Beteiligung der Atmungswege zur Winterzeit, der Verdauungswege zur Sommerzeit allerdings zum Teil auf den Lebensbedingungen gewisser äußerer Krankheitserreger beruht, denen gemäß wichtige pathogene Organismen der Atmungswege, wie zum Beispiel der Influenzabazillus, sich in sonnenarmen Tagen auf den warmen Schleimhäuten in bedeutender Weise vermehren und aus einfachen Saprophyten zu echten Parasiten erstarken, während eine Reihe von pathogenen Besiedlern der Verdauungswege, wie der Cholerakeim und der Ruhrkeim, deren Entwicklung und Erstarkung und Verbreitung auf die sommerliche Bodenwärme und auf die Gegenwart von Fliegenschwärmen gegründet ist, vorwiegend in der heißen Zeit zur Wirkung gelangen. Zum Teil beruht aber der Wandel zwischen sommerlicher und winterlicher Empfänglichkeit der verschiedenen Körperteile auf einem Wechsel der Empfindlichkeit an diesen Teilen selbst.

Derselbe Keim, der für gewöhnlich in der Haut oder im Darm seinen Ansiedlungsboden hat und die tieferen Atmungswege zu verschonen pflegt, kann unter dem Einfluß der kalten Jahreszeit die sonst ihn abweisenden Lungen befallen, wie wir an den epidemischen Lungenentzündungen, an den sogenannten asthenischen, biliösen, malignen, typhoiden Pneumonien sehen.

148. Wir erinnern daran, daß die epidemische Lungenentzündung zu verschiedenen Zeiten andere erregende Ursachen und demgemäß wechselnde klinische Form und Verlaufsweise haben kann. Das eine Mal handelt es sich um die Pestpneumonie, das andere Mal um die Milzbrandpneumonie, das dritte Mal um den Lungenrotlauf oder erysipelatöse Pneumonie, das vierte Mal um die Influenzapneumonie, in einer fünften großen Reihe um Ausbrüche des Pneumotyphus; in jüngeren kleinen Hausepidemien trat die Papageienseuche als verderbliche Pneumonie unter den Menschen auf; dann und wann auch häufen sich Malariapneumonien. Alle diese großen oder kleinen Ausbrüche von asthenischer Lungenentzündung, bei denen sich nebenher noch spezifische Erkrankungen des Rachens und der Bronchien, pestige, erysipelatöse, typhöse Angina, Bronchitis usw. zeigen können, haben nun außer ihrer Gefährlichkeit das Gemeinsame, daß sie sich in der kalten und naßkalten Jahreszeit ereignen, zu Beginn oder im Verlauf des Winters oder, nach sogenannten Schlappwintern, im kaltnassen Frühling, und daß sie mit dem Eintreten eines entschiedenen warmen Frühlingswetters rasch nachlassen; ferner, daß sie kaum jemals für sich allein dastehen, — wenn man von den Psittakosisausbrüchen absehen will, — sondern sich fast immer an eine vorherbestandene Seuche, an einen gewöhnlichen Bubonenpestausbruch, eine gewöhnliche Bauchtyphusepidemie usw. anschließen oder vielmehr daraus entwickeln oder aus einem stehenden Seuchengrunde, einer Malariaendemie, Anthraxendemie, Wundrosen- und Wochenbettfieberseuche hervorgehen. Eine Pestseuche, die im Sommer als Bubonenpest gewütet hatte und im Herbst scheinbar zu Ende ging, erhebt sich gelegentlich im Winter aufs neue als Lungenpest; eine Typhusepidemie, die im Herbst und Winter sich ausbreitete und dabei das gewöhnliche Bild des Darmtyphus zeigte, wandelt sich gegen Wintersende in Norditalien bei herrschender Tramontana oder im Frühjahr in der Schweiz beim Sausen des schneeschmelzenden Föhns in einen epidemischen Pneumotyphus um; wo vorher Gesichtsrose, Puerperalfieber, Wundsepsis, Hospitalbrand sich häuften, wo eine Milzbrandherrschaft sich im fliegenden Zungenkrebs oder in der schwarzen Pustel an Vieh und Menschen äußerte, da kann es im Winter zu epidemischen Leiden des Halses, der Brust und ganz besonders der Lungen mit den Zeichen des spezifischen Infektes kommen. Dabei ist noch dieses wichtig, daß sich derartige Ausbrüche nie zu Wanderseuchen erheben, sondern sich stets auf einen bestimmten Ort oder eine umschriebene Landschaft beschränken. Wenn auch gelegentlich der Schein der Wanderepidemie dadurch entsteht, daß unter der Herrschaft des gleichen Seuchengrundes und unter dem Einfluß der gleichen Witterungsbedingungen sich das Übel nach und nach an verschiedenen Orten zeigt, so handelt es sich in Wirklichkeit doch stets um beschränkte stehende Ortsausbrüche von begrenzter Zeitdauer ohne Neigung oder mit sehr geringer Neigung, in der besonderen Form der Lungenentzündung auf weitere Menschenansiedlungen im Umkreise überzugehen. Erst später, bei eintretendem Frühlingswetter, pflegt die erregende Schädlichkeit, der Pestkeim, der Milzbrandbazillus usw. sich zu weiteren Verheerungen unter den gewöhnlichen Formen der Drüsenpest, des Karbunkels usw. auszubreiten.

Indem also Pesterreger, Typhuserreger, Milzbranderreger, Rotlauferreger usw. unter den besonderen Bedingungen der Winterzeit oder vielmehr bei erheblichem und andauerndem Tiefstand der Luftwärme den gewöhnlichen Ort ihres Angriffes am menschlichen Körper verschonen und, anstatt in den Lymphbahnen der Haut, den Lymphknoten des Unterhautgewebes, dem Lymphsystem der Darmschleimhaut zu wuchern, die Atmungswege und insbesondere die Lunge befallen, zeigt es sich, daß die örtliche Krankheitsdisposition im Organismus durch den Einfluß der Jahreszeiten verändert wird, daß durch die kalten und kaltnassen Zeiten eine auffallende Empfänglichkeit des Respirationsapparates bewirkt werden kann.

Daß dabei die örtliche Wirkung und Fernwirkung des Erkältungsvorganges im Spiele ist, hat Albrecht von Haller für den seuchenhaften Seitenstich während der schweizer Faulfieberepidemie des Winters 1762—1763 angedeutet, indem er einerseits auf das künstlich überhitzte Stubenklima, das die Alpenvölker des Wallis im Winter lieben, und andererseits auf die Schneeschmelzkälte zur Zeit der Seuche hinwies.

149. Gelegentlich werden auch einmal im Sommer Pneumonien in epidemischer Häufung beobachtet, und zwar ebenfalls unter dem Einfluß derjenigen Bedingungen, die zu Erkältungen führen. Es handelt sich dabei um zweierlei Fälle; einmal um gehäufte Lungenentzündungen, die bei starken Witterungsumschlägen zustande kommen, so die bösartigen Sommerpneumonien, die Magnus Huss (1860) in Stockholm, Hermann Lebert (1874) in Breslau beobachtet hat, und die Ackermann (1854) nach seinen Beobachtungen auf Sylt im Auge hat, wenn er bemerkt, daß dort oft bei steigender Wärme mit Überwallungen Krankheiten der Lunge, bei abnehmender Wärme Krankheiten der gastrischen Organe entstehen; sodann um Sommerausbrüche in hochgelegenen Berggegenden, die also kein Sommerklima im Sinne des Tieflandssommers haben.

Was die Berglandpneumonie und ihre Beziehung zu Erkältungsgelegenheiten angeht, so ist durch die Untersuchungen Lombards (1873) und Jourdanets (1875) bekannt, daß die Häufigkeit der Lungenentzündungen mit der Erhebung des Wohnortes über dem Meer wächst.

In den schweizer Bergen gehört der gewöhnliche Stich, die gemeine Diplokokkenpneumonie, wie der böse Stich, die asthenische Pneumonie, zu den am meisten gefürchteten Krankheiten. Auf der Hochebene von Kastilien, die mit dem Oberland der Schweiz nur die Bodenhöhe gemeinsam hat, zittert man vor dem Namen der Lungenentzündung. Madrid liegt auf einer flachen hügellosen Hochebene ohne Baumschutz, 700 m über dem Meer; die Nordwestwinde streichen über die Gebirgskette von Guadarrama, die bis weit in den Frühling Schnee trägt; die Luft von Madrid ist trocken, oft schon im Frühherbst kalt. Am Tage strahlt die Sonne in Madrid lebhaft, aber im Schatten ist es sehr frisch und die Nacht bringt starke Abkühlung. Wie Madrid verhalten sich klimatisch im allgemeinen die hochgelegenen Orte, wo sich die gemeine Lungenentzündung häuft und gefährlich zeigt. In geringerem Grade hat dies Verhalten München; im höchsten Grade haben es die Hochebenen von Peru, Bolivia, Mexiko. In der Stadt Mexiko, die in der kalten Region des Tafellandes 1700—2200 m über dem Meer liegt, ist die Lungenentzündung eine alltägliche Krankheit, die einen bedeutenden Bruchteil der Sterblichkeit macht, wie die folgende Übersicht von Reyer zeigt:

Es starben in Mexiko in den Jahren 1845, 1852, 1858 und 1859 an

Lungenentzündung	3666
Bauchtyphus	1582
Dysenterie	2424
Diarrhöe	2646
Lungenschwindsucht	1561
Apoplexie	943
Hepatitis	627
Verwundungen	618
Eklampsie	1784
Herzleiden	299
Wechselfieber	94
Scharlach	121
Altersschwäche	179
Außerdem	11251
	27795

Die Todesfälle verteilen sich auf die einzelnen Monate folgendermaßen:

Im Januar starben	1993	davon	339	an Lungenentzündung	
„ Februar „	1904	„	439	„	
„ März „	2056	„	377	„	
„ April „	2192	„	343	„	
„ Mai „	2481	„	352	„	
„ Juni „	2393	„	293	„	
„ Juli „	2669	„	298	„	
„ August „	2450	„	246	„	
„ September „	2286	„	212	„	
„ Oktober „	2267	„	217	„	
„ November „	2111	„	250	„	
„ Dezember „	2997	„	270	„	
zusammen	27799		3666		
Jahresmittel	6949		914		

So häufig die Lungenentzündung in der tierra fria Mexikos, 1700 m und höher über dem Meer, ist, so selten wird sie in den niederen Regionen der tierra templada, 1700—1200 m, und in der tierra caliente; die Ebenen Yucatan und Tabasco am Golf kennen sie kaum dem Namen nach; im Küstenlande Anahuac, das meistens ein gleichmäßiges ruhiges Klima, aber im September und Oktober größeren Wärmewechsel zwischen Tag und Nacht hat, gibt es nur zu dieser Zeit Epidemien von Lungenentzündung.

In der Stadt Mexiko verteilt sich die Lungenentzündung auf die vier Jahreszeiten fast gleichmäßig, weil die Unbilden der Temperaturschwankungen dort alltäglich sind.

Es starben	insgesamt	an Lungenentzündung
im Frühling, März, April, Mai . . .	1682	268
„ Sommer, Juni, Juli, August . . .	1878	209
„ Herbst, Septemb., Oktob., Novbr.	1666	169
„ Winter, Dezember, Januar, Februar	1723	274
	6949	920

150. Im gemäßigten Klima, etwa der nordeuropäischen Ebenen, wo es einen ausgeprägten Wandel der Jahreszeiten gibt, hingegen schroffe Temperaturunterschiede vom Tage zur Nacht selten sind und in der milden Jahreszeit fast fehlen, gibt es jene gleichmäßige Verteilung der Lungenentzündung nicht. Sie häuft sich vielmehr auffallend zur schlechten Jahreszeit, ganz besonders aber dann, wenn die Unterschiede zwischen Tag- und Nachttemperatur am größten werden, die Bodenwärme am geringsten, Strahlungswärme und Verdunstungskälte verhältnismäßig groß sind, also beim Übergang vom Winter zum Frühling. Das drückt sich in der folgenden Zusammenstellung von Durand-Fardel (1856) aus.

Lungentzündung bei Greisen.

September . .	3		
Oktober . . .	5	Herbst . . .	28 Fälle
November . .	20		
Dezember . . .	24		
Januar	41	Winter . . .	107 „
Februar . . .	42		
März	44		
April	46	Frühling . .	117 „
Mai	27		
Juni	9		
Juli	7	Sommer . . .	19 „
August . . .	3		
	271		271 Fälle

Die Erkältung, bemerkt Durand-Fardel, die Erkältung und die Temperaturveränderungen sind fast die einzigen Gelegenheitsursachen, die man bei der Pneumonie nachweisen kann; man sieht sie manchmal nach einer großen Anstrengung, durch einen Kummer oder eine Ausschweifung eintreten; aber Temperaturwechsel sind die häufigste Veranlassung. Die Zahl und die Gefährlichkeit der Pneumonie unter den Greisen in der Pariser Salpêtrière richtet sich auffallend nach den Veränderungen des Thermometers. Sobald dieses bis auf 5°, 4°, 0° C herabsinkt, wird die Sterblichkeit außerordentlich; dabei werden die ersten Fröste besser vertragen als die letzten. In dem milden Winter 1838 auf 1839 war die Mortalität ungewöhnlich geringfügig; als aber im Frühling ziemlich lebhafte Fröste mit großer Wärme abwechselten, füllte sich die Krankenabteilung in zwei, drei Tagen an; als die Kälte abnahm, gab es keine neuen Pneumoniekranken; die noch bettlägerigen erholten sich rasch. Cruveilhier (1830) machte dieselbe Beobachtung. Er sah fünf Winter hintereinander in der Salpêtrière die Pneumonie unter den Greisen wüten, aber jedesmal rasch mit der Frühlingswärme verschwinden; die alten Weiber widerstanden einer Kälte von 24 oder 48 Stunden; aber eine mehrtägige Kälte brachte fast unbedingt viele Lungenentzündungen. Der Krankensaal füllte sich und leerte sich mit dem Wechsel der Witterung; nach dem Thermometer konnte man den Beginn und das Aufhören der Epidemie voraussagen.

Mit der besseren Heizung der Siechenhäuser in Paris und anderswo sind derartige Beobachtungen seltener geworden. Immerhin besteht die Abhängigkeit der Pneumonieziffer von Schwankungen der Luftwärme nach wie vor.

Je 100 Fälle von Lungenentzündung verteilten sich auf die einzelnen Monate folgendermaßen:

	Paris Hospitäler (Grisolle)	Wien Krankenhäuser (Haller)	Stockholm Hospitäler (Huß)	Zürich Klinik (Lebert)	Breslau Klinik (Lebert)	Summe
September	4	5	5	3	5	22
Oktober	5	5	6	3	8	27
November	8	7	7	7	11	40
Dezember	8	8	8	9	6	39
Januar	8	11	7	15	12	53
Februar	11	9	8	11	6	45
März	15	11	8	12	7	53
April	19	13	13	18	14	77
Mai	11	13	15	11	12	62
Juni	3	8	13	4	11	39
Juli	4	6	6	4	7	27
August	4	4	4	3	1	16
	100	100	100	100	100	500

(Nach Lebert 1874.)

Dieselbe Verteilung fand Riebe in der Garnison Posen während der Jahre 1873—1881 und Aufrecht im Magdeburger Krankenhause während der Zeit vom 1. Januar 1880 bis zum 1. April 1896.

Fälle von Lungenentzündung

	in Posen		in Magdeburg	
September	2		71	
Oktober	1	6	96	270
November	3		103	
Dezember	7		114	
Januar	11	31	174	452
Februar	13		164	
März	19		206	
April	14	44	189	574
Mai	11		179	
Juni	7		94	
Juli	4	14	62	205
August	3		49	
	95		1501	
	(Riebe 1884.)		(Aufrecht 1899.)	

Die Häufung der Pneumonien im Frühjahr tritt heute auf dem flachen Lande und in den Dörfern noch schroffer hervor als in den großen Städten, wo im Winter überwarme Wohnungen gegen die kalte Außenluft, im Sommer kühle Wohnungen gegen die Straßenhitze bedeutende Temperaturgegensätze für das ganze Jahr und somit fast unausgesetzte Gelegenheiten für Erkältungen geben. Dem künstlichen Stadtklima gegenüber, das sich bei der steigenden Wohlhabenheit und Bevölkerungsdichte in den letzten Jahrzehnten weiter ausgebreitet und gesteigert hat, zeigt das natürliche Landklima eine Verteilung der Lungenentzündung auf die einzelnen Monate derart, daß mit dem Mai diese Krankheit fast ganz aufhört, nur unter besonderen Witterungsverhältnissen oder Erkältungsgelegenheiten im Sommer und Herbst entsteht und erst wieder mit dem Dezember oder Januar erscheint, um sich dann bis zum März oder April, je nach dem Beginn des wirklichen Frühlings, zu häufen.

Insofern die geographische Lage eines Ortes eine Verschiebung der Jahreszeiten zur Folge hat, verschiebt sich auch das Maximum und Minimum der Pneumoniekurve. Das tritt in der obigen Tabelle an den verschiedenen Städten noch deutlich hervor. Für Stockholm bemerkt Huß (1860), daß hier während der Frühlingsmonate die größten Schwankungen in der Luftwärme vorkommen, nicht nur von einem Tage zum anderen, sondern auch während verschiedener Tageszeiten und besonders zwischen Tag und Nacht. Er betrachtet diese Veränderungen als die vorbereitende Ursache für die Entstehung der Lungenentzündung und spricht damit eine allgemeine Erfahrung aus, die nicht ohne Widerspruch geblieben ist.

151. Besonders hat Knövenagel (1888) nach seinen Untersuchungen zu Schwerin in Mecklenburg einen wesentlichen Einfluß der Witterung auf die Ziffer der Lungenentzündungen wie auf die sogenannten Erkältungskrankheiten überhaupt geleugnet. In den drei Jahren 1883, 1886 und 1887, die ein durchaus verschiedenes Verhalten des Winters zeigten, hat er die in der Garnison beobachteten Erkältungskrankheiten gezählt und folgendes gefunden:

Von Erkältungskrankheiten wurden in drei Wintervierteljahren gezählt:

		Januar	Februar	März	Summe
Halsentzündung	1883	50	55	47	152
	1886	33	51	49	133
	1888	23	14	30	67
Kehlkopfkatarrh	1883	11	20	5	36
	1886	23	24	31	78
	1888	4	4	3	11
Luftröhren- und Lungenkatarrh	1883	46	29	14	89
	1886	19	74	30	123
	1888	4	4	4	12
Akuter Schnupfen mit Herpesausschlag	1883	8	1	5	14
	1886	6	7	7	20
	1888	2	2	5	9
Kruppöse Lungenentzündung	1883	16	11	3	30
	1886	2	6	5	13
	1888	6	2	4	12
Akuter Gelenkrheumatismus	1883	1	2	5	8
	1886	1	3	3	7
	1888	—	—	2	2

Das Jahr 1883 hatte einen milden Winter mit hohem Luftdruck während zwei Monaten; es überwogen die trockenen Tage mit schönem Wetter; die relative Feuchtigkeit war im ganzen gering.

Das Jahr 1886 hatte einen strengen Winter; Januar, Februar und die ersten zwei Drittel des März waren bei vorherrschendem Nordost und Nordwest kalt; es gab vorwiegend trockene Tage; die relative Feuchtigkeit aber war etwas größer als 1883.

Das Jahr 1888 hatte einen langen sehr strengen Winter mit rauher und scharfer Luft bei ungewöhnlich heftigen Nord- und Ostwinden, das Wetter war bei reichlichen Niederschlägen widerwärtig.

Der strengste Winter brachte die wenigsten, der mildeste die meisten Erkältungskrankheiten. Das ist nichts Auffallendes. Es kommt nicht auf den Grad der Kälte als solchen an, sondern auf die Temperaturunterschiede und insbesondere auf große Temperatursprünge, damit sich die Erkältungskrankheiten häufen. —

Riesell (1889) hat nach seinen Erhebungen zu Echte in Hannover den Satz aufgestellt, daß die Pneumonie mit Erkältung und Witterungszuständen in keiner ursächlichen Verbindung stehen. Er begründet ihn folgendermaßen: Daß die Pneumonie keine Erkältungskrankheit ist, geht aus ihrer Epidemiologie hervor; Pneumonie tritt in Epidemien von streng lokaler Begrenzung und an allen Orten mit beschränkter wenn auch wandelbarer Zeitdauer auf.

Daß bei der Pneumonie ein Infektionskeim mitwirkt, ist nie geleugnet worden; unter anderen hat von Jürgensen (1883) diese dritte Wurzel der Pneumonie schon übertrieben stark betont. Über den Schluß, Pneumonie ist eine Infektionskrankheit, also ist sie keine Erkältungskrankheit, brauchen wir kein Wort mehr zu verlieren. Wie weit sich aus Riesells Untersuchungen ein Anhalt dafür ergibt, ob die Erkältung eine Gelegenheitsursache für die Pneumonie ist oder nicht, das ist die Frage.

Die von Riesell beobachteten Lungenentzündungen verteilten sich auf die einzelnen Monate folgendermaßen:

Jahr	I	II	III	IV	V	VI	VII	VIII	IX	X	XI	XII	Sa.
1880	3	5	1	8	14	4	—	—	1	—	6	6	50
1881	26	25	24	8	14	5	—	2	3	4	3	5	119
1882	11	10	13	10	11	3	3	2	3	5	1	5	77
1883	12	15	13	13	3	2	3	1	2	1	1	3	69
1884	8	5	3	7	3	1	2	2	4	4	5	6	50
1885	7	10	15	12	10	2	3	4	7	2	6	6	84
1886	16	17	34	29	25	12	10	3	—	—	6	6	158
	83	87	103	87	80	29	21	14	20	16	28	39	607

Demgemäß fallen auf die verschiedenen Jahreszeiten:

    Frühjahr, März, April, Mai . . . . 270 Fälle
    Sommer, Juni, Juli, August . . . . 64 „
    Herbst, September, Oktober, November . . 64 „
    Winter, Dezember, Januar, Februar . . . 209 „
                                          607 Fälle.

Also auch hier die entschiedene Häufung der Lungenentzündung im Winter und Frühjahr. Riesell selbst erkennt die Bedeutung dieser Tatsache damit an, daß er seinen Satz, die Lungenentzündung sei keine Erkältungskrankheit, folgendermaßen einschränkt oder eigentlich zurücknimmt. Es scheine eine Erkältung für manche Fälle von Pneumonie insoferne wirksam, als sie die Empfänglichkeit für die pneumonischen Infektionsstoffe in hohem Grade zu steigern vermöge; hierbei scheine es sich weniger um besonders starke hochgradige Erkältungen zu handeln als vielmehr um solche, bei denen die Einwirkung der Kälte auf das Individuum eine ungewöhnlich lange Zeit stattfinde; auch scheine in gleicher Weise eine voraufgegangene längere Überanstrengung der Körperkräfte für die Steigerung der Disposition wichtiger zu sein als der Grad der Erhitzung, welcher der Erkältung vorausging usw. — Immer wieder die Verwechslung von Kältegrad und Erkältung, die einseitige Hervorhebung einer Hilfsursache vor der anderen.

Übrigens teilt Riesell, wenn auch als Beispiele seltener Fälle, die folgenden Krankengeschichten mit:

Der Ackersmann Heinrich Sander, 47 Jahre alt, kräftig, ohne erbliche Belastung, noch nie an Lungenentzündung erkrankt, hatte sich am 30. März 1886 bei angestrengtem Pflügen in einem bergigen Terrain erhitzt und ritt dann auf einem seiner Pferde langsam nach Hause, wobei er einem kalten Zugwinde ausgesetzt war. Die kalte Luft war ihm angenehm; aber er fror, als er die Wohnung erreichte. Am anderen Tage fühlte er sich wohl; am Tage darauf, am 1. April, bekam er unter Schüttelfrost eine schwere Lungenentzündung, die tödlich endete. In diesem Falle bestand übrigens gleichzeitig eine Gemütsdepression.

Der Waldarbeiter Probst, 42 Jahre alt, gut genährt, hat 1873 seine erste Lungenentzündung bestanden. Am 16. November 1885 hatte er im Walde angestrengt gearbeitet und war, stark erhitzt, abends nach Hause gegangen, einem kalten Nordwinde stets entgegen. Es fror ihn stark, als er nach Hause kam; auch in der Wärme konnte es das unangenehme Gefühl des Frierens nicht los werden. Am anderen Tage ging er zwar wieder zur Arbeit, fühlte sich aber unausgesetzt ermattet, so daß er am 18. November zu Hause blieb. Am Abend dieses Tages befiel ihn ein Frost und jetzt entwickelte sich eine Lungenentzündung. Zur selben Zeit gab es im Dorf zwei andere Fälle.

152. Witterungsverhältnisse und Erkältungsgelegenheiten sind also wesentliche Hilfsursachen bei der Entstehung der Lungenentzündung. Daß bei einer schlechten Witterung Luftkälte allein nicht ausreicht, um Lungenentzündungen zu machen, ist eine alte Erfahrung. Eine gewisse Trockenheit der Luft gehört dazu. Nicht der feuchte Nordwind sondern der trockene Ost erregt an den norddeutschen Küsten die meisten Pneumonien.

In der Kieler medizinischen Poliklinik wurden während der Jahre 1865—1883 wegen kruppöser Pneumonie 1325 Kranke aufgenommen; diese waren auf die einzelnen Monate folgendermaßen verteilt:

Lungenentzündungen			monatliche Niederschläge seit 34 Jahren		
Januar	118	⎫	47,8	⎫	
Februar	116	⎬ 373	38,5	⎬	131,1 mm
März	139	⎭	44,8	⎭	
April	121	⎫	35,1	⎫	
Mai	175	⎬ 419	46,4	⎬	146,1 mm
Juni	123	⎭	64,6	⎭	
Juli	126	⎫	66,1	⎫	
August	63	⎬ 260	75,2	⎬	212,8 mm
September	71	⎭	73,9	⎭	
Oktober	70	⎫	61,7	⎫	
November	96	⎬ 273	55,0	⎬	172,5 mm
Dezember	107	⎭	55,8	⎭	
	1325				

(Nach Edlefsen 1884.)

Die Zahl der Lungenentzündungen sinkt also mit der Zunahme, steigt mit der Abnahme der Niederschläge. Nur im März, April und Mai, wo die täglichen Temperaturschwankungen in der Luft am bedeutendsten sind, wird der Einfluß der Niederschläge verdeckt.

Wir wollen hier nicht ausführen, daß Trockenheit der Luft die Staubbildung begünstigt und daß gewisse Staubsorten, insbesondere Straßenstaub, Kalkstaub, Wollstaub, Haarstaub, Thomasschlackenmehl usw., in vielen Fällen von Lungenentzündung eine große Hilfsursache bedeuten (123). Aber wir wollen immer wieder hervorheben, daß zum Zustandekommen der Lungenentzündung sich für gewöhnlich mehrere Hilfsursachen, Erkältung, Staub, Überanstrengung, Körpererschütterung usw. vereinigen und vertreten, und daß es ebensowenig eine spezifische Hilfsursache wie einen spezifischen Erreger der Lungenentzündung gibt, wenn auch in unseren Breiten Erkältung und Diplococcus lanceolatus die wichtigsten Vertreter der zusammenwirkenden Schädlichkeiten sind.

Bei der Wüsten- und Steppenpneumonie, die gelegentlich die Karawanen nach anstrengenden Tagesmärschen und die Beduinen nach scharfen Ritten dezimiert, wirken neben Anstrengung und Staub die nächtliche Abkühlung des Bodens und der Luft zweifellos mit.

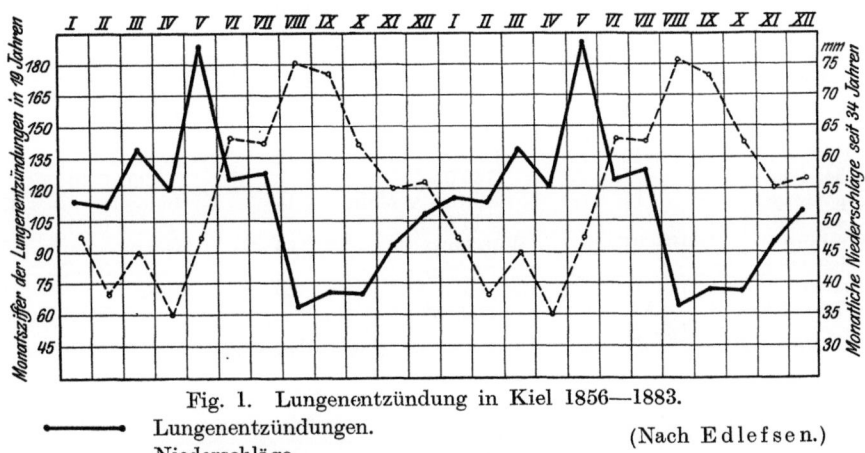

Fig. 1. Lungenentzündung in Kiel 1856—1883.
—— Lungenentzündungen.
o------o Niederschläge.
(Nach Edlefsen.)

153. Um die Bedeutung der Erkältungseinflüsse für die Entstehung der Lungenentzündungen in ihrem ganzen Umfange zu würdigen und zugleich die anderen Bedingungen für ihr Zustandekommen zur Geltung kommen zu lassen, fassen wir die geographischen Verhältnisse, unter denen Lungenentzündungen vorkommen und sich häufen, kurz zusammen.

Lungenentzündungen sieht man in allen Ländern, allen Breiten und allen Höhen, bei allen Erdbewohnern. Am häufigsten sind sie in den gemäßigten Zonen. Ihre Ziffer nimmt ab mit der Polhöhe und wächst mit der Höhe über dem Meer.

Die gemeine Alltagspneumonie der gemäßigten Zonen, bei welcher Saprophyten der oberen Atmungsschleimhäute, vor allem der Diplococcus lanceolatus, Staphylokokken, der mitigierte Influenzabazillus, als Erreger wirksam werden, zeigt die entschiedenste Beschränkung in der Art, daß sie um so seltener wird, je weiter man zu den Polen und je näher man dem Äquator kommt; um so häufiger, je höher die Menschenansiedlung über dem Meer. Die große Seltenheit endemischer Lungenentzündung in den arktischen Gegenden ist stets hervorgehoben worden; ihr Vorherrschen in den gemäßigten Breiten Europas und Nordamerikas mit einer mittleren Sterblichkeitsziffer von 15 auf 10 000 Lebende ist ebenso allgemein bekannt. In heißen Tiefländern gibt es Jahre, wo der Arzt keine Gelegenheit hat, Lungenentzündungen zu sehen; hier häuft sich das Übel nur, wenn schwere Malariaseuchen, Ruhren, Pocken, Masern vorwalten.

Ganz allgemein häuft sich die Lungenentzündung während der Herrschaft gewisser Seuchen wie Influenza, Masern, Keuchhusten, Typhus, Malaria, Pest, Milzbrand. Bei diesen Seuchen zeigt sich die Pneumonie während oder nach dem Ablauf der Epidemie gelegentlich auch an Orten, die sie vermöge ihrer geographischen Lage sonst selten sehen oder überhaupt nicht kennen.

Innerhalb der endemischen Gebiete der Alltagspneumonie, also in den mittleren Breiten und tiefen Lagen, steigt die Frequenz der Lungenentzündung mit der Größe der Menschenansiedlung ziemlich regelmäßig; die Ziffer 15 tödliche Pneumoniefälle auf 10 000 Lebende gilt für Städte mit weniger als 10 000

Einwohnern. Wie sie in nordischen Ländern und rauhen Lagen abnehmen, in südlichen Lagen und milden Ländern zunehmen und mit der Größe der Städte anwachsen kann, zeigen die folgenden Ziffern, die wir aus größeren Zusammenstellungen von Oesterlen (1874), Lombard (1877), Hirsch (1886), Clemow (1903) und aus einer Reihe statistischer Jahrbücher des vorletzten und letzten Jahrzehntes auswählen:

Von 10 000 Lebenden starben an gemeiner Lungenentzündung in:

Christiania (698 000)	11—14	Stuttgart (285 000)	9—11	Turin (184 000)	22
Bergen (342 000)	16	Genf (149 000)	12	Ferrara (293 000)	25
Kopenhagen (451 000)	17	Frankfurt a. Main (414 000)	14	Bologna (548 000)	27
Hamburg (936 000)	19—21	Würzburg (84 500)	15	Genua (1 530 000)	29
London (7 537 090)	11—17	Zürich (500 600)	20	Rom (1 343 000)	41
Paris (2 847 000)	16—22				

(Die Einwohnerziffern in Klammern sind abgerundet.)

Von 10 000 Lebenden starben an Lungenentzündung:

in englischen Städten mit mehr als 10 000 Einw. (1887—1900) 11—15
„ französischen „ „ „ „ „ (1854—1898) 16—23
„ italienischen „ „ „ „ „ (1881—1904) 20—41
„ Algier . . . . (1852—1900) 24—38
„ dänischen Städten . . . . (1892—1897) 40—61

Es würde zu weit führen, die vorstehenden Ziffern mit der Darlegung der für jeden genannten Ort obwaltenden Erkältungsgelegenheiten, der geographischen Lage, der vorherrschenden Winde, der Ausbildung des künstlichen Stadtklimas, ferner der Luftverunreinigung mit Staub, Rauch usw. zu erläutern. Nur zur Pneumoniemortalität in den dänischen Städten die kurze Bemerkung, daß wir vorläufig nicht übersehen, aus welchen Gründen sie gegen die Regel und gegen früher dort gemachte Erfahrungen sich so bedeutend erhoben hat; ob es sich etwa um eine besonders tiefe Nachwirkung der großen Influenzaepidemie des Jahres 1890, die so viele Anbrüchige und Lungenschwache und Erkältungsempfindliche hinterlassen hat, handelt oder um eine abweichende Art der Statistik. Der Grund für die große Sterbeziffer an Lungenentzündung in Algier ist bereits oben (108) angegeben worden.

Das bisher mitgeteilte Verhalten der Pneumoniefrequenz gilt für die Tiefebenen. Mit steigender Bodenerhöhung wächst die Häufigkeit der Lungenentzündung in den gemäßigten und auch in den warmen Ländern. In den schweizer Alpen, in Castilien, im Atlasgebirge, im Himalaya, in Abessynien, in den mexikanischen Hochebenen ist die Lungenentzündung um so häufiger und gefährlicher je bedeutender die Bodenerhebung. Die Einwohner jener Länder wissen aus beständiger Erfahrung, daß am förderlichsten für die Entstehung der Krankheit rasche Temperatursprünge sind, während noch so tiefe andauernde Kältegrade sie nicht fördern; daß die mit großen Verdunstungen oder mit der Schneeschmelze einhergehenden Wärmebindungen sowie scharfe Gegensätze zwischen rauhem Außenwetter und künstlicher Wohnungswärme um so gefährlicher werden, je bedeutender die Tageswärme steigt; daß die Lungenentzündungen um so zahlreicher werden, je stärker und wechselreicher die kalten Winde und je trockener dabei Luft und Boden sind.

Was an der Lungenentzündung für die Bedeutung des Erkältungseinflusses als der zweiten Wurzel der Erkältungskrankheiten gezeigt worden ist, gilt für alle Erkältungskrankheiten, insbesondere für Katarrh und Rheuma, aber nicht nach starrem Schema, sondern mit gelegentlichen Abänderungen. Wir werden im Dritten Teile ausführen, daß in unseren Breiten die Katarrhe der oberen Luftwege sich nach den Feuchtigkeitsgraden der Luft und nach den Niederschlägen weniger richten als die Lungenentzündung, sich aber entgegengesetzt verhalten wie die mittleren Monatstemperaturen, mit zunehmender Wärme abnehmen, mit abnehmender Wärme sich vermehren; daß hingegen die akuten rheumatischen Gelenkleiden sich um so häufiger einstellen, je größer die Unterschiede zwischen den höchsten und niedrigsten Monatstemperaturen werden. Mit anderen Worten, die verschiedenen Formen der Erkältungsgelegenheiten beeinflussen den empfindlichen Körper nicht immer im gleichen Sinne. Der Ort ihres Angriffes wechselt mit ihrer Form.

154. Wollte man hier fragen, wie die örtliche Gewebsveränderung, die das Entstehen einer Erkältungskrankheit einleitet oder vorbereitet, aussieht, so möchten wir auf das verweisen, was wir über die Anatomie der Kälteschäden gesagt haben. Das läßt sich kurz in die Worte Lymphgerinnung, ischämischer Infarkt, ischämische Nekrose, Koagulationsnekrose zusammenfassen. Diese pathologischen Begriffe müssen bei dem heutigen Zustande unserer Kenntnisse von den Erkältungsvorgängen ebenso genügen, um den Beginn einer krupösen Pneumonie beim Laufen gegen einen kalten Nordost verständlich zu machen wie das Zustandekommen einer Frostbeule beim Einwirken der Kälte auf die Haut.

Im übrigen kann man nur sagen, daß die pathologische Anatomie bestätigt hat, was die Beobachtung am Krankenbett täglich feststellt, daß nämlich die leichten alltäglichen Erkältungsfolgen, also die gewöhnlichen Flüsse, mit zellarmen Exsudaten einhergehen, wie wir sie auf den freien Schleimhäuten als Schleimflüsse sehen und an den Gelenken wegen der Flüchtigkeit der Anschwellung voraussetzen.

Robert Froriep (1843) machte darauf aufmerksam, daß an den Körperteilen, wo sich der Rheumatiker über Schmerzen beklagt, in der Haut, im Unterzellgewebe, in den Sehnen, Gelenkbändern, Muskeln, Nervenstämmen, in den serösen Häuten der Gelenke wie in den fibrösen Häuten des Hirns, des Auges, der Faszien usw. gallertige Anschwellungen nachweisen lassen, in denen sich junges Bindegewebe bildet, das bei längerem Bestehen zur Schwiele verhärtet (180). Leser (1884) hat eine ischämische Schwiele beschrieben, die sich der Frostschwiele durchaus ähnlich verhält. Wie Kraske (1879) und Rudolf Volkmann (1898) an Amputationsstümpfen erfrorener Glieder fanden, erleiden die quergestreiften Muskeln an erfrorenen Gliedern eigentümliche Veränderungen, die an Frorieps rheumatische Schwiele erinnern; neben gesunden braunen Querschnitten der Muskelzellen findet man gelbliche oder lachsfarbene Stellen, scharf begrenzt oder mit verschwommenen Grenzen, entsprechend einem scholligen Zerfall der Fibrillen bei ödematöser Durchtränkung mit Erhaltung der Querstreifung und der Kerne oder einem trockenen Zerfall in Querscheiben mit Untergang der Kerne; in der Umgebung lebhafte Regeneration, dem embryonalen Wachstum ähnlich, die je nachdem zum Ersatz größerer Muskeldefekte oder zu Narben- und Schwielenbildung führt.

Alles das sind Prozesse, die nichts Besonderes an sich haben. Der Versuch, den Erfrierungskrankheiten und Erkältungskrankheiten und besonders den rheumatischen Läsionen in der rheumatischen Schwiele eine spezifische anatomische Form zuzuschreiben, ist so hinfällig wie jeder Versuch, eine pathognomonische Histologie oder spezifische Zellularpathologie zu schaffen.

Wenn wir für die örtlichen Wirkungen eines Erkältungseinflusses auf die Gewebsveränderungen hinweisen dürfen, welche sich als Kältewirkungen im gröberen Sinne darstellen, wenn wir, anders ausgedrückt, annehmen, daß örtliche Erkältungsschäden und Kälteschäden im Grunde übereinstimmen und nur durch den Grad und die Ausdehnung der Läsion voneinander verschieden sind, so versagt diese Erklärung für die Fernwirkungen einer Erkältung, etwa für die Entstehung eines Schnupfens nach Abkühlung des Kopfes oder der Füße. Vielleicht kommen zu ihrer Erklärung die Kapillarthromben in Frage, die Litten und Buttersack (1897) kennen gelehrt haben; und für die Entstehung solcher Kapillarthromben Erkältungsstoffe nach Art der Ermüdungsstoffe Weichardts (1905), deren klinische Bedeutung bei Infektionen von einzelnen schon früh erkannt worden ist (158). Wir begnügen uns damit, auf diese Möglichkeit hinzuweisen, um nur zu sagen, daß man zur Erklärung von Schleimhauterkrankungen oder Gelenkerkrankungen infolge von Hauterkältungen nicht bloß auf die vielberufenen Nervenreflexe beschränkt ist, und daß die als Reflexwirkung gedeutete Schleimhauthyperämie bei Erkältungskatarrhen mindestens ebensogut, wenn nicht weit eher, Folge wie Ursache der Erkältungskrankheit sein kann. The remarkable facility of spontaneous recovery which is a feature of all catarrhal or, in other words, of all reflex nervous inflammations (Hutchinson 1884), kann auch bei kapillaren Lymphgefäß- oder Blutgefäßthrombosen eintreten. Im ersten Beginn eines jeden Erkältungskatarrhs kann man eine Ischämie der erkrankten Schleimhaut beobachten, die erst nachträglich, früher oder später einer Hyperämie weicht. Man setze eine Blutplättchenthrombose, wie Buttersack sie als Grund von Ödemen und anderen Störungen bei Chlorotischen annimmt und wie Salvioli, Aschoff (1892) und andere sie nach Hautverbrennungen entstehen und sogar zur Todesursache sich steigern sahen, so hätte man einen genügenden Erkältungsschaden, um der dritten Wurzel der Erkältungskrankheit, der Infektion, den Boden zu bereiten. Doch dieses und das weitere wollen wir den Anatomen überlassen. Uns geht hier zunächst der klinische Erfahrungssatz an: Erkältungswirkungen können, ohne besondere Störungen zu hinterlassen, bei geeignetem Verhalten des Patienten rasch und wiederholt vorübergehen; damit sie sich weiter entwickeln zu Erkältungskrankheiten, muß noch etwas Besonderes hinzukommen.

K. Erkältung und Krankheitserreger.

155. Als dritte Wurzel der Erkältungskrankheiten bezeichneten wir die Infektion, die zu einem örtlichen Erkältungsschaden die Krankheit hinzufügt, wie eine Infektion, die zur Gewebswunde im engeren Sinne hinzukommt, die örtliche oder allgemeine Wundkrankheit hinzufügt. Ein „aseptischer" Kälteschaden stellt sich im äußersten Falle als örtlicher Tod oder trockener Brand dar und bedeutet einen rein örtlichen Gewebsverlust; erst das Hinzukommen einer Infektion von außen oder von innen her bewirkt, daß der feuchte lokale oder fortgeleitete Brand hinzutritt, daß die einfache Erfrierung zur Erfrierungskrankheit wird. Die Analogie zwischen Wundschaden, Erfrierungsschaden, Erkältungsschaden einerseits und Wundkrankheit, Erfrierungskrankheit, Erkältungskrankheit andererseits läßt den Streit darüber, ob man von Erkältungskrankheiten sprechen dürfe, überflüssig erscheinen. Sie wirft auch ein Licht auf die Bemühungen einzelner, „spezifische Erkältungserreger" zu finden oder zu proklamieren.

Man hat zum Beispiel den Erreger des gemeinen akuten Rheumatismus als solchen bezeichnet. Es ist sehr wahrscheinlich, daß der Infektionskeim des landläufigen Gelenkrheumatismus und der Leiden, die damit zusammenhängen, für weite Erdgebiete ein einheitlicher Mikrobe ist. Es ist ebenso wahrscheinlich, daß beim tagtäglichen Erkältungsschnupfen ein besonderer einheitlicher Schleimhautparasit mitwirkt. Aber die Einheitlichkeit gilt wohl nur für umschriebene Zeitperioden und für beschränkte Gebiete. Die Katarrhseuchen haben im Lauf der Zeit durch den Wandel besonderer Züge und Eigentümlichkeiten im Krankheitsbilde immer wieder gezeigt, daß das Miasma oder das Kontagium, das bei ihnen mitwirkt, nicht stets dasselbe war.

Im Anfang der Bakteriologie hielten wir, und wohl nicht zu Unrecht, die gewöhnlichen Staphylokokken unserer oberen Schleimhäute, später den Micrococcus catarrhalis, den Diplococcus lanceolatus, Streptokokken usw. für die Erreger der gewöhnlichen Katarrhe. Dann kam die Zeit der großen Influenzapandemie, unter deren Eindruck sich die ganze endemische Krankheitskonstitution in eine grippöse verwandelte und neben oder vor den genannten Mikroben der Influenzabazillus in Wirksamkeit trat. Heute, wo die Lungenseuche des Rindviehs, Maul- und Klauenseuche, epidemische Kinderlähmung, Varicellen und Pocken zu größerer Herrschaft gelangen, wird neben den unsichtbaren filtrierbaren Keimen dieser Seuchen auch ein Aphanozoum coryzae (Kruse 1914) gefunden. Falls dieses letztere wirkliche Bedeutung in der Pathogenese des Schnupfens hat, so würde daraus keineswegs notwendig folgen, daß die früher angenommenen Erreger mit den Erkältungskatarrhen irrtümlich in Zusammenhang gebracht worden seien.

Auf jeden Fall, so sicher wie es keine einheitliche Angina tonsillaris sondern verschiedene Anginen mit verschiedenen Erregern gibt, so sicher wie es keinen spezifischen Infektionskeim der Pneumonie sondern viele Pneumonieerreger gibt, so sicher wie neben den rheumatischen Krankheiten im engeren Sinne zahlreiche sogenannte Rheumatoiderkrankungen unterschieden werden müssen, so sicher ist auch die dritte Wurzel des Schnupfens und der Flüsse überhaupt nicht mit einem einzigen Micrococcus catarrhalis oder Aphanozoum coryzae bezeichnet. Die Wahl dieser Namen führt irre, in zwiefacher Beziehung. Sie möchte dem einzelnen Bakterium eine spezifische Wahlverwandtschaft zu besonderen Körperteilen zuschreiben und es überdies zum ausschließlichen und ausreichenden Erreger einer bestimmten Krankheit stempeln. In Wirklichkeit liegt die Sache nicht so einfach. Wir zeigen das am Beispiele der Lungenentzündung.

156. Der Nachweis eines Diplokokkus bei der gewöhnlichen Lungenentzündung ließ vielen Bakteriologen sofort die Annahme aller weiteren Bedingungen für das Zustandekommen jener Krankheit überflüssig erscheinen. Vor allem sollte einer so ungreifbaren Hilfsursache wie der Erkältung keine Bedeutung mehr zukommen, nachdem der sogenannte Pneumokokkus in den Krankheitsherden der meisten Pneumoniker aufgezeigt und auf künstlichen Nährböden in Reinheit gezüchtet werden konnte; das noch nicht gelungene Tierexperiment werde endlich doch gelingen und den Schluß machen.

Das Tierexperiment mit dem Pneumokokkus gelang nicht. Weder durch einfaches Einatmenlassen noch durch Einblasen noch durch Einspritzen in die Luftröhre oder in die Lungen war es möglich, mit dem Bacterium pneumoniae oder dem Diplococcus lanceolatus bei Tieren eine Pneumonie zu erzeugen; auch die sonst stets aushilfsreiche Laboratoriuminfektion beim Menschen wollte sich nicht einstellen.

Inzwischen mußte auch der Lehrsatz, das Bacterium pneumoniae Friedländer oder sonst jedenfalls der Diplococcus lanceolatus Fränkel sei der Erreger der Lungenentzündung, aufgegeben und zu dem Satz erweitert werden: Der klinischen Vielheit der Lungenentzündungen entspricht eine ätiologische Vielheit ihrer Erreger; man lernte den Streptococcus erysipelatis, das Bacterium influenzae, den Bacillus pestis, das Bacterium typhi, die Amoeba malariae usw. als ebensoviele gelegentliche Pneumonieerreger kennen. Mit diesen aber gelang es erst recht nicht oder höchstens ganz zufällig, im Experiment das klinische Bild der Lungenentzündung als einer akuten fieberhaften Krankheit mit siebentägiger Kontinua und mit Verdichtung eines oder mehrerer Lungenlappen und mit kritischer Wiederherstellung zur Gesundheit oder die anderen klinischen Typen zu erzeugen.

Sogar eine einfache charakterlose Infektion gelang erst, als man zum bakteriologisch definierten μίασμα eine vorbereitende Hilfsursache, die πρόφασις der Alten, zugleich in Anspruch nahm, als man dem Erreger den Boden durch Verwundung, Stoß, Erschütterung, Staub, Kältewirkung gründlich vorbereitete. Wobei es allerdings dann nicht immer ersichtlich blieb, was eigentlich den anatomischen Schaden oder den Tod herbeiführte, der Bazillus oder die Hilfsbeschädigung des Versuchstieres?

So sah Lipari (1889) seine Versuchstiere nach gewaltsamer intratrachealer Infektion mit pneumonischem Sputum nur selten sterben; hatte er sie aber vorher durch Anpeitschen und Hetzen zum Lauf stark erhitzt, sodann durch ein Bad von 3° C oder durch Verdunstenlassen von Äther auf der nacktrasierten Brust gründlich abgekühlt, so gingen sie unter dem Auftreten von entzündlichen Lungenherden ein.

Selter (1907) konnte hingegen weder durch Inhalation von Pneumokokkenkulturen noch durch Staubeinblasung noch durch Frostkälte bei Meerschweinchen und Kaninchen eine Lungenentzündung machen, während er bei der Beobachtung von zwei kleinen Winterepidemien unter diesen Tieren fast den Eindruck gewann, als ob der Einfluß atmosphärischer Faktoren zu der seuchenhaften Pneumonie beigetragen hätte.

Was mit Bakterienkulturen oder mit bakterienhaltigem Sputum nicht und unter der doppelten Einwirkung von Bakterien und physikalischen Schädigungen ebensowenig oder kaum gelang, das sollten dann die letzteren allein bewirken. Stoß, Fall, Verwundung, Erschütterung oder Quetschung des Thorax, Einblasen von Staub oder von kalter Luft in die Atmungswege sollten genügen, um die Lungenentzündung zu erregen und zwar aus dem einfachen Grunde, weil die oberen Atmungswege der Versuchstiere ebenso wie die des Menschen fast beständig den einen oder anderen Pneumokokkus oder Pneumobazillus beherbergen. Das Experiment ist zwar nur einem Autor (Dürck 1899) geglückt. Aber die Voraussetzungen dazu waren richtig.

157. Nach allem, was wir wissen, haben sich die Erreger vieler Krankheiten und darunter auch die der gewöhnlichen Lungenentzündung längst auf unseren Schleimhäuten als Saprophyten angesiedelt, ehe sie zur pathogenen Wirksamkeit gelangen. Unter gewöhnlichen Verhältnissen schützen die Epithelien der Schleimhäute sich selbst und den ganzen Organismus gegen das Eindringen von Bakterien durch ihre Lebenstätigkeit; reicht diese nicht aus, oder werden Schleimhautstellen durch äußere Gewalt, Hitze, Kälte, Gifte, Verwundungen versehrt, so können auswandernde Phagocyten in die Bresche treten und die beginnende und fortschreitende Infektion abwehren. Bleibt die Aushilfe der Phagocyten aus oder ist sie wegen der Größe der Verletzung ungenügend, so wird der Organismus der Einwanderung der Bakterien, die in den verletzten Geweben wuchern, ausgesetzt.

Wie die örtliche Schutzkraft des Lungengewebes gegen eindringende Keime durch Kälteeinwirkung geschwächt wird, zeigte Ranzoni (1907). Er ließ Meerschweinchen 20 Minuten lang Kulturen des Bacillus prodigiosus einatmen. Dann setzte er die Hälfte der Versuchstiere in einen kalten Raum, dessen Temperatur sich zwischen —1° und —5° C hielt. Von 12 zu 12 Stunden tötete er einige Tiere, die letzten nach 84 Stunden. Die andere Hälfte wurde bei gewöhnlicher Zimmertemperatur gehalten und paarweise mit den anderen seziert. Es ergab sich, daß die letzten schon nach 48 Stunden frei vom Prodigiosus waren, die kaltgehaltenen erst nach 72 Stunden. Auch Meerschweinchen, die zuerst 3 Stunden lang im Thermostaten bei 30—35° C gehalten und dann 3 Stunden in einen Eiskeller bei 0° C gesetzt und so weiter im Wechsel gequält wurden, ließen eine deutliche Vermehrung der Prodigiosuskeime erkennen. Dasselbe geschah bei Meerschweinchen, die alle 12 Stunden 20 Minuten lang in ein Bad von 30—35° C getaucht und dann der Abkühlung durch Verdunstung ausgesetzt wurden. Bei diesen Versuchen wurden die Tiere so elend, daß sie nach dem Bad halbtot im Käfig lagen und jede Nahrung verweigerten.

Schon vor Ranzoni hatte Bouchard (1887) in einem einfachen und unzweideutigen Experiment die Bedeutung von Kältewirkungen für die Entstehung von bakteriellen Autoinfektionen dargetan; indem er Meerschweinchen langsam und stetig abkühlte, konnte er in ihrem Blute die zunehmende Einwanderung der Schleimhautbakterien durch das bakteriologische Kulturverfahren nachweisen.

Daß die Kälte aber nicht allein derartige Wirkungen übt, daß auch Körpererschütterungen und Schreckwirkung diesen Erfolg haben, zeigte Bouchard in einem zweiten Versuche. Ein Meerschweinchen, das 4 Stunden lang in einem trommelartigen Käfig gedreht worden war, zeigte im Mastdarm eine Temperatur von 24° C und ergab aus seinem Blut, das vorher steril gewesen war, bis zu acht Bakterienkolonien auf jeden Tropfen.

Nehmen wir hinzu Experimente von Charrin und Ruffer (1889), denen zufolge die Durchschneidung des Ischiadikus bei Tieren in der Mehrzahl der Fälle das Haften einer örtlichen Infektion mit dem Bacillus pyocyaneus begünstigt, und Experimente Hermanns (1891), in denen nach der Durchschneidung des Ischiadikus der Übergang pyogener Mikroben aus dem Blut in Gelenke, Knochenmark und Schleimbeutel am gelähmten Gliede geschah, so fehlt es auch nicht mehr an Laboratoriumsbeweisen dafür, daß äußere und innere Hilfsursachen für die Entstehung von Infekten von größter Bedeutung sind.

Was im Experiment Gewebsverletzungen und Entnervungen tun, bewirken im gewöhnlichen Leben einfache Überanstrengungen. Daß ein lange gehetztes Wild früher verwest als ein rasch erlegtes, weiß jeder Jäger. Auch ist die Erfahrung, daß ganz gesunde Menschen durch Überanstrengung auf Märschen oder bei schweren Arbeiten, sowie durch heftige Erschütterungen mit oder ohne Erkältung in eine Lungenentzündung verfallen, sehr gewöhnlich. Noch gewöhnlicher die Erfahrung, daß ein mit der Atmung aufgenommener scharfer Luftzug, eine rasche Abkühlung der entblößten schweißbedeckten Brust, ein Fall ins kalte Wasser von einer Lungenentzündung gefolgt werden kann. Auch die Beobachtung ist nicht selten, daß ein Pneumoniekranker bei schwitzendem Körper in der Krise am siebenten Tage das Bett verläßt und augenblicklich eine Steigerung aller Krankheitszeichen und einen neuen Entzündungsherd an der Lunge oder in der Pleura oder im Pericardium bekommt.

158. Wenn man für die Lungenentzündung das Zusammenwirken von Erkältung und Infektion als die Krankheitsursache in vielen Fällen heute wohl allgemein zugibt, hat man sich beim Bauchtyphus ganz entwöhnt, an ein solches Zusammenwirken zu denken. Früher war das aber anders. Noch Schoenlein (1842) erwähnt in seinen klinischen Vorträgen in Berlin, daß im Juliushospital zu Würzburg ganz gesunde und kräftige Wärter durch Ekel oder Erkältung den Typhus bekamen. Zweifellos lag ihm nichts ferner als der Gedanke, ein Ekel, eine Erkältung seien an sich ausreichend, um eine Typhuserkrankung zu machen. Er war mit der Vorstellung eines übertragbaren vermehrungsfähigen Typhuskeimes vertraut genug, um bei seiner Erklärung der Typhusentstehung etwas anderes als die auslösende Gelegenheitsursache zu meinen. Wir müssen es wieder lernen, auf die Gelegenheitsursache so sehr zu achten, wie wir heute auf die erregende aufmerken.

Was alles bei einer verschärften Betrachtung der Dinge neu zu entdecken oder von alten Erfahrungen neu zu bestätigen ist, hat uns der Begriff des Unfalls gelehrt. Seit der Gesetzgebung für die Unfallversicherung sind die alten Kontusionspneumonien, Kompressionspneumonien, traumatischen Pneumonien wieder da und die Unfallstyphen sind nicht ausgeblieben.

Ein Arbeiter, berichtet Riedel (1896), fällt beim Löschen von Kohlen aus einem Kahn in voller Kleidung in den Travefluß, so daß das Wasser über ihm zusammenschlägt. Er wird von seinen Kameraden herausgezogen. Acht Tage später erkrankt er fieberhaft und stirbt am neunten Krankheitstage. Die Sektion ergibt Bauchtyphus mit Lungenentzündung. Die Nachgebliebenen klagen auf Betriebsunfall. Der Gutachter nimmt an, daß der Mann beim Fall in den Fluß das von Aborten stark verunreinigte Flußwasser geschluckt habe und dabei mit Typhuskeimen infiziert worden sei. Andere Typhusfälle, von denen aus eine Ansteckung hätte abgeleitet werden können, waren in der Gegend nicht bekannt geworden. Im Gutachten wurde hervorgehoben, daß der Patient kurz vor Mittag mit leerem Magen ins Wasser gefallen war. Die Berufsgenossenschaft hat die Ansprüche der Familie ohne weiteres anerkannt. Zur Erklärung des Gutachtens gehört die Tatsache, daß im Lübeckischen, wo das Unglück sich zutrug, auf Kochs Autorität hin seit etwa zwei Jahrzehnten das Trinken von verunreinigtem Wasser als Gelegenheit zur Typhusinfektion gilt. Die Behörden nehmen, besonders für Kinder, als einzig wahrscheinliche Quelle für den Typhus das Baden in den benachbarten „stark verunreinigten" Wasserläufen oder das Spielen in den Ufermulden an, ohne weitere Beweise.

Woher auch die Infektion kommen mag, jedenfalls wird man in einer späteren Zeit einmal die vorstehende Krankengeschichte nicht mehr unter dem Titel Typhusinfektion durch Unfall sondern unter dem Titel Ausbruch eines Typhus nach Erkältung verwerten.

Einen anderen Fall von Typhusinfektion im unfreiwilligen Bade berichtet Lewy (1896) unter dem Titel „Typhus durch Betriebsunfall". Ein 65jähriger Parkarbeiter fiel beim Fällen eines Baumes in einen Parkgraben, arbeitete dann noch einige Tage und wurde sechs Wochen lang im Hospital wegen Typhus behandelt. Er erholte sich wieder, blieb aber schwach und behielt Schmerzen in den Gliedern.

Hier ist doch ganz bestimmt mindestens so viel Grund, an eine Erkältung des beim Arbeiten erhitzten Körpers im Wasser und dadurch bedingtes Ausbrechen einer vorher latenten Infektion zu denken, wie an eine „Infektion durch Wasserschlucken", die nie bakteriologisch festgestellt worden ist.

Während die Infektion mit Typhusbazillen durch Trinkwasser und insbesondere durch „verseuchtes Flußwasser" bisher immer noch eine willkürliche und unbewiesene Behauptung bleibt oder eigentlich bereits eine durch Walter (1910) gründlich widerlegte Irrlehre geworden ist, hat die Annahme, daß latente Typhuskeime im Darm durch eine Erkältung zur Wirksamkeit gelangen können, wenigstens unzweideutige Analogien für sich. Die dem Typhuskeim nahe verwandten Kolibazillen werden häufig als Krankheitserreger wirksam, wenn ihr Träger eine Erkältung erlitten hat. Nichts gewöhnlicher als eine Cystitis mit dem Befund des Kolibazillus nach Erkältung des Unterleibes. Die Pyelonephritis, die in den meisten Fällen durch das Bacterium coli commune bewirkt und unterhalten wird, setzt oft nach einer starken Erkältung ganz akut unter dem Bilde eines Abdominaltyphus mit Kotverhaltung oder mit Durchfall ein, der Harn wird reichlich abgesondert, enthält viel Eiweiß, Blut, Zylinder und die genannten Mikroben, und nach einigen Tagen ist das Bild der eitrigen Pyelitis da.

Es kommt nicht selten vor, daß ganz gesunde Menschen durch Arbeiten, Märsche, anhaltende Erschütterungen des Körpers, die über das Maß ihrer Kräfte gehen, in eine fieberhafte tiefe Abgeschlagenheit mit Schmerzen in einzelnen Muskelgruppen, Appetitlosigkeit und rascher ausgeprägter Erblassung und Abmagerung bei Verstopfung oder Durchfall, kurz in eine Krankheit, die an ein beginnendes Nervenfieber denken läßt, verfallen. Sie kann bei Menschen jedes Alters gemacht werden, fällt aber bei jugendlichen Personen besonders häufig auf und ist bei den frisch ausgehobenen Soldaten, die zu den ersten Dienstübungen herangeholt werden, so gewöhnlich, daß die französischen Militärärzte sie unter dem Namen der courbature fébrile ou fièvre de surmenage in ihren Krankheitslisten führen. Das Fehlen des Milztumors, die günstige Wendung der Krankheit am siebenten oder achten Tage gestatten nicht, mit Sicherheit einen Abdominaltyphus oder einen Paratyphus auszusprechen, aber auch nicht, ihn auszuschließen, da der Soldat diesen Krankheiten stets ausgesetzt ist und da bei Angesteckten der Ausbruch der Infektion durch Anstrengungen erfahrungsgemäß gefördert wird. Es ist also nicht ungerechtfertigt, wenn Charles Peter (1890) bei solchen Fällen von einer Autotyphisation spricht und ihr Zustandekommen aus dem Zusammenwirken von überreichlich entstehenden Ermüdungsstoffen und dem Typhusbazillus oder Bacterium coli und ähnlichen Mikroben erklärt.

159. Wenn wir für die Lungenentzündung und für den Bauchtyphus und verwandte Infektionen gezeigt haben, daß das latente Vorhandensein infektiöser Keime in den Luftwegen oder im Darmrohr eine der Bedingungen für ihre Entstehung unter dem Eindruck einer Erkältung oder irgend einer anderen Hilfsursache ist, so haben wir damit nur Beispiele für die dritte Wurzel der Erkältungskrankheiten gebracht. Diese Beispiele haben aber allgemeine Bedeutung. Alles, was wir von der Pathogenese der gewöhnlichen sporadischen Rhinitis, Angina, Bronchitis, Pneumonie, Polyarthritis rheumatica usw. wissen, läßt keinen Zweifel daran, daß in der Flora der Schleimhäute der Nase, des Rachens, des Darmes usw. fast stets Mikroben vorhanden sind, die gewissermaßen darauf warten, daß eine äußere Hilfsursache ihnen das Eindringen in anfällige Organe und das Wuchern in diesen Organen ermögliche.

Wie die Infektionskeime, die zum Zustandekommen von sporadischen und gehäuften Erkältungskrankheiten erforderlich sind, unter einer ortständigen Bevölkerung ausgebreitet werden, lehrt deutlich die Entwicklung der endemischen Grippe aus der pandemischen Influenza.

Beim Zustandekommen der pandemischen Influenza spielen Hilfsursachen so gut wie gar keine Rolle. Die Übertragung ihres Keimes von Person zu Person im gewöhnlichen Menschenverkehr durch Anatmen, Anreden, Anhusten, Anniesen genügt ebensowohl zur Ausbreitung der Seuche wie zum Anfachen der Krankheit. Ganz im Gegensatz dazu ist das Gedeihen der endemischen Influenza durchaus von einer besonderen Gunst der Jahreszeit und Witterung abhängig. Ihr Keim, der auf den Schleimhäuten der Bevölkerung zurückgebliebene und durch eine saprophytische Existenz abgeschwächte Pandemiekeim, kann ohne die Mitwirkung körperschwächender Hilfsursachen, unter denen Erkältung die wichtigste ist, nicht zur Wirkung kommen (Leichtenstern 1896, Sticker 1902). Endlich wird der Influenzaerreger so schwach, daß er bei den von ihm Besiedelten auch den einfachen Grippeschnupfen nicht mehr erregt und seine Bedeutung in den Erkältungskrankheiten ganz verliert.

Wie die Bevölkerung eines Landes, eines Erdteils oder des ganzen Erdkreises sich gegenüber der pandemischen Influenza verhält, verhalten sich abgelegene, dem großen Verkehr entzogene Bevölkerungen gegenüber den gewöhnlichen Epiphyten der Schleimhäute von Einwanderern. Ein ehemals berühmtes Beispiel ist der Schnupfen auf der Insel Sankt Kilda.

Die 30 Familien, welche im 18. Jahrhundert diese östlichste Insel der Hebriden bewohnten, sahen das ganze Jahr über keinen fremden Menschen, mit Ausnahme des Juni, wo ein Schottländer, dem die Insel gehörte, alljährlich von Harris aus seinen Verwalter in einem Boot mit einem Dutzend Schiffsleuten schickte, um die Abgaben von Fellen, Wolle und Schöpsenfleisch einzunehmen. Sobald das Schiff landete, holten die Einwohner im Gedränge den Verwalter ab, um die Neuigkeiten der Außenwelt zu erfahren. Regelmäßig am dritten Tage wurden alle, die unmittelbar oder mittelbar mit ihm Verkehr hatten, von einem heftigen Schnupfen mit Kopfweh und Fieber befallen, wozu bei manchen sich ein blutiger Auswurf gesellte. Das Leiden währte oft 10 bis 14 Tage. Es verschonte selbst die Kinder an der Brust nicht. Nach 14 Tagen hörte die Krankheit auf, und nun blieben die Leute das ganze Jahr frei davon, bis wiederum die Ankunft von Fremdlingen das Übel zur Folge hatte; immer war der epidemische Schnupfen und Husten die unausbleibliche Folge jedes Fremdenbesuchs, und wenn auch in den ersten zwei Tagen nichts erfolgte, so niesten und husteten am dritten Tage unfehlbar alle Mitglieder der Gemeinde. Verspätete sich einmal die Ankunft des Verwalters, so verspätete sich auch der Katarrh (Macanley 1780).

Dieses Phänomen, das, wie Schnurrer (1813) meint, „einzig in seiner Art sich nur mit den wunderbaren Erscheinungen des tierischen Magnetismus vergleichen läßt", ist ein Musterbeispiel für die allgemeine Erfahrung, daß Träger von übertragbaren Krankheitskeimen Seuchenbringer sein können, und für die weitere Erfahrung, daß die übertragenen Keime kein Dauerleben in einer Bevölkerung haben, sondern früher oder später absterben. Mit Recht vergleicht Blane (1785) die Erscheinung auf Sankt Kilda mit ähnlichen Beobachtungen auf Schiffen, deren Mannschaft lange Zeit hindurch vom Katarrh mit anderen Menschen abgesondert geblieben war. Diese ist oft völlig gesund, bis Fremde hinzukommen; jetzt entstehen, auch wenn die neuen Ankömmlinge gleichfalls gesund antreffen, unter beiden Parteien Krankheiten.

Wie der Schnupfen auf Sankt Kilda verhielt sich in den Zeiten selteneren Verkehrs auf den Färörinseln die Masernausbreitung (Panum 1846). Zahllose Beispiele bietet die Epidemiologie des Typhus, der Ruhr, der Cholera; aber auch die Gegenbeispiele, in denen Bazillenträger und Bazillendauerausscheider völlig unschädlich für ihre Umgebung blieben, weil die Gunst des Ortes und der Zeit zur Entwicklung und pathogenen Erstarkung ihrer Aussaaten fehlte; so im Kriegsjahr 1870/71, wo von den 74 000 Typhuskranken und den 39 000 Ruhrkranken in der deutschen Feldarmee unausgesetzt massenhafte Transporte nach allen deutschen Landen kamen, ohne daß irgendwie eine erhebliche Weiterverbreitung jener Krankheiten auf die Zivilbevölkerung in der Heimat geschah (Deutscher Kriegssanitätsbericht 1886, Port 1887).

160. Wenn Krankheitserreger zu gemeinen Schleimhautepiphyten hinabgesunken sind, bedarf es der entschiedenen Beihilfe auslösender Gelegenheitsursachen, um ihnen Geltung zu verschaffen. Mit Hilfe dieser sogenannten Nebenursachen, zu denen in erster Linie die Erkältung gehört, bewirken sie allerdings nicht selten mehr Krankheit und Tod als in der Zeit ihrer pandemischen Gewaltherrschaft. Wir weisen hier noch einmal auf den Erreger der Influenza hin. Wenn er bei seinem pandemischen Auftreten noch so viele Menschen ergreift und entkräftet hinwirft, so macht er doch nur selten tödliche Erkrankungen; von 1000 Befallenen stirbt kaum der dritte oder fünfte. Aber die chronischen Infekte, die er hinterläßt, setzen die damit Besiedelten jeden Augenblick der Gefahr aus, durch Erkältungseinflüsse in ernstliche Krankheiten zu verfallen. Die Bedeutung des chronischen Influenzainfektes für das Zustandekommen und den Verlauf von Influenzakrankheiten ist durch die Arbeiten von Ruhemann (1898), Franke (1909), Sticker (1912) dargelegt worden. Es geht daraus hervor, daß die Influenzabazillenträger eine kaum absehbare Ziffer von Invaliden liefern. Wenn diese auch vielleicht nicht, wie ein Gutachter gemeint hat, seit der letzten Influenzaperiode 70% aller Invaliden bedeutet (Franke), so muß man doch zugeben, daß ein sehr bedeutender Bruchteil der Patienten, die unter den Diagnosen chronische Bronchitis, Anämie, Neurasthenie, Rheumatismus, Hysterie usw. in den Invalidenlisten geführt werden, in Wirklichkeit Patienten mit chronisch gewordener Influenzainfektion sind, die durch Erkältungen, Überanstrengungen und andere Angriffe des Alltagslebens immer wieder krank gemacht werden.

Ganz ähnlich wie der Dauerinfekt mit Influenza verhält sich der Tuberkuloseinfekt den Erkältungsstörungen gegenüber. Der Tuberkelbazillus ist durchaus kein so selbständiger Krankheitserreger, wie das eine Zeitlang geglaubt wurde; ohne die Beihilfe von anderen Schädlichkeiten, insbesondere von Erkältungen, würde er so gut wie gar nichts vermögen. Wir sehen hierbei von der akuten Miliartuberkulose ab, die eine Sache für sich ist.

Vor allem ist es der chronische Tuberkelbazilleninfekt der Lymphdrüsen, der unter dem Nachdruck von Erkältungen immer wieder gesteigert wird. Der lymphatische Habitus unterstützt die Ansiedelung des Tuberkelbazillus Kälteeinwirkungen und Erkältungseinflüsse steigern durch Schwächung der anfälligen Gewebe das Gedeihen des im gesunden wehrkräftigen Gewebe ohnmächtigen Bazillus und begünstigen seinen Transport bei der Resorption der Erkältungsexsudate. Die Empfindlichkeit der sogenannten torpiden Skrofulose gegen Kälte und Erkältungseinflüsse, die Steigerung der dabei eintretenden Kälteschäden und Erkältungsschäden zu Erkältungskrankheiten durch Mischinfektion von der Flora der Schleimhäute her und das aus solchen Erkrankungen hervorgehende Fortschreiten der Tuberkulose ist der böse Zirkel, worin die skrofulösen Kinder ganz besonders in der schlechten, sonnenarmen und kaltnassen Jahreszeit gequält und erwürgt werden.

Der ganze Habitus dieser Kinder tritt in der kalten Jahreszeit, wo sich die Erkältungen häufen, stärker hervor. Während ein solches Kind im Sommer leidlich aussieht, bekommt es schon anfangs Winter unter dem Eindruck der ersten Erkältung oder Frostwirkung Anschwellungen der Augenlider, der Lippen, der Nasenschleimhaut und der Halslymphknoten. Bald entstehen auf den Lippen durch Zerreißen oder Platzen der zarten Haut des Lippenrotes die bekannten Schrunden in der Mitte der Ober- und Unterlippe und in den Mundwinkeln, ferner die Ekzeme und Rhagaden der ganzen Mundumgebung; unter wiederholten Katarrhen der Nasenschleimhaut kommt es zur Auftreibung der Nasenflügel und sofort zur Aufdunsung des Gesichtes bis hinter die Ohren; früher oder später, gewöhnlich im Frühling, entstehen dann die Gerstenkörner und Hagelkörner am Auge (161), ferner Anfälle von Blepharitis, Conjunctivitis phlyctaenulosa, Keratitis pannosa, Otorrhöe; ferner Ekzeme der Gesichtshaut mit wiederholten und fortschreitenden Anschoppungen der zugehörigen Lymphdrüsen. Je nachdem der tuberkulöse Infekt erst im Bereich des lymphatischen Rachenringes oder tiefer in den Zervikaldrüsen oder noch tiefer in den Mediastinaldrüsen und Hilusdrüsen der Lunge sitzt, bleibt es bei den genannten Äußerungen der Skrofulose, oder die hinzutretenden Erkältungseinflüsse erregen neben dem Schnupfen, den Bindehautkatarrhen und Anginen Anfälle von Bronchitis, Bronchiolitis, Lungenkongestionen, trockener und feuchter Pleuritis.

Hinzutretende Infektionen mit Influenza, Keuchhusten, Masern können durch Gewebsschwächung unmittelbar und durch Steigerung der Erkältungsempfindlichkeit mittelbar als gefährliche Bundesgenossen des Tuberkuloseinfektes den Krankheitszustand verschlimmern und die Tuberkulose übermächtig machen.

Dasselbe tut gelegentlich eine hinzutretende Gonorrhöe, wie man besonders beobachten kann, wenn das Übel als seuchenhafter Scheidentripper unter skrofulösen Kindern in Krankenhäusern und Solbädern sich ausbreitet (Sticker 1902).

Die Bedeutung einer Vermischung von angeborener Syphilis mit Tuberkulose und ihr Verhältnis zu den Erkältungskrankheiten ist in dem alten Begriff der erethischen Skrofulose (Frerichs 1885) verborgen (164).

161. Manche sogenannten rheumatischen Erkrankungen sind nichts weiter als Erkältungswirkungen bei latenter Tuberkulose.

Hierher gehört in erster Linie das Hagelkorn, $\chi\alpha\lambda\acute{\alpha}\zeta\iota o\nu$ (Aetios 6. Jahrh.) eine kleine Geschwulst am Augendeckel, die sich, wie das ihr äußerlich ähnliche Gerstenkorn, sehr häufig unter dem Einfluß wiederholter Erkältungen entwickelt, und zwar bei Skrofulösen; es wird gerne verwechselt mit Retentionsgeschwülsten an den Meibomschen Drüsen, pflegt monatelang zu verharren und sich erst allmählich mit oder ohne Beihilfe erweichender Mittel zu zerteilen oder durch Vereiterung aufgelöst zu werden. Im Gegensatz dazu ist das Gerstenkorn des Augenlides, $\varkappa\varrho\iota\vartheta\eta$ (Hippokrates), $\pi o\sigma\vartheta\iota\alpha$ (Galenos), hordeolum (Celsus) eine kleine Entzündungsgeschwulst am Rande des Augendeckels, bei der gewöhnliche Eitererreger tätig sind. Die Geschwulst entsteht unter heftigen Schmerzen in wenigen Stunden oder Tagen mit mehr oder minder beträchtlicher Anschwellung des ganzen Lides und geht gewöhnlich binnen fünf und neun Tage in Vereiterung über. Sie ist eine ausgesprochene Erkältungskrankheit, die bei Kindern am häufigsten in der kalten Jahreszeit entsteht, bei manchen kettenweise oder in ziemlich regelmäßigen Perioden wiederkehrt; auch nicht selten bei Nachtschwärmern, die das von Wein und Tanz und Brunst erhitzte Gesicht in der kalten Nachtluft kühlen; endlich öfter bei Personen beobachtet wird, die sich das schwitzende Gesicht in kaltem Wasser badeten.

Hierher gehört ferner die rheumatische Episkleritis, rheumatische Ophthalmie, corona rheumatica corneae (Sichel 1834, Bourjot Saint-Hilaire 1837). Dieses Übel scheint mir nach neueren Beobachtungen dasselbe zu sein, was auf der Haut als Erythema nodosum bezeichnet wird. Es entsteht bei einzelnen Menschen dann, wenn sie ihr Auge unmittelbar einem kalten Luftzug ausgesetzt oder bei erhitztem Kopf eine rasche Abkühlung im kalten Bade, im Gewitter erlitten haben; besonders auch nachdem sie vorher längere Zeit bei feinen Arbeiten, beim Nähen, Mikroskopieren, Malen im Freien, Lesen schlechter und kleiner Lettern sich überangestrengt hatten. Die allgemeine arthritische Anlage ist mitunter, aber nicht immer ausgeprägt. Das Übel ist häufiger bei Frauen als bei Männern; quält jene besonders in der Zeit nach der Menopause; es wird bei Kindern und bei Greisen nicht beobachtet.

Sein Verlauf ist bekannt, soll aber, um die Analogie zum Erythema nodosum hervortreten zu lassen, kurz gezeichnet werden. An einer umschriebenen Stelle des Augapfels, gewöhnlich schläfenwärts von der Hornhaut erscheint eine violette Verfärbung, die auf den ersten Blick einer Ekchymose gleicht. Der Fleck ist ein wenig erhaben, entspricht einer Hyperämie der von der halbdurchscheinenden Bindehaut bedeckten Sklera. Er verbindet sich nach einigen Tagen mit einer subkonjunktivalen Injektion. In manchen Fällen hat der Erkrankte gar keine Empfindung. Er entdeckt den Fleck zufällig und dieser verschwindet nach einigen Wochen, gewöhnlich aber nur, um an einer benachbarten

Stelle wieder zu erscheinen, und kann so nach und nach die ganze Hornhaut umkreisen. In schweren Fällen bildet sich der Fleck unter mehr oder weniger deutlichen Fieberanfällen zu einem roten breiten Schild aus, auf dessen Mitte als Buckel eine gelbliche Erhebung erscheint. Sehr gerne setzt sich die Entzündung von der Sklera auf die Hornhaut fort und bewirkt hier Trübungen, die ziemlich weit gegen die Mitte fortschreiten können, ergreift wohl auch die Ciliarnerven und bewirkt dann Innervationsstörungen der Kornea und Iris; die Hornhaut wird an der betroffenen Stelle gefühllos, die Pupille starr, selten verzogen.

Daß es sich bei der rheumatischen Episkleritis nicht um einfache Kältewirkung handelt, beweist schon der langwierige Verlauf der Krankheit, die für gewöhnlich sechs bis acht Monate dauert und, wenn der Prozeß die Kornea umwandert, sich sogar über zwei Jahre hinausziehen kann.

Fast immer aber tritt auch in den schwersten Fällen bei warmem Verhalten, Schonung der Augen und Schutz vor Kälte und Nässe, mit oder ohne Beihilfe von Salizylpräparaten im Anfang und von Jodkalium in späteren Stadien, die Ausheilung ein; das schildförmige Infiltrat flacht sich nach einigen Wochen oder Monaten ab, die Gefäßerweiterungen verschwinden und am Ort der Erkrankung bleibt ein schieferfarbiger Pigmentfleck; auch die Hornhauttrübungen werden allmählich wieder aufgelöst.

Es sind Fälle beobachtet worden, in denen diese rheumatische Ophthalmie mit Gelenkschmerzen abwechselte; so berichten schon Jackson (1816) und John Warren (1816) mehrere Fälle dieser Art. Mir sind zwei Fälle in Erinnerung, wo Männer, die in der Jugend an Hämoptoe und Lungenspitzenkatarrhen gelitten hatten, in den zwanziger Jahren wiederholt von schmerzhaften Gelenkschwellungen am Knie oder am Ellbogen und an der Hand, bisweilen unter erheblichen Fieberbewegungen, wochenlang heimgesucht wurden und Ende der Dreißiger anfingen, von der Episkleritis zu leiden. Diese Fälle waren für mich die Veranlassung, bei anderen Gelegenheiten die Vorgeschichte der Episkleritiskranken genauer zu untersuchen. Sie läßt die Zeichen der Skrofulose in der Kindheit oder der chronischen Brustkatarrhe im Jünglingsalter wohl nie vermissen. Die Pirquetsche Reaktion ist beim Anfall auffallend stark; das örtliche Leiden wird durch Tuberkulinspuren, die auf die Bindehaut gebracht werden, bedeutend gesteigert.

162. Für das Erythema nodosum ist die dritte Wurzel in der Tuberkulose heute über allen Zweifel sichergestellt. Seine Abhängigkeit von einer lymphatischen Konstitution und hinzutretender Erkältung oder gleichwertigen Hilfsschädlichkeiten ist längst bekannt.

Es ist besonders eine Krankheit des Kindesalters und des Jünglingsalters; es bevorzugt jugendliche weibliche Personen; die Ergriffenen zeigen fast ausnahmslos eine ausgeprägte lymphatische Anlage. In den Frühlings- und Herbstmonaten kommt das Übel auffallend gehäuft vor.

Es beginnt mit leichtem oder auch hohem Fieber, das ein Schüttelfrost einleiten kann; unter allgemeinem Unbehagen, Übelkeit, Gliederschmerzen bilden sich rasch vereinzelt bleibende oder mehrere schmerzhafte, linsenflache oder halbkugelförmige Erhöhungen unter der Haut des Fußrückens, der Unterschenkel und anderer Körpergegenden; Erhebungen von Linsengröße, Haselnußgröße, Pflaumengröße und mehr. Die Haut darüber wird rot, besonders auf der Höhe der Hervorragung; am Rande bleibt sie blässer. Die Röte steigert sich in 18 bis 24 Stunden zur Purpurröte; dann wird sie allmählich blaurot, um nach einigen Tagen ins Schieferfarbene abzublassen. Der zufühlende Finger tastet entsprechend der Hervorragung derbe Knoten, über denen die gespannte Haut nicht verschieblich ist. Die Knoten, für gewöhnlich nicht besonders schmerzhaft, zeigen sich gegen Druck meistens sehr empfindlich, so daß schon der Strumpf oder die Bettdecke quält. Nehmen die Knoten an Zahl zu, so erscheinen sie wohl auch am Kinn, an den Vorderarmen zwischen Haut und Ulna, am Oberschenkel, am Gesäß, an den Oberarmen, selten am Rumpf und im Gesicht. Die Unterschenkel, an der Innenfläche über der Tibia, sind ihr Lieblingssitz und hier findet man sie auch stets am zahlreichsten; sie können hier zu breiten Platten zusammenfließen und werden dann regelmäßig so schmerzhaft, daß der Druck der Kleidung oder des Oberbettes unerträglich wird.

Nach wenigen, drei, sieben, neun Tagen beginnt die Einschmelzung der Exsudate. Die Knoten verlieren an Härte, es entsteht ein Gefühl von Schwere im ganzen Bein und ein Stechen und Drängen in der Geschwulst selbst; es scheint, als ob sie in Eiterung übergehen wollten. Aber sie sinken bald ein, verkleinern sich, und in wenigen Tagen ist die Haut eben. Zugleich macht die Haut über den Knoten alle Farbenveränderungen eines zur Resorption gelangenden Blutextravasates durch; sie wird violett, grün, gelb, zuletzt grau oder bräunlich; daher der Name Dermatitis contusiformis. Nach zehn oder zwölf Tagen ist alles bis auf eine leichte graue oder braune Pigmentierung der Hautstellen vorüber.

Die Eruption kann mit Schmerzen ohne Erguß in einigen Gelenken, besonders mit Schmerzen im Fußgelenk oder Kniegelenk, einhergehen.

Gewöhnlich bleibt es beim ersten Ausbruch. Die Krankheit ist mit der zweiten Woche beendet. In nicht wenigen Fällen kommt es aber unter wiederholtem Frost und nachträglicher Fiebersteigerung zu neuen und wieder neuen Nachschüben. Einige Male, im ganzen aber selten, zeigte sich das Herz ergriffen; etwas öfter ein oder mehrere Gelenke. Bei alledem pflegen mit wenigen Ausnahmen selbst die schwersten Fälle nach drei bis vier Wochen beendet zu sein. In den Ausnahmefällen schwinden Fieber und Gelenkschmerzen sehr langsam und neigen zur Wiederkehr. Die Genesung vollzieht sich meistens langsam, bisweilen sehr mühsam, selten nimmt sie Monate in Anspruch.

Wie das Knotenerythem als Hauptleiden auftritt, worin die Gelenke höchstens eine Nebenrolle haben, so kann es umgekehrt als Nebenerscheinung eine ausgebildete schmerzhafte Gelenkerkrankung begleiten, die den Ausschlag lange überdauert, auf ein einzelnes Gelenk beschränkt bleibt, oder viele, beinahe alle Gelenke einnimmt, diese bewegungslos macht, aber nie Rötung und selten Schwellung verursacht.

In sehr schweren Fällen hat man Knoten in der Lidbindehaut, auf der Zunge, an der Mund- und Rachenschleimhaut mit Dyspepsie, Koliken und Diarrhöen auftreten sehen. Diese Knoten konnten verschwären und einen mißfarbigen Grund wie Gummata zeigen. Verwechselung mit Rotz?

Daß das Erythema nodosum der Ausdruck einer Tuberkelbazillenseptikämie ist, hat zuerst Landouzy (1907, 1913) gezeigt; später auch Kober (1912), Besançon (1913). Kober möchte es als tuberkulo-toxisches Exanthem auffassen; es käme damit in die Gruppe des Lupus erythematodes.

Tatsache ist, daß dem Erythema nodosum häufig, mit oder ohne die Beihilfe von Erkältungen, Tuberkelaussaaten in die Lungen, am Gefäßapparat oder in die Gelenke vorausgehen oder auch nachfolgen. Der folgende, von Landouzy mitgeteilte Fall ist typisch:

Die 27jährige Dienstmagd Marie X., von blassem elendem Aussehen, war im wesentlichen gesund bis zum 15. Februar 1913, wo sie an fieberhaftem Halsweh erkrankte, das zwei Tage dauerte. Am 24. Februar wurde sie von einem heftigen Schmerz im rechten Sprunggelenk ergriffen; die Gelenkgegend schwoll an, aber sie wurde nicht rot. Zu gleicher Zeit erschien auf dem linken Knie eine rote harte vorspringende Platte unter brennendem Schmerz. Bald darauf wurden die Kniegelenke, Fußknöchelgegenden und großen Zehen empfindlich; zugleich vermehrten sich die Erythembeulen, von denen am 1. März ein Dutzend gezählt wurden; von der Größe eines Einfranken- und Zweifrankenstückes. Sie waren symmetrisch über den Fußrücken, die Innenseite der Unterschenkel, die Knie und die Außenseite der Oberschenkel verstreut; ein weiterer Knoten saß an der Außenseite des linken Unterarmes. Alle saßen in der Haut und in der Unterhaut zugleich, sprangen stark vor, waren hochrot, hart und gegen Berührung empfindlich. Auch die Gelenke der unteren Gliedmaßen waren schmerzhaft, bei Bewegung und bei Druck; sie zeigten aber weder Rötung noch Schwellung. Die Körperwärme bewegte sich um 39° C. An der Herzspitze hörte man ein systolisches Geräusch, das in den nächsten Tagen zunahm. In der linken Lungenspitze rauhes Inspirium und Widerhall des Hustentons.

In den nächsten zehn Tagen schwankte das Fieber zwischen 38° und 39°, ließ dann unter Zerteilung der Knoten und Verschwinden der Gelenkschmerzen nach. Die Zeichen der Kongestion in der linken Lungenspitze wurden deutlich; am Herzen bildete sich eine Insuffizienz der Mitralklappen aus.

Die Untersuchung des Blutes und eine Einimpfung von 10 ccm Blut auf zwei Meerschweinchen am 1. März blieb ergebnislos. Hingegen wurden in dem am 1. März herausgeschnittenen Knoten vom Vorderarm alle Elemente der akuten Entzündung gefunden und in dem reichlichen Exsudat an der Grenze der Cutis und Subcutis zwischen dort befindlichen miliaren Leukocytenhaufen in einem der geschwollenen, gewucherten und thrombosierten Gefäße ein Tuberkelbazillus. Ebenso ergab die Einimpfung eines Knotenstückes unter die Haut eines Meerschweinchens nach 62 Tagen ein örtliches Tuberkelgeschwür mit allgemeiner Miliartuberkulose.

163. Wie Erkältungen und andere Gelegenheitsursachen unter Voraussetzung des manifesten oder latenten Tuberkelinfektes bei lymphatischer Konstitution das Bild der Episkleritis oder des Erythema nodosum hervorrufen können, so können sie unter derselben Voraussetzung bei arthritischer Konstitution eine akute oder subakute Polyarthritis machen. Gelegentlich kommt bei Vermischung beider Anlagen die bereits erwähnte Verbindung von Erythem und Arthritis oder Episkleritis und Arthritis zustande.

In übertriebener Weise ist das Vorkommen einer tuberkulösen Polyarthritis jüngst von Menzer (1913) betont worden mit dem Lehrsatz, daß die multiplen Gelenkleiden, die nicht auf Infektion mit seinem „Streptococcus rheumaticus" beruhen und nicht der Streptokokkenvakzine weichen, zur tuberkulösen Polyarthritis gehören und der Tuberkulinkur unterworfen werden müssen. Nach alledem, was wir von der Pathologie des Rheumatismus acutus und der Rheumatoiderkrankungen wissen, bedarf eine so einseitige Behauptung keiner Widerlegung. Sie ist einigermaßen begreiflich dadurch, daß Menzer als Militärarzt seine Erfahrungen wohl ausschließlich an jungen Männern gesammelt hat. Sicher ist, daß Tuberkulöse wie zu traumatischer Monarthritis, so auch zu „rheumatischer" Polyarthritis neigen und daß, wie bei jungen Leuten die traumatische Entzündung eines Handgelenkes oder Kniegelenkes oder Ellbogengelenkes mit chronischem Verlauf fast immer eine latente Tuberkulose zum Grunde hat, falls ein gonorrhoischer oder syphilitischer Infekt fehlt, so eine atypische Polyarthritis nach Erkältungen und Durchnässungen oder Erschütterungen stets den Verdacht auf Tuberkulose wachhalten muß. Was den typischen Verlauf der gewöhnlichen Polyarthritis rheumatica angeht, so kommen wir darauf zurück.

164. Hie und da können wiederkehrende Erkältungskrankheiten, insbesondere habituelle Augenkatarrhe, Schnupfen, Anginen, Gelenkschmerzen, Neuralgien usw. Symptome der konstitutionellen Syphilis sein. Da es sich im Kindesalter bei den Syphilitischen meistens um zarte blutarme Individuen mit allen Merkmalen der reizbaren Schwäche und der mangelhaften Anlage oder Ausbildung des Lymphapparates handelt, im Gegensatz zum torpiden Habitus der Skrofulösen mit oder ohne Tuberkelinfekt, so sprach man früher wohl bei jenen Äußerungen der ererbten Syphilis euphemistisch von erethischer Skrofulose. Besonders gern wendete man dieses Wort an, wenn die Merkmale der tuberkulösen und syphilitischen Infektion zugleich da waren und die magere reizbare Körperbeschaffenheit so entschieden hervortrat, daß die praktischen Fragen, ob Jodeisen oder Jod ohne Eisen, Eisen oder Arsen, Solbad oder Schwefelbad, rasch erledigt werden konnten.

Heute hat man jene Bezeichnung mit Recht, leider aber auch die ihr zugrunde liegende Rücksichtnahme auf die Konstitution, verlassen und begnügt sich, den Habitus der Kinder, bei denen sich die Folgen und Äußerungen der Syphilis hereditaria praecox und der Syphilis hereditaria tarda hervortun, nach den spezifischen Affektionen und Defekten zu zeichnen.

Tatsächlich ist es ein großer Unterschied, ob ein lymphatisch torpider kindlicher Organismus oder ein zarter erethischer von angeborener Syphilis verseucht ist. Der letztere hat fast immer einen höheren Grad der Infektion erfahren; sein Lymphsystem, insbesondere seine Lymphdrüsen sind von dem Infekt aufgezehrt oder in der Ausbildung gehemmt worden. Es gibt allerdings auch Fälle, in denen der erethische Habitus nicht von dem Syphilisinfekt allein bestimmt wird und nicht der reine Ausdruck der Gewebsverminderung und der daraus hervorgehenden Schwäche ist, sondern von demjenigen Verhalten der Schilddrüse abhängt, das man als Hyperthyreosis bezeichnet hat und das im höchsten Grade sich unter dem Bilde der Basedowschen Krankheit äußert. Das ist keine gekünstelte und gleichgültige Unterscheidung. In den Syphilisleiden des Kindes ist Jod ein heilsames, wohlvertragenes Mittel; bei Hyperthyreosis ein ebenso gefährliches; hier können kleine Jodmengen den latenten Morbus Basedowi zum Ausbruch und akute Lebensgefahr bringen. Er braucht sich freilich bei Kindern nicht im vollen Bilde, sondern oft nur in tödlich verlaufender Tachycardie zu äußern.

Wenn man zarte blutarme Kinder mit kleinen harten Halsdrüsen und harten indolenten Bubonen an anderen Körperstellen, die im Winter an trockenen gesprungenen Lippen und radiären Schrunden im ganzen Umkreis des Mundes oder an gerissenen Händen leiden, im Frühjahr regelmäßig „trockene Katarrhe" der Augen, der Nase, des Rachens, der Bronchien bekommen und auf Erkältungen durch Ekzeme reagieren, mit Jod oder Jodeisen behandeln will, so ist man stets verpflichtet, ganz besonders auf das Verhalten der Schilddrüse und des Herzens während der Kur zu achten. Eine entschiedene Anschwellung oder Empfindlichkeit der Drüse oder eine geringfügige Vermehrung der Herzschwäche befiehlt das Aussetzen des Mittels. Ebenso empfindlich wie gegen Jod sind jene Kinder gegen Thyrojodin und Schilddrüsenpräparate oder Schilddrüse in Substanz überhaupt.

Diese Empfindlichkeit kann in der zweiten Kindheit oder mit beginnender Pubertät zurücktreten, wiewohl die Widerstandslosigkeit gegen Erkältungen andauert; zum Zeichen dafür, daß die Schilddrüsenfunktion mit dem Organismus ins Gleichgewicht getreten ist, während der syphilitische Infekt oder seine Nachwirkung in Form der metasyphilitischen Xerose der Schleimhäute fortbesteht. Ist das Entgegengesetzte der Fall, dauert der Zustand der Hyperthyreosis an, so treten mit zunehmender Geschlechtsreife die Symptome des Morbus Basedowii stärker hervor, während die Empfindlichkeit gegen Erkältungseinflüsse sich mehr und mehr verliert; zum Zeichen dafür, daß der syphilitische Infekt überwunden ist, aber die krankhafte Schilddrüsentätigkeit andauert. Damit soll weder gesagt sein, daß die Pathologie des Morbus Basedowii von der hereditären oder erworbenen Syphilis beherrscht werde, noch auch, daß sie damit nichts zu tun habe. Wie weit im allgemeinen und im einzelnen Falle ein Zusammenhang zwischen Syphilis und Morbus Basedowii einerseits und Kropfkachexie andererseits besteht, bedarf der weiteren Untersuchung. Sicher ist, daß die Schädlichkeit, die dem endemischen Kropfleiden in seinen verschiedenen Formen zugrunde liegt, in vielen Fällen vom syphilitischen Infekt vertreten wird.

Die Bedeutung des syphilitischen Infektes für die Kälteempfindlichkeit äußert sich im Mannesalter in der Entstehung von Gummigeschwülsten auf dem Boden von Kälteschäden, die ebenso wie Druckwirkungen, Stoßverletzungen, Insektenstiche usw. eine wichtige Rolle bei der Lokalisation der Tertiäraffekte in Haut, Schleimhäuten, Knochen usw. spielen. Die gesteigerte Empfindlichkeit der Syphilitischen gegen Erkältungsschäden ist ganz besonders aus der Pathologie der Neuritis und der Tabes dorsalis bekannt (133). Daß vor allem das Zusammenwirken von Erkältungen mit Quecksilberkuren dem Syphilitischen verhängnisvoll werden kann, wußten bereits die Empiriker und Ärzte zu Anfang des 16. Jahrhunderts nach ihren Erfahrungen bei Salbenkuren in Schwitzstuben. Hutten (1519), Massa (1563), Fernel (1579) warnten eindringlich zur Vorsicht. Sie wußten aber so gut wie wir, daß man auch ohne Beihilfe von Erkältungen mit starken Giften Nervensystem und Leben der Syphilitischen gefährden und zerstören kann. In dieser Beziehung bedarf es keiner neuen Erfahrungen, weder mit Quecksilber noch mit Arsenik, weder mit „giftigem" Arsenik noch mit „ungiftigem" in Gestalt des Atoxyls, Salvarsans usw.

165. Daß der Malariainfekt eine gesteigerte Empfindlichkeit gegen Erkältungseinflüsse bewirkt und hinwieder Erkältungen das Wechselfieber auslösen und seine Begleiterscheinungen verschlimmern, ist eine alte Erfahrung, den Römern vor zweitausend Jahren bekannt. Horaz weist darauf hin: Die Mutter eines Kindes, das schon fünf Monate lang vom Fieber geplagt darniederliegt, betet zu Jupiter, der den Jammer der Krankheiten sendet und wegnimmt, um Heilung des Knaben. Sobald dieser von der frigida quartana verlassen werde, solle er am nächsten Fasttage zu Jupiters Ehren nackt im Tiberfluß stehen. Was wird daraus werden? Ob der Zufall, ob der Arzt den Kranken aus dem Abgrund retten, die wahnwitzige Mutter wird beim Eintauchen in das kalte Wasser das Fieber erneuern und das Kind aus wahnwitziger Furcht vor der Fiebergöttin töten.

In der römischen Campagna, wo man nach dem Ausdruck Baglivis (1703) an einem einzigen Tage alle vier Jahreszeiten haben kann, tragen die Bauern und Hirten auch im heißen Sommer abends und nachts Winterröcke, um sich vor Erkältungen und damit vor der Malaria zu schützen. Sie wissen heute wie zu Baglivis Zeiten, daß von Schweiß im Sommer triefen und dabei einen kalten Luftzug empfangen, tödliches Fieber bringt.

Lancisi (1717) berichtet, daß 30 Herren und Damen aus den ersten Kreisen Roms bei einem Ausflug nach der Tibermündung plötzlich von dem nach Süden umschlagenden Wind, der über die faulen Sümpfe streicht, ergriffen wurden und alsbald darauf in ein Tertianfieber verfielen, von dem nur ein einziger verschont blieb.

Daß einige Ärzte früherer und späterer Zeit, besonders Santarelli (1808) und Folchi (1845) die Erkältungen in den feuchten und kalten Nächten der Maremmen irrtümlicherweise für die ausreichende Ursache des Wechselfiebers gehalten haben, beweist nur die große Bedeutung der Erkältung bei dem Zustandekommen der Anfälle. Daß es gerade der Gegensatz zwischen der Tageshitze und der Nachtkälte ist, der die Häufung der Malariaanfälle begünstigt, hat Nepple (1828) in den Vogesen, Twining (1835) in Bengalen, Nicolle und Day (1859) in Madras, Aubert-Roche (1854) an der Küste Arabiens festgestellt. In 542 009 Wechselfieberanfällen, die unter den Uniontruppen während des nordamerikanischen Bürgerkrieges in den Jahren 1861—1865 gezählt wurden, stellte sich ebenfalls heraus, daß die Fieberanfälle sich immer außerordentlich häuften in den Zeiten, wo die Temperaturunterschiede zwischen Tag und Nacht am größten waren (Oldham 1871, Baker 1888). Auch Celli (1900) betont die Bedeutung von Erkältungen für den Ausbruch latenter Malariainfekte bei den Bauern der römischen Campagna, die zur Zeit der schweren

Herbstarbeiten beim Ernten und Dreschen mangelhaft genährt und dürftig gekleidet mit schweißbedeckter Haut kühle und windige Orte aufsuchen oder sich gelegentlichen Regengüssen aussetzen, um sich an der Hitze zu erquicken. Nocht (1908) berichtet nach seinen Erfahrungen im tropischen Afrika, daß die Rückfälle des Malariafiebers sehr häufig durch Erkältungen, Durchnässungen und Überanstrengungen bei Jagdpartien verursacht werden.

166. Epiphyten unserer Schleimhäute mit „fakultativer Pathogenität", nämlich gewisse Staphylokokken, Diplokokken, Streptokokken, Bacillus influenzae und Verwandte, Bacterium coli und Verwandte, Spirochaete denticola und Verwandte, Aphanozoum coryzae und dergleichen, sowie chronische Infekte, nämlich Tuberkulose, Syphilis, Malaria usw. bilden also die dritte Wurzel der Erkältungskrankheiten.

Es wäre überflüssig auszuführen, wie sich mit diesen Schädlichkeiten voraufgegangene oder begleitende Hilfsursachen, Entbehrungen, Ausschweifungen, Überanstrengungen, Rauch, Staub, Vergiftungen, auf dem Grunde eines Erkältungsschadens vereinigen können, um eine Erkältungskrankheit hervorzubringen. Wir wollen nur immer wieder betonen, daß der Name Erkältungskrankheit seine Berechtigung bloß nach dem Satze a potiori fit denominatio trägt. Nur in den Fällen, wo man sagen kann, ohne diesen oder jenen Erkältungseinfluß wäre die Krankheit nicht zustande gekommen, oder wo der Patient erfahrungsgemäß weiß, daß ihm diese oder jene Erkältungsgelegenheit stets ein bestimmtes Leiden hervorbringt, während bei Vermeidung der Gelegenheit die Erkrankung ausbleibt oder bei rechtzeitiger Gegenwirkung durch warmes Verhalten ihr voller Ausbruch verhütet wird, sind wir berechtigt, das Wort Erkältungskrankheit zu gebrauchen.

Erkältung als alleinige und zureichende Ursache kann nicht zugegeben werden. Erkältungseinflüsse haben nur eine vorbereitende oder auslösende Kraft für die Entstehung von Krankheiten. Es gibt kaum Kälteschäden ohne besondere örtliche oder allgemeine Schwäche und ohne besondere Hilfsursachen; noch weniger aber gibt es Erkältungsschäden ohne große oder kleine, dauernde oder vorübergehende Widerstandsverminderung gegen meßbare oder unmeßbare Kälteeinflüsse. Erkältungsschäden verhalten sich zu Kälteschäden ungefähr wie der Jodismus beim Jodüberempfindlichen zur Jodvergiftung im gewöhnlichen Sinne beim Gesunden; womit ebensowenig gesagt sein soll, daß zwischen Idiosynkrasie und gesunder Widerstandsfähigkeit eine strenge Grenze liege, wie daß Kälteschäden und Erkältungsschäden unbedingte Gegensätze bilden.

Wundkrankheiten entstehen nicht ohne die Beihilfe von Bakterien, aber Bakterien, welche Wundkrankheiten erzeugen, vermögen nichts ohne voraufgegangene Verwundung. Erkältungskrankheiten kommen nicht ohne die Beihilfe von Bakterien zustande; aber Bakterien, die bei Erkältungskatarrhen wirksam sind, bleiben ohne voraufgegangenen Erkältungsschaden unwirksam. Das Wort Erkältungskrankheiten spricht also in aller Bescheidenheit und Entschiedenheit aus, daß neben den angeblich zureichenden Krankheitsursachen vorbereitende Hilfsursachen ihre ebenso große Bedeutung haben. Das Wort Erkältungskrankheiten ist eine Kriegserklärung wider die Übertreiber der sogenannten spezifischen Ursachen und eine Verwahrung wider Systeme, in denen die Krankheitsanlage vernachlässigt wird, Hilfsursachen mißachtet werden, äußere Krankheitserreger allein Platz haben. Das Wort Erkältungskrankheiten ist der Ausdruck der vorurteilslosen und umsichtigen Beobachtung des Arztes im Gedränge physikalischer, chemischer, anatomischer, bakteriologischer, experimentalpathologischer Gewaltbeschlüsse am Krankenbett.

Vierter Teil.

Die Erkältungskrankheiten.

L. Übersicht über die Erkältungskrankheiten.

167. Die Bedeutung der Erkältungskrankheiten im täglichen Leben ist vom Volk nie unterschätzt, zeitweise vielleicht überschätzt worden. Die Mediziner haben sie sehr verschieden beurteilt, je nachdem sie sich von Erfahrungen oder von Meinungen und Lehrsätzen bestimmen ließen.

Versucht man eine Übersicht über alle die Krankheiten zu gewinnen, die durch und nach Erkältung entstehen können, so findet man bei den erfahrenen Ärzten wie beim Volke in erster Linie immer wieder die Katarrhe der Atmungswege und die Rheumen der Gelenke, außerdem aber noch zahlreiche Leiden der Haut, der Nerven, der Muskeln, der Brusteingeweide und Baucheingeweide sowie verschiedene Allgemeinkrankheiten aufgezählt.

Die hippokratischen Bücher περὶ ἱερῆς νόσου und περὶ τόπων τῶν κατ' ἄνϑρωπον sprechen von einer großen Krankheitsgruppe, die dadurch entstehe, daß im Gehirn eine träge kalte Feuchtigkeit, φλέγμα ψυχρόν, gesammelt und ausgeschieden werde, die bald gegen die Schleimhäute der oberen Luftwege, bald gegen die Muskeln oder Gelenke, bald in den Wirbelkanal fließe und an den getroffenen Teilen sich als Flußleiden äußere. Wenn der Fluß, ῥεῦμα ἢ κατάῤῥους, reichlich sei, so könne er außer zur Nase zu sieben Orten hinfließen, zu den Ohren, Augen, Kehle, Lungen, Rückenmark, Wirbeln und Muskeln; wenn er nur wenig fließe, fahre er in die Gelenke und mache Hüftweh und Gelenkgeschwülste, ἰσχιάδα καὶ κέδματα; wenn er zum Herzen laufe, mache er Herzklopfen, zur Brust Atemnot, zum Bauch Durchfall.

Die διάϑεσις ῥευματικὴ ἢ καταῤῥώδης äußere sich besonders nach heißen Sommern in der kalten Jahreszeit; dann fließe der Schleim von den oberen Teilen zu den unteren, von den starken zu den schwachen, von den Hüllen zu den inneren Organen. Besonders der kalte Nordwind könne den Fluß erregen; dieser erleichtere die Schwere des Kopfes von dem Überfluß des Schleimes, der sich beim heißen und feuchten Wehen des Südwindes anzusammeln pflege. Der kalte Nordwind, bemerkt Galen (129—199 n. Chr.) in seinem Kommentar zu den Aphorismen des Hippokrates, wirke auf das Gehirn wie eine Hand, die einen vollgesogenen Schwamm auspresse.

Das ῥέειν und καταῤῥέειν des Schleimes aus dem Gehirn und die ganze Vorstellung des Hippokrates dauerte fort in den lateinischen Wörtern gravedo, Schwere, Verschnupfung, und destillatio (Celsus, Plinius) und e capite fluxio (Caelius Aurelianus;) später in den deutschen Flüssen des Haupts, die der Straßburger Wundarzt Ryff in seinem Spiegel der Gesundheit (1574) bespricht; ebenso gehen alte Bezeichnungen des schwarzen

Stars, gutta serena, und des grauen Stars, gutta opaca, der Epilepsie, gutta caduca, der Frostnase, gutta rosacea, davon aus; noch lebt sie im rhume de cerveau der Franzosen und im nesla der Araber; letzteres bedeutet descensus (Pruner).

Santoro (1614) war wohl der erste, der mit seiner Lehre von der unterdrückten Hautperspiration die Entstehung des Gehirnflusses im alten Sinne ablehnte. Scharf spricht sich Charles Lepois (1618) dawider aus: Frigus fluxionem concitat non humores liquando neque congelando aut cerebrum comprimendo sed vasa externa densando; hinc inde serum redundans exprimitur expelliturque. Aber erst mit der Kenntnis der anatomischen Verhältnisse der Nasenschleimhaut, die Konrad Viktor Schneider in seinem fünfbändigen Werk de catarrhis (1660) klargelegt hat, endigt die hippokratisch-galenische Vorstellung vom Zustandekommen der Flüsse, nachdem sie kurz vorher noch einmal gründlich von dem gelehrten Fabian Cygneus Scheuner in seinem Buch: De catarrhis, von allerley Flössen und Catarrhen, so beydes intra calvam aus dem Gehirn und seinen Capaciteten entspringen (1605) dargestellt worden war.

Diesem Lehrbuch zufolge sind die Schleimflüsse Exkremente des Gehirns, die nicht genugsam von ihm verzehrt werden können. Es vomiren aber und erregen solche eingesamlete Flösse zu ihrem Ab- und Einfall, als nemlich kalte Lufft das zusehr erfeuchte Gehirn, als die Hand einen wässerigen Schwamb, ausdrucket. Item übrige Hitze und Wärme, heiße Bade- und übrige heiße und warme Stuben, welche die Materiam im Gehirne und Haupt gleich als resolviren und schmeltzen. Item allerley heftige Bewegungen des Gemüthes . . . . . So entstehen nicht nur die flössigen Augen, die Nasenflüsse, Ohrenflüsse, Kehlflüsse, sondern auch die Zähenwehtage und allerley Gliedsuchten und Reißen in den Gliedern, in Schultern, Achseln, Ellbogen, Henden, Fingern, Rücken, Schloß, Lenden, Bein, Knieen, Knorren, Füßen, Zähen, in Summa in allen Gelenken, ferner Lähmungen, Zittern und, Gott behüte uns, Schlag und andere Nerven- und Sehnenungelegenheiten mehr. . . . . Es fallen aber die Flösse gemeiniglich gerne an den Ort, da man pfleget zu ligen, als in der Arthritide, so der Fluß in seiner Bewegung ist und man sich auf die rechte Seite leget, so fellet er auff die rechte Achsel oder Arm, Hand etc. So man sich auff die linke leget, auf die linke Achsel oder Arm, Hand etc. So man sich aber leget auff den Rücken, so fallt er auf den Nacken zwischen den Schultern, den Rücken lang nach dem Schloß in die Bein, Knie, Knorren, Füße und derselben Zähen. Es fallen solche Flöß in der erste wol fein gemachsam und kommen nicht flugs wider, wol in drey, zwey oder in einem Jahr kaum einmal, gemeiniglich im Frühling und Herbst, vere enim et autumno moventur humores sec. Hyppocratem. Darnach aber temporis spacio je schwecher die secunda und tertia coctio und auch das Haupt wird, kommen sie je länger je mehr und öfter und heftiger, also daß etliche alle halbe Jahr einmal, wenn sich die Materia wieder eingesamlet, damit beladen werden; hernach über eine Zeit wohl alle viertel Jahr einmal darmit besucht; folgendes alle vier oder sechs Wochen einmal und zuletzt ohne Aufhören wol immer continue damit geplaget werden.

So fallen letzlichen die auswendigen Catarrhe nicht in ein Glied allein, sondern teilen sich immerzu, temporis spatio, je lenger je mehr aus; zuletzt bei etlichen wol in alle ihre Glieder und Articulen, daß auch keine ossium connexio mehr darvor bei ihnen frey bleibt, wie es denn auch etlichen in die Kinnbacken kommen, daß sie nicht essen können, und das Trincken durch einen Strohhalm aus der Kannen zu sich, wie ich dann selbst Exempla gesehen, nehmen müssen.

Diese eingefallenen Flösse in den Gliedern werden nachmals durch die natürliche Wärme derselben so viel müglich angegriffen, und offtmals bald wieder dissipiret und mit Geschwulst widerum hinausgetrieben, offtmals aber langsamer. Und welche nun bald wieder herausgetrieben werden, kommen der Schmerzen auch abe, welche aber langsam, müssen desto lenger Schmerzen leiden, bis sie endlich die natürliche Wärme auch bewältiget. Wenn nu demnach alles von der natürlichen Wärme pars tenuis humoris dissipiret ist, so bleibt eine fex quaedam terrana, welche durch vielfeltige Einflösse gemehret, endlich in nodos et tophos concresciret und zu harten Knoten und Peulen wird. Wie man denn auch oft siehet, daß die Articuli gar verruckt und widersins gebogen werden, auch ihnen aus den nodis oder Knollen gleich als Kalcksteine herausschweren und kommen.

Die welche vor diesen Flüssen, Katarrh und Rheuma behütet sein wollen, müssen mäßig und vorsichtig leben. Was belanget die Luft, wollen sie sich vor Kelte derselben am gantzen Leibe sonderlich aber am Heupte und Füßen wol bewahren. Deßgleichen wollen sie die näbliche trübe und Regenlufft, so viel immer müglich auch vermeiden; dann auch diese wol Flösse erreget. Item wollen sie sich hüten für allerley Hitze und übriger Wärme, für übrig warmen und heißen Stuben, auch badstuben und sehr warmen und heißen baden, welche alle miteinander die catarrhos als die warme Sonne den Schnee oder Eiß schmeltzen und resolviren. Auch nicht oft sondern wenig baden und das heupt nicht oft waschen lassen.

168. ῾Ρεῦμα ἢ κατάῤῥους sind bei Hippokrates gleichbedeutend; beide bezeichnen schlechtweg Fluß. Rheuma und Katarrh bleiben gleichwertige Bezeichnungen für das Symptom des äußeren und inneren Flusses, mag er sich nun in sichtbaren wässerigen Ergießungen oder in flüchtigen inneren Feuchtigkeitsansammlungen äußern. Brechdurchfall heißt bei Dioscorides (um 50 n. Chr.) ῥεῦμα στομάχου καὶ κοιλίας. Das Auge leidet am Fluß, ῥευματίζεται ὁ ὀφθαλμός, wenn es nicht bloß gerötet ist, sondern auch viel Tränenwasser fließen läßt, erklärt Galen in seiner εἰσαγωγή. Der weibliche Weißfluß, fluor albus, heißt bei Paulus von Aegina (um 600 nach Chr.) ῥευματισμὸς ὑστέρας.

Der Fluß ist die Ursache des Leidens, ῥεῦμα ἡ μὲν ἐργασαμένη τὸ πάθος αἰτία; das Leiden selbst der vom Fluß bewirkte Zustand, τὸ πάθος δ᾽αὐτὸ ῥευματικὴ διάθεσις (Galen). Nebenbei bemerkt, die moderne Übersetzung des Wortes Diathese mit Bereitschaft oder Anlage entspricht nicht seinem eigentlichen Sinn.

Das Wort Rheuma behält seine ursprüngliche Bedeutung bis ins 18. Jahrhundert; rheumatismus est catarrhus articularis, definiert Loew ab Erlsfeld (1724). Jedoch war eine Abänderung seines Inhaltes schon durch Galen vorbereitet. Mehr und mehr die große hippokratische Anschauung von der Einheit des Organismus und dem innigen Zusammenhang seiner Teile und seiner Leiden verlierend und in der Praxis eines Gladiatorenarztes die chirurgische Gesichtsfeldeinschränkung erleidend begründet Galen die Schablone der topographischen Pathologie, das Krankheitssystem a capite ad calcem, das endlich in der Herrschaft des Messers und des Spezialistentums seine Blüte erreichen sollte. Nicht zufrieden damit, den verschiedenen Leiden außer dem Namen ihres Ursprungs auch den Namen ihres anatomischen Ortes zu geben und also, wie Hippokrates, unter den zahlreichen Krankheiten der Sommerdürre die ἀρθρίτιδες zu nennen, macht er aus der ἀρθρῖτις die Gelenkkrankheit schlechtweg, gleichviel, woher sie kam und wie sie entstand, ob sie von der fließenden oder springenden Gicht herrührte und mehrere Gelenke befiel oder von vorneherein als örtliche Schädigung eines einzelnen Gelenkes sich einstellte. Die pathogenetischen Einheiten werden zerrissen zugunsten der topographischen Einheiten. Um wenigstens einigermaßen der natürlichen Vielfältigkeit der Organschäden Rechnung zu tragen, werden sie unter Mißbrauch der hippokratischen Grundflüssigkeiten, Blut, Schleim, gelbe Galle und schwarze Galle, schematisch in vier Formen eingeteilt. Das beginnt also mit Galen; das erreicht seine Höhe bei Avicenna (980—1037), dem Ehrwürdigen, der schon mit 16 Jahren die Medizin vollständig innehatte und sie für eine leichte Wissenschaft erklärte; das bleibt so im Mittelalter und in der neueren Zeit; hat sich aber in der neuesten Zeit sogar bei denen, die nur der pathologischen Anatomie das Wort in der Medizin gönnen, geändert; denn sie sprechen nicht mehr von der Arthritis de sanguine subtili, de sanguine grossa, de colera subtili, de melancholia adusta, de flegmate, sondern von Arthritis serosa, fibrinosa, purulenta, fibrinosa, haemorrhagica und sogar von Arthritis sicca. Gegen die Ausdrücke ist nichts einzuwenden, aber sie können keinen Einteilungsgrund geben; sie gehören in die allgemeine Pathologie, nicht in die spezielle.

Gegenüber dem unnatürlichen vernunftbindenden Zwang, der durch die ausschließliche Einteilung der Krankheiten nach ihrem anatomischen Ort auf Theorie und Praxis ausgeübt wird, versuchten einzelne Ärzte immer wieder, die topographisch vielfältigen, aber ätiologisch zusammengehörigen Leiden unter einem Namen zu vereinigen. Vorausgegangen war ihnen Aretaeus aus Kappadokien (um 100 n. Chr.), der unter dem Wort $ἀρθρῖτις$ nicht das örtliche Gelenkleiden an sich, sondern wie wir heute unter den Worten Gicht und chronischer Rheumatismus, die ganze Gruppe der zusammengehörigen chronischen Gliederkrankheiten und was sich diesen anschließt, verstanden wissen will: $ποδάγρη, ἰσχιάς, χειράγρη, μυαλγία, ὕδρωψ, ἄσθμα κ. τ. λ.$ Der ganze Körper kann arthritisch werden, bis in die Ohren und Lippen und Nase, bis in die Nieren, Harnblase und Kopfnähte; $τισὶ δὲ νέμεται ἐς τὴν τοῦ παντὸς σκήνεος περίοδον· ἄπιστον εἰς ὅσον ἕρπει τὸ κακόν$. Sechzehnhundert Jahre später drückt das Sydenham so aus: totum corpus est podagra.

Für den weitblickenden Aretaeus liegt die Ursache der Arthritis im Mangel an eingeborener Wärme: $μίη μὲν αἰτίη ἡ ἔμφυτος ψύξις, μίη δὲ καὶ πάθη$.

Dieses Streben, die natürliche Einheit vielgestaltiger Krankheitsäußerungen, welche aus dem gleichen Grunde hervorgehen, festzuhalten, finden wir auch später wieder, z. B. bei Alexander von Tralles in Lydien (um die Mitte des 6. Jahrh.). Unter dem Worte $ποδάγρα$ handelt er nach dem Satz pars pro toto von jener Art der Arthritis, die wir heute ebenfalls als Podagra, als echte Gicht oder Zipperlein, bezeichnen im Gegensatz zur fliegenden Gicht und zum hitzigen Gliederreißen. Er folgt darin dem römischen Arzt Caelius Aurelianus aus Numidien (um das Jahr 100) oder dessen Zeitgenossen: quidam medici arthriticam passionem genus vocant, podagricam vero speciem. Die innere Ursache der Gicht, das, was wir etwa Gichtmaterie nennen, sind die $ῥευματισμοί$, die aber nicht bloß durch Zufluß des Krankheitsstoffes entstehen sondern auch durch örtliche Kälte oder Wärme, Trockenheit und Feuchtigkeit; $οὐ μόνον δε διὰ ἐπίρροιαν ὕλης οἱ ῥευματισμοὶ τοῖς ἄρθροις ἐπιγίνεσθαι πεφύκασιν, ἀλλὰ καὶ διὰ ψιλὴν ποιότητα μόνην καὶ θερμὴν καὶ ψυχράν· ἔτι δε ξηρότης τε καὶ ὑγρότης αἴτια γίνονται πολλάκις ῥευματισμῶν$.

Den Rheumatismus im heutigen Sinne erwähnt Alexander nicht; ihm ist Rheumatismus die festsitzende gutta. Seine Angabe, Podagra könne vier Ursachen, $αἷμα, χολὴ, φλέγμα, μελαγχολικὸς χυμός$, haben, ist wohl mehr galenische Geheimniskrämerei als eine Nachfolge der klaren Unterscheidung des Aretaeus, der eine erethische, entzündliche und torpide Form der Arthritis kennt.

Den Einfluß des galenischen Schematismus hat nicht einmal die Civitas hippocratica des frühen Mittelalters, die salernitanische Schule, abwehren können; die Flüsse benachbarter Körperteile bekommen sogar verschiedene Namen; das Wort Catarrhus bleibt der Lungenverschleimung vorbehalten, der Rachenkatarrh wird Branchus, der Nasenfluß Coryza genannt.

Si fluit ad pectus dicatur rheuma catarrhus,
Ad fauces branchus, ad nares esto coryza,

heißt es im Regimen salernitanum sanitatis (12. Jahrhundert). Diesem folgen einige Kompendien des späteren Mittelalters, so die Rosa anglica des John Gaddesden (um 1310): quamquam tres species distinguantur famosae ipsius rheumatis, branchus, coriza, catarrhus, tamen sunt aliae multae .. Est enim rheuma quasi materia omnium morborum.

169. Im großen und ganzen behielt die topographische Pathologie Galens die Übermacht, und die galenisch-arabistische Nomenklatur wirkte selbst auf die freiesten Geister lähmend ein, auf die große Masse der Mediziner geradezu verdummend. Man braucht nur die auf Galen sich berufende Laßkunst und Schröpfkunst und Kauterienanwendung in der kleinen Chirurgie des 13. und 14. Jahrhunderts zu betrachten, um zu sehen, was bei einer Pathologia a capite ad calcem herauskommt.

Indessen erhub die größte Lehrerin der Ärzte, die Seuchennot, immer wieder ihre Stimme, um zu sagen, daß eine einheitliche Krankheitsursache sich an den verschiedensten Körperstellen äußern kann, und um an tausenden und wieder tausenden von Fällen zu zeigen, daß es nicht angeht, vielgestaltige Krankheiten nach den künstlichen Abschnitten eines unteilbaren Organismus einzuteilen und zu benennen. Insbesondere war es die nach ihrem Lieblingssitz in den Leistendrüsen als pestis inguinaria benannte Beulenpest, die bei aller Vielfältigkeit ihrer Lokalisation immer wieder die Einheit ihrer äußeren Krankheitsursache betonte und die Notwendigkeit, den Zusammenhang des Organismus auch beim Ergriffenwerden einzelner Teile nicht aus den Augen zu lassen, mit ihren häufigen Versätzen nachdrücklich zeigte. Noch mehr aber als akute epidemische Krankheiten forderten chronische Plagen wie die Lepra und die Syphilis mit ihrer so entschiedenen Neigung, sich im Körper zu verallgemeinern, das ätiologische Einteilungsprinzip in der Pathologie.

Doch so eindringliche Lehren, die wir heute klar und selbstverständlich vernehmen, gingen dem vom Wortschwall der Galeniker betäubten Ohr des Mittelalters fast ganz verloren. Zwar ahnten einige Ärzte schon lange, daß eine einheitliche Ursache hinter der topographischen Vielgestaltigkeit der Pest und der Lepra und anderer seuchenhafter Krankheiten wirkt, und hatten dementsprechend hinter die galenische Summa a capite ad calcem einen Appendix angebaut, worin sie neben den allgemeinen Fieberkrankheiten und Vergiftungen ohne deutliche Organveränderung auch Allgemeinkrankheiten mit örtlichen Läsionen unterbrachten und leidlich gut darstellten; aber es war bei einzelnen Beispielen und dem kümmerlichen Notbehelf geblieben.

Der erste, der mit vollem hellem Bewußtsein die einheitliche äußere Ursache in vielgestaltigen Leiden und Allgemeinkrankheiten sah und das ätiologische Prinzip sofort mit vollendeter Meisterschaft in Pathologie und Therapie geltend machte und durchführte, war Theophrastus Bombast von Hohenheim (1493—1541). Niemand vor Paracelsus hatte die unendliche Mannigfaltigkeit der Syphilis so erfaßt und beschrieben, niemand die Quecksilberkrankheiten zu ihrer Einheit gesammelt; niemand die hundertfältigen Krankheitsbilder der hysterischen Einbildung und Vorstellung auf ihren wirklichen Grund zurückgeführt; niemand seit Hippokrates ausgesprochen, daß bei aller Bedeutung der örtlichen Veränderung und bei allem Wert der chirurgischen Hilfe der allgemeine Gesichtspunkt nicht verloren gehen dürfe; niemand vor ihm der spezifischen äußeren Ursache das spezifische Heilmittel entgegengesetzt und den alten Begriff des Gegengiftes zur allgemeinen Bedeutung erhoben.

Mit Hohenheim beginnt auch die Sonderung der podagrischen und tartarischen und rheumatischen Übel, mit anderen Worten die endliche Abtrennung des fliegenden Rheumatismus vom chronischen Rheumatismus und vom festsitzenden Zipperley innerhalb der Arthritisgruppe.

170. Nach Hohenheim war es für Guillaume de Baillou leicht, in seinem Examen duorum morborum qui ab antiquis non sat abunde sunt explicati et definiti (1642) die hitzigen fliegenden Erkrankungen der Gelenke und Muskeln und Nerven unter dem Wort Rheumatismus zu beschreiben. Sie müssen damals in Paris auffallend häufig gewesen sein. Freilich wirft er die affectio, quae falso catarrhus dicitur aliisque melius rheumatismus dici videtur, gleich wieder mit der chronischen Arthritis zusammen: qui illum $\varrho\varepsilon\upsilon\mu\alpha\tau\iota\sigma\mu\acute{o}\nu$ bis aut ter sunt experti vix, nisi sibi caveant consulantve, tormentum arthriticum vitare possunt: Leicht war es für de Baillou auch, die Volksmeinung zu tadeln, welche den fliegenden Rheumatismus catarrhe nannte und sagte, daß er aus dem Kopf entspringe: nec enim id a capite est, ut vulgus credit. Catarrhum enim vocat et imperite ignoranterque et a refrigerantibus et a sanguinis detractione abstinendum putat, quia catarrhus est. Es ist immer so gewesen, bis auf den heutigen Tag; stets wurde das „dumme Volk" und sein Aberglauben von den Gelehrten geprügelt, wenn es Lehren oder Irrtümer, die ihm im Namen der Wissenschaft Tag für Tag in die Köpfe eingeprägt worden waren, noch nachsprach, nachdem sie von der offiziellen Lehre abgetan worden, nicht ahnend, daß, was zweitausend Jahre lang alle Ärzte geglaubt haben, plötzlich unwahr oder wenigstens unmodern werden kann.

Die Trennung zwischen den Anfällen der chronischen Arthritis und dem akuten Rheumatismus ist bei Sydenham (1675) vollendet; aber die Beschreibungen lassen bei ihm und sogar noch bei Friedrich Hofmann (1718) und Boerhaave (1727) und van Swieten (1742) viel zu wünschen übrig. Es ist äußerst merkwürdig, wie spät und schwer ein so scharfes Krankheitsbild wie das des akuten Gelenkrheumatismus, das heute den Laien geläufig ist — und vielleicht vor de Baillou dem unwissenden Volk geläufig war —, von den Ärzten aus der Gruppe der Arthritis universalis herausgelöst worden ist. Oft ist die Frage aufgeworfen worden, ob die alten Ärzte unseren Gelenkrheumatismus gekannt haben oder nicht. De Baillou, van Swieten, Eisenmann, Hirsch und andere haben diese Frage untersucht und sind zu keinem klaren Ergebnis gekommen. In der Tat fehlt es vor der Mitte des 16. Jahrhunderts an einer Beschreibung der Polyarthritis acuta rheumatica, von der de Baillou zum ersten Male die gröbsten Umrisse gibt.

Das gleiche ist, wie ich (1896, 1911) gezeigt habe, mit dem Keuchhusten der Fall und ebenso mit der Gonorrhöe, mit dem Bauchtyphus und anderen Krankheiten. Heute schließe ich nicht mehr daraus, wie ich es früher für den Keuchhusten getan habe, daß die genannten Krankheiten vorher nicht da waren, sondern daß die Ärzte im Banne der galenischen Doktrin wenig fähig waren, Krankheitseinheiten zu sehen, bis ihnen Hohenheim den Star gestochen, und daß, wo einer ausnahmsweise eine Erfahrung, die in das galenische Schema nicht paßte, in galenischer Sprechweise mitgeteilt hat, uns der Schlüssel zum Verständnis fehlt. Diesen Schlüssel hoffe ich an anderer Stelle mitzuteilen; hier nur die Bemerkung, daß all das Licht, was Fracastor (1483—1553), Fernel (1485—1558), Massa (1506—1569), Foreest (1522—1597), de Baillou

(1538—1616) in die Pathologie der epidemischen Krankheiten gebracht haben, dem verlästerten Paracelsus, hie und da auch dem heimlich beraubten Ritter Ulrich von Hutten (1519) entlehnt ist. —

171. Die letzten Unklarheiten, die bei Boerhaave und seinen Schülern im Krankheitsbild des Gelenkrheumatismus blieben, verschwinden bei Maximilian Stoll (1777), der das Bild der Febris rheumatica in völliger Klarheit und mit allen uns heute bekannten Zügen zeichnet, über de Baillou und Boerhaave insbesondere dadurch hinausgeht, daß er außer den Muskeln und Gelenken und sensiblen Nerven alle anderen Gewebe und Organe unter die Herrschaft des fieberhaften Rheumatismus stellt, sofort auch beispielsweise den Zusammenhang der Chorea mit dem rheumatischen Fieber zeigt. Nulla neque interna neque externa pars est ab eo libera; sic oculos, nares, gingivas, auris meatus etc dolentissime saepe afficit. Sie kann in ihrem Gefolge haben tetanum maxillae, convulsiones leves, choream Sancti Viti, apoplexiam, deliria; diarrhoeam, dysenteriam, dysuriam, ischuriam, tenesmum. **Nullum viscus est quod non subinde rheumatismo vexetur.**

Mit der Aufstellung der Krankheitsfamilie der Rheumatosen durch Schoenlein (1832) wird die ätiologische Einheit der Febris rheumatica auch in der Nomenklatur festgelegt, um so schärfer, als dem vulgären Rheumatismus von Schoenlein sofort die Rheumatoidkrankheiten, die durch Bleivergiftung, Quecksilbervergiftung, Scharlachgift, Ruhrgift, Trippergift entstehen, entgegengesetzt werden.

Während Schoenlein den Verlust der Leitungsfähigkeit für die organische Elektrizität als Ursache des Rheuma voraussetzt, bezeichnet Hufeland (1842) als Rheumatosen alle Affektionen, die durch eine unterdrückte oder gestörte Hautfunktion und eine davon erzeugte seröse Schärfe hervorgebracht und unterhalten werden. Die Rheumatosen erscheinen ihm in zwei Hauptformen, als Rheumatismus und als Catarrhus; der erste ist die rheumatische Affektion in Muskeln, Bändern, Aponeurosen, die zweite dieselbe in den Schleimhäuten. Beide haben einerlei Quelle und Natur; es kann die eine in die andere übergehen, der Unterschied liegt bloß in der Lokalität. Die Unterdrückung der Hautfunktion geschieht durch Erkältung.

Damit war die hippokratische Einheit in der Benennung und in der Ursächlichkeit der Flüsse wiederhergestellt. Es blieb nicht dabei. Die babylonische Sprachverwirrung in der Bezeichnung der „Rheumatosen" ist heute wilder als je; die Sinnverwirrung beim Sprachgebrauch wohl unheilbar (72). Aber das ist gleichgültig. Was gewonnen bleibt, ist die Einsicht, daß es unter den Flußkrankheiten, man mag sie nun Rheuma oder Katarrh oder Rheumatismus oder sonstwie nennen, viele gibt, bei deren Zustandekommen Erkältung eine wesentliche Rolle spielt.

172. Sehen wir nun zu, was etwa außer den Rheumatosen zu den Erkältungskrankheiten gehört.

Aretaeus (um 150 n. Chr.) nennt Halsentzündungen, Durchfälle, Kolik, Ileus, Lebererkrankungen, Fallsucht, Starrkrampf, Lähmungen, Wassersucht als Folgen starker Erkältungen. Er sagt, daß diese Krankheiten durch Erkältung entstehen können, nicht daß sie notwendig und immer und nur von Erkältungen hervorgerufen werden. Er kennt neben Lähmungen durch Kältewirkung, so gut wie wir, Lähmungen durch Schlag, Verwundung, Verdauungsschwäche, geschlechtliche Ausschweifungen, Trunksucht, Schrecken, Kummer; ebenso ist ihm für die genannten anderen Leiden die große Vielfältigkeit der Ursachen geläufig.

Weit größere Bedeutung noch als Aretaeus hatte Hippokrates den Kälteeinwirkungen beigelegt; ihm war Galen und das ganze Mittelalter gefolgt. Ganz im hippokratischen Sinne, das heißt der Erfahrung gemäß, äußert sich Sydenham (1675) über die Bedeutung der Erkältung als Krankheitsursache: Wenn eine besonders scharfe Winterkälte lange angedauert hat und sich in den Frühlingsbeginn weit hineinzieht, dann plötzlich wärmere Tage eintreten, so pflegen Seitenstechen, Halsentzündung und ähnliche Krankheiten zu entstehen, je nachdem diese oder jene Jahreskrankheiten vorherrschen. Dabei spielt ein Kontagium eine Rolle und außerdem der Alkoholmißbrauch. Am meisten aber wirkt als äußere Ursache das zu frühe Ablegen der Winterkleider oder die Unvorsichtigkeit, daß einer, durch Leibesübung erhitzt, sich leichtfertig der Kälte aussetzt, wobei die Schweißlöcher der Haut plötzlich verschlossen und die Ausdünstungen, die dort ihren Ausweg nehmen, zurückgehalten werden. Ich bin überzeugt, daß durch diese Unvorsichtigkeit viel mehr Menschen zugrunde gehen als durch Pest, Hunger und Krieg zusammen. Denn wenn der Arzt seine Kranken ein wenig genauer über die erste Veranlassung ihrer Krankheiten, die sich als Seitenstich, Halsweh, Lungenverschleimung, Gliederreißen, Rose, Scharlachfieber äußern können, ausfragt, so wird er fast immer hören, daß der Kranke entweder ein gewohntes Kleidungsstück leichtsinnig abgelegt oder den erhitzten Körper einer plötzlichen Abkühlung ausgesetzt hatte. Demnach ermahne ich meine Angehörigen immer, daß sie nie früher als einen Monat vor der Sommersonnenwende die Winterkleider ablegen und sorgfältig rasche Abkühlung vermeiden, wenn sie durch Bewegung erhitzt sind.

Der Erfahrung des großen englischen Arztes entspricht heute noch die Alltagsbemerkung in England: He caught his death of cold. Und seiner Warnung das alte französische Sprichwort:

On est en avril
N'ôte pas un fil.

173. Boerhaave (1709) kennt wie Aretaeus und Sydenham Halsentzündung, Lungenentzündung und alle die anderen genannten Krankheiten als Folgen von Erkältung. Ihm liegt es so fern wie jenen, die Erkältung als die alleinige Ursache jener Übel zu stempeln. Das entzündliche Schluckweh kann entstehen durch Überanstrengungen der Halsorgane beim Reden, Singen, Schreien, Üben auf Blasinstrumenten, durch scharfes Reiten wider den kalten Wind, durch starke Körperarbeit in kalter Luft, durch Sonnenhitze, die im Frühjahr rasch auf große Kälte folgt, durch heiße Luft, die bei heftigem Atmen im Sommer den Hals austrocknet und ähnliches. Die Lungenentzündung kann entstehen durch heftige Anstrengungen der Lunge beim Laufen, Ringen, Steigen, Singen, Schreien, raschen Ritt wider den Wind.

Nach Tissots Erfahrung (1761) ist es beim gemeinen Mann des Waadtlandes vor allem der kalte Trunk, der zahlreiche und schlimme Folgen hat. Er hat davon Halsbräune, Brustentzündung, Kolik, Leberentzündung, Aufschwellung des Bauches, Hautwassersucht, Harnverhaltung entstehen sehen. Man muß sich wundern, sagt er, daß die Landleute sich oft dieser schädlichen Gewohnheit überlassen, wiewohl sie die Gefahr besonders bei ihrem Vieh kennen. Kein einziger, der nicht seine Pferde vom Trinken abhält, wenn sie erhitzt sind, besonders wenn sie ausruhen sollen. Er weiß, daß, wenn er sie trinken ließe, sie vielleicht davon sterben würden. — Für die vornehmen Standespersonen beschuldigt er vor allem die Kleidermode als Begünstigerin der so häufigen Brusterkältungen: Die Frauenzimmer haben den Hals und die Brust abwechselnd bald nackend, bald gar zu sehr bedeckt und die Mannsleute, die doch sonst über und über bekleidet sind, lassen der Luft nirgends an ihrem Leibe einen

Zugang als allein auf der Brust. Beide Arten, sich zu kleiden, können der Brust nur schädlich sein. — Sogar der öftere Gebrauch des Fächers ist nicht gleichgültig. Tissot hält ihn mit Plempius (79) für die Ursache vieler Krankheiten der Augen, der Nase und der Zähne sowie mancher flechtenartigen Ausschläge.

Bei alledem war er ein strenger Tadler der Furcht vor Erkältung und der daraus hervorgehenden Verweichlichung: Die Furcht vor Erkältung führt dazu, daß viele Leute besonders auf dem Lande, in der eingeschlossenen Luft kleiner Stuben leben; Familien von acht bis zwölf Köpfen halten sich Tag und Nacht darin während des Winters eingeschlossen; bei diesem engen Zusammenleben erzeugen sich Kontagien, die, für gewöhnlich unbedenklich, plötzlich heftige Epidemien verursachen, so Influenza, Rotlauf, Alpenstich. Umgekehrt hat Tissot oft gesehen, daß in hohen, auf allen Seiten offenen Räumen, in denen es fror, kranke arme Wanderburschen leicht genasen, während andere, die in warmen, zugehaltenen Stuben besser gepflegt wurden, ohne Rettung dahinstarben. Überhaupt würden kranke Landleute weit leichter gesund, wenn sie sich sogleich, wie sie krank werden, in ihre Scheune tragen ließen, wo die frischere und reinere Luft für sie das beste Heilmittel wäre. Das böse Vorurteil, daß alle Krankheiten sich durch Schweiß entscheiden müßten und daß man, um den Schweiß zu befördern, erhitzende Mittel einnehmen und sich durch Decken und Ofen sehr warm halten müsse, koste jährlich vielen Tausenden das Leben.

174. Der erste, der auf den Gedanken kam, hinter der Erkältung eine spezifische Energie zu suchen und sie als die spezifische Ursache aller katarrhalischen und rheumatischen und noch vieler anderen Krankheiten zu erklären, war Gottfried Eisenmann (1841). Er stellte die Erkältungskrankheiten unter dem Namen der Krankheitsfamilie Rheuma in die Reihe der Krankheitsfamilien Typhus, Pyra (Typhoide), Cholosis (Ikterus), Typosis (Intermittens), Syphilis usw. und beschrieb die Rheumatosen als diejenigen Krankheiten, die durch eine elektrorheumatische Luftkonstitution oder bei raschem Temperaturwechsel, am häufigsten aber durch das Zusammenwirken dieser beiden Einflüsse, erzeugt werden. Er unterschied Rheumatosen der sensitiven und Rheumatosen der vegetativen Lebenssphäre; jede dieser zwei Klassen zerfiel in mehrere, vier und sechs, Ordnungen; jede Ordnung in zwei bis sechs Gruppen; alle Gruppen zusammen enthielten 135 verschiedene Rheumatosen, vom Periosteorheuma orbitae, Myorheuma oculi etc. durch die Peri-, Epi- und Endocarditis rheumatica, Endonephritis, Nephritis und Epinephritis rheumatica bis zur Oophoritis rheumatica, Mastalgia rheumatica usw.

Eisenmanns Schrulle ist aus dem Einfluß der naturhistorischen Schule und vor allem aus seinem eigenen Lebensgang verständlich; er hatte als Kind eines armen Taglöhners die Unbilden des Würzburger Klimas gründlich erfahren, als jugendlicher Teilnehmer an den Befreiungskriegen der Jahre 1813 bis 1815 alle Strapazen des Feldlebens und der Winterfeldzüge durchgemacht und als Mann, wegen seiner Schwärmerei für den Aufbau eines neuen Deutschen Reiches des Hochverrates schuldig erklärt, die Kälte und Nässe des Zuchthauses und der Festungen in 15jähriger Maßregelung an Leib und Geist tief genug erlitten, um der Erkältung eine ganz besondere Natur und ihr an und für sich die schlimmsten Wirkungen zuzutrauen.

Immerhin hält er an der alten Erkenntnis fest und erweitert sie, daß nämlich die Erkältungskrankheiten alle Teile und Systeme des Körpers ergreifen können und nicht etwa auf die Schleimhäute und sehnigen Gebilde der Haut, Gelenke, Muskeln beschränkt sind, wie damals Pathologen, die eine spezifische Histologie schaffen wollten, zu behaupten begannen. Ganz entging er aber dieser spezifischen Pathologie, die sich schon im Jahre 1843 in Frorieps rheumatischer Schwiele (154) verdichtete und einige Zeit nachher anfing, von spezifischem Tuberkelgewebe, spezifischen Krebszellen, spezifischen Leprazellen zu sprechen, auch nicht. In der zweiten Auflage seines Buches vom Jahre 1860 bezeichnet er als Rheumatosen alle jene Krankheiten, die 1. ursprünglich und ausschließlich durch eine trockene oder feuchte Verkühlung entstanden sind oder welche andere aus Verkühlung entstandene Krankheitszustände vertreten können, aus ihnen durch Krankheitsverbreitung, durch Metastase oder Metaschematismus, hervorgegangen sind; 2. eine Quantität von Harnsäure im Blut nachweisen lassen, die größer ist als die normale und geringer als die bei der Gicht sich findende Quantität und welche im Unterhautgewebe oder im Zwischengewebe verschiedener Organe eine Schwielenbildung veranlassen; 3. in ihrem Verlauf eine große Wandelbarkeit zeigen und gerne auf homologe und selbst auf heterologe Gewebe überspringen; 4. die Prädisposition zu neuen Anfällen rheumatischer Krankheiten im Organismus auffallend und immer mehr steigern; 5. im frischen Zustande dem Colchicum oder dem nahe verwandten Veratrin, im veralteten Zustande dem Jodkalium und dem Sublimat weichen. — Die Fälle, wo alle diese Merkmale vereint vorkommen oder deutlich nachzuweisen sind, kommen nicht häufig vor; es gelte hier dasselbe, was von der Malaria, der Syphilis gilt, daß man sich für den einzelnen Fall in der Diagnose nicht irre machen läßt, wenn der Nachweis der Ursache oder der anatomischen Veränderung oder der Krankheitstypus fehlt oder sogar die Therapie im Stich läßt. Es genüge, wenn bei der Abwesenheit des einen oder anderen Merkmals die übrigen Umstände vorhanden seien. Das wichtigste zur Diagnose der Rheumatosen sei, daß die Krankheit durch Verkühlung ohne die Mitwirkung eines anderen pathologischen Einflusses primär entstanden sei oder sich aus einer anderen rheumatischen Affektion sekundär entwickelt habe. —

Also spezifische erregende Ursache, spezifische Chemie, spezifische Histologie, spezifische Wandelbarkeit der Symptome, spezifische Heilmittel bei den Erkältungskrankheiten!

Wenigstens in der Doktrin; in der Praxis konnte sich Eisenmann den Tatsachen nicht ganz entziehen. Unter Verkühlung, führt er weiter aus, verstehen wir einen rasch eintretenden Temperaturkontrast zwischen einem Teil des menschlichen Körpers und dem auf ihn wirkenden Medium, namentlich wenn der Körper infolge von Muskeltätigkeit, von warmen Umhüllungen oder auch infolge von äußerer Wärme sich in einer höheren als der normalen Temperatur befindet. Verkühlungen können nicht bloß auf der äußeren Haut, sondern auch auf der Magenschleimhaut durch einen kalten Trunk, auf der Bronchialschleimhaut durch eingeatmete kalte Luft verursacht werden. Die Empfänglichkeit für rheumatische Einflüsse hat bei verschiedenen Menschen sehr verschiedene Grade; der eine erkrankt, wenn ihm in der Ruhe ein Zuglüftchen trifft, das so schwach ist, daß es der Wahrnehmung anderer Menschen entgeht; der andere erkrankt erst, wenn er von Schweiß triefend mit kaltem Wasser durchnäßt wird, die nassen Kleider auf dem Leibe behält und die Muskeltätigkeit nicht fortsetzt, die ihn in Schweiß gebracht hat. Zwischen diesem höchsten und niedrigsten Grade der Prädisposition liegen zahllose Übergangsstufen.

175. Eisenmanns Versuch, den Erkältungskrankheiten einen spezifischen Grund zu geben, fand bei den wenigsten Ärzten Anklang. Es mag genügen, Felix Niemeyers Stellung zur Lehre von der Erkältung durch einige Sätze aus der siebenten Auflage seines Lehrbuches (1868) herzusetzen: Die unter den Laien fast allgemein herrschende Ansicht, daß jeder Schnupfen ohne Ausnahme durch Erkältung der äußeren Haut entsteht, ist falsch, wenn auch die Mehrzahl der Fälle von Erkältungen, namentlich der Füße, abhängt. — Verkältungen der äußeren Haut, namentlich der Füße und des Halses geben Veranlassung zu Kehlkopfkatarrhen, zu Bronchialkatarrhen. — Die Stimmen über den Einfluß der Erkältungen auf die Entstehung von Pneumonien sind geteilt. — Pleuritis entsteht sehr oft infolge von Erkältungen. — Zahlreiche Beispiele, in welchen an einem bestimmten Tage nach einer heftigen Erkältung der Husten begonnen hat, zu welchem sich bald der übrige Symptomenkomplex der Schwindsucht gesellte, kommen in der Praxis jedes erfahrenen Arztes vor. — Daß bei der Pericarditis früher gesunder Menschen Erkältungen auf den Organismus eingewirkt haben, ist ziemlich allgemein angenommen, aber meistens schwer zu erweisen. — Wenn auch seltener als zu Katarrhen der Respirationsorgane führen Erkältungen zu Katarrhen des Magens. — Nach Erkältungen der äußeren Haut, namentlich der Füße und des Unterleibes, kann es zu sehr schmerzhaften und anhaltenden Darmkoliken kommen. — In nicht seltenen Fällen haben Katarrhe der Haut, namentlich der Füße und des Unterleibes katarrhalische Cystitis zur Folge. — Der Einfluß, welchen Erkältungen und körperliche Strapazen, zumal wenn beide zusammentreffen, auf die Entstehung der Tabes haben, scheint keinem Zweifel zu unterliegen. — Der Starrkrampf kommt ohne eine vorhergegangene Verwundung nach heftigen Erkältungen, z. B. nach dem Schlafen auf feuchter Erde oder nach Durchnässung des erhitzten Körpers vor. — Weit häufiger als alle Veranlassungen werden plötzliche Abkühlungen des erhitzten Gesichts Ursache der Fazialisparalyse; sehr viele Kranke acquirieren sie dadurch, daß sie morgens unmittelbar nach dem Aufstehen aus dem Bette aus dem Fenster hinaussehen. — Unter den Gelegenheitsursachen des akuten Gelenkrheumatismus spielen vorübergehende Erkältungen, sowohl plötzliche Durchnässung des erhitzten Körpers als die Einwirkung der trockenen Zugluft und ebenso der länger dauernde Aufenthalt in feuchten Wohnungen und feuchten Arbeitslokalen unverkennbar eine wichtige Rolle.

Ruhemann (1898), der eine ähnliche Liste aus Niemeyer mit Ironie zusammenstellt, findet, daß dieser Arzt die Erkältung als Krankheitsursache in zu weitem Maße in Anspruch nehme. In Wirklichkeit nennt Niemeyer die Erkältung fast nie als zureichende oder gar als einzige Ursache einer bestimmten Krankheit. Wer die angeführten, aus dem Zusammenhang gerissenen Stellen im Text liest, findet, daß ihm die Erkältung nur eine der vielen Ursachen und Hilfsursachen ist, welche in verschiedener Zusammenwirkung die verschiedenen Krankheiten bewirken; er nennt sie neben Überanstrengungen, Verletzungen, Hitzewirkungen, Staub, Vergiftungen, Infektionen durch Miasmen und Kontagien, unerforschten atmosphärischen und tellurischen Einflüssen usw.; kurz er bleibt immer auf dem Boden der Erfahrung; er hält sich an das Bekannte, ohne das Unbekannte zu leugnen.

Hätte man von Niemeyer verlangt, ein Buch über die Erkältungskrankheiten als spezifische Krankheiten zu schreiben, so wäre er wohl in noch größere Verlegenheit geraten als Eugen Seitz (1875), der, von Ziemßen aufgefordert, für sein Handbuch der speziellen Pathologie und Therapie die Erkältungskrankheiten darzustellen, nach einer allgemeinen Einleitung von vier Blättern mit Mühe fünf Blätter darüber zusammenbrachte unter dem Titel: Über leichte Erkältungskrankheiten, Febris ephemera, herpetica, catarrhalis, rheumatica etc.

Wir werden sehen, daß nicht einmal diese paar Krankheiten spezifische Erkältungskrankheiten in dem Sinne sind, daß eine Erkältung ausreicht, sie zu erregen; sie sind es so wenig wie Influenza, Rheumatismus, Schwindsucht usw. Damit können wir zur Besprechung der einzelnen Krankheiten übergehen, in denen Erkältung vorherrschend oder gelegentlich in auffallender Weise als auslösende Ursache wirkt.

M. Erkältungsfieber.

176. Daß es ein Kältefieber gibt, haben wir unter 56 gezeigt. Seine Dauer beträgt höchstens einige Stunden. Dadurch unterscheidet es sich vom Erkältungsfieber oder vielmehr von den Erkältungsfiebern. Diese werden heute kaum mehr genannt. In der Pathologie des 19. Jahrhunderts spielen sie keine kleine Rolle; sowohl in den Schriften ausgezeichneter Ärzte wie Baumgärtner (1827), Schoenlein (1832), Grisolle (1844), Valleix (1853), Griesinger (1864), Seitz (1875), als auch in den Statistiken der Zivil- und Militärbehörden.

In der preußischen Armee wurden im Jahre 1867 die folgenden Ziffern für Erkältungsfieber, für akute Katarrhe und für Lungenentzündung auf die einzelnen Monate gesammelt.
G = Gardekorps mit 2891 Mann Iststärke; I = Erstes Armeekorps mit 20 686 Mann; II = Zweites Armeekorps mit 20 388 Mann; III = drittes Armeekorps mit 22 312 Mann Iststärke (vgl. 59).

Erkältungsfieber.

	I	II	III	IV	V	VI	VII	VIII	IX	X	XI	XII	Summe
G.	236	204	170	74	95	59	86	60	53	55	71	96	1262
I	278	396	537	274	253	236	263	147	124	172	280	213	3170
II	88	96	106	46	52	36	57	28	79	36	76	73	773
III	112	114	104	65	97	50	69	55	51	52	101	112	982

Akuter Katarrh.

	I	II	III	IV	V	VI	VII	VIII	IX	X	XI	XII	Summe
G.	587	363	316	221	193	148	204	181	173	154	250	263	3053
I	227	242	349	183	145	100	115	74	88	63	170	219	1930
II	125	140	128	144	121	116	125	78	40	44	115	99	1275
III	184	153	129	108	112	84	101	60	46	53	93	105	1290

Lungenentzündung.

	I	II	III	IV	V	VI	VII	VIII	IX	X	XI	XII	Summe
G.	45	47	39	45	32	17	19	8	10	7	15	18	302
I	74	66	145	129	91	52	27	18	13	11	37	57	720
II	50	35	53	55	41	28	14	13	6	10	31	29	365
III	28	47	42	20	32	13	8	10	6	6	11	13	236

(Sanitätsbericht über die preußische Armee, 1870.)

Man unterschied verschiedene Formen des Erkältungsfiebers:

1. **Die Febricula rheumatica.** Es handelt sich um ein leichtes Abendfieber, das ohne nachweisliche Lokalstörung insbesondere ohne irgendwelche Reizung der Atmungswege entsteht, wenn ein Kälteempfindlicher sich im Lauf des Tages unvorsichtig einer Abkühlung im kühlen Morgenwind oder im Schatten eines heißen Mittags oder Nachmittags oder in der Abendkühle oder beim Wechseln der Kleider oder durch einen heißen Trunk ausgesetzt hatte. Gewöhnlich fühlte er dabei ein kaltes Überlaufen, ein unbehagliches Frösteln, bekam später kalte Hände und kalte Füße und eine gesteigerte Empfindlichkeit gegen bewegte Luft. Er bekam Verlangen nach der warmen Stube oder nach der Bettwärme, nach heißem Tee oder heißem Grog. Das Kältegefühl ließ am Ofen oder bei guter Bedeckung bald nach, um einem leichten Hitzegefühl zu weichen, aber sofort längs dem Rücken und in den Streckseiten der Glieder wiederzukehren, falls der Erkrankte wegen der lästigen Wärmeempfindung und der ungewöhnlichen Neigung zum Schwitzen ein Glied entblößte oder sich bewegte. Selten steigt die Körperwärme über 39° C, falls der Erkrankte sich ruhig verhält. Trotz der Befürchtung des Kranken, er werde am anderen Morgen einen Katarrh haben oder sonst eine örtliche Störung, läßt das Fieber

gegen Mitternacht nach und löst sich in der Frühe ganz mit einem anhaltenden Schweiß und mit einem spärlichen Harn, der mehr oder weniger reichlich Harnsäure absetzt.

Die Febricula wurde verschieden gedeutet; einmal als einfaches Reizfieber, febris simplex, febris neutrius generis, wie es nach Diätfehlern, körperlichen Anstrengungen, Gemütsbewegungen, Erhitzungen und ebenso auch nach Erkältungen auftreten kann; es würde also unserer febris a frigore entsprechen; sodann als Begleitfieber eines nicht zum Ausbruch gekommenen Schnupfens oder versteckt gebliebenen Rheumas; ferner als Folge gestörter Hauttätigkeit, die eine Blutveränderung und mittelst dieser eine Störung des wärmeregulierenden Apparates bewirken soll; endlich als reflektorische Innervationsstörung des wärmeregulierenden Zentrums im verlängerten Mark.

Mit den zwei letztgenannten Deutungen haben sich besonders Seitz (1875) und Baelz (1901) zufrieden gegeben. Schließlich kamen Autoren, welche die Kältebahnen sehr genau kannten, sie durch die temperaturleitenden Nerven in die sensiblen Rückenmarkswurzeln, weiter in den Gowersschen Strang, in die Schleife verfolgten, von hier in den Thalamus opticus als Atmungszentrum, das mit dem Kälte-, Nies- und Hustezentrum in der Formatio reticularis grisea seitlich vom Hypoglossuskern durch besondere Fasern in Verbindung steht und, nebenbei, „das Bellsche Gesetz stark erschüttert". Alles das wurde an mikroskopischen Schnitten genau demonstriert und mit der Erläuterung versehen, daß durch abnorme Reflexe die Wärmeregulation verhindert und bei weiterem Fortschritt die Schleimhäute hyperämisiert und so das Erkältungsfieber und der etwa begleitende Katarrh ausgelöst werde (Kohnstamm 1903).

Die Febricula rheumatica hat inzwischen den Namen gewechselt. Sie heißt Drüsenfieber, Fieber bei chronischer Influenza, Fieber bei latenter Tuberkulose, kryptogenetisches Fieber usw., je nachdem man etwas findet oder nichts findet. Der Unterschied zwischen heute, wo man unter Vernachlässigung der auslösenden Ursache den Infekt betont, und zwischen vordem, wo man zwar auch die Drüsen fühlte, die Tuberkulose usw. diagnostizierte und als Ursache eines Locus minoris resistentiae würdigte, aber nebenher die Gelegenheitsursache nicht übersah, ist diese, daß wir symptomatisch das Fieber, chirurgisch die Drüse, spezifisch den Tuberkuloseinfekt oder vielmehr den fiebernden, drüsigen, tuberkulösen Organismus bekämpfen, im übrigen den Patienten sich so viel erkälten lassen als er will, anstatt ihm in dem Fieberanfall eine Warnung zu zeigen, daß er sich vor Erkältungen und damit vor unnützen Schädigungen und vor Steigerungen seines Infektes zu hüten habe (160).

177. Als eine weitere Form des Erkältungsfiebers hat gelegentlich zu gelten:

2. die Febris ephemera. Nach dem Einwirken einer Erkältungsursache mit oder ohne gleichzeitige oder vorhergegangene Überanstrengung bekommt der Ergriffene einen plötzlichen Fieberanfall unter Frösteln und großer Schwäche, der mit Rötung des Gesichtes, Vermehrung und Beschleunigung des Pulses, trockener Haut, Kopfweh und Schläfrigkeit einhergeht, bisweilen auch mit Delirien verläuft und zu rascher auffallender Entkräftung führt. Die Körperwärme steigt bis 39°, 40° und höher an. Dabei ist der Kranke gegen kühle Luft sehr empfindlich, verlangt ins warme Bett. Meistens ist eine Verstimmung der Verdauungsorgane ausgeprägt; die Zunge ist belegt, der Appetit völlig weg, der Stuhlgang verhalten. Die Heftigkeit des Anfalles macht dem Arzt Sorge, es möchte sich ein schweres entzündliches Leiden entwickeln. Aber nach 24 oder 36 Stunden ist das Fieber fast immer unter reichlichem Schweißausbruch erledigt und nach einem tiefen Schlaf ist die Genesung vollständig.

Selten dauert die Krankheit auch noch den dritten Tag an, um ebenfalls schnell zu endigen oder auch wohl in eine langsamere Genesung überzugehen.

Die Krankheit wird besonders bei Kindern und jungen Leuten, im Vorwinter und im Frühjahr gehäuft, beobachtet. Sie kann aber auch zu jeder anderen Jahreszeit und zwar bei ganz entgegengesetzten Witterungsverhältnissen sich vereinzelt zeigen. Als Ursache wird eine deutliche Erkältung von den meisten Patienten angegeben. Viele klagen zugleich eine Überanstrengung an. In diesem Falle kommt es am ehesten zu jener Verlängerung des Fiebers bis zum dritten Tage. Derartige Fälle von fièvre éphémère prolongée (Davasse 1847) bilden dann den Übergang zur Febris synocha, Febris gastrica, Paratyphus und was damit zusammenhängt (158).

Die Febris ephemera spielt besonders in den Krankheitslisten der Rekruten eine große Rolle. Gerade bei diesen ist die Verbindung von Erkältung mit außergewöhnlichen heftigen Anstrengungen sehr häufig die auslösende Ursache, so daß bei den französischen Militärärzten die Worte fièvre éphémère und surmenage, Überanstrengung, und courbature, Zerschlagenheit, wechselweise gebraucht werden (Grisolle 1844, Kelsch 1894).

Die gastrischen Störungen, die damit verbunden sein können, deuten wohl darauf hin, daß die dabei mitspielende Infektion vom Magendarmkanal ausgeht und von Bakterien aus der Koligruppe bedingt wird. Dafür spricht auch, daß die Fälle sich bisweilen vor dem Ausbruch einer Typhusepidemie häufen oder diese begleiten, ohne daß man indessen Beziehung zur Typhusansteckung oder Übergangsfälle vom Bild der Ephemera und Synocha zum ausgeprägten Abdominaltyphus fände. So geht auch Cholera nostras der Cholera asiatica, eine Masernepidemie den Pocken häufig vorauf oder gesellt sich begleitend hinzu, weil epidemiologisch verwandte Seuchen gleichzeitig durch günstige Bedingungen geweckt werden.

178. Häufig zusammengeworfen mit der Ephemera wird ein drittes „Erkältungsfieber",

3. die Febris herpetica, ebenfalls ein kurzer Fieberanfall, zu dem aber ein Herpesausschlag als charakteristisch hinzutritt. Wenn dieser auch bei der Febricula rheumatica und bei der Ephemera hie und da beobachtet wird, so gehört er doch nicht so entschieden hinzu wie zur drittgenannten Fieberkrankheit.

Die Febris herpetica pflegt in kleineren oder größeren epidemischen Häufungen in Familien, Hausgenossenschaften, Dorfgemeinden, Stadtnachbarschaften aufzutreten, besonders als Winterkrankheit und Frühlingskrankheit. Wenn auch die Erkältungsursache in vielen Fällen zweifellos hervortritt, so ist sie doch keineswegs so häufig ausgesprochen wie bei den vorgenannten Erkältungsfiebern.

Der Beginn des Herpesfiebers ist fast immer ganz plötzlich; der Ergriffene fröstelt, wird heiß, fühlt sich verstimmt, matt, appetitlos; gleichzeitig oder am anderen Tage zeigt sich ein Bläschenausschlag an den Lippen, in der Nasenlippenfurche, an den Nasenflügeln, an der Wange, am Ohr oder auf der Mundschleimhaut oder an mehreren dieser Stellen zugleich, bisweilen anstatt im Gesicht am After oder an den Geschlechtsteilen, um dem Fieberanfall sein besonderes Stigma zu geben. In einzelnen oder manchen Fällen fehlt er; diese zeigen aber ihre Zugehörigkeit zur Febris herpetica (Griesinger 1857, Parrot 1871, Lagout 1873) durch die Gleichzeitigkeit mit den ausgeprägten Fällen.

Griesinger beschränkt die Bezeichnung Herpesfieber auf die Fälle, in denen eine starke Fieberbewegung ohne weitere Lokalisation mit dem Ausbruch eines Gesichtsherpes endigt. Mit Recht; denn die Fälle, worin Fieber und Herpesausschlag im Geleite von Katarrhen der Atmungswege, Gelenkschmerzen, Magenstörungen auftreten, gehören, falls man nicht alles zusammenwerfen will, teils zur Febricula rheumatica und den ausgebildeten Formen der Febris catarrhalis, Febris rheumatica, Febris rheumatico-catarrhalis, teils zur Ephemera und den ausgebildeteren Formen der Febris synocha, Febris gastrica usw.

Damit soll nicht gesagt sein, daß das Herpesfieber immer eine einheitliche Krankheit sei. Die bakterioskopischen Untersuchungen der Bläschen und der Nasenrachenschleimhaut, die wir in Einzelfällen an verschiedenen Orten und besonders in zwei Epidemien, zu Köln im Frühling 1892 und im Münsterschen Clemenshospital im Winter 1906, gemacht haben, lassen uns vermuten, daß vielfach der Diplococcus lanceolatus im Spiele ist, andere Male aber der Meningokokkus, vielleicht auch dann und wann der Influenzabazillus oder verwandte Stäbchen. Wie dem auch sei, schon früheren Untersuchern war es nicht entgangen, daß die Febris herpetica zu verschiedenen Zeiten auf dem Boden einer verschiedenen Krankheitskonstitution erscheinen kann, indem das eine Mal sich bei genauerer Beobachtung des Ergriffenen leichte Anfänge eines Stockschnupfens, das andere Mal leichte Mandelschwellungen zeigten, das dritte Mal neben der Febris herpetica sich im Bereich der Epidemie Fälle von Lungenentzündung häuften.

Ganz entschieden müssen wir uns gegen den Versuch einzelner Autoren wie Parrot (1871) und Epstein (1886) aussprechen, die Febris herpetica mit dem Herpes zoster, der Gürtelrose, zusammenzuwerfen. Sie berufen sich auf Erfahrungen, in denen zur selben Zeit und auf demselben Krankensaal Fälle von Herpes labialis mit Angina und Fälle von Herpes zoster, zona idiopathique, beobachtet wurden. Sie übersahen, daß man mit einer solchen Begründung alles zusammenwerfen kann, und vergaßen, daß das Herpesfieber und die Krankheiten mit dem gelegentlichen Symptom des Herpes wiederholt denselben Menschen befallen können, während die Zona so gut wie nie rezidiviert.

Wir kommen auf die Zona als Erkältungskrankheit bei der Neuritis zurück.

N. Rheuma der Haut.

179. Es gibt zahlreiche Menschen, die an umschriebenen Hautstellen Schmerzen bekommen, wenn sie bestimmte empfindliche Körperstellen einer Abkühlung, einem Zugwind, ja nur einer kühlen Berührung aussetzen. Sie schildern den Schmerz als einen festsitzenden bohrenden Druck, der sich minutenweise lebhaft zu einem Reißen oder Brennen steigert, bei manchen auch von dem Gefühl begleitet wird, als ob tiefe Nadelstiche oder glühende Funken die Haut träfen oder ein Nagel eingeschlagen würde. Der davon Heimgesuchte pflegt den empfindlichen Teil mit besonderer Sorgfalt gegen Kälteeinwirkungen und Abkühlungen zu schützen und, falls er seinen Anfall hat, die Stelle mit Wärme zu behandeln.

Dieses Leiden, das französische Kliniker, Piorry (1838), Jolly (1834, Beau (1841), Valleix (1841) als rhumatisme de la peau wohl zuerst einer besonderen Besprechung gewürdigt haben, kann für sich allein bestehen oder sich mit rheumatischen Nervenstörungen und Muskelstörungen verbinden.

Es pflegt ganz besonders die Kopfhaut zu befallen. Am häufigsten wird es geklagt im Frühjahr, wenn starke Witterungsumschläge eintreten. Doch kann es auch bei jeder anderen Jahreszeit nach deutlichen Erkältungsgelegenheiten sich einstellen. Mitunter ist das Hautrheuma der Ausdruck einer örtlichen Schwäche bei Mitgliedern der arthritischen Familie. Öfter findet man es neben anderen Merkmalen nervöser Überempfindlichkeit bei Nervösen. So verbindet es sich mit sensiblen und motorischen Tickformen, mit Glykosurie, mit Hemikranie. Auch als Frühsymptom der Tabes wird es beobachtet; hier zeigt es sich allerdings öfter an Knie oder Schulter oder Fußsohle als am Kopf. Überempfindlichkeit eines mit Hautrheuma behafteten gegen Kaltwasserbehandlung ist stets auf Degeneration aufsteigender Nervenbahnen, insbesondere auf Tabes dorsalis, verdächtig; derartige Kranke gehören in Thermen und Thermalsolen.

Auch ein sonst gesunder Mensch kann vom Hautrheuma befallen werden, wenn er eine schwitzende Hautstelle nach starken Anstrengungen plötzlich einer Abkühlung, insbesondere einem scharfen Luftzug aussetzt. Das wissen vor allem die Kahlköpfe jenseits der vierziger Jahre, die bei größeren Körperstrapazen, bei Gartenarbeiten, Bergwanderungen, stark schwitzen und bei endlicher Rast im kühlen Schatten oder im scharfen Wind unvorsichtig den Hut lüften, oder wenn sie beim Verlassen eines Dampfbades oder einer erregten Diskussion oder einer überhitzten Wirtsstube in die Winterkälte hinaustreten und auf der Straße respektvoll grüßen müssen.

Untersucht man im Anfall den schmerzenden Teil, so findet man eine hochgradige Überempfindlichkeit der Hautstelle gegen Berührung. Schon das leise Bestreichen mit dem Finger ist dem Kranken qualvoll, ein geringer Druck von Kleidungsstücken, das Anlehnen und Liegen auf der empfindlichen Stelle ist ihm unerträglich, wie wenn die Haut geschunden wäre. Hingegen vermag sehr oft ein festes Reiben den Schmerz vorübergehend zu lindern. Auf der Höhe des Leidens, das stundenlang oder tagelang, bei einzelnen sogar wochenlang währen kann, ist die Hautstelle ganz besonders gegen Luftzug empfindlich; eine Luftbewegung, die der Gesunde gar nicht merkt, kann zur Höllenqual werden.

Bei einzelnen Kranken ist auch der Druck in die Tiefe schmerzhaft. Ein Verstreichen der Haut gegen ihre Unterlage genügt, um die intermittierenden Anfälle aufs äußerste zu steigern. Sitzt der Schmerz in der Kopfhaut, so ist gewöhnlich die Kopfschwarte, die Galea aponeurotica mit dem Musculus epicranius an den Schläfen, am Seitenwandbein, an Stirn und Hinterkopf druckempfindlich und gegen jede aktive oder passive Bewegung widerwärtig. Bei anderen sind neben der Haut ganz bestimmte Kopfnähte schmerzhaft; mitunter sogar alle Kopfnähte, so daß der Kranke den ganzen Verlauf der Schädelfugen genau angibt (Aretaeus). Die Unterscheidung des Hautrheumatismus von einer Neuralgie ist bei der Cephalalgia rheumatica nicht immer möglich, aus dem einfachen Grunde, weil oft beide zusammengehen.

Im Beginn des Anfalles hilft Wärme meistens sofort. Ein künstlicher Schweiß im warmen Zimmer und Bett, durch heiße Getränke unterstützt, tut manchen besonders wohl. Gewöhnlich aber kehrt der Anfall bald wieder und es heißt, die bestimmte Zeit von drei Tagen, einer Woche, vier Wochen bei warmem Verhalten in Geduld ausharren.

Der Empfindliche zieht gerne eine weiche wollene Mütze über den Kopf, um Luftzug und Druck abzuhalten und die örtliche Wärme zu vermehren. Schon der leinene Überzug des Kopfkissens ist ihm zu kühl. Er sucht den leichtesten Hut und läßt den Lederstreifen darin durch Seide oder durch einen Wollstreifen nach Jäger ersetzen, um Druck und Schwitzen und Kühle am Kopf zugleich zu vermeiden. Aber alles das hilft nicht sicher. Wer einmal einen gründlichen Anfall von Kopfrheuma gehabt hat, bleibt zu neuen Anfällen geneigt und kann sie trotz Flanell und Wolle und Verbleiben im warmen Zimmer bekommen, wenn Märzstürme oder Novemberorkane mit der Ofenwärme kämpfen oder wenn im Sommer plötzliche Gewitter die Luft rasch und bedeutend abkühlen. Am verhängnisvollsten wird ihm das Verweilen in einem hypäthrischen Tempel oder in einer gotischen Kirche ohne Kalotte.

180. Mitunter verdichtet sich, sozusagen, das rheumatische Übel der Haut auf mehr oder minder umschriebene oder weit ausgedehnte Hautstellen zu schwielenartiger Verdickung in der Cutis und Subcutis. Froriep (1843) hat diese Veränderung als rheumatische Schwiele beschrieben. Sie kann von der flüchtigen serösen Durchtränkung bis zur derben fibrösen Verdichtung gehen. Sie kann außer in der Haut in allen anderen weichen Geweben Platz ergreifen, besonders häufig im subkutanen Bindegewebe, an Sehnen und Muskeln.

Bei der Lederhautschwiele ist in einem vorgeschrittenen Stadium die Haut ohne auffallende Erhebung an einer beschränkten Stelle um das Zweifache bis Dreifache verdickt, ist derb und steif, in geringerem Grade verschiebbar, von hellerer Farbe, glatterer Oberfläche und meist kühler, selten wärmer als die umgebende Haut. Die Schweißabsonderung dieser Stelle ist vermindert oder vollständig aufgehoben; das Tastvermögen meistens abgestumpft, bloße Berührung meistens nicht schmerzhaft, die Empfindlichkeit gegen Temperaturveränderungen gewöhnlich gesteigert. Unter Einwirkung von Reizen, auf welche die gesunde Haut der Nachbarschaft sich zu rauher Gänsehaut zusammenzieht, bleibt die schwielige Stelle vollkommen glatt und kontrastiert in der auffallendsten Weise gegen ihre Umgebung. Meistens zeichnen auch subjektive Empfindungen, am häufigsten Kältegefühl, seltener das Gefühl von Hitze oder von Jucken die kranke Hautstelle aus.

Das ist eine Veränderung, die im äußersten Grade derjenigen Störung entspricht, welche Thirial (1845) als Sclerema adultorum, Nordt (1861), Arning (1861), Mosler (1862) als Hautsklerom der Erwachsenen bezeichnet haben und heute die Dermatologen neben anderen Dingen unter dem Sammeltitel Skleroderma abhandeln. Frorieps Verdienst an der Sache ist die erste sorgfältige Beschreibung des Übels und der gründliche Hinweis auf seine „rheumatische" Natur. Daß die Veränderung nicht häufig ist, hat er genugsam betont. Die Beziehungen der rheumatischen Hautschwiele zur rheumatischen Myositis hat Thiebierge (1880) erörtert. Daß der Boden, auf dem sie am häufigsten entsteht, der Zustand der Schilddrüse ist, der bei anderen Patienten zum Myxödem führt, geht aus der Kasuistik von Dinkler (1891), Singer (1896), Leube (1898), Jeanselme (1899) hervor.

Ich habe im Jahre 1903 zwei Fälle von Sklerodermie beobachtet, in denen der Zusammenhang mit Kältewirkungen und Erkältungen mir zuerst auffiel.

Die 19jährige Dienstmagd Marie P. in Gießen hat als Kind viel an Frostbeulen gelitten, alljährlich vom Herbst bis zum Frühjahr. Die Finger quollen dabei dick auf, brennten heftig und fingen für gewöhnlich im Januar oder Februar an geschwürig zu werden, wobei es auch gesprungene Lippen, Anschwellungen an Ohren, Nase und Fußballen gab. Alles wich regelmäßig der Frühlingswärme. Mit dem Eintreten der Monatsblutung im 15. Jahr hörten jene Übel auf; dafür stellten sich allerlei neue Beschwerden, Herzklopfen, Neigung zum Schwitzen, ab und zu auch Durchfälle ein. Das Mädchen magerte ab von ungefähr 120 auf 100 Pfund. Zur Zeit der Beobachtung wiegt sie 102 Pfund. Zwei Jahre zuvor bemerkte sie zum ersten Male, daß in der Winterkälte die Finger wieder steif wurden; aber anstatt anzuschwellen, schienen sie sich allmählich zu verdünnen. Das war besonders deutlich, wenn sie im Freien gearbeitet, Wäsche aufgehängt, Stiefel geputzt, die Steinfliese des Hofes gewaschen hatte. Auch im Sommer zeigten sich die Beschwerden, wenn sie lange in kaltem Wasser arbeitete. Im zweiten Winter wurde die Steifheit der Finger dauerhaft; wie sie meint, weil sie nun täglich die Windeln des im Herbst geborenen Kindes ihrer Herrschaft zu waschen hatte. Die Finger wurden nach und nach unbeweglich, verdünnten sich deutlich gegen die Spitzen hin und wurden zugleich so verletzlich, daß sie schon bei leichten Arbeiten, wie Spülen, Scheuern, Auswinden von nasser Wäsche, kleine Hautrisse bekamen, die indessen gegenüber den früheren Frostsprüngen wenig schmerzten. Ebenfalls im letzten Winter fing das Gesicht an zu brennen; auf Stirn und Nase und Wangen bildeten sich anfänglich gerötete, dann blasse Flecken. Bei der allgemeinen Abmagerung wurden die Füße langsam dicker, plumper und schwollen bis über die Knie an.

Die Untersuchung des wohlgebildeten Mädchens ergibt zunächst bedeutende Veränderungen am Gesicht. Dieses erscheint im ganzen starr; die Haut der Nase, Stirne,

Wangen und Ohren ist im Bereich der von der Gutta rosacea her bekannten Schmetterlingsfigur gespannt, fahlgelb, specksteinähnlich, beim Betasten starr, bretthart, leichenhaft kühl und schwer verschieblich. Um die Augen und den Mund herum ist dieselbe Veränderung angedeutet, Augen und Mund erscheinen leicht erweitert, die Nase etwas zugespitzt. Auf der Brust befindet sich in der Gegend des Manubrium sterni eine gleiche Verdichtung und Entfärbung der Haut in Gestalt eines Dreiecks, dessen Basis dem unteren Rande der Schlüsselbeine entspricht, dessen Spitze in den Busen hinabreicht. Die Füße und die untere Hälfte der Unterschenkel sind teigig geschwollen. Sämtliche Finger sind von der Basis bis zum Gliedende stark verjüngt, wie zugespitzt, starr, von pergamentartiger, stark gespannter, an einzelnen Nagelgliedern hie und da geplatzter Haut überzogen. Die Schilddrüse ist auffallend klein, hart. Pulsziffer 100—120; feinschlägiger Tremor der Hände beim Ausstrecken. An den Augen keine besonderen Veränderungen. Im Blut eine erhebliche Vermehrung der eosinophilen Leukocyten sowie der kleinen und großen mononukleären Zellen.

Die Darreichung von Schilddrüsentabletten, 0,1—0,3 am Tage, vermehrte im Anfang die Herzbeschwerden, wurde nach einer Woche gut vertragen und brachte in 13 Tagen die Schwellung der Füße langsam zum Schwinden. Versuche, mit Salizylsäure und Salol die Schmerzen und Hautveränderungen zu beeinflussen, blieben wirkungslos. Vorübergehende Besserung schienen Thiosinamineinspritzungen zu bringen; nicht für lange. Eine deutliche Besserung aller Hautstörungen brachte eine vierwöchige Kur in Bad Nauheim während des Septembers 1903. Nachher verschlimmerte sich das Übel rasch in den ersten kaltnassen Novembertagen. Das Mädchen mußte ihren Dienst verlassen und in die Heimatpflege übergehen.

Der zweite Fall betraf die 51 Jahre alte Frau M. aus Ockstadt. Bei ihr hatte sich seit dem Oktober 1902 bis zum Januar 1903, also in drei Monaten, unter heftigen Schmerzen die Wachsmaske und leichenhafte Erstarrung der Finger entwickelt und war auf Hals und Unterarme übergegangen; an den letzteren derart, daß unter der engen dünnen straffgespannten Haut die einzelnen Muskelbündel bei der. Zusammenziehung nicht hervortreten konnten und jede Bewegung im Handgelenk unmöglich geworden war. Schilddrüse bis auf Spuren geschwunden. An den Füßen und Unterschenkeln ist Haut und Unterhautgewebe stark geschwollen, weich elastisch. Blutstropfen aus dem Ohrläppchen hellrot; aus den Fingern und anderen sklerosierten Stellen fast schwarzblau; oxyphile Leukocyten leicht, neutrophile mononukleäre Zellen bedeutend vermehrt; kleine Lymphocyten ebenso. Katarrh in der rechten Lungenspitze; kein Auswurf. Körperwärme zwischen dem 4. und 16. Januar morgens 37—37,6°, abends 37,4—38,2°.

Örtliche Anwendung von Jodvasogen brachte in einem Monat wesentliche Besserung; Schilddrüsentabletten, 0,3—0,9 am Tage, und vorsichtige Massage der kranken Stellen erwiesen sich weiter hilfreich; doch blieben die Hände steif.

Die Kranke führt ihr Leiden darauf zurück, daß sie im September und Oktober 1902 bei häufigen Nachtschweißen in einem naßkalten Raum zu ebener Erde schlief und die seit dieser Zeit in Gesicht und Händen auftretenden „Gichtschmerzen" vernachlässigte. Damals blieb auch die Periode aus und kam nicht wieder. Eine Schwester von ihr ist im 54. Jahre nach langwierigem Brustkehlkopfleiden gestorben. Eltern und drei andere Geschwister sind gesund; ebenso ihr Mann und ihre vier Kinder.

Wir haben in den vorstehenden Krankengeschichten Zusammenhänge zwischen Frostschäden, Erkältungen, Sklerodermie, Morbus Basedowii und Myxödem. Wir hätten sie ebenso bei den Kälteschäden im Anschluß an Raynauds und Morvans Syndrom (35, 38) mitteilen können wie an dieser Stelle.

181. Die Hautschwiele Frorieps kommt einmal in eng umschriebener Form, auf kleine Stellen beschränkt vor und folgt dabei an den verschiedensten Körperteilen deutlich der Ausbreitung eines Nerven; das andere Mal ist sie weit ausgedehnt über umfängliche Körperstellen oder auch über den ganzen Körper. Das entspricht also dem Verhalten der Sklerodermie, wie es Brissaud (1894) genauer beschreibt: sclérodermie en bandes, en bandes et rhizomères, en plaques; sclérodermie généralisée et myélomères; sclérodermie métamérisée. Neben diesen Benennungen und Beschreibungen des ausgebildeten Leidens sollte die Untersuchung seiner Entstehung und Entwicklung nicht vernachlässigt werden; das ist aber seit Froriep gründlich geschehen.

Häufiger als die Hautschwiele fand Froriep umschriebene Zellgewebsschwielen. Sie entstehen am öftesten nach akuten rheumatischen Anfällen, die einen großen Körperteil betrafen. Sie gehen mit Schmerzen und Bewegungshemmungen einher, die nicht eher aufhören, als bis die Resorption der Schwiele erreicht ist. Eine umschriebene schwielige Stelle erscheint mehr oder weniger geschwollen, sticht gegen die gesunde Nachbarschaft durch die bleichere Farbe oder durch einen leichten Glanz oder eine Erhebung deutlich ab. Die Stelle läßt sich nicht in zarten Falten, nur in dicken Wülsten erheben, zeigt auf flüchtigen Fingereindruck keine nachbleibende Vertiefung. Sehr umfängliche Schwielen mit stärkerer Spannung der Haut sind oft bläulich gerötet, kühler anzufühlen und erlauben keine Faltenbildung mehr. Auf elektrische Reizung rötet sich die Umgebung der Schwiele; sie selbst ist ungewöhnlich empfindlich. Sie bildet Gänsehaut wie ihre Umgebung.

Was Froriep hier so trefflich beschreibt, hat Übergänge zum umschriebenen Myxödem, wie es in unseren Krankengeschichten (180) beobachtet wurde. Wie weit das Anasarca rheumatica (!) des Johann Philipp Vogler (1781), die hydrose Form des Teleorheuma universale Eisenmanns (1842) damit zusammenhängt, braucht kaum untersucht zu werden, da es sich um theoretische Konstruktionen oder um den Hydrops a frigore (40) handelt. Das oedème aigu rhumatismal und oedème dure rhumatismal, das Monneret (1864), Ferrand (1866), Davaine (1879) beschreiben und das pseudo-érysipèle rhumatismal Combys (1880) gehört zweifellos zu den rheumatischen Erkältungskrankheiten. Dabei mag es im einzelnen Falle berechtigt sein, von infektiösem Pseudoerysipel, von Phlegmasia alba dolens oder sogar von multiformem Erythem zu reden, wenn man mit Pribram (1899) und den Modernen überhaupt lieber die infektiöse Wurzel als den Erkältungsschaden betonen will.

Am häufigsten kommt Frorieps Schwiele an den Muskeln vor; er hat sie in 150 Fällen von Rheumatismus nur zweimal vermißt. Wir selbst haben sie beim akuten Gelenkrheumatismus fast immer hier und dort neben den Gelenkveränderungen gefunden; beim chronischen Gelenkrheumatismus, der besser Gliederrheumatismus hieße, kann sie über die Gelenkveränderungen bedeutend überwiegen; wir kommen auf sie zurück; sie sollte hier nur im Zusammenhang mit der „rheumatischen Schwiele" überhaupt erwähnt werden. Der Fall Jakschs (1850), wo ein Patient mit chronischem Gelenkrheumatismus schwielige Verhärtungen im Pectoralis major, Cucullaris, Serratus posticus, Subscapularis, Deltoideus und anderen Muskeln hatte, ist nur ein Musterbeispiel, nichts außergewöhnliches an und für sich.

182. Mitunter verdichtet sich der Rheumatismus des Bindegewebes auf einem oder wenigen Punkten zum rheumatischen Knoten, nodosité rhumatismale (Davaine 1879, Troisier 1881), rheumatic nodule (Barlow and Warner 1881). Weil die rheumatische Schwiele Frorieps vergessen worden war, hat man jener kleinsten Form den besonderen Namen gegeben. Der rheumatische Knoten wird bei solchen, die an irgend einer Art des Rheumatismus leiden, um so öfter gefunden je gründlicher man untersucht. Er zeigt sich während oder nach akuten Anfällen als reiskorngroße oder größere Verhärtung unter der Haut, im Bindegewebe, an den Faszien der Glieder, der Muskeln und Gelenke, an den Sehnen und an den Gelenkkapseln, einzeln oder gehäuft. Gelegentlich treten rheumatische Knoten in sehr großer Anzahl auf neben rheumatischen Leiden der Gelenke, der Gefäße oder des Nervensystems, also in Verbindung mit Polyarthritis, Endocarditis, Pericarditis, Chorea, oder auch selbständig ohne weitere Lokalisationen, besonders im Kindesalter.

Ihre Lieblingssitze sind das Schädelperiost, die Ohrknorpel, die Ansätze des Triceps oberhalb des Olekranon und des Quadriceps oberhalb der Patella, die Ansätze der Extensoren über den Metakarpophalangealgelenken, die Faszie des Palmaris longus, die Sehnenansätze an den Epikondylen der Oberarme und Oberschenkel, die Umgebung der Kniescheibe, die Malleolen des Fußgelenkes, die Processus spinosi der Dorsalwirbel; also alle die Stellen, die auch vom chronischen Rheumatismus mehr oder weniger regelmäßig bevorzugt werden.

Die Knoten haben, wie gesagt, die Größe eines Reiskorns oder werden größer, erbsengroß, haselnußgroß, selten erreichen sie den Umfang einer Walnuß und darüber. Sie werden entweder zufällig vom Arzt gefunden oder sie machen die Behafteten auf sich aufmerksam durch die Schmerzen, die dann und wann ihre Entstehung begleiten und entweder auf den Ort des Knotens beschränkt bleiben oder durch das ganze Glied ziehen. Sie brauchen zu ihrer Entwicklung oft nur wenige Stunden. Im Anfange stellen sie sich als mehr ausgebreitete Gewebsverdichtungen dar, die von der Umgebung nicht deutlich abgrenzbar sind, zumal die Schmerzhaftigkeit gründliches Abtasten verbietet. Allmählich werden sie schmerzlos und lassen sich nach längerem Bestehen als umschriebene runde oder flach ovale, verschiebliche Knoten und Knötchen von sulziger Konsistenz tasten. Die Beschwerden, die sie machen, pflegen gering zu sein; an einzelnen Orten können sie lästig werden; so wenn sie am Knie rosenkranzförmig die Patella umziehen und die Bewegung des Gelenkes beschränken, oder wenn sie am Kreuzbein und Steißbein auftreten und das Liegen und Sitzen erschweren.

Anatomisch bestehen sie anfangs aus einem Exsudat, das sich zwischen das Bindegewebe ergießt; die Einlagerung von kernhaltigen Spindelzellen in den dicken Gewebssaft macht ihr histologisches Bild dem des Faserknorpels ähnlich (Frank 1912). Später werden sie sehnenartig. Doch das ist selten. Gewöhnlich sind sie flüchtig, bestehen nur tagelang bis wochenlang: nodosités éphémères rhumatismales du tissu cellulaire souscutanées (Davaine 1879); selten dauern sie länger als zwei Monate.

Die rheumatischen Knoten bevorzugen das Kindesalter. Von 27 Fällen, die Rehn sammelte, betrafen 20 Individuen unter 14 Jahren; von 52 Fällen, die Rabinowitsch (1889) zusammengestellt hat, 40 unter 20 Jahren. Rehn fand sie als Begleiter des Rheumatismus articulorum und der Chorea rheumatica; Weber (1913) sah sie beim Torticollis. Berkowitz will in 88% der Fälle die Zeichen der Endocarditis gefunden haben.

Ihre Bedeutung wird hie und da übertrieben, besonders von dem heilwütigen Volk der Massöre, die sie gerne dem Patienten als Quell aller seiner Beschwerden entdecken. Sogar dem chirurgischen Messer fallen sie dann und wann anheim, wiewohl sie meistens von selbst oder sonst durch Elektrisieren, Massieren und Baden vergehen.

O. Katarrhe der Atmungswege.

183. Katarrh durch Erkältung klingt vielen als Tautologie. Mit einigem Recht; so gewöhnlich ist Erkältung die Gelegenheitsursache der Schleimflüsse, insbesondere an den oberen Luftwegen. Darum heißt der Schnupfen im Englischen cold, im Holländischen verkoudheit.

In der Tat bekommt das Kind auf dem Lande und im Dorf seinen Schnupfen und was damit zusammenhängt und daraus folgt, gewöhnlich nicht anders als dadurch, daß es im Freien vom Regen durchnäßte Kleider am Leibe trocknen ließ, anstatt sie gleich zu Hause zu wechseln, oder mit nassen Schuhen und Strümpfen in die Schulstube kam und hier stundenlang ruhig sitzen mußte, oder im Winter zwischen überhitzter Küche oder Schlafkammer und der kalten Straße hin und her wechselte, oder bei erhitztem Körper, um sich zu kühlen, die Kleider ablegte oder die Füße kalt badete oder Brust und Hals vom Winde auswehen ließ. Für das zärtere Kind genügt schon eine gewöhnliche Verkühlung der Füße auf der tauigen Wiese, ein längeres Spielen am feuchten Moor oder am Bach, eine Nacht im naßgemachten Bett, damit es einen Schnupfen bekommt. Das skrofulöse Kind hat ihn alle Augenblicke; es braucht nur die wollenen Strümpfe in den Schuhen zu vergessen oder statt der trockenen Holzschuhe feuchte Lederschuhe zu tragen oder sein Halstuch zu verlieren oder ohne Kappe oder gar mit feuchtem Haar in die kalte Luft hinauszuspringen; aus der freien Luft in einen geschlossenen kühlen oder überwarmen Raum zu kommen oder eine Weile im Zugwind zu sitzen oder am schlechtgeschlossenen Fenster seinen Schulplatz zu haben.

Der Erkältungsschnupfen, eines der häufigsten Leiden im Kindesalter, wird mit der Geschlechtsreife seltener. Immerhin ist er auch im Jünglingsalter und im ersten Mannesalter keine ungewöhnliche Erkrankung. Die „akuten Erkrankungen der oberen Luftwege" bei den jungen Männern, die im Heeresdienst stehen, bilden fast den zehnten Teil aller Erkrankungen und sie sind zum allergrößten Teil Erkältungskatarrhe. Sieben bis acht Zehntel dieser Katarrhe beschränken sich nicht auf die Nase sondern steigen tiefer abwärts in die Bronchien oder beginnen auch sogleich, ohne Vermittelung der Nase, als Bronchialkatarrhe, während diese bei Kindern fast immer vom Schnupfen eingeleitet werden.

Während der Schnupfen und das Schluckweh der Kinder wie der jungen Leute ziffernmäßig seine Höhe im Dezember, Januar und Februar erreicht, ist die Ziffer der Bronchialkatarrhe unter den Soldaten am höchsten im Januar, Februar und März (176). Etwas später, im März und April, erreichen die tieferen Erkrankungen der Luftwege, Pneumonie und Pleuritis, ihr Maximum, dabei das höhere Alter bevorzugend. Es ist als ob ebenso wie mit der Dauer des Lebens so auch mit der Dauer der Winterkälte die Widerstandskraft der Luftwege sich von oben nach unten vermindere.

Über die Verteilung der Erkältungskatarrhe und anderer Erkältungskrankheiten des wehrpflichtigen Alters auf die Jahreszeiten geben die folgenden Tafeln Rechenschaft.

Bei der preußischen Armee mit einer Kopfstärke von rund 270 000 Mann kamen im Quinquennium 1867—1872

auf je 1000 Mann

	im Winter (XII—II)	Frühling (III—V)	Sommer (VI—VIII)	Herbst (IX—XI)
Kranke insgesamt	377,1	348,0	318,4	298,0
Erkältungsfieber	16,0	11,6	9,4	9,1
Mandelentzündung	15,7	11,6	7,1	10,4
Katarrhe der Luftwege	44,2	35,3	26,4	25,1
Lungenentzündung	4,7	5,0	2,1	2,0
Akuter Gelenkrheumatismus	1,4	1,4	1,1	1,1

auf je 1000 Kranke

	im Winter (XII—II)	Frühling (III—V)	Sommer (VI—VIII)	Herbst (IX×XI)
Kranke insgesamt	1000	1000	1000	1000
Erkältungsfieber	42,5	33,5	29,6	30,8
Mandelentzündung	41,5	33,3	22,1	35,0
Katarrhe der Luftwege	117,2	101,3	83,0	84,7
Lungenentzündung	12,5	14,5	6,6	6,7
Akuter Gelenkrheumatismus	3,6	4,0	3,3	3,6

(Deutscher Sanitätsbericht über den Krieg 1870/71.)

226 Die Erkältungskrankheiten.

Zum Vergleiche mögen einige Daten aus dem französischen Heere dienen:

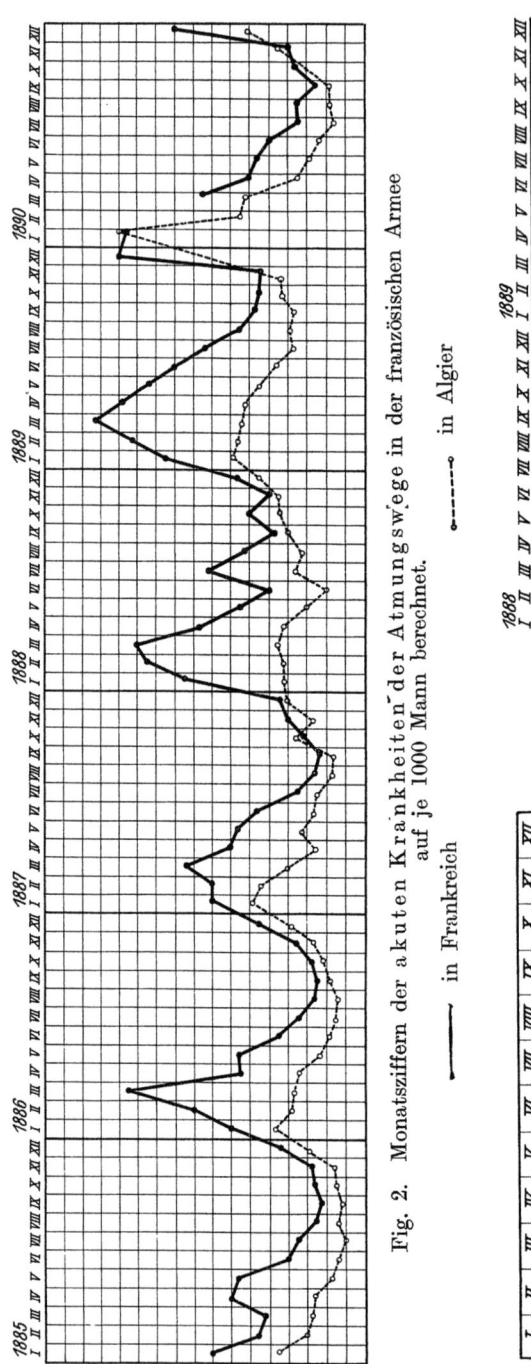

Fig. 2. Monatsziffern der akuten Krankheiten der Atmungswege in der französischen Armee auf je 1000 Mann berechnet.

——— in Frankreich   ○----○ in Algier

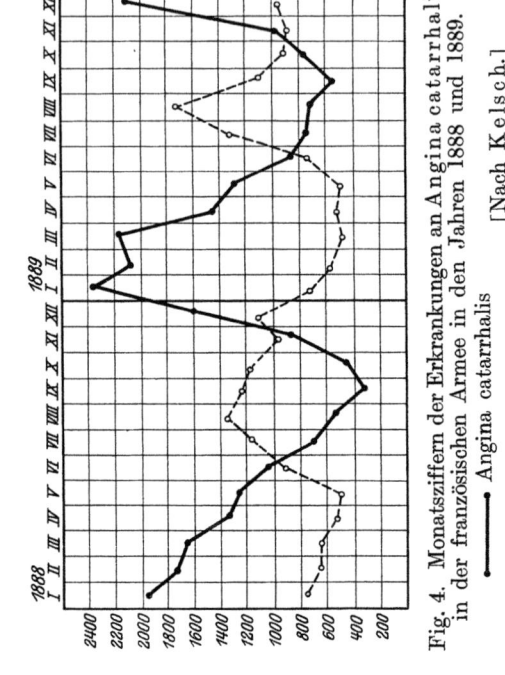

Fig. 4. Monatsziffern der Erkrankungen an Angina catarrhalis in der französischen Armee in den Jahren 1888 und 1889. [Nach Kelsch.]
——— Angina catarrhalis
----- Diarrhoe
(Zum Vergleich ist die Diarrhoekurve eingezeichnet.)

Fig. 3. Monatsziffern der Zugänge an akuten Krankheiten der Atmungswege für das Decennium 1880—1889 im Militärhospital Val-de-Grâce zu Lyon.

184. Im feuchtkalten Klima der Seeküsten, der großen Landseen, der Moorgegenden und in den vom Seeklima beherrschten Landstrichen ist der Katarrh etwas ganz Alltägliches und mit dem Gesundheitszustand der Bevölkerung eng Verbundenes. Dort hat der Junge mit der ewig feuchten Nase sichere Anwartschaft als Mann ein Huster zu sein und als Greis dämpfig zu werden oder stets erneute Anfälle von Sticknot zu erleiden. Theodor Vischer, der den Schauplatz für sein Hohelied des Katarrhs in ein Pfahldorf der Steinzeit verlegt, hätte ebensogut ein Fischerdorf an der Küste des heutigen deutschen Meeres oder eine kleine Insel im östlichen Mittelmeer dazu wählen können.

In trockenen, kalten wie warmen, Gegenden pflegen Erkältungskatarrhe seltener und, wenn sie entstehen, leichter zu sein, auch nicht so gern abwärts zu steigen und werden rascher ausgeglichen, ohne daß aber das germanische Märchen damit wahr würde, daß man in Italien oder in Sizilien oder gar in Ägypten vor Schnupfen und anderen Erkältungsleiden sicher sei. Wir haben schon bemerkt, daß das Gegenteil wahr ist. Es genügt, sich in Ägypten während der kühlen Jahreszeit vom November bis März, wo heiße Tage und kalte Abende rasch wechseln, nach bedeutender Erhitzung in der strahlenden Sonne in einem schattigen Zimmer der Ruhe zu überlassen, um alsbald den heftigsten Schnupfen zu erleiden, oder in raschem Lauf gegen den kühlen Nordwind zu kämpfen, um ziemlich sicher eine Lungenentzündung zu bekommen (Pruner). Noch häufiger sind Erkältungskatarrhe in Triest und Venedig beim Herrschen der Bora, in Mailand und Genua und an der Riviera beim Einfallen der Tramontana; und jeder Empfindliche, der in Florenz, Rom, Neapel, Palermo Kirchen und Museen und Bibliotheken besucht hat, weiß, daß man sich in Italien in der schönsten Jahreszeit erkälten kann.

An der nordischen Kälte und in der Schneeregion des Hochgebirges sind Katarrhe seltener als in den warmen Ländern, weil man dort die Haut nicht so leicht erhitzt und überdies vor Verkühlungen schützt. Die direkte Einwirkung der Kälte auf die Atmungsschleimhäute pflegt, wie die Erfahrung lehrt und der umsichtige Laennec (1819) mit Recht betont, weit weniger wirksam und nachhaltig zu sein als die mittelbare Erkältung durch Hautverkühlung.

Die örtliche Empfindlichkeit der oberen Schleimhäute, insbesondere der Nasenschleimhaut, die einzelne Menschen in auffallender Weise gegen kalte Luft zeigen, ist eine Sache für sich. Sie gehört in das Kapitel der Idiosynkrasie. Treten die mit jener Empfindlichkeit Behafteten in einen kühlen Raum, etwa aus der Wohnstube in ein ungeheiztes Schlafzimmer, aus der Küche in den Hof oder Keller, aus der sonnigen Straße in einen kalten Hausflur oder in die Kirche, so müssen sie plötzlich niesen, zehnmal, zwanzigmal, hundertmal hintereinander. Die Nase kann dabei rasch zuschwellen, um dann auf einmal einen Strom von Wasser zu ergießen, der in kurzer Zeit zwanzig und dreißig Taschentücher näßt. Auch die Augen können dabei überfließen; ausstrahlende Schmerzen nach der Stirn, nach Zähnen und Ohren hinzukommen. Das alles löst sich aber nach wenigen Minuten oder höchstens nach Stunden. Der Fluß verschwindet ebenso schnell wie er gekommen, bis zur nächsten Gelegenheit. Solche Patienten pflegen stets einen großen Vorrat von Schnupftüchern in den Taschen zu haben.

Während des Anfalles findet man die Nasenschleimhaut in der Regel dick gequollen, die Nasengänge mit schleimig wässerigem Sekret erfüllt. Die abträufelnde Flüssigkeit ist ganz dünn und wasserklar und bleibt so während des Anfalles. Aufhören des Leidens und des Flusses ist dasselbe. Nach dem Anfalle findet man eine ganz normale Schleimhaut oder höchstens die kleinen Abweichungen daran, wie sie gelegentlich jeder Gesunde haben kann, und die keineswegs der eindringlichen spezialistischen Verfolgung bedürfen, die ihnen so oft, besonders in Nordamerika, zuteil wird. Das Übel beruht nicht auf einer Schleimhautveränderung sondern auf einer Störung in der Nervenleitung. Die dazu geneigten gehören zu den Nervösen, Instabilen. Sie können schon bei der einfachen Untersuchung vasomotorische Störungen zeigen, namentlich eine rasch kommende und wieder vergehende Rötung der Nasen-, Rachen- und Kehlkopfschleimhaut, die sich bis auf die Stimmbänder erstrecken kann. Moritz Schmidt hat sie bezeichnend eine Art Schamröte im Halse genannt. In höheren Graden der Empfindlichkeit kann es nach Kältereizen wie auch nach mechanischen Reizen zum flüchtigen Ödem Quinckes an den Schleimhäuten kommen.

Der nervöse Kälteschnupfen, coryza vasomotoria a frigore, gehört also zu den Idiopathien, nicht zu den gewöhnlichen Erkältungskrankheiten. Er entspricht der Coryza, die andere vom grellen Licht, das ihre Augen trifft, andere von bestimmten Blütenstaubarten, andere vom Rosenduft, andere von Jodspuren erleiden. Man findet Ausführlicheres darüber in meiner „Klinik der Idiopathien" (1912).

Daß vom Erkältungsschnupfen der Staubschnupfen zu sondern ist, haben wir bereits betont. Hier bemerken wir, daß die Staubkatarrhe in den Städten, besonders in den Großstädten sowie in den meisten Industriezentren mehr und mehr die echten Katarrhe verdrängt haben. Die wirklichen Schleimflüsse sind bei den modernen Lebensgewohnheiten des Städters seltener als beim Landbewohner; an ihrer Stelle sind trockene Reizungen der Luftwege, die sogenannten „trockenen Katarrhe" zur Herrschaft gelangt; erregt und unterhalten von der Rauch- und Staubplage, die fast untrennbar mit der fortschreitenden Kultur verbunden erscheint (123).

185. Der regelmäßige Verlauf eines Erkältungsschnupfens pflegt sich folgendermaßen abzuspielen. Der vorher gesunde Mensch, der sich einem Erkältungseinfluß ausgesetzt, kalte Füße oder einen Zugwind in den Nacken oder auf den erhitzten Körper bekommen oder feuchte Wäsche angezogen oder einen Regenwind bis auf die Haut empfangen hatte, bekam ein Gefühl des Fröstelns, mußte ein paarmal nießen und damit war entweder die Sache erledigt oder ein Katarrh kam allmählich zur Entwicklung. In diesem Falle fühlte der Erkältete zunächst eine auffallende Munterkeit und Heiterkeit im Kopf, das Denken, die geistige Arbeit ging leichter und lebhafter von statten als zuvor. Nach einigen Stunden aber nimmt dieses willkommene Gefühl ab und weicht einem zunehmenden Gefühle der Eingenommenheit und Schwere, gravedo, des Stumpfsinnes, $\varkappa o \varrho v \zeta a$; der Kopf ist wie vernagelt, man hat ein Brett vor der Stirn; zugleich werden die Glieder schwer und träge. Nun rötet sich die Nasenspitze, sie glänzt. In der Nasenhöhle macht sich eine unbequeme Trockenheit geltend und zugleich eine beschwerliche Verstopfung, die zur Mundatmung zwingt und in der Nacht den Schlaf beständig unterbricht. Das Niesen wiederholt sich und mit ihm stellt sich unter zunehmender Rötung und Schwellung der Schleimhaut und schließlich der ganzen Nase eine Absonderung von klarem scharfem Wasser mit salzigem Geschmack ein. Dieses Wasser fließt fast unaufhörlich aus den Nasenlöchern hervor und reizt durch seine alkalische Schärfe, die auf starkem Salmiakgehalt beruht, die überlaufenen Teile, besonders das Filtrum der Oberlippe. Ganz gewöhnlich ist dabei die Lidbindehaut gereizt. Die geröteten und gequollenen Augen werden lichtscheu; die vorquellenden Tränen fließen in die Nasenhöhlen und über die Wangen. Bei Skrofulösen kann sich ein ausgebreitetes Gesichtsekzem entwickeln. Eine fühlbare Anschwellung der Lymphdrüsen ist nicht häufig; nur eine kleine Lymphdrüse an der Halsseite unterhalb des Warzenfortsatzes zwischen dem oberen Ansatz des Kopfnickers und dem Unterkiefergelenk pflegt druckempfindlich und größer zu werden. Bei der Untersuchung des Naseninneren findet man gewöhnlich die Schleimhaut und besonders die Schwellkörper der Nasenmuscheln stark gerötet und so gequollen, daß sie der Scheidewand anliegen. Nicht selten aber ist man erstaunt, wie wenig im Verhältnis zu den heftigen Beschwerden des Patienten das Innere der Nase verändert ist. Das kann von Minute zu Minute wechseln.

Gewöhnlich währt der Stockschnupfen ein paar Stunden; der Nasenfluß, dessen Stärke der erfahrene Patient nach der Zahl der gebrauchten Taschentücher zu schätzen weiß, beginnt gegen Ende der ersten 24 Stunden. Er pflegt sich mit mäßiger Erleichterung der allgemeinen Beschwerden, des Kopfwehs, der Abgeschlagenheit, der Gliederschmerzen, des Hitzegefühls bis zum zweiten Tage zu steigern und am dritten Tage langsam oder rasch zu versiegen, wenn sich der Patient zu Hause in gleichmäßiger Zimmerwärme oder Bettwärme halten kann. Ist er hingegen gezwungen, seinem Tagewerk nachzugehen oder setzt er sich unvorsichtigerweise häufigem Luftwechsel und gar rauher windiger Luft aus, so verzögert sich der Ablauf des Übels unter abendlichen und nächtlichen Steigerungen und unter öfterem Wechsel zwischen trockener Verschwellung und vermehrtem Ausfluß.

Vom dritten Tage ab oder später wird die Absonderung spärlich, dickflüssig, undurchsichtig und nimmt eine gelbliche oder gelbgrüne Farbe an. Sie fängt an, zu Krusten einzutrocknen, die sich besonders während der Nacht bilden und morgens durch Schnauben entfernt werden. Zugleich werden die Nasengänge wieder frei, die lästige Mundatmung weicht der ungestörten Nasenatmung. Die begleitenden Schmerzen in Stirn, Kinnbacken, Zähnen, die auf einer Reizung der Nebenhöhlen und der dort endigenden Trigeminusfasern beruhen, lassen nach. Die Ohren, die etwa durch Fortleitung des Katarrhs auf dem Wege der eustachischen Trompeten mitergriffen waren, pflegen ein paar Tage länger durch Schmerzen, Sausen und Schwerhörigkeit zu leiden, um am Ende der ersten Krankheitswoche frei zu werden.

So verläuft der Katarrh, wenn er auf die Nase und ihre nächste Nachbarschaft beschränkt blieb. Sehr häufig aber hat der Schnupfen die Neigung weiter abwärts zu steigen. Das geschieht gemeiniglich gegen den dritten Tag. Der Hauptschnupfen, der bis dahin rein örtlich oder mit fieberhaftem Allgemeinleiden verlief, wird nun zum Halskatarrh. Der Rachen wird empfindlich und von mehr oder weniger erheblichen Schluckbeschwerden geplagt. Gegen den vierten Tag kann Kitzeln, Brennen, Kratzen in der Kehle entstehen; bald auch hinter dem Brustbein, in der Luftröhre. Dabei wird der Kopf erleichtert, der Schlaf ungestörter, das gehemmte Denken wieder freier. Aber die Besserung ist von kurzer Dauer. Gegen Abend gibt es gewöhnlich eine neue Steigerung aller Beschwerden unter leichteren oder heftigeren Fieberbewegungen; das Kitzeln und Kratzen im Halse vermehrt sich, die Stimme wird heiser; es beginnt ein quälender Hustenreiz. Dazu kommt eine Beängstigung durch Luftmangel, die bei Kindern von den Zeichen der Erstickungsnot begleitet sein kann. Es stellt sich häufiges Frösteln, oft sogar, wenn der Katarrh rasch in der Luftröhre absteigt, ein wiederholter Schüttelfrost ein.

Bei empfindlichen Personen genügt die geringste Temperaturveränderung, ein unvorsichtiger Wäschewechsel, das Gelangen in ein ungewärmtes Bett, das Lüften der Bettdecke, um wiederholte Frostanfälle zu bewirken und das Abwärtssteigen des Katarrhs in die tieferen Wege bis zu den Lungen zu verursachen. Mit dem Brustkatarrh kehren die Schmerzen in der Stirne, in den Lenden, in den Gliedern wieder, die kleinen und großen Gelenke werden empfindlich bei Bewegungen und gegen Druck. Die Kranken klagen über Schwere und Wundsein in der Brust, bekommen brennende Hitze, ohne daß die Körperwärme über 38° oder 38,5° steigt. Nicht selten stellt sich ein Mitleiden des Magens und Verstopfung ein, ausnahmsweise ein Durchfall, Reizung der Blase.

Inzwischen hat sich der Nasenfluß gegen den dritten oder vierten Tag rasch vermindert; an seine Stelle ist die spärliche eitrige Absonderung getreten, die dann früher oder später einer zähschleimigen weicht, bis endlich die krankhafte Sekretion der Nase ganz aufhört, um sich in den tieferen Wegen zu vermehren. Mit dem Ausbruch der Bronchitis kann sich bei Kindern und zarten Frauen große Unruhe, Umherwerfen, Irrereden einstellen, so daß der Verdacht einer schlimmen Komplikation entsteht, bis auf einmal das anfänglich trockene Hüsteln sich zu kräftigen Hustenstößen steigert und ein glasiger Schleim, später gelbliche trübe eitrige Ballen ausgeworfen werden. Mit der Lösung des Auswurfes nimmt dann der Katarrh meistens rasch einen günstigen Verlauf. Die Fieberbewegungen lassen nach, die Eßlust kehrt wieder, und gegen den siebenten oder neunten Tag erfolgt ein behaglicher Schweißausbruch oder leichter Durchfall, womit dann rasch alle allgemeinen und örtlichen Störungen zurückgehen.

186. So pflegt der Verlauf in der wärmeren Jahreszeit beim vorher Gesunden zu sein, wenn nichts Besonderes geschieht, um das Übel zu verschlimmern, insbesondere Gewaltmittel wie Schwitzkuren, heiße Bäder, Glühweine u. dgl. vermieden werden. Unter ungünstigen Verhältnissen, in der kalten Jahreszeit und bei künstlichen Störungen des Verlaufs pflegt sich die Krankheit zu verlängern und dann meistens drei Wochen zu währen.

In Fällen, wo der Katarrh ohne ausgesprochenes Fieber verläuft, pflegt der Patient ruhig seinen Geschäften nachzugehen, ohne sich wesentlich gestört zu fühlen und ohne daß das Übel sich steigert. Im fieberhaften Anfalle ist das Verlangen nach Ruhe die Regel. Insbesondere verlangen die Kinder alsbald nach dem Bett, wenn der Stockschnupfen mit Frösteln eingeleitet wurde und die ermattende Fieberhitze folgte. Bei fieberhaftem Verlauf pflegt die Krankheit sich noch schärfer an eine abgemessene Dauer zu binden als im anderen Falle, wohl deshalb, weil sich die Erkrankten von vorneherein zu schonen gezwungen sind. Der mit Frost plötzlich einsetzende Anfall pflegt, wenn er ungestört bleibt, am dritten oder siebenten Tage, das allmählich bis zum zweiten oder dritten Tage ansteigende Fieber etwas früher, um den dritten oder fünften Tag, mit Schweiß zu endigen.

Der Versuch, den Verlauf durch Gewaltmittel abzukürzen, ist umso weniger angebracht, je mehr das Fieber hervortritt; bei Kindern und Greisen gelingt er fast nie, ist vielmehr für gewöhnlich vor einer raschen Steigerung und Ausbreitung aller örtlichen und allgemeinen Krankheitszeichen gefolgt, während bei ruhigem warmem Verhalten sich auch die heftigsten Anfälle gewöhnlich schnell mildern und regelrecht entscheiden. Ist bei Kindern und Greisen eine sogenannte Abortivkur des Schnupfens fast ausnahmslos zweckwidrig, so kann sie bei kräftigen erwachsenen Menschen wohl gelingen. Insbesondere steht dem Versuch, den Katarrh rasch zu beendigen, nichts entgegen, solange er sich örtlich auf die Nase beschränkt und auch nach früheren Erfahrungen keine Neigung hat, auf die Nebenhöhlen oder den Rachen, die Kehle und noch tiefere Atmungswege überzugreifen.

Der Volksgebrauch kennt zu jenem Zweck ganz entgegengesetzte Maßnahmen. Der Eine stellt sich in den scharfen Luftzug, bis zum beginnenden Unbehagen oder macht einen starken Lauf gegen den Wind und wird den Schnupfen los; freilich gibt es dann hie und da einmal eine Lungenentzündung. Der andere nimmt ein heißes Bad, legt sich zu Bett und ist am anderen Morgen frei. Der dritte trinkt heißen Fliedertee mit Spiritus Mindereri oder einen heißen Grog und bringt sich durch Zudecken in Schweiß. Der vierte unterzieht sich der zwei- oder dreitägigen Fastenkost oder einer Schrothschen Semmelkur. Der fünfte nimmt ein altes oder neues Antipyretikum aus der Apotheke. Alle diese und andere Mittel können sich im einzelnen Falle hilfreich erweisen; in manchen lassen sie im Stich oder verlängern den Anfall (312).

Ganz allgemein pflegt ein beginnender Katarrh durch heftige örtliche oder allgemeine Anstrengungen, besonders durch Sprechen, Singen, Schreien, durch starke Muskelübungen, durch Überfütterung, durch Genuß geistiger Getränke, durch geschlechtliche Vergnügungen verschlimmert zu werden. Schon eine gewohnte Sättigung, eine reichliche Flüssigkeitsaufnahme, ein längerer Gang, ein Schlafmittel oder sonst ein Narkotikum sind dem glatten Ablauf des beginnenden Übels bedenklich. Daher der salernitanische Rat an die Catarrhosi: jejunent, vigilent, sitiant qui rheumata curant.

Wie schwache, weichliche, blutarme, durch Entbehrungen oder Ausschweifungen oder Krankheiten geschwächte leichter einen Katarrh bekommen, so werden sie auch schwerer davon befreit. Bei skrofulösen Kindern zieht sich der einfache Erkältungsschnupfen in die Länge und kann zum Dauerschnupfen und chronischen Stockschnupfen werden. Gewisse chronische Krankheiten der Luftwege wie Tuberkulose, Influenza steigern die Anfälligkeit zu Katarrhen und die Hartnäckigkeit ihres Bestehens ganz besonders (155). Auch in den Jahreszeiten, welche die häufigsten Katarrhe bringen, pflegt die Genesung von einem Erkältungsschnupfen schwieriger und langwieriger zu sein wegen der stetig einwirkenden Erkältungseinflüsse.

Die weiteren Komplikationen des Katarrhs bei Neugeborenen, Kindern, Greisen, die Ausgänge in chronische Krankheiten gehören nicht hierher. Aber es muß immer wieder die alte Regel betont werden, daß die Vernachlässigung von Erkältungskatarrhen eine der häufigsten Ursachen für chronisches Siechtum werden kann. So unbedeutend, schreibt Hufeland (1842), der Erkältungskatarrh an sich ist, so kann er dennoch auf doppelte Weise gefährlich werden, entweder durch Übergang in Lungenentzündung oder durch Übergang in Schwindsucht, und man kann mit Recht annehmen, daß der größte Teil aller Lungensuchten auf diese Arten entstanden ist. Eine einseitige Bakteriologie will von einer Ernstlichen Warnung vor den gefährlichen Folgen vernachlässigter Katarrhe (Hayes 1787) nichts wissen. Aber, da Bakteriologen keine Ärzte sind und der Arzt die Bakteriologie zwar als wichtiges Hilfsmittel seiner Wissenschaft betrachtet, nicht aber als Kanon der Heilkunst gelten lassen kann, so bleibt er bei dem alten Erfahrungssatze, daß der Erkältungskatarrh ebensosehr eine Ursache der Schwindsucht werden, wie die Neigung dazu ein Symptom der Tuberkulose sein kann.

187. Der Schnupfen und die sich anschließenden Katarrhe der oberen Luftwege werden nicht selten von Reizung und Schwellung des Rachens mit Schluckweh begleitet. Öfter aber pflegt die Angina catarrhalis ohne voraufgegangene oder nachfolgende Beteiligung der Nase zu entstehen. Das ist vor allem die Regel bei den Kindern aus arthritischen Familien, insbesondere bei denen, welche die zweite Zahnung überschritten haben. Bei ihnen ist die Gaumenmandelentzündung die gewöhnliche Form der Erkältungskrankheit wie bei den lymphatischen Individuen der Schnupfen.

Daß die katarrhalische Halsentzündung nicht bei Kindern allein auftritt, sondern auch, wenngleich seltener, bei Erwachsenen beobachtet wird, und daß sich an ihrer Auslösung außer Erkältungsschädlichkeiten auch andere Gelegenheitsursachen beteiligen, braucht nur angedeutet zu werden. Die Gelegenheitsursachen können nach Ort und Zeit wechselnd hervortreten. Boerhaave nennt unter den äußeren Anlässen zur Rachenentzündung neben der Überanstrengung der Teile beim Singen, Schreien, Reden, Trompetenblasen, vor allem diese: heftiger Ritt gegen den kalten Wind, anstrengende Arbeiten in kalter Luft, Sonnenhitze, die in den ersten Frühlingstagen mit großer Kälte wechselt. Wenn wir von der Beobachtung, daß die, welche zur Winterszeit weite Reisen zu Pferde machen, sehr häufig Mandelentzündungen erleiden, nichts mehr wissen, so liegt das daran, daß wir heute selten zu Pferde, fast nur in geschlossenen Eisenbahnwagen reisen. Van Swietens Fall, wo ein edler Bürger Wiens, der im Mai nach des Tages Last in seinem Vorstadtgärtchen ausruhend von der milden Frühlingsluft eingelullt einschlief und erst spät wieder erwachte, in der Nacht von einer schlimmen Halsentzündung ergriffen wurde und am vierten Tage starb, ist in unserer an idyllischen Genüssen armen Zeit natürlich auch eine Ausnahme geworden, so typisch er in Urgroßvaterszeiten sein mochte.

Der Verlauf der katarrhalischen Angina pflegt bei den einfachen Fällen der folgende zu sein. Bald nach einem Erkältungseinfluß auf die Füße, nach einer ermüdenden Arbeit oder Wanderung mit folgendem Ausruhen auf einem kalten Sitz oder Lager, nach einer starken Durchnässung in stürmischem Wetter oder ähnlichen Gelegenheiten wird die hintere Rachenwand und die Gaumengegend empfindlich. Es entsteht ein Gefühl der Trockenheit im Rachen und ein scharfes Kitzeln oder Brennen hinter dem Zäpfchen. Bald hernach beginnen Zapfen und Mandeln anzuschwellen und unter andauerndem Bedürfnis zu schlucken lebhafte Schmerzen zu erleiden. Sogleich mit dem Einsetzen des Halswehs oder sonst am zweiten oder dritten Tage stellt sich unter abwechselndem Schauder und Hitzegefühl, oft auch mit heftigem Schüttelfrost, eine zunehmende Fieberhitze ein, die von Kopfweh, Appetitverlust, Durst, Stuhlverhaltung, Gliederschmerzen und dem Gefühl der Zerschlagenheit begleitet wird. Im weiteren Verlauf vermehrt sich das Spannen und Wundgefühl im Halse; dazu wird durch den Reiz eines zähen klebrigen Speichels das Schluckweh quälender und besonders durch die Verlängerung des Zapfens und durch die Vergrößerung der Mandeln, die wie ein im Halse steckender Bissen wirken, unaufhörlich unterhalten. Die Kranken nehmen, um das schlimme Leerschlucken zu lindern, häufig laue Flüssigkeit oder auch kleine feste Bissen, ohne indessen viel Linderung zu gewinnen. Oft versagen dabei die von der Entzündung geschwächten Gaumenmuskeln und lassen das Geschluckte gegen die Nase hin entweichen. In einzelnen Fällen geht die Muskelschwäche auf den Schlundkopf über, dann entsteht die Gefahr, daß dem Kranken Getränke oder der eigene Speichel in die Kehle fließen und Anfälle von Krampfhusten mit Erstickungsnot auslösen. Übelkeit und hartnäckiger Brechreiz können die Qual vermehren.

Am zweiten oder dritten Tage hat die Schwellung einer Mandel oder beider ihre Höhe erreicht; sie kann bis zur Größe einer Walnuß gedeihen; das Organ erscheint dunkelrot, höckerig, mit zähem Schleim bedeckt. In manchen Fällen schwillt die zweite Mandel nachträglich an mitsamt dem Zapfen und dem Zungengrund. Auf der Seite der stärkeren Schwellung stellt sich ein bohrender oder stechender Ohrenschmerz ein, der bisweilen so heftig ist, daß der Kranke über ihn allein klagt. Die Sprache wird näselnd, schwerfällig, die Bildung der Gaumenlaute durch die Verschwellung der Teile undeutlich oder unmöglich. Bei ödematöser Anschwellung der weichen Gaumenteile wird die Zunge dickbelegt, der Kranke klagt über bittern Geschmack; seine Atemluft riecht übel. Junge Patienten können ganz teilnahmslos werden und einer tiefen Schläfrigkeit anheimfallen. Der dritte oder vierte Tag pflegt indessen eine rasche Wendung des schweren Zustandes zu bringen; die Schmerzen lassen nach. Unter dem Auswerfen eines zähen dicken Schleimes, der allmählich trüber und endlich eitrig wird, vermindert sich das Schluckweh, das Fieber hört auf und der fünfte oder sechste Tag bringt entschiedenes Wohlbefinden, während am siebenten oder neunten eine mäßige Transpiration oder einige weiche Ausleerungen des bis dahin verstopften Darmes sowie ein dunkler gesättigter Harn die Krise und die rasch sich vollziehende Genesung anzeigen.

188. In einigen Fällen indessen steigt am dritten oder vierten Tage unter erneutem Frösteln oder heftigem Schüttelfrost das Fieber stärker an. Zugleich wölbt sich eine Tonsille rasch und bedeutend, verschiebt die Uvula über die Mittellinie und drängt das Gaumensegel nach vorne. Die von der Tonsille abhängigen Lymphdrüsen und das umliegende Bindegewebe des Halses schwellen an und bilden unter und hinter dem Unterkieferwinkel eine auf Druck höchst empfindliche pralle oder teigige Geschwulst. Das Mittelohr der kranken Seite nimmt unter lebhaften Schmerzen an der Entzündung teil. Der Kranke hat heftiges Kopfweh, wird aufgeregt oder schlummert von Träumen und Bildern gequält und redet irre. Noch kann am fünften oder sechsten Krankheitstage eine rasche Verminderung der Geschwulst und dann, unter allmählicher Zerteilung des Restes und entschiedenem Schweiß, nach weiteren zwei oder drei Tagen die glatte Genesung eintreten.

Indessen nimmt für gewöhnlich, wenn die örtliche Entzündung einmal bis zur umfänglichen Geschwulst gediehen war, unter klopfenden Schmerzen, vermehrter Rötung der Mund- und Rachenschleimhaut und ödematöser Anschwellung der lockeren Gewebe des weichen Gaumens die ganze Krankheit noch bedeutend zu. Die Nächte waren bisher unruhig; nun fehlt der Schlaf völlig infolge der Schmerzen, der Schlingnot und der erschwerten Nasen- und Halsatmung. In den schwersten Fällen kommt es zur tiefsten Betäubung; der Patient wird ruhig, klagt wenig. Ein böses Zeichen. Schlaf in fieberhaften Krankheiten ist nur dann gut, wenn er mit dem Nachlaß der örtlichen Zeichen sich einstellt. Dem erfahrenen Arzt ist die Klage über Schlaflosigkeit willkommener als jener die Umgebung täuschende Schlummer, der entweder von einer Verschlimmerung der örtlichen Symptome oder gar von rascher tödlicher Entkräftung gefolgt zu werden pflegt. Je mehr der Kranke leidet, um so rascher tritt die Wendung zum Guten ein, die darin besteht, daß sich unter lebhaftem Stechen am fünften oder sechsten Krankheitstage ein weißer Punkt, selten zwei oder drei solcher Punkte an der stärksten Vorwölbung des weichen Gaumens zeigen und an dieser Stelle nun rasch von selbst oder unter ärztlicher Nachhilfe der in der Tiefe gereifte Abszeß durchbricht. Zeigte sich vor der Bildung des weißen Punktes eine deutliche Fluktuation in der Tiefe, so kann der Kranke auch schon früher durch den Einstich einer umwickelten Lanzette bei vorwärts gebeugtem Haupt, damit der Eiter nicht in Kehle oder Schlund abfließe, von den größten Beschwerden erlöst werden. Doch ist ein zu früher Eingriff fast ausnahmslos von einer bedeutenden Vermehrung der örtlichen Schmerzen und des allgemeinen Krankheitszustandes gefolgt. Mit der ordentlichen Ausleerung des reifen Eiters pflegt das Wohlbefinden rasch wiederzukehren und nach einem gesunden Schlaf ist der schwere Krankheitszustand gewöhnlich so weit gehoben, daß sich eine völlige Genesung in zwei oder drei Tagen vollzieht.

In seltenen Fällen kommt es an Stelle der Vereiterung zum örtlichen Brand mit entsprechender Verschlimmerung der Krankheit oder im Gegenteil zur Verhärtung der entzündeten Teile mit entsprechender Verschleppung der Genesung.

Die Neigung zu Rückfällen ist bei der Erkältungsangina nicht so groß wie beim Erkältungsschnupfen, aber immerhin bedeutend. Es gibt Kinder, die zwischen dem siebenten und fünfzehnten Lebensjahr jeden Herbst und jedes Frühjahr oder noch öfter im Jahre von der Rachenmandelentzündung befallen werden, und auch Erwachsene, die fast alljährlich noch dadurch leiden. In solchen Fällen lassen sich fast ausnahmslos örtliche Krankheitsreste oder Infekte in der Mandel in Form von Konkrementen, Verengerungen der Krypten, narbigen Verdichtungen und Verziehungen des Gewebes, Tuberkelknoten u. dgl. nachweisen. Eine vorsichtige Behandlung und Beseitigung solcher Veränderungen durch warme Gurgelungen, Pinselungen mit Jodtinktur, Stichelungen oder auch durch die Wegnahme der krankhaften Herde befreit dann den Patienten gewöhnlich für längere Zeit oder auch zeitlebens von der Empfindlichkeit gegen Erkältungseinflüsse und schützt ihn vor Rückfällen in das örtliche Übel. Die völlige Ausrottung der Mandeln ist natürlich das weitaus sicherste Mittel gegen diese Rückfälle, wie die Dekapitation das zuverlässigste Mittel gegen alle zukünftigen Kopfschmerzen ist. Aber mit der gänzlichen Mandelexstirpation wird ein anderer unheilbarer Schaden geschaffen. Die Patienten, die nun zeitlebens wichtiger Schutzorgane der tieferen Halsgebilde und insbesondere der Atmungsorgane entbehren, bekommen an Stelle der früheren Angina immer wiederkehrende Lymphdrüsenentzündungen am Halse oder Bronchialkatarrhe oder es kommt mit und ohne Beteiligung der Halslymphdrüsen zu chronischen Infekten der Lungenspitzen mit Influenza, Tuberkulose usw., oder es entwickelt sich eine vorher nicht dagewesene Anlage zum Gelenkrheumatismus sowie zu weiteren rheumatischen Erkrankungen und Rheumatoidkrankheiten (131, 134).

Bei den meisten Spättuberkulosen des Mannesalters findet man den Mangel der Tonsillen durch vorzeitigen Schwund oder durch chirurgische Ausrottung in der Jugend, und am häufigsten leiden im Jünglings- und Mannesalter an den schweren Formen der Polyarthritis rheumatica, der Endocarditis und der Nephritis sowie der verschiedenen Rheumatoide diejenigen, welche in der Kindheit durch die Ungeduld der Eltern oder der Ärzte eine unzweckmäßige Behandlung ihrer Anginaanfälle erlitten haben.

189. Es ist eine alte Streitfrage im Volk, ob Schnupfen und Schluckweh und Katarrhe überhaupt ansteckend seien. Einige Mediziner, die anatomische und ätiologische Einheiten verwechseln, beteiligen sich an diesem Streit. Was wir wissen ist dieses. Schleimfluß und Schleimhautentzündung sind nichts anderes als einheitliche Gegenwirkungen der Schleimhaut auf sehr verschiedene Schädlichkeiten. Unter den verschiedenen infektiösen Schädlichkeiten, die hier in Betracht kommen, gibt es solche, die häufig und leicht übertragen werden können, andere, die für gewöhnlich nicht übertragen werden. Ein Katarrh, den jemand durch Erkältung bekommt, ist für gewöhnlich nicht ansteckend, weil der von der Erkältung flottgemachte Erreger ohnehin schon auf den Schleimhäuten der Nachbarmenschen wohnt als allgemeiner Bestandteil der endemischen Nasenrachenflora und es also meistens nichts ausmachen kann, ob es zu weiterer Mitteilung solcher eingewohnten Saprophyten durch Anniesen, Anhusten, Küssen, Wechselgebrauch von Trink- und Eßgeschirr, Taschentüchern oder sonstwie kommt; wenn wir auch zugeben, daß gelegentlich ein sonst milder Parasit auf dem Boden eines Katarrhs erstarkt und durch „Passage" von Mensch zu Mensch weiter gesteigert wird. Hingegen liegt zu Zeiten, wo neue Krankheitserreger die oberen Schleimhäute befallen, bei den sogenannten epidemischen Katarrhen, die Sache ganz anders (159); da wird der Verkehr mit den Katarrhkranken für die Unverseuchten entschieden ansteckend; das geschieht in der auffallendsten Weise bei dem epidemischen Katarrh im engeren Sinne, bei der Influenza, ferner beim Keuchhusten, bei Masern und Pocken. In diesen Fällen pflegt aber auch die Bedeutung der Erkältung als auslösender Ursache erheblich zurückzutreten. Womit indessen keineswegs gesagt sein soll, daß zwischen übertragbaren und Erkältungskatarrhen ein strenger Unterschied bestünde. Der Meningokokkenschnupfen verhält sich bei Kindern und jungen Leuten ebensosehr wie ein gewöhnlicher Erkältungsschnupfen, nämlich an endemisch verseuchten Orten, als auch wie ein mitteilbarer Ansteckungsschnupfen, nämlich in unverseuchten Menschenansiedlungen. Dasselbe gilt vom Pneumokokkenschnupfen und anderen „spezifischen" Schnupfenarten. Und das gilt nicht nur von dem durch die genannten Erreger bewirkten Katarrh sondern auch von ihren weiteren Ansiedlungen im menschlichen Körper, von der durch sie erregten Meningitis, Pneumonie, Pleuritis, Arthritis usw. Da wo der Meningococcus eine weite Verbreitung auf den oberen Schleimhäuten einer Menschengemeinschaft erlangt hat, äußert er sich bei den meisten nach der Einwirkung eines Erkältungseinflusses als Schnupfenerreger; bei solchen Individuen aber, deren Konstitution das Eindringen der Kokken in die Lymphbahnen ,welche vom Nasenrachenraum zum Gehirn und Rückenmark führen, gestattet, und das sind erfahrungsgemäß die heranwachsenden jungen Leute in erster Linie, erregt er unter der Beihilfe einer Erkältung, Überanstrengung, Erschütterung usw. das Leiden der Genickstarre. Der Meningokokkenschnupfen ist mitteilbar; die epidemische Zerebrospinalmeningitis ist das Symptom einer bereits weitausgedehnten Verseuchung der Gesunden mit dem Krankheitskeim, der ohne die doppelte Beihilfe der auslösenden Gelegenheitsursache und der empfänglichen Konstitution bestimmter Lymphbahnen gar nicht zur Tiefenwirkung kommen kann.

Was die Beziehung des Erkältungsschnupfens und der Erkältungskrankheiten der Nasenrachenhöhle überhaupt zu den „rheumatischen" und „rheumatoiden" Erkrankungen der Hirnhäute, Gelenke, Gefäßhäute usw. angeht, so sei, ehe wir auf diese genauer eingehen, nochmals das Folgende hervorgehoben: Nase und Rachen sind Hauptlager der Parasiten, Bakterien, Hefen, Protozoen, Aphanazoen, die sich am menschlichen Körper ansiedeln und gewissermaßen die Gelegenheit abwarten, in sein Inneres einzudringen. Diese ergibt sich, sobald die Linientruppen des Organismus, die Schleimhautzellen an irgend einer Stelle versagen; das Lymphgefäßnetz unter der Schleimhaut bietet den eingedrungenen Keimen gute Ernährungsbedingungen und gute Verbreitungswege zugleich. Ohne die Zwischenlagerung der Lymphfollikel und Tonsillen in die Lymphbahnen ginge die Eroberung der Mukosa und Submukosa im Gebiet der Atmungswege ungehindert weiter. Jene Sperrforts verhindern oder verzögern die Infektion in die Breite, während andere Schutzfestungen in Gestalt der Lymphknoten ihrer Wucherung in die Tiefe entgegenstehen. Je schwächer die Anlage der Follikel, um so ausgebreiteter wird der Schleimhautinsult, je schwächer Anlage und Zahl der Lymphdrüsen erster, zweiter, dritter Ordnung, um so eher kommt es zum Tiefeninfekt. Bei der Wahl der Infektionsstellen spricht einerseits der Entwicklungszustand des Organismus, andererseits ein gewisses Wahlvermögen der Bakterien mit. Der Diplococcus lanceolatus macht, wenn er die Nasenschleimhaut durchbricht, je nach Alter und Anlage des Ergriffenen Infekte der Hirnhäute, der Lungen, der Gelenke und weiterer seröser Höhlen. Der Meningococcus zieht vom Nasenrachenraum am häufigsten zu den Lymphseen der Hirn- und Rückenmarkhäute, doch gelegentlich auch zu den Bronchien, Lungen, Pleuren. Der Erreger des Scharlachfiebers hält sich, nachdem er die Tonsillen durchsetzt hat, vorzugsweise an die Haut, Gefäße und Nieren, bewirkt aber gelegentlich Gelenkentzündungen, Hirnentzündungen, allgemeine Sepsis. Der Erreger des akuten Rheumatismus befällt vom Rachen her beim Menschen mit arthritischer Anlage im Kindesalter vorzugsweise die zerebralen Leitungsbahnen der Koordination und das Herz, im Jünglingsalter die Gelenke und die Herzklappen, im Mannesalter Muskeln, Sehnen Nerven, usw.

P. Akuter Rheumatismus.

190. Daß die Gliederflüsse im selben Sinne zu den Erkältungskrankheiten gehören wie die Schleimhautflüsse lehrt die tägliche Erfahrung. Weit mehr als die Hälfte aller Menschen, die mitten in voller Gesundheit zum ersten Male von der fliegenden Gicht, vom hitzigen Gliederweh, von der heftigen Gliedersucht, kurz vom akuten Gelenk- und Muskel- und Nervenrheumatismus befallen worden sind, wissen ganz genau eine Gelegenheit anzugeben, bei der sie sich erkältet und die Krankheit empfangen haben.

Den ersten Anfall des akuten Gelenkrheumatismus, der fièvre rhumatismale, des rheumatic fever, erlitt der Ergriffene wenige Stunden oder ein zwei Tage nachdem er während schwerer Arbeit seinen schweißbedeckten Körper einer raschen Abkühlung im Luftzug oder durch Ablegen von Kleidungsstücken ausgesetzt hatte oder nachdem er am Feierabend aus der heißen Werkstätte in einem kalten Raum sich entkleidet hatte oder nachdem er von einem Spazierweg in der Sonne ermattet sich auf einen Stein gesetzt oder die erhitzten Füße in fließendem Wasser gebadet hatte oder nachdem er von einem scharfen Ritt in der kühlen Schänke, von einer Radfahrt im tauigen Grase ausgeruht hatte. Unter den Soldaten, besonders unter den Rekruten häuft sich der Gelenkrheumatismus, wenn die Truppen bei ihren Feldübungen häufigen Durchnässungen ausgesetzt waren und ein kühles Nachtlager hatten oder bei Regenwetter tagelang in Schützengräben lagen. Bauern, Maurer, Zimmerleute, Bäcker, Metzger, Küfer, Schankkellner, Dienstmägde, die dem Gelenkrheumatismus am häufigsten anheimfallen, hatten sich vor dem Anfall raschen Verkühlungen der schwitzenden Haut ausgesetzt und das entstandene Kältegefühl nicht durch warme trockene Kleidung oder durch Stuben- und Ofenwärme wieder ausgeglichen. Schwitzende Kranke waren im Hospital beim Lüften der Krankensäle schlecht oder gar nicht gegen den Durchzug geschützt worden usw.

Wie es auch immer sein mochte, der Erkältete fühlte an seinem vorher erhitzten Körper auf einmal peinliche Abkühlung, ein unbehagliches Frösteln, das nicht gleich wieder verging, sich bald mit einer schmerzhaften Schwere oder Steifigkeit in den Gliedern verband und das Verlangen nach einem warmen Lager oder heißen Getränk hervorrief. Dem Verlangen konnte nicht nachgegeben werden oder seine Befriedigung blieb erfolglos. Am Abend oder in der Nacht oder am nächsten Tag wiederholte sich das Unbehagen, es kam ein gesteigertes Frostgefühl mit nachfolgender Hitze und dann ein mehr oder weniger lebhafter Schweißausbruch, selten ein Schüttelfrost mit rasch ansteigender trockener Fieberglut. Der Kranke fühlte einiges Schluckweh oder heftiges Stechen im Halse, das wieder verging oder einen Tag und länger blieb. Nach Stunden oder 2—3 Tagen kamen plötzlich arge Schmerzen in einem oder anderen Gelenke oder in mehreren Gelenken zugleich; dann nahm die Krankheit ihren weiteren Verlauf.

Die meisten, die zum ersten Male vom Gelenkrheumatismus befallen werden, waren vorher gesunde Menschen, wenn man von wiederholt erlittenen oder sogar gewohnheitsmäßigen Anginanfällen absehen will. Hie und da gesellt sich der Gelenkrheumatismus zu akuten oder chronischen Formen der Tuberkulose im Bereich des Atmungsapparates oder Darmes. Etwas häufiger entsteht er im Verlaufe der Ruhr, des Bauchtyphus und anderer akuten Darmleiden (Schoenlein 1830, Fenwick 1877, Sieveking 1879, E. Wagner 1885, Robin et Leredde 1894, Gerhardt 1896).

191. Die Eintrittspforte für den Erreger des akuten Gelenkrheumatismus ist der Rachen, weit seltener der Blinddarm und Dickdarm, noch seltener die

Harnröhre. Je genauer die Anamnese und die örtliche Untersuchung des Halses ist, desto regelmäßiger stellt sie fest, daß vor den Gelenken zuerst die lymphatischen Rachenorgane litten, oft sogar in wiederholten Schüben erkrankt waren, oder daß bei schlechter Ausbildung oder gänzlichem Fehlen der Tonsillen vor dem Gelenkanfall und in seinem Beginn eine oder mehrere Lymphdrüsen im Bereich der vorderen Halsdrüsenkette schmerzen und druckempfindlich sind. Suchannek (1895), Gerhardt (1896), Staffel (1896) fanden in 15—20% aller Fälle von akutem Gelenkrheumatismus die prodromale Angina. Es kommt aber nicht allein darauf an, die Fälle von ausgesprochener Tonsillitis zu zählen, sondern auch auf die leichteren Störungen in den Fällen zu achten, wo das unzureichende Mandelgewebe der eindringenden Schädlichkeit gegenüber schwach oder gar nicht reagierte und nur ein tiefsitzender Schmerz am Zungengrunde zwischen den Gaumenbögen oder in den Lymphdrüsen entlang der Drosselader den Weg des Krankheitserregers verriet. Berücksichtigt man diese Fälle auch, so wird man mit Kingston Fowler (1880), William Stuart (1881), Archibald Garrod (1890) und anderen leicht in 80% der Fälle die Angina rheumatica und ihre Abortivformen zählen, während die Ziffer auf 5% oder gar auf knapp 1% sinkt, wenn man mit Rieß und Pribram (1899) der Meinung ist, daß nur eine hochgradige Tonsillitis Berücksichtigung verdiene, falls man von Beziehungen zwischen Rachenstörungen und Polyarthritis rheumatica reden wolle. Auch bei späteren Rückfällen des Gelenkrheumatismus werden die genannten Halsstörungen in leichteren oder schwereren Graden fast nie vermißt, wenn man sie nur sucht. Nach meinen Erfahrungen ist ein ziemlich zuverlässiges Mittel, die zum Gelenkrheumatismus und zu anderen akuten rheumatischen Anfällen Geneigten vor Rückfällen zu behüten, die regelmäßige Pflege des Rachens mit Gurgelwässern, Salzspülungen, Jodpinselungen und die zeitige Behandlung des geringsten Schluckwehs oder Halsschmerzes mit „ableitenden" Umschlägen und kleinen Schwefelgaben; dazu natürlich die nötige Vorsicht vor Erkältungen.

Die Frage, ob die Angina rheumatica etwas Spezifisches sei und sich ohne weiteres deutlich von anderen Tonsillenerkrankungen, insonderheit von dem lakunären Staphylokokkeninfekt, diffusen Streptokokkeninfekt, ulzerösen Infekt der Vincentschen Angina, der Diphtheritis faucium usw. unterscheiden lasse, ist gleichbedeutend mit der Frage, ob die Polyarthritis rheumatica einen einheitlichen Erreger habe, was wohl für den vulgären akuten Gelenkrheumatismus angenommen werden darf, aber noch keineswegs entschieden ist. Vorläufig kennen wir diesen Erreger trotz einiger Versicherungen nicht. Fiedler will in dem Bilde der Angina rheumatica etwas Besonderes sehen; er findet die Mandeln oder die Rachenschleimhaut im Beginn des Gelenkrheumatismus diffus gerötet und geschwollen, überhaupt in einem Reizzustande, der sich wohl von demjenigen unterscheidet, wie wir ihn bei der gewöhnlichen Angina catarrhalis, Angina follicularis, Angina cruposa usw. beobachten. Andere Ärzte leugnen die spezifische Angina rheumatica, weil sie alle Formen der entzündlichen Reaktion im Rachen dem Gelenkanfall voraufgehen sahen, ebensowohl die diffuse katarrhalische Pharyngotonsillitis wie die lakunäre, die follikuläre, die phlegmonöse, die abszedierende und sogar die krupöse Tonsillitis und Pharyngitis (Veillon 1894). Unseren Erfahrungen nach ist das unter 189 geschilderte Bild der Angina von den schwereren Graden bis zu den allerleichtesten Graden und kaum merklichen Abortivformen das regelrechte Prodrom des akuten Gelenkrheumatismus.

Man hat sowohl pyogene Staphylokokken, Streptokokken und Pneumokokken als auch „andere kleine Diplokokken" und noch andere Mikroben bei der rheumatischen Angina gefunden. Das dürfte kaum etwas Merkwürdiges sein, da die genannten Keime zur regelmäßigen Flora der Rachenschleimhaut gehören. Daß sie ausnahmsweise auch in rheumatisch erkrankten Gelenken und Herzklappen gefunden worden sind, ist schon wichtiger, wenn auch vorläufig mit dem Wort Mischinfekt zu erledigen. Die weitaus meisten Untersuchungen der Gelenke beim akuten Rheumatismus haben bisher keinen Anhalt für einen bestimmten Erreger ergeben, während von einer ganzen Reihe der **Rheumatoiderkrankungen (Gerhardt 1886) oder Pseudorheumatismen (Bouchard 1886) oder der Polyarthritis anginosa im weiteren Sinne (Roos 1894) die Erreger bekannt sind; so bei den pseudorheumatischen Erkrankungen und septischen Arthritiden im Verlauf der Skarlatina, der Diphtherie, der Dysenterie, der Gonorrhöe, des Erysipels, des Puerperalfiebers, der Influenza, der Dengue, des Erythema nodosum usw.**

Einige Autoren haben die Meinung ausgesprochen, die ganze akute Polyarthritis, die wir als rheumatica bezeichnen, könne aufgeteilt werden in Infektionen mit dem Diplococcus lanceolatus, Streptococcus pyogenes, Meningococcus, Gonococcus usw. Das geht entschieden zu weit. Die Klinik und die Epidemiologie des Rheumatismus acutus vulgaris sprechen für seine spezifische Natur, und es bleibt nur die Frage, wie weit reicht dieser Rheumatismus im engeren Sinne als selbständiger Infekt und als Komplikation von anderen Krankheiten, Morbillen, Variola, Typhus, Psoriasis usw., wie häufig werden mit ihm Pseudorheumatismen, Polyarthritis typhosa, dysenterica, scarlatinosa, variolosa, diphtherica, influenzosa, malleosa, melitensis, syphilitica, denguosa usw., verwechselt.

Daß Fälle von Rachenerysipel oder Puerperalfieber mit folgender erysipelatöser Polyarthritis, Endocarditis, Pericarditis, Pneumonie, Meningitis, Polyarthritis hie und da als Rheumatismus vulgaris gedeutet und behandelt werden, weiß jeder erfahrene Konsiliarius. Dasselbe gilt für Infekte von Gelenken, Herz und peripheren Nerven mit dem Meningococcus, wie sie neben der typischen Meningitis cerebrospinalis sporadica und epidemica vorkommen. Dasselbe gilt noch öfter für Infekte von Tonsillen, Gelenken, Meningen und vielen oder allen serösen Häuten mit dem Diplococcus lanceolatus. Am öftesten wohl von der Gonokokkeninfektion, die unter dem Bilde der Chorea, der Polyarthritis, der Endocarditis, der Bronchopneumonie usw. verlaufen kann.

Es sei übrigens bemerkt, daß wenn wir von der epidemischen Dengue, dem endemischen Maltafieber und von einzelnen Scharlachepidemien, wobei bis zu 30% der Kranken Polyarthritis und bis zu 32% Endocarditis (Parker 1894) haben können, absehen, die Pseudorheumatismen gegenüber dem Rheumatismus vulgaris zahlenmäßig nichts ausmachen, also in den Statistiken, worin sie gewöhnlich eingeschlossen werden, keine erheblichen Fehlerquellen bedeuten. Auf 400 Ruhrkranke zählte Rapmund 6 Fälle von Polyarthritis, auf 415 Ruhrkranke Dewèwre (1886) 15 Fälle. Auf 3026 Scharlachfälle zählte Hodges (1894) 117 Fälle von Polyarthritis, also $3,9\%$. Wenn Holdheim auf der Gerhardtschen Klinik in Würzburg unter 928 Rheumatismusfällen $69 = 7,4\%$ Tripperkranke fand, so ist das eine so außergewöhnliche hohe Ziffer, daß man an eine zufällige Häufung denken muß. Grisolle (1866) zählte unter 2423 Typhuskranken nur 68mal also in 3% den Arthrotyphus.

192. Der Verlauf des Rheumatismus articularis vulgaris pflegt im ersten Anfalle durchaus typisch zu sein, sowohl was den Ablauf des Fiebers als was die Folge der Gelenkerkrankungen angeht. Die oft betonte Unregelmäßigkeit des Verlaufes pflegt erst den späteren Anfällen und den therapeutisch und hygienisch mißhandelten Fällen zuzukommen.

Mit den ersten Schmerzen, die in den Fußgelenken oder Knien auftreten, erhebt sich ein mäßiges Fieber mit geringem oft unbedeutendem Nachlaß in der Frühe; es steigt so treppenförmig von Tag zu Tag an, um am fünften oder siebenten Tage seine Höhe mit 40—41° C zu erreichen und dann ebenso treppenförmig wieder abzunehmen. Die schmerzenden Gelenke und besonders ihre bindegewebige Umgebung sowie das benachbarte Unterhautbindegewebe schwellen rasch und beträchtlich an; die Haut darüber wird heiß, etwa 1° C wärmer als die übrige Körperoberfläche; an den kleineren Gelenken auch rot, während sie über den großen Gelenken, namentlich über den Knien, Schultern, Handgelenken vielmehr erblaßt. Auch im übrigen pflegt die Haut, im Gesicht, am Rumpf, an den Gliedmaßen auffallend blaß und dabei warm zu sein; nur an einzelnen unbedeckten Stellen, wo etwa der perlende und fließende Schweiß rasch verdunstet, fühlt sie sich oft kühl, sogar kalt an.

Wenige Stunden oder zwei bis drei Tage nachdem die ersten Gelenke, also die Sprunggelenke oder die Knie, befallen worden sind, kommen neue hinzu. Der Regel nach ergreift die Erkrankung in stetiger Folge stammaufwärts weiter, so daß von Tag zu Tag alle großen und manche kleinen Gelenke vom Fußgelenk bis zum Kiefergelenk an die Reihe kommen, wobei jedes etwa fünf Tage leidend bleibt. Die Reihenfolge ist also meistens so, daß nach den Sprunggelenken paarweise die Knie, dann die Hüften, dann die Schultern, dann die Ellbogen, dann die Handgelenke, dann die Fingergelenke, dann die Schlüsselbeingelenke und zuletzt die Kiefergelenke ergriffen werden. Dabei kann das eine oder andere Gelenkpaar verschont bleiben oder später nachgeholt werden. Selten werden zuerst die Gelenke der einen Körperhälfte, dann die der anderen der Reihe nach befallen. Öfter hinkt das linke Gelenk dem entsprechenden rechten um ein paar Stunden oder einen halben Tag nach.

An der besagten Reihenfolge ändert gelegentlich die Lebensweise und Beschäftigung insoferne, als diejenigen Gelenke besonders früh oder ausnehmend schwer erkranken, die einer gewohnheitsmäßigen Anstrengung oder Übermüdung ausgesetzt sind.

Das Befallenwerden der kleinen Gelenke, an den Fingern und an den Wirbeln, besonders aber an den Zehen bedeutet mit Bestimmtheit einen langwierigen Verlauf.

Während in den neuergriffenen Gelenken die Krankheitserscheinungen ihre Höhe erreichen, klingen sie in den früher befallenen oft schon ab oder sind bereits verschwunden. Bei gedrängtem raschem Verlauf aber, wo jeden Tag ein oder zwei neue Gelenkpaare befallen werden, ist zu Ende der ersten oder Anfang der zweiten Woche die Zahl der gleichzeitig leidenden Gelenke so groß, daß der Kranke in einem ganz hilflosen Zustande daliegt, unfähig zu irgend einer Bewegung und furchtsam vor der geringsten Veränderung seiner Lage. Das Darreichen der Speisen und Getränke, die Ausleerung des Harnes und Kotes, das vorsichtige Zurechtziehen seiner Bettücher und Verlagern seiner Kissen kann ihm dann das heftigste Leiden verursachen.

Mit dem fortschreitenden Ergriffenwerden der Gelenke geht das Fieber wie schon gesagt, staffelweise von Tag zu Tag in die Höhe, so daß es unter morgendlichen Nachlässen am fünften bis siebenten Tag seinen Gipfel bei 40°, 41° C und mehr erreicht. Dabei ist der Puls voll und auf 90—100 und mehr Schläge in der Minute vermehrt; im Anfang bisweilen hart, wird er für gewöhnlich am zweiten oder dritten Tage mit dem Einsetzen eines zerfließenden stark sauer riechenden Schweißes weich und doppelschlägig. Die schwitzende und von Schweißfriesel, sudamina crystallina oder miliaria rubra, bedeckte Haut wird äußerst empfindlich gegen Luftzug und Abkühlung. Schon ein Lüften der Bedeckung, eine rasche Bewegung der Pflegerin, ein schnelles Öffnen der Zimmertür wird beschwerlich empfunden. Ein Zugwind, der den Kranken trifft, steigert alsbald Schmerzen und Fieber, und eine Eisblase, die von unerfahrenen

Theoretikern immer wieder zur Linderung der Schmerzen versucht wird, hat sehr oft eine rasche Versetzung der Schmerzen auf neue Gelenke oder auf das Herz und andere Teile zur Folge, während leichte Schutzdecken oder Einwicklungen der ergriffenen Glieder in Watte dem Kranken nicht bloß willkommen sondern auch heilsam sind. Kalte erregende Waschungen mit nachfolgender Einwicklung oder die reizenden Prießnitzschen Umschläge werden oft gut vertragen; ebenfalls schnell verdunstende Einreibungen wie Äther und Chloroform, die zuerst Kältegefühl erregen, dann aber eine gesteigerte örtliche trockene Wärme hinterlassen.

Die Freude über die temperaturherabsetzende Wirkung kalter Bäder, welche einige Therapeuten sich und der Umgebung des Kranken gestatten, wird gewöhnlich vom Kranken mit neuen Gelenkversätzen und wiederholter Erkrankung bereits befreiter Gelenke gebüßt. Auch so bestätigt sich die alte Regel, daß fieberfreie oder fieberschwache Fälle von Gelenkrheumatismus oft schlimmer verlaufen als die hochfieberhaften.

Die unablässige Schweißbedeckung, die zum vollen Krankheitsbilde des akuten Rheumatismus so gut wie Schmerzen und Fieber gehört, bedingt durch den bedeutenden Wasserverlust einen starken Durst des Kranken und zugleich eine Harnverminderung auf 600, 400, 300 ccm in 24 Stunden. Im spärlichen Harn bilden beim Erkalten die harnsauren Salze einen reichlichen ziegelmehlartigen Niederschlag, der von roten Farbstoffen, Purpursäure und rosiger Säure, gewöhnlich auffallend stark gefärbt ist. Bei wenigen Krankheiten ist der Harn so gesättigt wie beim akuten Gelenkrheumatismus. Wenn auch die Menge der Harnsäure darin durch die Einengung des Harns größer erscheint als sie ist, so ist sie doch regelmäßig erhöht. Diese Vermehrung ist nicht dem Fieber allein zuzuschreiben. Sie ist beim ausgesprochenen Rheumatiker auch in gesunden Tagen nachweisbar. Schon ältere Untersucher wie Edwards (1824) und Garrod (1859) haben gezeigt, daß sie der arthritischen Anlage zukommt, beim Rheumatiker ebenso vorhanden ist wie beim Gichtiker; aber beim letzteren noch bedeutender als bei jenem.

Die Gelenkpaare werden in der Reihenfolge, wie sie ergriffen werden, nach je fünf Tagen oder in kürzerer Frist wieder frei. So entspricht dem vollen Anfall des akuten Gelenkrheumatismus eine systematische Durchwanderung fast aller Körpergelenke. Sobald das letzte Gelenk befallen ist, steigt das Fieber staffelförmig abwärts, so daß der Kranke mit dem Freiwerden des letzten Gelenkes gegen Ende der zweiten oder dritten Woche schmerzfrei und fieberfrei zugleich wird. Nach beendetem Fieber dauert die Neigung zum Schwitzen noch eine Woche oder länger an; die Blässe der Haut und sichtbaren Schleimhäute bleibt einer Verarmung des Blutes entsprechend noch längere Zeit bestehen und ebenso die Entspannung des Gefäßsystems. Der Kranke erholt sich von der raschen Abmagerung, die er im Anfall erlitten hat, nur langsam, so daß er im günstigsten Falle am Ende der dritten oder vierten Woche zwar wieder auf den Füßen ist, sich aber noch keineswegs von der stets schweren Erkrankung erholt hat.

193. Das vorstehende Bild des vollen Anfalles der Polyarthritis rheumatica ist von Friedländer (1885) in ein Schema gebracht worden, wonach der Fieberverlauf in den ganz akuten Fällen 7, in den gewöhnlichen Fällen 13 Tage währt und in ausgedehnteren Fällen sich aus einer Reihe von Relapsen zusammensetzt, wobei das einzelne Gelenkpaar durchschnittlich 3—5 Tage leidet. Der Gang der Fieberkurve zeigt ein remittierendes Aufsteigen bis zur Höhe, dann ein remittierendes Absteigen. Das folgende Beispiel ist typisch für den gewöhnlichen Verlauf des ersten schweren Anfalles (Fig. 5).

Freilich sind viele Fälle verkürzt, verlängert oder durch Freibleiben einzelner Gelenke verstümmelt. Das berechtigt indessen nicht zu dem Satze, das Charakteristische des Fieberganges beim akuten Gelenkrheumatismus sei der atypische Verlauf. Wenn man die Kurven aus der Würzburger Klinik, worauf Raphael Hirsch (1885) jenen Satz stützen möchte, durchsieht, so kann man ohne besondere Mühe den aszendierend-deszendierenden Typus oder, bei Rückfällen, den polyleptischen undulierenden Verlauf so wiederfinden, wie ihn Friedländer aus seinen Beobachtungen abgeleitet hat.

Abweichungen von dem gewöhnlichen Schema entstehen zunächst durch Verkürzungen des ganzen Anfalles, indem entweder alle Gelenke sehr rasch hintereinander oder eine mehr oder weniger große Zahl davon auf einmal ergriffen werden, so daß die ganze Krankheit auf eine Woche zusammengedrängt wird. In seltenen Fällen ist die Gewalt des Infektes so groß, daß er als allgemeine Sepsis unter dem Bilde der Febris continua acutissima mit oder ohne hinzu-

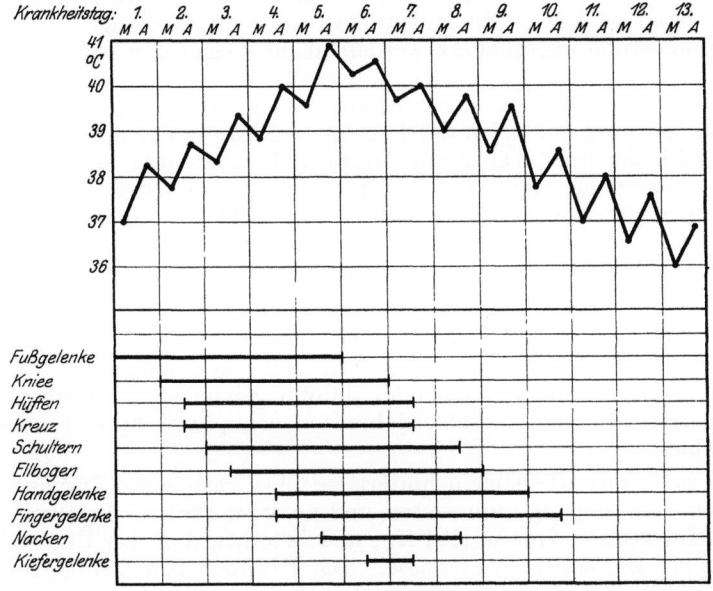

Fig. 5.

tretende Lungenentzündung, Gehirnentzündung usw. in 5—7 Tagen zu Tode führt.

Häufiger wird die Krankheit verlängert durch Verschleppung der einzelnen Gelenkanfälle, indem diese erst in Zwischenzeiten von zwei, drei und mehr Tagen einsetzen und anstatt 3—5 Tage 6, 7, 9 Tage oder noch länger währen; oder durch Rückfälle auf vorher ergriffene aber wieder frei gewordene Gelenke, wobei die erste Reihe regelrecht oder in veränderter Folge zum zweiten, ja zum dritten Male wiederholt oder besondere Gelenke mehrmals befallen werden.

Unregelmäßigkeiten in der Temperaturkurve bedeuten fast immer Komplikationen, insbesondere solche am Herzen, Endocarditis, Pericarditis, Myocarditis, seltener Pleuropneumonie, Peritonitis oder Versätze auf viele seröse Höhlen zugleich, Serositis multiplex; noch seltener verschiedene neurale Läsionen vom einfachen Herpes zoster oder der Ischias bis zur Polyneuritis und Myelitis rheumatica, von enzephalitischen Herden mit dem Syndrom der Chorea und zerebellaren Ataxie bis zur diffusen Encephalitis und Encephalomeningitis. Alle diese sogenannten Komplikationen oder Äquivalente bedingen eine weitere Steigerung des noch zunehmenden oder schon abnehmenden Fiebers, wodurch für den, der die aufgesetzten Gipfel nicht abzuziehen versteht, die scheinbare Regellosigkeit der Gesamtkurve entsteht, besonders wenn sich die Krankheit durch viele Wochen und sogar Monate hin fortsetzt.

Die häufigste äußere Veranlassung zu Steigerungen, Ausartungen und Rückfällen des einfachen Gelenkrheumatismus sind immer wieder Erkältungseinflüsse, welche die schwitzende überempfindliche Haut des Kranken treffen. Erkältungen spielen auch, nebenbei bemerkt, bei den Versätzen und Verallgemeinerungen der Rheumatoiderkrankungen auf Grund eines Influenzainfektes, Erysipelinfektes, Gonokokkeninfektes usw. ihre bedeutsame Rolle; aber sie sind hier nicht im entferntesten so auffallend wie beim Rheumatismus vulgaris. Ein Rheumatismuskranker bedarf weit mehr Schutz vor Erkältungen als die meisten anderen Kranken. In Hospitälern sollte er unbedingt in einer besonderen Krankenstube abgesondert werden, nicht wegen der Ansteckungsgefahr für andere, die einzelne Theoretiker auf Grund des der Krankheit zugrundeliegenden Infektes betonen, sondern wegen der Gefahr, die ihm aus einem häufigen Öffnen und Schließen der Fenster und Türen, aus dem Hin- und Herrennen der Pfleger und Diener und Ärzte und Assistenten und Besucher und den damit verbundenen unaufhörlichen Luftbewegungen immer wieder erwächst. In einer guten häuslichen Pflege verläuft der Gelenkrheumatismus unbedingt leichter als in den besteingerichteten Krankenhäusern, deren Hilfskräfte mit der Schädlichkeit der Erkältungen und ähnlichen „Lappalien" zu rechnen so selten veranlagt und erzogen sind.

194. Wer einmal einen akuten Gelenkrheumatismus überstanden hat, bekommt ihn leicht zum zweiten Male und öfter. Die Wiederkehr des Anfalles kann nach Pausen von Monaten oder Jahren geschehen. Es gibt Patienten, die zwischen dem 15. und 30. Lebensjahre fünf, zehn, fünfzehn und mehr schwere Anfälle zählen.

Man sagt, das Überstehen hinterlasse eine gesteigerte Disposition. Man sollte sagen, die Neigung zum ersten und zu wiederholten Anfällen setze eine besondere Disposition voraus (121 ff.), und betonen, daß das Überstehen eines Anfalles keine Immunität hinterlasse. Die Disposition der Gelenke liegt, wie wir gesehen haben, zunächst in der Entwicklungsphase eines besonders konstituierten Organismus. Wie diese besondere Konstitution für die Polyarthritis aussieht, an welchem System des Organismus die ihr zugrunde liegende Schwäche oder mangelhafte Bildung lokalisiert ist, ist vorläufig eine offene Frage, zu deren Beantwortung immerhin einige Tatsachen vorliegen, die schon wiederholt von solchen aufgeführt wurden, die eine Theorie des Gelenkrheumatismus zu bilden versuchten.

Nachdem schon Froriep (1843), Henry Day (1866), Carl Heymann (1872) und besonders Rudolf Arndt (1885) die „neuropathische Entstehung" der Krankheit erörtert hatten, haben einige Autoren sich durch die symmetrische und systematische Entwicklung des Gelenkrheumatismus vom Fuß aufwärts bis zum Kiefergelenk bestimmen lassen, den rheumatischen Prozeß in das Rückenmark zu lokalisieren und hier eine Art aufsteigender Entzündung zu setzen. Friedländer (1885) sprach in diesem Sinne von einem Rheumatismus centralis und meinte, die Medulla oblongata in der unteren Hälfte der Rautengrube, also eine Region, welche die Vaguskerne, Glossopharyngeuskerne, Funiculi graciles, Funiculi cuneati, Corpora restiformia und aufsteigende Wurzel des

Trigeminus umfasse, stehe der Innervation der Gelenke vor, und zwar in der folgenden Reihe: Fuß, Knie, Hüfte, Kreuz, Genick, Schulter, Ellbogen, Hand, Finger, Genick, Brustbeingelenke, Kiefergelenke, und beherrsche zugleich den Zirkulationsapparat; durch eine abnorme exzentrische Innervation der Gelenke, des Herzens usw. würden von jenem Zentrum aus die Symptome des akuten Gelenkrheumatismus hervorgerufen.

Ähnliche Vorstellungen hatten einzelne Ärzte bezüglich des chronischen Gelenkrheumatismus gewonnen. Mitchell (1834) und Remack (1858, 1863) glaubten mit dem Wort Arthritis myelitica chronica und mit der Annahme, daß die Arthritis sicca Folge einer Myelitis cervicalis und Gangliitis sympathica sei, die Beziehungen zwischen systematischen chronischen Gelenkleiden und dem Zentralnervensysteme klarzustellen. Mit größerer Vorsicht hat Ralf Wichmann (1892) die Hypothese der Rückenmarksneurose für den chronischen Gelenkrheumatismus erörtert, und zwar ebenfalls auf Grund der klinischen Tatsache, daß die Folge, worin die einzelnen Gelenkpaare ergriffen werden, einer bestimmten Reihe, Knie, Fuß, Hand, Genick, Ellbogen, Schulter, Hüfte, Kiefer, gehorcht. Folli (1894) hat sich dem mit der Deutung der Arthritis deformans als Trophoneurose angeschlossen.

Nach unserem heutigen Wissen kann keine Rede davon sein, die anatomische Läsion bei der akuten und chronischen Polyarthritis in das Nervensystem zu verlegen. Aber die Verteilung des rheumatischen Infektes und die Reihenfolge seiner Lokalisationen setzen allerdings eine besondere anatomische physiologische Anlage der Gelenkinnervation und eine bestimmte Anordnung der Zentralen für die Kreislaufprovinzen der einzelnen Gelenkpaare voraus. Wir wollen aber einer künftigen Experimentalpathologie die Theorie der systematischen Polyarthritis und ihrer Beziehungen zu Erkältungseinflüssen überlassen und kehren zu den klinischen Fragen zurück.

Ob das Überstehen eines Anfalles von Gelenkrheumatismus einen Locus minoris resistentiae hinterläßt, woraus sich Rückfälle erklären würden, ist eine Frage, die zu bejahen keinerlei Notwendigkeit vorliegt. Im allgemeinen sind die Krankheitsprodukte des akuten Rheumatismus flüchtig und werden fast immer restlos ausgeglichen, wenn wir von der Endocarditis absehen. Sogar die rheumatischen Schwielen werden immer wieder aufgelöst, falls sie nicht gerade in einem abgenutzten Gewebe entstehen oder durch eine besondere Störung im Organismus wie die Hypothyreosis oder durch einen chronischen Infekt wie die Tuberkulose unterhalten werden und so zur Sklerodermie, zur fibrösen Form der Pleuratuberkulose u. dgl. gedeihen.

Hingegen müssen wir annehmen, daß der Erreger des Rheumatismus bei vielen irgendwo im Körper zurückbleibt, vielleicht in den Tonsillen, um als chronischer Infekt weiterzuwirken und auf einen gegebenen Anstoß hin neue Aussaaten zu machen. Dafür spricht die hochgradige Anämie, die übermäßig gesteigerte Empfindlichkeit gegen Erkältungseinflüsse, die allgemeine physische Schwäche, die viele Rekonvaleszenten lange zurückbehalten, ohne daß sich bei ihnen Lokalisationen am Herzen oder andere besondere Nachkrankheiten nachweisen ließen. Dieser angenommene chronische rheumatische Infekt hat seine Analogie in der chronischen Influenza mit ihren zahllosen Symptomen.

Bei dem ersten Anfall des akuten Gelenkrheumatismus war gewöhnlich eine große auffallende Erkältungsgelegenheit die auslösende Ursache. Bei späteren Anfällen zeigen sich oft schon ganz geringfügige Anlässe wirksam. Zum Teil mag das damit zusammenhängen, daß der vom ersten Anfall Genesene für längere Zeit eine große Neigung zum Schwitzen behält, zum Teil damit, daß er sich aus Vorsicht überwarm kleidet und von seiner Umgebung und von sich selbst weniger zu einer vernünftigen Abhärtung als zu einer übertriebenen

Verweichlichung angehalten wird, zum Teil damit, daß eben der erste Anfall für lange Zeit die allgemeinen Kräfte des Körpers schwächt.

Die späteren Anfälle verlaufen selten in der reinen Form des ersten, wenn sie auch im großen und ganzen den Typus innehalten. Die Gelenke werden bei ihnen unregelmäßiger, sprungweise, nicht bloß einmal sondern wiederholt befallen und bleiben auch längere Zeit geschwollen und empfindlich.

195. Der **Gelenkrheumatismus** ist in seiner ausgebildeten Form eine Krankheit des Jünglingsalters und ersten Mannesalters (144). Große Anfälle werden vor der Geschlechtsreife kaum beobachtet. Öfter sieht man bei Kindern eine milde Form des Gelenkleidens mit schwerer Beteiligung des Herzens oder des Gehirns als umgekehrt. Wer genau darauf achtet, findet allerdings in der zweiten Kindheit akute rheumatische Gelenkerkrankungen nicht selten; aber es pflegen flüchtige leichte Anfälle zu sein, die sich in mäßigen Schmerzen und mit geringem Fieber äußern, häufig als **Wachstumsschmerzen** abgetan werden oder als unwesentliche Nachkrankheit einer heftigen **Angina** unbetont bleiben. Die Eltern erinnern sich ihrer erst, wenn der Arzt auf einmal vor der Tatsache einer Herzstörung oder eines ausgesprochenen Herzklappenleidens steht, vielleicht auch bei genauer Untersuchung rheumatische Knoten im subkutanen Bindegewebe oder an den Sehnen findet und nun die Vorgeschichte des Kindes genauer nach einer überstandenen Angina mit Gelenkschmerzen durchforscht oder sich erinnert, daß der kleine Patient vor einiger Zeit einen Choreaanfall, eine kurze psychische Verstimmung, Zeichen einer leichten Encephalitis mit mehr oder weniger deutlichen Gliederschmerzen überstanden hat. Nicht ungewöhnlich ist der Fall, daß ein Kind einen Anfall von **Appendizitis**, der „Angina des Wurmfortsatzes", und ein paar Tage darauf leichte Gelenkschmerzen erleidet, oder daß ein Kind einen schweren fieberhaften Anfall von Endocarditis oder Pericarditis bekommt und erst vier, fünf, sechs Tage danach über leichte Schmerzen in verschiedenen Gelenken klagt. Bei alledem ist aber ein großer wohlausgebildeter Anfall von Polyarthritis acuta im Kindesalter selten.

Wie sehr die Entwicklungsstufe die Lokalisation der rheumatischen Noxe in den Gelenken bestimmt, geht ferner daraus hervor, daß auch die **Rheumatoiderkrankungen fast ausschließlich in die Jünglingszeit fallen.** Gewiß gibt es Fälle von **Polyarthritis gonorrhoica** bei kleinen Kindern (Harley 1868, Sobotka 1893); aber sie sind sehr selten im Vergleich zur Zahl der Fälle, die zwischen dem 16. und 28. Lebensjahr zur Beobachtung kommen. Daß nicht etwa die wachsende Gelegenheit zur Infektion das späte Auftreten der Gelenkanfälle bestimmt, geht klar daraus hervor, daß in zahlreichen ausgedehnten Tripperepidemien unter Kindern (Sticker 1902) keine Erwähnung des Gelenktrippers geschieht. Auch die **Polyarthritis scarlatinosa** verschont die erste Kindheit und den größeren Teil der zweiten, um fast ausschließlich ältere Kinder um die Zeit der Geschlechtsentwicklung und junge Leute zu befallen. Von 117 Gelenkerkrankungen bei 3026 Scharlachkranken, die Hodges (1894) zählte, und von 53 Gelenkerkrankungen bei 870 Scharlachkranken, die Parker (1894) beobachtete, waren nur ganz vereinzelte vor dem 13. und nach dem 30. Lebensjahre.

Mit dem 21. Lebensjahr nimmt die Häufigkeit der **Endocarditis**, die in der Jünglingszeit zwischen dem 15. und 21. Jahr in $50-60\%$ der Fälle den Gelenkrheumatismus begleitete, rasch ab, ebenso die **Pleuritis**, die vorher in $10-15\%$ der Fälle hinzutrat und zwar um so häufiger, je jünger der Kranke.

Nach dem 30. Lebensjahr werden die typischen Anfälle des vulgären Gelenkrheumatismus selten; sie verlaufen unregelmäßiger, verbinden sich häufiger mit Versätzen auf die Bronchien, Lungen, Rippenfell, peripheres und zentrales Nervensystem, von der Interkostalneuralgie (5%) bis zur selteneren Chorea adultorum.

Um das 50. Jahr erlischt die Disposition zur Polyarthritis acuta fast völlig. Aber früher befallene Gelenke, auch Muskeln und Nerven, werden bei den von Jugend auf arthritisch Veranlagten nun kaum mehr frei. Der progressive chronische Gelenkrheumatismus, der schon nach vollendetem Knochenwachstum im dritten Jahrzehnt sich festzusetzen begann, wird zwischen dem 40. und 60. Jahr zum schweren Leiden.

Am auffallendsten tritt das verschiedene Verhalten der einzelnen Lebensalter gegenüber dem akuten Rheumatismus hervor, wenn der Arzt Gelegenheit hat, gehäufte rheumatische Infekte in vielköpfigen arthritischen Familien zu beobachten. Ebenso wenn das Übel einen epidemischen Charakter annimmt und gehäufte Erkrankungen in Familien, Massenquartieren, Mietskasernen macht (Edlefsen 1885, Friedländer 1885, Port 1886, Prinzing 1891, Fiessinger 1892). Dann sieht man die kleineren Kinder an Anginen und Endocarditis, größere an Chorea, die jungen Männer und Mädchen am Gelenkrheumatismus, einzelne Erwachsene an schweren Formen der Pleuropneumonie oder Polyneuritis erkranken; oder man sieht in der Schule in den jungen Klassen Fälle von Angina mit folgender Albuminurie oder Nephritis auch wohl mit Carditis sich häufen, dazu das Erythema polymorphum erscheinen, während in den oberen Klassen viele Fälle von Chorea, auch ohne hysterische Nachahmung, und einzelne Fälle von akutem Gelenkrheumatismus mit oder ohne Erkrankung des Endocards vorkommen; dazwischen auch Fälle von Herpes zoster. Bruchstücke einer solchen Epidemie beobachtete ich im Winter 1899 auf 1900 in Butzbach in der Wetterau.

196. Wie weit der Gelenkrheumatismus von den Jahreszeiten abhängig ist, läßt sich weder nach den Erfahrungen des Einzelnen noch nach größeren Statistiken heute entscheiden. In einer großen Bevölkerung zeigen sich die Monatsziffern der Krankheit fast das ganze Jahr hindurch ziemlich gleich. Man sollte wohl daraus schließen, daß der akute Rheumatismus von der Gunst oder Ungunst der Jahreszeiten unabhängig sei. Am besten ist vorläufig, einige Zahlen reden zu lassen.

Die monatliche Aufnahme der Gelenkrheumatismuskranken hatte in den allgemeinen Heilanstalten des preußischen Staates während der Jahre 1878—1882 die folgenden Ziffern:

	I	II	III	IV	V	VI	VII	VIII	IX	X	XI	XII	Summe	Männer
1878	269	236	232	217	242	169	172	145	178	225	262	256	2603	1571
1881	224	215	210	197	199	212	171	133	149	173	212	209	2304	1347
1882	235	254	297	252	301	230	194	168	138	159	149	214	2591	1553
Mittel	243	235	246	222	247	204	179	149	155	186	208	226	2499	1484
auf je 1000 Kranke	10	11	11	11	12	10	9	8	9	10	10	11	10/0₀₀	

$\underbrace{\qquad}_{32} \quad \underbrace{\qquad}_{33} \quad \underbrace{\qquad}_{26} \quad \underbrace{\qquad}_{31}$

Ganz ähnlich sind die Ziffern, die, unter Einrechnung der Fälle von gonorrhoischer und puerperaler Polyarthritis, Lebert im Züricher Krankenhaus während der Jahre 1853—1857 gesammelt hat:

	I	II	III	IV	V	VI	VII	VIII	IX	X	XI	XII	Summe
	21	19	20	30	20	21	15	12	17	13	17	15	220
auf je 100 Kranke	9,5	8,7	9,2	13,3	9,2	9,3	6,9	5,6	7,7	5,9	7,8	6,9	100

$\underbrace{\qquad}_{27,4\%} \quad \underbrace{\qquad}_{31,8\%} \quad \underbrace{\qquad}_{20,2\%} \quad \underbrace{\qquad}_{20,6\%}$

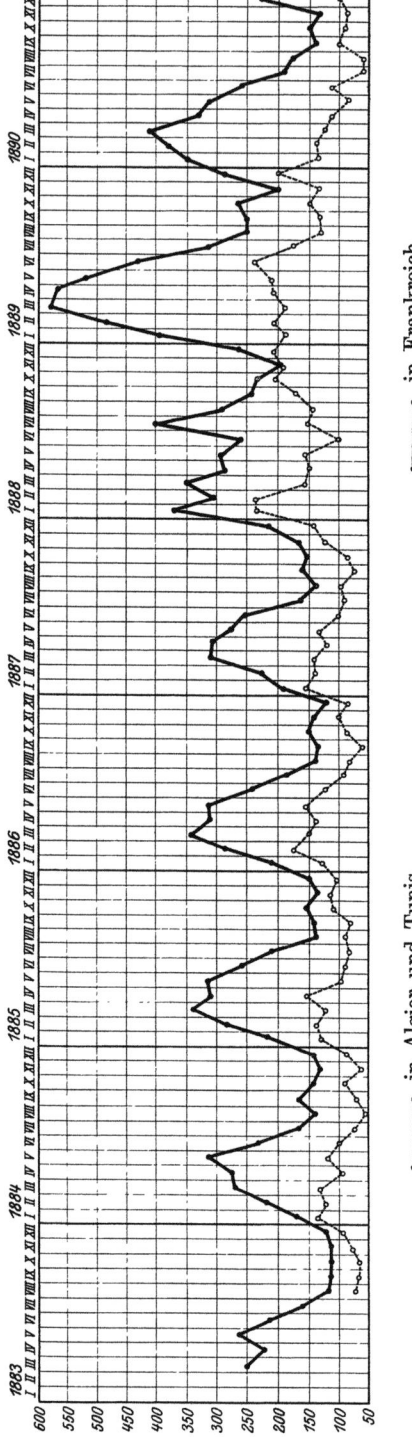

Fig. 6. Monatsziffern der Fälle von akutem Gelenkrheumatismus in der französischen Armee auf je 10000 Mann berechnet.

Akuter Rheumatismus.

Zusammenstellungen aus anderen Ländern sagen dasselbe aus. So die Ziffern für den **Gelenkrheumatismus unter den nordamerikanischen Truppen während der Jahre 1839—1854.**

Von je 1000 Mann des Heeres litten am Gelenkrheumatismus
von Januar bis März . . . . . 28,9 %
„ April „ Juni . . . . . 31,4 %
„ Juli . . „ September . . 25,4 ⁰/₀₀
„ Oktober „ Dezember . . 28,3 ⁰/₀₀

(Nach Hirsch.)

Ganz ähnlich wie die vorstehenden Angaben verhalten sich die Monatsziffern des akuten Gelenkrheumatismus in französischen Hospitälern, zu Lyon (Mayet 1872), zu Paris (Besnier 1890); ebenso unter den französischen Truppen in Algier und Tunis (Kelsch 1894). Während aber bei diesen, wie die vorstehende Tafel zeigt, eine winterliche Steigerung und sommerliche Abnahme der Rheumatismusfälle sich andeutet, tritt unter der französischen Armee in Frankreich der Gelenkrheumatismus als eine ausgesprochene Saisonkrankheit entschieden hervor.

Dasselbe jahreszeitliche Verhalten des akuten Gelenkrheumatismus tritt unter den Soldaten hervor, die im Militärlazarett Val-de-Grâce zu Lyon im Dezennium 1880—1889 behandelt worden sind.

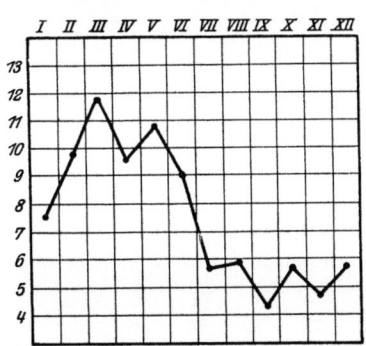

Fig. 7. Monatsmittel der Zugänge an akutem Gelenkrheumatismus in Val-de-Grâce.

(Nach Kelsch.)

Zu viel Wert darf auf die winterliche Steigerung in diesen Kurven nicht gelegt werden. Die Sommersteigerung während des Jahres 1888 in der französischen Armee deutet zur Genüge an, daß noch andere Umstände als Ort und Zeit bei der epidemischen Ausbreitung des Gelenkrheumatismus obwalten. Auch Besnier (1892) sah in Paris während einer zehnjährigen Beobachtungszeit regelmäßig die größere Ziffer des Gelenkrheumatismus auf den Sommer fallen.

Die Lösung des Rätsels liegt in der folgenden Tafel, die nach Edlefsen (1885) aufgestellt ist. Aus ihr geht unzweideutig hervor, daß der Rheumatismus nur insofern eine Saisonkrankheit ist, als er den größten Temperaturschwankungen folgt, während der Katarrh sich in erster Linie als eine Winterkrankheit darstellt. Der **Rheumatismus ist also eine Erkältungskrankheit im reinsten Sinne; der Katarrh Saisonkrankheit, Kältekrankheit und Erkältungskrankheit zugleich.**

Rheuma und Katarrh in Kiel
(1861—1884)   (1878—1884).

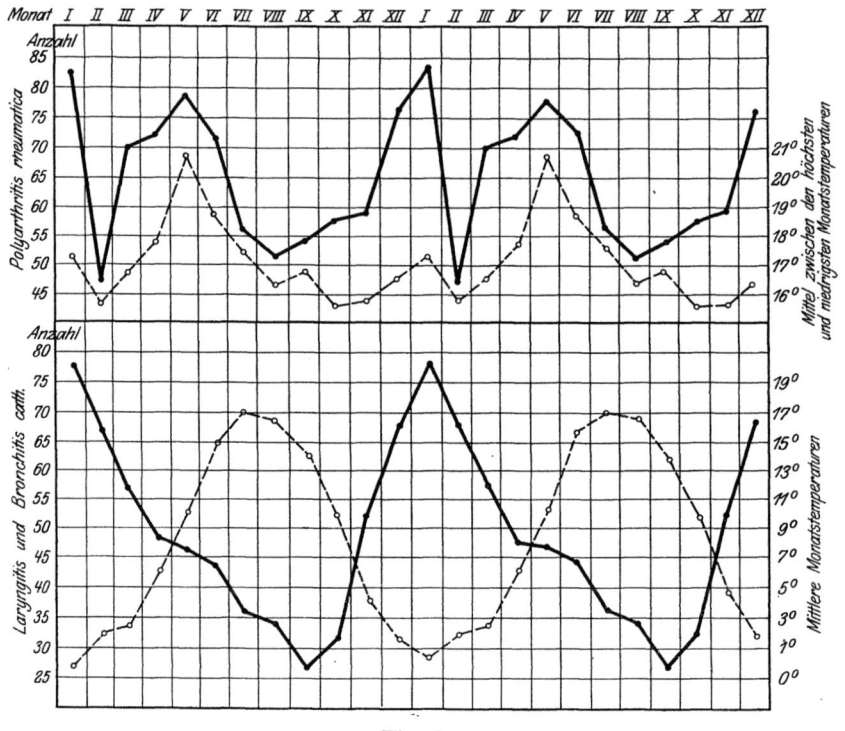

Fig. 8.

Es verteilten sich 775 Fälle von Polyarthritis rheumatica aus den Jahren 1861—1884 folgendermaßen auf die einzelnen Monate:

I	II	III	IV	V	VI	VII	VIII	IX	X	XI	XII
83	47	70	72	79	71	56	51	54	57	59	76

2076 Fälle von Laryngitis, Bronchitis usw. aus den Jahren 1878 bis 1884 folgendermaßen:

	I	II	III	IV	V	VI	VII	VIII	IX	X	XI	XII	Summe
	274	242	199	166	158	155	129	123	95	113	187	235	2076
Jahresmittel	39	33	28	24	23	22	18	17	13	16	27	34	296

197. Neben dem Erkältungsschaden spielen Strapazen eine unzweifelhafte Rolle bei der Entstehung des Gelenkrheumatismus. Das haben Trousseau (1885), Gerhardt (1886), Mathieu (1894) u. a. betont. Daß aber durch Anstrengungen, Übermüdungen und andere Mühseligkeiten keineswegs die Ziffer sondern nur der Ausbruch und die Schwere der Krankheit sowie ihre Lokalisation auf besondere Gelenke bestimmt wird, scheint mir aus einer genaueren Abwägung der Tatsachen hervorzugehen.

Im deutsch-französischen Kriege 1870—71 wuchs allerdings die Ziffer des Gelenkrheumatismus in den deutschen Heeren von Monat zu Monat bis zur Höhe der Kriegsstrapazen, wie die folgende Tafel zeigt, und sie nahm wieder ab, als die Strapazen sich verminderten; dabei gab es aber keine außergewöhnliche Steigerung des Rheumatismus während der Kriegszeit, vielmehr blieb die Zahl der Fälle ungefähr auf derselben Höhe wie in den vier Jahren vorher.

Daß der Ort der Krankheit vom Gebrauch und Übergebrauch besonderer Gelenke bestimmt wird, schließt Gerhardt daraus, daß die Krankheit die am meisten belasteten Gelenke, Fußgelenke und Kniegelenke am ehesten und am häufigsten befällt und daß in dieser Hinsicht wie der Rheumatismus vulgaris sich auch die Rheumatoiderkrankungen verhalten. In der Tat pflegt die im Anfange der Meningitis cerebrospinalis gelegentlich auftretende Polyarthritis die Fußgelenke und Kniegelenke fast ausschließlich und wenigstens in erster Linie zu ergreifen; dasselbe gilt für das zu Beginn und nach Ablauf des Erysipels sich einstellende Rheumatoid; dasselbe für die Arthritis gonorrhoica, die nach mehrwöchiger Dauer des Trippers sich beim Umhergehenden der Reihe nach am häufigsten an den Kniegelenken (74%), Fußgelenken (61%), Schultergelenken (39%), Handgelenken (36%) zeigt; hingegen die während der zweiten bis vierten Krankheitswoche beim Scharlachrekonvaleszenten in

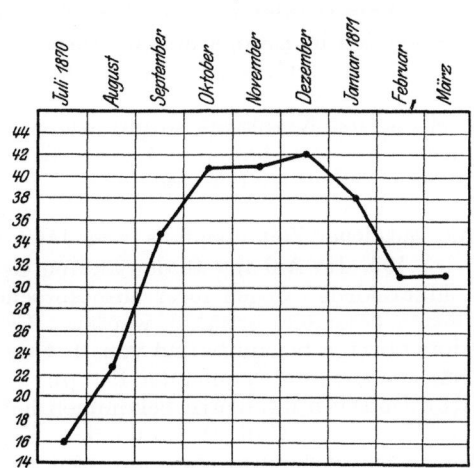

Fig. 9. Monatsziffern des Gelenkrheumatismus in den Deutschen Heeren beim Feldzug 1870—71 auf 10 000 der Gesamtstärke berechnet.

(Deutscher Sanitätsbericht).

der Bettruhe einsetzende Gelenkerkrankung fast immer das Handgelenk befällt. Das Rheumatoid bei der Ruhr, das 2—5 Wochen nach dem Beginn der Krankheit, also wenn der Kranke wieder auf seinen Füßen steht, aufzutreten pflegt, beginnt gewöhnlich in den Knien; das Typhusrheumatoid, in der dritten Woche am häufigsten, beteiligt hingegen besonders oft die Hüftgelenke.

198. Der Gelenkrheumatismus ist seit einem halben Jahrhundert überall in Europa in stetiger Zunahme begriffen; auch dort, wo die übrigen Infektionskrankheiten unter dem Einfluß der öffentlichen Gesundheitspflege entschieden zurückgegangen sind.

So betrug die Ziffer des Gelenkrheumatismus im preußischen Heer, die in den Jahren 1867—72 unter 5 ⁰/₀₀ stand, 20 Jahre später über 10 ⁰/₀₀. Einzelheiten über den Zuwachs lehrt die nebenstehende Tafel:

Dieselbe Zunahme des Gelenkrheumatismus ist in Bayern beobachtet und von Port für die Jahre 1872—1887 betont worden. In Hannover hat sich während dieser Zeit die Ziffer verfünffacht.

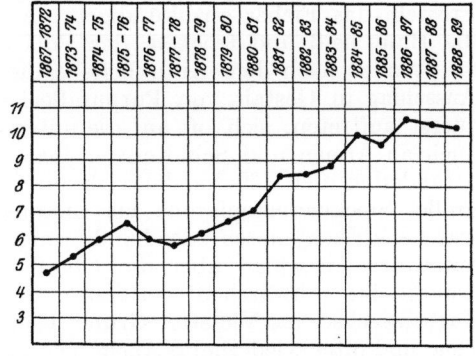

Fig. 10. Der Gelenkrheumatismus im preußischen Heer vom Jahre 1867—1889 auf 1000 Mann der Kopfstärke.
(Preußischer Sanitätsbericht.)

Eine langsame Zunahme in der französischen Armee seit dem Jahre 1883 geht aus der Tafel unter 186 hervor. In Dänemark ist der akute Gelenkrheumatismus seit 1871 alljährlich gestiegen, besonders in den Jahren 1883—1888;

ebenso in Norwegen, wo vor allen die Jahre 1871, 1876, 1888 und 1889 Rheumatismusjahre waren (Newsholme 1895).

Diese Zunahme in einer Zeit, wo man die Abnahme der meisten Infektionskrankheiten in Europa auf die antikontagionistische Bekämpfung ihrer Träger zurückführen möchte, ist in vieler Hinsicht merkwürdig. Sie lehrt, daß die Übertragungsgelegenheit des Rheumatismuserregers für die epidemische Ausbreitung der Krankheit so gut wie nichts zu sagen hat; sie spricht, da man nicht annehmen kann, daß die auslösenden Ursachen, Erkältung und Strapazen, in den letzten Jahrzehnten stetig zugenommen haben, ein vernichtendes Urteil über die pandemische Ausrottung der Schutzorgane im Halse, die seit jener Zeit ebenfalls von Jahr zu Jahr wächst.

199. Im Anhang an den akuten Gelenkrheumatismus muß eine „Rheumatoidkrankheit" wegen ihrer ausgesprochenen Abhängigkeit von Erkältungseinflüssen besonders erwähnt werden. Es ist die von Schönlein als Peliosis rheumatica benannte und von H. Fuchs (1845) genauer beschriebene Krankheit, die auch die Namen der Purpura rheumatica, Roseola rheumatica, Rheumatismusröteln bekommen hat. Sie tritt als fieberhafte Erkrankung im Winter und Frühjahr unter dem Einfluß kalter und feuchter Luft gehäuft, aber auch in der warmen Jahreszeit nach ausgesprochenen Erkältungsgelegenheiten vereinzelt oder gehäuft bei Kindern und jungen Leuten bis zum 30. Jahre auf und vornehmlich bei solchen, die schon früher an akutem Rheumatismus gelitten haben. Ich sah eine kleine Epidemie im Frühjahr 1886 in Weilburg, eine größere im September 1894 in Köln; die letztere unter zahlreichen Schulkindern, die von einer langen Tageswanderung in heißer Sonne ermüdet am Nachmittag auf dem nassen Rand eines Springbrunnens ausgeruht und gierig kaltes Wasser getrunken hatten.

Die ersten Zeichen der beginnenden Krankheit können Druck im Magen, bitterer Geschmack im Munde, pappiger gelblicher Zungenbelag sein; wenige Stunden danach oder sogleich ohne jene gastrischen Störungen stellen sich mehr oder weniger lebhafte Schmerzen in den Gelenken ein, besonders in den Sprunggelenken und Knien, unter leichter Anschwellung der Gelenke selbst und ihrer Umgebung. Zugleich pflegt ein Schauder oder ein wiederholtes Frösteln das Fieber anzukündigen, das gegen Abend lebhaft ansteigt, wobei die Haut heiß und trocken, der Puls erregt und beschleunigt wird. 24 bis 48 Stunden nach dem Krankheitsbeginn, manchmal auch später zeigt sich ein Ausschlag in Gestalt von Purpuraflecken, die immer an den Unterschenkeln zuerst auftreten, sich oft auf die unteren Gliedmaßen beschränken, öfter aber auch an Armen und Schultern erscheinen, selten am Stamme, nie im Gesicht gefunden werden. Es handelt sich um kleine rundliche Blutflecken von Punktgröße, Stecknadelkopfgröße bis Linsengröße; bisweilen auch um breite verwaschene Ekchymosen oder bandförmige Striemen, Vibices. Im letzteren Falle kann der Ausschlag über die Oberfläche hervorragen. Anfangs dunkelrot, blaurot bis schwärzlich verblassen die ersten Flecke unter dem üblichen Farbenwechsel ins Violette, Grüne, Gelbe allmählich, während mitunter schon neue und öfter wiederholte Ausbrüche dazwischen und an anderen Körperteilen sich zeigen, um nach und nach zu handgroßen unregelmäßig begrenzten Herden zusammenzufließen. Öfter indessen bleiben die Flecke getrennt und spärlich. Auch auf der Schleimhaut des Mundes und des Rachens werden sie beobachtet, neben blutiger Suffusion und punktförmigen Nekrosen der Schleimhaut. Häufig sind bei dem Purpuraausbruch ödematöse Anschwellungen der Fußknöchel und Handrücken.

Die Gelenkschmerzen pflegen in der Bettruhe rasch nachzulassen, beim Aufstehen und Verweilen in der Kälte jedesmal zuzunehmen. Bei vorsichtigem

Verhalten beginnt nach einer Woche eine kleienförmige Abschuppung der Haut; die letzten abendlichen Fieberbewegungen und Gelenkschmerzen bleiben aus und die Genesung vollzieht sich in einigen weiteren Tagen vollständig. Bei zu frühem Verlassen des Bettes, neuen Erkältungen und unvorsichtigem Umherlaufen der Kinder, etwa mit bloßen Füßen auf dem kalten Boden, kann es zu neuen Schmerzanfällen in den Gelenken, vermehrtem Fieber, größeren Nachschüben der Hautblutungen, öfterem Blutharnen kommen. So zieht sich die Krankheit, die sonst in ein oder zwei Wochen beendet ist, über viele Wochen und selbst über drei Monate hin und hinterläßt dann häufig eine lange Abgeschlagenheit, Neigung zum Schwitzen, höchste Empfindlichkeit gegen Kälteeinflüsse; auch kann Nephritis als Nachkrankheit auftreten, während Endocarditis und Klappenfehler bei der Peliosis rheumatica selten sind.

Das Erythema papulatum (Trousseau) oder Erythema exsudativum multiforme (Hebra) zeigt ein ähnliches Verhalten wie die Peliosis rheumatica, aber einen entschieden bösartigeren Verlauf. Es kann in den Monaten März und April oder Oktober und November gehäuft auftreten, doch auch in anderen Jahreszeiten nach ausgesprochener Erkältungsschädlichkeit Kinder und junge Leute, seltener Erwachsene befallen. Es beginnt nach gastrischen Prodromen von vier oder fünf Tagen mit Frost und nachfolgendem Fieber unter allgemeiner Entkräftung, Kopfweh und Gliederschmerzen; dabei zeigen sich auf beiden Handrücken und auf den benachbarten Teilen der Vorderarme, seltener auf den Fußrücken und Unterschenkeln, öfter auf Wangen und Stirn blaßrote erhabene Flecke, Papeln oder Quaddeln, die sich bald kreisförmig und girlandenförmig ausdehnen, wobei die Mitte der größeren Flecke einsinkt und blau wird, während der mehr oder weniger erhabene Rand sich lebhafter rötet; auch kommen zwischendurch neue Flecke von ziegelroter bis zinnoberroter Farbe und weiße ödematöse Quaddeln vor, wobei denn ein buntes Bild entsteht, das gelegentlich noch vielfarbiger durch Purpuraflecke wird, die bei der Resorption sich ins Blaue, Grüne, Gelbe oder zu braunen Pigmentmalen umwandeln. Der Anfall währt im allgemeinen 14 Tage, kann aber auch unter wiederholten Rückfällen und kontinuierlichem oder remittierendem Fieber bis zu acht Wochen und länger andauern, so daß der Kranke am Ende wie nach einem schweren Typhus erschöpft ist. Ausnahmsweise erstreckt sich das Leiden durch viele Monate. Heftige Hämorrhagien und Nekrosen auf dem Grunde von Flecken, Bläschen oder Blasen in Mund, Rachen, Kehle, Scheide, große Schmerzen in Handgelenken, Fingern, Knien, Endopericarditis, Meningitis, Bronchitis, schwere Lungenentzündung können als die äußersten Grade der Krankheit auftreten und zum Tode führen. Wir sahen solche schweren Fälle nach einer Epidemie des Erythema infectiosum der Kinder (Sticker 1899) bei einer Waschfrau und zwei Grubenarbeitern in Wetzlar an der Lahn unter der zweifellosen Mitwirkung wiederholter schwerer Erkältungen entstehen und im erstgenannten Falle tödlich verlaufen.

200. In derjenigen Wachstumsperiode, wo die Empfänglichkeit für akute Erkältungseinflüsse sich am stärksten äußert, erleiden gelegentlich auch bestimmte Knochenteile ihre schädliche Einwirkung. Am ausgeprägtesten in der Form der schweren Krankheit, die Roser (1845) als Pseudorheumatismus der Wachstumsperiode vom akuten Gelenkrheumatismus abgesondert hat und die von Chassaignac (1854) nach ihrem klinischen Bilde als Typhus des membres bezeichnet worden ist. Die anatomisch-ätiologische Schule gab ihr den Namen Osteomyelitis acuta multiplex infectiosa.

Diese Krankheit befällt fast nur während der Zeit des Längenwachstums, zwischen dem 8. und 25. Lebensjahr; früher oder später sehr selten, so daß kaum 2 oder 3% der Fälle außerhalb der genannten Periode fallen. Ihre Entstehung wird heute zu sehr mit dem Wort Infektion abgetan. Mehr als diese hat neben der Körperanlage die Gelegenheitsursache zu sagen. Chirurgen wie Roser, Lücke, Volkmann, Billroth haben stets betont, daß eine rasche Abkühlung des betroffenen Gliedes oder des ganzen Körpers in der Mehrzahl der Fälle sich als auslösende Ursache der Krankheit hervortut. Eintauchen der Füße in kaltes Wasser, Waten im kühlen Gebirgsbach, Einbrechen ins Wasser beim Schlittschuhlaufen, Niedersetzen des erhitzten Körpers auf einen kalten Stein und ähnliche Anlässe werden von den Kranken immer wieder als die Ursache ihres Leidens angegeben. Daß neben Erkältungen auch Traumen, vor allem leichte Kontusionen und Erschütterungen, Ausbruch und Ort der Krankheit bestimmen können, soll nicht geleugnet werden; doch ist diese Schädlichkeit seit der sozialen Gesetzgebung wie bei vielen anderen Leiden so auch bei der akuten Osteomyelitis einseitig und über Gebühr betont worden.

Bekanntlich ergreift die Krankheit vor allen anderen Teilen des Skeletes die langen Röhrenknochen, Femur, Tibia, Humerus, Radius, Fibula, Ulna; und zwar gewöhnlich die untere Epiphyse, doch auch die obere oder die Diaphyse; selten platte Knochen.

Sie beginnt unter heftigem Fieber, nicht selten nach voraufgegangenem einmaligem oder wiederholtem Schüttelfrost, mit plötzlichen heftigen Schmerzen über oder unter den Knien, in der Ellbogengegend, Schultergegend usw. Bald zeigt sich eine äußerste Empfindlichkeit des ergriffenen Teiles gegen Berührung; die leichteste Erschütterung steigert den Schmerz ins Unerträgliche. Die Gegend schwillt an; die Haut darüber wird gespannt, ödematös; allmählich zeigen sich unter der Haut stark ausgedehnte Venen. Alles kann um den 9. oder 14. Tag mit kritischem Fieberabfall zurückgehen. Sonst kommt es zur Vereiterung des Krankheitsherdes unter rötlicher, später braunroter Verfärbung der darüber liegenden Haut, Ausbreitung des Ödems, spindelförmiger Auftreibung des Knochens. Das vorher anhaltende Fieber wird von Schüttelfrösten unterbrochen. Der Kranke kommt durch Schmerzen, Schlaflosigkeit und Nahrungsverweigerung rasch herunter; er fängt an, irre zu reden und unbesinnlich zu werden. Trockenheit und bräunlichrote Färbung der Zunge sowie erschöpfende Durchfälle erinnern mehr und mehr an das Bild des Bauchtyphus. Gegen den 12. oder 14. Tag zeigt sich eine tiefe Fluktuation. Aber der Durchbruch des Eiters durch Periost und Faszie nimmt, falls ihm nicht die Kunst vorher den Weg freimacht, viel Zeit in Anspruch. Bei Kindern kann die ganze Diaphyse durch Eiterung abgelöst werden. Bei älteren nimmt die Nekrose eines Knochenstückes und die endliche Abheilung oft Monate in Anspruch.

Es gibt Fälle von akuter Osteomyelitis, die sich an akute Infektionskrankheiten, Masern, Scharlach, Typhus und andere, anschließen. Sie verhalten sich zur vulgären Osteomyelitis wie die Rheumatoide zum Rheumatismus vulgaris. Wie bei diesen pflegt auch bei ihnen die Erkältungsgelegenheit als auslösende Ursache weniger oft und deutlich hervorzutreten als bei der gemeinen Osteomyelitis.

201. Der Gelegenheitsursache und der erregenden Ursache nach ist mit dem akuten Gelenkrheumatismus enge verwandt der Muskelrheumatismus, die Myositis rheumatica oder Myalgia rheumatica. Im Gegensatz zum Kältekrampf des Muskels (41), wie er z. B. als Wadenkrampf beim Einsteigen in kaltes Wasser, beim Niederlegen in ein kaltes Bett usw. Empfindliche anfällt, entsteht der akute Muskelrheumatismus gewöhnlich nach leichten Verkühlungen der schwitzenden Haut oder ähnlichen Erkältungsgelegenheiten bei solchen, die gegen stärkere Kälteeinwirkungen auf den Körper keineswegs empfindlich sind. Er äußert sich in einem heftigen ziehenden oder reißenden Schmerz, der bei der geringsten Bewegung, Zerrung, Beklopfung, Drückung des Muskels und schon bei einer leichten Verschiebung seiner Fasern sich ins Unerträgliche steigert, so daß der Ergriffene unwillkürlich oder willkürlich den ergriffenen Teil in eine bestimmte Lage bringt, um den Muskel vor jeder Veränderung zu schützen. Die kleinste Lageveränderung des Gliedes ruft den Schmerz hervor und kann ihn so steigern, daß der stärkste Mann ohnmächtig wird. Ein gleichmäßiger Druck mildert oft den Schmerz. Er wird schlimmer in den Abendstunden und läßt gegen Morgen nach. Kälte und Feuchtigkeit vermehren ihn, trockene Wärme lindert ihn am meisten. Im Bett kann der Schmerz unerträglich werden, wenn kühle Leinwand den Teil berührt oder wenn die Haltung und Lage dem ergriffenen Muskel unbequem ist. Menschen, die zum Muskelrheumatismus neigen, lassen ihr Bett gründlich vorwärmen oder schlafen zwischen Wolldecken.

Die rheumatische Muskelerkrankung kann an allen Körperstellen auftreten; sie ist häufiger an Hals und Rumpf als an den Gliedmaßen. Während sie an diesen gerne wandert, pflegt sie sich am Stamme in einzelnen Muskeln oder Muskelgruppen festzusetzen. Je nach dem befallenen Muskel spricht man von rheumatischem Steifhals, Lendenweh, Schulterweh usw.

Der rheumatische Steifhals, Schiefhals, Wendehals, caput obstipum rheumaticum, cervix obstipa, torticollis rheumaticus, myalgia cervicalis, ist in vielen Fällen Begleiterscheinung oder Folge einer mehr oder weniger ausgesprochenen Angina und so schon als rheumatisches Leiden gekennzeichnet. Er wird fast immer durch einen kühlen Luftzug, der den schwitzenden oder nach längerer Erwärmung rasch entblößten Hals getroffen hat, hervorgebracht. Für einzelne Hochempfindliche ist das Übel beinahe unvermeidlich, wenn ihr Körper in Schweiß geraten ist und dann von kalter Luft oder einem anderen kalten Körper berührt wird. Diese Überempfindlichkeit ist nicht von vornherein vorhanden. Sie entwickelt sich erst nach einem oder mehreren Anfällen des Leidens. Die damit Behafteten brauchen ihren Nacken nur im kühlen Raum zu entblößen oder nach dem Verlassen der Bettwärme mit kaltem Wasser zu waschen, um ihren Anfall nach einigen Stunden oder am anderen Tage sicher zu bekommen.

Nicht selten überfällt der Anfall im Schlafe. Man beschuldigt dann wohl, um den „unklaren Begriff der Erkältung" abzulehnen, eine unrichtige Lage des Kopfes, da auch während des Wachens nicht selten eine ungeschickte lebhafte Bewegung oder Zerrung das vorbereitete Übel urplötzlich auslöst. Daß dieser mechanische Anlaß aber keineswegs an und für sich genügt, den Anfall zu bewirken, beweist die klare Angabe vieler Anfälligen, daß sie sich vor dem Anfall des Leidens am sichersten schützen, wenn sie nächtlicherweise ein Halstuch und am Tage einen hohen Kragen tragen, und daß ihre Anfälle am sichersten wiederkehren, wenn sie diese Schutzmittel besonders in heißen Sommernächten und Sommertagen, wo ihr Hals zum Schwitzen neigt, wegzulassen wagten. Die unbequeme und unrichtige Lage des Kopfes, womit die Kranken erwachen, ist also wohl öfter Folge denn Ursache des eingetretenen Leidens. Der unbewußte Instinkt findet, wofern er nicht durch äußere Hindernisse gehemmt wird, viel eher die gute Haltung der Glieder als die bewußte Überlegung.

Die zum rheumatischen Schiefhals Geneigten zeigen gewöhnlich die Zeichen der arthritischen Veranlagung von leichten Gelenkstörungen oder Nervenstörungen oder Glykosurien oder Albuminurien bis zu den schwersten Äußerungen jenes Konstitutionsfehlers. Auch die Tatsache, daß in vielen Fällen dem ersten Anfall des Leidens ein Schnupfen oder Schluckweh oder Herpesausbruch vorausging, spricht für seine rheumatische Natur.

Der erste Anfall ist im Wachzustande selten ganz plötzlich da. Gewöhnlich kommen zuerst ziehende Schmerzen in den Kopfwendern, im Kukullaris und Splenius capitis et colli, oder ein reißender Schmerz; dann wird der Kopf unwillkürlich nach der kranken Seite hin gewendet unter Entspannung der empfindlichen Muskeln und in einer erträglichen Stellung durch den Sternocleidomastoideus befestigt. Mitunter ist aber auch dieser Muskel oder das ganze Gebiet des Nervus accessorius betroffen, wobei denn die kleinen Halsmuskeln die Feststellung des Kopfes besorgen. Bei doppelseitiger Erkrankung der Wendemuskeln wird der Kopf durch die kleinen Nackenmuskeln nach hinten gezogen und festgehalten.

Jeder Versuch des Kranken, die ergriffenen Muskeln zu gebrauchen, wird von heftigen Schmerzen gefolgt. Bisweilen ist schon eine einfache Erschütterung des Rumpfes ausreichend, um den Patienten zu quälen. Dem passiven Drehen des Halses setzen die gespannten Antagonisten den stärksten Widerstand entgegen; doch vermag die geschickte Hand des Arztes und die gleichzeitige Aufforderung an den Kranken, seinen Hals angepannt zu lassen, nicht selten, die Starre ziemlich schmerzlos zu lösen und alle Bewegungen auszuführen mit entschieden günstiger Wirkung auf die schmerzhafte Muskulatur. Bisweilen findet man den erkrankten Halsteil angeschwollen, gegen Berührung empfindlich.

Die Dauer des Leidens beträgt, wenn es das erste Mal auftrat, selten über vier oder fünf Tage. Gewöhnlich bringt Bettwärme und warme trockene Einhüllung des Halses raschen Nachlaß; auch ein warmes Bad, schweißtreibende Mittel und die später zu erwähnenden antirheumatischen inneren und äußeren Mittel tun wohl, ohne indessen das Leiden wesentlich abzukürzen, während gelegentlich eine geschickte Massage des Muskels, der faradische Pinsel oder auch eine rasche ruckweise Überdehnung des erkrankten Muskels plötzliche Heilung bringen können.

Nach Rückfällen pflegt das Leiden oft recht hartnäckig zu werden. Der Muskelschmerz stellt sich dann bei den geringsten Anlässen plötzlich und mit äußerster Heftigkeit immer wieder ein. So nimmt das Übel alle Übergänge zum subakuten und chronischen Verlauf, um wochenlang, monatelang zu dauern und nach scheinbarer Abheilung unvermutet wiederzukehren.

202. Bei dem rheumatischen Lendenweh, lumbago rheumatica, myalgia lumbalis, ist der Eintritt und Verlauf des Leidens nicht wesentlich anders als beim rheumatischen Steifhals. Das Leiden schließt sich für gewöhnlich einer deutlichen Erkältungsgelegenheit an, einer raschen Abkühlung der geschwitzten Lendengegend durch Verdunstung oder Zugwind, einem scharfen Ritt, einer angestrengten Arbeit mit häufigem Bücken im Wind oder im kaltnassen Raum. Waschfrauen, Bäcker, Heizer, Erdarbeiter, Sonntagsreiter bekommen am häufigsten die schweren Formen des Übels. Bei anderen erscheint die Gelegenheitsursache oft geringfügig. Der Ergriffene erinnert sich, mit offener Weste draußen in der Abendkühle gesessen zu haben, oder er hatte auf einem offenen Abtritt einen Zugwind empfangen, nach warmem Bad eine zu kalte Dusche auf den Rücken geleitet, sich in der Nacht bloßgelegt, an eine kalte Wand angelehnt usw.

Zuerst wurde dann das Bücken oder vielleicht das Aufrichten aus gebückter Haltung etwas beschwerlich; mitunter kann zugleich eine allgemeine Müdigkeit, Frösteln und nachfolgende Hitze eintreten. Auf einmal stellte sich bei fortgesetzter Arbeit oder in der Ruhe, beim Erheben vom Stuhl, beim Niederlegen ins Bett oder beim Aufrichten aus der Rückenlage oder beim Drehen des Rumpfes ein blitzschneller gewaltiger Schmerz in der Lendengegend ein, wie von einem heftigen Schlag oder Schuß. Der Getroffene blickte unwillkürlich rückwärts, woher die Verletzung kam. Da die äußere Ursache unsichtbar bleibt, so spricht das Volk von einem Hexenschuß. Wenn der Schmerz sich bei schnellem Aufrichten, beim Heben einer schweren Last, bei starker Rumpfdrehung einstellt, so werden diese Bewegungen auch wohl selbst als Ursache des Lendenwehs angeschuldigt. Mit Unrecht. Damit leugnen wir nicht, daß gelegentlich einmal durch Überdehnung oder Zerrung der Lenden eine Zerreißung ihrer Muskulatur am Quadratus lumborum, Erector trunci oder Serratus posticus inferior, oder ihrer Faszien, insbesondere der Fascia lumbalis superficialis, vorkommt und ein der rheumatischen Lumbago ähnliches Krankheitsbild bedingt. Aber diese traumatische Lumbago verläuft wie ein einfacher Gewebsriß. Die Schmerzen bleiben auf die Stelle des Risses beschränkt und vergehen vor der völligen Abheilung des Risses, also vor der Funktionsstörung.

Die rheumatische Lumbago kann einseitig oder doppelseitig sein; gewöhnlich ist eine Seite stärker erkrankt. In höheren Graden ist das Leiden schwer erträglich. Der Kranke weiß nicht, wie er liegen oder sitzen soll. Bei unabweislichen Bewegungen macht er unter Gesichtsverzerrungen die wunderlichsten Versuche, den schmerzenden Teil zu schonen, was ihm mehr den Spott als das Mitleid der Zuschauer einträgt. Einige versuchen unter beständigem Rückwärts- und Vorwärtsbeugen des Rumpfes, andere unter schlangenartigen Windungen dem Schmerz zu entgehen; andere stellen sich steif an einen Stuhl oder an die Wand, um jede Bewegung des Kreuzes zu vermeiden.

Die Unterscheidung zwischen Lumbago und Ischias, allgemeiner gesagt zwischen dem Lendenmuskelschmerz beim Hexenschuß und dem Nervenschmerz, der im Plexus oder Nervus ischiadicus, in den Hüllen des Lumbalmarks usw. seinen Sitz hat (221), kann recht schwierig sein. Minor (1898) gibt die folgende Probe zur Unterscheidung an: Der Kranke soll sich ausgestreckt auf den Fußboden legen und dann aufstehen. Leidet er an Ischialgie, so hält er dabei das leidende Bein durch leichte Beugung im Knie etwas gegen den Rumpf angezogen; um sich aufzurichten, stemmt er beide Hände hinter sich auf den Fußboden, schiebt das Becken nach hinten, bringt den Fuß der gesunden Seite unter das Gesäß, um sich alsdann mit der Hand der gesunden Seite loszustoßen und auf die andere Hand gestützt zu erheben. Leidet er an Lendenweh ohne Ischias, so dreht er sich zunächst bauchwärts in eine kniende Haltung, stellt sich dann auf alle Viere, stützt zunächst die eine, dann die andere Hand auf die Knie und richtet sich allmählich in die Höhe, indem er mit den Händen längs der Schenkel emporklettert, wie ein Kind, das an der Atrophia musculorum lipomatosa, also an Schwäche der Lenden- und Rückenmuskulatur leidet.

In ausgeprägten und reinen Fällen von Lumbago bewährt sich Minors Probe ebenso, wie bei der Paralysis pseudohypertrophica oder Dystrophia muscularis infantum die Probe Strümpells. Es gibt aber nicht wenige Fälle, wo sie versagt, ohne daß man immer sagen könnte, ob sich in diesen Fällen Lumbago und Ischias vereinigen oder eine Meningitis sacrolumbalis die Symptome der Ischias mit Störungen in dem Ischiadikus und in den Lendenmuskeln zugleich bedingt oder andere Mischfälle vorliegen (223).

Nicht selten täuscht der Lendenschuß eine Nierenkolik vor; das kann soweit gehen, daß der Schmerz gegen die Leisten und sogar in die Blase hineinzieht; reichlicher Abgang von harnsauren Salzen und sogar von Harngries, wie er bei Rheumatikern häufig ist, kann die Täuschung vermehren. Bei langem Bestehen und nachträglicher Muskelschrumpfung kann er auch den Verdacht einer Wirbelerkrankung oder Rückenmarkerkrankung erregen.

Rückfälle sind häufig und wenn auch der einzelne Anfall gewöhnlich in drei bis sieben Tagen, mitunter sogar in wenigen Stunden erledigt ist, so zieht sich das Leiden durch Rückfälle und Nachlässe mit folgender Verschlimmerungen nicht selten durch Wochen hin. Dabei kann gleich im Anfang oder später eine Ischialgie auf der am stärksten gequälten Seite hinzutreten und das Übel sowohl erschweren wie verlängern.

203. Der rheumatische Brustschmerz, Brustmuskelrheumatismus, rheumatismus pectoris, kann in verschiedenen Muskeln seinen Sitz haben; einmal in den Pektoralmuskeln, wobei er besonders bei Bewegungen des betreffenden Oberarmes sich äußert und hemmend wirkt; das andere Mal in den Interkostalmuskeln und anderen oberflächlichen Rippenmuskeln, wie den Serratuszacken, wobei er die einfachen Atmungsbewegungen so beschwerlich machen kann, daß der Kranke sein Rippenfell oder die Lunge ergriffen glaubt, besonders wenn ihm ein Erkältungskatarrh Husten und Niesen erregt, wobei die schmerzhafte Atemnot ins Unerträgliche gesteigert werden kann. Indem der Patient, um dem Schmerz zu entgehen, soviel wie möglich den Atem anhält, kann wirklicher Luftmangel mit Erblassen oder Blauwerden entstehen.

Die vorsichtige Untersuchung ergibt, daß bestimmte Muskelbündel beim Druck auf die Rippen schmerzhaft und besonders gegen seitliche Verschiebung ihrer Fasern äußerst empfindlich sind, während Druck zwischen den Rippen weit besser vertragen wird. Der Befund an Rippenfell und Lunge weicht, soweit der Schmerz eine Perkussion und die Atmungshemmung eine Auskultation gestattet, nicht von der Norm ab, woferne keine Komplikationen vorliegen.

Von der Interkostalneuralgie unterscheidet sich der Rheumatismus der Interkostalmuskeln zunächst durch seine breitere Ausdehnung, sodann dadurch, daß die Valleixschen Druckpunkte in der Gegend der Dornfortsätze, der Intervertebrallöcher, der Axillarlinie, der Rippenknorpelfugen und der Sternalränder, die bei der Interkostalneuralgie fast stets auffallend empfindlich sind, beim Muskelrheumatismus ohne Schmerz gedrückt werden dürfen, während seitliche Zerrung oder streichender Druck in der Richtung der Zwischenrippenräume den Muskelschmerz erregen und verstärken. Die oft vorhandene Ausdehnung des Schmerzes über mehrere Rippenbreiten spricht auch gegen eine Periostitis costalis. Pleurale Reizung wird durch ein Reibegeräusch und tiefe Druckempfindlichkeit in einem Teil der Fälle entlarvt.

Für zweifelhafte Fälle hat man das Wort Pleurodynie erfunden, das aber einigen, besonders französischen Autoren wohl auch gleichbedeutend mit der Myalgia intercostalis ist. Die große Empfindlichkeit der gesamten Interkostalmuskulatur gegen Bewegung und Druck, die nach Asthmaanfällen, bei schweren Fällen von Emphysem, bei Husten als Übermüdungszustand und als Verletzung der Muskeln durch heftige Zerrung auftreten kann, wird man nicht leicht mit einem Muskelrheumatismus verwechseln. Immerhin scheint es in manchen Fällen, als ob sich der schmerzhaften Ermüdung der Muskeln ein Erkältungsrheuma an dem schwitzenden abgearbeiteten Brustkasten, den der Kranke in seinem Ringen nach Luft gerne entblößt, hinzugeselle.

Der rheumatische Schulterschmerz, Omodynia seu omalgia rheumatica, der seinen Sitz im Deltoideus und oft dazu in dem oberen Kukullarisbündel hat, befällt vor allem Erwachsene und zwar gewöhnlich solche, die bei sitzender Beschäftigung, beim Schreiben, Nähen, Stricken usw. das Schultergelenk festzustellen pflegen. Gewöhnlich ist die rechte Schulter der leidende Teil. Nachdem in ihrem Muskelkissen leichte Schmerzen ein paar Stunden gedauert haben, fühlt der Ergriffene plötzlich beim Schreiben, Zeichnen, Violinspielen, Taktgeben usw. einen heftigen Schmerz mit bedeutender Schwäche in der Schulter, der ihm das Erheben des Armes verbietet. Die Gegend über dem Deltamuskel, der Muskel selbst, kann geschwollen, druckempfindlich sein. Hie und da, besonders zur Nachtzeit steigert sich der Schmerz zu solcher Heftigkeit, daß der Kranke jammern muß. In den meisten Fällen bei warmem Verhalten und reizenden Einreibungen binnen wenigen Tagen erledigt, schleppt sich in einzelnen Fällen das Leiden durch Wochen und Monate unter Nachlässen und Steigerungen hin. Wo die örtliche Empfindlichkeit des Muskels wenig ausgesprochen ist oder ganz fehlt, muß man auf eine Neuritis der Schulternerven oder auf eine Tendovaginitis des Biceps oder auf ein Gelenkleiden fahnden.

Alle die genannten und weitere Lokalisationen des Muskelrheumatismus pflegen bei richtiger Pflege in wenigen Tagen nachzulassen; in einzelnen Fällen geht das örtliche Leiden, wie schon bemerkt, in eine chronische Myositis mit umschriebener oder ausgebreiteter Bindegewebswucherung und Narbenbildung über. Diese interstitielle Myositis wird besonders nach öfteren Rückfällen beobachtet.

Während sich der Übergang in schwielige Verhärtung mit Kontraktur der betreffenden Gliedmaße beim gewöhnlichen Rheumatismus auf eine bestimmte Muskelgruppe beschränkt, so z. B. auf den Deltamuskel (Schneider 1811), kann bei der systematischen Neuromyositis, die wir weiter unten besprechen werden, die Körpermuskulatur in ausgedehnter Weise der schwieligen Verhärtung anheimfallen.

Ungleich öfter als die Verhärtung eines ganzen Muskels werden umschriebene Knotenbildungen und Schwielen (182) als Nachwirkungen eines rheumatischen Anfalles gefunden.

204. Es soll auch einen akuten fieberhaften allgemeinen Muskelrheumatismus geben; er scheint aber sehr selten zu sein. Wunderlich (1856) teilt die folgende Krankengeschichte dazu mit:

Ein zwanzig Jahre altes wohlgenährtes und ziemlich kräftiges männliches Individuum erkrankte nach beträchtlicher Durchkältung an Mattigkeit und Gliederschmerzen und zog sich noch während des Anfanges seiner Krankheit durch unzweckmäßige Diät eine heftige Diarrhöe zu. Acht Tage nach der Einwirkung der ersteren Ursache zur Beobachtung ins Krankenhaus gekommen, zeigte der Patient lebhaftes Fieber, bis zu 40° C, mit 100 bis 110 Pulsschlägen und 28—36 Atemzügen in der Minute; die schwitzende Haut war mit zerstreuten Miliariabläschen bedeckt; beträchtliche Schmerzhaftigkeit an sehr vielen Körperstellen, die teils auf Druck empfindlich sind, wie in der Gegend des Zungenbeins, am Kehlkopf, an den etwas geschwollenen Cervikaldrüsen, am linken Oberarm, an der Innenseite des Oberschenkels und in der Wadengegend, teils bei Bewegung hin schmerzen, so die Zunge beim Vorstrecken, die Ellbogengelenke, die Gelenkverbindungen der Finger mit der Mittelhand, die Kreuzbeingegend, die Unterschenkel. Dabei konnten die beiden Vorderarme bis zu einem gewissen Grade und zwar mit Leichtigkeit und ohne Schmerz gestreckt werden; weiter aber war kein aktives Strecken möglich und jeder Versuch, passiv eine weitere Extension zu erzwingen, war äußerst schmerzhaft, wobei der Schmerz sowohl im Ellbogengelenk zu sein schien als auch im Bizeps, welcher sich straff anfühlte, sobald er die Grenze der möglichen Streckung erreicht hatte. Kein Gelenk war merklich geschwollen. An den letzten drei Fingern der linken Hand und in der vorderen Hälfte des linken Fußes war dem Kranken zuweilen das Gefühl von Eingeschlafensein bemerklich. Die Zunge war dick gelblich belegt, der Durst heftig, die Diarrhöe dauerte in mäßigem Grade fort und der Harn zeigte ein rotes Uratsediment. Fünf Tage darauf fängt der Zustand an, sich merklich zu bessern, die Temperatur sinkt um anderthalb Grade, die Respiration nähert sich dem Normalen; die Schmerzen nehmen in allen Teilen ab und verschwinden fast; die Arme können etwas weiter gestreckt werden, die Zunge reinigt sich, aber die Pulsfrequenz erhält sich auf 100 und die Schweiße dauern fort. Eines Abends, nachdem am Morgen zuvor der Zustand besonders vorteilhaft, die Temperatur nur noch einen halben Grad über der Normalen, die Frequenz der Atmung 25, die des Pulses 104 gewesen war, klagt der Kranke über einen Schmerz bei Druck am Zungenbein, die Stimme ist heiser, die Zunge trocken, der Unterkiefer sinkt im Schlafe herab; die Temperatur steigt wieder auf 39° C, der Puls auf 116. Nach einer schlaflosen Nacht mit Delirien und dem heftigsten Durste — es werden sieben Pfund Wasser getrunken — zeigt sich die Stimme ganz heiser, etwas Blut im linken Nasenloch, ein unwillkürlicher Stuhl, das Zungenbein nicht mehr empfindlich, die Temperatur auf 41° C, der Puls auf 128, die Respiration auf 36 gestiegen, die Haut sehr bleich, ein Geräusch bei der Systole des linken Ventrikels. Der Kranke ist im äußersten Grade hinfällig, bemerkt aber ausdrücklich, daß er nun alle Bewegungen mit den Armen ohne Schmerz machen könne. Gegen Mittag macht er einige kauende Bewegungen mit dem Unterkiefer, erbricht einige Unzen reines Wasser, verfällt darauf in eine rasch steigende Dyspnoe mit Kollaps und Cyanose und stirbt innerhalb drei Stunden, nachdem er fast bis zum Tode das Bewußtsein behalten. — Bei der anatomischen Untersuchung findet sich in keinem Teil, welcher während des Lebens Schmerzen oder Kontrakturen dargeboten hat, an den Extremitäten weder in den Muskeln, Sehnen, Faszien, Nerven noch in den Gelenken, noch am Larynx und Zungenbein irgend eine Veränderung; ebensowenig in der Schädelhöhle; auch das Herz ist vollkommen frei, nur erschlafft; die Lungen vorne emphysematös, hinten hyperämisch und ödematös mit einer schlaff hepatisierten Stelle im hintersten Teil des rechten unteren Lappens; im Ileum und Dickdarm ein follikulärer Katarrh mit zähem, fest anhängendem Schleim; die Milz ein wenig vergrößert, die Nieren normal. Kurz, nirgends ein Verhältnis, worauf die Symptome des Muskelrheumatismus bezogen werden konnten, noch eine Störung, die man als genügende Ursache der plötzlich und in der Periode vorgeschrittener Besserung eingetretenen Katastrophe hätte ansehen können.

Wir lassen es unerörtert, ob hier ein wirklicher Rheumatismus febrilis musculorum oder ein Pseudorheumatismus vorliegt. Uns interessiert hier vor allem die Entstehung der Krankheit nach einer ausgesprochenen Erkältung. Diese spielt ihre Rolle auch bei der von Wagner (1887) als Polymyositis, von Unverricht (1887) als Dermatomyositis bezeichneten Krankheit.

Das Leiden beginnt nach einer Erkältung mit Schluckweh oder auch ohne deutliche Angina. Acht Tage später durchziehen rheumatische Schmerzen Kreuz und Lenden; zugleich zeigt sich ein urticariaähnlicher Ausschlag im Gesicht, sowie hartes Ödem an Händen und anderen Gliedern. Bald zeigen sich alle wirklichen Muskeln schmerzhaft geschwollen, tonisch erstarrt, mit teigigem Ödem im bedeckenden Bindegewebe umgeben. Der Reihe nach werden die Gliedmaßen, das Gesicht, der Hals, der Rumpf, allmählich fast die ganze Skeletmuskulatur lähmungsartig geschwächt. Unter mäßigem Fieber, Milzschwellung, starkem Schweiß dauert das Leiden sechs bis zwölf Wochen. Herz, Zwerchfell, Augenmuskeln, Zunge bleiben gewöhnlich frei; doch sah Strümpell auch Zunge und Augen ergriffen. Die Schlingmuskeln können miterkranken, so daß die Nahrungsaufnahme behindert wird. Bei starkem Leiden der Thoraxmuskulatur entsteht Dyspnoe und Lungenstase und endlich erfolgt der Tod durch Erstickung.

In anderen Fällen kommt es zu rascher Genesung nach der vierten oder sechsten Woche; in anderen gleichen sich die Störungen erst langsam in Monaten wieder aus, wobei einzelne Muskeln ohne Entartungsreaktion der Atrophie anheimfallen können. In anderen Fällen zeigt sich eine großfleckige Purpura ohne bedeutende Muskelstörung. Diese letzteren würden als Übergang zu dem unter 189 beschriebenen Erythema papulatum zu gelten haben.

Mit dem Wort Pseudotrichinose (Hepp 1887) ist natürlich für solche Fälle wenig gesagt. Erwähnenswert aber ist, daß die Psorospermienkrankheit der Kaninchen (Rivolta 1878) und Schweine, die auf einer Infektion mit Coccidium oviforme vom Darmkanal aus beruht, eine ausgesprochene Erkältungskrankheit ist, insofern sie besonders in kalten und nassen Ställen auftritt, und daß diese Krankheit in seltenen Fällen auch den Menschen befällt und dann ganz im Bilde eines Rheumatoids verlaufen kann. Ein Fall von Coccidiose der Leber beim Menschen, den Silcock (1890) mitgeteilt hat, hatte fast dieselbe Krankengeschichte wie der oben mitgeteilte Fall von akutem Muskelrheumatismus Wunderlichs.

205. Im jugendlichen Alter, worin die Empfänglichkeit der Muskeln und der Gelenke für Erkältungseinflüsse noch wenig oder noch nicht vorhanden ist, also vor der Geschlechtsreife, macht dieselbe Schädlichkeit, die zwischen dem 15. und 30. Jahre die akute Polyarthritis rheumatica oder die Myalgia rheumatica erregt, bei den Mitgliedern der arthritischen Familie, Anfälle auf das Gehirn, die als Chorea rheumatica bekannt sind.

Den Zusammenhang der Chorea des Kindesalters mit der rheumatischen Schädlichkeit haben bereits Stoll (1789), Abercrombic (1826) und andere Ärzte erkannt und betont, nachdem das Leiden selbst von Sydenham (1685) zum ersten Male mit voller Klarheit als besondere Krampfform beschrieben worden war. Die Krankheit befällt nach Sydenhams unverwelklicher Beschreibung Knaben und Mädchen zwischen dem zehnten Lebensjahr und der Geschlechtsreife; sie äußert sich zuerst durch Hinken oder vielmehr durch Unsicherheit des einen oder anderen Beines, wobei der Kranke das Bein wie ein Tölpel nachzieht; alsbald zeigt sie sich durch Unruhe der Hand auf derselben Seite; diese kann nicht einen Augenblick still gehalten werden, sondern nimmt bald diese, bald jene Haltung an und wird beständig verzogen, wie sehr sich auch der Patient dawider Gewalt antun mag. Reicht man ihm ein Trinkglas und will er es zum Munde bringen, so muß er tausend Umwege und Grimassen machen; denn es ist ihm unmöglich, es dem Munde in gerader Linie zu nähern, weil ein Krampf die Hand abzieht und bald hierhin, bald dorthin führt, wobei der Kranke die Flüssigkeit rasch in den Mund gießt und gierig schluckt, als ob ein Hanswurst es absichtlich täte, um die Zuschauer zum Lachen zu bringen.

Ist das Übel nach etwa zehn Wochen verschwunden, so kommt es gerne wieder, um zwei, drei, sieben und mehr Rückfälle zu machen.

Die Chorea ist also eine Krankheit der zärteren Kindheit, die vorher und nachher selten auftritt. Es erkrankten daran

in Paris (1838—1849)			in London (1870—1873)			♂	♀
unter	6 Jahren	11	zwischen	2—5 Jahren	5	2	3
zwischen	6—11 Jahren	94		6—10 „	62	15	47
	11—15 „	57		11—15 „	44	17	27
	15—21 „	17		16—20 „	19	3	16
	21—60 „	12		21—38 „	6	1	5
		191			136	38	98
	(Sée 1850.)			(Pye-Smith 1874.)			

Auch Fraser (1912) zählt die überwiegende Mehrheit seiner Fälle zwischen dem 7. und 12. Lebensjahr. Von seinen Patienten waren 73% weiblich; von denen Pye-Smiths 72%. Das entspricht der allgemeinen Erfahrung und deutet auf die Wichtigkeit des schwachen Teils in der Ätiologie; das noch in Entwicklung begriffene Gehirn ist beim Weibe besonders schwach und bleibt es bis über den Abschluß des Längenwachstums hinaus; wird auch früher wieder invalide als das männliche, wie unter anderem das Kapitel von der Chorea adultorum (207) lehrt.

Wenn man bei Choreakranken in der Vorgeschichte nur nach Gelenkrheumatismus forscht, so findet man in 10—30% der Fälle einen zeitlichen Zusammenhang zwischen beiden Krankheiten (Sée 1850, Brüning 1902); etwa zweimal folgte Chorea einem mehr oder minder deutlichen Anfall von Arthritis nach, während sie einmal vorauf ging. Zieht man die Anamnese der nächsten Familie hinzu, so wird der Zusammenhang noch deutlicher; von 300 choreakranken Kindern hatten $132 = 44\%$ unter den nächsten Verwandten Rheumatismuskranke (Fraser 1912). Als eine der häufigsten Vorläuferinnen der Chorea wird Angina gefunden; als eine ihrer häufigsten Begleiterinnen Endocarditis; als fast regelmäßige Tatsache die Zugehörigkeit des Choreakranken zu einer arthritischen oder arthritisch nervösen Familie. Je gründlicher man nachforscht, desto größer werden die Ziffern. Prior (1886) fand in der Bonner Klinik bei 95 Choreakranken 5 mal also in 5% Zeichen eines Herzleidens; Paul Koch (1887) in der Leipziger Klinik unter 153 Fällen 21 mal = 14% Herzstörungen; Peiper (1888) auf der Greifswalder Klinik unter 30 Fällen 6 mal = 20% ausgesprochene Herzklappenfehler; Fraser (1912) bei 300 Choreakranken zwischen 7 und 12 Jahren 189 mal also in 63% das Herz ergriffen. In 16 Sektionen von Chorealeichen fand Ogle (1868) 13 mal, also in 81% anatomische Zeichen der Endocarditis oder Pericarditis. Ein Vierteljahrhundert vorher hatte Sée (1855) in 84 Sektionen 34 mal, also in 40%, Endocarditis und Pericarditis an Chorealeichen festgestellt.

206. Wie mit den rheumatischen Vorläufern und Begleiterscheinungen ist es bei der Chorea mit der gewöhnlichen Gelegenheitsursache, der Erkältung; je gründlicher die Anamnese, desto häufiger wird eine ganz bestimmte Erkältungsgelegenheit für die Entstehung des ersten Anfalles gefunden und auch bei den Rückfällen ging sie meistens voraus. Gewöhnlich verhielt sich die Sache so, daß zuerst eine Erkältung mit nachfolgender Angina kam und einige Tage darauf langsam die ersten Zeichen des Veitstanzes einsetzten. Für eine Reihe von Fällen werden heftige Gemütsbewegungen wie Schrecken, Furcht, Zorn, als Anlaß zu einem plötzlichen Ausbruch der Chorea angegeben und zwar für etwa 5% der Fälle (Fraser 1912). Das tut der Bedeutung des Erkältungsschadens keinen Antrag; dieser hatte die Krankheit angelegt, sie war schon in ihrer Entwicklung, als der Schrecken ihre gröberen Äußerungen auslöste. Der Schrecken verhält sich zur Chorea wie die ungeschickte Bewegung oder Lage zum Hexenschuß (202). Hier ein klarer Fall.

Ein zwölfjähriges, hochaufgeschossenes Mädchen, E. T., das einzige Kind sehr nervöser Eltern — der Vater leidet seit der Jugend an Migräne und jetzt an wiederholten Anfällen rheumatischer Ischias, die Mutter ebenfalls an periodischer Migräne mit begleitender Gastroplegie und intermittierender Albuminurie — bekommt im Oktober 1894 im Anschluß an eine Kneippsche Nacktfußkur im feuchten Wiesengrase einen schweren Fieberanfall mit geringem Schluckweh und Schmerzen, die den Hals entlang bis zu den Schlüsselbeinen ziehen; dabei leichter Krepitieren in der linken Lungenspitze. Das Fieber hört am sechsten Tage auf, mit ihm die örtlichen Störungen am Halse und an der Lunge; aber es hinterbleibt eine große allgemeine Mattigkeit und eine auffallende Schwäche in den Gliedern und ihren Gelenken. Am zwölften Tage zeigt sich eine leichte Unregelmäßigkeit und bedeutende Beschleunigung der Herzarbeit; dazu ein schwaches hauchendes Geräusch an der Herzspitze; zugleich ein mäßiges Abendfieber bis 38,2° C; der Puls macht 94—102 Schläge Nach völliger Entfieberung am fünfzehnten Tage vollzieht sich die Genesung des erblaßten und stark abgemagerten Kindes verhältnismäßig rasch und gut. Es darf in der vierten Woche wieder im Hause herumgehen; weigert sich aber, entgegen seinem früheren Fleiß, wieder die Schule zu besuchen, weil es ihm schwer falle, die Feder zu führen. Die genauere Beobachtung ergibt, daß in den Händen eine leichte Unsicherheit beim Führen der Feder, des Löffels, des Trinkglases besteht, aber kaum auffallender als sie einer allgemeinen Schwäche in der Rekonvaleszenz zukommt; nur beim Schreiben zeigt sich nach wenigen Zeilen ein „ungeduldiges" Ausfahren der Feder. Dieser Störung wird kein Wert beigelegt. Zwei Tage nach dieser Untersuchung ist die Patientin beim Schauen am Straßenfenster Zeugin eines Unfalles, den ein Radfahrer erleidet, indem er mit dem Rad stürzt, kopfüber fällt und bewußtlos davongetragen wird. Nun beginnt das sonst muntere und offene Kind ein launiges mürrisches verstocktes Wesen anzunehmen. Es lehnt jede häusliche und geistige Beschäftigung, sogar einfache Unterhaltungen mit den Eltern ab, klagt über Kopfweh und schlechten Schlaf und nimmt wenig Nahrung und diese nur gezwungen zu sich. Schon am dritten Tage nach dem Schrecken zeigt sich eine auffallende Unsicherheit der Hände beim Essen; die Hand fährt nach allen Richtungen, um Löffel oder Gabel zu ergreifen, führt den Bissen am Munde vorbei; dabei Grimassen des Mundes, Schnalzen der Zunge, Unruhe in den Beinen. Am Abend ist das volle Bild der Chorea in allen Gliedern ausgeprägt und zieht sich nun durch sechs Wochen hin unter schweren Störungen der Ernährung, der Herztätigkeit, des Schlafes; Ödeme an den Füßen, Dyspnoe, Ohnmachten usw. In der sechsten Woche lassen die Veitstanzzeichen nach; auch das Herz erholt sich, die Patientin wird wieder gesellig und liebenswürdig. Nach drei Monaten Pause Klage über Halsweh; zwei Tage darauf neue Entwicklung der Chorea, die diesmal vier Wochen andauert. Nach abermals vier Monaten Pause der dritte Anfall nach einer Angina mit milderem Verlauf und fünf Wochen Dauer. Eintritt der Periode im dritten Anfall; weiterhin keine besonderen Störungen mehr, von vierwöchiger Migräne und periodischer Magenatonie abgesehen.

In ihrem **epidemischen Verhalten** schließt sich die Chorea dem Verhalten der Angina an; sie zeigt in winterlicher Steigerung und sommerlicher

Verminderung ihrer Ziffer eine deutliche Abhängigkeit von der Jahreszeit; weicht also von der rheumatischen Polyarthritis, die sich über das ganze Jahr ziemlich gleichmäßig verteilt, wesentlich ab.

Der Beginn der Chorea fiel nach

auf die Zeit von			Wunderlich (Leipzig 1856)	Fiedler (Dresden 1866)	P. Koch (Leipzig 1887)
Januar	bis	März . . .	in 30%	27%	29%
April	,,	Juni . . .	in 23%	27%	21%
Juli	,,	September.	in 18%	17%	13%
Oktober	,,	Dezember .	in 28%	29%	37% der Fälle.

Die Angaben von Koch sind aus 267 Fällen der Leipziger Klinik abgeleitet. Fraser (1912) sah von 300 Fällen des Kinderhospitals zu Paddington-London die Mehrzahl in den Monaten November bis Januar beginnen.

Die Chorea, die sich den sogenannten Rheumatoiderkrankungen anschließt, also die Chorea im Verlauf des Scharlachfiebers, der Diphtherie, des Typhus, des Puerperalfiebers, der Gonorrhöe, der Vakzinekrankheit usw. zeigt weder zu bestimmten Erkältungsgelegenheiten noch zu bestimmten Jahreszeiten eine deutliche Beziehung; um so entschiedener erweist sie sich von der anatomischen Anlage durch Familienabstammung und durch Lebensalter abhängig.

207. Je ausgesprochener die arthritische Konstitution, um so häufiger die Chorea in der Familie; je stärker ein Einschlag von nervöser Konstitution, um so schwerer ihre Formen. Es gibt Familien, worin die Erkrankung an Chorea fast alle Geschwister und vorzugsweise die weiblichen um dasselbe Lebensjahr hintereinander befällt; in diesen sieht man die Eltern an den akuten und chronischen Äußerungen des Gelenkrheumatismus, an Diabetes, Migräne usw. leiden.

Bei schwerer arthritisch-neuropathischer Veranlagung sieht man die Chorea gelegentlich in höchst stürmische und dabei lebensgefährliche Formen ausarten, besonders auch dann, wenn sie erst gegen Ende der Kindheit während der Pubertät oder noch später auftritt. Trousseau teilt den Fall eines jungen Mädchens mit, bei dem zehn bis vierzehn Tage nach dem Beginn eines Gelenkrheumatismus die Chorea in gewöhnlichem mäßigem Grade auftrat, sich bald aber mit furchtbaren Muskelkrämpfen und Delirien verband und am 17. Krankheitstage unter Koma mit dem Tode endigte. Das ist etwa die schwerste Form derjenigen Fälle, die jüngere Psychiater wie Köppen (1890) als choreatisches Irresein hervorgehoben haben, und die man in großstädtischen Krankenhäusern wie dem kölner nicht selten sieht. Ihre Beziehung zum Rheumatismus acutus ist zweifellos (Kraepelin).

Eine andere schwere, wenn auch meistens zu gutem Ende führende Form ist die Chorea paralytica, lump-chorea der Engländer, bei der die Gliederunruhe alsbald oder später in einen Zustand großer Gliederschwäche übergeht. Diese kann so bedeutend werden, daß der Kranke schlaff und regungslos daliegt, nicht stehen, nicht gehen, nicht den Kopf erheben, kaum die Zunge vorstrecken oder eine Hand wenden kann, bisweilen sogar stimm- und sprachlos wird.

Noch seltener als diese wenig häufige Form ist der Übergang der gewöhnlichen Chorea in den Typus der Littleschen Lähmung, nachdem sich vorher alle Zeichen der akuten Encephalitis, wie man sie beim Keuchhusten und bei den Masern größerer Kinder öfter sieht, entwickelt haben. Diese Fälle von halbseitiger oder doppeltseitiger Lähmung gleich nach dem Beginn oder im weiteren Verlauf der Chorea, wovon ich zwei Fälle in Erinnerung habe und bei Moynier (1854) mehrere erwähnt finde, leiten über zum Zerebralrheumatismus im engeren Sinne, den wir nachher besprechen.

Die einfache Chorea Sydenhami der zweiten Kindheit, die mit der Geschlechtsreife eine Seltenheit wird, kommt bekanntlich nach dem 30. Lebensjahr, also in dem Alter, wo die Empfänglichkeit der Gelenke für die Angriffe der rheumatischen Schädlichkeit nachläßt und bei manchen schon die Invalidität des Gehirns beginnt, als Chorea adultorum wieder zum Vorschein. Diese Spätchorea zeichnet sich in einer Reihe der Fälle durch ihre Gefährlichkeit aus, dies besonders, wenn sie junge Frauen während der Schwangerschaft befällt; in einer anderen Reihe durch ihre Neigung chronisch zu werden und lebenswierig zu verharren, wo sie dann mit Recht die ihr von Hoffmann (1888) gegebene Bezeichnung der Chorea chronica progressiva führt. Sie ist dann eben eine Teilerscheinung des Rheumatismus chronicus progressivus, den wir ausführlich abzuhandeln haben. Die besondere Abgrenzung der Chorea senilis kann keine andere Bedeutung haben als diese, daß die Sydenhamsche Chorea der Greise nicht verwechselt werden soll mit der symptomatischen Chorea posthemiplegica.

Chorea kann in gleichartiger Vererbung als Familienkrankheit bei vielen Gliedern mehrere Generationen nach dem 30. oder 40. Lebensjahr neben anderen Hirnstörungen, Psychosen, Manie, Melancholie, Demenz, Epilepsie usw. auftreten und in dieser Verbindung sowie in ihrem chronisch-progressiven Verlauf die tiefe neuropathische Anlage des Erkrankten und seiner Familie kundtun. Diese „familiäre Chorea", die bekanntlich Huntington (1871) am Stammbaum einer Familie in Longisland zuerst deutlich gezeigt hat, steht als endogene Degenerationskrankheit, die unabhängig von auffallenden äußeren Anlässen und Einflüssen ihren Lauf nimmt, der rheumatischen Chorea gegenüber, die übrigens auch als gehäufte Familienkrankheit auftreten kann (207). Wir erwähnten sie und die anderen Erkrankungen, die unter dem gleichen Bilde der Chorea verlaufen, hier neben der vulgären Chorea der zweiten Entwicklungsperiode, um das, was wir im Dritten Teil im allgemeinen ausgeführt haben, nochmals an einem besonderen Beispiel zu betonen: von den drei Krankheitswurzeln, schwache Anlage, auslösende Gelegenheitsursache und erregender Infekt, können eine oder zwei um so mehr zurücktreten, je mächtiger die anderen sind. Auf die Chorea angewendet: dieses Syndrom entsteht „spontan" als mehr oder minder reine Aufbrauchkrankheit nach der Mitte des Lebens bei neuropathisch schwer Belasteten unter der Voraussetzung, daß bestimmte der Muskelstatik dienende Gehirnzentren schwach angelegt und damit zu vorzeitigem Untergang bestimmt sind; es entsteht bei einer minderen Entwicklungsschwäche jener Zentren unter dem Einfluß eines allgemeinen Infektes, insbesondere durch den rheumatischen Infekt. Um diesem Eingang zu verschaffen, ist häufig, zumal in der Kindheit eine auslösende Gelegenheitsursache nötig, die für den rheumatischen Infekt gewöhnlich der Erkältungsschaden ist. In diesem Sinne und mit dieser Beschränkung gehört die Chorea rheumatica Sydenhams zu den Erkältungskrankheiten.

208. Neben der Chorea adultorum werden andere „zerebrale Äquivalente der Polyarthritis rheumatica" im reifen Alter und später beobachtet, der Zerebralrheumatismus in akuten und subakuten Formen. Wir erwähnten schon, daß er sich mit dem Bilde der Chorea vermischen kann. Er muß hier besonders besprochen werden, weil die Erkältung als seine Gelegenheitsursache öfters deutlich hervortritt, indem von einem bestimmten Erkältungsanlaß her die Versetzung der Krankheit von den Gelenken auf das Gehirn zweifellos geschieht.

Einen hierhergehörigen Fall teilt Griesinger (1871) nach Flemming mit:

Eine zart gebaute Dame, dreißig und einige Jahre alt, bisher gesund, war aus ihrem letzten Wochenbette etwas entkräftet hervorgegangen und erholte sich langsam, als sie von einem Gelenkrheumatismus der oberen und unteren Extremitäten befallen wurde. Es wurde eine modifizierte Kaltwasserkur, kalte Fomentationen der ergriffenen Teile, angewendet. Schmerz und Geschwulst waren hierauf rasch verschwunden, die Glieder frei und gelenkig. Alsbald aber machten sich ziehende Schmerzen längs des Rückgrats, Unruhe und dehnende, reckende, zuweilen zuckende Bewegungen in den Extremitäten bemerklich. Zugleich trat innerhalb weniger Tage eine rasch zunehmende psychische Depression in der Form von Apathie ein, die sich fast bis zur Unempfindlichkeit steigerte. Patientin verließ nicht mehr das Bett, mochte sich nicht bewegen, nicht ankleiden, nicht essen, war stumm, gleichgültig, nur gegen stärkeres Eindringen und Zureden widerstrebend und stellte binnen kürzester Zeit das ausgeprägte Bild der Melancholia attonita dar. Der ganze Ausdruck schien weniger psychischen Schmerz zu verraten als Gleichgültigkeit, selbst gegen das Bedürfnis gewohnter Reinlichkeit, jedoch mit Abneigung gegen jede Art von Erregung, welche sich wohl in kräftigen Äußerungen des Mißmutes, durch Stoßen, Schlagen kundgab. Der Verlauf war günstig. Es erfolgte Genesung unter dem Gebrauch von Malzbädern mit Salz, Exutorium im Nacken, fliegenden Vesikatoren im Rücken, Akonit mit Guajak und als Nachkur kalte Seebäder.

Im allgemeinen handelt es sich bei der rheumatischen Hirnaffektion (Griesinger) in den meisten Fällen um eine akute Verwirrtheit und maniakalische Aufregung, die neben dem Gelenkrheumatismus oder nach plötzlichem Verschwinden der Gelenkschmerzen oder abwechselnd mit diesen auftritt, wenige Tage oder wochenlang anhält, rasch oder allmählich wieder verschwindet oder sich heftiger steigert und mit dem Tode endigt; diese Form ist als folie rhumatismale durch Bourdon (1856), Trousseau (1858), Lebert, Vaillard (1876), Grasset et Ranzier (1894) genau beschrieben und öfter als Erkältungskrankheit befunden worden. In anderen Fällen handelt es sich um rasch sich entwickelnde schwere soporöse Zustände, die fast immer den Ausgang in Tod nehmen (Griesinger). In anderen wechseln Anfälle von Gelenkschmerzen mit Eklampsie und Stupor, mit Lähmungen der Glieder in Form von Hemiplegie oder Paraplegie, mit Aphasie, Amaurose, Rhachialgie und anderen Symptomen, die plötzlich wieder verschwinden, wenn neue Gelenkschmerzen und Schwellungen auftreten; diese Form hat Trousseau (1858) unter dem Titel apoplexie rhumatismale, Gubler (1860) als apoplexia rheumatica serosa beschrieben. Wesentlich ist die Flüchtigkeit und Heilbarkeit der scheinbar schweren Läsionen, vor allem im Gegensatz zu den embolischen Vorgängen bei Endocarditis, zu den Metastasen bei purulenter Arthritis und zu den zufälligen Komplikationen des Gelenkrheumatismus mit Hämorrhagien des Gehirns. In den Fällen von rheumatischem Schlagfluß (Stoll 1777), die tödlich ausgehen, hat man nach makroskopischen Hirnveränderungen stets vergeblich gesucht. Daß der tödliche Ausgang gerade dann am ehesten zu erwarten ist, wenn der Gehirninsult unter raschem Verschwinden der Gelenkstörungen eintrat, hat schon Maximilian Stoll betont und Wunderlich (1856) in der oben (204) mitgeteilten Krankengeschichte illustriert.

Es ist also etwas Wahres, so gar sehr viel Wahres, an der Volksmeinung, daß es gefährlich sei, den Rheumatismus aus den Gelenken durch Kälte zu verdrängen. Der Kranke wehrt sich auch gewöhnlich mit Klagen gegen die Anwendung der Eisblase oder der kalten oft gewechselten Umschläge, die von Fieber- und Entzündungstheoretikern immer wieder versucht werden. Anstatt wohlzutun, vermehrt die Kälte, sobald sie abkühlt anstatt zu erregen, die Schmerzen; auch dann wenn sie nicht gleich Gefahr bringt. Damit soll die Anwendung des kurzen kalten Vollbades im Gelenkrheumatismus keineswegs verpönt werden (317). Wir halten mit Pribram (1899) dafür, daß das kalte Bad im hyperpyretischen Rheumatismus ein wirkungsvolles Mittel ist, die Lebensgefahr zu vermindern und die Widerstandskraft des Kranken zu heben. Aber wir sind weit entfernt davon, der „Antipyrese" schlechtweg als Heilmethode und der übertriebenen Anwendung des kalten Bades oder gar dem kalten Bade allein das Wort zu reden. Wir ziehen sogar heiße Bäder im fieberhaften Rheumatismus gewöhnlich vor. Daß ein englischer Physician über zwei Genesungen von lebensgefährlichem Gelenkrheumatismus nach je 26 langen kalten Bädern berichten konnte (Pribram), scheint uns mehr für die Geduld des leidenden Organismus in der vereinigten Übermacht von Krankheit und Therapie zu sprechen als für die Zweckmäßigkeit jener ärztlichen Despotie.

209. Wir weisen noch kurz auf die gelegentliche Bedeutung des Alkoholismus für das Zustandekommen des schweren Hirnrheumatismus hin. Durch ihn können zweifellos andere vorbereitende Ursachen wie Erkältung und Überanstrengung vertreten werden. Wie er seine lähmende Wirkung mit dem Erkältungsschaden in der verderblichsten Weise vereinigt, werden wir an der Polyneuritis sehen (215).

Die folgende Krankengeschichte nach Trousseau ist für den **Hirnrheumatismus beim Alkoholiker** typisch. Wollte man sie nach heutigem Gebrauch **Alkoholdelirium beim akuten Gelenkrheumatismus** nennen, so wäre dawider wenig einzuwenden.

Ein außergewöhnlich kräftig gebauter Mann erkrankt zum vierten Mal an Gelenkrheumatismus. Den ersten Anfall hatte er als Zwölfjähriger bestanden; damals waren die Gelenke der unteren Extremitäten besonders schwer ergriffen gewesen; das Leiden hatte drei Monate gedauert. Im achtzehnten Lebensjahr wurde er von einem zweiten Anfall heimgesucht, der dieses Mal alle großen Gelenke heftig ergriff und wiederum drei Monate andauerte. Im vierundzwanzigsten Lebensjahr kam der dritte Anfall, wobei wiederum alle Gelenke nacheinander litten; diesmal dauerte die Krankheit vier Monate.

Beschwerden am Herzen waren weder während der Anfälle noch nachher aufgetreten. Wegen eines vierten Anfalles kommt er im Februar 1865 in das Hôtel-Dieu. Zwölf Tage vor seinem Eintritte hatte er ziehende Schmerzen in den Fußgelenken ohne Fieber und Unbehagen empfunden. Dann war das linke Handgelenk angeschwollen und es kam Fieber und allgemeines Krankheitsgefühl hinzu. Das Fieber entwickelte sich rasch und heftig unter Pulsvermehrung bis auf 118; dazu reichliche Schweiße, heftiger Durst, Schmerzen in den Handgelenken und Handwurzelgelenken, dann in den Knien und zuletzt in den Fußgelenken. Bei der Aufnahme in das Hospital findet man über der Basis des Herzens ein rauhes systolisches und ein leises diastolisches Geräusch, die auch über den Anfängen der großen Gefäße gehört werden. In der Mitte der dritten Krankheitswoche sind alle Gelenke in der umgekehrten Reihenfolge wieder freigeworden bis auf die rechte Hand, die zuletzt ergriffen wurde und noch rot und geschwollen blieb. Auch an dieser Stelle nahmen die Schmerzen gegen Abend ab, und schon glaubte man an die fortschreitende rasche Genesung, als der Kranke über Dunkelwerden des Gesichtes klagte, laut zu schreien anfing, Diebe und Mörder rief, aus dem Bett stürzte und nach einer Viertelstunde unter kräftigem Ringen mit zwei Krankenwärtern zusammenbrach und starb.

Bei der Sektion fand man nur eine starke Injektion der Pia mater cerebri; kein Exsudat, weder in den Häuten noch in den Ventrikeln. Auch die genauere Untersuchung des Gehirns ergab nicht die geringste Abweichung. Der Herzbeutel war obliteriert; am Aortenostium Veränderungen, die Stenose und Klappeninsuffizienz zugleich bewirkten. An den Lungen starke Hyperämie. Leber stark vergrößert, rot; Nieren groß und bläulich. In keinem der krank gewesenen Gelenke weder Rötung noch Erguß.

Nachträglich stellte sich heraus, daß der Mann ein Gewohnheitstrinker war, aber viel vertrug, ohne sich zu berauschen; nach großen Exzessen, wie seine Angehörigen versicherten, stumpfsinnig wurde. Seit drei Monaten hatte er nachts schreckliche Träume und heftige Erstickungsanfälle gehabt.

210. Seltener als der Zerebralrheumatismus ist der **Spinalrheumatismus**, wenn man die neuere Literatur durchsieht, die nur dann von rheumatischer Erkrankung des Rückenmarkes spricht, wenn im Verlauf des akuten Gelenkrheumatismus eine spinale Lähmung eintritt. Da gibt es Fälle von **akuter Bulbärparalyse beim akuten Rheumatismus (Leyden 1886) von chronischer Bulbärparalyse als Folge eines eingewurzelten Rheumatismus (Kußmaul 1888), eine akute aufsteigende Lähmung, Landrys Paralyse, im Verlauf des akuten Gelenkrheumatismus (Litten 1895)** usw.

Es gibt aber auch eine akute Myelitis bei Erwachsenen, die sich nach einmaliger heftiger Erkältung mit oder Angina, mit oder ohne Endocarditis, mit oder ohne zerebrale Störungen rasch entwickelt und heftig verläuft, ohne daß Gelenke ergriffen werden oder nur nebenher erkranken. Sie kann verschiedene Bilder zeigen, als akut aufsteigende Lähmung, als akute Poliomyelitis, als akute Ataxie verlaufen oder auch als Teilerscheinung einer Meningitis cerebrospinalis oder mit den Zeichen der Polyneuritis zusammen verlaufen. Wie ihr Bild auch sein mag, fast immer ist trotz der anfänglichen schweren und stürmischen Erscheinungen ihre Dauer auf eine oder zwei Wochen beschränkt und der Ausgang gut; selten hinterbleiben erhebliche Reste der Ausfallserscheinungen; sehr selten wird das Leiden tödlich, falls es sich um übrigens kräftige und gesunde Menschen handelt.

Seitdem John Mitchell (1831) erklärt hat, der Rheumatismus sei nichts anderes als eine Myelitis mit Arthropathie, ist mit dem Begriff des Spinalrheumatismus viel Unfug getrieben worden. Am stärksten hat sich jener Idee ein Bielefelder Arzt, Loweg (1841), angenommen. In seinem Büchlein „Der Zentralrheumatismus oder die Gehirn-, Rückenmarks- Nerven- und Geisteskrankheiten nach kyklodynamischen Grundsätzen", das unter dem Motto: „Die dunkelste Wahrheit ist besser als die klarste Lüge" erschien, gesteht er, es sei schwierig, von jener Krankheit ein treffendes Bild zu entwerfen; man könne die Regel empfehlen, jedesmal dann einen Zentralrheumatismus zu vermuten, wenn eine Krankheit durch eine besondere Dunkelheit und durch einen Widerspruch in den Symptomen sich auszeichne. Auch dürfe man bei jeder Krankheit, die jahrelang gedauert habe, immer zunächst an Zentralrheumatismus denken; denn auch die lange Dauer der Krankheit gehöre zu den charakteristischen Zeichen. Demgemäß fallen für ihn nervöse Wassersucht, Rückendarre, Lungenschwindsucht, nervöse Sekretionen wie Ruhr, asiatische Cholera und Harnruhr, geistige Entladungen wie Apoplexie, Wechselfieber, Epilepsie zum Zentralrheumatismus; die Grippe ist der epidemische Zentralrheumatismus.

Nicht viel anders ging, wie wir gesehen haben, Eisenmann (1841) in seiner Krankheitsfamilie Rheuma mit der Pathologie um. Ihre Entschuldigung ist, daß sie zur naturhistorischen Schule Schoenleins geschworen hatten; aber nicht die glückliche Naturanlage des Meisters besaßen, ihre Teilnahme an den Delirien des Zeitgeistes endlich als Krankheit zu fühlen und sich der epidemischen Besessenheit mit Systematisierungssucht zu entäußern und wie Schoenlein an den Tatsachen wieder zurechtzufinden.

211. Schoenlein spricht in seinen klinischen Vorträgen (1842) von Krankheitsfällen, die John Allen (1719) in seiner Synopsis medicinae practicae als Pleuritis spastica beschrieben hatte. Er selbst nennt sie Fälle von Pleuritis mit Steifheit der Wirbelsäule. Sie haben mit Pleuritis in unserem Sinne nichts zu tun, aber sie sind treffliche Erfahrungen über die Myelitis und Polyneuritis rheumatica.

Es werden, führt Schoenlein aus, diese heftigen Schmerzen im Rückgrat oft für rheumatische angesehen und behandelt; doch ehe man es sich versieht, ist die Paralyse da, welche mit einer Schnelligkeit eine Höhe erreicht, daß selten dann die Behandlung ein günstiges Resultat zu erzielen vermag. Besonders nach Erkältung und gleichzeitig stattfindender Durchnässung pflegt diese Entzündungsform aufzutreten; zuweilen gleich in ihrer kolossalen Gestalt, daß sie nicht verkannt werden kann, oft jedoch auch in der mehr schleichenden. In Würzburg sah ich sie öfters bei Soldaten, die auf den Wällen nach einem warmen Tage den kalten Nachtwinden in ihren Uniförmchen ausgesetzt waren, besonders im Monat Mai; in einigen Fällen trat sie gleich in der schrecklichen Form des Tetanus auf. Ich habe sie auch öfter in der Schweiz bei Fußreisenden gesehen. Jedes Jahr brachte solche Unglückliche nach Zürich, die in ihren Nankinghöschen den Rigi bestiegen und dort die Nacht verweilten, um den

Sonnenaufgang zu sehen; sie kamen mit Ziehen in den Gliedern und Steifigkeit im Kreuze herab; mit einem Male wollte die Blase nicht mehr recht funktionieren und das Rückenmarksleiden stand komplet da, dem der letale Ausgang folgte.

Es ist deshalb wichtig, die Krankheit in ihrem Entstehen zu erkennen; die Diagnose ist nicht so schwierig. Der Schmerz ist gerade in der Mitte der Wirbelsäule; diese ist steif, bei jeder Bewegung und auf Druck sehr empfindlich; der Schmerz sitzt nicht in den Muskeln; dazu kommen noch konsensuelle Erscheinungen, verschieden je nach dem ergriffenen Teil des Rückenmarkes. Leidet der untere Teil der Wirbelsäule, was gewöhnlich, so hat der Kranke das Gefühl von Spannung um den Leib, wie wenn ein Band um denselben gelegt wäre, während dieser aber weich ist; ferner ein Gefühl von Kriebeln, Ameisenlaufen, Eingeschlafensein einer oder beider unteren Extremitäten; beim Gehen klagt der Kranke über bleierne Schwere derselben und sein Gang ist schleppend. Bald leiden dann auch die Beckenorgane mit, zuerst die Blase; der Harn läuft langsam ab; der Strahl ist klein und zur Erde fallend. Leidet der Zervikalteil des Rückenmarks, wie es Allen beobachtet hat, so entsteht Zusammenschnüren der Brust und oft bei ganz reiner Zunge Ekel, Erbrechen, heftiger trockener Husten, oft ohne materielle Teilnahme der Brustorgane, und die paralytischen Symptome in den oberen Extremitäten.

Wo die genannten Erscheinungen eintreten, verliere man nicht die Zeit, mit antirheumatischen Mitteln, Einreibungen usw., sondern mache rasch Blutentleerungen, besonders topische, Merkurialfriktionen und gebe größere Gaben von Kalomel, anfangs in Verbindung mit Jalappe.

Soweit Schoenleins mustergültige Darstellung. Wir trennen heute das von ihm gezeichnete Bild der Myelitis in verschiedene Unterformen. Seine schlechte Prognose der Krankheit unterschreiben wir nicht; vielleicht kommt sie in der Allgemeinheit, womit sie oben ausgesprochen ist, auf Rechnung des Aufschreibers der Vorträge, Güterbock.

Fügen wir ergänzend bei, daß der Myelitis rheumatica und rheumatoides am häufigsten die Erwachsenen anheimfallen, die durch ihren Beruf Tag und Nacht im Wind und Wetter stehen, Bauern, Förster, Dienstmänner, Kutscher, Eisenbahnschaffner, vor allem aber Soldaten, die in langen Beiwachten und im Felde starker Nachtkälte ausgesetzt werden oder bei langen Märschen auf nassen Wegen und Sumpfböden die Füße erkälten. Der Krieg 1870—71 hat viele Beispiele gebracht und der Krieg 1914 fängt bereits an, noch mehr davon zu bringen.

212. Hier zwei Beispiele von Myelitis acutissima ascendens nach Erkältung, die ich im Jahre 1906 veröffentlicht habe.

Ein 15jähriges Mädchen, die große, kräftige E. W., aus gesunder Familie in Gießen, hatte am 10. April 1899 nach einer gewöhnlichen Erkältung eine leichte Angina überstanden und war dann am 16. April plötzlich innerhalb 24 Stunden von den Hüften aufwärts unter ziehenden Schmerzen im Rücken gelähmt worden. Ich fand sie in passiver Rückenlage mit schlaffen Gliedern, kraftlosem Nacken und Rücken; sie konnte den Speichel nicht halten, nicht schlucken, nicht schlingen, die Zunge kaum bewegen. Am 21. des Monats gewahrte man eine doppelseitige leichte Parese des mittleren und unteren Fazialisgebietes. Der erste Gedanke war an eine hysterische Lähmung; aber es fand sich nichts in der Anamnese von Krämpfen, Globus, Klavus usw., keine Hyperästhesie oder Hypästhesie oder Anästhesie an der Haut oder an den Schleimhäuten, keine Sehstörungen, Gehörstörungen usw. Ende der zweiten Woche war an den gelähmten Gliedern eine ganz bedeutende Abmagerung eingetreten, wiewohl die Patientin durch die Schlundsonde und durch Klistiere ausreichend ernährt worden war. Am Rücken, am Gesäß, an der rechten Wade deutliche mechanische Entartungsreaktion. Steigerung der galvanischen Muskelerregbarkeit besonders an der rechten Wade; keine deutliche Störung der galvanischen und faradischen Erregbarkeit am Nervus cruralis, peronaeus, tibialis, radialis beider Seiten. Vom 30. April ab, also am Ende der dritten Krankheitswoche, sind in der linken Zungenhälfte, im rechten Arm, im linken Bein deutliche Anfänge zu Willkürbewegungen merklich, die sich in den nächsten Tagen rasch vermehren. Der Speichelfluß hatte schon einige Tage vorher aufgehört; das Schlucken und Schlingen war seit einer Woche mehr und mehr gelungen. Am 5. Mai betrug die Druckkraft der rechten Hand 10, die der linken 6 Kilogramm. Die Patientin konnte von Kissen unterstützt aufrecht sitzen. Ende Mai lernt sie das Gehen wieder. Im Juli sah ich sie gesund und blühend auf der Straße.

Der vorstehende Fall bildet einen Übergang zu anderen Fällen, in denen das Bild der Poliomyelitis anterior acuta rein hervortritt.

Der 22jährige Studiosus R. P. aus K., der vierte Sohn gesunder Eltern, selbst vorher völlig gesund bis auf eine Masernerkrankung im sechsten Lebensjahre, hatte im Januar 1903 bei stundenlangem Eislaufen sich wiederholt erhitzt und ermüdet. Am 2. Februar bekommt er bei einem neuen übertriebenen Eislaufen plötzlich Frösteln. Dieses steigert sich rasch zum Schüttelfrost. P. geht nach Hause, legt sich zu Bett, klagt über Kopfschmerzen, Brechneigung, Durst. Er fiebert, schläft die Nacht unruhig in stillen Delirien und erwacht am Morgen mit großer Schwäche in den Beinen. Ich finde eine bedeutende Herabsetzung der Muskelkraft in den Extensoren der Oberschenkel und Unterschenkel. Fehlen der Patellarreflexe, keine Störungen des Tastsinnes und der Schmerzempfindung. Das linke Bein kann der Kranke noch etwa ein viertel Meter über die Horizontale des Bettes erheben, das rechte liegt in schlaffer Lähmung. Am Mittag ist auch das linke Bein völlig regungslos; ebenso der rechte Arm, der nur mehr die Supination ausführt, nachdem die Hand mit dem Handteller nach unten hingelegt wurde. Auch der linke Arm ist kraftlos und nur mehr zu geringen Bewegungen fähig. Nacken- und Rückenmuskeln sind frei geblieben. Am anderen Morgen ist die Körpertemperatur, die abends vorher 39,8° C betrug, auf 38°, am Abend auf 37° gesunken. Am dritten Tag ist der Kranke fieberfrei, bei Bewußtsein, in großer Traurigkeit und Angst, die erst nachläßt, als ich ihm eine sichere, wenn auch allmähliche Genesung verspreche. Vom fünften Tage ab fühlt P. nach einer guten Nacht „neue Kräfte in den Gliedern"; nur das rechte Bein fühlt er gänzlich seinem Willen entzogen. Am 12. Februar, in der Mitte der zweiten Krankheitswoche, finde ich P. im Bette aufrecht sitzend. Die Untersuchung ergibt noch deutliche, aber geringe Schwäche in den oberen Gliedmaßen und im linken Bein. Das rechte Bein ist bedeutend abgemagert: rechter Oberschenkel 15 cm hoch über der Patella 40 cm, linker 52, rechte Wade 30 cm, linke 41 cm. Patellarreflex rechts erloschen, links sehr schwach. Am Nervus cruralis und peronaeus rechterseits deutliche Abnahme der faradischen und galvanischen Erregbarkeit im Vergleich zur linken Seite; auch die faradische Erregbarkeit der hinzugehörigen Muskeln, besonders des Quadriceps, des Extensor digitorum communis longus ist deutlich; am M. tibialis anticus rechterseits fehlt jede Reaktion. Das rechte Bein fühlt sich kühl an, der Fuß hängt beim Erheben des Unterschenkels zehenwärts schlaff herab und ist an den Knöcheln leicht geschwollen. — Anfangs April kann P. den rechten Fuß und die Zehen noch nicht dorsalwärts richten, aber das Bein wieder erheben. Er reist nach Hause. Nach den Herbstferien besucht er mich wieder. Das rechte Bein ist noch stärker abgemagert. P. schleppt es beim Gehen, das nicht ohne Stock möglich ist, nach. Er ermüdet schnell beim Gehen. Indessen besucht er wieder die Vorlesungen.

Sowohl in diesem wie im vorstehenden Fall bleibt es fraglich, was für eine Noxe als Krankheitserreger im Spiele war; ob, wie es für den ersten Fall wahrscheinlich, der Erreger des Rheumatismus acutus, oder eine andere; etwa der Erreger der spinalen Kinderlähmung und der akuten atrophischen Spinallähmung des Erwachsenen für den zweiten Fall. Bei der „Myelitis rheumatica" bleibt parasitologisch noch alles zu tun. Für uns kam es gegenwärtig auch nicht sowohl darauf an, die dritte, die infektiöse Krankheitswurzel zu beleuchten, als darauf, die Bedeutung der Gelegenheitsursache, der Erkältung, zu zeigen, die hier zweifellos eine große Rolle spielt. Eine noch bedeutendere kommt ihr aber bei der akuten Polyneuritis zu.

213. Mit der Polyneuritis acuta verhält es sich wie mit der Polyarthritis acuta; sie ist gewöhnlich rheumatischer Natur; doch gibt es viele Fälle, in denen statt des Erregers des akuten Rheumatismus andere wirksam sind und die man als rheumatoide oder pseudorheumatische zusammenfassen könnte. Ganz allgemein muß man sagen, die akute Polyneuritis kann auf dem Boden einer arthritisch-nervösen Anlage durch eine Erkältung oder andere Gelegenheitsursache ausgelöst werden, wenn diese mit einer akuten Infektion zusammentrifft oder einen Infekt an den Eingangspforten für die Polyneuritis, Nasenrachenraum, Darm, Haut usw., vorfindet; sehr häufig tritt an Stelle der genannten

Anlage eine chronische, manifeste oder latente Intoxikation des Nervensystems wie Alkoholismus, Beriberi, Morphinismus und dergleichen, so daß es schließlich auf den Standpunkt des Beobachters ankommt, ob die Krankheit nach der Gelegenheitsursache als **Erkältungsneuritis** oder nach der Hilfsursache als **Alkoholneuritis** oder nach dem mitwirkenden Infekt als **rheumatische Neuritis bei einem Alkoholiker**, als **rheumatoide Polyarthritis erysipelatosa** usw. bezeichnet wird.

Einige Krankengeschichten werden das Gesagte am besten erläutern. Zunächst ein Fall von **Polyneuritis rheumatica acuta**.

S., ein Arzt im Alter von 45 Jahren, mit einer etwas zarten, nervös reizbaren aber sonst gesunden Konstitution, der stets mäßig und sehr tätig gelebt hat. Er hatte in seinen Ferien am 5. September 1905 tagsüber bei kaltem, regnerischem und windigem Wetter im Freien gesessen und einige Stunden angestrengt geschrieben, gegen Abend sich im Garten warm gearbeitet und war dabei in Schweiß geraten. In der Nacht, die er in einem während des Tages frisch gekalkten Zimmer zubringen mußte, bekam er heftige Lendenschmerzen, die gegen Morgen mit einem Schweißausbruch nachließen und deshalb nicht beachtet wurden. Mittags wollte er einen Spaziergang machen, fühlte sich plötzlich sehr elend, bekam Brechneigung und qualvolle Schmerzen in den Schenkeln und Waden mit einer gleichzeitigen Mattigkeit im ganzen Körper. Der Versuch, am Nachmittag durch Gartenarbeit die Schmerzen zu betäuben, mißglückte. Er geriet in Schweiß und fühlte die Schmerzen zunehmen. Um fünf Uhr mußte er sich zu Bett legen, da ihn die Beine nicht mehr trugen; um sieben Uhr maß er 39⁰ C Fieber. Von neun bis elf Uhr heftige Schüttelfröste, unerträgliches Reißen in den Beinen, im Gesäß, im Rücken, das weder durch Antipyrin noch durch Aspirin gelindert wurde. Am Morgen des 7. September ziemliches Wohlbefinden bei einem auffallenden Schwächegefühl in den Beinen. Abends nach einer unvermeidlichen ärztlichen Konsultation in der Nachbarschaft neue rasende Schmerzen in beiden Beinen, in den Schultern, im rechten Arm, im Kopf und in den Augendeckeln; dabei Atemnot und häufige Schweißausbrüche. Nacht und folgender Tag durch Fieber, Unruhe in allen Gliedern und wiederholte Schmerzanfälle gestört. Am Abend des 8. September heftige Leibschmerzen, quälendes Erbrechen. Ein Klysma befreit von der seit vier Tagen bestehenden Stuhlverstopfung und hat einen raschen Fieberabfall von 39,5⁰ auf 36⁰ C zur Folge. Danach eine gute Nacht. Am 9. September Wohlbefinden; aber in der Nacht wieder reißende Schmerzen in den Beinen, im Nacken, im Hinterkopf. Am 10. September morgens fühlt er die Beine steif und taub; er geht wie auf Stelzen umher. Sein Mittagessen verzehrt er, nach fünftägigem Hungern, mit großem Appetit bei einer befreundeten Familie; aber es fällt ihm schwer, sich gesund zu verstellen. Er geht bald nach Hause. Der halbstündige Weg ermüdet ihn aufs äußerste. Um halb sechs Uhr abends beginnt wiederum ein heftiger Schüttelfrost; es stellt sich große Unruhe, unwillkürliches Dehnen aller Glieder, Reißen in den Beinen, im Rücken, in den Armen ein. Die Waden- und Schenkelmuskeln springen und zucken, bald auch die Gesäß- und Lendenmuskeln. In der Nacht wird das unwillkürliche Winden und Drehen der Glieder und des Rumpfes und des Halses immer stärker. Der sonst geduldige und nicht überempfindliche Mann seufzt und stöhnt von zehn Uhr abends bis vier Uhr morgens unter furchtbaren Schmerzen; schreien kann er wegen des Spannens in den Brustmuskeln nicht. Um die Schmerzen, die besonders den rechten Arm durchwüten, zu lindern, hält er diesen immer wieder bis zur Erschöpfung in äußerster Erektion oder vermittels eines Seiles in Extension. Ein zweistündiger Schlummer bis sechs Uhr nach 2 g Antipyrin wird bald von neuen Qualen unterbrochen. Am Morgen fühlt der Patient, daß er die Beine nicht mehr in der Gewalt hat; eine Stunde später versucht er vergeblich, sich aufzurichten; er sinkt passiv gegen das Fußende des Bettes. Mittags kann er nur mehr die linke Hand rühren und den Kopf drehen. Die Schmerzen lassen nach, um in der Nacht und am folgenden Tage wiederzukehren. Am 12. September abends erfolgt nach einem rauschähnlichen, von tausend wilden Visionen durchquälten Nachmittagsschlaf ein spontaner Schweißausbruch mit großem Wohlbefinden. — Die Lähmung der Glieder und des Rückens geht in den nächsten vier Tagen so weit zurück, daß alle Bewegungen, wenngleich mühsam, wieder ausgeführt werden können. Nur die rechte Hand hängt schlaff und die rechte Schulter ist lahm. Die Neuralgie beschränkt sich nun auf den rechten Arm und die rechte Schulter. Sie kommt jeden Abend zur selben Stunde bis zum 14. September jeden Abend zur selben Stunde um neun Uhr; dann immer eine Stunde später, so daß sie am 20. sich erst um drei Uhr morgens einstellt. Ihr Anfall dauert drei bis vier Stunden und läßt dann plötzlich nach. Chinin, Natrium salicylicum, Antipyrin usw. bleiben wirkungslos. Wärme allein tat wohl. Morphium wollte der Patient während der ganzen Krankheit nicht nehmen, weil ihm ein wissenschaftliches Experiment damit vor Jahren einen dreitägigen Katzenjammer gemacht hatte. Vom 20. September ab dauert die Neuralgie allnächtlich nur noch eine Stunde und ist ganz erträglich. Patient kann eine halbe Stunde lang gehen, ermüdet aber noch sehr.

Am 1. Oktober besteht außer Druckempfindlichkeit am Plexus brachialis, Nervus thoracicus longus und Nervus radialis dexter noch eine große Schwäche der Schulter und der Streckmuskeln der Hand, ferner trotz regelmäßiger Waschungen eine Intertrigo der Achselhöhle; alles auf der rechten Seite. — Die genauere Untersuchung ergibt Herabsetzung der Tast- und Schmerzempfindung am Rücken des Daumens und Zeigefingers und über der Supinatorregion, ferner motorische Schwäche im Supinator longus, Radialis longus und in den Extensores digitorum, also sensible und motorische Radialisparese. Ferner läßt sich eine Parese in der Klavikular- und Akromialportion des Kukullaris nachweisen; beim Versuch, den Arm zu heben, bleiben die genannten Muskelmassen, die in der Ruhe schon entspannt aussehen, schlaff. Endlich liegt eine typische Serratuslähmung vor: der untere Winkel des rechten Schulterblattes steht der Wirbelsäule um Daumenbreite näher als der des linken und ist vom Rücken ein wenig abgehoben; über die Horizontale kann der Arm nicht erhoben werden; bei seiner Hebung nach außen wandert die Skapula der Wirbelsäule zu, anstatt sich von ihr zu entfernen; zwischen dem Schulterblatt und der Wirbelsäule entstehen stark hervortretende Wülste durch die kontrahierten Rhomboidei, die Antagonisten der Erektoren, des Serratus, Levator anguli scapulae, obere Kukullarisportion. Zugleich hebt der Schulterblattwinkel die untere Masse des Kukullaris wulstförmig nach außen. Beim Vorstrecken des Armes wird der innere Schulterblattrand weit vom Thorax wie ein Flügel abgehoben, so daß zwischen ihm und der Brustwand eine Grube einsinkt. Auch nach der Fixierung des Schulterblattes kann der Patient den Arm nicht über die Horizontale erheben, ein ferneres Merkmal der Kukullarisparese. — Bei jedem Heben des Armes gibt der Patient an, ein unangenehmes Gefühl von Spannung und Krampf einwärts vom Schulterblatt zu empfinden; es entspricht der Bildung der Rhomboideuskontraktur.

Am 1. November sind alle krankhaften Veränderungen und Empfindungen geschwunden bis auf die Serratuslähmung. Auch diese hat sich insofern gebessert, als beim Vorstrecken des Armes das flügelartige Abstehen der Skapula geringer ist und der Arm um etwa 60° über die Horizontale erhoben werden kann. An den oberen Zacken ist Entartung, Abmagerung und Zuckungsträgheit bei mechanischer und galvanischer Reizung nachweisbar; am Nervus thoracicus longus partielle Entartungsreaktion. — Entsprechend der allgemeinen Prognose für die Serratuslähmung, die bekanntlich das Besondere hat, häufig als Rest von Plexuserkrankungen zurückzubleiben und besonders hartnäckig zu verharren, darf die gänzliche Ausheilung des Schadens erst in den nächsten Monaten erwartet werden. (In der Tat war ein halbes Jahr später der Schaden völlig ausgeheilt.) Auf die Gründe für jene Ausnahmestellung der Serratuslähmung will ich hier nicht näher eingehen, nur dieses hervorheben, daß in dem eben mitgeteilten Falle die gewaltsame Erektion des Armes, ausgeführt zur Linderung der Schmerzen, wohl eine Überanstrengung des Serratus und Kukullaris und damit ihre geringere Widerstandskraft wider die lähmende Noxe verursacht haben mag. (Sticker 1906.)

214. Ein Beispiel von **Polyneuritis acuta erysipelatosa** durch Erkältung:

M., ein Student der Medizin, 22 Jahre alt, von sehr kräftigem Körperbau, dem Tabak und Alkohol stark ergeben, erkrankt am Weihnachtsabend 1899 in Berlin an einem Gesichtserysipel. Er fährt in hohem Fieber mit dem nächsten Nachtzuge nach Gießen zu seinen Eltern, streckt auf der Fahrt, um die Glut des Gesichtes zu kühlen, oft den Kopf aus dem Wagenfenster und kommt am Morgen mit heftigen Schmerzen in allen Gliedern, mit höchster Atemnot und mit benommenem Bewußtsein nach Hause. In den nächsten Tagen entwickeln sich neben dem fortschreitenden Erysipel rasch hintereinander die Zeichen der Pericarditis exsudativa, der rechtsseitigen Pleuritis, der Beinlähmung, der Zwerchfelllähmung, der Armlähmung, so daß der Patient am dritten Tage regungs- und bewegungslos bis auf die heftig arbeitende Thoraxmuskulatur daliegt. Eine hochgradige Cyanose, eine Atmungsfrequenz von 80—100, eine Pulsfrequenz von 120—140, kalter Schweiß auf dem ganzen Körper lassen jeden Augenblick den Tod befürchten. Sauerstoffzufuhr bringt schnelle Erleichterung des Zustandes. Mit Hilfe der Sauerstoffinhalationen bis zu 90 und 100 Liter dreimal und viermal am Tage wird der Patient vierzehn Tage lang künstlich vor der beständig drohenden Erstickung bewahrt. Die Exsudate werden inzwischen resorbiert. Mit dem Erwachen aus dem Fieberschlummer und Kohlensäuresopor, worin der Kranke bis in die zweite Woche hinein immer wieder versinkt, treten quälende ziehende Schmerzen in den gelähmten Gliedmaßen hervor, die eine öftere Darreichung von Morphium nötig machen. Die Bewegungskraft der Arme und Beine kehrt sehr langsam im Lauf der nächsten sechs Wochen zurück. Am längsten verharrt die Zwerchfelllähmung. Noch am 16. Juni 1900, also ein halbes Jahr nach dem Beginn der Krankheit, konnte ich den Patienten seinen Kommilitonen als Typus eines Falles von Zwerchfelllähmung vorstellen; starke Tätigkeit der Thorax- und Halsmuskulatur bei der Inspiration mit gewaltsamer Erweiterung der oberen Brusthälfte und Einsinken des Epigastriums; rasch eintretende subjektive und objektive Dyspnoe bei lautem Sprechen und nach schnellem Gehen oder Treppensteigen; tiefes Einsinken des ganzen Bauches bei starkem Inspirieren in der Rückenlage; dabei Hochstand der unteren Lungengrenzen und Hinaufrücken derselben während des Inspiriums. — Erst im nächsten Jahre waren die Reste der Zwerchfelllähmung geschwunden. Der Patient hat sich gänzlich erholt und ist jetzt ein tüchtiger und rastloser Arzt. (Sticker 1906.)

Daß in dem vorstehenden Krankheitsfalle Alkoholismus und Nikotismus den Einbruch des Rotlaufs in das Nervensystem mit Hilfe der Erkältungsschädlichkeit vorbereitet haben, kann nicht zweifelhaft sein. In anderen Fällen tritt diese Vorbereitung noch entschiedener, durch allerlei Vorboten, Alkoholtremor, Tabakamblyopie usw. hervor. Erkältungen und andere Gelegenheitsursachen wie Überanstrengung, Erschütterung bedeuten bei Leuten mit chronischem Alkoholismus, Saturnismus, Beriberismus, Leprainfekt oft nur den letzten Stoß, der das Versagen des Nervensystems unter dem Bilde der akuten Polyneuritis rasch entwickelt.

Man spricht dann wohl schlechtweg von Alkohollähmung, Bleilähmung, Beriberilähmung usw.; meines Erachtens nicht ganz richtig, denn es handelt sich dabei keineswegs einseitig um eine einfache Vergiftung mit den genannten Schädlichkeiten ohne besondere Hilfsursache wie etwa bei der Schierlinglähmung, Kurarelähmung, Diphtherielähmung, vielmehr um das Aufpflanzen einer neuen Krankheit auf ein durch chronische Vergiftung geschwächtes Nervensystem.

Man muß unterscheiden: 1. chronische Vergiftung des Nervensystems durch Alkohol, die sich langsam und stetig oder schubweise zur endlichen Erschöpfung bestimmter Nervenbahnen steigert; das wäre die echte chronische Alkohollähmung, die unter dem Bilde der Pseudotabes alcoholica, besser der Polyneuritis alcoholica chronica, bekannt ist; 2. akute Schädigung des Nervensystems beim Alkoholiker durch eine hinzutretende Infektionskrankheit, die in die geschwächte Nervenleitung mit Hilfe einer Gelegenheitsursache, etwa einer Erkältung, eingesät wird; das wäre eine echte Polyneuritis acuta beim Alkoholiker; 3. akuter Bankerott des Nervensystems beim Alkoholiker durch eine plötzlich einwirkende mehr oder weniger starke allgemeine Schädigung, also Erschöpfungsneurose durch einen Kälteschaden beim Fall ins kalte Wasser, beim Übernachten auf dem Eise, oder durch ein Trauma, Sturz von einer Leiter, Verschüttetwerden, oder durch ein Gift, akute Berauschung, Chloroformnarkose, Salvarsaninjektion, heftige Schreckwirkung usw.

In manchen Fällen kommt es allerdings zu Mischformen, wenn die verschiedenen Schädlichkeiten, chronischer Alkoholismus, Überanstrengung, Erkältung, allerlei Ausschweifungen nacheinander und durcheinander zusammenwirken. Uns interessiert hier vor allem der zweite Fall, die Polyneuritis acuta beim Alkoholiker als Erkältungskrankheit.

215. Die akute Polyneuritis beim Alkoholiker durch Erkältung ausgelöst, ist eine Krankheit, die in Britischindien und Holländischindien häufig und unter dem Namen der Barbiers den Europäern an der Malabarküste bekannt ist. James Lind (1768) hat davon zuerst eine gute kurze Beschreibung gegeben: Die Barbiers sind eine Art von Lähmung, die in Indien sehr häufig ist. Sie befällt hauptsächlich die untere Klasse der Europäer, die häufig, von geistigen Getränken berauscht, im Freien schlafen und sich dabei den Landwinden aussetzen. Ihr Anfall ist gewöhnlich plötzlich und beraubt die Glieder ihrer Bewegung gänzlich. Bisweilen sind alle Gliedmaßen des Körpers ergriffen, bisweilen nur ein Teil davon. Die Eingeborenen des Landes haben folgende Heilmethode; sie stecken den Patienten in ein Loch, das sie in den Boden graben und bedecken ihn bis zum Nacken mit Sand; das tun sie am Mittag, der Kranke bleibt solange darin, als er die Hitze des Sandes, die beträchtlich ist, ertragen kann. Auch Kampfer und eine Abkochung des Guajakholzes tun bisweilen gute Wirkung; ebenso das ausgepreßte bittere Öl der indischen Pflanze Mörgus. Aber trotz dem Gebrauche der wirksamsten Nervenarzneien bleibt der Kranke meistens für einige Monate gelähmt, woferne er nicht in eine andere Luft gebracht wird.

Auf der Malabarküste ist diese Krankheit besonders heftig und häufig und befällt sowohl Eingeborene wie Fremde, besonders in den Monaten Dezember, Januar, Februar und März. Während dieser Zeit blasen die Landwinde jeden Morgen gegen Sonnenaufgang von den benachbarten Bergen mit beträchtlicher Kühle, und solche, die verlockt von der heiteren Witterung sich im Schlaf jenen Winden aussetzen, werden häufig von einem äußerst peinvollen Gefühl in der Knochenhaut der Arme und Schenkel befallen. Bei Menschen mit guter Leibesbeschaffenheit läßt der Schmerz nach, wenn bei vorrückendem Tage die Luft wärmer wird; aber bei anderen hängt er lange Zeit an, geht mit Schwäche in den Knien einher und mit peinlicher Empfindung in den Waden und Fußsohlen, besonders bei jedem Versuch zu gehen. Das Übel wird durch Arzneien kaum je vor dem Wechsel des Monsuns geheilt, ausgenommen in dem Falle, daß der Patient zur Koromandelküste oder zu einem Platz östlich von den Balagatbergen gebracht werden kann, wo er dann mit Hilfe der Luftveränderung rascher genest.

Man braucht nicht nach Indien zu gehen, um diese akute Polyneuritis durch Erkältung bei Alkoholikern und anderen Geschwächten zu sehen. Ich habe im Münsterischen Klemenshospital im Laufe eines Jahres 16 ausgeprägte Fälle davon gesammelt; nicht bloß unter den Kutschern, Taglöhnern und Tagedieben, auch bei Leuten der besseren Stände, die die Tücken des münsterischen Klimas für Alkoholgeschwächte oder sonst Anbrüchige nicht kennen und bei offenem Fenster schliefen oder im Freien übernachteten. Aus Köln erinnere ich mich des Falles, daß eine Eau de Cologne-Verkäuferin von ungefähr fünfzig Jahren eines Morgens im Oktober an allen Gliedern schmerzhaft gelähmt erwachte, nachdem sie vergessen hatte, ihr Schlafzimmerfenster zu schließen, und ein starker Frost eingefallen war. Das eigentümliche psychische Verhalten der Kranken und besonders ein im Laufe des monatelangen Krankenlagers sich entwickelnder Ascites auf dem Grund einer weitvorgeschrittenen Lebercirrhose gab Veranlassung, auf Alkoholmißbrauch zu fahnden. Durch Verrat einer Freundin stellte sich heraus, daß das Fräulein kölnisches Wasser von Farina bis zu einem Liter am Tage schon jahrelang innerlich verbrauchte. Das Mittel war ihr als Stärkungsmittel von einer hohen Dame empfohlen worden. Bekanntlich ist bei den Teetrinkerinnen der feinen Welt der Nebengenuß von einigem Alkohol beliebt. Er fängt mit Douceurs und Liqueurs an, sucht gelegentlich bei Melissengeist oder Eau de Cologne Aushilfe, wählt, da Bier und Wein zu gewöhnlich sind, später superfeinen Kognak, Brandy oder Whisky und langt endlich beim Schnaps des Kutschers oder beim Fusel des Gärtnerburschen an.

Allmählich kommt es bei diesen heimlichen Alkoholistinnen zu allerlei Störungen, die monatelang und jahrelang unter dem Titel des Rheumatismus gehen, wenn auch nicht die geringste Gelegenheitsursache oder Anwartschaft für diese Krankheit da ist. Der unerfahrene junge Arzt glaubt nicht widersprechen zu sollen, wenn die von blitzartigen, schießenden oder reißenden Schmerzen im Schenkel oder von nächtlichen Wadekrämpfen beunruhigte Dame ihr Leiden rheumatisch nennt, zumal er keinen besonderen Grund dafür findet. Da soll das zufällige Verweilen auf einem kalten Bahnhof, das Sitzen in einem schlecht gepolsterten Wagen, der Besuch einer ungeheizten Kirche, das Betreten einer Souterrainwohnung zu Wohltätigkeitszwecken an einem Kältegefühl in den Beinen schuld sein, das seit Wochen besteht und nicht weichen will, das allmählich zu einer hartnäckigen doppelseitigen Ischias ausartet und weder von Jägerwolle noch von Waldwolle noch von Wildbad in Württemberg oder Wildbad Gastein geheilt wird. Die Dame denkt natürlich nicht daran, daß ihr geliebter Alkohol die Schuld hat. Das rote Gesicht, die fliegende Hitze, die beginnende Kupferfinne sind natürlich Folge der kalten Füße oder der zu früh beginnenden Wechselzeit. Schreckhafte Träume, grauenhafte nächtliche Halluzinationen und furchtbares Alpdrücken, das im Halbschlaf quält, wird auf die Schlafmittel geschoben, die schon seit langer Zeit mit oder ohne Zustimmung des Arztes genommen werden, weil sich mit den rheumatischen Schmerzen hartnäckige Schlaflosigkeit verband. So kann es Monate und Jahre gehen, bis das Übel aus dem Stadium der Neuralgie in das Stadium der Muskelatrophie gelangt. Die Abmagerung und schlaffe Lähmung der schmerzhaften welken Streckmuskeln in den Ober- und Unterschenkeln, die hohe Empfindlichkeit der Nervenstämme und Sehnen, die Verminderung oder Aufhebung der Sehnenreflexe bei erhaltener Beweglichkeit der Endglieder verraten jetzt dem täuschungslosen Blick des weltkundigen Arztes ohne weiteres Natur und Grund des Übels, auch ohne das Eingeständnis der Patienten. Eine schmerzhafte Leberschwellung, ein Anfall von nächtlichem Delirium beseitigt jeden Zweifel, der etwa durch den Respekt vor der gesellschaftlichen Stellung der Patientin erregt werden könnte. Der große Diagnostiker platzt dann wohl mit seiner Diagnose heraus, sucht Zugeständnisse zu erlangen, die er nun und nimmer bekommen wird und schafft sich eine unversöhnliche rachsüchtige Feindin. Der vernünftige Arzt beredet die Patientin, ,,zur Verhütung neuer Erkältungen" ein paar Wochen das Bett zu hüten; dabei wird auch der verstohlenste Alkoholgenuß wenigstens vermindert, und so gelingt es gewöhnlich den ganzen ,,Rheumatismus" in einigen Wochen wieder zum Schwinden zu bringen; Schmerzen und Lähmungen vergehen, und die Patientin würde genesen bleiben, wenn nicht die Rückkehr zum Alkohol wäre, die trotz aller indirekten Mahnungen und Vorsichtsmaßregeln des Arztes fast ausnahmslos geschieht und auch in Entziehungsanstalten nicht verlernt wird.

Bedeutende Ärzte wie Wilks und Clarke (1872), Lancereaux (1881), Charcot (1892) haben behauptet, die Alkohollähmung sei ein Vorrecht des weiblichen Geschlechts. Wenn das für London und Paris der Fall ist, so gilt es sicher nicht für Deutschland. Aber wenn diese Krankheit bei unserer Modedame gewöhnlich unter dem Namen Rheumatismus geht, so tut sie es beim Manne erst recht; und bei diesem ist der Name wenigstens nicht ganz unberechtigt, da sich bei ihm, auf den die verbündenden Mächte des Alkoholismus und der Erkältungen einstürmen, reine Alkoholtabes mit rheumatischer Polyneuritis, Myositis und Arthritis fast immer vereinigt.

216. Weit häufiger als die Polyneuritis oder gar die aufsteigende Panneuritis sind Erkrankungen einzelner Nervenzweige und Nervenprovinzen infolge von Erkältungen. Wir werden eine Reihe davon, soweit sie zu den alltäglichen Rheumatismen gehören, kurz durchgehen.

Landläufig ist vor allem der rheumatische Zahnschmerz, der sich entweder auf einen Zahn oder ein paar Zähne beschränkt oder sich auf das ganze Gebiet der Zahnäste des Trigeminus ausbreitet. Viele Menschen brauchen sich nur dem geringsten Luftzug auszusetzen oder nach dem Waschen des Kopfes ihre Haare nachlässig abzutrocknen oder sich bei kaltem Wetter zu rasieren oder im Schlaf die Nachtmütze zu verlieren oder nasse Füße zu bekommen, um alsbald von heftigen ziehenden oder reißenden Schmerzen auf einer Seite der Kinnlade gepeinigt zu werden. Es sind das keineswegs verzärtelte Menschen, die dem Leiden anheimfallen; das Übel ist auf dem Lande weit häufiger als in der Stadt. Im Leben des jungen Goethe in Weimar, der als Erdtulin gerne in Wald und Höhle der Natur nahe war, um seine Brüder im stillen Busch, in Luft und Wasser kennen zu lernen und aus dem feuchten Busch der Vorwelt silberne Gestalten aufschweben zu sehen, spielt der rheumatische Zahnschmerz eine große Rolle und füllt im Briefwechsel mit der Frau von Stein viele Zeilen. Der Luftschiffer Blanchard und seine Frau wurden jedesmal am Tage nach ihren Ballonfahrten von heftigem Zahnweh geplagt (Cornelio 1821).

Was die Beziehungen des Bartschutzes zum Zahnschmerz angeht, so hat Amelunken (1685) der Odontalgia a tonsura barbae eine Abhandlung gewidmet; das Wachsenlassen des Bartes zur Verhütung des Zahnrheumas empfiehlt Hottinger, und Hyrtl beklagte bekanntlich das gesetzliche Verbot des Barttragens in Österreich seit dem Jahre 1848 in jeder Wintervorlesung mit dicker Backe.

Das Übel beginnt in dem Alter, wo die Dauerzähne anfangen kariös zu werden, nach dem vollendeten Längenwachstum. Es ist vor allem ein Leiden solcher Personen, die schlechte Zähne haben, ihre Mundpflege vernachlässigen und wenig Rücksicht auf Erkältungsgelegenheiten nehmen können oder nehmen wollen. Sein Sitz sind die Gebiete der Nervi alveolares superior et inferior. Es gehört zu den grausamsten Qualen, die ein Mensch erfahren kann. Ist der Schmerz da, so wird jede Bewegung der Kinnlade, Sprechen, Kauen, die leiseste Berührung der leidenden Seite, der schwächste Luftzug an ihr unerträglich, während stärkerer Druck auf die Trigeminuszweige, wo sie aus den Knochenkanälchen nach der Gesichtshaut austreten, am Foramen infraorbitale oder Foramen mentale, oft Linderung gibt. Für gewöhnlich ist kein einzelner Zahn bei der Berührung oder Beklopfung oder beim Anblasen oder beim Aufnehmen von kaltem Wasser in den Mund schmerzhaft. Was nicht ausschließt, daß gelegentlich der rheumatische Schmerz mit dem Schmerz einer Wurzelhautentzündung oder Pulpaentzündung zusammenkommt.

Das Leiden häuft sich in der kalten Jahreszeit, besonders im Herbst und zu Ausgang des Winters. Direkte Kältewirkung auf die Zähne kann den Anfall auslösen. Der beliebte Genuß von Gefrorenem oder Eiswasser im Sommer, vor allem der Wechsel von Heißem und Kaltem, kaltes Wasser neben heißem Kaffee, heißer Suppe, heißen Knödeln, heißen Kartoffeln usw. wird von den Anfälligen vorsichtig vermieden.

Wie wenig der rheumatische Zahnschmerz für gewöhnlich mit einer eigentlichen Entzündung zu tun hat, beweist die alte Erfahrung, daß häufig der Gang zum Zahnarzt oder gar das Erblicken der Zahnzange genügt, um das Leiden wie mit einem Zauberschlag zu beseitigen. Auch die unzweifelhaften Erfolge, welche Homöopathen und Magnetopathen in der Behandlung der Zahnschmerzen haben, wenn die chirurgische Zahnhilfe erfolglos blieb, sprechen wider die doktrinäre Verquickung von rheumatischem Zahnschmerz und Odontitis. Dabei sind es durchaus nicht etwa rein hysterische Schmerzen, die der Anwendung des Magneteisensteins (Paracelsus 1540), des tierischen Magnetismus (Greatrake 1666, Schelhammer 1701), des Galvanismus, der Akupunktur, des Perkinismus (339) weichen, wenn auch bewußte und unbewußte Suggestion sowie Autosuggestion diese Mittel unterstützt.

Die genannten Mittel und ähnliche wirken am besten in der Hand derer, die von der Theorie ihrer Wirkung nichts wissen und den Reiz der Neuheit und der Reklame nebenher ausnutzen. Ehe der tierische Magnetismus Mesmers grassierte, waren die Eisenmagnetkuren auf der Höhe ihrer Wirkung beim Zahnschmerz (Klaerich 1765, Peske 1765, Glaubrecht 1766); das Geschäft des Abbé Lenoble (1771) mit künstlichen Magneten florierte in Paris, und die Pariser Akademie der Medizin (1775) konnte nicht umhin ein günstiges Gutachten über die Heilwirkung des Magnetsteins und über seine Bedeutung als Amulet gegen Zahnschmerzen und ähnliche Leiden zu erlassen.

Aber Lenoble mußte weichen, als Mesmer (1776) kam, und als Mesmers Ruhm gesunken war, da kam die exakte Physik (Ampère, Oerstedt, Arago), erklärte die magnetischen Wirkungen wissenschaftlich durch Elektrizität und verrichtete mit Hilfe des Rotationsapparates neue Wunder in der Heilung der Neuralgien. Nicht für lange. Die Macht der Elektrotherapie sank in dem Maße, als die physikalische Elektrizitätslehre ausgebaut wurde. Die Wunder, die sich viele Ärzte seit den Arbeiten von Humboldts (1797), Duchennes (1855), Pflügers (1859) und von der fortschreitenden Verbesserung der elektrischen Apparate versprachen, sind nicht gekommen. Die Wunderwirkungen, die bei der Behandlung der rheumatischen Zahnneuralgien und verwandter Leiden mit dem galvanischen Strom prophezeit wurden, sind ausgeblieben, während die Heilkraft der neuaufgelegten Magnetopathie oder einer abgestaubten Influenzmaschine in der Hand des frechen Betrügers deutlich bleibt, damit sich immer das Wort bewähre: „Ein Gramm Kenntnis des menschlichen Gemütes kann dem Arzte nützlicher sein als ein Kilogramm Physiologie ohne jenes" (Möbius 1891). Vgl. 328 und 339.

217. Was für die Beziehungen der Erkältung zum rheumatischen Zahnschmerz gilt im großen und ganzen für die **rheumatische Trigeminusneuralgie** überhaupt. Allerdings sind Fälle, in denen alle drei Äste des Quintus zugleich unter der rheumatischen Noxe oder durch eine sonstige Erkältungskrankheit leiden, wohl sehr selten. Der **tic douloureux** (Nicolas André 1756), die **painfull affection of the face** (John Fothergill 1773), die **neuralgia facialis** (Chaussier 1822), die **prosopalgia Fothergili**, der **trismus dolorosus**, der **rheumatismus cancerosus** einer ganzen Gesichtshälfte muß immer den Verdacht auf eine schwerere und tiefere Ursache an der gemeinsamen Trigeminuswurzel oder am Ganglion Gasseri erwecken. Die Erkältungsneuralgien im Bereich des Trigeminusgebietes sind gewöhnlich auf einzelne periphere Zweige beschränkt. Dabei zeigt sich, daß je nach der Altersstufe die verschiedenen Zweige in verschiedener Häufigkeit von Erkältungseinflüssen leiden.

Bei Kindern und jungen Leuten wird auffallend oft die sensible Ausbreitung des Nerven im äußeren Ohr ergriffen. Der **Ohrenzwang** war schon dem Galen (2. Jahrh.) und dem Alexander von Tralles (4. Jahrh.) wohlbekannt; sie wußten, daß er durch kalte und feuchte Winde, sowie durch unvorsichtig gebrauchte Bäder entsteht und daß er bei warmem Verhalten am besten vergeht. Auch Itard (1821) kannte noch die einfache **Otalgia rheumatica** und Schwartze (1884) räumte der Neuralgia plexus tympanici einen breiten Raum ein. Troeltsch (1881) hat sie abgetan und die Modernen sprechen kaum mehr davon, weil sie überall Entzündungen des Mittelohrs und des Warzenfortsatzes und Sinusthrombosen sehen oder vermuten. Auf dem Lande, wo Parazentesen und Sinusunterbindungen selten sind, ist der einfache Ohrenzwang noch ein tägliches Übel, das nach altem Rezept rasch und ohne Nachwirkungen vergeht.

Im ersten Mannesalter werden, wie wir oben ausführten, ganz besonders die Zahnausbreitungen der Trigeminus gegen Erkältungseinflüsse empfindlich. Seltener wird der Nervus lingualis allein ergriffen. Scheidemantel (1784) berichtet von einem Manne, der sich in erhitztem Zustande auf den feuchten Erdboden an eine Quelle setzte, das frische Wasser trank und sofort Frostschauer und heftigen Zungenschmerz bekam.

Am häufigsten ist der Nervus frontalis und supraorbitalis Sitz der rheumatischen Neuralgie. Wilhelm von Leube (1901) erlitt das Übel als Vierzigjähriger. Auf einer Reise, die er vollkommen gesund antrat, hatte er eine Stunde lang im offenen Wagen gegen einen ganz ungewöhnlich starken eisigen Nordwind zu fahren. Er verwahrte sich dagegen so, daß er eine Kapuze vollständig über das Gesicht zog und dabei nur einen kleinsten Teil der Stirne über dem linken Auge und dieses selbst frei ließ. Während der Fahrt empfand er den scharfen kalten Wind an der bloßliegenden Hautstelle äußerst unangenehm. Als er nach einer Stunde aus dem Wagen stieg, fühlte er heftige Schmerzen über dem linken Auge und war von da ab mit einer regelrechten Neuralgia supraorbitalis behaftet, die sich erst nach mehreren Monaten allmählich verlor.

Die Zweige des Ramus ophthalmicus werden Sitz von Neuralgien vor allem auch bei solchen, die mit chronischen Infekten wie Malaria, Syphilis, Influenza behaftet sind oder eben ein Gesichtserysipel, einen Typhusanfall, einen Ruhranfall bestanden haben. Daß hier die Infekte von Erkältungen lokalisiert werden, zeigt nicht nur die sorgfältige Anamnese, die im einzelnen Falle regelmäßig eine deutliche Erkältungsgelegenheit vor dem Ausbruch der Neuralgie ergibt, sondern auch die Tatsache, daß vier Fünftel aller schweren Trigeminusneuralgien in den Monaten der kalten Jahreszeit zum Ausbruch kommen (Valleix 1841, Bernhardt 1895). Neben den großen Malarialarven und Influenzalarven zeigen auch die alltäglichen Gesichtsschmerzen, die man des Namens der Trigeminusneuralgie nicht für würdig hält, weil sie zu flüchtig und zu wenig typisch verlaufen, ihre entschiedene Abhängigkeit von Erkältungseinflüssen durch das häufige Zusammengehen mit Schleimhautreizungen in den Stirnhöhlen, Kieferhöhlen, Paukenhöhlen, die aus bestimmten Erkältungsanlässen hervorgingen und erst nachträglich auf die Gesichtsnerven übergriffen. Daß es sich hierbei um wirkliche Neuritis handelt, beweist das Vorhandensein der points douloureux (Valleix), die Druckempfindlichkeit der Nervenaustritte aus Knochenkanälchen oder Knochenfurchen oder Faszien in die oberflächlichen Weichteile.

218. Unter den schmerzhaften Nervenflüssen steht der Quintusneuralgie und besonders dem rheumatischen Zahnweh an Häufigkeit nach das rheumatische Armleiden. Immerhin ist es kein seltenes oder unbedeutendes Leiden. Rouppe (1764) betont in seinem Büchlein „De morbis navigantium", daß die Schiffsleute bei ungünstigem Wetter, wenn Taghitze und Nachtkälte stark wechseln, also besonders zur Herbstzeit, neben Zahn- und Brustschmerzen besonders den Rheumatismus der Arme heftig zu erleiden pflegen, und Schoenlein weist auf die Erfahrung, daß Dienstmägde häufig schmerzhafte Armlähmungen bekommen, wenn sie im heißen Sommer Wasser am Brunnen holen und sich dabei die Arme begießen. In unserem Fall von Polyneuritis rheumatica (213) trat die Erkrankung des rechten Armes, der bei anstrengendem Schreiben stundenlang dem erstarrenden Winde ausgesetzt war, besonders heftig und langwierig hervor.

Wie bei der Quintusneuralgie und den Neuralgien überhaupt ist es vor allem das Mannesalter, das die größte Ziffer der Cervikobrachialneuralgie trägt, wie sich aus der folgenden Zusammenstellung nach Bernhardt (1895), der ich eine Übersicht über die Häufigkeit des Ischias in den verschiedenen Lebensaltern nach Gibson (1893) beifüge, ohne weiteres ergibt.

	Quintusneuralgie	Brachialneuralgie	Ischias
1—10 Jahre	1	—	—
10—20 „	6	1	20
20—30 „	41	17	159
30—40 „	37	31	310
40—50 „	29	37	248
50—60 „	21	19	187
60—70 „	13	7	71
70 u. mehr	1	1	11
	149	113	1006

Die Okzipitalneuralgie schließt sich als eine häufige Erkältungskrankheit den vorstehenden Neuralgien und Neuritiden an. Ebenso die Interkostalneuralgie und ihre Äquivalente im Bereich der Lenden und des Bauches.

Als eine in den Intervertebralganglien lokalisierte Neuralgie oder Rhizitis hat die Zona, der Herpes zoster, zu gelten, der ebenfalls in sehr vielen Fällen als eine ausgesprochene Erkältungskrankheit auftritt. Die Zona zeigt sich für gewöhnlich sporadisch, gelegentlich aber auch epidemisch gehäuft, besonders im Frühjahr und im Herbst; also dann, wenn die großen Witterungsschwankungen hervortreten und die bedeutendsten Unterschiede zwischen Tag- und Nachttemperatur sich ausprägen. Sie kann dann wohl mit polymorphen Erythemen, Erysipelen, biliösen Pneumonien wetteifern und somit als Teil einer zeitlichen Rotlaufkonstitution erscheinen. Mit Rücksicht auf ihre Häufung zur schlechten Jahreszeit und auf die bestimmten Angaben der meisten Kranken, daß das Leiden mit einer Erkältung einsetzte, haben Cazenave (1847), Bazin (1860), Fischer (1876) u. a. den Herpes zoster zu den Erkältungskrankheiten gezählt, ohne damit ein übertragbares Kontagium oder Miasma als seine erregende Ursache zu leugnen. Im Gegenteil hatte schon Lorry (1777) aus den Prodromen, die dem Krankheitsanfall voraufgehen können, aus der gelegentlichen epidemischen Häufung des Leidens, aus der periodischen Wiederkehr seiner Epidemien und aus der nach dem Anfall hinterbleibenden Immunität wider neue Anfälle ausdrücklich auf einen besonderen Keim der Krankheit geschlossen und ihre Kontagiosität angenommen, worin ihm dann Trousseau (1861) und auch die meisten Dermatologen bis heute gefolgt sind. Der Versuch Pfeiffers (1887), einen spezifischen Parasiten der Zona im Blaseninhalt zu finden, ist natürlich mißlungen, da die Einheit der Krankheit nicht in der Ätiologie sondern in der anatomischen Lokalisation liegt. Die Erkältung als auslösende Ursache des Zoster in sehr vielen Fällen ist in letzter Zeit unter der Vorherrschaft der Parasitologie so stark in den Hintergrund gedrängt worden, daß Kaposi (1899) ihre Besprechung auf den Satz beschränkt: „Daß Erkältung Zoster hervorrufen kann, mag gelegentlich ebenso richtig sein wie bezüglich jeder anderen Form von Neuritis." — Wir wiederholen, daß Erkältung nach unserer Erfahrung die bei weitem häufigste Gelegenheitsursache des Zoster ist, auch in den Fällen, wo er auf dem Boden chronischer Malaria oder Influenza oder Syphilis oder unter der Beihilfe toxischer Einwirkungen, Glykosämie, Urichämie, Jod, Brom, Arsenik usw. bei neuropathischen Individuen entsteht. Allerdings tritt bei ihm die Bedeutung der individuellen Disposition stärker hervor als bei den peripher lokalisierten Interkostalneuralgien, so daß, während bei diesen gewöhnlich grobe Erkältungsgelegenheiten das Übel auslösen, bei der Zona schon geringere Einflüsse ausreichen, um den Infekt zu lokalisieren und wirksam zu machen.

219. Mit dem rheumatischen Zahnschmerz wetteifert an Häufigkeit und Heftigkeit das rheumatische Hüftweh, die sciatiaca nervosa (Cotugno 1764) oher ischias Cotunnii, die Summa der neuralgischen und neuritischen Flüsse, die ihren Sitz in den sensiblen Zweigen und Ausbreitungen des Plexus lumbosacralis haben.

Das rheumatische Hüftweh quält in erster Linie den Nervus cutaneus femoris posticus, der die Hinterfläche des Oberschenkels versorgt, sodann die Hautäste des Nervus ischiadicus, die Nervi cutanei surae vom Peroneus und Tibialis, welche die Haut der Wadengegend, des Fußes und der Zehen versorgen; also diejenigen Ausbreitungen des Plexus, die durch ihre Außenlage den Einflüssen der Außenkälte, des Druckes und der Spannung zugleich ausgesetzt sind. Der Schmerz wird entweder in dem Gebiet der Hautäste allein empfunden, das ist kein häufiger Fall, oder er zieht und reißt durch den ganzen

Lauf des Nervus ischiadicus, aufwärts oder abwärts; in diesem Falle trägt er den Namen der Ischialgie oder Neuralgia ischiadica im engeren Sinne.

Die Ischias rheumatica, fast immer einseitig, öfter rechtsseitig als linksseitig, nicht selten umspringend und wiederholt wechselnd, entsteht entweder infolge einer einmaligen heftigen Abkühlung des Beines, besonders nach angestrengtem Gehen und anderen Überanstrengungen des Gliedes, also durch kaltes Bad, durch Niedersetzen auf einen kalten Stein, durch Entblößen des Gesäßes auf einem zugigen Dorfabtritt oder Eisenbahnklosett, durch Ausruhen in nassen Strümpfen oder Hosen; oder häufiger entsteht sie durch wiederholte und längere geringe Verkühlungen in feuchten Wohnungen und Arbeitsstätten, beim Schlafen auf kühler Erde, beim Waten durch Sümpfe oder nasse Wiesen usw. So ist dies Übel besonders häufig unter Fischern, Matrosen, Kutschern, Soldaten im Feldzug und Biwak, Flößern, Gärtnern, Förstern, Landärzten; alle diese pflegen von den heftigen und schweren Anfällen heimgesucht zu werden. Eine auffallende Neigung zu den milderen aber oft wiederkehrenden und hartnäckigeren Graden der Ischialgie pflegen Menschen mit wenig Bewegung zu haben, Gelehrte, Bureauarbeiter, Schuster in Kellerwohnungen, Näherinnen in Dachstuben, Damen am Schreibtisch, die ihre Pflichten den Dienstboten überlassen. Für derartig seßhafte Individuen genügt es oft schon, daß sie ein gewohntes Kleidungsstück, Unterhose, Unterrock, wollene Strümpfe, Gamaschen, Filzsohle vergessen anzuziehen oder zu Beginn der warmen Jahreszeit zu früh weglassen oder daß sie einmal im Freien auf einer kühlen Bank oder einem Eisenstuhl oder Lattenstuhl sitzen, oder daß sie auch nur einmal ihr gewohntes Stuhlpolster entbehren, damit sich alsbald die Ischialgie einstelle. In 70—80% aller Fälle nahm der Anfall seinen Beginn im Winter und Frühling oder nach wochenlanger Regenzeit. Schon Cotugno bemerkt, daß die Fischer und Lazzaroni Neapels besonders beim Vorherrschen der regentragenden Südwinde an der Sciatica leiden, während der trockene Nordwind und besonders die ruhige Sommerwärme das Übel wieder heilt.

220. In den leichten Graden der Ischias handelt es sich um ein schmerzhaftes Spannen oder Reißen vom Gesäß zur Außenseite des Knies oder weiter abwärts, dem Verlauf der Hosennaht entsprechend, bis zum äußeren Fußknöchel oder bis in der fünften und vierten Zehe. Beim Liegen und Sitzen auf einem weichen Kissen ganz erträglich, steigert sich der Schmerz, wenn der Leidende stärkere Beugungen und Bewegungen des Gliedes beim Niedersitzen, Treppensteigen, Radfahren macht, oder wenn er sich auf einen kühlen und harten Sitz und gar auf die Kante eines Stuhles niederläßt. Ganz besonders empfindlich wird der Schmerz beim Stuhlgang wegen der starken Spannung, die der Nerv zwischen dem Boden des kleinen Beckens infolge der Bauchpresse und dem äußeren Widerstand der Gesäßmuskulatur erleidet. Rasche Ermüdbarkeit, Ameisenlaufen in der Haut, Einschlafen des Beines begleiten häufig die Ischialgie.

In den schwereren Graden der Ischias kommen hinzu Anfälle von abwärts schießenden Schmerzen im Verlauf der genannten Strecke, die so plötzlich und furchtbar auftreten können, daß der Patient laut aufschreien muß. Die Anfälle können Pausen von Stunden oder wenigen Minuten machen. In dem schwersten Grade handelt es sich um fast unausgesetzte heftige Schmerzen, die sich nur für Augenblicke ein wenig mildern, um sich alsbald wieder zu äußerster Gewalt zu steigern, dem Kranken Tag und Nacht keine Ruhe lassen, bei den leichtesten Bewegungen des Beines, beim Husten, Niesen, beim Stuhlgang, schon bei Erschütterungen des Bettes sich ins Unerträgliche steigern. Zu den Schmerzanfällen oder dem Dauerschmerz gesellt sich ein mehr oder weniger lästiger Grad von Spannung und Steifheit im ganzen Beine besonders aber in den vom Ischiadikus versorgten Muskeln, also in der ganzen Muskulatur des Unterschenkels und besonders in den Flexoren des Knies an der hinteren Seite des Oberschenkels sowie in den kleineren Adduktoren um das Foramen ischiadicum. Dadurch wird die Erhebung des Schenkels, die Beugung im Kniegelenk sowie die Streckung und Beugung im Sprunggelenk behindert. Die Muskelspannung und das unwillkürliche Bestreben den Nerven vor jeder Dehnung und Zerrung zu bewahren, bedingen eine leichte Beugung des Knies, die ein Gefühl der Verkürzung des Beines gibt und den Patienten zwingt, beim Stehen und Gehen die Ferse ein wenig vom Boden zu erheben, den Rumpf mehr auf das gesunde Bein zu stützen und das Becken nach dieser Seite zu neigen. Dadurch entsteht ein steifer gezierter Gang, der dem Erfahrenen gleich Art und Sitz des Leidens verrät. Die eigentümliche Haltung kann, wenn sie etwa undeutlich ist, sofort gesteigert und auffallend gemacht werden, wenn man den Patienten mit bloßen Füßen auf einen kalten Boden treten läßt.

Die leichteren Grade des Leidens gehen bei denen, die sie zu beachten wissen und beachten können, gewöhnlich in einer Nacht oder in wenigen Tagen vorüber, wenn sie durch wärmere Bekleidung der Beine und des Gesäßes oder im Notfall durch ein paar Stunden im Bett mit heißen Sandsäcken oder Wärmeflaschen gepflegt werden. Die schwereren Anfälle oder das durch Vernachlässigung der ersten Mahnungen befestigte Dauerübel trotzen der Ruhe und Wärme mindestens eine Woche; oft zieht sich das vernachlässigte und eingewurzelte Leiden durch Monate hin, besonders, wenn es nicht der erste Anfall war und der Beruf des Patienten keine gänzliche Schonung und gründliche Pflege und Behandlung gestattet.

221. Die gewöhnlichen Veranlassungen zur Ischias sind rasche Abkühlungen des überangestrengten Gliedes oder Dauerverkühlung bei vermindertem Gebrauch des Gliedes. Unterstützt wird ihre Entstehung durch träge Zirkulation infolge von Venenstauung im Bereich des Plexus haemorrhoidalis oder auch im Wurzelgebiet der Vena hypogastrica, der Venae glutaeales im kleinen Becken mit oder ohne Leberkrankheiten oder Herzklappenfehler; ferner durch Kotstauung und durch Schwangerschaft. Häufig wirken alle diese Bedingungen zusammen derart, daß Männer, die bei vielem Sitzen an Hämorrhoiden und Krampfadern, den äußeren Zeichen der Abdominalplethora, leiden, zugleich verstopft und gegen Erkältungseinflüsse schlecht geschützt sind, oder daß Schwangere bei träger Lebensweise zur Koprostase und zum Kaltwerden der Füße neigen.

Viele hartnäckige Fälle von Ischias heilen darum nicht, weil zu viel Nachdruck auf die Behandlung des Schmerzes gelegt und zu wenig Rücksicht auf die auslösende und die vielfältigen vorbereitenden Ursachen genommen wird, und weil ferner die Verschiedenheit des pathologischen Prozesses vernachlässigt wird.

Der hundertjährige Streit, der seit Chaussier (1822) und Martinet (1824) darüber geführt wird, was der Neuralgie im allgemeinen und der Ischialgie im besonderen anatomisch zugrunde liege, ob es sich um molekuläre Veränderungen, eine sogenannte Neurose, oder um entzündliche Veränderungen, eine Neuritis im engeren Sinne, dabei handele, ist sinnlos für den Arzt, der nicht bloß anatomische Untersuchungen sondern auch die Krankheitsgeschichte und die Untersuchung und Beobachtung des Kranken zu Rate zieht. Er lernt sehr bald, daß er drei Formen der Ischias zu unterscheiden hat: 1. eine Ischias, die er als rheumatische bezeichnet wegen der Flüchtigkeit und Wandelbarkeit ihrer subjektiven Symptome, mögen diese noch so heftig und schwer auftreten und noch so häufig wiederkehren, und wegen der Geringfügigkeit der objektiven Veränderungen, die sich der Autopsie am Lebenden wie an der

Leiche höchstens als flüssige Gewebsdurchtränkung darbieten oder ganz entziehen; 2. eine Ischias, bei der mehr oder weniger deutliche Veränderungen im Verlauf des Nerven und seiner Hülle sich mit Störungen der Muskelinnervation und der Ernährung des Gliedes verbinden und der zyklische Ablauf nebst einer größeren Stetigkeit und Hartnäckigkeit der Symptome sowie der kritische oder lytische Beginn des Heilungsprozesses die Bezeichnung der Neuritis ischiadica rechtfertigen, und wobei der Anatom tatsächlich die Merkmale der interstitiellen Entzündung feststellen kann; 3. eine Ischias, die von vorneherein mit den Zeichen des Unterliegens und Absterbens der beteiligten Leitungen einhergeht, sich also in der sogenannten Anaesthesia dolorosa oder in Hyperalgesie bei verminderter oder aufgehobener Berührungsempfindlichkeit äußert und wobei der Anatom den einfachen Schwund der Nervenfasern, sogenannte parenchymatöse Degeneration, feststellt; man kann sie als Erschöpfungsneurose oder besser in Anlehnung an ältere Bezeichnungen als Phthisis seu tabes ischiadica benennen.

Von dem „primären" Schwund des Ischiadikus bei dieser dritten Form muß natürlich die sekundäre Ischiadikusatrophie, die den Ausgang der Neuritis ischiadica bilden kann und unter dem Bilde der atrophischen Schenkellähmung verläuft, strenge unterschieden werden.

Die genannten drei Formen der eigentlichen Ischias haben nichts zu tun mit zentral entstehenden Schmerzen, die in das Gebiet des Ischiadikus verlegt werden, also mit der hysterischen Ischialgie. Wie die Diagnose dieses Leidens auf Grund des Zustandsbildes und einer gründlichen Anamnese gemacht wird, braucht hier nicht auseinandergesetzt zu werden. Ich will nur bemerken, daß eine aufsteigende Ischialgie, die also von den Zehen oder vom Knie aus beinaufwärts geht, stets den Verdacht der psychogenen erregen muß, während die absteigende Neuralgie der gewöhnliche Ausdruck der peripheren Ischias ist.

Kälteschäden oder Erkältungen können bei allen genannten Ischiasformen die Bedeutung der auslösenden Ursache haben; am häufigsten veranlassen sie die beiden ersten.

222. Bei der Diagnose der drei Formen der eigentlichen, der peripheren Ischias ist die genaue Untersuchung des Nervenverlaufs von der Fußspitze bis zu den Eintrittsstellen des Plexus in die Sakrallöcher erforderlich und, so oft sie zwar unterlassen wird, selbstverständlich. Dabei werden zunächst gefunden oder ausgeschlossen Quetschungen des Nervenverlaufs durch Plattfußbildung, Schuhdruckmarken über dem äußeren Fußknöchel, Strumpfbandmarken unter dem Knie, Sitzschwielen am Oberschenkel oder Gesäß, umschriebene oder ausgedehnte perineurale Verdickungen, Narben, Fremdkörper, Geschwülste im Verlauf des Nervus peroneus, tibialis, popliteus, am Stamm des Ischiadikus, an seinem Plexus, und seinen Wurzeln im kleinen Becken. Der Verlauf der Ischiadikusleitung oberhalb des Foramen ischiadicum ist vom Mastdarm aus leicht zugänglich; dem geübten Finger werden drückende, zerrende, entzündliche, zerstörende Prozesse der Beckenorgane, die auf den Plexus sacralis oder seine Wurzeln übergreifen, nicht entgehen. Einem phantasiebegabten Untersucher werden sie sogar zu oft vorkommen. In Wirklichkeit findet man vielleicht unter hundert Ischiaskranken einmal einen, bei dem die gedachten Verschwärungen, Nekrosen, Narbenbildungen, Geschwülste usw. Grund des Leidens sind; so überwiegend häufig ist die einfache rheumatische und die aufsteigende neuritische Ischias. Nichtsdestoweniger müssen selbstverständlich jene seltenen Fälle zuerst erkannt oder ausgeschieden werden.

Die Behauptung, daß die Ischias rheumatica für gewöhnlich als Perineuritis am Beckenteile des Ischiadikus zwischen den Austrittsstellen der Plexuswurzeln durch die Sakrallöcher bis zum Foramen ischiadicum ihren Ursprung habe, ist eine willkürliche Hypothese, die keineswegs durch klinische Befunde gestützt wird. Was die rheumatische Ischias mit der Neuritis ischiadica gemein hat, sind nur die Valleixschen Schmerzpunkte, also die Malleolarpunkte hinter dem inneren Fußknöchel, entsprechend der Umbiegung des Nervus tibialis zur Sohle, und hinter dem äußeren Fußknöchel, entsprechend dem Nervus cutaneus pedis dorsalis lateralis, der Peroneuspunkt hinter dem Capitulum fibulae, der Ischiadikuspunkt in der Mitte zwischen Trochanter femoris major und Tuber ischii, die Wurzelpunkte an den vorderen Sakrallöchern und die Punkte der Rami cutanei sacrales in der Kreuzgegend an den hinteren Sakrallöchern.

Die Unterscheidung zwischen rheumatischer und neuritischer Ischias liegt im wesentlichen in den oben angeführten Merkmalen; vor allem ist wichtig, das seltene Auftreten motorischer Ausfallerscheinungen bei der rheumatischen, das frühe Ergriffenwerden der motorischen Leitung bei der neuritischen Form. Den Typus der letzteren bezeichnet die schmerzhafte Lähmung eines Beines bei Typhusrekonvaleszenten, die zur Atrophie führende Ischias bei Beckenkaries usw. Daß wir keine übertriebene Unterscheidung zwischen rheumatischen und anderen Infektionen, soweit ihre klinischen Folgen in Frage kommen, machen wollen, wurde schon öfter gesagt. Aber die Flüchtigkeit und rasche Heilbarkeit der akuten Rheumatismen gegenüber anderen Erkältungskrankheiten muß immer wieder betont werden. Daß der chronische Rheumatismus, ob er nun an Nerven oder Muskeln oder Gelenken auftritt, eine andere Prognose als der isolierte akute Anfall gibt, werden wir nachher ausführen.

Die Diagnose der dritten Ischiasform, der örtlichen Nervenerschöpfung, fällt mit der Diagnose der „Rhizitis", die von der Tabes dorsalis her bekannt ist, keineswegs zusammen. Wenn es auch wahr ist, daß eine Anaesthesia dolorosa oder eine Neuralgie mit Hyperästhesie im Ischiadikusgebiet meistens ein Anfangssymptom der Ataxia locomotoria progressiva ist und oft für lange Zeit das einzige Frühsymptom bleibt, so wäre es doch falsch, alle Fälle jener Ischialgie ohne weiteres zur großen Tabes, die in erster Linie durch die graue Degeneration der Hinterstränge gekennzeichnet ist, zu rechnen. Es gibt Ischialgien bei Neuropathischen, Syphilitischen, Bleikranken, Säufern, Rauchern, die nach Kälteeinwirkungen, Erkältungen, Schreck, Vergiftungen mit Fischtoxinen, Wurstgift, Diphtherie usw. entstehen und ganz als Erschöpfungsneurose der sensiblen Ischiadikusfasern verlaufen, ohne daß andere Provinzen der zentripetalen Leitung früher oder später nacherkranken. Natürlich steht nichts im Wege, diese örtliche Tabes ischiadica ideell als Teilerscheinung der großen Tabes dorsalis aufzufassen, besonders dann, wenn etwa, was nicht selten der Fall ist, Pupillenstarre oder Erlöschen der Patellarreflexe oder beides hinzukommt. Dasselbe tut man ja bei einer isolierten Optikusatrophie und beim Liddeckelfall, zumal dann, wenn diese Störungen einen Syphilitischgewesenen oder der Syphilis Verdächtigen betreffen. Aber dann muß man hinzufügen, daß der „praeataktischen Periode" noch lange nicht immer die ataktische folgt. Es ist eine große Kunst des Arztes, aus umschriebenen und geringen Symptomen die Möglichkeit eines umfangreichen zukünftigen Schadens vorauszusehen; die größere ist, die wahrscheinliche oder sichere Begrenzung des Schadens vorauszusagen. Wenn ein Balken vom Schwamm ergriffen ist, muß nicht gleich dem ganzen Haus der Einsturz prophezeit werden, und nur Kammerjäger drohen der ganzen Stadt mit Verseuchung, wenn sich in einer Hütte die Wanzenplage eingenistet hat.

223. Die Ausheilung des rheumatischen Hüftwehs kann bei wiederholten Anfällen unvollständig sein; es bleiben Dauerschmerzen in der Ischiadikusleitung oder es kommt umgekehrt zur Anästhesie der Bahnen. Ferner treten unter Steigerungen und Nachlässen der sensiblen Störungen motorische und endlich trophische Störungen hinzu. Es kommt am Ende zur kompleten Lähmung und Atrophie des Beines, wie bei der eigentlichen Neuritis ischiadica. Das ist besonders dann der Fall, wenn sich die Erkältungsangriffe häufen und die Rückfälle Schlag auf Schlag kommen oder wenn sich nervenverwüstende Schädlichkeiten, Ausschweifungen, Alkoholismus, Syphilis usw. zum Rheuma gesellen. Dieser Verlauf wurde bei der Polyneuritis schon angedeutet. Er hat Lasègue (1864), Landouzy (1875), Charcot (1890) bewogen, die bösartige Ischias mit progressivem Verlauf als Neuritis ischiadica von der gutartigen Ischias oder Neuralgia ischiadica zu trennen.

Die frühzeitige Diagnose dieser malignen Form beruht unter Berücksichtigung der Anamnese auf der genauen Untersuchung der motorischen Funktionen im leidenden Gebiet, besonders auf der Berücksichtigung von Störungen in der Haltung und im Gang des Kranken, in den Bewegungen des Gliedes, auf der Untersuchung der Muskeln selbst, auf der Vergleichung der Gliedumfänge an der kranken und gesunden Seite, auf dem Nachweis sekretorischer, vasomotorischer und trophischer Störungen. Vor allen Symptomen ist es die beginnende Strecklähmung im Peroneusgebiet, die schon bei geringer Ausbildung den Anfang der progressiven Atrophie des Ischiadikus verrät, also das Hängen des Fußes beim Heben des Knies, das Abschleifen der Stiefelspitze, die Hebung der Hüfte auf der kranken Seite, das Abfallen der Schulter auf der gesunden Seite mit Skoliose der Lendenwirbelsäule und die Konkavität dieser Skoliose nach der gesunden Seite.

Daß die doppelseitige und die alternierende Ischias fast ausschließlich unter dem Einfluß immer wiederholter Erkältungseinflüsse oder sonst unter der Mithilfe lähmender Gifte, beim Alkoholismus, bei der Beriberikrankheit, beim Diabetes mellitus, bei der chronischen Urämie usw. vorkommt, mag zur Ergänzung dessen gesagt sein, was über die Entstehung der chronischen Polyneuritis angedeutet wurde.

Neuralgien in Teilgebieten des Nervus ischiadicus, Neuralgia suralis, Neuralgia plantaris, Achillodynie usw. beruhen weit häufiger auf örtlichem Nervendruck von außen oder Nervendehnung von innen als auf Erkältungen; Fußverkrüppelungen, Plattfußbildungen, Varicen, zu hohe Absätze, zu enges, überhaupt schlecht sitzendes Schuhwerk, einschnürende Strumpfbänder und dergleichen sind ihre gewöhnlichen Veranlassungen.

Hingegen sind die Ischialgien und Neuralgien überhaupt, welche chronische Infekte des Nervensystems, Malarianeuritis, tuberkulöse, syphilitische, lepröse Neuritis und Rhizitis begleiten können, im weitesten Maße von Erkältungseinflüssen abhängig; die damit behafteten Patienten lernen es sehr bald, daß sie die Außennerven gegen Kälteeinflüsse zu schützen haben und daß ihre Empfindlichkeit gegen Erkältungsschädlichkeiten um so mehr zunimmt, je weiter ihre Krankheit fortschreitet, bis endlich der fortschreitende Untergang der schmerzhaften Nervenleitungen sie zwar nicht gegen die Schäden der Erkältungen aber gegen die Empfindung der Schädigungen abstumpft. Auch die im Jünglingsalter, zwischen dem 18. und 25. Jahr nicht seltene Ischias gonorrhoica hat fast ausnahmslos ausgeprägte Erkältungsgelegenheiten zur auslösenden Ursache. —

Bei aller Sorgfalt in der Untersuchung und Beobachtung bleiben selbst dem erfahrensten Arzte einzelne Fälle von Ischias übrig, wo er in der Diagnose nicht weiter kommt als Hippokrates und Galenos, denen das Wort Ischias die schlichte Bezeichnung für schmerzhafte Zustände und Prozesse in der Hüft- und Schenkelgegend war. Und das ist nicht verwunderlich. Als Cotugno in den heißen Bädern Neapels, zu Agnano und Bagnoli, seine Erfahrungen über die verschiedenen Arten und Ursachen des Hüftwehs sammelte und die Ischias nervosa, den Hüftnervenschmerz, von der Ischias arthritica, dem Hüftgelenkschmerz, in typischen Fällen absondern lernte, sah er auch Fälle, in denen rheumatische Leiden des Hüftnerven und Hüftgelenkes und anderer umliegender Gewebe sich beim selben Kranken verbanden. Sie alle kamen durch Wärme so zur Heilung, wie sie durch Kälte entstanden waren; Grund genug, die Sonderung nicht zu weit zu treiben. Auch war es nicht immer das Rheuma allein, das bei der Entstehung des Leidens wirkte. Es gab Fälle, in denen Rheuma und Gutta, Fluß und Gicht, sich nicht unterscheiden ließen, weil sie zusammenwirkten oder nacheinander wirkten. Das Buch Bucellatis Gotta, sciatica, emicrania ed ogni specie di dolori reumatici (1824) und ebenso Fullers Werk On rheumatism, rheumatic gout and sciatica (1852) tragen jenen Vermischungen Rechnung. Indem sie wieder oder vielmehr noch alles durcheinanderwerfen, was inzwischen die wissenschaftliche Forschung mühsam getrennt hat, entsprechen sie praktisch der täglichen Erfahrung mehr als wir, die wir in Lehrbüchern Lumbago, Ischias, Meningitis lumbalis, Malum coxae usw. reinlich sondern, ohne auf die Verbindungen und Übergänge hinzuweisen und ohne vor allem den Grund des Zusammenhanges zu betonen, die anatomische Anlage, die arthritische Konstitution. Wir sollten aber weder das eine noch das andere unterlassen.

224. Rheumatische Anästhesien der Haut werden nicht berichtet oder nur als Rückbleibsel nach rheumatischer Erkrankung gemischter Außennerven, insbesondere nach Polyneuritis. Das Schweigen darüber könnte darauf hinweisen, daß die rheumatische Schädlichkeit, die den sensiblen Nerven befallend eine Neuralgie erregt, selten stark genug ist und nachhaltig genug wirkt, um seine Leitung zu unterbrechen. Wahrscheinlicher ist, daß wir zu wenig auf Hypästhesien und Anästhesien nach rheumatischen Neuralgien achten. Jedenfalls finde ich solche Hypästhesien und Anästhesien bei chronischem Rheumatismus der Glieder sehr häufig; sie werden gewöhnlich beim Elektrisieren entdeckt. Überdies sind rheumatische Anästhesien in den höheren Sinnesnerven, insbesondere im Gebiet des Optikus und des Akustikus, die dem Patienten durch ihre schweren Symptome sich aufdringlich melden, wiederholt beobachtet worden.

In der älteren Literatur gibt es zerstreute Beispiele von rheumatischer Blindheit, die unter dem Namen der Amblyopia und Amaurosis rheumatica oder der Gutta serena, des schwarzen Stars, nach Erkältungen mitgeteilt werden. Arrachart (1805) berichtet zwei Fälle: Eine Wäscherin wusch bei erhitztem Körper im kalten Flußwasser und verlor nach zehn bis zwölf Minuten plötzlich das Augenlicht. Ein Mann, der sich in Schweiß gebadet einem kalten Luftzug aussetzte, bekam sofort Kopfschmerzen, mußte sich zu Bett legen und war am anderen Morgen blind. — In Hufelands Journal (1824) steht die Geschichte eines Schäfers, der während eines Gewitters am ganzen Leibe durchnäßt worden war und in den nassen Kleidern die Nacht auf einem Heuboden geschlafen hatte; er empfand am anderen Morgen Kopfschmerzen und eine leichte Verdunklung des Gesichtes, die in den nächsten vierzehn Tagen zur völligen Blindheit gedieh. — Ollenroth (1837) behandelte eine Frau, die sich während ihres Monatsflusses beim Tanzen erhitzt hatte, nachts bei rauhem Wetter eine Meile über Land nach Hause gefahren war, hier das plötzliche Aussetzen der Blutung merkte, heftiges Kopfweh bekam und auf beiden Augen erblindete. Die Blindheit ging in wenigen Wochen zurück.

Wir haben in diesen Fällen alle Stufen von der Amaurosis a frigore bis zur Amaurosis refrigeratoria. Ich würde sie als unvollständige Beobachtungen, die mehrfacher Deutung unterliegen, kaum der Berücksichtigung für wert halten, wenn sie nicht Analogien hätten in sehr gut beobachteten rheumatischen Augenmuskellähmungen, die wir nachher zu besprechen haben (228).

Erblindungen im Anschluß an Erkältungen und im Verlauf eines akuten Rheumatismus werden auch in der neueren Literatur mitgeteilt (De Wecker 1881, Knies 1893). Aber selten. Das liegt daran, daß wir heute mehr die gefundene oder vermutete anatomische Veränderung betonen und von Neuritis optica, Neuroretinitis, retrobulbärer Neuritis sprechen, oder die vorbereitende Ursache betonen und von Intoxikationsamblyopien (Mauthner 1893) bei Rauchern, Alkoholikern, Bleivergifteten, Diabetikern usw. reden. Was die anatomischen Veränderungen bei der Neuritis optica rheumatica angeht, so verweise ich auf die „anatomischen Veränderungen" bei der refrigeratorischen Fazialislähmung (227). Die Vernachlässigung der Erkältungsschädlichkeit in den hergehörigen Fällen von Amblyopie und Amaurose ist nicht logisch, so lange wir von Chininamaurose, Salizylamaurose, Arsenamaurose, Atoxylamaurose, Salvarsanamaurose, Benzinamaurose, Calabarinamaurose, Santoninamaurose, Schreckamaurose usw. sprechen; denn die genannten Schädlichkeiten und andere wirken ebensowenig wie die Erkältung an und für sich allein lähmend oder zerstörend auf die Sehleitung ein sondern nur unter der Voraussetzung einer schwachen oder geschwächten Anlage; also beim neuropathischen oder vom Alkohol, Nikotin usw. geschwächten oder von Syphilis, Influenza und anderen chronischen Infekten beladenen Organismus. —

Rasche Vertaubung oder zunehmende Schwerhörigkeit wird von Laien häufig auf eine ausgesprochene Erkältungsgelegenheit zurückgeführt. Von Otologen scheint mir die Sache kaum besprochen. Die alte Kophosis oder surditas rheumatica ist in das Kapitel der katarrhalischen oder entzündlichen Mittelohr- und Labyrintherkrankungen aufgegangen oder wird, wenn sie im Verlauf eines Gelenkrheumatismus auftritt, ohne weiteres auf die Salizyldarreichung, wenn sie im Verlauf des Bauchtyphus sich einstellt, auf Chinin u. dgl. zurückgeführt, wiewohl es zweifellos nervöse Hörstörungen beim Gelenkrheumatismus, beim Typhus usw. ohne nervenlähmende Medikamente gibt. Über die Anlage zum Taubwerden durch Erkältung, Vergiftung usw. gilt das für die Amaurose Gesagte. Fügen wir hinzu, daß beide, Amaurosis wie Kophosis refrigeratoria et toxica, nicht selten rückgängig werden, aber gerne wiederkehren; ganz besonders gilt das für Syphilitiker. Die Streitfrage, ob die bei ihnen nach Atoxyl- oder Salvarsaneinverleibung so häufig entstehenden „Neurorezidive" auf das Mittel oder auf den Krankheitserreger zurückgeführt werden müssen, scheint uns dieselbe Berechtigung zu haben, wie die, ob eine bei Santoningebrauch entstehende Blindheit oder Taubheit vom Santonin oder vom Wurmreiz herkomme. Die Kophosis und Amaurosis verminosa der Alten hat ihre Berechtigung; aber die Wurmträger werden weit häufiger von Erblindung oder Vertaubung nach Santonindarreichung befallen als ohne diese. Der Rat, ein Neurorezidiv nach Salvarsaneinspritzung mit mehr Salvarsan zu heilen, dürfte so gut sein, wie der, eine rheumatische Lähmung durch neue Erkältung zu beseitigen.

225. Neben den Störungen der sensiblen Nervenleitungen durch Erkältungseinflüsse treten die der motorischen Nerven zurück, nicht nur im Verhältnis der Neuralgien zu den motorischen Lähmungen an ungemischten Nervenleitungen sondern auch bei der refrigeratorischen Schädigung einzelner gemischter Außennerven sowie im Gesamtbilde der Polyneuritis.

Es ist ein allgemeines Gesetz, daß Schädigungen an gemischten Nerven zuerst die sensiblen Fasern und erst bei stärkerer oder längerer Einwirkung die motorischen Fasern angreifen. Diese klinische Erfahrung verleugnet sich auch im Experiment nicht. Wenn man einem Frosch den Ischiadikus umschnürt und allmählich einschnürt oder durch Auflegen von Eis abkühlt oder mit Chloroform lähmt oder durch lockeres Umlegen eines terpentingetränkten Wollfadens, wie Dietrich Gerhardt am Nervus recurrens bei Hunden tat, reizt, so sieht man zuerst die zentripetale Leitung versagen und erst später, mit der Steigerung der chemischen oder mechanischen Verletzung auch die zentrifugale Leitung untergehen.

Die rheumatische Ursache gehört offenbar im Vergleich zu den Krankheitserregern, die von einer interstitiellen Entzündung beantwortet werden, zu den schwach wirkenden Reizen, die Flüchtigkeit der rheumatischen Erkrankungen und die Geringfügigkeit der dabei entstehenden anatomischen Veränderungen zeigt das an. Dennoch wählt sie gelegentlich die motorischen Leitungen unter Verschonung benachbarter sensibler Bahnen; so im Gesicht, wo die vom Nervus facialis versorgte Muskulatur nach örtlicher Verkühlung der betreffenden Gesichtsseite häufiger ohne sensible Störung gelähmt wird als unter Beteiligung der zwar vom Facialis getrennt aber oberflächlicher verlaufenden Hautzweige des Trigeminus.

Ob es sich bei dieser rheumatischen Fazialislähmung um eine wirkliche oder um eine scheinbare Ausnahme von dem genannten Gesetze handelt, werden wir nachher sehen.

Jedenfalls gehört die rheumatische Gesichtslähmung zu den Erkältungskrankheiten. Das hat Nicolaus Friedreich der Ältere (1797) mit der Bezeichnung paralysis musculorum faciei rheumatica ausdrücken wollen, als er die von Foreest (1587) unter dem Namen distorsio oris bereits beschriebene Störung von der gleichen Störung, die dem Gehirnschlag folgen kann, absonderte und auf eine Lähmung des siebenten Gehirnnerven selbst zurückführte, lange bevor Charles Bell (1821) die motorische Funktion des Nervus facialis im Gegensatz zur sensiblen Funktion des Trigeminus anatomisch und experimentell dargetan hatte.

Die an einer ganzen Gesichtshälfte, also in allen Ausbreitungen des Fazialis Gelähmten geben in den weitaus meisten Fällen deutlich an, daß sie ihr Gesicht einem Luftzuge oder einer raschen Abkühlung ausgesetzt hatten, ehe die Verzerrung des Gesichtes entstand. Sie waren aus einem warmen Raume auf die winddurchwehte Straße getreten oder hatten sich aus dem Fenster eines schnell fahrenden Wagens gelehnt oder hatten im Zugwind eines Eisenbahnabteils auf der Windseite gesessen oder mit der später gelähmten Wange auf der kalten Erde oder in der Nähe einer feuchtkalten Wand gelegen; bei einzelnen hatte das Abnehmen des Bartes genügt, um den Schaden zu bewirken. Daß, nebenbei bemerkt, der Bart nicht vor der Gesichtslähmung schützt, wie Bernhardt (1895) meint, sehe ich gegenwärtig an einem Professor der Chemie, der trotz seines Vollbartes eine vollständige Fazialislähmung durch Gegenzug im Automobil bekommen hat.

Joseph Frank (1811) sah die rheumatische Fazialislähmung in Polen während fünfzehn Jahren 22mal; sieben seiner Kranken waren morgens gesund aufgestanden, steckten den Kopf zum Fenster hinaus, um nach dem Wetter zu sehen, zogen den Kopf wegen der kalten Luft zurück, empfanden aber gleich die Lähmung der getroffenen Gesichtsseite.

Ein Patient Trousseaus hatte sich nach einem Spaziergang im Schweiß auf einen Haufen Kieselsteine gelegt, war darauf eingeschlafen, empfand beim Erwachen etwas Unbehagen, kehrte nach Hause zurück und hatte am anderen Morgen beim Aufstehen einen schiefen Mund und eine schlaffe Wange und die weiteren Zeichen der Bellschen Lähmung.

Ein anderer Patient Trousseaus saß während eines heftigen Gewitters an seinem Fenster und rauchte seine Pfeife. Da erschallte plötzlich ein furchtbarer Wetterschlag in seiner Nähe. Er erschrak und verließ das Fenster. Bald aber lachte er über seine Furcht und setzte sich wieder an seinen Platz, um weiter zu rauchen. Aber das Ausspucken geht nicht mehr so leicht wie sonst. Seine Frau, die ihm zufällig ins Gesicht sieht, bemerkt, daß die eine Seite schlaff ist. Die Ärzte im Hôtel-Dieu stellen die Gesichtslähmung fest.

Der letzte Fall kann ebensogut als Schreckwirkung wie als Kältewirkung gedeutet werden.

Im allgemeinen läßt man freilich ein psychisches Trauma in der Ätiologie der peripheren Fazialislähmung kaum gelten. Von 130 Fällen des Leidens, die Philip in der Berliner Universitätspoliklinik gesammelt hat, waren 72,3% „rheumatischer Natur", 5,4% durch Trauma, 6,2% durch Felsenbeinerkrankung bedingt. Von 135 Fällen, die binnen 14 Jahren an der Leipziger Universitätsklinik zur Beobachtung kamen, wurden 73% auf Erkältung, 6% auf Trauma, 9% auf Ohrleiden zurückgeführt (Bernhardt).

226. Es kann aber nicht bezweifelt werden, daß neben den genannten Ursachen gelegentlich auch psychische Einwirkungen, Schrecken, Aufregung eine Bedeutung in der Pathogenese der peripheren Gesichtslähmung haben.

In der Krankengeschichte Lenaus findet sich eine hergehörige Episode.

Gemütlich leidend und geistig überreizt weilte Niembsch seit dem 20. September 1844 bei Freunden in Stuttgart. Nagende Sorgen für die künftige Existenz seiner erwählten Braut verfolgten ihn ununterbrochen; es fanden sich später unter seinen Papieren ganze Bogen mit Ziffern besät, auf denen er seine möglichen Jahreseinkünfte berechnet hatte. Dem Aufgeben der Verbindung standen Ehre und Neigung im Wege. Als er am 29. September morgens mit seinen gastlichen Wirten beim Kaffeetische saß und die Schwierigkeiten seiner Lage besprach, ergriff ihn die Vorstellung davon so heftig, daß er plötzlich mit einem Aufschrei die Tasse von sich stoßend in der leidenschaftlichsten Gemütsaufregung emporsprang. In demselben Augenblicke fühlte er einen Riß durch sein Gesicht. Er stürzte zum Spiegel. Eine Gesichtslähmung hatte ihn betroffen. Der linke Mundwinkel war verzerrt in die Höhe gezogen, die ganze Wange starr und fühllos, das Auge zwar beweglich, aber verglast, stier. Sein medizinisches Wissen ließ ihn nicht verkennen, daß ein Nervenschlaganfall stattgefunden habe. Obwohl die Gesichtslähmung sich nach vierzehn Tagen allmählich verlor, hielt er sich doch für einen vom Tode bezeichneten; der Tod habe die Axt an ihn gelegt, wie der Förster die zum Fällen bestimmten Bäume bezeichnet. Im Oktober begann unter Tobsuchtsanfällen die Geisteskrankheit, die nach sechs Jahren den 48jährigen tötete.

Man merkt, der Krankheitsbericht ist von einem Laien, Anastasius Grün. Immerhin läßt er die periphere Gesichtslähmung deutlich erkennen. Dennoch würde ich Bedenken tragen, ihn als Beweisstück anzuführen, wenn mir nicht zwei andere Fälle von Schrecklähmung im Fazialisgebiet zu Gebote ständen. Der eine betrifft einen jungen Mann von 24 Jahren, Raucher und Kaffeetrinker wie Lenau, der seit der Knabenzeit an Migräne litt. Er erfuhr durch ein Telegramm den unvermuteten Tod seines Vaters, als er bei ruhiger Arbeit am Zeichentisch saß. Sein Gesicht verzerrte sich, wie er angab, sofort nach der rechten Seite. Ich fand die ganze linke Gesichtshälfte gelähmt, von der Stirn bis zum Mundwinkel; keine Störung der Sensibilität. Die Lähmung blieb unter allen Zeichen der peripheren Leitungsstörung mit bedeutender Abmagerung und Entartungsreaktion im ganzen Fazialisgebiet acht Wochen lang, um dann allmählich wieder zurückzugehen. Keine Rede von einer zentralen Ursache, von Hysterie, noch weniger von irgend einer Erkältung. — Der andere Fall betraf eine junge Frau, die mit ihrem angetrunkenen Gatten in Wortwechsel geriet; dabei holte der Mann mit seiner Hand zu einer Ohrfeige aus; diese blieb aber in der Luft, da die Frau rechtzeitig ihr Tintenfaß zur Gegenwehr erhob. Eine Viertelstunde nachher hatte die Dame ein schiefes Gesicht; sie konnte das linke Auge nicht schließen, die linke Wange hing hinab, der Speichel floß aus dem linken Mundwinkel. Die Lähmung dauerte knapp drei Wochen, um dann rasch zurückzugehen. Ein halbes Jahr später dieselbe Lähmung, diesmal nachdem die Wange von einem Zugwind im Straßenbahnwagen getroffen worden. Dauer fünf Wochen. Der Vater der Patientin ist Tabiker.

Es bedarf kaum der Bemerkung, daß die vorstehenden Fälle weder mit der hysterischen Parese des Fazialis noch mit der hysterischen Kontraktur im Fazialisgebiet, die Charcot (1891) beschrieben hat und die mit oder ohne hysterische Hemianästhesie auf derselben Seite vorkommt, irgend etwas zu tun haben.

227. Im Hinblick auf zahlreiche Fälle, in denen eine halbseitige Gesichtslähmung entsteht, ohne daß eine Kälteeinwirkung vorausgegangen war, hat Charcot die Lehre von der sogenannten rheumatischen oder refrigeratorischen Fazialisparalyse gründlich nachgeprüft und folgendes festgestellt. Zum Zustandekommen der peripheren Fazialislähmung ist wichtiger als die äußere Gelegenheitsursache eine besondere somatische Anlage, die Familiendisposition zu Nervenerkrankungen. Die Fazialislähmung steht in dieser Beziehung in derselben Reihe mit der Chorea, Hysterie, Epilepsie, Tabes, Migraena ophthalmica und weiteren Syndromen aus der neuropathischen Familie. Die Anlage zur Fazialislähmung kann sich gleichförmig oder im Wechsel mit anderen Krankheiten in der Vererbung äußern.

Charcot führt nach der Arbeit seines Schülers Neumann (1887) die Familiengeschichte dreier jüdischer Schwestern an, die alle an der Gesichtslähmung erkrankten und ihr Leiden auf einen kalten Luftzug zurückführten. Hier das Familienschema:

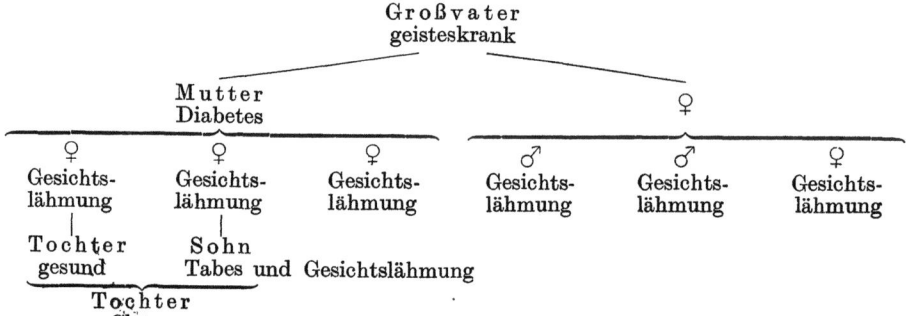

Ganz allgemein hat sich herausgestellt, daß je genauer die Vorgeschichte der von Gesichtslähmung Befallenen geprüft wird, um so öfter eine erbliche Nervenschwäche oder bereits ausgebildete Nervenkrankheiten, Migräne, Chorea, Hysterie, Tabes, Diabetes usw. gefunden werden.

Dazu kommt, daß die Ziffer der von der Fazialislähmung Befallenen in den verschiedenen Altersklassen sich derart verhält, daß das Leiden erst in der zweiten Kindheit spärlich auftritt, im Jünglingsalter anfängt häufiger zu werden und sich dann bis zum absteigenden Alter stetig vermehrt, also wie eine Aufbrauchkrankheit verhält.

Valleix zählte unter 22 Patienten mit Gesichtslähmung
im Alter von 7—20 Jahren 5
     20—40 ,, 17
     40—60 ,, 10

Bernhardt (1895) gibt die folgende Zusammenstellung für die Verteilung der Gesichtslähmung auf die verschiedenen Altersklassen

	Männliche	Weibliche	Zusammen
10—20 Jahre	5	1	6
20—30 ,,	8	8	16
30—40 ,,	10	4	14
40—50 ,,	5	3	8
50—60 ,,	—	1	1
60—70 ,,	2	—	2
70 u. mehr	—	1	1
	30	18	48

Das Leiden betraf die rechte Seite bei männlichen Patienten in 59%, bei weiblichen in 57%; die linke Seite bei männlichen in 41%, bei weiblichen in 43% der Fälle.

Faßt man alles zusammen, so zeigt sich, daß die rheumatische Fazialislähmung derart zustande kommt, daß auf eine schwach angelegte oder durch irgendwelche Hilfsursachen geschwächte Fazialisleitung eine örtliche oder entfernte Erkältungsursache einwirkt, die um so geringfügiger zu sein braucht,

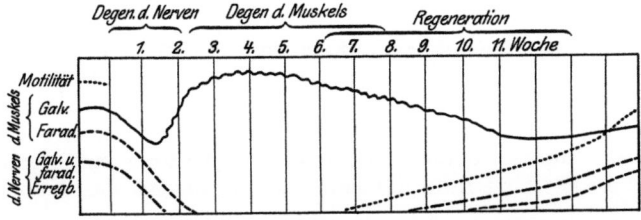

Fig. 11. Komplete EaR mit frühzeitiger Heilung.

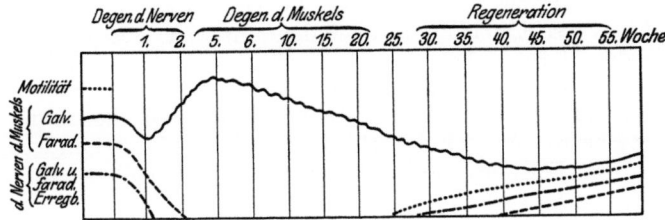

Fig. 12. Komplete EaR mit später Heilung.

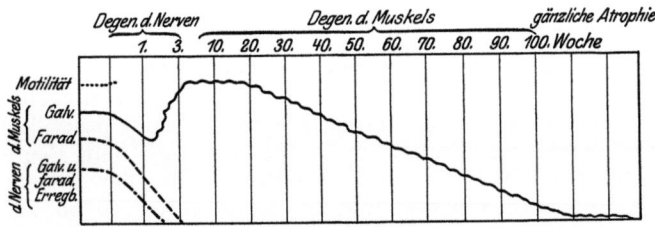

Fig. 13. Komplete EaR mit gänzlichem Schwund und bleibender Lähmung.

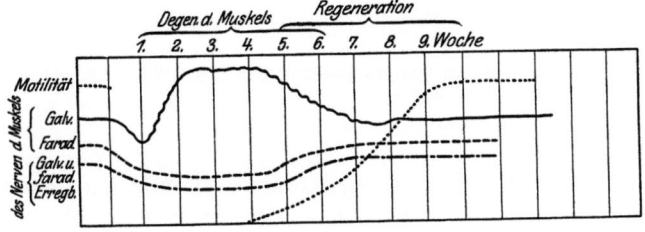

Fig. 14. Partielle EaR mit rascher Heilung.

je schwächer der Nerv und das angegriffene Individuum. Daß Erkältung und der von ihr begünstigte rheumatische Infekt nicht die einzige Ursache der peripheren Gesichtslähmung ist, braucht nicht hervorgehoben zu werden. Es können ganz gesunde Menschen gelegentlich eine Drucklähmung, Frostlähmung, neuritische Lähmung im engeren Sinne am Fazialis erleiden; āndererseits kann für ein äußerst labiles, durch Alkohol- oder Tabak- oder Kaffeemißbrauch gehörig vorbereitetes Nervensystem auch einmal die Schreckwirkung genügen, um eine Außenlähmung des Fazialis zu bewirken, während sie für gewöhnlich allerdings die zentrale, hysterische Lähmung setzt. Daß der rheumatische Infekt gelegentlich auch durch andere Infekte und dann mit größerem Nachdruck bei der peripheren Gesichtslähmung vertreten wird, wollen wir ebenfalls nur andeuten, indem wir auf die schwereren und schwersten Formen der Fazialislähmung bei Typhusrekonvaleszenten, Erysipelkranken, Malariakranken, Syphilitischen verweisen.

Wir heben noch einmal hervor, daß die rheumatische, also die alltägliche von mehr oder minder deutlichen örtlichen Kälteeinwirkungen ausgelöste Fazialislähmung alle die Grade darbieten kann, wie sie das Erbsche Schema auf S. 287 zeigt.

Erb und andere haben den Grund für die schnelle Heilung in einem Falle, für die Unheilbarkeit im anderen in dem Grad der interstitiellen Entzündung der Nerven, also mittelbar in der Stärke der von außen her wirkenden Schädlichkeit gesucht. Diese Erklärung ist nach dem unter 225 Gesagten unwahrscheinlich. Der sensible Nerv ist beim Gesunden gegenüber äußeren Schädlichkeiten stets schwächer als der motorische; aber gerade die ohne Beteiligung der Trigeminuszweige im Gesicht verlaufenden Fazialislähmungen pflegen die schwersten zu sein, zum Zeichen dafür, daß die schwache Anlage, die verminderte Regenerationskraft für die Schwere der Lähmung, ihre Unheilbarkeit, verantwortlich ist.

Wie wenig die rheumatische Fazialislähmung mit einem deutlichen Entzündungsvorgange und insbesondere mit der von Erb vorausgesetzten interstitiellen Neuritis zu tun hat, lehrt, abgesehen vom klinischen Verlauf, eine anatomische Untersuchung Minkowskis (1891). Ein 27 jähriger Mann bekam infolge von Erkältung eine Lähmung des rechten Fazialisgebietes; die vollständige Paralyse aller Gesichtsmuskeln auf der kranken Seite war mit Geschmacksstörungen auf dem vorderen Zungenteil, flüchtiger Gaumensegellähmung und Scharfhörigkeit verbunden. Die anfänglich hervortretende partielle Entartungsreaktion wurde später vollständig. Acht Wochen nach dem Beginn der Lähmung vergiftete sich der Patient mit Salzsäure. Bei der Untersuchung der Fazialisleitung fand man Wurzeln und Stamm des Nerven bis zum Ganglion geniculi völlig unversehrt. Vom Ganglion abwärts war eine vorgeschrittene parenchymatöse Degeneration der Nervenbündel zu sehen, die nach der Peripherie hin zunahm. An keiner einzigen Stelle des Canalis Fallopiae oder am Neurilem war eine Veränderung zu finden.

228. An die rheumatische Fazialislähmung schließt sich eine Reihe von Augenlähmungen als Erkältungskrankheiten an. Gräfe (1866) hat besonders auf sie aufmerksam gemacht mit der Beschreibung „gewisser nach evidenten Erkältungsursachen vorkommender Formen doppelseitiger Augenmuskellähmungen". Er führt sie auf eine umschriebene Basilarperiostitis zurück, wie früher Eisenmann (1841), der in seiner Krankheitsfamilie Rheuma ein Periostiorheuma orbitae aufführt; allerdings noch eine besondere Ophthalmoparalysis rheumatica ohne jene Perineuritis davon abtrennt. Daß Eisenmann hiermit das Richtige getroffen hat, haben wir eben am Beispiel der rheumatischen Gesichtslähmung gesehen.

Die rheumatische Augenmuskellähmung entwickelt sich nach der Einwirkung eines Zugwindes oder einer plötzlichen Abkühlung des Gesichtes sehr rasch, meistens am ersten oder sonst in wenigen Tagen.

Bei einem 13 jährigen Mädchen, das Graefe beobachtete, entstand sie nach einem raschen Lauf zur Schule an einem heißen Sommertage während der Abkühlung, die unter unbehaglichem Frösteln verlief. Das Kind konnte am nächsten Tage beim Erwachen das rechte Auge nicht mehr öffnen und klagte über dumpfen Kopfschmerz und große Schläfrigkeit. Einige Tage später fiel auch das linke Auge zu.

Bei einem 20jährigen Soldaten ging der Lähmung eine starke Durchnässung nach angestrengtem Marsch vorauf und ein anhaltendes Frostgefühl. Am nächsten Morgen waren beide Augendeckel gelähmt und bei der Untersuchung am vierten Tage ergab sich beiderseits eine fast vollkommene Okulomotoriuslähmung, am linken Auge die Lähmung des Abduzens und Trochlearis. —

Das Leiden verläuft mit oder ohne Kopfschmerz. Meistens aber soll der Schädel beim Beklopfen von oben her und von einer Seite zur anderen sehr empfindlich sein. Das erste Zeichen pflegt die Erschwerung oder die Unmöglichkeit der Lidöffnung zu sein. Endlich ist das Gebiet beider Okulomotoriusnerven, in der Regel auch Trochlearis und Abduzens gelähmt, so daß also der Augapfel unbeweglich und der Lidschlag aufgehoben ist.

Die Lähmung pflegt binnen vier oder acht Wochen vollständig zurückzugehen oder nur geringe Spuren zu hinterlassen.

Daß auch Teillähmungen von Augennerven und Lähmungen einzelner Augenmuskeln durch Erkältungseinflüsse entstehen können, ist eine bekannte Tatsache für den, der bei der Beobachtung der rheumatischen Fazialislähmung seinen Blick über die Grenzen der Gesicht- und Gaumenmuskulatur hinaus auf die weitere Umgebung lenkt. Er findet dann nicht allein des öfteren neben der Gesichtslähmung eine Neuralgie oder Hypästhesie im Trigeminusgebiet, Andeutungen des Caput obstipum, eine Schulterschwäche u. dgl. sondern gelegentlich auch Leitungsstörungen im Gebiet des Okulomotorius, des Trochlearis, des Abduzens.

Die Abduzenslähmung kommt auch für sich allein als Kälteschaden oder Erkältungskrankheit zur Beobachtung. Der Verlauf ist meistens dieser, daß der Patient dem Gegenzug ausgesetzt am Fenster verweilte oder in einem rasch fahrenden Wagen saß, am anderen Tage verschwommen sah und am dritten Tage über Doppelbilder klagte; seltener, daß sogleich nach einer Kälteeinwirkung auf das Gesicht die Lähmung da ist. Den letzteren Fall, der also als einfacher Kälteschaden zu gelten hat, sah ich bei einem jungen Manne, der wegen heftiger Augenmigräne auf den Rat eines Studenten der Medizin einen Eisbeutel auf das Auge gelegt hatte und mehrere Stunden hintereinander hatte einwirken lassen.

Die Abduzenslähmung durch örtliche oder allgemeine Verkühlung geht wie die rheumatische Okulomotorius- und Fazialislähmung fast immer in wenigen Wochen zurück. Sie kann wie jene anderen Erkältungslähmungen nach Monaten oder Jahren wiederkehren. Wird sie bei einem Syphilitischen beobachtet, so geschieht die Heilung mit oder ohne Jodkalium, mit oder ohne Schmierkur; eine Salvarsankur oder eine Sublimatinjektion kann den Rückfall beschleunigen oder auch den ersten Anfall bewirken. Besonders ist die rückfällige sowie die rasch von einer zur anderen Seite umspringende Abduzenslähmung ein Vorzeichen der Tabes und Taboparalyse (222); auch als Frühzeichen der multiplen Hirn- und Rückenmarkssklerose oder als eines der ersten Symptome der progressiven Muskelatrophie wird sie beobachtet (Duchenne 1859, Gräfe 1866, Charcot 1870, Mauthner 1881). So daß der Arzt allen Grund hat, sein Augenmerk nicht auf das auffallende Symptom zu beschränken, sondern stets den ganzen Menschen und insbesondere sein ganzes Nervensystem zu berücksichtigen, wenn eine Abduzenslähmung oder Fazialislähmung oder Okulomotoriuslähmung u. dgl. vorliegt. —

Nach den rheumatischen Gesichts- und Augenmuskellähmungen wären noch die rheumatischen Lähmungen des Nervus accessorius und des Nervus axillaris als nicht seltene Erkältungsstörungen zu erwähnen. Es braucht nicht auseinandergesetzt zu werden, wie die Sternocleidomastoideus- und

Kukullarislähmung und die Deltoideuslähmung durch Kälteschädigung der Innervation von dem rheumatischen Schiefhals und Schulterweh (201) unterschieden werden. Die Diagnose macht nur dann Schwierigkeiten, wenn sich Muskelrheuma und Nervenrheuma mit sensiblen Reizungen in jenen Gebieten vereinigen.

Die rheumatische Radialislähmung ist weit seltener als die entsprechende Drucklähmung; am ehesten beobachtet man sie als Teilsymptom bei der rheumatischen Polyneuritis in Form der Strecklähmung der Hand. Ebenso ist die rheumatische Lähmung des Nervus cruralis mit Aufhebung der Funktion des Ileopsoas und des Quadriceps femoris gewöhnlich Teilerscheinung einer Polyneuritis oder Begleiterscheinung einer Polyarthritis rheumatica.

229. Zur allgemeinen Prognose des Nervenrheuma sei bemerkt, daß wer durch eine Erkältungsursache eine Neuralgie oder eine motorische Lähmung bekommt, stets des anbrüchigen Nervensystems verdächtig ist; um so mehr je weniger heftig die Kälteeinwirkung war. Dabei ist die motorische Lähmung entschieden ein schwereres Symptom als die sensible Reizung. Dem Patienten wird der Arzt die Freude über die Ausheilung einer rheumatischen peripheren Lähmung selbstverständlich nicht trüben; aber er wird ihm in der Voraussicht weiterer zukünftiger Ausfälle und Aufbrauchstörungen eine sachgemäße Schonung des Nervensystems gegen äußere und innere Schädlichkeiten um so dringlicher auferlegen, je jünger der Patient ist.

Im großen und ganzen gibt die nach ausgesprochener Kälteeinwirkung eingetretene Lähmung eines Außennerven eine bessere Prognose als die sogenannte Spontanlähmung. Das gilt für Erwachsene, aber ganz besonders für Kinder. Bei Kindern sind Erkältungslähmungen höchst selten, besonders im Vergleich zu den Spontanlähmungen einerseits und den groben Drucklähmungen andererseits.

Wie die rheumatische Gesichtslähmung so wird auch die rheumatische Augenmuskellähmung infolge von Erkältungseinflüssen fast nur bei Erwachsenen gesehen, während die spontane Gesichts- und Augenlähmung bei Kindern weit eher als bei Erwachsenen beobachtet wird. Wenn sich ein spontanes Doppelsehen oder spontanes Schiefgesicht bei Kindern einstellt, muß man in erster Linie stets an eine beginnende Basilarmeningitis, an intrakraniellen Tumor, an infantilen Kernschwund im begrenzten Sinne oder als Teilzeichen einer fortschreitenden Bulbärparalyse oder einer amyotrophischen Lateralsklerose denken; die selteneren Fälle, wo das Symptom im Anschluß an Influenza, Keuchhusten, Masern durch periphere Entzündung eines Augennerven oder wo es als Merkmal der asthenischen Bulbär- und Zerebralparalyse usw. auftritt, sind verhältnismäßig günstig unter der überwiegenden Zahl der Augenlähmungen bei Kindern mit ominöser Bedeutung.

Wenn wir sagten, daß rheumatische Lähmungen von Außennerven bei Kindern selten sind, so müssen wir hinzufügen, daß der infantile Kernschwund der Augenmuskelnerven, des Fazialis usw. sich mitunter nach einer ausgesprochenen Erkältungsgelegenheit zum ersten Male kundgibt. Ich habe ein siebenjähriges Mädchen in Erinnerung, das mit guter Gesichtsbildung zur Welt gekommen war und ohne Störung an Augen- oder Gesichtsmuskulatur das fünfte Jahr erreicht hatte. Es hatte sich an einem kalten Januarnachmittag bei schneidendem Frostwind im Freien spielend bis weit in den Abend hinein verspätet, am anderen Tage klagte es über Doppelsehen; in den nächsten drei Wochen entwickelte sich eine vollständige Lähmung des Okulomotorius, Trochlearis, Abduzens und Fazialis auf beiden Seiten, dazu eine Schwäche in Rücken und Beinen. Die letztere ist nicht weiter als bis zu einer bedeutenden Unbehilflichkeit im Gehen gediehen. Die Augen- und Gesichtslähmung besteht seit fast zwei Jahren unverändert und hat zu einem hochgradigen Gesichtsschwund geführt. Die Mutter des Kindes leidet an amyotrophischer Lateralsklerose.

230. Es gibt Zustände des Nervensystems, wo eine verhältnismäßig geringe äußere Schädlichkeit wie Abkühlung, Erschütterung, Schreckwirkung nicht eine örtliche Störung allein sondern einen plötzlichen Zusammenbruch bewirkt.

Die Krankengeschichte Alexanders (83) ist ein Beispiel dafür, wie infolge von großen Strapazen das Nervensystem so erschöpft werden kann, daß das Eintauchen des Körpers in ein kaltes Bad eine sofortige allgemeine Lähmung mit Lebensgefahr bewirkt. Einen ähnlichen Fall von Tetanus a frigore berichtet Beauregard (1858).

Im Dezember 1853 begab sich ein 21jähriger Neger in einer Zuckerfabrik auf Kuba in einen leeren Dampfkessel, um diesen zu reinigen. Die Temperatur im Kessel betrug unter 70° C; der Neger konnte es nicht länger als zehn Minuten darin aushalten. Draußen ging ein kalter Wind und fiel ein feiner Regen. In dem Augenblick, wo der Mann schweißtriefend aus dem Kessel stieg und von dem kalten Winde getroffen wurde, stürzte er wie vom Blitz getroffen zusammen. Der in der Nähe verweilende Arzt fand den Ergriffenen im allgemeinen Starrkrampf. Es trat Genesung ein.

Diesen plötzlichen Starrkrampf, der ohne Inkubationsstadium sogleich nach dem Einwirken großer Hitze und folgender rapider Abkühlung da ist, dürfte wohl von den meisten Ärzten heute so gedeutet werden, daß es sich um eine einfache Kältestörung, wie jene akuten Anfälle von Myotonie durch Kältewirkung (42) oder auch um einen Tetanus hystericus durch Kälteschreck gehandelt habe. Damit wäre denn der Fall in den Ersten Teil dieses Buches zu verweisen. Es gibt aber noch eine andere Möglichkeit der Erklärung, diese nämlich, daß sich der Neger in einem latenten Zustande der Tetanusinfektion befunden habe und daß die plötzliche Abkühlung die zufällige Veranlassung zum Ausbruch der Krankheit geworden sei.

In der Tat ist der Ausbruch der Tetanusinfektion durch Abkühlungen und Erkältungen ein häufiger Fall und die Verschlimmerung einer bestehenden Tetanuserkrankung durch kalte wie durch heiße Bäder die Regel. Sogar die ganze Entstehung einer Tetanuserkrankung als Erkältungskrankheit ist durchaus nicht so selten oder gar unmöglich, wie die heutige Lehre, jeder Tetanusinfekt sei traumatischen Ursprungs, behauptet. Wir wollen unbedenklich zugeben, daß der infektiöse Tetanus in den weitaus meisten Fällen auch dann, wenn grobe Verwundungen nicht gefunden werden können, eine Wundkrankheit in dem Sinne sei, daß der Erreger an kleinen Hautschrunden seinen Eingang in den Körper fand. Aber wir halten es nicht für erlaubt, ein Dogma daraus zu machen und ohne häufige und genaue Untersuchung von Fällen, die bisher für rheumatische gegolten haben, die Sache für erledigt zu erklären. Denn es gibt außer dem Nicolaierschen Infekt noch andere Infekte, die unter dem Bilde des Trismus und Tetanus verlaufen können, so insbesondere die Febris intermittens tetanica (Griesinger), die den Griechen schon unter dem Namen der κάτοχος (Galenos) bekannt war. Warum soll es also nicht auch einen Tetanus rheumaticus im eigentlichen Sinne geben können, einen Trismus und Tetanus, der auf derselben Schädlichkeit beruht, die den akuten Gelenkrheumatismus macht? Davon wäre dann der fälschlich sogenannte rheumatische Tetanus zu sondern, der als Wundinfektion mit Nicolaiers Bazillus beginnt und durch eine zweifellose Erkältungsgelegenheit zum Ausbruch kommt, sich also zum Tetanus rheumaticus verus wie Rheumatoid zum Rheumatismus verhält.

231. Dem Begriff des Tetanus rheumaticus liegen zahlreiche Beobachtungen zugrunde, in denen Menschen in heftige Muskelstarre mit oder ohne Schmerzen verfielen, wenn sie einer plötzlichen heftigen Kälteeinwirkung, etwa durch Sturz ins kalte Wasser oder durch Luftzug, der den durchnäßten Körper traf, oder einer längeren Wärmeentziehung, etwa beim Ruhen auf dem kalten Erdboden, oder einem schroffen Wechsel zwischen Taghitze und Nachtkühle ohne Schutz ausgesetzt waren. Wenn in solchen Fällen die genaue Beschreibung der Krankheit fehlt, darf man annehmen, daß hie und da Fälle von Crampus a frigore (43), Polyneuritis acuta, Meningitis cerebrospinalis acuta, Strychninvergiftung, Ergotismus, Rabies, Hysterie untergelaufen sind. Denn auch bei der Auslösung dieser Krankheiten und bei der Steigerung der sie begleitenden Krampfanfälle spielen Erkältungen und Kältewirkungen keine seltene Rolle.

Aber in den weitaus meisten Fällen, die wir im Auge haben, läßt die Ausführung des Krankheitsbildes keinen Zweifel daran, daß der wirkliche Tetanus mit regelrechter Entwicklung und Verlaufsweise vorlag.

Die Entstehung des Tetanus im Anschluß an Erkältungen ist zu allen Zeiten beobachtet worden. Hippokrates, Aretaeus, Paracelsus (1530), Fernel (1558), Foreest (1587), Fabricius Hildanus (1606) kennen sie. Fügen wir aber sogleich hinzu, daß die Alten, welche die Bedeutung einer Erkältung für den Ausbruch des Leidens betonen, nicht weniger Verletzungen und andere Umstände unter seinen äußeren Ursachen nennen. Aretaeus kannte den Starrkrampf der Verwundeten, der Wöchnerinnen, der Neugeborenen so gut wie wir. Foreest und Schenck (1665) und andere sahen den Starrkrampf nach Aderlässen entstehen. Farland zählt viele Fälle nach Pockenimpfung, Lind (1768) nach Amputationen.

Am häufigsten ist der Starrkrampf ohne voraufgegangene Verwundung in den Ländern der warmen und heißen Zone; während er in der gemäßigten Zone im Sommer ganz selten vorkommt, etwas häufiger im Herbst, noch häufiger im Frühjahr und am häufigsten im Winter entsteht (Aretaeus), fällt seine größte Ziffer innerhalb der Tropen in die Regenzeit. In Ostindien und Westindien gibt vor allem das Schlafen auf dem bloßen Erdboden Veranlassung zur Entstehung des Tetanus (Moseley 1787, Clark 1797). Auf Barbadoes verfallen die Soldaten und die Schnitter, die in den auffallend kühlen Nächten der Hundstage auf dem Felde ohne Bett und Decke liegen, beim Erwachen häufig in Starrkrampf (Hillary 1759). Gleiches und ähnliches berichten Chalmers (1757) aus Südkarolina, Pouppe-Desportes (1770) aus San Domingo, Cleghorn (1779) aus Minorca, Blane (1785) aus Indien. Pruner (1847) sah die Sudanneger in Ägypten an Tetanus erkranken, wenn sie in diesem nördlicheren Klima unvorsichtig kalte Bäder gebrauchten. Pferde, die in Cayenne im Luftzug rasch abkühlten, nachdem sie in Schweiß geraten waren, verfielen in Starrkrampf (Bajon 1776).

232. In den Ländern der gemäßigten Zone wird öfter als der Tetanus rheumaticus, tetanus a frigore, tetanus idiopathicus, der Wundstarrkrampf beobachtet. Aber in sehr vielen Fällen von Wundstarrkrampf konnte auch eine nach der Verwundung einwirkende Verkühlung nachgewiesen werden; ebensowohl in den Tropen wie in den kühleren Ländern. Huck (1763) sah in Ostindien, Campet (1802) in Cayenne, Rush (1786) in Philadelphia zahlreiche hierhergehörige Fälle. Schmucker sah während des siebenjährigen Krieges in den böhmischen Feldlagern Friedrichs auf die leichtesten Verwundungen Tetanus folgen, als heiße Tage mit kalten Nächten abwechselten. Larrey sah im ägyptischen Feldzuge Bonapartes nach der Schlacht an den Pyramiden am 21. Juli 1798 den Tetanus unter den verwundeten Soldaten in großer Zahl, als diese dem Wind und Wetter in den kühlen und feuchten Nächten ausgesetzt blieben. Nach der Schlacht zu El-Arisch wurden die Verwundeten auf feuchtem Erdboden in Zelten gelagert und blieben dem steten Regen ausgesetzt; acht von ihnen bekamen Tetanus. Nach der Einnahme von Jaffa lagen die Lazarette an der Küste; die Jahreszeit war kühl und regnerisch. Es ereigneten sich unter den Verwundeten mehrere Fälle von ungemein heftigem Tetanus. Auch im napoleonischen Feldzuge gegen Österreich fand sich nach der Schlacht bei Aspern vom 22. Mai 1809 der Tetanus bei den Verwundeten gewöhnlich nicht eher ein, als nachdem sich die Temperatur der Luft rasch von einem Extrem in das andere umgesetzt hatte. Ganz allgemein betont Larrey die Erfahrung, daß Verwundete, die sich in der Nacht unmittelbar der feuchten und kalten Luft der Nordostwinde und besonders im Frühling aussetzen mußten, leicht Tetanus bekamen, während hingegen bei fast gleichbleibender Temperatur die Krankheit selten erschien. Auch Heinecke (1874) beschuldigt Zugluft und rasche Temperatursprünge als Auslöser des Tetanus. Billroth (1882) sah den Wundstarrkrampf nur bei hohen schwülen Gewittertemperaturen sich häufen; er hätte wohl die nachträgliche Abkühlung betonen dürfen. Eine Häufung von Tetanus unter den Pfleglingen einer Hebamme, die die Neugeborenen zu heiß badete, erwähnt Bauer (1875) unter Berufung auf Ziemssen.

Bardeleben (1879) bezeichnet schlechtweg die Verwundung als die vorbereitende Ursache des Tetanus, Erkältung als die Gelegenheitsursache zum Ausbruch; Nicolaier (1900) drückt sich ähnlich aus, um zugleich auf die Versuche von Vaillard und Roux hinzuweisen, in denen Sporen des Tetanusbazillus in Wunden einheilten und erst nach Monaten, durch Reizung der Narbe oder sonst eine schwächende Ursache aufgestört, zur Infektion und zum Tetanusausbruch führten. Im gegenwärtigen Kriege finde ich ausnahmslos in den mir zugänglichen Vorgeschichten Tetanuskranker eine große Abkühlungsgelegenheit vor dem Beginn des Leidens. Die Verwundeten lagen stundenlang auf dem herbstlichen oder winterlichen Schlachtfelde, ehe sie verbunden wurden, oder wurden tagelang mit mangelhaftem Wärmeschutz der verletzten Glieder in Eisenbahnen befördert, bevor die Krankheit ausbrach. Nicht prophylaktische Impfungen sondern die Gunst der wärmeren Jahreszeit und besserer Kleiderschutz haben das Übel seit dem Frühling vermindert.

Das Verhältnis der Fälle von Starrkrampf ohne vorausgegangene Verletzung zu den Fällen, die nach Verwundung entstanden, war im deutsch-französischen Kriege 4,6 : 100. Heute ist es nicht anders. Dieses enorme Überwiegen des Tetanus traumaticus spricht sich in Ländern der gemäßigten Zone immer dann aus, wenn die Gelegenheitsursache der Verwundung über die der Erkältung so bedeutend wie im Kriege überwiegt. Unter anderen Bedingungen kann sich das Verhältnis fast umkehren. So entstehen nach den Mitteilungen fast aller Berichterstatter aus Westindien hier die überwiegende Mehrzahl der Tetanuserkrankungen ohne Verletzung. In der Präsidentschaft Bombay zählte man während der Jahre 1848—53 auf 100 Fälle von Tetanus überhaupt 40 Fälle von rheumatischem Tetanus; in der Stadt Bombay allein gab es während jener Zeit 1955 Todesfälle an Tetanus, 2,5% der Gesamtmortalität.

233. Durch Nicolaiers Entdeckung (1884) ist die bestimmte Vermutung Griesingers (1845), Rosers (1845), Spencer Wells (1860), Billroths (1862), daß der Tetanus eine Infektionskrankheit sei, für die traumatischen Fälle bestätigt worden. Der Tetanusbazillus wurde beim Tetanus nach zufälligen Verletzungen und chirurgischen Verwundungen in der Wunde, beim Tetanus der Neugebornen im offenen Nabel, beim Tetanus der Wöchnerinnen in der Gebärmutter gefunden.

Mit Jaccoud (1885) haben dann viele das Machtwort gesprochen, daß der Tetanus traumaticus, der Tetanus a frigore und der Tetanus idiopathicus ein und dieselbe Krankheit seien, vom gleichen Erreger erzeugt; die Betonung der verschiedenen Gelegenheitsursachen sei unnötig, da immer eine Wunde vorhanden sein müsse, von der aus der Bazillus sein Gift in den befallenen Organismus sende. Wir werden zeigen, daß diese Behauptung übereilt ist. Nicht einmal die Meinung, daß das klinische Bild des rheumatischen und des traumatischen Tetanus dasselbe sei, hält Stich.

Im allgemeinen ist das Bild des Tetanus ohne Rücksicht auf die Gelegenheitsursache das folgende: Früher oder später nach der Gelegenheit, wenige Stunden oder mehrere Tage nach einer schweren Durchkältung, Stunden, Tage oder Wochen, etwa 1—60 Tage, nach einer Verwundung beginnt der Anfall gewöhnlich mit einem Gefühl von Spannen, das vom Nacken zur Kinnlade und gegen die Wangen hin zieht, bisweilen mit einer nicht unangenehmen Kitzelempfindung verbunden ist. Bald aber steigert sich die Spannung zu einer peinlichen Steifigkeit in den Kaumuskeln, wozu weiterhin mehr oder weniger erhebliche Schlingbeschwerden kommen können. Die Steifheit im Nacken nimmt allmählich zu und zieht endlich den Kopf nach hinten, so daß dieser sich in das Kissen einbohrt. Allmählich wird auch die Gesichtsmuskulatur schwerer beweglich und am Ende starr, zum Grinsen oder schmerzlichen Lächeln gespannt. Die Stirn zieht sich in Runzeln, der Mund in die Breite; nach und nach wird der Kieferkrampf so stark, daß die Zähne fest aufeinandergepreßt sind, auch durch äußere Gewalt nicht voneinander entfernt werden können. Die Zunge zieht sich von der Zahnreihe zurück. Die Augen stehen mit engen Pupillen starr geradeaus gerichtet.

Unter wachsender Pulsziffer und steigender Körperwärme vervollständigt sich von Stunde zu Stunde das Bild dahin, daß die Steifigkeit weitere Teile ergreift. Unter schmerzhafter Muskelspannung wird die Wirbelsäule im Bogen nach vorne gekrümmt, so daß Rücken und Lenden hohl liegen; zugleich werden die Bauchmuskeln bretthart und flachen den Bauch ab. Durch krampfhafte Spannung der Atemmuskulatur gerät die Brust in starre Inspirationsstellung bei zunehmender qualvoller Atemnot. Ein schnürender Schmerz in der Magengrube, der gegen den Rücken hinzieht, vermehrt das Leiden weiter. Er kann schon vor Ausbildung der Rumpf- und Gliederstarre auftreten und pflegt dann von übler Bedeutung zu sein, weil er baldigen Stillstand der Zwerchfelltätigkeit verkündet. Früher oder mit Eintritt der Atemnot werden die Beine im Knie starr gestreckt, während Füße und Zehen vom Krampf verschont bleiben. Die Arme werden meistens in den Schultern steif, während Vorderarm und Hände frei bleiben. Blase und Mastdarm können so heftig zusammengezogen werden, daß sie dem Katheter und der Klistierspritze fast unüberwindlichen Widerstand entgegensetzen. Männer bekommen nicht selten starke Erektionen des Penis und Samenergießungen. Schlingkrämpfe, wie sie der Lyssa und dem hysterischen Starrkrampf zukommen, sind nicht häufig; ebensowenig Glottiskrampf.

Diese tonische Starre, die bei völliger Klarheit des Bewußtseins und ohne Störung des Gefühls sich ausbildet, hält nun nicht unverändert an, sondern läßt dann und wann nach, besonders im Schlaf, der allerdings meistens bald fehlt; bald wird die nachlassende Starre von einzelnen ruckweise auftretenden Zusammenziehungen wieder hergestellt und gesteigert, so sehr, daß die Streckmuskeln nicht selten gezerrt und fast zerrissen werden. Die Gewalt des Streckkrampfes ist auf der Höhe des Leidens so groß, daß eine starke Gewalt eher das Glied zerbricht, als die Muskelspannung überwindet.

In vielen Fällen häufen sich die Zusammenziehungen stoßweise alle Minuten oder alle paar Sekunden zur äußersten Qual des Kranken. Die leichtesten Erschütterungen des Bettes, des Bodens, Berührungen, Geräusche, der lindeste Luftzug kann sie hervorrufen; ein kühles Bad oder ein heißes Bad sie gewaltig steigern, während sie im warmen Bad von 33—35° C nachlassen. Im Anfall des Krampfes wird der Kranke von Schweiß überströmt.

Die Dauer des Leidens reicht gewöhnlich über eine Woche, wenn es nicht früher mit dem Tode endigte. Die ersten vier Tage sind, wie schon Hippokrates wußte, die gefährlichsten. Curling (1836) zählte unter 53 Fällen 41 Todesfälle in den vier ersten Tagen, Friedrich (1837) unter 128 Fällen 83 mal den tödlichen Ausgang binnen dieser Zeit. Der Tod pflegt unter hoher Steigerung der Körperwärme auf 40, 42, 44° C und bei äußerster Cyanose einzutreten, indem der fast unzählbar gewordene Puls endlich erlischt. Nach dem Verlauf der ersten Woche kann er noch durch Apoplexie, Schluckpneumonie, allgemeine Lähmung erfolgen; auch noch später durch Zwerchfellkrampf.

Leichte Fälle ziehen sich oft länger hin, können aber jederzeit in schwere übergehen. Nach dem vierten Tage ist im allgemeinen die Hoffnung auf Genesung nicht ungerechtfertigt, wenn der Krampf in einzelnen Muskeln deutlich nachläßt; er pflegt zuerst aus den Gliedmaßen, dann aus den Kiefern, zuletzt aus dem Rumpf zu weichen.

Es gibt Fälle, in denen die Krankheit 30, 60 Tage und länger anhielt (Steegmeyer 1787, Coomans de Ruiter 1835).

Unvollständige Fälle von Tetanus sind nicht selten; Wunderlich und Billroth erwähnen solche, in denen der Krampf sich auf Hals oder Nacken, auf ein Glied, eine Schulter, eine Hand beschränkte. Die bombayer Ärzte kennen sie gut, wie ich im Jahre 1897 sah, und im gegenwärtigen Kriege sehen wir sie bei einiger Aufmerksamkeit zwischen den schweren Fällen. Leicht wird der rasche Rückgang des drohenden Krampfzeichens einem diagnostischen Irrtum oder der spezifischen Antitherapie gutgeschrieben.

Als Tetanus facialis seu hydrophobicus hat Rose (1870) Fälle hervorgehoben, in denen das Leiden nach Gesichtsverletzungen eintritt, mit Fazialislähmung beginnend sich auf den Kopf beschränkt und durch Vorherrschen von Schlundkrämpfen das Bild der Lyssa nachahmt. Die Prognose dieser Fälle ist nicht schlechter als die der anderen.

Je länger die Inkubation der Krankheit währte, desto günstiger ist im allgemeinen der Verlauf beim traumatischen Tetanus. In Fällen, die drei Wochen oder später nach der Verwundung begannen, zählte man 50% Sterblichkeit; in solchen, die eine Woche oder früher nach der Verwundung einsetzten, bis zu 90% (Rose, Poland).

Bei Genesenen bleibt oft für längere Zeit Schwäche und Steifigkeit in den ergriffenen Muskeln zurück. Rückfälle kommen vor. Valentin (1811) erwähnt zwei Fälle, in denen sich das Leiden zum dritten Male wiederholte.

Die mitgeteilten Einzelheiten im Bilde des Tetanus traumaticus sind wichtig bei der Diagnose des Tetanus rheumaticus.

234. Schon ältere Autoren haben erhebliche Verschiedenheiten zwischen dem Starrkrampf nach Verwundung und dem Starrkrampf nach Erkältung bemerkt. Zunächst pflegt der rheumatische Tetanus eine kürzere Inkubation zu haben und sich rascher zur vollen Höhe der Krankheit zu steigern. Es kann wenige Stunden nach der Verkühlung beginnen und schon vor Ablauf von 24 Stunden allgemein sein. Öfter allerdings entwickelt er sich langsamer unter täglichem Schwanken von Puls und Körperwärme, um den Kranken weniger durch die Heftigkeit als durch die Dauer der Anfälle zu erschöpfen. Der durch Verkühlung entstandene Tetanus soll auf der Höhe des Leidens besonders oft in Wasserscheu ausarten (Larrey). Im allgemeinen ist die Prognose des Tetanus rheumaticus günstiger als die des traumaticus. Pierre Campet (1802) sah in Cayenne von 20 Kranken mit Erkältungstetanus

13 genesen, also 65%. Chaillou (1909) zählt 50% Genesung für den Tetanus a frigore; 20% für den Tetanus a traumate.

Chaillou hat sich die Mühe gegeben, Fälle von Tetanus traumaticus und Tetanus rheumaticus sorgfältig zu vergleichen, und weitere große Unterschiede gefunden. Während der Tetanus nach Verwundungen sich oft mit Brennen in der Wunde oder mit einem Schmerz, der vom verwundeten Teil gegen den Rücken zieht, sowie mit Unruhe und Angst ankündigt, setzt der Tetanus nach Erkältung meistens ohne alle schmerzhaften Empfindungen und sogleich mit Spannung in der einen oder anderen Muskelgruppe ein; wenn es auch Fälle gibt, wo bei Erkälteten Schwindel, Angst, Kopfweh, Magendruck als Vorboten dem Anfall einige Stunden voraufgehen. Die Inkubation des Tetanus a frigore pflegt eine ganz kurze zu sein. Sehr häufig beginnt der Anfall schon wenige Stunden nach dem Einwirken der Schädlichkeit, so daß solche, die ihr Nachtlager im Freien auf feuchter Erde gehabt hatten, gleich am Morgen beim Versuch sich zu erheben, die Muskelstarre fühlen, die sich nun rasch weiter entwickelt. Während Chaillou die Latenzzeit des rheumatischen Tetanus auf 8 Stunden bis höchstens 3 Tage beschränkt findet, sah er den traumatischen mindestens 4 Tage, gewöhnlich mehr, 5 bis 12 Tage, zu seiner Entwicklung brauchen.

Chaillou fand wie die anderen Forscher beim Tetanus traumaticus den Nicolaierschen Tetanusbazillus; er vermißte ihn beim Tetanus a frigore und macht für diesen den Pneumokokkus verantwortlich.

Daß indessen der „rheumatische" Tetanus auch durch den Tetanusbazillus erregt werden kann, lehrt ein Fall von Carbone und Perrero (1896), wo eine heftige Bronchitis mit Tetanusbazillen im Auswurf die Krankheit einleitete. Dieser Fall erinnert an eine Beobachtung Stemmlers (1814), der die Krankheit im Anschluß an eine Angina tonsillaris sich ausbilden sah.

Sicherlich beweisen Chaillous Untersuchungen, daß die Ätiologie des Tetanus genauerer Erforschung bedürftig ist und daß, ganz abgesehen vom Tetanus toxicus und Tetanus hystericus, die alte Sonderung des Tetanus in mindestens zwei Arten immer noch ihren guten Grund hat. Selbst für den Fall, daß der Tetanus rheumaticus im eigentlichen Sinne sich nicht bewahrheiten sollte, so bleibt doch die Unterscheidung der Gelegenheitsursachen, Verletzung und Erkältung wichtig. Zur Prophylaxe des Wundtetanus gehört nach dem Gesagten ebensowohl der Schutz vor Erkältungen wie eine sorgfältige Wundpflege; für den rheumatischen Tetanus in jedem Sinne bleibt die Verhütung von Erkältungen die wichtigste Aufgabe.

235. Im Anschluß an den Tetanus gehen wir noch kurz auf die Bedeutung von Kälteeinwirkungen und Erkältungen für das Zustandekommen der Tetanie (Corvisart 1852) ein. Dieses Syndrom, das früher auch intermittierender Tetanus (Dance 1831) oder intermittierende rheumatische Kontraktur (Trousseau 1842) oder Tetanille (Trousseau 1860) benannt worden ist, kann im Anschluß an eine Kälteeinwirkung beim vorher Gesunden zum ersten Male auftreten; seine Anfälle können aber auch bei solchen, die ihm auf Grund einer Schilddrüsenatrophie, einer chronischen Dyspepsie oder Magenektasie, eines akuten oder chronischen Darmleidens, erschöpfender Säfteverluste durch Diarrhöe, Diabetes insipidus, lange Laktation usw. unterworfen sind, derartig von Kälteeinwirkungen abhängen, daß sie jedesmal und fast allein durch solche Gelegenheitsursachen ausgelöst werden, sich also vergleichsweise wie der hämoglobinurische Anfall verhalten. Das Leiden kommt nach der Abkühlung einer Gliedmaße oder eines größeren Körperteils und vergeht wieder nach einigen Stunden oder Tagen; oder auch es bleibt, wenn es gerade Winter ist, für zwei, drei, vier Monate, um mit dem Frühling zu verschwinden und im nächsten Winter wiederzukehren. Überhaupt fallen die weitaus meisten Fälle von Tetanie in den Winter und in das Frühjahr.

Trousseau berichtet von einem 21 Jahre alten Sattlergesellen, der früher stets gesund, während einer Reise auf der Eisenbahn zur Winterszeit von dem Übel befallen wurde. Es soll nicht verschwiegen werden, daß er eine Erkältung ableugnete. Auf der Reise bogen sich ihm plötzlich die Finger und blieben gebogen trotz aller Bemühungen, sie zu strecken, so daß er sie gar nicht gebrauchen konnte. Der Anfall dauerte zwei bis drei Stunden und wiederholte sich nun täglich drei Monate hindurch, ohne daß das sonstige Befinden des Patienten irgendwie gestört war. Die Ärzte behandelten ihn mit Aderlässen; aber unmittelbar nach jeder Blutentziehung wurde der Krampf heftiger und erstreckte sich außerdem auf weitere Muskelgebiete, endlich auf alle Glieder, alle Muskeln des Rumpfes und des Gesichtes, und zwar so heftig, daß der Kranke sich eine Minute lang nicht rühren konnte, seine Atmung behindert und das Sprechen gebunden fühlte. Nach dem vierten Aderlasse erreichte der Anfall eine solche Höhe, daß man Abstand davon nahm und nun zwölf blutige Schröpfköpfe längs der Wirbelsäule setzte. Nun hörten die Anfälle auf, blieben den ganzen Sommer über weg, sechs Monate lang. Aber gegen Ende des Jahres stellten sie sich von neuem ein, diesmal für zwei Monate. Ebenso im dritten Winter. Nur im vierten Jahre kamen auch zur Sommerszeit zwei oder drei ganz leichte Anfälle, die seine Beschäftigung nicht unterbrachen. Im letzten Winter war an Stelle seines regelmäßigen Stuhlganges eine hartnäckige Verstopfung gekommen; zugleich eine Verschlimmerung der Anfälle. Nahm der Patient dann 40 g Magnesia sulfurica, wurde er alsbald von den Anfällen frei; aber die Verstopfung kehrte bald für vier oder fünf Tage wieder und mit ihr die Anfälle.

Den seltenen Fall von tödlichem Ausgang des Leidens beobachtete Trousseau bei einer Frau.

Eine Frau, die an syphilitischen Kondylomen litt, durch langwierige Durchfälle erschöpft war und in hochgradigem Marasmus ein totes Kind geboren hatte, war kurz nach ihrer Entbindung und als sie kaum von der Diarrhöe geheilt worden, wiederholt in kalten Wintertagen früh aufgestanden und nüchtern an einen Brunnen im Spitalhof gegangen, um Wasser zu schöpfen. Nach einem solchen Gang bekam sie in der nächsten Nacht heftigen Kopfschmerz und am folgenden Morgen einen Anfall von Tetanie, wobei Hände und Füße krampfhaft zusammengezogen, die Finger und Zehen halb gebogen und zusammengepreßt wurden. Der Krampf war so stark, daß der Arzt ihn nicht lösen konnte. Er ging auf die Gesichtsmuskeln über und preßte die Kiefer zusammen. Auch die Muskeln des Halses und der Brust wurden ergriffen. Das Gesicht wurde rot, das Atmen erschwert, das Sprechen durch den Kieferschluß behindert; das Bewußtsein blieb klar. Nach einem Aderlaß verschlimmerte sich der ganze Zustand; zwar ließ die Spannung in den Gliedern nach, aber Hals-, Gesichts- und Brustmuskeln zogen sich heftiger zusammen und das Antlitz wurde blaurot, das Atmen angstvoll und röchelnd, der Puls unzählbar. Nun setzte man zwölf Blutegel hinter die Ohren. Kaum hatten zwei oder drei davon angebissen, als die Kranke den Geist aufgab. Die Sektion blieb ergebnislos.

Auffallend ist bei der Tetanie, daß die Kälte, die das Leiden so leicht auslöst, den einzelnen Anfall zu unterdrücken vermag. So wird in manchen Fällen, wo die Kontraktur den Fuß befallen hat, der Krampf alsbald gelöst, wenn der Fuß auf einen kalten Steinboden gestellt wird; in anderen, wo die Hände leiden, läßt er sofort nach, wenn Arm oder Bein in kaltes Wasser getaucht wird; allerdings kommt er gleich nach dem Herausziehen wieder.

236. Die Tetanie wechselt in einigen Fällen mit Gelenkrheumatismus ab. Ich habe eine hierhergehörige Beobachtung im Jahre 1903 gemacht.

Eine kräftige gesunde Bauerntochter von 22 Jahren aus Atzbach bei Gießen war am Lahnufer im Heßler, wo sie einen ganzen Nachmittag das Grummet abgemäht hatte, mit geschwitztem Körper ins Wasser geglitten und bis zur Brust durchnäßt worden; sie hatte die nassen Röcke ein wenig ausgewunden und war in der septemberlichen Abendkühle den halbstündigen Weg nach Hause gegangen. In der Nacht fühlte sie starkes Ziehen in Armen und Beinen und konnte den Schlaf nicht gewinnen. Am anderen Mittag mußte sie sich mit Frösteln, Kopfweh und heftigen Knieschmerzen zu Bett legen, wonach bald Hitze und dann ein fließender Schweiß, der keine Linderung brachte, ausbrach. Der Zustand verschlimmerte sich von Tag zu Tag; nach den Knien wurden die Hüften, dann Schultern, Ellbogen, Hände und Kiefer von Schmerzen gequält, so daß die Patientin am Ende der ersten Woche ganz hilflos zu Bett lag. Bei der Untersuchung fand man nun nicht nur die Gelenkgegenden schmerzhaft und mehr oder weniger deutlich geschwollen, sondern auch die benachbarten Muskeln gegen Druck sehr empfindlich und so starr gespannt, daß die Muskelbäuche hart hervortraten. Das fiel besonders an den Vorderarmen und Waden auf. Die Hände zeigten die eigentümliche Stellung der Finger, die man als Dachziegelstellung bezeichnet. Die Muskelspannung weiter zu untersuchen, verbot die Schmerzhaftigkeit der Gelenke. Die Krankheit verlief unter dem Gebrauch mittlerer Gaben des salizylsauren Natron bei hohem, nur zeitweise ein wenig nachlassendem Fieber so, daß von Tag zu Tag ein Gelenkpaar nach dem anderen frei und damit das Leiden der Kranken erträglicher wurde. Die Muskelspannungen ließen gleichfalls nach, so daß man glauben durfte, daß sie eine einfache Komplikation mit Muskelrheumatismus bedeuteten.

Ende der dritten Woche war die Kranke unter treppenförmig abfallender Fiebertemperatur bis auf eine große Mattigkeit und Neigung zu fließenden Schweißen genesen. Der Appetit kehrte langsam wieder. In der vierten Woche fing die Patientin wider die Warnung des Arztes an, auf dem Hofe zu arbeiten, das Vieh zu füttern und den Garten zu besorgen. Das hatte sie zwei oder drei Tage lang getan, da merkte sie, daß sie jedesmal, besonders dann, wenn sie am Brunnen gewaschen oder Wasser zur Bleiche getragen hatte, das Ziehen in den Armen bekam, wie sie es zu Beginn ihrer Krankheit empfunden hat. Ein Gefühl von Ameisenlaufen ging von den Ellbogen zu den Händen; dann entstand eine Spannung in den Fingern, diese wurden durch einen Krampf stark und enge, wie zur Schreibhaltung, zusammengepreßt, so daß weder sie selbst die Finger zu spreizen noch die Mutter sie auseinanderzuziehen vermochte. War das Auseinanderziehen einmal unter Schmerzen gelungen, so schnappten die Finger von neuem rasch wieder zusammen. Die Spannung dauerte eine Viertelstunde und ließ dann nach. Nach einigen Tagen stellte sich dieselbe Beschwerde in den Füßen ein. Nach einem Kriebeln, das die Außenseite der Wade entlang lief und zum Einschlafen der Füße führte, wurden die Zehen von einem schmerzhaften Krampf so stark gegen die Fußsohle gezogen, daß sich die Zehen wie Krallen in die Fußhöhlung eingruben. Zugleich zog ein Wadenkrampf die Fersen aufwärts.

In den freien Zwischenzeiten konnte der Anfall in den Händen durch Druck in die innere Oberarmrinne leicht erregt werden. Nach kurzem Zusammenpressen des Plexus brachialis begann das Ameisenlaufen den Arm hinab und alsbald stellten sich die Finger in starren Streckkrampf, der nach einigen Sekunden wieder aufhörte. Durch Beklopfen des Peroneus am Capitulum fibulae entstand leicht der Fußkrampf. Die Fazialiszweige wurden durch Streichen und Pressen nicht deutlich erregt; aber der Accessorius Willisii.

Eine Mutterkornvergiftung durfte ausgeschlossen werden; weder gab es damals verdorbenes Korn, noch war bei Verwandten und Hofgenossen der Patientin irgend eine darauf deutende Erkrankung zu finden. Auch hatte die Kranke keine Arznei aus Secale cornutum genommen.

Das Mädchen litt an seinen Anfällen täglich mehrmals zwei Wochen lang; allmählich wurden sie kürzer und blieben Ende November ganz aus. Im Januar gab es nach einer Erkältung und Anstrengung auf dem Tanzboden einen neuen Anfall von fieberhaftem Gelenkrheumatismus, der aber nur die Knie und Sprunggelenke ergriff, bei Bettruhe und heißen Bädern nach vierzehn Tagen überwunden war. Leichte Spannungen in Händen und Armen ließen die Wiederkehr der Tetanie befürchten. Doch ging alles vorüber, bis im Februar sich aufs neue das volle Bild der Tetanie in Händen, Halsmuskeln, Rückenmuskeln und Beinen einstellte, um mit den ersten warmen Tagen des April zu vergehen.

Die Patientin hat das Jahr darauf geheiratet und weder in der Schwangerschaft noch im Wochenbett und während der Säugezeit einen Rückfall bekommen.

Die vorstehende und ähnliche Beobachtungen haben mich abgehalten, die Tetanie unter die einfachen Kältestörungen auf endogener Grundlage zu verweisen wie die Myotonie und verwandte Krampfstörungen. Noch weniger möchte ich es wagen, wie Bendix (1913) die Tetanie der Erwachsenen schlechtweg mit Tetanie, Laryngospasmus und Eklampsie bei Säuglingen und kleinen Kindern unter dem Titel Spasmophilie zu vereinigen. Das Wort Spasmophilie ist nach dem Inhalt, den ihm Soltmann vorbehalten hat, kein symptomatologischer Begriff sondern ein ätiologischer, der eine besondere anatomisch-physiologische Konstitution, die auf geringfügige Reize mit Krampferscheinungen antwortet, bezeichnen soll.

Bei der reinen Tetanie der Erwachsenen, vielleicht sogar bei der symptomatischen, welche Strumakachexie, Magenektasie, Puerperium usw. begleitet, tritt aber zweifellos eine äußere erregende Ursache neben der Anlage und neben der auslösenden Gelegenheitsursache in Wirkung und sogar in den Vordergrund. Dafür spricht außer dem klinischen Verlauf auch die Beobachtung, daß die Tetanille sich gelegentlich in Werkstätten unter Schustern, Schneidern, Näherinnen usw. häuft. Doch das alles muß an anderer Stelle weiter untersucht werden. Hier kam es nur darauf an, der Tetanie ihre Stellung unter den Erkältungskrankheiten anzuweisen.

237. Gelenke, Muskeln und Nervensystem sind die Hauptsitze der Erkältungskrankheiten, die als rheumatische und als rheumatoide bezeichnet werden. Daß es auch echte **rheumatische Infekte der Eingeweide** gibt, unterliegt keinem Zweifel. Es genügt an die sogenannten Komplikationen der Polyarthritis rheumatica, an **Endocarditis, Pericarditis, Myocarditis, Pleuritis, Pneumonie, Peritonitis** im Verlauf des akuten Gelenkrheumatismus zu erinnern.

Daß nicht jede nach Erkältung auftretende Eingeweideerkrankung von der Noxe des Rheumatismus acutus erregt wird, ist ebenso sicher. Nicht einmal jede den Gelenkrheumatismus begleitende Endocarditis und Nephritis hat mit dem Grundleiden etwas zu tun, sondern ist keineswegs selten die Folge eines Simultan- oder Sekundärinfektes mit anderen Erregern. Die früher fast ausschließlich dem Rheumatismus zugeschriebene „**Pleuritis idiopathica**" nach Erkältungen hat nur ausnahmsweise die rheumatische Noxe zum Erreger; in den weitaus meisten Fällen ist sie, wie wir heute wissen, Symptom eines chronischen Infektes mit Tuberkulose oder der damit so häufig verbundenen Sekundärinfekte.

Unter den durch Erkältungseinflüssen ausgelösten Pneumonien kommt eine echt rheumatische vor, nicht bloß als Begleiterin des Gelenkrheumatismus sondern auch als Krankheit für sich. Sie mag als Beispiel für den Eingeweiderheumatismus, von dem wir nicht viel wissen — denn selbst die Endocarditis rheumatica bedarf noch sehr der ätiologischen Untersuchung — hier kurz besprochen werden.

Die **Pneumonia rheumatica** wird am ehesten im Jünglingsalter beobachtet, bei Mitgliedern rheumatischer Familien oder bei Individuen, die vorher oder gleichzeitig oder nachher verschiedene Rheumaanfälle, Anginen, Chorea, Polyarthritis usw. erlitten haben oder erleiden. Auf einen Schüttelfrost, der mehrere Stunden nach einer ausgesprochenen Erkältungsgelegenheit kam, stellt sich hohes Fieber mit allen Zeichen der beginnenden Lungenentzündung ein, trockenes Hüsteln, Beklemmung, Knisterrasseln an umschriebener Stelle und Seitenstechen. Bei zunehmendem Husten bringt der Kranke gar nicht oder mit Mühe ein wenig schaumigen Schleim hervor, der bakterioskopisch nichts Besonderes ergibt, am ersten und zweiten Tage wenigstens; später kann sich der so oft sekundär auftretende Diplococcus lanceolatus zeigen. Die pneumonische Kongestion verläuft in zwei, drei Tagen wie eine Abortivpneumonie und die Krankheit kann ohne weiteres zu Ende gehen. In anderen Fällen entwickelt sich das kleine oder große Bild des Gelenkrheumatismus hinzu. In anderen kommt es mit oder ohne Gelenkschmerzen zu heftiger Gehirnreizung in der Form des **zerebralen Rheumatismus,** die Mesnet (1856) als **folie rhumatismale,** Charcot (1867) als **encéphalopathie rhumatismale** beschrieben hat. Auch diese Erscheinungen können sich rasch ausgleichen; mitunter sind sie Vorzeichen des tödlichen Ausganges, wie in der folgenden Beobachtung.

Ein 15 jähriger Sekundaner P. in Bonn macht am Pfingstmontag 1911 mit vier Freunden einen Ausflug ins Siebengebirge. Die Jungen wandern in der Frühe über Godesberg zum Drachenfelsen und weiter zur Löwenburg und gleich in der Mittagshitze über den Breiberg hinunter nach Honnef. Auf der zugigen Teufelskanzel des Breiberges zieht der P., um seinen heiß und feucht gewordenen Körper zu erfrischen, Jacke und Weste aus. Alsbald fühlt er ein Frösteln über den ganzen Körper und legt, um es zu stillen, seine Kleider wieder an. Am Spätnachmittag fahren die Gesellen über den Rhein nach Rolandseck, um den Heimweg nach Bonn anzutreten. Schon vorher hatte P. über Mattigkeit und Unwohlsein geklagt. Er fühlt sich nicht fähig, die drei Stunden bis Bonn zu gehen, setzt sich auf die Eisenbahn und gelangt scheinbar wiederhergestellt nach Hause. In der Nacht erwacht er gegen vier Uhr mit Schüttelfrost, dem bald brennende Hitze und ziehende Brustschmerzen folgen; gegen Morgen gesellt sich unter lebhafteren Bruststichen ein Hustenreiz und reichlicher Schweißausbruch hinzu. Bald darauf werden die Fußgelenke und die Kniegelenke schmerzhaft und gegen den Druck des Oberbettes empfindlich. Um zehn Uhr vormittags stellt sich große Aufregung, Irrereden, Schreien, Umherwerfen ein. Unter starker Rötung des Kopfes, Engerwerden der Pupillen, steigt die Körperwärme, die bei der großen Unruhe des Patienten nicht gemessen werden kann, trotz andauernden Schweißes weiter; Puls 114. Nachmittags beruhigt sich der Kranke ein wenig; man hofft auf Genesung. Um sechs Uhr ist er nach kurzer neuer Steigerung der Aufregung tot.

Die Sektion ergab eine Blutüberfüllung am vorderen Teil des rechten Unterlappens; am Gehirn gar nichts Auffallendes. Um so mehr lehrte die Anamnese. Der Knabe hatte vorher keine Krankheit durchgemacht bis auf ein paar leichte Anfälle von Angina, die sich seit seinem neunten Jahre im Frühling oder Herbst einstellten. Seine 16jährige Schwester hat im 12. und 13. Lebensjahr drei Anfälle von Chorea bestanden; sie leidet seit zwei Jahren an häufigen, fast wöchentlichen Migräneanfällen. Ein 12jähriger Bruder hat vier oder fünf Anginen und drei kleine Anfälle von Typhlitis während der letzten drei Jahre erlitten, alle im Frühjahr. Die Mutter ist im 14. Lebensjahre von häufigen Mandelanschwellungen durch völlige Ausrottung der Gaumentonsillen befreit worden, lag im 16. Jahre fast ein Vierteljahr an schwerem Gelenkrheumatismus nieder, und ist von rheumatischen Beschwerden in den Gelenken und Muskeln seitdem nie wieder ganz frei gewesen. Am wohlsten hat sie sich in ihren drei Schwangerschaften gefühlt; aber nach den Wochenbetten kamen Schmerzen und Versteifungen in den Gliedern um so quälender wieder zurück. Ein leichter Mitralfehler seit dem ersten großen Anfall blieb bisher ohne Folgen. Die Zeichen des progressiven Rheumatismus an Gelenken und Muskeln der Glieder und der Wirbelsäule sind seit einem Jahre mit dem Ausbleiben der Monatsblutung deutlicher geworden und erschweren ihr das Bücken, Aufstehen und Niederlegen. Ihr Mann ist gesund.

238. Die Frage, ob es eine echte **rheumatische Nephritis** gebe, läßt sich heute wohl kaum beantworten, wie bestimmt sie auch früher bejaht worden ist. Im Verlauf des akuten Gelenkrheumatismus ist jedenfalls Nephritis sehr selten. Fürbringer (1884) zählt sie einmal auf 200, Pribram (1899) einmal auf 300 Fälle. So möchte man dem Satze Rayers (1840) zustimmen: eine rheumatische Nephritis gibt es nicht, und bei den Ausnahmen mit vorsichtigen Autoren an zufällige Nierenreizungen durch Terpentineinreibungen, Kantharidenpflaster und andere Medikamente oder an Niereninfarkte von endocarditischen Herden aus denken. Sogar Albuminurie ist beim akuten Gelenkrheumatismus im Vergleich zu anderen fieberhaften Infektionskrankheiten nicht häufig: Pribram fand sie bei 600 Kranken 34 mal also in rund 5 $^0/_0$ der Fälle; 26 dieser Eiweißausscheider hatten Endocarditis, 17 waren im zweiten oder späteren Anfall der Krankheit; stets war die Albuminurie geringfügig und verschwand nach wenigen Tagen.

Was die **Erkältungsnephritis** im weitesten Sinne angeht, so ist diese eine Krankheit des täglichen Lebens. Der Beginn einer akuten Nierenentzündung nach einer bestimmten Erkältungsgelegenheit ist so häufig wie etwa der Beginn einer akuten Lungenentzündung nach Erkältung. Die Erkältungsnephritis gilt als eine so feste Tatsache, daß einige Pathologen meinten, an ihr die ganze Erkältungslehre sogar im Experiment gegenüber den Leugnern der Erkältungskrankheiten retten zu können. Sie gingen von der Voraussetzung aus, ein sehr kaltes Bad oder sonst eine Kältewirkung müsse, wenn sie nur heftig genug sei, in jedem Falle eine Nierenentzündung sofort bewirken, und sie glaubten die **Nephritis refrigeratoria** im Tierversuch sicher erzwingen zu können, nachdem die einfache **Albuminuria a frigore** (54) bei Kaninchen so leicht im Experiment hervorgerufen worden war.

Insbesondere hat Siegel (1906) sich um die experimentelle Erkältungsnephritis bemüht. Er legte zwei Hunden eine halbe Stunde lang Eis auf die Nierengegend, ohne Erfolg. Dann narkotisierte er die Tiere mit Morphium und Chloroform, entkapselte die Nieren und brachte auf die bloßgelegte Nieren eine halbe Stunde lang Eis; jetzt fand er Eiweiß im Harn und einen Monat später bei der Sektion die Zeichen der akuten Nephritis. Anderen fünf Hunden gab er kalte Fußbäder, derart, daß er ihre Hinterfüße bis zu den Knien zehn Minuten lang in Wasser von 4° C hielt; darauf pflegte er die Tiere im warmen Laboratorium; bei allen fand er später eine parenchymatöse Nephritis.

Winternitz (1907) entkapselte an Hunden die Nieren, heilte sie unter die Haut ein und legte Eis auf; er brachte keine Nierenentzündung zustande, auch dann nicht, wenn er noch weitere Abkühlungen vornahm.

Lindemann (1908) ließ zehn nephroekanaraphierte Hunde zwei Jahre hindurch, auch bei allen Unbilden des russischen Winters frei auf dem Hofe umherlaufen, ohne je eine Spur Eiweiß in ihrem Harn nachweisen zu können.

Polak in Prag ließ im Winter 1908—1909 elf Hunde nach Siegels Vorschrift 10 bis 15 Minuten lang mit den Hinterbeinen bis zu den Knien in kaltem Wasser von 4° C stehen, hielt sie dabei aber nicht wie seine Vorgänger in aufrechter Stellung, sondern ließ sie auf allen Vieren stehen, um einer „lordotischen Albuminurie" auszubeugen. Die Körperwärme der Tiere sank um 0,4—0,6° C, in einem Falle um 1°, in zwei Fällen stieg sie um 0,4—0,5°. Nach dem Versuch kamen die Hunde in einen warmen Stall. Der Urin wurde acht Tage lang vor und nach dem Versuche auf Eiweiß und Nierenelemente untersucht. Die Untersuchung ergab nichts Krankhaftes; alle abgekühlten Hunde blieben gesund, nie war eine Spur Eiweiß nachzuweisen. Auch die später ausgeführte Sektion ergab keine krankhaften Veränderungen der Nieren, so wenig bei mikroskopischer wie bei makroskopischer Untersuchung. Von den elf Hunden hatten aber acht bei der Aufnahme ins Laboratorium Albuminurie gezeigt, wie das bei freilaufenden Hunden so häufig der Fall sein soll. Der Erkältungsversuch war erst angestellt worden, nachdem die Albuminurie 7 bis 9 Tage lang geschwunden gewesen war.

Auf Grund dieser Versuche erklären Chodounsky und Polak die Albuminurie bei den Siegelschen Hunden als eine lordotische, um so bestimmter, als es ihnen gelang, bei Hunden, die sie ohne Abkühlung 15 bis 20 Minuten lang zwangsweise in aufrechter Stellung auf den Hinterfüßen erhalten hatten, am ersten oder zweiten Tage geringe Eiweißmengen im Harn zu finden. Diese Albuminurie dauerte im äußersten Falle 15 Tage.

Zur Fortsetzung dieser Experimente am Menschen nahmen dann Chodounsky, Boucek und Polak (1911) selbst ein 10 bis 20 Minuten langes Fußbad von 3,5—6,1° C bis zu den Knien. Sie bekamen schmerzhafte Spannung und Starre in den Waden und Parästhesien in den Unterschenkeln, die das Bad einige Minuten überdauerten. Aber in dreizehn derartigen Versuchen konnten sie weder sogleich nach dem Bade noch in einer Reihe der folgenden Tage Eiweiß in ihrem Urin finden.

Wir lernen aus den vorstehenden Versuchen, was wir schon wußten, daß man Kältestörungen, also eine Albuminuria a frigore, aber keine Erkältungskrankheiten, also keine Nephritis refrigeratoria, mit einiger Sicherheit im Experiment hervorrufen kann; daß nicht jede Abkühlung der Füße bei Hunden oder Menschen die Nieren krank macht; daß aber, wenn man die Hunde nur gründlich und lange genug mißhandelt, schließlich auch einmal eine Nierenentzündung zustande kommt.

Das stimmt zur ärztlichen Erfahrung: es gibt gelegentlich Nierenentzündungen nach Erkältung, aber es gibt keine spezifische Erkältungsnephritis; wie es auch Lungenentzündungen nach Erkältung gibt, aber keine spezifische Erkältungspneumonie. Die Scharlachnephritis kommt ganz besonders häufig bei Patienten zustande, die nicht vor Erkältungen geschützt werden. Aber die Erkältung allein macht sie nicht; denn die Nephritis kommt fast an einem bestimmten Tage nach dem Überstehen des Scharlachfiebers, zwischen dem 13. und 21. Krankheitstage; bestimmte innere Bedingungen sprechen also bei ihrer Entstehung mit. Diese kann der Arzt vorab nicht beeinflussen; die auslösende Gelegenheitsursache, die Erkältung, kann er verhüten. Der Experimentator müßte ein Dutzend vom Scharlach genesende Kinder anstatt einem Dutzend Hunde dem Erkältungsversuch unterwerfen, um den Arzt zu widerlegen, der seine Scharlachkranken drei Wochen lang das Bett hüten läßt und vorsichtig vor Erkältungen schützt.

Vor Erkältungen und vor Unbilden überhaupt. Denn, was Erkältungen tun, tut gelegentlich auch eine Anstrengung, eine Magenüberladung, eine Aufregung usw. Untersuchungen am Menschen von Müller und Eschle, Benedicenti, Mac Farlan und anderen zeigen, daß Muskelleistungen, die der Muskelkraft und der Geübtheit des einzelnen entsprechen, nie zu deutlicher Albuminurie führen, während übermäßige Muskelarbeit Eiweiß, Blut und sogar Nierenepithelien in den Harn bringen kann. Für den Rekonvaleszenten wird aber oft schon zur Krankheitsursache eine Anstrengung, die er in gesunden Tagen mit Behagen aufnimmt.

Q. Der chronische Rheumatismus.

239. Wir haben wiederholt auf die Geringfügigkeit und Flüchtigkeit der Gewebsveränderungen hingewiesen, die den Prozeß des echten akuten Rheumatismus begleiten. Die auffallende Wandelbarkeit und der Mangel grober anatomischer Befunde bei den Gelenkflüssen, Nervenflüssen, Muskelflüssen hat von jeher als ein Hauptmerkmal des wahren Rheumatismus gegenüber den Rheumatoiderkrankungen gegolten. Wenn einzelne Pathologen auch vielleicht zu weit gegangen sind, indem sie dem akuten Rheuma jede greifbare Veränderung absprachen, so haben doch gerade die neuesten Untersuchungen am Lebenden wie an der Leiche immer wieder die Richtigkeit des alten Satzes dargetan, daß das pathologische Produkt beim Rheuma für gewöhnlich nichts weiter ist als eine farblose eiweißhaltige von körperlichen Elementen freie oder daran sehr arme Flüssigkeit, die sich überdies für die gewöhnlichen bakterioskopischen Methoden steril verhält. Die Voraussetzung, man müsse die gröberen anatomischen Merkmale der interstitiellen Entzündung finden, hat sich nicht bestätigt.

In vorgebildeten Gewebsspalten wie Gelenkhöhlen, Herzbeutel, Bauchfellsack, Lungenalveolen, kann das rheumatische Exsudat als reichliche tropfbare Masse gefunden werden; im Bindegewebe, Muskelgewebe, und besonders in den lockeren Stützsubstanzen bewirkt es eine teigige Anschwellung oder prallere Spannung; am Endocard macht es Quaddeln mit fibrinösen Auflagerungen; in so feinen Gebilden wie den Nerven verrät es sich am Lebenden höchstens durch die Folgen seines Druckes, durch Schmerz oder Lähmung, und kann an der Leiche, wie wir bei der rheumatischen Fazialislähmung und beim akuten Zerebralrheumatismus gesehen haben, auch der sorgfältigsten Untersuchung entgehen.

Sollten wir das rheumatische Exsudat mit irgend einem pathologischen Produkt vergleichen, so käme in erster Linie in Frage das Exsudat, das sich nach Erfrierungen zwischen die Gewebe und Zellen ergießt (68), oder auch die Flüssigkeit, die beim einfachen Katarrh von der freien Schleimhautoberfläche rinnt. Das Auffälligste, was man in frischen rheumatischen Ausschwitzungen gelegentlich gefunden hat, waren fibrinöse Ausfällungen und ganz spärliche Leukocyten sowie fällbares Globulin. In den Geweben kann das Exsudat gleichsam zu einer schleimartigen Masse eingedickt auftreten. In der Umgebung der Krankheitsherde können, wie Romberg (1893) gezeigt hat, hyaline Thrombosierungen der kleinen Arterien und Venen bei erweitertem Gefäßrohr erscheinen.

Die vom akuten Rheuma befallenen Gewebe zeigen anfänglich eine vermehrte Quellung, Spannung und Injektion, nachher mit dem Rückgang des Exsudates eine merkliche Erschlaffung. Der Elastizitätsverlust kann so weit gehen, daß es nach dem Ablauf des akuten Prozesses zu weitgehenden Dehnungen der Gewebe kommt, die erst spät oder auch kaum ausgeglichen werden. Diese Nachwirkung kann sich an erkrankt gewesenen Gelenken in ihrem äußersten Grade als Spontanluxation äußern (Didier 1880, Verneuil 1883); am ergriffen gewesenen Herzen in langwieriger Dilatation der Herzhöhlen usw. Viele sogenannte Mitralfehler im Verlauf oder nach Ablauf eines akuten Gelenkrheumatismus oder einer einfachen rheumatischen Herzerkrankung, einer Chorea usw. gehen in Wochen oder Monaten so vollständig wieder zurück, daß die Annahme einer Veränderung am Klappenapparat unwahrscheinlich ist. Zu der anderen Annahme, daß es sich öfter um eine einfache Herzerschlaffung mit sogenannter muskulärer Mitralinsuffizienz in solchen Fällen handele, stimmt auch der Befund in dem angeführten Falle Rombergs; die rheumatische Erkrankung des Myocardiums war hier bis zu feinkörniger Verfettung zahlreicher Muskelfasern gediehen.

Das besprochene anatomische Verhalten der rheumatischen Produkte kommt nicht etwa dem rheumatischen Infekt allein zu; man findet es z. B. auch bei der Denguekrankheit, die in klinischer und anatomischer Beziehung vieles mit dem akuten Gelenkrheumatismus gemein hat. Ihr Erreger gehört zu den filtrierbaren mikroskopisch nicht sichtbaren Mikroben, wie wohl der des Rheumatismus auch.

Was über die besprochenen Veränderungen beim Rheumatismus hinaus sich findet, muß nach allem, was wir bisher wissen, als Komplikation des rheumatischen Infektes, als Folge einer gleichzeitigen oder nachfolgenden Infektion mit Eiterkokken, Diplococcus lanceolatus, Gonococcus, Bacterium coli, Bacterium influenzae, Bacillus tuberculosis usw. aufgefaßt werden.

240. So geringfügig und flüchtig das rheumatische Produkt im allgemeinen ist, so kann es ausnahmsweise doch länger verharren und sogar eine gewisse Hartnäckigkeit zeigen. Das äußert sich im Kindesalter und Jünglingsalter in den rheumatischen Knoten und rheumatischen Schwielen (180); beim Erwachsenen in der größer werdenden Beständigkeit und Hartnäckigkeit der rheumatischen Muskelstörungen, Sehnenverkürzungen, Gelenkversteifungen. Wie weit die verruköse Endocarditis beim akuten Gelenkrheumatismus ein rein rheumatisches Produkt ist, also etwa dem Rheumatismus nodosus im Bindegewebe entspricht, müssen wir vorläufig dahingestellt sein lassen. Wahrscheinlich beruht sie auf einen Mischinfekt.

Die rheumatischen Knoten und Schwielen der Jugendlichen bilden den Übergang zu Veränderungen, die sich auf vorgeschrittenen Altersstufen als Produkte des chronischen Rheumatismus darstellen. Indem er mit zunehmenden Jahren, bei dem einen früher, bei dem anderen später, zu einer Verminderung der Gewebsenergie kommt, die vordem ausreichte, um die Krankheitsprodukte wieder aufzulösen und fortzuführen, verbleiben jetzt dauerhafte Reste, die sich in neuen Anfällen nach und nach vergrößern. So kann es an den erkrankten Gelenken zur Bildung von umfänglichen Exsudaten kommen, die sowohl mechanisch unmittelbar als auch mittelbar durch Verminderung oder Versperrung der Lymphzufuhr und Lymphabfuhr die Regeneration der befallenen Teile verhindern und diese in ihrer Tätigkeit schädigen. Mit jenen Exsudationen steigern sich also die Gewebsstörungen und Gewebszerstörungen, die sich am Ende in örtlichen Erschlaffungen der Gelenkmuskeln, Lockerungen der Stützgewebe, Dehnungen der Gelenkbänder, Erweiterungen der Gelenkhöhlen als Dauerzustände ausprägen.

Zur örtlichen Verminderung der Reproduktions- und Regenerationskraft gesellt sich mehr und mehr ein Gesamtverlust des kränkelnden Organismus an Energie; ein weiterer Grund für die lange Dauer und schließliche Unheilbarkeit der örtlichen Veränderungen.

Kommt hinzu ein Mangel an Schonung für die erkrankten Gelenke, so führt auch die natürliche Belastung der Gelenkenden zur langsamen Vernichtung der geschwächten Gewebe, zur fortschreitenden Abnutzung der dem Druck besonders ausgesetzten Gelenkteile.

Der chronische Rheumatismus pflegt sich keineswegs auf die Gelenke und ihre Umgebung zu beschränken. Entferntere Skeletmuskeln, periphere Nerven, Herz und Gefäße können in den Prozeß einbezogen werden. In den schwersten Fällen leiden Gesicht und Gehör; es kommt zu Nierenleiden, zu Diabetes und Kombinationen mit echter Gicht, so daß der progressive Rheumatismus sich in extensivem und intensivem Fortschreiten zu einem vielgestaltigen Allgemeinleiden entwickelt.

Um dieses weiter zu erschweren und zu vervielfältigen, gesellen sich zum chronischen Rheumatismus ferner sehr häufig wieder die simultanen und sekundären Infekte, die den akuten rheumatischen Anfall steigern können, und vereinigen ihre Zerstörungen mit den rheumatischen Verwüstungen.

So setzt sich das, was wir klinisch chronischen progressiven Rheumatismus nennen, zusammen aus Wirkungen und Nachwirkungen des akuten Rheumatismus, aus der Mitwirkung der sogenannten Rheumatoidanfälle und aus progressivem Gewebsuntergang infolge der örtlichen konstitutionellen Schwäche und infolge des allgemeinen Siechtums.

241. Je nachdem ein reiner rheumatischer Infekt allein oder vorwiegend fortwirkt oder rheumatische Infekte überwiegen oder die angeborene und erworbene Widerstandsverminderung dem Gewebsaufbruch an dieser und jener Stelle entgegenkommt, entstehen sehr verschiedene Bilder des chronischen Rheumatismus, von denen eigentlich nur diejenigen diesen Namen verdienen, die aus Rezidiven akut rheumatischer Anfälle entstehen, während die chronischen Rheumatoiderkrankungen ihren besonderen Namen bekommen sollten und die aus endogener Schwäche hervorgehenden Arthropathien und was sie begleitet, am besten als einfacher Gelenkschwund, Aufbrauchkrankheit usw. ganz abzusondern wären. Indessen ist es im einzelnen Falle schwer, oft unmöglich, die drei so gerne zusammenwirkenden Prozesse zu sondern; und so mag das Wort chronischer Rheumatismus als Sammelname ohne besonderen Sinn beibehalten werden, um einen vielfältigen Komplex von Krankheitsprozessen zu bezeichnen, die sich vorwiegend am Bewegungsapparat und insbesondere an den Gelenken und ihrer Umgebung entwickeln und in den schwersten Fällen zu weitgehenden Verkrüppelungen führen.

Erfahrung ist, daß dieser chronische Rheumatismus, den der deutsche Volksmund schlicht als Gliedersucht, im Gegensatz zur hitzigen Gliedersucht, der Polyarthritis rheumatica acuta, bezeichnet, vor allem solche Menschen in ihrem absteigenden Leben quält, die im aufsteigenden Leben wiederholt oder andauernd unter dem Einfluß grober Erkältungseinflüsse gestanden haben. Früher oder später werden diese durch ein Gliederreißen gemahnt, das anfangs flüchtig und in längeren Pausen kommt, vergeht und wiederkommt, allmählich hartnäckig wird, öfter und heftiger angreift und schwerer wieder weicht, endlich gar nicht mehr ganz wegbleibt. Es kann in Anfällen kommen, die so mäßig sind, daß sie das Tagewerk wenig erschweren, nur hie und da für kurze Zeit oder gar nicht unterbrechen; es kann aber auch zum ersten Male oder später unter dem vollen Bilde des akuten Gelenkrheumatismus einsetzen, um die noch gesunden oder noch erträglichen Lebensjahre durch wochenlange Krankenlager zu unterbrechen. Hat bei solchen schweren Anfällen das Leiden seinen Sitz hauptsächlich in den Gelenken, so kann es in den kleineren Anfällen vorzugsweise Sehnen oder Muskeln, bei anderen bestimmte oder wechselnde Nervenbahnen ergreifen.

Wenn die großen Gelenkanfälle mit Fieber und regelrechtem Ablauf fehlen, so erhält das Gliederreißen gewöhnlich von verschiedenen Ärzten verschiedene Namen; es heißt Muskelrheumatismus oder Neuralgie oder atypische Gicht oder auch Simulation, weil es sich eben in kein typisches und objektives Krankheitsbild will einreihen lassen. Der Kranke bekommt oder verschafft sich selbst eine Einreibung, vom Ameisenspiritus bis zum flüchtigen Element, vom Painexpeller bis zum Lebenswecker; aber er kommt nicht recht damit weiter; das Übel schreitet heimlich und unter Steigerungen fort, bis die Gliedersucht in ihrem ausgeprägten Bilde da ist.

Die Erfahrung der Vorgeschichte und die Berücksichtigung der Lebensweise hätte die Diagnose früher gegeben, vielleicht eine Verzögerung oder sogar einen Stillstand des Leidens ermöglicht. Der Patient hatte als Kind wiederholte Anfälle vom Schluckweh oder Ohrenweh oder Blinddarmreizung gehabt oder einen, wohl auch mehrere Anfälle von flüchtiger Herzentzündung, Brustweh, Dampf, Engbrüstigkeit oder Anfälle von Veitstanz bestanden, oder er hatte später an Wadenkrämpfen, an Hexenschüssen, an Neuralgien, an periodischer Migräne gelitten, oder er hatte einen großen oder einige kleine Anfälle von Gelenkrheumatismus durchgemacht, kurz er hatte eine oder mehrere der so oft von uns aufgezählten Störungen erfahren, die sich am Stammbaum der arthritischen Familie entwickeln, häufen und vertreten können.

Bei manchen waren diese arthritischen Mahnungen und Vorboten unbedeutend gewesen, so daß sich der Patient ihrer kaum oder undeutlich erinnert: Bei einigen hatten sie sich überhaupt nicht gezeigt; dafür aber waren nahe Anverwandte, die Eltern oder Geschwister oder die Kinder davon heimgesucht worden; bei anderen haben sich Fettsucht, Diabetes, Gicht in der Familie breit gemacht; bei anderen hinwiederum ist die Gliedersucht selbst ein bekanntes Familienübel, das schon Vater oder Mutter, Tante oder Großmutter verkrüppelt hat.

Bei einzelnen lassen sich weder die arthritischen Episoden noch die Familienanlage nachweisen. Dafür bietet dann aber die Vorgeschichte eine fast ununterbrochene Kette von Mühsäligkeiten, Entbehrungen, Überanstrengungen, Kümmernissen und Erkältungen, als deren Ende nach der Mitte des Lebens, selten früher, das traurige Gliederweh und nach und nach die fortschreitende Verkrüppelung erscheint, mit oder ohne Herzschwäche, mit oder ohne Arteriosklerose, mit oder ohne Siechtum der Verdauungsorgane, mit oder ohne Albuminurie oder Glykosurie; wobei diese entweder unter den Begriff des Hungerdiabetes (Hofmeister 1890) und der Vagantenalbuminurie und -glykosurie (Hoppe-Seyler) fallen oder Zeichen einer mehr oder weniger schweren Form der chronischen Nephritis, des Diabetes mellitus sind.

Während die chronische Rheumarthritis auf erblicher Anlage sozusagen in den besten Familien, wenn auch nicht gerade häufig, vorkommt, ist die letztere, die erworbene Form ganz ein Vorrecht der Elenden.

Am häufigsten werden Opfer der Gicht der Armen, der fortschreitenden Gliedersucht Mägde, Wäscherinnen, Taglöhnerinnen, die jahraus, jahrein im fortwährenden Wechsel der Kälte und Wärme und Nässe im Schweiß ihres Angesichtes schwere Arbeit verrichtet haben; noch öfter, die unter solchen Verhältnissen schwer und rastlos gearbeitet haben, ohne zu schwitzen. Es ist eine merkwürdige und, wenn man sie einmal gefunden hat, stets wieder auffallende Tatsache, daß manche jener Patienten sehr wenig oder gar nicht schwitzen und ihr ganzes Leben wenig geschwitzt haben, ausgenommen etwa in Anfällen des akuten Gelenkrheumatismus oder in den Krisen der bei ihnen nicht seltenen Lungenentzündungen, in Wochenbetten und dergleichen Umständen; selbst große Salizylgaben bringen sie in fieberlosen Tagen nicht zum Schwitzen. Ferner werden häufige Opfer der fortschreitenden Gliedersucht Fuhrknechte, Eckensteher, Nachtwächter, Forstgehilfen, Fischer, Strandarbeiter, die ohne Rücksicht auf Wind und Wetter den ganzen Tag und manche Nacht im Freien und Nassen verweilen müssen. Aber auch Bauernfrauen und Bürgerfrauen, die zu ihren zahllosen Arbeiten in Küche und Keller und Hof und Feld noch die hundert kleinen Sorgen um Mann und Kinder lebenslang getragen und zur Last der eigenen Familie gar noch die Pflege der Kindeskinder auf sich geladen haben. Bei allen diesen Gliedersüchtigen hat gewöhnlich noch ein Fehler in der Wohnung mitgewirkt, auf den wir nachher zurückkommen werden (250).

242. Wenn wir von der allgemeinen Gliedersucht reden, die den Namen des chronischen Gelenkrheumatismus gebrauchsüblich trägt, so denken wir an die Vorgänge und Folgen einer Krankheit, die sich schubweise oder in stetigem Fortschreiten fast immer an vielen Gelenken zugleich und hintereinander, dabei symmetrisch abspielt und stets ohne Eiterung verläuft. Es gehören freilich auch Fälle zu ihr, in denen das Leiden zum Stillstand kommt oder in denen es wider Erwarten ganz rückgängig wird und ausheilt; andere, in denen die Krankheit sich gewissermaßen verkürzt oder verstümmelt darstellt, indem sie auf das eine oder andere Gelenk oder Gelenkpaar beschränkt bleibt. Indessen werden diese Fälle unter Berücksichtigung ihrer Vorgeschichte, Ursachen, Verlaufsweise und örtlichen Veränderungen nicht leicht verkannt. Es gibt Fälle, in denen die chronische Polyarthritis sich zuerst auf eine Seite zu beschränken scheint, um erst später die andere Seite nachzuholen; andere, in denen das Übel dauernd einseitig bleibt. Diese sehr seltenen Fälle haben ihre Analogie in der Hemichorea, Hemitabes usw. Häufigere Fälle, in denen ein einziges Gelenk oder wenige ausschließlich oder vorzugsweise leiden, werden fast immer durch Mitwirkung besonderer Hilfsursachen, Verletzung, Übergebrauch, verständlich.

Für gewöhnlich, aber keineswegs immer, ist es leicht, vom chronischen Gelenkrheumatismus zu scheiden die Gelenkerkrankungen, die auf Tuberkulose, auf chronischer Gonorrhöe oder auf dem Dauerhaftwerden irgend eines anderen pseudorheumatischen Infektes beruhen, also unter dem Bilde des Tumor albus, der Arthrokake, der eitrigen Gelenkentzündung, der Gelenkphlegmone verlaufen. Man muß indessen nicht vergessen, daß ausnahmsweise die tuberkulöse, die gonorrhoische, die syphilitische Invasion der Gelenke als chronische symmetrische Polyarthritis verlaufen können.

Es gibt eine gonorrhoische Arthropathie, die sich ganz wie der chronische Gelenkrheumatismus an vielen Gelenken, ohne Eiterung, unter mäßigen Schmerzen entwickelt, sich mit progressiver Muskelatrophie verbindet oder zur Myositis ossificans führt und damit Bilder des chronischen Rheumatismus nachahmt, die wir nachher zu beschreiben haben. Der Verdacht auf Gonorrhöe muß um so mehr geschöpft werden, je plötzlicher und heftiger die einzelnen Gelenke befallen werden, je regelloser und sprunghafter die Anfälle sind, je hartnäckiger ihre Nachwirkungen, je mehr außerordentliche Lokalisationen, akute Endocarditis, Sehnenentzündungen über Hand- oder Fußgelenken, Schleimbeutelentzündungen, Pyelitis, Anfälle von Erythema marginatum hinzukommen.

Ähnliches gilt von der tuberkulösen Polyarthritis, die in akutem Einfall unter hohem Fieber und typhösen Erscheinungen viele Gelenke auf einmal ergreift, um in ein chronisches Stadium überzugehen, oder auch von vorneherein schleichend beginnt; dabei allerlei Begleitsymptome haben kann, die beim chronischen Rheumatismus zwar auch vorkommen, aber flüchtiger zu verlaufen pflegen, nämlich meningeale, pleurale, pericardiale Reizungen und Entzündungen. Abgesehen vom Nachweis aufgestörter tuberkulöser Herde verhilft gelegentlich die Aussaat eines Lupus erythematodes oder das hinzutretende Erythema nodosum zur Diagnose. Dies Gelenkleiden kann ohne jede Nekrose und Verkäsung unter teilweiser oder gänzlicher Verödung oder unter fibröser Verschrumpfung des Gelenks verlaufen, also nach Art der fibrösen Pleuritis. Es pflegen sich dann partieller oder totaler Muskelschwund um die Gelenke, Kontrakturen, Verkrüppelungen aller Art anzuschließen. Ich sah eines dieser seltenen Krankheitsbilder sich ganz symmetrisch an allen vier Gliedmaßen bei einem Mädchen von einundzwanzig Jahren im Anschluß an eine Pottsche Kyphose mit Psoasabszeß entwickeln. Unter der Ausbildung eines Lupus erythematodes im Gesicht wurden Ellbogen, Schultern, Knie, rechte Hüfte und beide Fußgelenke innerhalb eines halben Jahres nacheinander ergriffen und in jahrelangem Siechtum zusammengezogen.

Was die syphilitische Polyarthritis angeht, so ist sie in den jüngeren Zeiten zweifellos weit seltener bei Erwachsenen angenommen oder erkannt worden als in früheren, wo sie ein häufiges Heilobjekt in den Schwitz- und Salbenstuben bildete. Was wir heute verhältnismäßig oft von ihr sehen, ist ein symmetrischer Hydrops großer Gelenke, insbesondere der Kniegelenke, die sich bei hereditärsyphilitischen Individuen der zweiten Kindheit und des Jünglingsalters subakut oder chronisch entwickelt, periodisch wiederkehrt und nach und nach unter Wucherung der Synovialzotten und Verdickung der Knorpelränder zu umfänglichen Gelenkschwellungen führt, wenn nicht eine spezifische Therapie, insbesondere Jodkalium, dem Prozeß Einhalt tut (Clutton 1886). Bei Vernachlässigung kann er unter Ausbildung von massiven Exostosen an den Epiphysen und periartikulären Infiltraten auch den flüchtigen Anschein eines Tumor albus wecken. Derartige Fälle hat Fournier (1886) als Pseudotumor albus beschrieben. Seltener findet man jene Veränderungen an den kleinen Gelenken der Füße und Finger, mit oder ohne Gummibildungen und Erweichungen.

243. Als die einfachste und mildeste Form des chronischen Gelenkrheumatismus können die von Charcot (1874) als nodosités d'Heberden, Heberdensche Knötchen, benannten Verdickungen an den letzten Fingergelenken bezeichnet werden, von denen ihr erster Beschreiber kurz und richtig entscheidet: nihil certe illis commune est cum arthritide scil. urica (Heberden 1802). Es handelt sich um erbsengroße harte schmerzlose Knötchen, die sich an der Streckseite der etwas verbreiterten Endphalangengelenke langsam und heimlich entwickeln, um dann lebenslänglich als entstellende und die Fingerbewegung ein wenig hemmende Formstörung zu verharren. Sie entwickeln sich, wie gesagt, gewöhnlich unmerklich; aufmerksamere Patienten aber, die ihre Entstehung verfolgten oder den Arzt beobachten ließen, bemerkten, daß sie unter Röte, Hitze und Anschwellung der umliegenden Weichteile in den vierziger oder fünfziger Jahren begannen und auch von Zeit zu Zeit mit solchen Entzündungszeichen quälten. Zur Erweichung oder Verschwärung wie Gichttophi, mit denen man sie verwechselt hat, kommen sie nie.

Die anatomischen Veränderungen bei dieser arthropathie en miniature entsprechen denen der Arthritis sicca. Die Knorpelflächen der distalen Fingergelenke werden rauh, samtähnlich; allmählich schwinden sie und das darunter gelegene Knochenlager wird elfenbeinartig. Gleichzeitig wachsen die Gelenkflächen in die Breite durch Bildung von Osteophyten. Die erbsengroßen Vorsprünge an beiden Seiten des dorsalen Gelenkrandes sind nichts weiter als Vergrößerungen der Knochenvorsprünge, welche an den Köpfchen der Mittelphalangen normalerweise fühlbar, aber nicht sichtbar sind. Auch die mittleren Phalangengelenke pflegen an dem krankhaften Prozeß teilzunehmen, wenn auch in geringerem Grade. Noch weniger werden die Metakarpophalangealgelenke verändert gefunden.

Die Heberdenschen Knötchen können beim selben Individuum mit anderen Formen des chronischen Rheumatismus zusammentreffen, so mit dem malum coxae senile, mit dem Rheumatismus beider Knie oder auch mit dem vollen Bilde des Rheumatismus chronicus; sie können bei mehreren Mitgliedern derselben Familie gefunden oder auch bei ihnen von anderen Formen des chronischen Rheumas vertreten werden; ebenso können sie von anderen Zeichen der arthritischen Anlage begleitet oder ersetzt werden, von Muskelrheumatismus, Migräne, Ischias, Gicht usw.; kurz sie selbst sind ein Zeichen und Folge der rheumatischen Anlage.

Hier der unvollständige Stammbaum einer Familie, die ich gerade unter Augen habe. Es handelt sich um eine Familie, in der keines der gleich angeführten Glieder unter 175 cm mißt, alle die Zeichen der Fleischmast zeigen, frei von Syphilis und Gonorrhöe sind, bis auf die Tochter auch frei von Tuberkulose waren, so weit man unter den Aszendenten nachforscht. Die Großeltern väterlicherseits sollen an Rheumatismus gelitten haben; aber die Angaben sind zu unbestimmt, um sich verwerten zu lassen.

Familie S. in M.

Großvater mit 60 J. †.

Großvater 78 J. alt
leidet seit 20 Jahren an Gicht, sonst wohlauf.

Vater 58 J. alt
181 cm hoch, 182 ü schwer
im 17. Lebensjahr akuter Gelenkrheumatismus mit Herzfehler; seit 20 Jahren chronischer Rheumatismus in Knien und Ellbogen. — Atheroma aortae. Insufficient. mitralis et aortae, von wenigen Anfällen abgesehen, gut kompensiert.

Mutter 52 J. alt
180 cm hoch, 188 ü schwer
litt als Mädchen an periodischer Migräne, seit etwa 15 Jahren Zuckerharnruhr bei zunehmender Fettsucht.
Heberdens Knoten.

Sohn 32 J. 175 cm, 165 ü seit dem 15. Jahr wiederholte Anfälle von akutem Gelenkrheumatismus; leichte Mitralinsuffizienz seit dem ersten Anfall; vor 2 Jahren Pericarditis. Beginnender Rheumatismus nodosus an den Händen.	Sohn 31 J. 177 cm 140 ü häufige Ischialgie und Muskelschmerzen. Heberdens Knoten.	Sohn 28 J. 176 cm seit vier Jahren Psoriasis, leichte Gelenkschmerzen.	Tochter 22 J. 178 cm, 168 ü blutarm, Affect. apic. sin. tubercul.

244. Von der beschriebenen Diminutivform des chronischen Rheumatismus unterscheidet sich die Gliedersucht im eigentlichen Sinne durch die weit größeren Beschwerden, unter denen sie sich entwickelt, durch die Außerdienstsetzung der Gelenke und Glieder, die sie befällt, durch ihr fast unaufhaltsames Fortschreiten in ausgebildeten Fällen und durch die Hilflosigkeit, worein sie endlich die Patienten versetzt.

Wir unterscheiden zwei klinische Formen des sogenannten chronischen Gelenkrheumatismus, gemäß dem verschiedenen Verlauf, den sie nehmen, die

Rheumarthritis chronica, die aus dem akuten Gelenkrheumatismus hervorgeht, und die Polyarthritis nodosa, die eine zweifellose Erkältungskrankheit im eigentlichsten Sinne des Wortes ist, aber vielleicht keine echt rheumatische Krankheit. Dem Gebrauch, nach anatomischen Merkmalen verschiedene Formen anzunehmen, können wir nicht folgen. Vom chirurgischen Standpunkt wird es richtig sein zu unterscheiden zwischen Arthritis serosa, sicca, villosa, hyperplastica, atrophicans, ancylopoetica usw., denn die Art eines etwa nötigen örtlichen Eingriffes richtet sich selbstverständlich nach dem anatomischen Produkt. Vom klinischen Standpunkt aus aber muß der ganze Verlauf des Prozesses im Auge behalten werden, und da erscheinen jene anatomischen Unterschiede nur als Eigentümlichkeiten besonderer Stadien, die bei beiden Formen, wenn auch in verschiedener Häufigkeit und Ausbildung, vorkommen können.

Bei der Rheumarthritis chronica handelt es sich um das Fortbestehen und Dauerhaftwerden der sonst so flüchtigen Produkte des akuten Rheumatismus an allen Gelenken, am Herzen, an Muskeln, Nerven und anderen Organen; die Bezeichnung steht nach der Figur pars pro toto statt des Wortes Rheumatismus chronicus. Das Übel kann sich auf ein oder wenige Gelenke beschränken, indem nach einem akuten Anfall die Störung nicht mehr vergeht, sondern als fixer Schmerz, Anschwellung und Bewegungsstörung verharrt und sich nach und nach steigert, oder es kann sich als Polyarthritis und weiter als Panarthritis entwickeln. Hier beschreiben wir das Bild dieser systematischen Polyarthritis chronica; das Bild der Teilkrankheit ergibt sich von selbst.

Bisweilen ist ein vollständig ausgebildeter Anfall des akuten Gelenkrheumatismus der Anfang des Leidens. Die ergriffenen Gelenke werden nur vorübergehend und nur zum Teil frei. Kniegelenke oder Ellbogengelenke oder sonst ein Gelenkpaar blieb Sitz stetiger Schmerzen, die sich unter mäßigem Fieber und vermehrtem Puls gegen Abend steigern; der Kranke schwitzt bisweilen, läßt stets einen gesättigten roten Harn, der oft einen Harnsäureniederschlag zeigt. So geht es unter höchster Empfindlichkeit gegen Erkältungseinflüsse monatelang, jahrelang; der Kranke wird bleich, blutarm; je länger je mehr bettlägerig, endlich ganz an Stube oder Bett gebunden, wenn nicht eine wirksame Kur oder ein langer heißer Sommer das Leiden unterbricht oder wenigstens mildert. Zu den zuerst krank gebliebenen Gelenken kommen mit oder ohne Einwirkung von Erkältungen allmählich neue, gewöhnlich in der Reihe, wie sie für den akuten Rheumatismus angegeben wurde (192); also in aufsteigender Folge von den Füßen zum Handgelenk und Kiefergelenk. Dabei werden die kleinen Gelenke zuletzt ergriffen oder bleiben verschont ganz im Gegensatz zur anderen Form der chronischen Polyarthritis, der Polyarthritis nodosa, bei der das Leiden gewöhnlich in den kleinen Gelenken der Hand und der Finger beginnt. Je länger ein Gelenk gelitten hat, um so mehr tritt eine Anschwellung oder Verdickung der Gelenkgegend hervor; die aufgelegte Hand fühlt bei Gelenkbewegungen ein Knarren oder Knattern. Oft ist die Verdickung der Gelenkgegend nur scheinbar; sie wird durch Abmagerung der benachbarten Gliedermuskeln vorgetäuscht.

Häufiger entwickelt sich das Leiden von vornherein als ein schleichendes, unabhängig von einem akuten Rheuma; oder auch jahrelang, jahrzehntelang nach dem Überstehen eines fast vergessenen und ohne ersichtliche Folgen abgelaufenen akuten Gelenkrheumatismus. Es kündigte sich in unbestimmter Weise, mit leichten Schmerzen und Spannungen in wechselnden Gliedern und Gliedabschnitten an. Bald taten die Knie, bald die Füße, bald ein Arm, eine Schulter weh. Diese Beschwerden waren anfänglich flüchtig und verließen auch dann noch, wenn sie wochenlang verharrt hatten, endlich wieder den

Ort. Nach Monaten oder Jahren fingen sie an, sich festzusetzen. Knie, Waden, Gesäß, Schultern, Nacken blieben dauernd der Sitz von Ziehen, Steifigkeit, Knacken. Die Schmerzanfälle kamen täglich besonders gegen Abend; die Steifigkeit war morgens so stark, daß die befallenen Teile erst einer längeren Übung bedurften, bis sie wieder gelenkig wurden. Endlich blieben Schmerzen und Versteifung und Gebrauchsstörung dauernd, besetzten ein Glied nach dem anderen und führten zu fortschreitender Verkrüppelung und Hilflosigkeit.

In seltenen Fällen drängt sich das ganze Trauerspiel auf wenige Monate zusammen. Ein Gelenkpaar nach dem anderen, Füße, Knie, Hüften, Schultern, Ellbogen, Wirbelsäule, schließlich auch Finger und Zehen, werden unter mehr oder weniger heftigen Schmerzen steifer und steifer, ziehen sich zusammen, verlieren Fleisch und Fett; nach einem Jahre oder noch eher liegt der vorher wohlgewachsene und rüstige junge Mensch mit angezogenen und verkrümmten Gliedmaßen bei übrigem Wohlbefinden auf einem jahrelangen und jahrzehntelangen Siechbett.

245. Die Ausbildung der chronischen Rheumarthritis geschieht fast immer erst nach langer Einwirkung ungünstiger Lebensbedingungen oder unter dem wiederholten Einfluß starker Erkältungsgelegenheiten. Steter Aufenthalt in kaltfeuchtem Klima bei ungenügendem Wärmeschutz, jahrelanger Aufenthalt in bodenkalten Wohnungen und Werkstätten, häufige schwere Arbeit in Zugwind und Kälte, andauerndes Waten und Hantieren in kaltem Wasser sind die Einflüsse, die der Krankheit den Boden bereiten. Indem die Krankheit selbst den Ergriffenen widerstandsloser gegen Temperaturschwankungen macht, genügen später leichtere Erkältungsgelegenheiten, die Anfälle zu steigern; die schwitzende Haut des Kranken ist im Anfalle gegen jeden Wetterumschlag, jeden Zugwind, jede Verminderung der Außenwärme durch kaltes Lager, ungeheizte Stube, Verdunstung usw. überempfindlich. Die Folgen solcher Einwirkungen sind aber nicht sofort immer neue Gliederschmerzen und Gelenkstörungen; weit öfter kommt es zu kleinen Zwischenstörungen, die der Kranke dem Arzt gegenüber kaum erwähnt, weil er sie für unwesentlich und außer Beziehung zu seiner Gliedersucht hält, die der Arzt aber um so öfter feststellt, je regelmäßiger er darauf achtet und danach fragt.

Es sind das kleine Anfälle von Schluckweh, Kehlkopfkatarrh oder Rachenentzündung, die unter leichtem Fieber verlaufen, wieder vergehen, aufs neue zurückkehren und wohl ein paar Tage später von Muskelschmerzen, Nervenschmerzen oder auch von heftigen Gelenkschmerzen gefolgt werden. Bei anderen Patienten treten Schübe von trockenem Ekzem oder Psoriasis, kleine oder große Migräneanfälle, Ischialgie, Stenocardie, Herzschwäche, Asthmazufälle, Cystitis zwischen den Verschlimmerungen des Gliederübels oder mit diesen zugleich, ab und zu hervor. Bei anderen zeigen sich hartnäckige Zustände von allgemeiner körperlicher Ermattung und Muskelschwäche oder schwere Gemütsverstimmungen, periodisch für Tage oder Wochen. Nicht selten kommt es zu flüchtigen Rippenfellreizungen, Lungenkongestionen, Lungenentzündungen, die sich besonders in den ersten Frühlingswochen fast alljährlich einstellen, so daß der Patient seine „Grippe" ziemlich sicher voraussagt. In späteren Stadien entstehen auch periodische Störungen an Augen und Ohren; Katarrh der Bindehaut, Episkleritis, Iritis, Amblyopien, Ohrensausen, Schwerhörigkeit, Taubheit, von flüchtiger oder längerer Dauer. Kurz, dem aufmerksamen Arzte offenbart sich eine vielgestaltige Unordnung im Körper, die bald hier bald da in mehr oder weniger langen Zeitabständen sich äußert; und eine mehr oder weniger deutliche Abhängigkeit von Erkältungseinflüssen zeigt, daß der chronische Gelenkrheumatismus nur das auffallendste Symptom einer immer wiederkehrenden Allgemeinkrankheit ist. Darauf deutet auch die zunehmende

Schwäche, Erblassung und Abmagerung des Kranken. Wenn einzelne Patienten umgekehrt an Umfang und Gewicht zunehmen, so entspricht das keineswegs einer Aufbesserung des Körpers, vielmehr einer trägen Fettansammlung oder sogar einer krankhaften Gewebsveränderung, die bald mehr von einer chronischen Hydropsie, bald mehr von einem Myxödem, bald von einer Mischung aus beiden herrührt. Verkleinerung oder Schwund der Schilddrüse fällt dann fast immer auf. Schilddrüsenfütterung kann den ganzen Zustand bessern; aber man muß bei solchen Patienten besonders vorsichtig damit sein, da ihr Herz oft bei der Anwendung des Mittels zu wanken beginnt.

246. Die Ausbildung der Gelenkstörungen beim chronischen Rheumatismus, auf denen die Diagnose beruht, geht selten rasch und stetig vor sich. Im Anfang kommen die Veränderungen und schwinden wieder, ohne Spuren zu hinterlassen, so daß der Patient trotz zahlreicher Anfälle lange Zeit keine Dauerstörungen zeigt. Seine Klagen stehen in einem oft bedeutenden Gegensatz zum objektiven Befund, um so mehr, als Appetit und Schlaf anfangs wenig leiden, das Aussehen in der anfallfreien Zeit unverändert, ja blühend sein kann und eine zunehmende Körperfülle den, der diese für ein Zeichen von Gesundheit hält, über den Fortgang des Leidens täuscht. Allmählich, nach wiederholten Anfällen, bleiben die befallenen Gelenke deutlich geschwollen und geben den prallelastischen Widerstand der vermehrten Gelenkflüssigkeit bei verminderter Bewegungsgröße.

Geht der flüssige Erguß von selbst zurück oder wird er durch Massage, Heißluftbehandlung, Einreibungen oder dergleichen verkleinert, so fühlt man nun statt der glatten Gleitbewegungen am Gelenk ein weiches Reiben wie an einem sandgefüllten Kissen oder ein Knittern wie von rauher Seide oder einen Widerstand wie von dickem Samt. Weiterhin werden die Gelenke steif, ihre Umgebung verdickt und hart, bei gleichzeitiger Vermehrung der Muskelspannung. Diese kann endlich in eine sehnige Verhärtung, Verkürzung und Zusammenziehung übergehen, in anderen Fällen unter allmählicher Abmagerung der Muskeln einer teilweisen Erschlaffung des Gliedes weichen.

Die Untersuchung des kranken Gelenkes ergibt bei den ersten Anfällen einen flüssigen Erguß, der, wie die Punktion lehrt, nicht wesentlich von der normalen Synovia abweicht, allmählich aber fibrinreicher und gerinnungsfähiger wird. Später findet man bei zufälliger Sektion oder irrtümlichem operativem Eingriff eine mäßige Schwellung der Synovialkapsel und des Bandapparates. In vorgeschrittenen Fällen stellt sich die ganze Gelenkkapsel verdickt und starr dar, daneben eine mehr oder weniger beträchtliche Vergrößerung der Gelenkzellen zu plüschartigem Aussehen, sowie eine Auflockerung und Zerfaserung der Gelenkknorpel; Vermehrung und Trübung der Gelenkflüssigkeit oder bereits eine Verminderung des flüssigen Inhaltes unter zunehmendem Schwund der Knorpelflächen. Endlich Veredung des Gelenkes mit teilweiser Verklebung oder Verwachsung der Höhlenwände, Schrumpfung der benachbarten Gewebe, Muskeln, Sehnen, Faszien.

Nichts leichter als die Diagnose des ausgebildeten Falles, worin die genannten Veränderungen symmetrisch und systematisch einige oder viele oder alle Gelenke eingenommen haben. Nichts schwerer als die Diagnose des beginnenden Leidens für den, der sich auf die Gelenksymptome allein verläßt, ohne auf den Verlauf und die Vorgeschichte des Leidens zu achten.

Das Wort chronischer Rheumatismus dient ja auch dazu, allerlei andere Leiden zu verdecken oder zu beschönigen. Namentlich sind es eine Reihe chronischer Intoxikationen und Infekte, wie Alkoholismus, Nikotinismus, veraltete Syphilis, deren Symptome gerne als rheumatische Störungen abgetan werden. In Nordwestdeutschland und in den Niederlanden ist das Wort Rheumatismus und Rheumatik ein Euphemismus für die hier so häufige Neuritis alcoholica; nicht ganz ungerechtfertigt, da, wie wir oben (222) ausführten, die Entstehung und Ausbildung dieses Leidens durch alle die Erkältungseinflüsse, die den Rheumatismus auslösen, ebenfalls wesentlich gefördert und gesteigert werden kann. Nicht selten ist es beginnende Tabes, Diabetes, Arteriosklerose, was eine Zeitlang unter dem Namen der Gliedersucht geht; allerdings verbinden sich gelegentlich jene Leiden mit chronischem Rheumatismus.

Es bedarf kaum der weiteren Warnung, bei der Diagnose der Rheumarthritis Vorsicht zu üben; aber es bedarf des wiederholten Hinweises darauf, daß nichts für die Diagnose dieser Krankheit und der rheumatischen Leiden so wichtig ist wie die Vorgeschichte und Familiengeschichte des Kranken.

Eine rheumatische Lumbago, eine rheumatische Polyneuritis, ein akuter Gelenkrheumatismus kann beim Zusammentreffen ganz besonders heftiger Gelegenheits- und Hilfsursachen ausnahmsweise auch einmal einen gesund veranlagten und vorher gesunden Menschen befallen. Aber daß einer dem chronischen Rheumatismus anheimfiele, der in der Jugend keine Leiden aus der Gruppe der arthritischen erfahren hätte, ist wohl beispiellos. Den Menschen mit Rheumarthritis chronica hat Familienanlage oder lange Lebensnot oder unausgesetzte Erkältungsgelegenheit, gewöhnlich der Dreibund dieser Ursachen, zum Rheumatiker geprägt.

247. Je größer eine angeborene Empfindlichkeit des Körpers und der Gelenke besonders gegen Erkältungseinflüsse hervortritt, um so früher und rascher kann sich der chronische Rheumatismus entwickeln; je stärker die ursprüngliche Anlage war, um so mächtigere und dauerhaftere Einflüsse von außen müssen einwirken, um die Entwicklung des Leidens vorzubereiten. Ein Beispiel hierfür bietet eine Patientin, die ich seit 24 Jahren unter Augen habe.

W. T., 42 Jahre alt, aus gesunder Bauernfamilie; von elf Geschwistern das achte, hat schon als kleines Kind immer schwer arbeiten müssen und trat mit zwölf Jahren als Dienstmädchen in eine Stelle in Düsseldorf, wo ihre Kräfte aufs äußerste, Tag und Nacht, ausgeraubt wurden. Aber sie blieb gesund und munter bis zum 15. Lebensjahr. Im März 1886 hatte sie eines Samstags Hof, Küche, Steinflur und Straße mit kaltem Wasser gewaschen, dabei nasse Füße bekommen und, um die gesäuberten Böden zu schonen, auf den Strümpfen noch eine Stunde oder länger den Hausrat geräumt, und in der kalten Küche zu Abend gegessen, Schwarzbrot mit Kaffee. Hierbei fühlte sie Knieschmerzen, die sie im Winter nach langen und schweren Arbeiten schon öfters bemerkt hatte. Die Leute hatten ihr gesagt, das sei „der Wachs", Wachstumsschmerzen. Aber diesmal waren die Schmerzen heftiger und hörten auch nicht auf, als das Mädchen endlich um halb zwölf Uhr sich zu Bett legen durfte. Nach einem kurzen Schlaf erwachte sie von den furchtbarsten Schmerzen in Füßen und Knien gequält. Da sie morgens um halb sechs Uhr noch nicht aufgestanden war, um in die Kirche zu gehen, wurde sie von der Hausfrau gesucht und aufgefordert, sich zu beeilen. Aber die Schmerzen machten ihr das Verlassen des Bettes unmöglich. Gegen acht Uhr rutschte sie endlich, notdürftig bekleidet, die Treppe hinunter in die Küche, um der Herrschaft den Kaffee zu kochen. Dort setzte sie sich auf zwei Stühle an den Herd und bekam von der Hausfrau zur Linderung ihrer Schmerzen, vor allem aber zur raschen Herstellung ihrer Arbeitstüchtigkeit, Eis auf die Knie gelegt. Eine Freundin, die sie am Sonntag Nachmittag besuchte, fand sie im elendesten Zustand, rief einen Arzt, der das Mädchen sofort ins Krankenhaus brachte und ihm dort einige Pulver zum Schwitzen bei warmer Bedeckung verordnete. Unter starkem Schweißausbruch erfolgte bedeutende Erleichterung; sie schlief oder schlummerte einige Stunden. Da aber am anderen Morgen Füße und Knie steif und geschwollen waren, wurde die Verordnung wiederholt. So lag sie eine Woche unter hohem Fieber und beständigen Schweißausbrüchen zu Bett. Weitere Gelenke wurden nicht befallen; aber der Arzt sprach davon, daß das Herz angegriffen sei. Die Erholung geschah so langsam, daß sie erst sechs oder sieben Wochen später, auf Christi Himmelfahrt, das Hospital verlassen konnte. Sie kehrte in ihr Heimatsdorf zurück, wo sie gleich wieder schwere Arbeit tat. Es folgen dann weitere Dienstjahre in Amsterdam bei einer Schwester, in Köln und in Gießen, mit viel Arbeit aber guter Behandlung. Sie fühlte sich dabei für gewöhnlich gesund und stark, bis im Frühjahr 1893, wo sie nach dem Putzen eines zugigen Speichers eine heftige Lungenentzündung bekam, von der sie sich aber nach der Krise am siebenten Tage schnell erholte. Seit dieser Zeit aber begann sie alle paar Wochen oder Monate über Halsschmerzen zu klagen, die mit leichter Röte der kaum angedeuteten Gaumenmandeln und der vorderen Gaumenbögen einhergingen, einige Tage andauerten und dann wieder verschwanden. Zwischendurch litt sie an Anfällen von halbseitiger Verdunkelung der Augen mit heftigem Kopfweh, die sich nach einigen Stunden, bei Anwendung von Koffein oder Kolaextrakt etwas schneller, stets unter dem Auftreten eines „Feuerwerks" in den Augen, das nach der Seite des Kopfwehs ausstrahlte, lösten. Dieses Flimmerskotom kam zeitweise auch flüchtig ohne die Migräne. Der Anfall ist seit vier oder fünf Jahren nicht mehr aufgetreten, nachdem er bis dahin ziemlich regelmäßig alle vier oder fünf Wochen gequält hatte. Bei alledem blieb die Patientin rüstig, bis sie im Jahre 1903 beim Treppenlaufen Herzbeklemmungen bekam. Die Untersuchung des Herzens ergab außer kleinen Unregelmäßigkeiten in der Schlagfolge nach solchen Anstrengungen keinerlei Abweichung, bis auf den heutigen Tag nicht, wiewohl die Patientin bei ihrem unbeugsamen Willen zur Arbeit in Haus und Garten, in Küche und Keller sich nie geschont hat. Wie sehr sie in den Jahren 1895—1905 diesem Arbeitsdrang nachgab, beweist eine kurze Notiz; eine Schrittuhr, die ihr im Mai 1904 angehängt wurde, ergab binnen acht Tagen eine tägliche Ziffer von 62000—70000 Schritt. — Den Winter 1905 und 1906 bewohnte ihre Herrschaft eine fußkalte Wohnung über einem Eiskeller. Ganz besonders kalt war die nach Norden gelegene Küche. Jetzt fing die Patientin an, über kalte Füße und Knieschmerzen zu klagen, litt unter Steifheit der Waden und der Arme, wurde empfindlich gegen Luftzug und Kirchenkälte, was sie bis dahin nie gewesen war; zugleich wurde sie häufig verstimmt; die Migräne verband sich mit tagelanger Verdrießlichkeit und wurde nachher auch zeitweise von schweren Gemütsdepressionen, die bis zu einer Woche anhalten konnten, ersetzt. Die Patientin beklagte diese unwillkürlichen Launen, setzte allen Willen daran, sie zu unterdrücken, aber ohne Erfolg. Im März 1906 die zweite Lungenentzündung, diesmal linkerseits; Krise am siebenten Tag, rasche Genesung. Im Mai Wohnungswechsel auf eine bequeme erste Etage; zwei Jahre später in ein kleines Dreifensterhaus, worin das Treppenlaufen ihr wieder zur Qual wurde. Seit dem Oktober 1908 fangen die Knie an zu schwellen; die Schmerzen, die sich im Winter 1905 erträglich und mit Ruhepausen von Tagen oder Wochen eingestellt hatten, im Sommer 1906 fast verschwunden waren und im folgenden Jahre ganz fortblieben, kehrten nun hartnäckiger wieder. Mitunter waren sie von leichtem Abendfieber begleitet. Auch die Anfälle von Halsweh und Schluckweh, die seit zwei Jahren zurückgetreten waren, stellten sich wieder öfter ein, fast in regelmäßigem Wechsel mit der Migräne. Eine Liegekur von zehn Tagen hatte gute Nachwirkung auf die Knie für ein Vierteljahr. Bäder, warme oder heiße, wurden weder damals noch später vertragen. Sie linderten zwar vorübergehend die Schmerzen, ließen sie aber am folgenden Tage um so heftiger hervortreten. Gewöhnliche Waschungen des ganzen Körpers zur Reinigung vor der Nacht hatten keine üble Nachwirkung. Salizylsaures Natron, das seit mehreren Jahren öfter gegen die Gelenkschmerzen gegeben wurde, hatte stets gute aber rasch vorübergehende Wirkung; es brachte selbst in Gaben von 3 und 4 g nie einen Schweißausbruch zustande, wie denn die Patientin auch bei der angestrengtesten Arbeit weder sommers noch winters schwitzt, ausgenommen nach Fieberanfällen. Jodpinselungen über die schmerzenden Gelenke brachten stets Linderung für viele Tage; Bäder wurden nie vertragen, weder warme noch kühle, auch kalte Waschungen nicht.

Im Januar 1910 bekam sie eine fieberhafte Lungenkongestion für zwei Tage; die befürchtete Pneumonie bildete sich nicht aus. Denselben Anfall erlitt sie im März 1910 mit weitverbreitetem feinem Knisterrasseln über beiden Unterlappen und schaumigem fleischwasserartigem Auswurf. Unter Salizylgebrauch ging der Anfall am dritten Tage mit heftigem Schweißausbruch zu Ende. Der Winter 1909—1910 war leidlich gut überstanden worden, abgesehen von den periodischen Gemütsdepressionen, die nun ganz an Stelle der Migräne getreten waren. Im April 1911 trat im Anschluß an einen stärkeren achttägigen Halswehanfall eine trockene Pleuritis auf der linken Seite auswärts von der Herzgegend auf, die in vier Tagen bei Bettruhe und Salizylgebrauch beseitigt war. — Die heißen Sommerwochen des Jahres 1911 waren ohne besondere Gelenkschmerzen verlaufen. Im nassen Sommer 1912 wiederholten sich die Schmerzanfälle in den Fuß- und Kniegelenken, die sogar im Winter wochenlange Pausen gemacht hatten, mit einer ungewöhnlichen Häufigkeit und Hartnäckigkeit. Die Patientin hat seit dem Herbst 1912 fast unausgesetzt Schmerzen in den Knien, Hüften und in der rechten Schulter; zeitweise, besonders gegen Abend, so heftig, daß sie meint, ein Geschwür wirke darin. Nur in der Nacht zwischen Wolldecken lassen die Schmerzen nach; am Tage werden sie durch ein paar Treppengänge oder einen Aufenthalt in der Waschküche sofort gesteigert. Längeres Verweilen auf einem kalten Fußboden, in der Kirche oder im Keller auch bei doppelt gesohlten Schuhen, Eintauchen der Arme in kaltes Wasser beim Spülen oder Putzen erzeugt das Gefühl von Erstarren bis zur Hüfte oder zu den Schultern; es dauert jedesmal Minuten oder Stunden, bis die gehemmte Bewegung wieder frei wird. Abendliches Faradisieren der gespannten und rigiden Muskulatur an Waden und Oberschenkeln und Oberarmen während dreier Wochen brachte an diesen nachhaltige Besserung. Der stelzenhafte Gang, der durch die Steifheit der Hüften und Knie bedingt war und beim Treppengehen fast versagte, wurde nach und nach frei. Aber die Schmerzen in den Gelenken selbst vergehen auch durch salizylsaures Natron, Aspirin und verwandte Mittel nicht mehr. Knie und rechte Schulter zeigen sich dauernd geschwollen. Seit dem Frühjahr 1913 fühlt man Verdickungen der Kapseln und bei Bewegungen ein leichtes Knarren. Alles ließ im Sommer nach, um im Herbst und Winter sich aufs neue zu steigern; dazu kamen Kaubeschwerden, Knarren und Schmerzen im rechten Kiefergelenk, bisweilen auch im linken. Die Sommerwochen 1914 waren erträglich. Seit dem Oktober vermehrt sich die Steifheit der Glieder; Fußgelenke, Knie, Hüften, Schultern, rechtes Ellbogengelenk sind Sitz wechselnder Anschwellungen und Schmerzen; das Knarren in den Kiefergelenken und das weiche Reibegeräusch in den Knien fast beständig. Jede Vernachlässigung der nunmehr siebenjährigen Erfahrung, daß sie das Verweilen in kalten Räumen, das Hantieren in kaltem Wasser, den Aufenthalt in Zugluft, das Sitzen in der Nähe des Fensters, dünnsohlige Schuhe, luftige Bekleidung nicht mehr verträgt, wird sofort von Verschlimmerung der Schmerzen und zunehmender Gliederversteifung bestraft.

248. Als zweite Form des sogenannten chronischen Gelenkrheumatismus bezeichneten wir eine Polyarthritis, die für gewöhnlich den Namen der Arthritis nodosa oder des Rheumatismus nodosus trägt, aber außerdem noch viele andere Namen bekommen hat, la goutte asthénique primitive (Landré-Beauvais 1800), osteopsathyrosis arthritica (Lobstein 1832), arthrite chronique sèche (Deville et Broca 1850), rheumatic gout (Fuller 1852, Adams 1857), rheumatoid arthritis (Garrod 1859), gutta senilis (Geist 1860), le rheumatisme articulaire chronique progressif (Charcot 1868), le rhumatisme noueux (Trousseau 1873). Mit Remak (1863) haben manche Autoren (Hitzig 1872, Virchow 1872, Leonhard Weber 1883) ihr auch den Namen der Arthritis deformans gegeben, den indessen Volkmann (1865) für eine andere Gruppe von Gelenkerkrankungen, die wir nachher erwähnen werden, vorbehalten hat.

Die Knotengicht, polyarthritis nodosa, hat ihren Namen von den knotenförmigen Verdickungen, die sie an den Fingergelenken und weiteren Gelenkgegenden bewirkt. Die Anschwellung entsteht für gewöhnlich zuerst an den Phalangeal- und Metakarpophalangealgelenken der drei mittleren Finger und der großen Zehen, dann an den Handgelenken und Sprunggelenken. Die kugelige oder spindelförmige Vortreibung der Fingergelenkreihen gibt das knotige Bild einer Erbsen- oder Bohnenschote. Die einzelnen Anschwellungen können wie die Heberdenschen Knoten (243) von einem flüchtigen Blick mit Gichttophen verwechselt werden. Indessen abgesehen von allem anderen unterscheiden sie sich durch ihre symmetrische Anordnung von den gewöhnlich regellos zerstreuten Gichtknoten.

Die Störung beginnt mit Schmerzen in den distalen Fingergelenken. Anfangs erträglich werden diese Schmerzen kaum durch Bewegung und Gebrauch der Gelenke, wohl aber durch starken Druck vermehrt. Bisweilen sind sie jedoch von vornherein sehr heftig und können dann dem Kranken den Schlaf rauben. Allmählich werden die Gelenkgegenden spindelförmig oder durch zwei dorsalwärts vorspringende Auftreibungen, die den Heberdenschen Knötchen entsprechen, verdickt. Bewegungen der ergriffenen Gelenke geben in diesem Stadium meistens ein fühlbares und hörbares Reiben oder Knirschen, das später in ein hartes Knacken übergeht. Jene Verdickungen werden zuerst von weichen teigigen, dann faserigen, endlich knochenharten Geschwülsten gebildet, die sich als Auftreibungen und Auswüchse der Gelenkpfanne darstellen. Die Haut über den veränderten Gelenken pflegt kühl zu bleiben und ihre gewöhnliche Farbe zu behalten.

Soweit entspräche Bild und Entwicklung des Rheumatismus nodosus den Heberdenschen Knötchen. Aber die Krankheit bleibt nicht an den distalen Fingergelenken stehen, sondern schreitet langsam oder rasch auf die mittleren Fingergelenke, auf die Fingerwurzelgelenke, auf die Handgelenke usw.

fort. Die Daumen und kleinen Finger pflegt sie zu verschonen. An den Füßen ergreift sie umgekehrt zuerst und oft allein die großen Zehen am Metakarpophalangealgelenk.

Allmählich verändert sich Haltung und Bewegungsrichtung der meistens symmetrisch ergriffenen Gelenke. Es bilden sich Subluxationen der Zeige- und Mittelfinger, auch wohl der Ringfinger nach dem Handteller und gegen die Kleinfingerseite hin, wodurch die Köpfchen der Mittelhandknochen am Handrücken bucklig hervortreten, während die Finger nach der Ulnarseite hin dachziegelartig übereinander greifen. Ähnliche Verrenkungen entstehen an den letzten, auch wohl an den mittleren Fingergelenken, wobei aber die Abweichung in dem einen Falle dorsalwärts, im anderen palmarwärts erfolgen kann, so daß die Finger treppenförmig oder zickzackartig geknickt erscheinen. Fernerhin werden die Handwurzeln, die Fußwurzeln, die Ellbogen usw. spindelförmig aufgetrieben und später unter fortschreitendem Schwund der umliegenden Weichteile, Verkürzung der Muskeln und Sehnen ausgerenkt.

Statt der Atrophie der Weichteile, die an den Fingern und Händen auf die Haut übergreifen und zur ausgesprochenen Sklerodermie und Sklerodaktylie gedeihen kann, findet man an den Füßen und Unterschenkeln häufig die elephantiastische Vergrößerung und myxomatöse Quellung der Gewebe, die wir schon bei der rheumatischen Sklerodermie (180) erwähnt haben.

249. Der Knotenrheumatismus beginnt also im Gegensatz zur Rheumarthritis chronica im engeren Sinne an der Peripherie, an den Fingergelenken, um dann nach und nach zentralwärts Handgelenke, Fußgelenke, Ellbogen, Knie zu verkrüppeln; die Schultern verschont er für gewöhnlich, die Hüften fast regelmäßig. Er ist wie die Rheumarthritis chronica zunächst eine Krankheit des absteigenden Lebens und beginnt zwischen dem 40. und 60. Lebensjahr So verhält sich der Knotenrheumatismus in mindestens 90% der Fälle.

Es gibt aber auch eine Polyarthritis nodosa praecox, die bei jungen Menschen, zwischen dem 16. und 30. Lebensjahr beginnt. Diese Frühform entwickelt sich oft mit reißender Schnelligkeit und großen Schmerzen; dann gewöhnlich nach dem aufsteigenden Typus des akuten Gelenkrheumatismus; polyarthrite chronique d'emblée (Charcot). Schon in wenigen Wochen oder Monaten sind alle Gelenke der Gliedmaßen, dazu auch wohl Wirbelgelenke, Kiefergelenke usw. steif, verdickt und gehen unter raschem Muskelschwund und fortschreitender Sehnenverkürzung, besonders an den Beugeseiten, der Subluxation entgegen. Schon binnen Jahresfrist kann der Patient durch die Versteifung, starre Beugung und Zusammenziehung der Glieder zum hilflosen Krüppel verkümmert sein.

Zur vollständigen Aufhebung der Gelenkbeweglichkeit, zur wahren Ankylose, kommt es nur selten, am wenigsten in den ganz schleichend sich entwickelnden Fällen, und auch bei dem galoppierenden Verlauf der Frühfälle nur ausnahmsweise. Für den Patienten hat diese Erhaltung der Gelenkhöhle kaum Bedeutung; für die Unterscheidung der Krankheit ist sie wichtig. Ganz regelmäßig sind beim Rheumatismus nodosus auch die Knochen im wesentlichen unbeschädigt; alle Störungen gehen wie die Rheumarthritis chronica von den Gelenken und ihrer Umgebung aus. Die Verdickung der Synovialzotten, besonders stark an den Umschlagfalten der Gelenkknorpel, kann eine bedeutende Wucherung der Epiphysen vortäuschen. Im Röntgenbilde erscheinen die Knochenumrisse und die Gelenkspalten unverändert; die ersteren höchstens etwas verbreitert.

Anatomisch geht der Prozeß von der Arthritis villosa durch die Arthritis sicca zum faserigen Zerfall der Gelenkknorpel und zur Usur und Eburneation der Knorpelflächen. Die Mitte der Epiphysen kann einer mehr oder weniger starken Osteoporose verfallen, während ihr Umfang durch mäßige Osteophytenbildung und Kalkansätze zunimmt. Die Bewegungsstörungen beruhen auf der Spannung und Schrumpfung der Gelenkkapseln, auf der Verrenkung und Fixierung der Gelenke durch Muskelzug und Sehnenverkürzung und Bindegewebssklerose.

In den verhältnismäßig nicht häufigen voll ausgebildeten Fällen werden alle Gelenke in der schon angegebenen Reihenfolge verdorben: Finger, Zehen, Hände, Füße, Ellbogen, Knie, Schultern, endlich auch Genick, Rücken, Hüften, Kiefer.

Die Schmerzen beim Rheumatismus nodosus betreffen nicht die Gelenkgegenden allein. Es kommt sehr häufig zu schmerzhaften Muskelkrämpfen in der Umgebung der Gelenke, gerade wie beim chronischen Gelenkrheumatismus. Die Krämpfe kommen und gehen wieder, bis sie endlich zum Dauerspasmus unter Verkürzung und sehniger Schrumpfung des Muskels führen.

Solange die Kontrakturen nicht entwickelt sind, gehen die Kranken noch herum, vermögen alle Bewegungen, wenn auch beschwerlich und in beschränktem Maße auszuführen. Aber das Erheben vom Sitz, das Aufrichten aus der Rückenlage, das Niederlegen ins Bett, das Treppensteigen wird mühsäliger und mühsäliger in dem Maße, als Füße und Knie leiden, und mit zunehmender Versteifung der Hände und Ellbogen beginnt die Hilflosigkeit, die den Kranken nach endlicher Kontraktur ganz zum Opfer der Nächstenliebe und sozialen Fürsorge macht.

Mit vollendeter Verkrüppelung pflegen die Schmerzen aufzuhören oder sich nur noch ausnahmsweise in Form von Neuralgien einzustellen. Die Verdauungs- und Ernährungsvorgänge bleiben für gewöhnlich ungestört. Wenn der Elende nicht einer hinzutretenden Pneumonie oder Pericarditis oder schleichenden Gefäßentartung oder Nierenverkalkung erliegt, so muß er in langem Darniederliegen auf den Tod als Erlöser warten oder sein Leben hinnehmen, wie es ist. In den Siechenhäusern findet man Achtzig- und Neunzigjährige, die von der Knotengicht verkrüppelt noch am Leben hängen.

Mit der fortschreitenden Gliedersucht und den erwähnten Komplikationen ist das Krankheitsbild der Polyarthritis nodosa nicht erschöpft. Es gibt eine Reihe kleinerer und größerer Leiden, die sich in periodischen Anfällen oder in zunehmender Ausbildung hinzugesellen; insbesondere Störungen der Haut, Vitiligo, Ekzema, Lichen, Prurigo arthritica; Störungen der Sinnesorgane, Ophthalmia und Otitis arthritica in Form von Konjunktivitis, Blepharitis, Keratitis, Otitis externa und media, Skotome, Amaurosen, Dysakusis; Störungen des Atmungsapparates, Asthma, Emphysem; Störungen der Harnwege, Cystitis und chronische Nephritis. Ausführliches darüber gehört nicht hierher.

250. Die Knotengicht ist eine Erkältungskrankheit in des Wortes vollster Bedeutung. Wo man auch die Vorgeschichte der davon Zerstörten erkunden mag, in den Siechenhäusern Deutschlands und der Niederlande, in den Werkhäusern Irlands und Englands, in den Armenasylen Frankreichs, in den Hospitälern Italiens und der Levante, überall erfährt man, daß das Vorleben der von der Knochengicht Verkümmerten nichts anderes war als der endlose Kampf mit der Kälte und Feuchtigkeit, der beständige oder vieljährige Aufenthalt in feuchtkalten Räumen bei geringer Körperbewegung, das Schlafen in kalten oder nassen Gelassen nach angestrengter Tages- oder Nachtarbeit, das Hantieren in Zugluft, das Stehen im Wasser; alles dies bei mangelhafter oder schlechter Nahrung.

Während die auslösende Ursache für einen Anfall des akuten Gelenkrheumatismus und für Rückfälle beim chronischen Rheumatismus eine starke vorübergehende Kälteeinwirkung zu sein pflegt, ist der Hauptgrund für die Entstehung und Ausbildung der Polyarthritis chronica ein langes oder lebenslanges Entbehren des ausreichenden Wärmeschutzes; des inneren Wärmeschutzes, der von der wärmegebenden Kost, des äußeren Wärmeschutzes, der von Kleidung und Wohnung und Ofen gewährleistet werden muß. In den Kämpfen des Urmenschen um sein Leben wie auch in den Mühsalen, die der Kulturmensch beim Entbehren der Kulturvorteile und der Elende bei der höchsten Kultur seiner Mitmenschen erleidet, ist die Knotengicht eine uralte Begleiterin der Menschheit. Sie hat in Vorzeiten wahrscheinlich eine weit größere Rolle gespielt als heute. Der Befund einer Osteoarthritis ist, wie Smith und Ruffer (1910) zeigen, in den großen allgemeinen Begräbnisstätten Oberägyptens aus prähistorischer Zeit fast allgemein. Auch die Gräber aus der Zeit der persischen Dynastie in Oberägypten zwischen den Jahren 500 und 300 v. Chr. geben zahlreiche derartige Befunde. Aus derselben Zeit findet man in Unterägypten an den Skeleten makedonischer Soldaten und ihrer Familien die Zeichen der Arthritis nodosa. In dem Massengrab Pompeji aus dem ersten Jahrhundert n. Chr. hat Delle Chiaje (1862) die zweifellosen Dokumente dieser Krankheit gewonnen. Die Bewohner der Vendée, die noch zur Zeit der französischen Revolution und lange nachher unterirdische Wohnungen hatten, denen die Schützengräben unserer Soldaten in Belgien und Frankreich und Rußland durchaus ähnlich sind, zeigen alle Störungen und Veränderungen der Knotengicht in auffallender Häufigkeit. Beau fand bei modernen Troglodyten in den Erdhöhlen bei Chantilly den Knotenrheumatismus weitverbreitet. Jeder, der heute die kalten lichtlosen Wohnungen in den Unterhäusern Neapels besucht, kann an manchen ihrer Bewohner die armen verkrüppelten Hände und Knie und Füße finden, die der Arthritis nodosa zukommen. Drei Viertel der Frauen, deren Vorgeschichte Charcot in der Salpêtrière, dem großen pariser Frauensiechenhaus, erfragte, hatten den langen Einfluß der Kälte und Feuchtigkeit erfahren, ehe sich bei ihnen die Zeichen der chronischen Gliedersucht einstellten. Wohnungen im Erdgeschoß, feuchte dunkle Stuben mit nassen Tapeten oder triefenden Steinwänden, das sind die Brutstätten, in denen die Opfer des Bodenwuchers und der Wohnungsnot nach sechs, acht, zehn Jahren fast unabweislich den leichteren oder schwereren Graden jenes Siechtums anheimfallen. Mancher der Leidenden hatte nur drei oder vier Jahre in einer solchen Behausung vegetiert; dann trieben unerträgliche Muskelschmerzen und beginnende Steifigkeit in Händen und Füßen und Knien ihn an, eine bessere Wohnung zu suchen. Aber auch wenn ihm der Fund gelang und er fortan den Unbilden der Kälte und Nässe entrückt blieb, so machte sein Leiden doch den stetigen Fortgang. Es gibt Fälle, in denen zwischen den ersten Anfällen des Übels in jüngeren Jahren, die in ungesunden Wohnungsverhältnissen begonnen hatten und nach vollzogenem Ortswechsel wieder ausgeblieben waren, und dem erneuten „spontanen" Fortschreiten der Krankheit 10, 20, sogar 30 Jahre lagen (Beau). Kürzere Stillstände durch Wohnungsverbesserung sind häufig.

Die meisten der von der Knotengicht verwüsteten Siechen waren Taglöhnerinnen, Dienstmägde, Wäscherinnen, Erdarbeiter, Fischer, Landleute. Hie und da findet man auch kleine Rentnerinnen und Rentner, die aus engen, lichtlosen Räumen, worin sie geboren und erzogen wurden, wenig oder gar nicht herauskamen, der Arthritis pauperum verfallen. Reiche Leute erkranken ausnahmsweise daran, wenn sie bei stark arthritischer Anlage in ungesunden Wohnungen einer sitzenden Lebensweise sich hingeben.

Das sehe ich augenblicklich bei einem 56 jährigen Herrn. Sein Vater hatte an schwerer Harnsäuregicht gelitten; seine Mutter ist mit 40 Jahren an Diabetes mellitus gestorben; er selbst litt von Jugend auf an heftigen Migräneanfällen, die ihn zum Einsiedler machten;

nach vollendetem Universitätsstudium hat er sich fast nur mit Lesen, Malen und Musizieren beschäftigt, selten die Wohnung verlassen. Zwölf Jahre bewohnte er ein nach Norden gelegenes kaltes lichtarmes Unterhaus, das auf dem feuchten Grunde eines Stadtgrabens erbaut ist und sich trotz Teppichen und großen Öfen schlecht heizen ließ, sogar im Sommer kaum ohne Ofenwärme erträglich war. Beginnende Schmerzen in den großen Zehen und Knien und Steifigkeit in den Fingern bestimmten endlich den 42jährigen, eine bessere Wohnung zu nehmen und nach Süden Wohn- und Schlafzimmer zu verlegen. Das hat nicht viel mehr genutzt. Er ist seit sechs Jahren ein hilfloser Krüppel, da der vollentwickelte Knotenrheumatismus jede selbsttätige Bewegung, den kleinsten Gebrauch der Hände und Arme verbietet und nur noch die Wahl zwischen Sessel und Bett läßt.

251. An der Arthritis nodosa erkranken weibliche Personen weit häufiger als Männer. Die vierziger Jahre sind die gewöhnliche Zeit für die Anfänge des Leidens. Unter sehr ungünstigen Lebensbedingungen und unter der Mitwirkung besonderer innerer Hilfsursachen kann das Leiden schon bald nach Vollendung des Wachstums im dritten Lebensjahrzehnt entstehen. Schwere Chlorose wird als Vorläuferin nicht selten beobachtet; daher das Leiden auch den Namen der arthritis ex chlorosi (Musgrave 1707) erhielt. Störungen der Geschlechtsentwicklung begünstigen seine Ausbildung zweifellos; die früh ergriffenen weiblichen Personen zeigen häufig eine Hypoplasie oder Aplasie der Genitalien, vorzeitige Menopause, Verschlimmerungen des Leidens bei jeder Menstruation, rapide Zunahme nach dem Aufhören der Monatsblutungen. Selten beginnt es während einer Schwangerschaft; am häufigsten in den normalen Wechseljahren. Wiederholte uneheliche Schwangerschaften mit ihren Sorgen und Entbehrungen kommen in der Vorgeschichte vieler Weiber vor, die in späten Jahren der Knotengicht anheimfallen. Den ersten Beginn empfanden manche Jüngeren plötzlich nach einer Stockung der Periode durch Schrecken oder starke Erkältung. Eine große Beziehung der Keimdrüsen zur Krankheitsentwicklung ist also wohl vorhanden, aber noch ebenso unklar wie die Bedeutung der Schilddrüse für ihre Entstehung, die wir schon wiederholt erwähnten.

Bei Männern ist die Krankheit verhältnismäßig selten und bildet sich fast nur aus, wenn sie den Erkältungseinflüssen besonders früh und lange ausgesetzt waren. Charcot sah einen jungen Mann, der in einem Steinbruch am Ufer der Loire halbwild herangewachsen war; der hatte schon mit zwanzig Jahren den ausgebildeten Knotenrheumatismus an den Fingern.

Bei Kindern kommt die Krankheit nur ganz ausnahmsweise vor. Martel beobachtete mit Barthez im Hospital Sainte-Eugénie in Paris ein zehnjähriges Kind, das die ersten Zeichen des Leidens an sich trug, eine akute Pericarditis bekam und dabei eine Verschlimmerung des Gelenkleidens erfuhr, die sich rasch zu hochgradiger Verkrüpplung weiterentwickelte. Die 58jährige Schwester eines meiner Freunde, die aus einer Bauernfamilie im Rheingau stammt, ist seit ihrem 14. Lebensjahre durch die Knotengicht „völlig kontrakt", zu einem kleinen Häufchen Elend zusammengezogen und halb erblindet. Nur ihr Geist hat nicht gelitten. Die kaltfeuchte Wohnung, worin sie häuslich aufgewachsen war, hat ihrem Bruder, der früh das Elternhaus verließ, um zu studieren, und ein Muster männlicher Kraft und Bildung geworden ist, nichts angetan.

Wie viel Anlage und Abstammung für die Entwicklung der Polyarthritis nodosa zu sagen haben, braucht hier nicht ausgeführt zu werden. Alles, was wir darüber bei der Besprechung des Arthritismus, der rheumatischen Diathese im allgemeinen gesagt und bei der Miniaturform der Knotengicht, den Heberdenschen Knoten, bemerkt haben, hat auch hier seine Geltung.

Es gibt Fälle, in denen die Rheumarthritis chronica und die Arthritis nodosa sich beim selben Kranken vereinigen. Während das letztere Übel an den kleinen Gelenken fast stetig fortschreitet, kann das erstere durch geeignete Kuren und andere Einflüsse bedeutende Rückgänge und Stillstände erfahren und die großen Gelenke wie Schultern, Knie, Hüften zeitweise wieder freigeben.

252. Ein Beispiel für den Verlauf des Rheumatismus nodosus mit allerlei Unregelmäßigkeiten gibt die folgende Krankengeschichte nach Wichmann (1892).

Die 45jährige Jungfrau T., geboren im Jahre 1840 in R., wo außer ihr noch fünf oder sechs andere Personen am Gelenkrheumatismus leiden sollen, ist seit dem 19. Lebensjahre von ihrer Heimat fort. Sie hat immer viel an Kopfschmerzen gelitten. Erst in ihrem 20. Jahre trat die Periode ein, um dann regelmäßig zu bleiben. Seit dem 24. Jahre ist sie in B. in der Küche beschäftigt. Im sechsten Jahre dieses Dienstes, 1869—1870, hat sie auf dem Rücken der linken Hand einen schmerzlosen Knoten gehabt, der sich allmählich wieder verlor. Als der verschwunden war, wurde die linke Hand steif an den kleinen Gelenken der Mittelhand und der Finger, unter Verlust der Empfindung in der Hand. Die Störung wurde durch einen Hospitalaufenthalt und durch Jodpinselungen gebessert. Zwei Jahre später erkrankten die Finger der rechten Hand in derselben Weise. Auch diesmal brachte Hospitalpflege Besserung. Sie blieb vier Jahre lang, bis 1876, gesund; dann kamen die Beschwerden aufs neue. In dem strengen Winter 1879—1880 schlief sie sehr kalt; sie will mitunter Eis im Bett gehabt haben. Damals verlor sie ihre Periode für zwei Jahre. Damals erkrankte auch das rechte Fußgelenk und die rechte Ferse. Dann kamen ausstrahlende Schmerzen zur rechten großen Zehe, die allmählich in Valgusstellung geriet. Unter Wadenschmerzen erkrankten nacheinander das rechte Knie, die rechte Hüfte und Leiste, dann das linke Sprunggelenk und das linke Knie, während die linke Hüfte immer frei blieb. Ferner kamen an die Reihe Kreuz, Rücken, Genick und rechte Achsel, während die Kiefergelenke frei blieben. Die Kranke konnte den rechten Arm nicht mehr vom Rumpfe entfernen und mußte darum lernen, mit der linken Hand zu essen. Später erkrankte der rechte Ellbogen und seit einiger Zeit beginnt auch der linke Ellbogen zu versagen. Nun wurde die Kranke ganz steif, konnte nicht mehr gehen; sie mußte getragen werden. Eine vierwöchige Hospitalpflege in Basel während des Jahres 1882 blieb ohne Erfolg. Im Mai wendete sie ein Ameisenbad an, legte sich danach zu Bette und schwitzte stark; am dritten Tage darauf trat die Periode wieder ein, die seit zwei Jahren ausgeblieben war. Der angeschwollene linke Unterschenkel schwoll ab. Überhaupt trat eine wesentliche Besserung ein. Sie lernte wieder gehen.

Im August 1883 gebrauchte sie eine Bäderkur in Wildbad, duschte nach dem zehnten Bad und erzielte Besserung. Im September 1884 eine zweite Badekur in Wildbad mit Dusche. Es wurde abermals besser, die Schmerzen hörten ganz auf. Aber zu Hause trat wieder Verschlimmerung ein. Im September 1885 dritte Badekur in Wildbad. Bei dieser Gelegenheit stellte man die folgenden Störungen fest.

Die Kranke klagt über Schmerzen in allen Gelenken. Diese sind morgens beim Erwachen am stärksten, verlieren sich am Tage langsam. Die Kranke hat Hitzegefühl in den Handflächen, die beiderseits leicht rot gefleckt sind. Ab und zu geringes Zittern in den Händen. Niemals wurde Fieber beobachtet. Mit Wetterveränderungen ändern sich auch die Gelenkschmerzen. Im linken Unterschenkel besteht bis zum Knie pelziges Gefühl; ebenso in dem Vorderarmen und Händen, die stark abgemagert sind, so daß die Griffelfortsätze der Ulna hervorragen. Abduktion und Adduktion der Daumen ist nicht möglich, während das Spreizen der Finger ziemlich gut geht; wiewohl diese in halber Flexion abduziert und dachziegelförmig übereinander stehen. Die Streckung der Finger ist beschränkt; ebenso die Beugung; die Hände können nicht zur Faust geballt werden. Die Metakarpalphalangealgelenke sind geschwollen, verdickt, auf Druck schmerzhaft. Beide Handgelenke sind ganz unbeweglich, beide Ellbogen ankylotisch; Pronation und Supination der Vorderarme unmöglich. Bewegungen im rechten Schultergelenk beschränkt. Wirbelsäule druckempfindlich. Das rechte Hüftgelenk ist in seinen Bewegungen beschränkt und schmerzt bei Bewegungsversuchen. Die Kniegelenke sind im stumpfen Winkel fixiert; bei passiven Bewegungen knackt es in den Knien infolge von zerreißenden Verwachsungen. Das rechte Fußgelenk ist nur wenig beweglich.

253. Die Veränderungen an der Wirbelsäule, die in der vorstehenden Krankengeschichte erwähnt werden, führen in manchen Fällen der Rheumarthritis sowohl wie des Rheumatismus nodosus zu hochgradiger Versteifung der Wirbelsäule. Sie können sich auch ohne Gliedersucht ausbilden oder wenigstens so auffallend über die Gliederstörungen überwiegen und das ganze Krankheitsbild so beherrschen, daß die Aufstellung einer Spondylosis rheumatica berechtigt ist.

Es werden bisher für gewöhnlich zwei Formen der Spondylosis beschrieben, eine arthrogene und eine osteogene. Nur die erstere gehört hierher und auch sie wird wohl mit der Zeit in weitere Unterarten zerlegt werden, je nachdem sie als Begleiterscheinung oder Äquivalent der Arthritis nodosa oder der Arthritis rheumatica chronica oder als Symptom irgend einer Rheumatoidinfektion auftritt.

Zunächst eine Krankengeschichte: Der 28 jährige Sohn des Schuhmachers H. in L. bei Münster, der zwei gesunde jüngere Schwestern hat, ist als Kind von leichten Krampfanfällen heimgesucht worden, die um die Geschlechtsreife im 14. Jahr zu schwerer Fallsucht sich steigerten, dann aber im Laufe eines halben Jahres, das drei große Anfälle brachte, sich gänzlich verloren. Als Knabe war er öfter der Schule entwichen. Nach der Entlassung aus der Schule hat er sich wiederholt monatelang als Landstreicher umhergetrieben, besonders zur Sommerszeit, weil er lieber bei Mutter Grün als im Bette schlief. Im übrigen hat er als Maurer gearbeitet; seine Militärzeit ohne Tadel abgedient. Keine Neigung zum Weibe, keine Syphilis, keine Gonorrhöe, keine Neigung zu geistigen Getränken. Sein jetziges Leiden, was sich um das 24. Lebensjahr allmählich zu entwickeln begann, ist eine zunehmende Steifigkeit der ganzen Wirbelsäule und des Beckengürtels. Die Versteifung begann mit geringen Schmerzen in der Lendengegend und nahm nach und nach die ganze Wirbelsäule ein, so daß der Kranke sich mehr und mehr so hielt, wie wenn er einen Stock verschluckt hätte; ein halbes Jahr später fingen auch die Hüften an unbeweglich zu werden; sein Gang wurde schiebend und der Schritt allmählich so kurz, wie wenn er im modernen engen Dirnenrock ginge. Nach zwei Jahren war das Aufstehen aus der Rückenlage und das Niederlegen aus aufrechter Stellung nur noch mit fremder Hilfe möglich, das Sitzen ganz unmöglich. Seit einem Vierteljahr fangen auch die Schultern an steif zu werden. Die Muskulatur des Gesäßes und der Oberschenkel, die großen Strecker der Wirbelsäule und die Schulterwölbung ist im Vergleich zu den anderen Muskeln deutlich vermindert, mehr auf der rechten als auf der linken Seite. So war der Befund im Jahre 1906. Was seitdem aus dem Kranken geworden ist, habe ich nicht in Erfahrung bringen können.

Das wäre ein Krankheitsfall, den Strümpell (1897) als Spondylarthritis ankylopoëtica chronica beschrieben hat, Pierre Marie (1898) Spondylosis rhizomelica nennt im Hinblick auf den Sitz des Leidens in den „Wurzelgelenken" der Wirbelsäule. Ob die Erkrankung der Wirbelgelenke in allen hergehörigen Fällen oder auch nur in manchen zur wahren Ankylose gedeiht, wie Strümpells Bezeichnung will, ist fraglich. In zwei Fällen von Arthritis nodosa, in denen die aufsteigende Spondylose und die gänzliche Bewegungslosigkeit des Hüftgelenkes sich nach Ausbildung der Gliedersucht entwickelte, ergab die Untersuchung im Röntgenbilde nichts von Verödung der zugänglichen Wirbelgelenke. In einem dieser Fälle, der eine 32 jährige Frau betrifft, wurde die Versteifung der Wirbelsäule und der Hüften durch eine Kreuznacher Kur fast völlig gelöst. Übrigens verlief das Leiden in beiden Fällen nicht schmerzlos wie im Strümpellschen Typus, sondern war zeitweise sogar von sehr heftigen Schmerzen entlang der Wirbelsäule und dazu von Knirschen und Knacken besonders am Lendenteil und Halsteil begleitet. Erkältungseinflüsse wirkten jahrelang ein, ehe das Leiden begann.

254. Die oben erwähnte osteogene Form der Spondylosis chronica hat zum chronischen Gelenkrheumatismus keine unmittelbaren Beziehungen. Aber sie gehört mit diesem in die arthritische Krankheitsfamilie und wird im einzelnen Falle von Erkältungseinflüssen deutlich angeregt. Ihr Sitz ist die Wirbelkörpergegend, die Umgebung der Intervertebralscheiben. Sie pflegt im Gegensatz zur arthrogenen Form am oberen Teil der Wirbelsäule zu beginnen, diese beim absteigenden Verlauf nach vorne zu krümmen, unter mehr oder weniger heftigen Schmerzen sich auszubilden und allmählich durch Exostosenbildungen die Rückenmarkswurzeln zu verletzen oder auch mit primären Wurzelsymptomen einherzugehen. Bechterew (1893) hat sie als Steifigkeit der Wirbelsäule zuerst deutlich beschrieben; sie ist später auf Grund von Röntgenbildern und anatomischen Untersuchungen Spondylitis deformans benannt worden. Den folgenden Fall habe ich im Jahre 1911 gesehen.

Freiherr von B., 42 Jahre alt, aus einer Familie, wo Nervenleiden, Gicht und chronischer Rheumatismus sich seit drei Generationen häufen, hat stets mäßig gelebt, angeblich keine Geschlechtskrankheit gehabt, ist kinderlos verheiratet. Zwischen dem 16. und 25. Jahr hat er mindestens vier Anfälle von akutem Gelenkrheumatismus in Knien, Schultern und Ellbogen bestanden. Die Anfälle waren nicht besonders heftig, verschonten die nicht genannten Gelenke, zogen sich aber mit Fieber durch sieben, acht, neun Wochen hin; Schultern und Knie wurden zuerst und am heftigsten ergriffen; die Ellbogen kamen erst in zweiter Linie an die Reihe. Das Leiden befreite ihn vom Militärdienst, wiewohl das Herz ungeschädigt geblieben war. Nach dem 25. Jahre traten häufige Muskelschmerzen in den Lenden ein, später auch im Nacken, besonders nach Strapazen der Jagd und der Ernte, denen er sich nicht entzog. Erst seit dem 35. Lebensjahr hat der Patient diese Gelegenheiten gemieden und sich mehr und mehr zu Hause gehalten, weil er bei stärkeren Anstrengungen Atemnot bekam.

Seit fünf Jahren hat sich ein anderes Leiden eingestellt. Es begann mit sehr heftigen reißenden Schmerzen zwischen den Schulterblättern, die durchaus verschieden von den früheren Nackenschmerzen, weit stärker und langwieriger, auftraten und zeitweise sich mit krampfhaftem Schiefhals verbanden. Nach einem halben Jahre kamen schnürende Schmerzen um die obere Brustgegend hinzu. Anfangs blieb, soweit nicht die Schmerzen die Bewegung hinderten, die Wirbelsäule beweglich. Aber schon nach Jahresfrist war sie deutlich nach vorne gebogen. Gegenwärtig ist sie in der oberen Hälfte so bedeutend gekrümmt, daß der Kranke in aufrechter Stellung die Augen zu Boden gerichtet hat und sein Horizont kaum vier Meter weit reicht. Der Kopf ist kaum beweglich; nur wenn eine starke schmerzhafte Spannung des Platysma und der Scaleni und wohl auch tieferer Halsmuskeln vorsichtig von der Hand des Arztes überwunden wird, läßt er sich ein wenig zur linken Seite drehen. Auf der linken Seite erscheinen die genannten Muskeln vor und nach der Drehung ebenfalls rigider als normale Muskeln. Die langen Rückenmuskeln sind bis zum Kreuzbein hinab bedeutend vermindert, stellenweise fast ganz geschwunden und durch sehniges oder osteoides Gewebe ersetzt. Im Röntgenbilde sind an der Halswirbel- und Brustwirbelsäule die lichten Streifen der Bandscheiben verschwunden; bei seitlicher Durchleuchtung erkennt man deutlich am vorderen und seitlichen Umfang der Wirbelkörper unregelmäßige höckerartige und leistenartige Erhebungen. Die Atmung bringt am Rippenkorbe keine deutliche Hebung oder Drehung der Rippen hervor; nur das Zwerchfell besorgt die Inspiration, die Bauchpresse die Exspiration. Die Thoraxstarre scheint sich im Lauf des letzten Jahres so bedeutend entwickelt zu haben; denn seit dieser Zeit erst ist die Kurzatmigkeit beim Treppensteigen oder anderen erheblichen Bewegungen groß geworden. Seit einem halben Jahre sind Füße und Unterschenkel ab und zu geschwollen. Im Harn 1,5% Zucker, kleine Eiweißmengen. In der Herzgegend hört man ein systolisches Sausen statt des ersten Mitraltones, der zweite Aortenton ist auffallend schwach. Alle Gliedergelenke sind frei.

Im vorstehenden Falle haben wir die Entwicklung der Bechterewschen Wirbelsäulenversteifung bei einem Manne, der in jungen Jahren wiederholte Anfälle von Polyarthritis rheumatica, diese in atypischer Form, erlitten hatte. In einem Falle Silvagnis (1901) rücken die beiden Krankheiten noch enger zusammen.

Ein junger Mann, der auf dem Lande bei Bologna aufgewachsen war und von früh auf allen Unbilden der Witterung, besonders auf der Jagd, getrotzt hatte, erkrankte mit 16 Jahren an Schmerzen in den Kniegelenken, zu denen bald auch Schmerzen in den Hüftgelenken kamen. Während die Gelenkschmerzen sich unter dem Gebrauch von Schlammbädern allmählich besserten, stellten sich während der folgenden drei Jahre zunehmende Schmerzen im unteren Teil der Wirbelsäule ein, zu denen bald Steifheit des Rückens kam. Im 20. Lebensjahr war die Wirbelsäule stark nach vorne gebogen, starr, an vielen Punkten druckempfindlich, an den meisten Gelenken im Bereich der Kyphose ankylotisch. Die Gliedergelenke waren überall frei beweglich, ohne Veränderungen bis auf Schmerzempfindung bei stärkeren passiven Bewegungen.

Wie man sieht, haben die Typen Bechterews und Strümpells Übergänge zueinander und Verbindungen mit anderen arthritischen Prozessen. Die weitere Kasuistik (Schlesinger 1900, Focken 1903) verwischt die Unterschiede noch bedeutender. Immerhin muß die Trennung zwischen osteogener und arthrogener Spondylosis beibehalten werden. Wenn auch bei beiden Erkältung als Gelegenheitsursache in vielen Fällen mitwirkt, so weisen im übrigen klinischer Verlauf und anatomischer Prozeß auf Unterschiede in der Ätiologie, die uns bei der folgenden Besprechung der Arthritis deformans klar werden.

255. Es gibt Fälle von Polyarthritis, die der Knotengicht ähnlich verlaufen, aber sich durch reichliche Osteophytenbildung und endliche knöcherne

Verwachsung der Gelenkteile von ihr unterscheiden. Volkmann bezeichnet den Prozeß als **Arthritis deformans**; die Anatomen nennen ihn mit Rücksicht auf das Endstadium **Arthritis ankylopoietica**. Die Verödung und Verknöcherung der Gelenke ist weder der Ausgang des chronischen Gelenkrheumatismus noch des Rheumatismus nodosus. Um ihn herbeizuführen, müssen besondere Infekte, Gonorrhöe, Dysenterie, Erysipel u. dgl. hinzukommen. Trousseau beobachtete einen derartigen Fall bei einer vierzigjährigen Näherin, die acht Jahre vor dem Beginn des chronischen Leidens eine Scharlacharthritis an Fingern und Handwurzelgelenken überstanden hatte.

Die **symmetrische und systematische** Ausbildung einer **Polyarthritis deformans**, nach dem Typus der Polyarthritis nodosa, ist sehr selten. Gewöhnlich erkranken nur wenige Gelenke, die **Monarthritis deformans** ist die Regel, die Polyarthritis die Ausnahme. Jene befällt am häufigsten ein Knie, eine Hüfte, eine Schulter. Fast immer ging ihr ein Trauma voraus, das zur Quetschung, Zerrung, Verschiebung oder Verrenkung des Gelenkes geführt hatte. An das Trauma schloß sich eine Gelenkentzündung. Der Geschädigte war tuberkulös oder syphilitisch oder tripperkrank oder hatte sonst einen chronischen oder akuten Infekt, der an dem vom Trauma geschädigten Gelenk guten Boden fand.

Auch bei der Polyarthritis deformans lassen sich vorbestandene oder nachfolgende Infekte in vielen Fällen nachweisen, um so häufiger, je mehr man danach sucht. Was sie auf die Gelenke versetzt, sind fast immer allgemeine Schädigungen, besonders zusammenwirkende Überanstrengung, Kälte und Nässe. Dabei erkranken zuerst und besonders diejenigen Gelenke, die durch Dauergebrauch eine beständige Anstrengung erlitten hatten und zur vorzeitigen Abnützung geneigt waren, oder solche, die am meisten der örtlichen Einwirkung von Kälteeinflüssen und Erkältungsgelegenheiten ausgesetzt waren.

Die chronische deformierende Arthritis, ob sie nun ein Gelenk oder viele befällt, entsteht sehr selten vor dem 35. Lebensjahr. Sie beginnt nach einem mehr oder weniger deutlichen äußeren Anlaß mit Schmerzen am Gelenk und seiner Umgebung. Im Anfang findet der Arzt sehr wenig; das Gelenk bleibt frei beweglich, ist mäßig druckempfindlich, gar nicht oder undeutlich geschwollen. Mit der Zeit gewinnt es unter Einschränkung der Beweglichkeit an Umfang; es kracht bei aktiven und passiven Bewegungen. So geht es monatelang oder jahrelang bis endlich jeder Gebrauch des Gelenkes durch die unförmliche Zunahme der Gelenkenden oder durch die knöcherne Verwachsung der Gelenkflächen oder durch knöcherne Überbrückung der Gelenkenden aufgehört hat. In diesem Stadium findet man durch Betastung oder, falls diese versagt, mit Hilfe der Durchleuchtung am Umfange der Epiphysen warzige oder zackige Knochenvorsprünge, die einseitig oder allseitig rings um das Gelenk ausgebildet eine mehr oder weniger beträchtliche Zunahme und Mißstaltung der Gelenkgegend bewirken. Sie können tief in das Bindegewebe, in die Faszien oder in die Muskelansätze hineinwuchern.

Weiterhin kann der Prozeß einen regressiven Verlauf nehmen, indem die von den Gelenkrändern und Epiphysen ausgehenden Knochenwucherungen vor der gänzlichen Ankylosierung des Gelenkes wieder aufgezehrt oder abgenutzt werden. Dabei kommt es auch zur Abtrennung solcher Neubildungen vom Mutterboden. Geschieht diese Abtrennung an Knorpelteilen oder Knochenwucherungen innerhalb der Gelenkkapsel, so entstehen knarrende und knirschende Gelenkmäuse. Die Vermorschung der Epiphysen kann dabei soweit gehen, daß ein weites Schlottergelenk entsteht. In ausgezeichneten Fällen genügen weder Muskeln noch Bänder mehr, dem also gelockerten Gelenk Halt zu geben. Die Glieder baumeln frei am Gelenke; Gelenke wie Knie und Ellbogen, die normalerweise nur eine einzige Bewegungsrichtung haben, lassen sich mit Leichtigkeit in jeder Richtung verdrehen, ihre Gelenkenden durch Zug oft mehrere Zentimeter voneinander entfernen.

Bei der Polyarthritis deformans pflegt der Ausgang in Ankylose zu überwiegen. Bei der Monarthritis deformans sieht man alle möglichen Ausgänge von der unförmlichen Knochenwucherung um das Gelenk und im Gelenk bis zur gänzlichen Verzehrung des Gelenkkopfes, von der frühzeitigen knöchernen Veröden der Gelenkhöhle bis zum weiten Schlottergelenk durch Usur der festen Teile.

256. Ein typisches Beispiel der Monarthritis deformans mit dem Ausgang in Knochenschwund ist die Arthropathia senilis, bei der die Neubildung von Knochengewebe entweder von vornherein ganz ausbleibt oder wenigstens bedeutend zurücktritt. Das Leiden entsteht allmählich unter dem Zusammenwirken starker und langer Anstrengungen oder wiederholter Erkältungen mit einem akuten Infekt. Am häufigsten greift es ein Hüftgelenk an; das Malum coxae senile (Adams 1852) ist der gewöhnlichste Fall der Monarthritis deformans. Aber auch Schulter, Ellbogen, Knie, einzelne Finger oder Großzehengelenk können sein Sitz werden. Es verläuft entweder nahezu schmerzlos im Sinne einer einfachen Aufbrauchkrankheit unter allmählichem Schwund des Gelenkkopfes, oder es beginnt mit Schmerzen im Gelenke, die sich besonders morgens beim Aufstehen oder sonst nach längerer Ruhe geltend machen; dazu kommen dann zunehmende Störungen der Bewegung, die zu gänzlicher Unbeweglichkeit des Gelenkes gedeihen können. Der schmerzlose Schwund pflegt bei hochbetagten oder vorzeitig dekrepiden Individuen vorzuwiegen; die Ausbildung unter Schmerzen und Knochenwucherung an der Gelenkpfanne wird um so eher beobachtet, je jünger das Individuum ist. —

Wenn wir sagen, daß die atrophische Form des Malum coxae schmerzlos verlaufen kann, so meinen wir das im Vergleich zu den so regelmäßigen und auffallenden Schmerzen, welche die chronische Gliedersucht im engeren Sinne zu begleiten pflegen. Die Coxalgia senilis ist erträglich; oft ist nur eine gewisse Steifigkeit im Anfang und später ein unbequemes Knarren im Gelenk, was die Ergriffenen beklagen; endlich, wenn das Schlottern im Gelenk beginnt, können stärkere Anfälle von Ischialgie hinzukommen.

Bei den Tabikern gibt es eine deformierende Gelenkerkrankung, die Charcot (1868) unter dem Namen der Arthropathia tabidorum aus der großen Gruppe der Monarthritis und Polyarthritis deformans ausgesondert hat. Bei ihr handelt es sich zunächst um geschwulstartige Knochenwucherungen in der Umgebung eines oder mehrerer Gelenke; diese Wucherungen können sich weit über die Grenzen der Gelenkkapsel und der Epiphysen hinaus bilden; später kann es zur teilweisen Einschmelzung der Epiphysen, der Gelenkflächen und teilweiser Ankylosierung kommen. Fußwurzelgelenke, Sprunggelenke, Knie, Hüften, Wirbel sind am häufigsten der Sitz der tabischen Gelenkerkrankung, die häufig symmetrisch auftritt. Das Übel verläuft schmerzlos oder mit geringen Schmerzen, solange es sich um reine Exostosenbildung handelt. Immerhin kann es vor ausgebildeter Analgesie von heftigen Schmerzen begleitet werden, wenn besondere Umstände hinzutreten; so wenn die Erkrankung am Mittelfuß ihren Sitz hat und zum tabischen Plattfuß gedeiht; durch Pressen der Fußsohlenhaut zwischen Fußskelett und Boden oder durch Spannung der Plantarfaszie entstehen dann quälende Schmerzen beim Gehen, die den Kranken für Wochen an Sessel oder Bett binden. Dem tabischen Zusammenbruch von Wirbelkörpern können hartnäckige Interkostalneuralgien folgen. — Das tabische Knie oder die tabische Usur des Hüftgelenkes ist nicht selten der Endpunkt lanzinierender Schmerzen. Die mit heimlicher Knochenatrophie einhergehenden Fälle von Arthropathia tabida können bis zur Spontanfraktur des Knochens ganz unmerklich und vollkommen schmerzlos verlaufen; nach der Fraktur oder Kompression aber von erheblichen Schmerzen beschwert werden. Auch hierin stehen sie dem atrophischen Malum senile nahe. Die hypertrophische Form, die Charcot für manche Fälle als chronischen Gelenkrheumatismus bei Tabikern gelten läßt, kann ebenso heimlich verlaufen, wenn sie erst in späten Stadien der ausgebildeten Grundkrankheit sich entwickelt. In anderen Fällen aber ist sie, wie ich bei einem Arzte sah, vor jedem Verdacht der Tabes da, verhält sich nach Schmerz und örtlichem Befund, auch im Röntgenbilde, durchaus wie der chronische Gelenkrheumatismus, und wird erst schmerzlos und nimmt die anatomischen Eigentümlichkeiten der Arthritis deformans an mit dem Auftreten lanzinierender Schmerzen, reflektorischer Pupillenstarre und weiterer Vorzeichen der endlichen Ataxie.

257. Es gibt noch eine Reihe von **monartikulären Störungen**, die oft dem chronischen Rheumatismus zugerechnet werden, weil sie unter dem deutlichen Einfluß von Erkältungen entstehen und sich verschlimmern können, ohne daß sie indessen durchaus von Erkältungseinflüssen abhängig wären. Es sind das Gelenkschmerzen, Gelenksteifigkeiten, Gelenkusuren, die sich **als Berufsschäden** unter den Zeichen trockener oder feuchter Entzündung je nach der Beschäftigung des Betroffenen an diesem oder jenem Gelenk ausbilden. So bei Musikdirigenten, Violinlehrern, Holzhauern, Gärtnern am rechten Schultergelenk; bei Klavierlehrerinnen, Spitzenklöpplerinnen, Strickerinnen an den Handgelenken oder Daumengelenken; bei Scherenschleifern, Lokomotivführern, Briefträgern an einem Knie oder Fußgelenk. Sie einfach als Überanstrengungs- und Aufbrauchleiden aufzufassen, daran hindert die Tatsache, daß sie wieder abheilen können, und die andere Tatsache, daß so viele und weit mehrere des gleichen Berufes bei größeren Anstrengungen davon verschont bleiben. Bei genauer Anamnese bleibt die vielfache Wurzel des Leidens nicht verborgen. Gelegenheitsursachen wie Erkältung, örtliche Quetschung, Erschütterung usw. verbanden sich zu böser Stunde mit der durch Dauerbrauch oder Mißbrauch des Gelenkes bedingten Widerstandsverminderung, um einem Gelenkinfekt den Boden zu bereiten. Eine Angina, eine Influenza, eine Pneumonie, ein Erysipel, ein Typhus ging dem Gelenkleiden kürzere oder längere Zeit vorauf, oder es bestehen die Zeichen veralteter oder fortwirkender Syphilis, Gonorrhöe, Tuberkulose, oder der Patient ist Diabetiker, Nephritiker usw. Kurz die Ätiologie ist bei den ,,Beschäftigungsleiden" der Gelenke so zusammengesetzt und vielgestaltig wie bei allen chronischen Gelenkleiden und Krankheiten überhaupt. Dementsprechend sind auch die Ausgänge sehr verschieden. Nur wer alle Wurzeln des Leidens berücksichtigt, kann voraussagen, ob Heilung oder Gelenkschwund oder Subluxation oder Ankylose eintreten wird, ob sich Exostosen, Muskelatrophie usw. hinzugesellen werden. Nur wer die Gelegenheitsursachen erkennt, wird Rückfälle und Verschlimmerungen verhüten, zum Stillstand und zur Ausheilung des Leidens mitwirken können.

258. Zum chronischen Rheumatismus gehört in vielen, vielleicht in den meisten Fällen ein Prozeß im Bereich der oberen Hälfte der Halswirbelsäule, den Charcot (1869) als **Pachymeningitis cervicalis hypertrophica** bezeichnet hat; also jene bindegewebige Schwiele am Halsteil der Dura mater, die bei stetigem Wachstum endlich zur Erdrosselung des Rückenmarkes führen kann. Sieht man von einzelnen Fällen ab, in denen ein syphilitischer oder tuberkulöser Infekt unter Beihilfe eines Traumas oder sonst einer örtlichen Einwirkung zugrunde liegt oder in denen eine krankhafte Veränderung, die vom

Rückenmark selbst ausgeht, Syringomyelie u. dgl., das Leiden nachahmt, so entsprechen Beginn, Entwicklung, und Ausbildung des Leidens fast immer einem örtlichen chronischen Rheuma. Eine starke örtliche Erkältung oder lange Einwirkungen von Kälte und Nässe auf die Nackengegend gingen den Anfängen des Leidens, nämlich heftigen Schmerzen, die vom Nacken aus zum Hinterkopf und in die Arme ausstrahlen, vorauf: Die Kranken sind fast immer Rheumatiker nach Abstammung oder von Jugend an; sie sagen, daß ihr Nacken lange Zeit oder immer gegen Zugwind besonders empfindlich war, daß sie daran leicht schwitzten und ihn gegen unangenehme Abkühlung besonders schützen mußten. Sie hatten wiederholt Anfälle von Schiefhals oder wochenlanger schmerzhafter Spannung und Steifigkeit im Genick erlitten. Versuche, den Nacken durch kalte Waschungen abzuhärten, mißlangen; warme Halsbedeckung, Massage, Schwitzbäder brachten rasche Erleichterung. Aber allmählich blieb eine schmerzhafte Spannung beim Beugen, Drehen und Strecken des Halses dauernd bestehen; es begannen die heftigen ausstrahlenden Schmerzen, die ihnen die Nachtruhe nahmen und weder durch Wärme noch durch Einreibungen noch durch Salizylsäure und verwandte Mittel gestillt werden konnten. Nach drei, vier, fünf Monaten wurden die Arme und Hände schwächer und schwächer. Das Zugreifen und Festhalten mit Hand und Fingern wurde allmählich unmöglich; die Muskeln der Hände und Vorderarme schwanden; die Hand geriet endlich in eine unwillkürliche starre Klauenstellung. In den folgenden Monaten ließen die Schmerzen zeitweise nach, wurden zeitweise heftiger und gingen wohl auch mit Herpes- und Pemphigusausbrüchen an Hals und Schultern und Armen einher, bis das Gefühl in den oberen Gliedmaßen mehr und mehr verging und endlich ganz abstarb.

Die Kranken, die durch ihre Schmerzen und die allmähliche Entkräftung schon lange ans Bett gefesselt waren, merken nun, daß auch ihre Beine mitleiden; diese werden starr, dem Willen entzogen, endlich auch gefühllos. Das ist das Stadium, wo die Bindegewebswucherung am Halsteil der Dura zu einer harten, mehrere Millimeter dicken, leistenförmigen oder ringförmigen Schwiele gediehen ist, die in ihren Anfängen die sensiblen Zervikalwurzeln reizte, dann die motorischen Wurzeln des Ulnaris und Medianus versehrte und endlich die das Halsmark durchziehenden Pyramiden- und Schleifenbahnen der unteren Extremitäten strangulierte.

Der Prozeß kann stetig fortschreitend durch Erschöpfung, Dekubitus und aufsteigende Cystopyelitis zum Tode führen oder durch zwischenfallende Krankheiten, wie Lungenentzündung, mit dem Leben beendet werden. In manchen Fällen kommt er zeitweilig oder dauernd zum Stillstand oder wird sogar wieder rückgängig. Hierzu haben sich „antirheumatische" Kuren, warmes Verhalten, Faradisation am Nacken, der örtliche Gebrauch des Glüheisens zweifellos hilfreicher erwiesen als der gedankenlose Schlendrian mit Quecksilber und Jodkalium.

R. Gicht und Zuckerharnruhr.

259. Neben dem chronischen Rheumatismus in seinen verschiedenen Äußerungen erweisen sich noch andere von der arthritischen Anlage abhängige chronische Störungen als Erkältungskrankheiten, wenn auch in wesentlich beschränkterem Sinne. Das gilt von der Migräne, von der Stenocardie, von gewissen Formen der Epilepsie, von der Gicht, von der Zuckerharnruhr usw. Es wird genügen, die beiden zuletztgenannten Störungen von diesem Gesichtspunkt aus zu betrachten.

Die echte Gicht, ποδάγρα (Hippokrates), gutta (Valescus de Taranta, um 1380), Zipperlein (Paracelsus), französisch goutte, arthrite goutteuse, englisch gout, ist gewiß keine Erkältungskrankheit in dem Sinne wie die Knotengicht, die Arthritis pauperum, die sich aus einer unaufhörlichen Reihe von Erkältungsschäden entwickelt. Der morbus dominorum entsteht ganz unabhängig von Erkältungen; aber Erkältungen können Veranlassungen zu einzelnen Anfällen und zu Steigerungen dieses Übels werden.

Die ersten und die typischen Gichtanfälle bedürfen überhaupt keines groben äußeren Anlasses; wenn aber ein solcher hervortritt, so ist es ebensooft oder öfter als eine äußere Kälteeinwirkung irgend eine andere Schädlichkeit, vor allem eine Überladung der Verdauungswege oder eine Übermüdung, auch wohl eine allgemeine Erschütterung, eine Gemütsbewegung, eine geschlechtliche Ausschweifung, eine örtliche Gelenkverzerrung durch Stoß, Schlag, Stiefeldruck, Überanstrengung, Verstauchung. Auch unter den vorbereitenden Ursachen der Gichtanlage kommen neben der Wurzel der Erblichkeit und dem vierfachen Einfluß der Freßsucht, Trunksucht, Geilheit und Trägheit in gröberer oder in verfeinerter Form Erkältungseinflüsse so gut wie gar nicht in Betracht.

Aber die zur Gicht Veranlagten sind in einer Weise gegen Erkältungen empfindlich, daß sie allerlei Zufällen durch Kälteeinflüsse unterworfen sind, die für den oberflächlichen Blick mit dem Grundleiden in keiner Beziehung zu stehen scheinen; sodann darin, daß die Gelenkgichtanfälle unter den Einflüssen äußerer Abkühlung und innerer Wärmeverminderung schwerer und hartnäckiger verlaufen als bei gehörigem Wärmeschutz.

Empfindlichkeit gegen Kälteeinwirkungen im reifen Mannesalter ist ein häufiges, oft übersehenes Symptom der Gichtanlage. Viele Männer aus Gichtfamilien leiden nach abgelaufener Jünglingszeit ziemlich regelmäßig im Beginn des Frühlings und im Herbst an Konjunktivitis, trockener Rhinitis, granulöser Pharyngitis, später auch an absteigenden Reizungen der oberen Luftwege mit Anfällen von Lungenkongestion oder, häufiger, an periodischer Bronchiolitis mit Asthmazufällen; diese können mit Ekzemen oder Pruritus abwechseln, derart, daß die Hautstörungen mehr in die kalten, die Störungen der tieferen Luftwege mehr in die warmen Zeiten fallen. Alle genannten Leiden hat der Sprößling einer Gichtfamilie zu gewärtigen, wenn er nach der körperlichen Reife fortfahren will, sich Erkältungsgelegenheiten auszusetzen, die ihm in früheren Jahren nichts taten. Andere bekommen, wenn sie auf einem kalten Stein ausgeruht, kaltes Bier getrunken, in nassem Schuhwerk verweilt haben, Abgänge von Nierengries in hochrotem brennendem Harn oder auch einen schleimigen nachtripperähnlichen Ausfluß aus Harnröhre und Blase, Nierenkolik, Diarrhöen. Andere bekommen bei kalter Luft, besonders also in den Wintermonaten, periodische Anfälle von Migräne, Vertigo, Epilepsie, Angina pectoris, Asthma cardiale, Arhythmia cordis, Hämorrhoidalbeschwerden, die sich nach 24 Stunden oder später unter Absonderung von Harngries lösen, deren Natur als „Gichtlarven" aus diesem Harngries oder auch aus dem Wechsel mit Gelenkgicht erkannt wird. Andere bekommen nach einer beträchtlichen Durchkältung oder Durchnässung, auch wohl nach einem kalten Bade mehr oder weniger deutliche Fieberanfälle für einige Stunden oder für wenige Tage. Dem Abfall des Fiebers pflegt dann ebenfalls eine auffallende und oft beträchtliche Harnsäureausscheidung zu folgen; diese kann 2, 3, sogar 4 g in 24 Stunden betragen. Während der Fieberzeit ist, soviel ich in ein paar Fällen sehe, die Harnsäure im Blut jedesmal beträchtlich vermehrt; ich berechnete sie aus Wägungen des Garrodschen Fadens auf $0{,}06 - 0{,}2 \permil$.

Die vorgenannten Störungen lassen sich bei den jüngeren männlichen Gliedern von Gichtfamilien recht häufig finden. Sie äußern sich unabhängig von den eigentlichen Gichtmahnungen als da sind: falsche Gelüste, Widerwille gegen Nahrung insbesondere gegen Fleischnahrung, Verdauungsstörungen, trockene bittere Zunge, Gärung und Fäulnis im Magen, Magenschmerzen, Sodbrennen, Anschwellung und Empfindlichkeit der Leber, Verstopfung, stinkende Blähungen, Kopfschmerzen, Herzangst, Verstimmung oder Gereiztheit bis zum Jähzorn. Sie gehen diesen Präludien der Gelenkgicht oft lange vorauf und pflegen seltener zu werden oder milder aufzutreten, wenn die Podagraanfälle und weitere Gichtansätze sich ausbilden. Sie sind, wir wiederholen es, von Kälteeinwirkungen und Erkältungen in so hohem Maße abhängig als die typische Gelenkgicht im allgemeinen davon unabhängig erscheint; im allgemeinen, denn auch heute noch besteht trotz alledem die Erfahrung Boerhaaves zu recht, daß gelegentlich plötzliche Abkühlung schwitzender Füße, langes Verweilen von Schweißfüßen in nassen Schuhen, Erkältung der Füße bei der Jagd oder bei langem Reiten in der Winterkälte zu den auslösenden Ursachen eines Podagraanfalles gehören.

260. Die großen regelmäßigen Jahresanfälle des Zipperlein zeigen sich von Jahreszeit und Witterung insoferne abhängig, als sie fast nur in der kalten Jahreszeit, ganz besonders beim Übergang des Winters zum Frühjahr, gewöhnlich im Februar sich für sechs oder acht Wochen einstellen und dann durch anhaltend feuchtkalte Witterung und rauhe Winde bedeutende Steigerungen und Verlängerungen erfahren können; wohingegen der Gichtkranke im Sommer seine beste Zeit und in Sonnenländern seinen besten Ort hat (Hippokrates, Sydenham 1683, Garrod 1859).

Daraus, daß der große reguläre Gelenkgichtanfall für sie gewöhnlich eine Winterkrankheit ist, folgt natürlich ebensowenig, daß er eine Erkältungskrankheit sein müsse, wie das für andere Krankheiten der kalten Jahreszeiten folgt; um so weniger, als sich die Äußerungen der atypischen und der chronisch gewordenen Gelenkgicht von der Jahreszeit unabhängig erweisen.

Es ist hier nicht der Ort, die Ätiologie der Gicht zu entscheiden; wir wollten nur die Beziehungen von Erkältungseinflüssen zum Gichtleiden kurz darlegen. Aber wir können uns nicht enthalten, folgendes beizufügen: Es ist wieder einmal, wie vor siebzig Jahren, „dahin gekommen, daß man vermeint, einen großen Schritt in der Wissenschaftlichkeit zu tun, wenn man an Stelle des Ausdrucks Gicht den der harnsauren Diathese setzt" (Wunderlich 1856) oder wenn man an Stelle der ins Auge fallenden Harnsäure (Garrod 1859) andere Symptome des gestörten Chemismus beim Gichtkranken, eine Verlangsamung des Nukleinstoffwechsels, Störung des Purinstoffwechsels, der Alloxurausscheidung (Kossel, Fischer 1897) als Wesen der Gicht betont. Dawider muß gesagt werden, daß diese Stoffwechselstörungen Symptome der Gichtkrankheit sind, wie Kohlensäureanhäufung im Blut ein Symptom der Kreislaufschwäche und Ammoniämie ein Symptom der gestörten Nierentätigkeit ist. Aber das eigentliche „Gichtgift" ist weder die Harnsäure noch sonst ein Körper aus der Reihe der Purinderivate. Das Gichtgift oder vielmehr der Gichterreger ist uns unbekannt.

Nur ein großer Arzt hat ihn bisher geahnt, Boerhaave (1735), mit dem Erkennen der Tatsache, die wir vergessen haben, nämlich daß die Gicht gelegentlich ebenso übertragbar wie der Rheumatismus ist; daß Gicht eine Infektionskrankheit im eigentlichen Wortsinne ist, die freilich wie so viele andere Infektionen zu ihrem Haften und Gedeihen eine bestimmte Körperanlage voraussetzt.

Wie die rheumatischen Krankheiten gewöhnlich von den oberen Schleimhäuten ausgehen und nach Erkältungseinflüssen entstehen, so kommen die

Gichtleiden aus dem Magendarmkanal unter dem Einfluß von Verdauungsstörungen. Je ausgeprägter die arthritische Anlage durch Erbschaft oder Lebensweise ist, desto geringfügiger braucht die Gelegenheitsursache zu sein, um den Infekt zu bewirken, der den Gichtanfällen, der Gelenkgicht wie den Gichtlarven, zugrunde liegt. Je weniger jene Anlage ausgeprägt ist, um so stärker muß die auslösende Verdauungsstörung sein. Das letztere ist der Fall bei der Gutta pauperum, der echten Harnsäuregicht der Armen. Diese kann in ärmlich lebender Bevölkerung, bei schlechter ungesunder Kost, bei Kartoffelnahrung und Schnaps, in Gegenden, wo der Morbus dominorum endemisch ist, gehäuft auftreten. Sie wurde von Georges Budd (1855) unter den irländischen Baggerarbeitern an der Themse gefunden; diese trinken bei schlechter Nahrung täglich bis zu drei Gallonen, etwa zwölf Liter, Porterbier, ein essigreiches Getränk mit 5% Alkohol (Charcot 1874); in Irland selbst ist die Gicht selten. Dickson (1866) fand sie wieder unter den Londoner Zollbeamten, die keineswegs üppig leben; Marmy und Quesnois (1866) unter dem Proletariat von Lyon, Friedel (1866) unter dem Auswurf des Volkes in der chinesischen Hafenstadt Amoy. Hierher gehört auch die Gicht unter den an Bleikachexie leidenden Bleiarbeitern; Garrod (1859) fand sie bei 16 bis 33% der Bleikranken, Duckworth (1889) bei 18%.

Bei der Gicht der Elenden reicht die vom Stoffwechsel gelieferte Harnsäure aus, um die Gelenkablagerungen und die aus Uratkalk bestehenden Tophi in der Umgebung der Gelenke und an anderen Körperstellen zu bilden; aber nicht, um sich in merklichen oder gar reichlichen Ausscheidungen im Harn zu verraten. Endlich wird ja auch die Gicht des wohlgenährten und vollblütigen Reichen zu einer wahren Elendsgicht. Je älter der Kranke geworden, je länger sein Leiden ihn gequält hat und je mehr sein Körperbestand unter wiederholten und immer wiederkehrenden Anfällen der Krankheit verarmt ist und nur noch die Zeichen der chronischen und anomalen Gicht hervorbringt, um so mehr lassen die Zeichen der Harnsäurediathese nach. Dabei ist sein Leiden nicht weniger Gicht als vorher.

261. Mit der Erkenntnis, daß die Gicht keine endogene Selbstvergiftung mit Harnsäure ist, sondern eine Infektionskrankheit, die durch ein besonderes Kontagium bei besonderer ererbter oder erworbener Körperbeschaffenheit unter Beihilfe bestimmter Gelegenheitsursachen zustande kommt, verliert die Gicht viel von dem Geheimnisvollen, womit man sie im Namen einer „vererbbaren Protoplasmaeigentümlichkeit", einer „zellulären Stoffwechselkrankheit" usw. umwoben hat.

In den Familien und Lebensgenossenschaften, worin das Gichtleiden einheimisch geworden ist, treffen gewohnheitsmäßige Fehler in der Lebensweise und die dadurch gepflegte körperliche Anlage mit den Gelegenheiten zur Übertragung des Gichtkeimes in weitem Maße zusammen. So kommt es, daß die Gicht zur Familienkrankheit und zur Hauskrankheit wird wie Rheumatismus und Tuberkulose. Die Empfänglichkeit oder Zugänglichkeit der Gelenke für Krankheitserreger entwickelt sich aber, wie wir ausgeführt haben (144), erst mit den Jahren; sehr selten vor der Geschlechtsreife; und die chronischen Gelenkkrankheiten pflegen sich vor der Beendigung des Knochenwachstums nur ganz ausnahmsweise zu zeigen. So ist es verständlich, daß die Podagra auch in alten Gichtfamilien kaum vor dem zwanzigsten Lebensjahr beobachtet wird, während sich allerdings die sogenannten Gichtlarven, das heißt Gichtleiden außerhalb der Gelenke, weit früher und zwar in der Reihe entwickeln, wie sie der Empfänglichkeit der verschiedenen Körperteile im Lauf der Wachstumsperioden entspricht.

Nach Skudamore (1819) fiel der erste Gelenkgichtanfall in 535 Fällen

in das 8.	Lebensjahr bei	1	Kranken
10.—15.	„	„ 2	„
15.—20.	„	„ 10	„
20.—30.	„	„ 142	„
30.—40.	„	„ 194	„
40.—50.	„	„ 118	„
50.—60.	„	„ 58	„
60. und später		„ 10	„
		535 Fälle.	

Bei jüngeren entstehen, wie wir sahen, vor der Gelenkgicht Ekzem, Konjunktivitis, Migräne, Neuralgien, Kardialgien, Nierenkoliken, Alveolarentzündungen, Fettsucht, Glykosurie, vor allem hartnäckige Verdauungsstörungen, Pyrosis, Magenkatarrhe, plötzliche „grundlose" Durchfälle bei sonst trägem Stuhlgang und das ganze Heer von hypochondrischen Verstimmungen; bei alten nach dem 50. Jahre, wenn die akuten Gelenkanfälle nachlassen, die verschiedenen Formen der anomalen oder retrograden und chronischen Gicht, also außer den fortschreitenden Gelenkverkrüppelungen Atheromatose der großen Gefäße und Aortenklappen, Schrumpfniere, Lungenkongestionen, Lungenschwellungen bis zum Lungenödemanfall, Hydrämie, Hydrops usw. Totum corpus est podagra.

Je älter der Gichtkranke, um so empfindlicher wird er gegen Kälteeinflüsse und Erkältungsgelegenheiten. Diese rufen leicht Verschlimmerungen der chronischen Gicht und ebenso die damit verbundenen Zufälle von Pneumonie, Lungenödem, Stenocardie, Gefäßthrombosen, Urämie usw. hervor, leichter und öfter als den akuten Podagraanfall (125).

Es ist kein Zufall, daß die dem Rumpf zunächst liegenden Gelenke an Hüfte und Schulter von der Gicht fast ausnahmslos verschont bleiben, während die Gichtablagerungen sich fast nur an denjenigen Körperteilen bilden, die von der inneren Lebenswärme am wenigsten mitgeteilt bekommen und äußeren Abkühlungen am ehesten ausgesetzt sind, also Sehnen, seröse Beutel, die äußersten Teile der Körperoberfläche, Ohrränder, Augenlider, Nasenflügel, Wangen, Handteller, erschlaffte Schwellkörper des Penis.

Daß während des akuten Gelenkgichtanfalles Abkühlungen, besonders örtliche am befallenen Glied, gefährlich werden können, ist eine Alltagserfahrung, die in den Worten zurückgedrängte Gicht, Gichtversetzung, retrograde Gicht ganz richtig ausgedrückt, wenn auch wohl irrig erklärt wird.

Trousseau (1868) erwähnt einen Kranken, der in einem Anfalle von akuter Fußgicht auf den Gedanken kam, seine heftigen Schmerzen durch kalte Umschläge auf den leidenden Teil zu lindern. Der Schmerz ließ allerdings rasch nach und es ging einige Stunden gut; aber dann stellte sich eine schlagflußähnliche Betäubung ein. Der Kranke verlor die Sprache und konnte nur einige Worte stammeln. Der herbeigerufene Arzt ließ Senfteige an die Füße legen, erreichte damit die Wiederkehr der Gelenkschmerzen und das fast augenblickliche Nachlassen der Gehirnstörung.

Ich sah einen sehr ähnlichen Fall, wo die üble Wirkung der Kälteanwendung ohne Wiederherstellung des Gelenkschmerzes ausgeglichen wurde. Ein 52jähriger Arzt bekam nach der Anwendung einer Eisblase im Podagraanfall eine qualvolle bis dahin nicht erlittene Stenocardie, die über sechs Stunden dauerte und weder dem Morphium weichen wollte, noch dem Kampfer und Koffein. Schon stellte sich Lungenschwellung und Rasseln auf der Brust ein. Ich ließ ein laues Senfmehlfußbad bereiten und gab 1 mg Atropinum sulfuricum subkutan. Der Anfall war in wenigen Minuten beendigt. Er wiederholte sich ein Vierteljahr darauf, als der Arzt in einer kalten Februarnacht einen Kranken besucht hatte und von heftigem Nordwind bedrängt worden war. Dieselben Mittel hatten wieder raschen Erfolg. Seit zwei Jahren ist die Podagra häufig, die Stenocardie nicht wieder gekehrt.

262. In einem ähnlichen Verhältnis wie die Gicht steht die Zuckerharnruhr, διαβήτης (Aretaeus), diabetes mellitus (Thomas Willis 1674), phthisurie sucrée (Nicolas et Gueudeville 1805), zu den Erkältungskrankheiten.

Einige haben die Zuckerkrankheit zum chronischen Rheumatismus rechnen wollen. Dahin gehört er wohl nicht. Wir wissen nichts davon, daß ein rheumatischer Infekt oft den Diabetes mellitus vorbereite. Die symptomatische Glykosurie während eines Anfalles von Polyarthritis rheumatica acuta, die Ulrich (1887) beobachtet hat, und die Fütterungsglykosurie, die de Campagnolle (1898) studiert hat, sind noch kein Diabetes; und Mitteilungen wie die von Lehmann (1835), daß ein vernachlässigter Rheumatismus zur Zuckerharnruhr ausgeartet sei, sind vereinzelt geblieben. Aber zur arthritischen Anlage hat der Diabetes mellitus die engsten Beziehungen, wie wir dargelegt haben (141). Es wird niemand Diabetiker, dessen Stammbaum und Vorgeschichte frei von den Stigmen und Symptomen der arthritischen Konstitution ist. Am sichersten haben Anwartschaft darauf zuckerkrank zu werden, die in der Jugend an Angina, Migräne, Chorea litten oder die eben (261) aufgezählten Frühzeichen der Gichtanlage darboten. Schon Rayer (1839) und Claude Bernard (1853) haben darauf aufmerksam gemacht, daß Gichtkranke mit reichlicher Harnsäureausscheidung im Harn plötzlich Zucker ausscheiden und der Phthisurie verfallen können. Mitunter macht es den Eindruck, als ob der Diabetes im selben Verhältnis zur Gicht wie die Chorea zum Rheumatismus stehe. Eine periodische Migräne geht über das vierzigste Jahr selten hinaus; aber dann macht sie gern dem Diabetes Platz. Von Noorden (1901) gibt den Stammbaum einer Diabetikerfamilie, worin mit jeder Generation die Krankheit in ein früheres Lebensalter rückte:

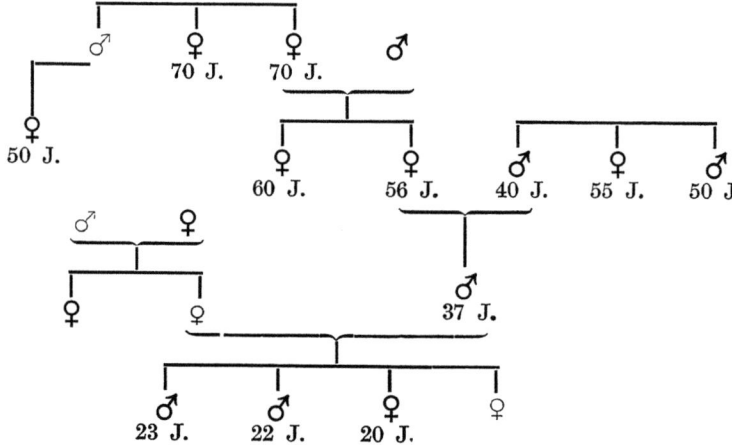

Die Zuckerkranken sind durch den Druck hervorgehoben. Die Zahlen bedeuten das Erkrankungsjahr.

Das ist ein treffliches Beispiel für das allgemeine Gesetz, daß erbliche Verminderungen bestimmter Organe oder Systeme von Geschlecht zu Geschlecht zunehmen, falls beide Erzeuger in der gleichen Art geschädigt sind.

Die Gelegenheitsursachen, welche die schlummernde Diabetesanlage offenkundig machen, sind sehr verschieden. Wir haben uns seit der großen Entdeckung des Zuckerstiches durch Claude Bernard zu sehr daran gewöhnt, beim Diabetes in erster Linie auf Verletzungen des Nervensystems zu sehen. Schon Griesinger betonte mit Recht, daß es weit öfter Erschütterungen des ganzen Körpers und deprimierende Gemütsaffekte sind, die den Diabetes zum Ausbruch bringen, als bestimmte örtliche Verletzungen der Zentralorgane. Wenn man aber ebenso genau wie auf jene Gelegenheiten auf Erkältungsgelegenheiten fahndet, dann findet man, daß ungefähr ein Drittel aller Zuckerkranken ihr Leiden auf eine plötzliche Erkältung oder Durchnässung zurückführen wollen (55).

Ich kannte einen Geistlichen, der seine rasch fortschreitende und tödlich gewordene Zuckerharnruhr mit aller Bestimmtheit auf einen nächtlichen Krankenbesuch zurückführte, wobei er am ganzen Körper von einem schweren Gewitterregen durchnäßt eine Stunde oder länger auf eine Rheinfähre warten mußte. Mir ist diese Angabe lange Zeit zweifelhaft, ja wertlos erschienen, bis ich eine sorgfältige Beobachtung bei Trousseau fand, die sie bekräftigt: Ein Mann von 36 Jahren, der zwei Brüder an einem Brustleiden verloren hatte, war selbst kräftig und gesund bis auf eine lästige Schweißabsonderung an Händen und Füßen geblieben. Er mähte im Juni bei brennender Hitze eine Wiese und geriet dabei in einen verzehrenden Durst. Um diesen zu löschen, trank er zu Hause ungeheure Mengen von Milch und Wasser. Er verlor für zwei Wochen jeglichen Appetit, während der unauslöschliche Durst ihn weiter plagte; dabei verlor er in den nächsten Wochen 30 Pfund an Gewicht. Die früher stets feuchten Hände und Füße wurden trocken. Der Urin wurde endlos. Wo dieser etwa im Garten gelassen wurde, da sammelten sich alsbald Bienen, um davon zu trinken.

Damit wären Erkältungen als zweite Krankheitswurzel des Diabetes mellitus sichergestellt.

Die dritte Wurzel des Diabetes, akute oder chronische Infekte, akute oder chronische Intoxikationen usw., fängt man erst heute an, genauer zu bedenken, nachdem bereits Aretaeus auf Grund der Beobachtung, daß der Biß der Durstschlange $\delta\iota\psi\alpha\varsigma$ unstillbares Verlangen nach Wasser bewirke, als Ursache der Harnruhr eine übertragbare Schädlichkeit, $\kappa\alpha\kappa\acute\eta\vartheta\varepsilon\varsigma$, $\delta\eta\lambda\eta\tau\acute\eta\varrho\iota o\nu$, vermutet hat. Peter Frank (1791) schloß sich dieser Meinung an. Bardel und Verneuil (1882) betonten dann, daß in Malariagegenden 40% aller Diabetiker vorher Malaria überstanden haben. Zunächst beweist das selbstverständlich für die Ätiologie des Diabetes kaum mehr als etwa die Feststellung, daß in Frankreich mehr als 40% aller Diabetiker Franzosen sind; berechtigt jedenfalls nicht zu dem Schlusse Jacobsons (1890), daß die Hauptursache des Diabetes Malaria sei. Immerhin soll der Malaria ihre Bedeutung in der Ätiologie der Zuckerharnruhr nicht abgesprochen werden. Was aber in dem einen Lande oder Orte Malaria für die Entstehung des Diabetes bedeutet, kann in einem anderen eine andere endemische Schädlichkeit sein, Ruhr und Typhus (Wunderlich 1856), Syphilis (von Noorden), Alkoholismus (Falconer 1781). Neben den zahlreichen Fällen, in denen sich während oder nach einem Anfall von Zerebrospinalmeningitis, Lyssa, Tetanus, Influenza (James 1896) usw. eine vorübergehende Glykosurie zeigte, stehen immer auch einige, wo sich nach jenen Krankheiten ein regelrechter Dauerdiabetes entwickelte.

Hierher gehört unter anderem die Beobachtung Stäublis (1908) auf der Müllerschen Klinik zu München, wo ein Kranker mit Angina im Harn Zucker ausschied, der bald wieder verschwand, um später nach Unmäßigkeiten wiederzukehren; anderthalb Jahre nach der genannten Angina erkrankte der Patient wiederum mit einer Halsentzündung und litt fortan an einer milden Form des Diabetes mellitus. — Ähnliche Fälle haben Peiper und Labbé mitgeteilt.

Die Beobachtung Reils (1815) über kontagiöse Mitteilung des Diabetes und die Beobachtung Kämpfs (1796) über eine epidemische Ausbreitung der Krankheit ist von Richard Schmitz (1892) in dem Maße bestätigt worden, daß bei 2320 Diabetesfällen sich 26mal, also in 1% der Fälle, die Möglichkeit einer Übertragung aufdrängte. Von Noorden (1912) zählte unter 4000 Diabetikern ebenfalls 1% der Fälle, in denen, neben anderen Möglichkeiten, eine

Mitteilung im Eheleben in Frage kam. Von 516 Ehepaaren, bei denen der eine Gatte zuckerkrank war, erkrankte in 19 Fällen später auch der andere Teil, also 3,7 % (Senator). Man könnte solche Fälle mit dem Hinweis auf die weite Verbreitung der arthritischen Konstitution abtun; bei gleichen Anlagen muß gleiche Lebensweise ähnliche oder gleiche Wirkungen hervorbringen. Indessen ist es kaum möglich, die Analogien, die sich hier zwischen Diabetes und Gicht aufdrängen, zu vernachlässigen.

Verschlimmerungen eines bestehenden Diabetes durch Influenza, Erysipel, Anthrax, Malaria usw. sind landläufige Erfahrungen. Zu einseitig werden Karbunkel und Furunkel als Begleiter oder Folgen der Zuckerharnruhr aufgefaßt. Wir bestätigen aus eigener Erfahrung die Bemerkung Königs (1900), daß Glykosurie und weitere Symptome des Diabetes auf dem Boden einer septischen Infektion entstehen und sich weiter ausbilden oder auch mit der Beseitigung der Infektion und insbesondere der brandigen Krankheitsherde wieder vergehen können. —

Der Zuckerkranke ist gegen Kälte und Erkältungseinflüsse in der gleichen Weise empfindlich wie der Gichtkranke. Er fühlt sich im allgemeinen im Sommer wohler als im Winter. Nasse Kälte, rauhes Seeklima, stürmische Regenzeiten steigern seine Beschwerden, wie auch die objektiven Symptome seines Leidens in merklicher Weise. Aus einer großen Erfahrung heraus empfiehlt von Noorden dem neurasthenischen Diabetiker zu seiner Erholung den Aufenthalt in trockenen warmen Orten oder, während der heißen Jahreszeit, in subalpinen und alpinen Höhen.

Nach alledem möchten wir die Beziehungen des Diabetes zu Erkältungen nicht weiter aber auch nicht enger auffassen als die Beziehungen der Gicht dazu. Krankheiten auf dem Boden der arthritischen Anlage pflegen um so weniger Erkältungskrankheiten im engeren Sinne zu sein, je entfernter der Krankheitsort von der Körperoberfläche ist und je entschiedener ein außergewöhnlicher Infekt bei ihrer Entstehung und Unterhaltung mitwirken muß. Aber jeder Arthritiker ist erkältungsempfindlich und seine Empfindlichkeit wächst mit fortschreitendem Arthritismus.

Fünfter Teil.

Verhütung und Heilung der Kälteschäden und der Erkältungskrankheiten.

S. Die Aufgaben der Kunsthilfe bei Kältewirkungen und Erkältungen.

263. Die Übersicht über die Kältewirkungen am menschlichen Körper hat uns mit fast ermüdender Eintönigkeit gelehrt, daß es bei der Entstehung der Kältestörungen und Kälteschäden nicht auf den Temperaturgrad und nicht auf die Dauer der Einwirkung allein ankommt, sondern daß sehr viel und in gewissen Grenzen sogar viel mehr dabei der von der Kälte getroffene Organismus zu sagen hat. Körperanlage, Alter, Ernährungszustand, vorher bestandene Krankheiten, Schwächen, Schäden bestimmen das Zustandekommen, den Umfang und den Grad der Kältewirkung wesentlich mit. Es ist nicht so, daß einer in der sibirischen Luft von -20^0, -30^0, -40^0 C unbedingt Nase, Finger, Zehen oder größere Gliedmaßen verlieren und endlich am ganzen Leibe erfrieren müsse, und es ist auch nicht so, daß ein jeder ein kühles Bad von 20^0C, dauere es auch bloß wenige Sekunden oder Minuten, ohne üble Nachwirkung vertrüge. Wir sahen, daß nicht einmal so gewöhnliche und in manchen Jahreszeiten und Klimaten fast alltägliche Kälteschäden wie Frostbeulen oder Erfrierungen von Körperteilen ohne die Mitwirkung innerer und äußerer Nebenursachen zustande kommen, sondern nur unter der Beihilfe einer angeborenen oder erworbenen allgemeinen oder beschränkten Minderwertigkeit, unter der mehr oder weniger nachdrücklichen Beihilfe von Siechtum, Entbehrung, Übermüdung, Berauschung und dergleichen; daß um so geringere Kältegrade schädlich werden können, je mehr jene Vorbedingungen und Nebenursachen vorwalten.

Wir sahen, daß für gewisse Kältestörungen wie Muskelkrämpfe, Blutzersetzung, Zuckerausscheidung, Eiweißausscheidung im Harn bei dem einen Menschen die Kältewirkung so sehr die Hauptschädlichkeit bedeutet, daß bei ihm die Störung durch gewisse Kälteeinflüsse fast unbedingt hervorgerufen werden kann; bei einem anderen treten, so fanden wir, jene Störungen mehr zufällig ein, wenn Übermüdung, Mißbrauch von Genußmitteln, Arzneimitteln, Giften, bestimmte Nahrungsmittel dem Kälteeinfluß den Angriff vorbereitet haben, so daß die Abkühlung kaum etwas mehr bedeutet als der Tropfen, der wie man sagt, den vollen Eimer zum Überlaufen bringt; bei wieder anderen sahen wir dieselben Störungen gelegentlich auch ohne die deutliche Beihilfe eines Kälteeinflusses auftreten, weil die im zweiten Falle als Hilfsursachen bezeichneten Wirkungen in ihrem Zusammentreffen genügten, die Störung zu machen, oder weil eine weitere Schädlichkeit, ein Trauma, eine Erschütterung, ein Schrecken, eine Entbehrung den Kälteeinfluß vertrat.

Ferner sahen wir, daß der Kälteschaden das eine Mal leicht und rasch wieder zurückgehen kann, so z. B. die Frostbeule beim Gesunden in wenigen Tagen, die Albuminurie der jungen Leute nach dem kalten Bade in wenigen Stunden; hingegen ein andermal hartnäckig bleiben, in ein Dauerleiden und gar in ein Allgemeinleiden übergehen kann; so die Frostbeule des skrofulösen Kindes, die leicht zum Frostgeschwür wird, die Zehenerfrierung des vom Felddienst erschöpften Soldaten, die so oft in fortschreitenden Brand und gelegentlich in allgemeine Sepsis ausartet.

Die letzteren Fälle bezeichneten wir im Gegensatz zu den flüchtigen Kältewirkungen und umschriebenen Kälteschäden als Kältekrankheiten.

264. Von Kältewirkungen im engeren Sinne unterschieden wir Erkältungen. Während jene den Einfluß erheblicher äußerer Kältegrade auf beschränkte oder weite Körpergebiete voraussetzen, kommen diese auch da zustande, wo von dem, was Thermometer und Hautgefühl des Gesunden Kälte nennen, nicht notwendig die Rede ist, sondern schon mehr oder weniger erhebliche, kaum merkliche oder unmerkliche Wärmeschwankungen an einer Hautstelle, die durch Luftbewegung oder Verdunstung oder Wärmeableitung zustande kommen, genügen, um örtliche und entfernte Störungen hervorzurufen. Erkältung in diesem Sinne setzt eine Erkältungsempfindlichkeit, eine besondere Schwäche des leidenden Individuums, voraus. Für stärkere Anlagen bedeuten erst stärkere und längere Abkühlungen Erkältungsursachen.

Wir sahen, daß in vielen Fällen die Erkältungsstörungen flüchtig sind, nach kaum empfundenem Unbehagen, Frösteln, Niesen, Hüsteln, Schmerz, Muskelsteifigkeit usw. wieder vergehen, ohne eine Spur zu hinterlassen; in anderen Fällen aber wirkliche örtliche oder allgemeine Krankheiten mit umschriebenem oder langwierigem Verlauf nach sich ziehen. Diese Krankheiten, die aus Erkältungsstörungen hervorgehen, nannten wir Erkältungskrankheiten. Wir sahen, daß ihr Zustandekommen außer der Erkältungsgelegenheit und der erkältungsempfindlichen Anlage oder Schwäche noch ein drittes voraussetzt, eine hinzutretende, den Erkältungsschaden verstärkende und verlängernde Schädlichkeit in Gestalt einer Infektion oder einer fortgesetzten Intoxikation.

Erkältungskrankheiten, fanden wir, hinterlassen sehr leicht nach ihrem Anfall eine gesteigerte Empfindlichkeit gegen Erkältungsgelegenheiten; so daß nach wiederholten Erkältungen immer geringere Einflüsse wirksam werden, um Kältestörungen und Erkältungsstörungen zu bewirken. Vorher stärkere Anlagen, welche Kältestörungen nur von auffallenden Kälteeinwirkungen erfuhren, zeigen sich nach und nach auch gegen geringfügige und endlich gegen unmerkliche Erkältungsgelegenheiten wehrlos. So entstehen fließende Übergänge zwischen Kältestörungen und Erkältungsstörungen, zwischen Kälteleiden und Erkältungskrankheiten und fortschreitende Ketten von Kältestörungen zu Erkältungen und zu endlichen Dauerkrankheiten Das, was man chronischen Rheumatismus nennt, ist weiter nichts als das Endglied einer solchen Kette aus immer wiederkehrenden Kältewirkungen, Erkältungen und Erkältungskrankheiten, die zu fortschreitenden Verminderungen bestimmter Körpersysteme geführt haben.

Eine scharfe Grenze zwischen Kälteschaden und Erkältungsschaden läßt sich also nicht ziehen. Es ist fast willkürlich, ob wir einen Magenkatarrh nach einem kalten Trunk, eine Laryngitis nach dem Schlucken von Eis, eine Lungenentzündung nach dem Einatmen eines scharfen Nordwindes als Kältekrankheit oder als Erkältungskrankheit bezeichnen wollen. Aber der durchgreifende Unterschied zwischen starken und schwachen Naturen, zwischen solchen, die nur zufällig einem großen Kälteeinfluß unterliegen, und solchen, die beständig und fast notwendig zu Erkältungen geneigt sind, bleibt bestehen. Auf diesen Unterschied hat die Verhütung der Erkältungskrankheiten vor allem Rücksicht zu nehmen.

265. Als Hauptvertreterinnen der Erkältungsleiden haben wir die große Gruppe der Flußkrankheiten, Katarrh und Rheuma, besonders berücksichtigt und die Mannigfaltigkeit ihrer äußeren und inneren Lokalisationen an Schleimhäuten, Nerven, Muskeln, Gelenken, Eingeweiden gezeigt. Wir bekannten unsere Unkenntnis des alltäglichen Flußerregers, der wahrscheinlich ein „Aphanozoon" ist, wiesen vorläufig die Annahme eines doppelten Flußerregers, eines besonderen für Katarrhe und eines besonderen für Rheumatismen, ab. Den alltäglichen Flüssen stellten wir gegenüber die zahlreichen anderen primären und sekundären Katarrhe und Rheumatoiderkrankungen mit einer großen Vielheit von verschiedenen Krankheitserregern bekannter und unbekannter Natur.

Was die Erkältungskrankheiten vereinigt, was ihnen das Anrecht auf den Sammelnamen gibt, ist also nicht ein einziger bestimmter Erreger, so sehr auch die alltäglichen Flußkrankheiten und ihr Mikrobe unter den Erkältungsleiden vorherrschen, sondern einzig und allein die Gelegenheitsursache für ihre Entstehung, der Erkältungsvorgang. Schleimhautflüsse, Gelenkrheumatismen, Neuralgien, Halsentzündungen, Lungenentzündungen, Starrkrampfanfälle nennen wir Erkältungskrankheiten, wenn das Leiden deutlich oder für den einzelnen Patienten erfahrungsmäßig von bestimmter Erkältungsgelegenheit seinen Ausgang genommen hat, gleichviel welcher Krankheitserreger oder welches Gift dabei mitwirkt, ob die Krankheit als rheumatisch bezeichnet werden darf oder rheumatoid genannt werden muß. Wenn ein Mensch gegen den rauhen Nordost geritten ist, die schneidende Kälte in seine Brust eindringen fühlte und zu Hause angelangt einen Schüttelfrost bekam, wonach sich eine Lungenentzündung entwickelte, so hat er eine Erkältungspneumonie, gleichviel ob wir nachher im Sputum und im Lungenherd den Diplococcus lanceolatus oder den Influenzabazillus oder einen Streptokokkus oder den Pestbazillus finden. Geradeso sprechen wir von einer Staubpneumonie, wenn Arbeiter in den Thomasschlackenmühlen nach längerer Einwirkung des scharfen Staubes auf die Luftwege eine Pneumonie bekommen, bei welcher der Diplococcus lanceolatus als Erreger gefunden wird; so sprechen wir von einer traumatischen Pneumonie, wenn von einem Dutzend Arbeitern, die beim Einbruch eines Gebäudes erschüttert oder verletzt aus den Trümmern hervorgezogen wurden, zwei oder drei, die vielleicht nur eine leichte Brustquetschung erlitten haben, am anderen Tage fast zur gleichen Stunde die Zeichen der beginnenden Diplokokkenpneumonie bekommen. Nicht anders sprechen wir von einer Erkältungspneumonie, wenn eine Wöchnerin, deren schweißgebadeter Körper empfindlich von einem Luftzug getroffen wurde, wenige Stunden nachher den einleitenden Schüttelfrost bekam, dem die weiteren Zeichen der krupösen Pneumonie folgten. Auch dann sprechen wir von einer Erkältungspneumonie, wenn ein masernkrankes Kind sein Bett verließ, mit bloßen Füßen im Zimmer umherlief und alsbald unter heftiger Fiebersteigerung und vermehrter Bronchitis entzündliche Herde an den Lungen zeigt. Wir geben der Masernpneumonie, der Wochenbettpneumonie usw. in solchen Fällen den Beinamen, weil ohne die besondere Gelegenheitsursache die Komplikation voraussichtlich nicht entstanden wäre, weil sie mit Verhütung der Erkältung hätte vermieden werden können.

Der mit Recht verrufene Versuch, jede Alltagslungenentzündung schlechthin auf eine Erkältung zurückzuführen, ist weder von den Ärzten noch vom naiven Volke je gemacht worden, sondern nichts weiter als das Hirngespinst medizinischer Theoretiker, die gerne zu allgemeinen Lehrsätzen steigern, was gutbeobachtende Männer als gelegentliche Erfahrung festhalten. Die genau geprüfte Erfahrung besagt aber, daß man ,,bei skeptischer Gründlichkeit in der Anamnese kaum bei mehr als einem Viertel der Hospitalkranken für die primäre Lungenentzündung eine einmalige Erkältung als Ursache findet'' (Lebert 1874). Eben in diesem Viertel und nur in diesem Viertel der Fälle sprechen wir von Lungenentzündung durch Erkältung, von Erkältungspneumonie.

266. Erkältungskrankheiten schlechtweg gibt es also nicht, wie es auch keine traumatischen Krankheiten schlechtweg, keine Kummerkrankheiten, keine Übermüdungskrankheiten, keine venerischen Krankheiten, keine Berufskrankheiten schlechtweg gibt.

Es gibt aber Körperteile, die den Erkältungseinflüssen ganz besonders ausgesetzt sind, so die Haut, die oberen Schleimhäute, die Gelenke, die Außennerven, und an denen erfahrungsgemäß durch örtliche oder entfernte Erkältungen Krankheitsprozesse mit besonderer Häufigkeit ausgelöst werden. Darauf beruht der verzeihlichere Mißbrauch, die Flüsse dieser Teile, Katarrhe und Rheumen, mit Erkältungskrankheiten als gleichbedeutend zu setzen.

Bei dieser Verwechslung von Fluß und Erkältung haben einige behauptet, es gehöre zum Begriff der Erkältungskrankheit, daß sie von kurzer Dauer sei und sich in der ersten oder zweiten Woche günstig entscheide. Wenn man auf die Erkältungsfieber, auf die Schleimhautkatarrhe und auf gewisse flüchtige Rheumatismen der Haut, der Gelenke, der Nerven schaut, so ist das ja im großen und ganzen richtig. Aber schon beim akuten Gelenkrheumatismus und bei der Pneumonie versagt jene Behauptung. Der Gelenkrheumatismus überdauert für gewöhnlich die zweite Woche ganz beträchtlich; und kaum bedarf es der Erinnerung, daß die Lungenentzündung ebenso gefährlich verlaufen und tödlich enden kann, wenn sie durch Erkältung ausgelöst wurde, wie wenn sie ,,spontan'' entstanden war oder auf ein Trauma folgte. Nicht die Erkältung bedingt Dauer und Ausgang der von ihr ausgehenden Krankheit, sondern das tut der Wetteifer zwischen dem durch sie wirksam gemachten Schmarotzer und dem sich zur Wehr setzenden menschlichen Organismus. Wir können also nicht eigentlich von einer besonderen Therapie der Erkältungskrankheit sondern nur von einer Therapie der Erkältung oder des Erkältungsschadens sprechen.

Erkältung ruft Dauerkrankheiten wie etwa den chronischen Rheumatismus nur so hervor, daß sie immer wiederkehrend den Organismus lange Zeit hindurch angreift. Sie wird dann ebenso zur Dauerursache wie chronische Vergiftung, chronische Staubeinverleibung bei gewissen Gewerben, chronische Überanstrengung bei einseitigen Tätigkeiten; sie unterscheidet sich von diesen nicht notwendig in ihren Folgen, aber durchaus in der Art und Weise ihrer Verhütung.

Die ,,Erkältungskrankheiten'' der Zementarbeiter sind nach Berger und Helwes (1901) keine anderen als die der übrigen Menschen: Katarrhe der Konjunktiva, der Nase, des Rachens, des Kehlkopfes, der Luftröhre, des Magendarmkanals, Muskelschmerzen, Hexenschüsse, akuter Gelenkrheumatismus. Bleiarbeiter erleiden mit oder ohne Erkältung chronische Katarrhe der Augenbindehaut, des Rachens, des Kehlkopfes, der Luftröhre, des Magendarmkanals, Darmkoliken, Muskelschmerzen, Gelenkschmerzen, Nervenschmerzen, Gelenkschwund, Nervenschwund. Alledem ist auch der Landmann und Maurer, der in reiner Luft aber in ungünstigem Klima bei beständigen Unbilden der Kälte und Nässe, Hitze und Zugluft arbeitet, ausgesetzt. Und dennoch sind die gleichnamigen Störungen des Zementarbeiters, des Bleiarbeiters und des Landarbeiters in der Mehrzahl der Fälle durchaus verschieden begründet.

Die einen haben als Vorbedingung den Zementstaub in den Luftwegen, die anderen eine Schwächung der Gewebe durch andauernde Bleivergiftung, bei den dritten spielt die gehäufte Erkältungsgelegenheit die Hauptrolle.

267. Einige haben den Satz vertreten, zum Begriff der Erkältungskrankheit gehöre, daß sie keine anatomischen Produkte habe; der Erkältungsschaden bleibe auf dem Gebiet der funktionellen molekularen Veränderung. Für diese Unterscheidung fehlt uns der Sinn. Sie zieht Grenzen, wo es keine gibt. Wenn bis heute die Anatomie der Erkältungen fehlt, so wird sie künftig sein (154, 180). Es hat immer Krankheiten gegeben, bei denen das schärfste Mikroskop und die feinste vitale oder elektive Färbung keine deutliche Veränderung der Gewebe fand, wenn man falsch untersuchte oder auf mehr ausging, als vorhanden ist. Hingegen vermag der Anatom, der nicht immer Spezifisches und nicht sofort Kolossales erwartet, die regressiven und progressiven Gewebsveränderungen oder Flüssigkeitsstörungen bei Erkältungskrankheiten ebenso zu finden, wie sie mehr oder weniger stark ausgesprochen jedem krankhaften Prozeß zukommen.

Spezifische Merkmale der Erkältungspathologie wird aber nur der Anhänger der verlassenen Schule fordern, die für jede Schädlichkeit spezifische Eindrücke an den Zellen und so auch eine spezifische Zellularpathologie der Erkältung voraussetzt. Die Meinung Froriéps, der Erkältungsprozeß sei durch die rheumatische Schwiele gekennzeichnet, muß bei aller Achtung vor diesem ausgezeichneten Anatomen und bei aller Wertschätzung der in jüngster Zeit wieder mit Übertreibung betonten rheumatischen Schwiele beiseite gelegt werden als ein Irrtum der Theoretiker, die von spezifischen Tuberkelzellen, Krebszellen, Leprazellen sprechen.

Trotzdem behält die Indicatio morbi auch bei den Erkältungsschäden ihre Bedeutung.

Nach dem Vorstehenden umfaßt die Verhütung der Erkältungskrankheiten folgende vier Aufgaben: 1. dem Entstehen einer Erkältungsempfindlichkeit nach Möglichkeit vorzubeugen; 2. die vorhandene Empfindlichkeit zu beheben; 3. wofern dies nicht möglich ist, die Erkältungsgelegenheiten zu vermeiden; 4. wo beides nicht angeht, wenigstens die letzte Wurzel der Erkältungskrankheiten, akute und chronische Infekte und Intoxikationen, zu verhüten oder auszurotten.

Die ausgebildete Krankheit erfordert 1. die Behandlung des Kälteschadens; 2. die Behandlung des Erkälteten; 3. die Behandlung der Erkältungsreste.

Wir wollen die genannten Aufgaben der Reihe nach besprechen und untersuchen, wieweit und unter welchen Bedingungen sie erfüllbar sind.

T. Die Verhütung der Kälteüberempfindlichkeit.

268. Die Kälteempfindung gehört zu den kaum entbehrlichen Schutzmitteln des Organismus; die Kälteempfindlichkeit zu seinen natürlichen Lebensbedingungen; Wehrlosigkeit gegen Kälteeinwirkungen ist krankhafte Schwäche, die verschiedene Grade haben kann. Einen Menschen vor solcher Schwäche, vor Kälteüberempfindlichkeit zu bewahren, wäre in vielen Fällen gleichbedeutend mit einer vorsichtigen Auswahl seiner Eltern. Gerade die große und lebenslängliche Schwäche gegen kleine Abkühlungen pflegt, wie wir gesehen haben, auf einer angeborenen Verminderung zu beruhen und sich in der katarrhalischen oder der rheumatischen oder der nervösen Anlage oder in einer Mischung dieser Anlagen darzustellen. An einer verminderten Anlage ist aber nichts zu ändern. Die damit behafteten sind, soweit ihre Schwäche reicht, unbedingt schonungsbedürftig. Wir werden also erst bei der Frage, wie Erkältungsgelegenheiten zu vermeiden sind, auf sie zurückkommen.

Neben der angeborenen Erkältungsempfindlichkeit gibt es eine erworbene, künstlich anerzogene oder nach zufälligen Schädigungen und Krankheiten zurückgebliebene. Die anerzogene ließe sich verhüten, wenn man die Erziehungsfehler kennte, die ihr im einzelnen Falle zugrundeliegen; die zufällig erworbene würde die Verhütung der schwächenden Einflüsse oder wenigstens die sorgfältige Ausgleichung ihrer Nachwirkungen voraussetzen.

Was zunächst die angezüchtete Erkältungsempfindlichkeit angeht, so finden wir sie vornehmlich bei Leuten, auf die das Wort Erkältung als Popanz wirkt wie auf andere die Worte Unterernährung, Kriegsgefahr, Teuerung, Vorahnungen, Bazillen. Es handelt sich meistens um wohlgeborene, zum Überfluß aller Glücksgüter verurteilte Familien, die keine andere Aufgabe kennen, als ihr liebes Leben zu pflegen und zu erhalten. Damit sie ihrer Gesundheit sicher bleiben, gehen sie allen Fährnissen ängstlich aus dem Wege und vermeiden alles, was das Gleichgewicht ihres vegetativen Wohlbehagens stören könnte. Nun haben sie vielleicht erfahren, daß in ihren Kreisen sich einer erkältet hatte, einen Gelenkrheumatismus oder eine Lungenentzündung bekam, schwer davon litt und zuletzt daran starb. Dieser Eindruck blieb unauslöschlich, weil bisher wenig Menschliches sie berührte. Erkältung bedeutet fortan furchtbarste Gefahr für Gesundheit und Leben. Alles muß ins Werk gesetzt werden, um Erkältungen zu verhüten; Wohnung, Kleidung, Lebensweise, alles wird fortan mit Rücksicht auf die abzuwehrende Erkältungsgefahr eingerichtet. Fenster und Türen werden nur noch mit Angst geöffnet, Kleiderwechsel nur noch mit der größten Vorsicht gewagt, Ausgänge ins Freie nur bei Sonnenschein und Windstille zaghaft unternommen. Was Industrie und Spekulation an äußeren und inneren Wärmeschutzmitteln erfinden und anpreisen, muß herbeigeschafft, was Zeitungen und weise Frauen gegen Katarrh und Rheuma empfehlen, unablässig aus allen Himmelsgegenden verschrieben werden. Zeigt sich in der Familie ein Schnupfen oder gar ein Muskelweh, dann haben Arzt und Apotheker Tag und Nacht keine ruhige Stunde mehr.

Was erkältungsfürchtige Eltern ihrem eigenen Leben schuldig sind, glauben sie dem Kinde, das sie nach den Vorschriften der Eugenik mit Zagen und Zittern erzielt haben, dreifach schuldig zu sein. Wir wollen das Martyrium dieses unglücklichen Sprößlings nicht weiter schildern. Es ist jedem Arzte bekannt, der mit der Unvernunft überängstlicher Eltern den hoffnungslosen Kampf gekämpft hat, tausendfache Besorgnisse und Vorsichten zu zerstreuen, die gerade das befördern, was sie verhüten wollen: Erkältung über Erkältung.

Die Zeit ist noch nicht lange vorüber, wo eine maßlose Erkältungsfurcht weit und tief ins Volk hineinverbreitet worden war. Die Folge zeigte sich in einer Unzahl von Schwächlingen, die nur ein Lüftchen anzuwehen brauchte, damit sie Katarrhe und Entzündungen und Gliederreißen bekamen. Es folgte, wie immer, wenn ein Übel aufs höchste gestiegen war, der Umschwung. Die Erkältungsfurcht wich einem Abhärtungsfanatismus. Man warf die zahllosen Umhüllungen weg, die vor Erkältungen doch nicht schützten; hob die Doppelfenster aus, die je länger je weniger die Zugluft abhielten; fing wieder an, kalt zu baden, da das gepriesene warme Bad die Rheumatismen keineswegs fernhielt. Endlich ging man so weit, daß man Erkältungsgelegenheiten absichtlich aufsuchte, um sich über sie lustig zu machen. Fürwahr, auch das gelang vielen ohne Strafe. An widerständigen Körpern gingen die stärksten Kälteeinflüsse schadlos vorüber; mancher, der an häufigen Erkältungen litt, so lange er sich schonte, blieb frei davon, nachdem er jede Besorgnis abgeworfen hatte. Aber doch nicht alle.

269. Kälteüberempfindlichkeit blieb vor allen bei vielen Menschen, die ein vom Erwerb erzwungenes Leben in geschlossenen Räumen ohne Bewegung führen. Der Mensch ist zum Stubenleben, das die meisten Kulturvölker heute erleiden, so wenig geboren, daß die meisten Stadtbewohner deutliche Schwächen der Haut, der Muskeln und der Kreislauforgane zeigen, also derjenigen Teile, die im Wärmehaushalt des Organismus die ersten Rollen haben. Der zum Städter domestizierte Landbewohner erfährt, wenn nicht an sich selbst, so doch sicher in der zweiten oder dritten Nachkommenschaft diese Nachteile der höheren Kultur um so schwerer, je mehr ihn sein Tagewerk der freien Luft und Gliederübung entzieht. Während Maurer, Bauschreiner, Schmiede, Schlosser sich noch groben Angriffen von Wind und Wetter ohne allzu häufiges Erkranken aussetzen dürfen, zeigt sich der an seine geschlossene Werkstätte gebundene Tischler, Buchbinder, Weber schon auffallend empfindlich gegen ungewohnte Abkühlungen und Wärmeerkrankungen, und die Wärmebedürftigkeit und Erkältungsempfindlichkeit des stubenhockenden Schneiders, Schreibers und Bürobeamten ist sprichwörtlich.

Landkinder von Hofbauern, die eine Stunde weit und mehr zu gehen haben, um Kirche und Schule zu erreichen, werden von Erkältungskrankheiten weit weniger geplagt, als die Dorfkinder, die alles hübsch beisammen in nächster Nähe haben, oder gar die Jugend der Großstadt, die vom Elternhaus zur Schule nur wenige Schritte geht und überdies strenge bewacht wird, damit sie nicht etwa in ihrem natürlichen Drange nach Bewegung und frischer Luft bei der Heimkehr einen verlängerten Aufenthalt auf der Straße oder gar einen kleinen Umweg über die Eisbahn nehme.

Fabrikarbeiter, die ein paar Wegstunden zum Tagewerk haben, bleiben von Erkältungskrankheiten weit mehr verschont als die auf dem Dorf bei Heimarbeit beschäftigten. Am nachteiligsten wird ihre Lebensweise, wenn sie völlig abgelöst vom Landleben in der Großstadt oder in der Fabrik selbst zu leben gezwungen sind und an Segnungen teilzunehmen wie der bekannten pariser Rothschildstiftung, wo ihnen in Massenkasernen Raum und Luft und Licht auf der Goldwage zugewogen werden. Ein großes Beispiel für die Züchtung der Erkältungsempfindlichkeit und ihrer Folgen gibt die Bevölkerung gewisser russischer Manufakturen. In der kaiserlichen Alexandrowskischen Manufaktur zu St. Petersburg erkrankten von 666 jungen vorher gesunden Arbeitern während der Zeit ihrer Anstellung 63 an der Schwindsucht. Die Verteilung der Krankheitsfälle war so, daß von den in der Anstalt selbst wohnenden Arbeitern neun vom Hundert schwindsüchtig wurden; von denen, die in der Nähe der Fabrik lebten, dreizehn vom Hundert, von denen, die zur Fabrik mehrere Meilen täglich zu gehen hatten, zwei vom Hundert. In einer Privatfabrik, die in allem, was Wohnung, Kleidung, Beschäftigung, Nahrung angeht, der kaiserlichen gleich eingerichtet war, erkrankten von 162 jungen Leuten 63, also vierzig vom Hundert, an der Schwindsucht. Der Unterschied zwischen beiden Fabriken war, daß die Arbeiter der kaiserlichen Manufaktur ihre Freistunden mit Bewegung und Spiel im Freien zubrachten, während die Arbeiter der Privatanstalt sich in der Mußezeit meistens in ihren dumpfen Schlafräumen aufhielten und träge auf den Betten lagerten.

Seitdem Hermann Brehmer (1887) auf diese Tatsachen aufmerksam gemacht, ist in Deutschland durch die Aufbesserung der Arbeiterwohnungen, durch Behausung der Fabrikarbeiter in Vorstädten und durch Förderung der Volks- und Jugendspiele (v. Schenckendorff 1891) die Erkältungsempfindlichkeit eines großen Volksteiles wesentlich verbessert worden. Möge auch die auf einem Mißverständnis beruhende Verallgemeinerung der Liegekur für Tuberkulöse bald einer besseren Praxis weichen. Aus einer großen Erfahrung ging der berühmte Rat des englischen Arztes Sydenham hervor, Schwindsüchtige sollten durch wochenlang und monatelang fortgesetztes Reiten Heilung von ihrer Krankheit suchen. Heute sind Fahrrad- und Motorwagen kleine, aber bei vernünftigem Gebrauch nicht verächtliche Ersatzmittel für das Reitpferd als Schwindsuchtsgegenmittel. Besser noch ein Tagewerk im Freien.

270. Man dürfte gegen die Feststellung, daß Stubenleben und Stadtleben den Menschen vermindern (104, 122), einwenden, es seien von vorneherein schwächliche Menschen, die das sitzende Erwerbsleben den gliederanstrengenden Gewerben und gar der schweren Bauernarbeit vorziehen. Das gilt allerdings für die einfachen Verhältnisse des Dorfes, wo derjenige, der zum Ackermann ungeeignet ist, zur Stadt geschickt wird, um Notar oder Pfarrer oder Bürgermeister oder Kellner zu werden. Es gilt auch für republikanische Staatswesen wie die Schweiz oder Nordamerika. Aber nicht im Stadtleben der alten Kulturstaaten. Hier geht das Standesbewußtsein und die Meinung, der Handwerker habe hinter dem Kopfarbeiter und der Kopfarbeiter hinter dem Müßiggänger zurückzustehen, immer noch über das natürliche Gesetz der angeborenen geistigen und körperlichen Veranlagung. Zudem sorgt bei aller Gewerbefreiheit und Freizügigkeit der Gildenneid gründlich dafür, daß die Wahl der Lebensweise nur nicht vom inneren Beruf und vom körperlichen Anpassungsbedürfnis bestimmt werde. Es ist bei uns ganz undenkbar, daß einer gesundheitshalber vom Heilgewerbe zum Schusterhandwerk übergehe oder vom Schulmeisteramt zur Tätigkeit des Holzhauers, mögen die Fähigkeiten für beides auch sonst gleich sein. Bei uns kann ein Offizier wohl Gutsverwalter werden aber nicht Bauer, Staatslotterieeinnehmer aber nicht Schreiner. Dennoch wären solche Tauschversuche, die in Amerika täglich mit Vorteil gemacht werden, auch in Europa öfter von gutem Nutzen für Gesundheit, Zufriedenheit und Erkältungswiderständigkeit.

Das tägliche Leben beweist es. Die zahlreichen Katarrhe, von denen das Stadtkind während der Schulzeit geplagt wird, verschwinden oft rasch in den Ferien, falls es sich um wirkliche Ferien mit allen Freuden der Gliederübung, Durchlüftung, Besonnung und groben Kost handelt und nicht um die Fortsetzung der geistigen und leiblichen Mästung des Stadtlebens. Alle die Rheumatismen des Subalternbeamten hören auf, wenn ein gütiger Vorgesetzter ihn von den Pantoffeln und der langen Pfeife im Stadtbüro erlöst und die Gnadenversetzung an einen Landort bewirkt, wo die tote Zeit durch Dienstgänge über Land, durch Gartenarbeit oder wenigstens durch Spaziergänge ausgefüllt werden kann. In Manöverzeiten sinkt bei nicht allzu ungünstiger Witterung und Verpflegung die Erkältungsziffer der Mannschaften rasch abwärts, und die ältesten Generäle klagen nicht mehr über kalte Füße, heißen Kopf, Brustkatarrh und Gliederreißen, wenn sie statt der Stuckdecke über sich und der Brüsseler Teppiche unter sich den freien Himmel und den Ackerboden sehen. Der Bauer hat geschwollene Backen und Brustentzündungen und kontrakte Glieder im Winter, wenn er Nacht und Tag in Federbetten oder auf der Ofenbank liegt, nicht im Sommer wenn ihn vor Sonnenaufgang die Morgenfrische anweht und seine Haut in der glühenden Sonne der langen Tage schwitzt.

271. In Anerkennung der immerwiederkehrenden Erfahrung, daß der Mensch auf die Dauer ohne Hautübung und Muskeltätigkeit nicht wetterfest und kältehart bleiben kann, haben die Opfer einer naturwidrigen Zivilisation allerlei Ersatzmittel für die ursprüngliche naturgemäße Lebensweise erfunden. Der Arzt kann nicht umhin, sie ebenfalls zu empfehlen, immer wieder zu empfehlen, da ja die Aufhebung der letzten Verzärtelungsursachen außer seiner Macht liegt.

Die Verhütung der Kälteüberempfindlichkeit. 341

In erster Linie gehört hierher die Einführung der Freiwochen und insbesondere der Sommerfrische auf dem Lande; letztere für alle Volksschichten, die wie die schulpflichtige Jugend, der Beamte, der Ladenbesitzer usw. ein fast ausschließliches Hockerleben führen. Fast wichtiger noch ist eine regelrechte Ausnutzung der Sonntage und der werktägigen Mußestunden, an denen der Städter im Gegensatz zum Bauer die Fülle hat; ihre Verwendung zu allerlei Bewegungen und Übungen, um den schädlichen Wirkungen des Stalllebens einigermaßen entgegenzuwirken. Während der Schuljahre sollen Turnen, Singen, Wandern jenem Zweck dienen; bei richtiger Durchführung und einiger Vermehrung dieser „Nebenstunden" auf Kosten des sogenannten Hauptunterrichtes würden sie zweifellos viel Gutes leisten. Aber leider werden die Kinder, die jene Übungen am nötigsten haben, nämlich die zarten und schwächlichen, fast ausnahmslos davon befreit, damit nur die Gehirnfütterung nicht leide. Über das Hergehörige, namentlich über die körperliche Fortbildung der Jugend durch Wanderschaft, Wehrübung, deutsches Turnen, Schwimmen, Singen und Heeresdienst habe ich mich in meinem Büchlein „Gesundheit und Erziehung" ausgesprochen. Inzwischen ist der Krieg als weit wirksamerer Erzieher über uns gekommen.

In Friedenszeiten werden auch kleinere Ersatzmittel für die Gliederarbeit wieder nötig werden. Darunter die Zimmergymnastik, wie sie Moritz Schreber in seiner ausgezeichneten Anleitung (31. Auflage 1907) lehrt und auch Angerstein und Eckler in ihrer Hausgymnastik (23. Auflage 1909) empfehlen. Sollen die gedachten „heilgymnastischen Freiübungen" wirklichen Nutzen bringen, so müssen sie von sachverständigen Ärzten nach Zahl und Dauer begrenzt oder von tüchtigen Turnlehrern anfangs überwacht und eingeübt werden. Dasselbe gilt von den Hantelübungen, von denen mit einfachen Gewichthanteln wie denen mit Sandows Federhanteln; ebenso von der schwedischen Gymnastik an gliederbewegenden Apparaten. Alle diese Ersatzübungen für die natürliche gesundheiterhaltende Gliederarbeit verlieren ihre gute Wirkung, wenn sie maßlos und ungeregelt betrieben werden.

Zu ihrer wohltätigen Ausführung gehört auch, daß sie wenn eben möglich im Freien oder sonst bei offenem Fenster in leichter loser Bekleidung oder mit nacktem Körper gemacht werden. Eine Muskelübung ohne Abhärtung der Haut hat für die Verhütung der Erkältungsempfindlichkeit wenig Zweck; sie kann sogar, wenn sie bei überwarmer Bekleidung die Haut in Schweiß bringt, zur Erkältungsgelegenheit werden. Darum wird neben den Gliederübungen der Gebrauch des sogenannten Luftbades empfohlen, eine kürzere oder längere tägliche Bewegung des völlig nackten Körpers unter offenem Himmel oder im luftdurchwehten und sonnenbeschienenen Raume.

272. Das Luftbad wird als Vorbeugemittel gegen Verweichlichung der Haut schon lange geschätzt, auch ehe es zur Spezialität und zur Einnahmequelle für Luftbadgärtner erhoben war. Solche, die das Flußbad oder Seebad im Sommer und gar in der kalten Jahreszeit lieben, nehmen es gerne als Vorbereitung zum Wasserbad; bisweilen als Ersatz hierfür, wenn nämlich ein kurzer Aufenthalt des nackten Körpers in rauher Luft dem Übungsbedürfnis der Haut und dem Anregungsbedürfnis der Nerven genügt; auch als Verlängerung der Badefreude, wenn die angenehme Sonnenwärme und die erheiternde Wirkung des Lichtmeeres zum Luftmeer kommt.

Der Städter, der den ganzen Tag in den Kleidern gesteckt und die ganze Nacht sich zwischen Decken und Federn gewärmt hat, sollte seiner Haut die Wohltat des Luftbades wenigstens zweimal in vierundzwanzig Stunden gönnen in der Art, daß er sie morgens vor dem Ankleiden und abends nach dem Auskleiden ein paar Minuten lang im Schlafzimmer, wenn ebenmöglich bei offenem

Fenster lüftet. Daß bei der Wohnungsnot der Großstädte zahlreiche Menschen nicht einmal dieses einfachste aller Abhärtungsmittel sich leisten können, ist zu bedauern. Aber wissen wenigstens alle einmal, daß damit keine Erkältungs- und Erkrankungsgefahr, im Gegenteil eine notwendige Übung und Abhärtung des Körpers verbunden ist, so werden sie allmählich auch die Wege finden, dieses natürliche Bedürfnis der Haut zu befriedigen.

Bei Gelegenheit des Luftbades soll außer den damit zu verbindenden Gliederbewegungen dem Körper auch die Wohltat von kühlen oder kalten Waschungen zuteil werden, nicht allein an den Stellen, wo die Pflicht der Reinlichkeit sie verlangt, sondern am ganzen Leibe. Es gibt kein besseres Mittel, den Stubensitzer, der je länger je mehr gegen Temperaturschwankungen und Bewegungen der Luft empfindlich wird, vor fortschreitender Verweichlichung zu schützen oder von der bereits eingetretenen zu befreien, als die morgendliche kalte Waschung des ganzen Körpers.

Die meisten dürfen diese Waschung nach dem Verlassen der Bettwärme ohne weitere Vorbereitung und Vorsicht sofort ausführen, falls sie nur den Mut dazu haben, den anfänglichen Kälteschreck zu bestehen und sich sofort nach dem Ankleiden eine Weile draußen in der frischen Luft zu bewegen. Wer das aber nicht gleich ohne Erkältung vermag, muß einen Übergang dazu durch eine mehrtägige oder mehrwöchige Mantelabreibung machen. Diese wird folgendermaßen ausgeführt: ein Heilgehilfe wirft dem Patienten, der völlig entkleidet auf einen Teppich vor sein Bett getreten ist, von hintenher ein großes, in kaltes, 15—10 gradiges Wasser getauchtes Leintuch um; dann klatscht er mit raschen Händen den ganzen Körper des Patienten von oben bis unten ab, bis dieser eine lebhafte Wärmeempfindung bekommt. Bei guter Ausführung dauert das weniger als eine Minute. Nach der Abklatschung erfolgt ein noch kürzeres Abreiben im umhängenden Mantel. Danach legt sich der Patient noch zehn Minuten zwischen wollene Decken, die auf seinem Bett bereit lagen, nieder, kleidet sich nachher rasch an und macht sich ein paar Minuten Bewegung im Zimmer oder draußen. Später kann die kurze Erwärmung im Bett nach der Abreibung unterbleiben und allmählich lernt der Patient es, nach raschem Aufspringen aus dem Bett die Waschung der Haut selbst vorzunehmen, indem er sich aus einer flachen Schale mit kaltem Wasser Brust und Rücken begießt oder mit großem fließendem Schwamm den ganzen Körper von den Füßen bis zum Halse überfährt und dann mit grober Gerstenkornleinwand trocken reibt.

Manche müssen sich an das kalte Wasser langsam in der warmen Jahreszeit gewöhnen, vorsichtig mit den Füßen anfangen und so von Tag zu Tag oder von Woche zu Woche weitere Körperteile aufsteigend hinzunehmen, um allmählich den ganzen Körper zu erobern. Andere müssen die Waschungen im geschlossenen Zimmer beginnen, um sie später im kalten Schlafzimmer und endlich bei offenem Fenster fortzusetzen. Andere müssen sich auch nach langer Angewöhnung hüten, bestimmte überempfindliche Teile mit dem kalten Wasser zu behandeln, den Kahlkopf, die vordere Halsgegend, den Nacken, die Lenden, weil sie sonst jedesmal Schnupfen oder Halsweh oder Hexenschüsse und andere Erkältungen davontragen. Je rascher und geschickter die kalte Waschung geschieht, je weniger Verdunstung mit Abkühlung dabei zur Wirkung gelangt, um so sicherer werden solche störenden Nebenwirkungen vermieden.

273. Manche, die von Jugend auf an das kalte Wasser gewöhnt sind, vergessen allmählich die Warnung, vorsichtig damit umzugehen und die Anwendung nicht zu übertreiben. Sie fangen an, blutarm zu werden, Kopfschmerzen zu bekommen, über Verdauungsschwäche zu klagen. Da wird es die höchste Zeit, daß der Arzt ihnen eine Weile die Wasserfreuden verbietet oder bedeutend einschränkt, den Kältegrad vermindert und die Anwendungsdauer verkürzt.

Gewiß gibt es Vollkräftige, denen alles, was sie sich zumuten, gut bekommt. Aber der gesunde Mittelschlag mag sich folgendes merken: Das Wasser soll für gewöhnlich Stubentemperatur haben, besonders im Sommer. Im Winter darf es auch kühler sein, frisch aus der Leitung oder aus dem Brunnen kommen. Eine fortschreitende Abstufung zu kälterem und immer kälterem Wasser ist für gewöhnlich zwecklos. Je kälter das Wasser, um so stärker muß es erregen, um so lebhafter das nachfolgende Wärmegefühl sein, sonst war es zu kalt. Mitunter bleibt die rasche Erwärmung der Haut deshalb aus, weil zu große Wassermengen verbraucht werden. Je geringer die Wassermenge, desto weniger Wärme wird der Haut entzogen. Darum genügt für viele der kaltnasse Schwamm. Wenn die Abwaschung rasch und unter geringem Wasserverbrauch gemacht wird, so sind auch Temperaturen von 10—8° C selten zu fürchten. Aber reizbare tun gut, das Waschwasser abends vorher in ihr Schlafzimmer stellen zu lassen, so daß sie am Morgen ein Wasser von 12—15° C haben.

Während also die kurze kalte Abwaschung oder Übergießung für die meisten Menschen genügt, mögen sehr widerstandskräftige wohlgenährte Personen die Wasseranwendung dadurch verstärken, daß sie sich ein nasses Tuch umwerfen und noch ein oder zwei Eimer kaltes Wasser über den so umhüllten Körper gießen, oder sie mögen eine fünf bis zehn Sekunden lange Brause anwenden oder eine kurze Eintauchung im kalten Vollbad machen und hierzu das Wasser frisch der Leitung entnehmen.

Halbbäder von 20—15° C mit häufiger Übergießung während fünf bis zehn Minuten und länger soll für fettleibige torpide Personen gut sein. Vielleicht als eine kurze Kur von zwei oder vier Wochen. Die gewohnheitsmäßige Anwendung solcher großen Abkühlungen der Haut und Anregungen der inneren Wärmebildung hat keinen Sinn und ist gewagt.

Als stärkstes Mittel zur Haut- und Nervenerregung hat die kalte Dusche zu gelten. Sie paßt für kräftige ehelos und keusch lebende Männer. Sie soll zwei, drei, sechs Sekunden, nie über eine halbe Minute währen. Die Wasserwärme kann bis 8° C hinabgehen. Besser als die Strahldusche ist die breite Regenbrause. Ab und zu ist auch das Sturzbad an Wasserfällen oder oberschlächtigen Mühlen gut.

Noch einmal, je kälter das Wasser, desto kürzer und heftiger sei seine Anwendung. Das nachträgliche Erwärmungsgefühl auf der Haut, das die Erfrischung nicht ausschließt, muß lebhaft sein, sonst wird der Zweck verfehlt. Ausbleiben der Reaktion beruht auf falscher Anwendung oder auf Unverträglichkeit. Die letztere soll nicht voreilig angenommen werden. Der Arzt, der es sich nicht verdrießen läßt, wo es ihm nötig erscheint, selbst einmal der kalten Waschung beizuwohnen und die eigene Hand nach mißlungener Mantelabreibung anzulegen, wird das Wort Unverträglichkeit immer seltener gebrauchen und öfter von Ungeschicktheit des Patienten und des Heilpersonals reden.

Freilich gibt es Menschen, die auch nach der geschicktesten Wasseranwendung am Morgen den ganzen Tag über unpäßlich bleiben; sie klagen über peinliche Empfindlichkeit der Sinnesorgane oder des Kopfes, vertragen keine Geräusche, sind reizbar und verstimmt. Es sind das vor allem blutarme und ältere Leute. Für sie paßt die Morgenwaschung nicht. Aber sie brauchen deshalb nicht unbedingt auf die Vorteile der kalten Waschung oder Brause zu verzichten, sondern sollen den Versuch machen, ob sie damit abends, vor dem Nachtessen oder kurz vor dem Zubettegehen, zurecht kommen. Eine karge Mahlzeit vorausgesetzt, bekommt ihnen die Anwendung fast immer gut. Sie haben nicht nur einen ruhigen Schlaf danach sondern auch eine gute Nachwirkung am folgenden Tag.

Kaltwasserkuren in gut geleiteter Anstalt sind zum Erlernen und Einüben der einfachen Abhärtungswaschungen oft unentbehrlich.

Der Verruf des kalten Wassers geht fast immer von solchen Leuten aus, die alles übertreiben und darum nichts vertragen; die dem Satze huldigen: je mehr je besser! Nicht wenige Wasserärzte sind durch Erfahrung von starken Wasserkuren zu immer milderen bekehrt worden. Ein Beispiel hierfür ist der treffliche Runge in Nassau gewesen (97).

274. Eine zweckmäßige fast unentbehrliche Unterstützung der morgendlichen kalten Waschung ist eine darauffolgende Bewegung im Freien. Wer durch seine Tätigkeit den Tag über an geschlossene Räume gebunden ist, sollte vorher wenigstens einen halbstündigen Gang auf die Straße oder besser vor die Stadt tun; sollte einen möglichst großen Umweg zur Fabrik, zum Büro, zur Kirche, zur Schule machen, sollte, falls seine Arbeitsstätte mit der Wohnung verbunden ist, zuerst seine Kinder zur Schule bringen oder seinen Hund hinausführen. Nichts ist unsinniger, als dem Schulkinde und dem Fabrikarbeiter den Weg zur Stätte seines Wirkens oder Leidens durch bequeme Fahrgelegenheit zu verkürzen. Damit werden Weichlinge und Langschläfer herangezüchtet.

Bewegung ist unbedingt, kaltes Wasser nicht unbedingt nötig. Es gibt kräftige Menschen, die auf dem Lande aufgewachsen oder sonst unter ausreichender Körperübung erstarkt, auch ohne tägliche Waschung in den Schädlichkeiten des Stadtlebens weitergedeihen und in voller Gesundheit ein hohes Alter erreichen. Sie behalten dabei eine peinliche Sauberkeit des Leibes, ohne daß sie vielleicht in ihrem Leben je ein Vollbad genommen hätten. Das sind jene rüstigen Naturen, die wie der Bauer grobe Leinwand und luftige Kleider tragen, wenig Schlaf nötig haben, sich viel Bewegung machen, ohne zu schwitzen, und deren Haut sich dabei genügend stark mausert, um einen Ansatz von Schmutz zu gestatten. Bei ihnen erfüllt das Waschen von Gesicht und Händen und eine gelegentliche Reinigung der Füße und des Unterleibes wirklich alle Forderungen der Reinlichkeit. Sie haben eine Geruchlosigkeit des Körpers, die viele Wasserverschwender nicht mit den größten Anstrengungen erreichen.

Aber das sind Ausnahmen. Es ist nicht zu erwarten, daß ihre gesunde Leibesbeschaffenheit sich auf die stadtgeborene Nachkommenschaft weitervererben werde; um so weniger, je mehr die Anforderungen der Schulbank der Erstarkung des Kindes und sitzende Erwerbstätigkeit dem Hartbleiben des Erwachsenen entgegenwirken. Städter sollen also kalte Waschungen im Sinne der Abhärtung wie der Reinlichkeit von Jugend auf als tägliche Pflicht betrachten. Geborene Stadtleute bleiben an sich und in ihrer Nachkommenschaft ohne Wasser und Gliederübungen nur unter der Bedingung gesund, daß sie der Wohltat eines hautscheuernden und mukselangreifenden Handwerkes teilhaftig sind.

Es liegt ein Körnchen Wahrheit in der Meinung, daß die alten Deutschen leiblich entartet seien, seitdem sie ihre neugeborenen Kinder nicht mehr im kalten Fluß badeten, und in der ähnlichen Behauptung, die ein englischer Lobredner des kalten Wassers, der Sir John Floyer in Liechfield (1697), gewagt hat. Er meinte, daß die alte Form der christlichen Taufe, das dreimalige Eintauchen des ganzen Leibes in das frische Wasser eines Teiches oder Flusses, das noch unter Eduard VI. im Jahre 1547 gesetzlich war, die Neugeborenen für ihr ganzes Leben gestählt habe, und daß es für die Entstehung der englischen Krankheit keinen anderen Grund gäbe, als die Milderung dieser Taufe in ein einfaches Übergießen oder Besprengen, wie es um das Jahr 1600 durch die Königin Elisabeth mit Rücksicht auf die schwächlichen Kinder eingeführt worden sei.

Jedenfalls darf man sagen, wer in einem gemäßigten Wechselklima fernab vom kalten Flußbad wohnt und für das neugeborene Kind das kalte Wasser fürchtet, hat den ersten Schritt zur Verweichlichung seiner Nachkommenschaft getan.

275. Tägliche kalte Waschungen machen den Gebrauch warmer Reinigungsbäder überflüssig. Das ist ein Vorteil in gemäßigten Zonen und wechselwarmen Klimaten. Denn das warme Bad bekommt Erkältungsanfälligen im Winter schlecht, ganz besonders dann, wenn es mit der übergründlichen Abseifung der Haut einhergeht, wie sie seit einigen Jahren in Deutschland Mode und Vorschrift geworden ist. Der Befehl in öffentlichen Badeanstalten, vor dem Einsteigen in das allgemeine Schwimmbad den ganzen Körper zwei Minuten oder gar fünf Minuten lang mit Seife, Bürste und warmer Brause zu behandeln, wäre für Leute mit Schmutzkrusten am Leibe gut, aber diese gehören überhaupt nicht in gemeinsame Bäder. Für andere, die etwas Arbeitsstaub oder Straßenstaub an Händen und Füßen haben, würde ein einfaches kaltes oder warmes Abbrausen genügen. Was ein Bad verunreinigt, sind nicht staubbedeckte Körperteile mit oder ohne „Staubbakterien" sondern die übelriechenden und ekelhaften Hautabsonderungen der Schweißfüßler, Schweißachsler, Speckhäuter usw., die Seife und warmes Wasser im Überfluß brauchen, weil man ihnen gesagt hat, das sei nötig, um ihr Übel zu beseitigen. Solche Absonderungen werden aber nicht durch örtliche Waschungen und örtliche Behandlung überhaupt beseitigt, sondern nur durch allgemeine Übung und Abhärtung der Haut unter Ausschluß aller hauterweichenden und hautreizenden Mittel wie Seife und Bürste und Desinfektionsmittel. Sie lassen am sichersten, schnellsten und schadlosesten nach durch tägliche kalte Ganzwaschungen oder kalte Bäder, denen im Notfalle eine leichte Einfettung der schwitzenden Teile mit Borsalbe oder Zinksalbe oder, an talgreichen Stellen, eine kurze Abreibung mit Spiritus folgt. Eine Teilwaschung der schwitzenden oder talgabsondernden Hautstellen führt nie zum Ziele, sie hat nicht einmal kosmetische Bedeutung, sondern überreizt die empfindlichen Teile. Der Schweißfuß soll ganz besonders rein gehalten werden, weil er von Schweiß und Staub gereizt wird; aber seine Heilung setzt allgemeine Hautübung voraus (siehe 279).

Eine gesunde Haut täglich durch Seife ihres natürlichen Fettgehaltes berauben hat denselben Sinn wie normalen Schleimhäuten durch Abwischen immer wieder ihre natürliche Feuchtigkeit entziehen. Man erzeugt damit nur örtliche und entfernte Schäden. Wer nicht rheumatisch ist, kann es durch tägliches Abseifen werden. Viele Rheumatiker bleiben vor ihren Anfällen verschont, wenn man ihnen den übertriebenen Gebrauch der Seife an den empfindlichen Teilen verbietet und sie sogar nach den kalten Bädern oder Waschungen die von Muskelschmerzen oder Gliederreißen geplagten Teile ein wenig einölen läßt. Nach häufig gebrauchten warmen Seifenbädern und besonders nach Schwitzbädern ist dieser Hautschutz als Schutz gegen Erkältungen für solche, die schlechtgeschützte oder ungewärmte Wohnungen haben, fast unbedingt nötig. Die alten Griechen und Römer wußten genau weshalb sie ihre Haut nach dem warmen Bad salbten. Sie stritten nur darüber, ob es gleich nach dem Bade oder später geschehen solle. Galenos entscheidet, daß die Haut zuvor vom Schwitzen und Baden wieder trocken geworden sein müsse, ehe sie gesalbt werden dürfe.

U. Abhärtung der Kälteempfindlichen.

276. Es ist ein begreiflicher Wunsch der Kälteempfindlichen und zu Erkältungen Geneigten, daß sie von ihrer Schwäche erlöst werden. Können Natur und Kunst dabei hilfreich eintreten? Im großen und ganzen sieht man, daß manche Erkältungsanfällige im Laufe der Zeit erstarken und sich später Einflüssen aussetzen dürfen, denen sie früher regelmäßig unterlagen. Junge Menschen, die in der ersten Kindheit eine örtliche oder allgemeine Schwäche gegen Zugwind, Luftkälte, Hautabkühlung beim Schwitzen, Entblößen derart zeigten, daß sie bei solchen Gelegenheiten jedesmal einen Schnupfen und schlimmere Übel bekamen, sind in der zweiten Kindheit oder nach der Geschlechtsentwicklung frei davon, auch ohne besondere Kuren durchgemacht zu haben.

Im allgemeinen pflegt sich die Schwäche eines bestimmten Körperteils oder Systems binnen sieben Jahren auszugleichen, oder sie bleibt überhaupt unheilbar, sagt das Volk. Die Beobachtung ist richtig. Indessen bedeutet die Erstarkung nicht immer eine wirkliche Genesung sondern oft nur einen Wechsel im Ort der Schwäche und gar den Verlust eines Organs, das in der Schwächeperiode aufgebraucht wurde; tiefere Teile, die von ihm Schutz empfangen hatten, werden nun an seiner Stelle in die Erkrankungen hineingezogen. So sahen wir, daß wer in der ersten Kindheit dem Erkältungsschnupfen unterworfen war, in der zweiten Kindheit diesen zwar verlieren kann, dafür aber nun nach jeder Erkältung einen Kehlkopfkatarrh oder Mandelentzündung bekommt; daß er mit Beginn des Jünglingsalters von diesen Störungen frei bleibt, um aber fortan zu Herzstörungen und Gelenkrheumatismen geneigt zu werden.

Die siebenjährigen Ziele, bis zu welchen sich besondere Organempfindlichkeiten verlieren oder abändern, entsprechen den Übergängen der Wachstumsperioden, die durch den Beginn der zweiten Zahnung, der Geschlechtsentwicklung, der Mannbarkeit usw. bezeichnet werden. Es kommt in vielen Fällen tatsächlich darauf an, den heranwachsenden Menschen über die Wenden des ersten, zweiten, dritten Septuenniums hinwegzubringen, damit er fortan ohne Empfindlichkeit sich einer guten oder leidlichen Gesundheit erfreue. Was geschieht in dieser Zeit, um die Erstarkung zu bewirken? Nach dem, was wir über die dreifache Wurzel der Erkältungskrankheiten wissen (121 ff.), ist dreierlei möglich: die Kälteempfindlichen wurden gegen Erkältungseinflüsse abgehärtet; sie lernten, durch Schaden klug geworden, die Erkältungsgelegenheiten vermeiden, genasen also nur scheinbar; sie wurden von Infekten frei, die vordem den Ausbruch ihrer Erkältungskrankheit bewirkten.

277. Die Erfahrung weist auf zwei entgegengesetzte Wege, um Erkältungsanfällige zu stärken, auf den Weg der Schonung und den Weg der Übung. Die einfache Vermeidung von Erkältungsgelegenheiten wirkt in manchen Fällen schon als Heilmittel. Die Erfahrung, daß überstandene Leiden eine vermehrte Schwäche im krank gewesenen Teile hinterlassen und daß diese Schwäche um so hartnäckiger und größer wird, je öfter das Leiden wiederkehrte, wird ganz besonders bei den von Erkältungskrankheiten Heimgesuchten gemacht. Jedes Jahr bringt die Lehre, daß Kinder ganz unangegriffen tief in den Herbst und Winter hineingingen und sich gegen Erkältungseinflüsse widerständig zeigten, bis sie zufällig einen Schnupfen oder Husten erlitten; von da ab sind sie erkältungsempfindlich; sie werden immer wieder von neuen und längeren Katarrhen heimgesucht. Jeder Versuch, sie zur Kräftigung ihrer Gesundheit vorsichtig oder rücksichtslos an Erkältungsgelegenheiten zu gewöhnen, scheitert an neuen Erkrankungen, bis endlich die warme Jahreszeit die ersehnte Genesung bringt. Aus solchen Erfahrungen entnehmen Arzt und Eltern die Warnung, sie vor dem ersten Schnupfen möglichst zu schützen und sie im nächsten Herbst und Winter ängstlich jede Erkältungsgelegenheit vermeiden zu lassen; oft mit gutem Erfolg. Die im kranken Winter zurückgebliebene Entwicklung und Erstarkung des Kindes geht in einem wohlbehüteten Winter gut und stetig voran.

In anderen Fällen wird das Gegenteil beobachtet. Ein Kind, das im Herbst einen Erkältungsschnupfen hatte, wird weiterhin unbekümmert allen Erkältungsgelegenheiten überlassen. Anstatt neue Heimsuchungen zu erleiden, bleibt es solange verschont, bis es einmal durch eine Krankheit wie Diphtherie, Keuchhusten, Masern, Scharlach gezwungen ward, eine Reihe von Tagen oder Wochen jene vorsichtige Lebensweise zu führen, die das anfällige Kind übt. Nun teilt es für kürzere oder längere Zeit die Schwäche des schonungsbedürftigen und genest erst wieder, wenn man es einer sogenannten Abhärtungskur unterzieht.

Für den oberflächlichen Beobachter liegen hier unverständliche Widersprüche vor. Der Arzt, der die vielfache Wurzel der Erkältungskrankheiten sieht, durchschaut die Verschiedenheit der Fälle. Er sieht bei dem schonungsbedürftigen Kinde eine ursprünglich schwache Anlage oder einen starken Infekt, wodurch es gegen die Erkältungseinflüsse widerstandslos ist; bei dem anfänglich widerständigen, aber in zufälliger Schonzeit schwach gewordenen Kinde erkennt er die vorübergehende Wirkung einer Verweichlichung, die von einer ursprünglich gesunden Anlage durch Anspannung der Reservekräfte überwunden wurde. Er zieht den Schluß, daß die Wahl zwischen Übung und Schonung der Erkältungsanfälligen nicht mit Willkür geschehen darf sondern nur nach sorgfältiger Abwägung der Gründe.

Das Wagnis der Übung erscheint ihm zweifellos angebracht bei den Kindern, die in anderen Gelegenheiten bewiesen haben, daß sie zu den **starken Naturen** gehören. Das sind die lebensfrischen und lebensfrohen Kinder, denen Ermüdungen und selbst Übermüdungen nicht schaden, weil ihre Kräfte sich rasch wiederherstellen; denen eine Schlafentziehung wenig ausmacht, weil sie auch im halben Wachzustand Gehirn und Nerven erholen; die wie mit Anstrengungen und Entbehrungen so auch mit einem erlittenen Schaden rasch fertig werden, zufällige Krankheiten innerhalb der gesetzmäßigen Frist beenden und auch keine besonderen Nachwirkungen davon erleiden, wenn man ihnen nur die nötige Genesungszeit gönnt.

Ganz anders verhalten sich die **schonungsbedürftigen Naturen**. Ihre schwache Gesundheit ist schon im äußeren Bild ausgeprägt, in Blutarmut, Weichheit der Gewebe, schlaffer Muskulatur, matter Herztätigkeit, beschränkter Verdauungskraft, Neigung zu Verstopfung oder Durchfall, großem Schlafbedürfnis, Mangel an körperlicher Ausdauer, Neigung zu Kopfweh, Herzklopfen, Kurzatmigkeit. Vor allem aber weist auf die verminderte Anlage das lange und unregelmäßige Hinschleppen von Unpäßlichkeiten und Krankheiten und der Mangel glatter Entscheidungen in Fieberleiden.

278. Außer bei Rekonvaleszenten mit ursprünglich starker Anlage gibt es noch eine andere Gruppe Geschwächter, bei denen der Abhärtungsversuch angezeigt erscheint. Es sind das Jugendliche, die zwar in ihrem Äußeren die Zeichen der Schwäche haben, aber usprünglich aus starkem Stamme gesund zur Welt gekommen waren und erst nach der Geburt infolge einer übersorglichen Pflege und weichlichen Erziehung früher oder später zu der Empfindlichkeit kamen, unter der sie leiden. Auch diejenigen Erwachsenen gehören noch zu den **abhärtungsfähigen Menschen**, die sich in der Jugend einer guten Widerstandskraft erfreuten, aber verleitet vom Zureden bequemer Mitmenschen, sich zu schonen, oder gezwungen von den Lebensgewohnheiten ihres Standes oder im unvermeidlichen Stalleben ihrer Erwerbstätigkeit oder durch vernachlässigte Erkrankungen geschwächt zu der Gewohnheit gelangt sind, auf eine wirkliche oder eingebildete Erkältungsempfindlichkeit stete Rücksicht zu nehmen und so ihre Widerstandslosigkeit herangezüchtet haben und unterhalten.

Allen diesen darf der Arzt fast immer den Rat geben, kurzerhand mit der Verzärtelung zu brechen, die bisher geübte Vorsicht keck zu vernachlässigen, allzu warme Kleider abzulegen, die Zimmerwärme von 25° C auf 20° oder 18° hinabzusetzen, die geschlossenen Fenster offen zu halten, bei Wind und Wetter hinauszugehen, im kalten Zimmer und mäßig bedeckt zu schlafen, kalt anstatt warm zu baden, kurz die Gesundheitspflege einzuführen, die oben als Mittel zur Verhütung der Erkältungsempfindlichkeit angegeben wurde.

In zweifelhaften Fällen geben ein paar Vorproben bald Klarheit darüber, ob dem künstlich Verminderten die heroische Kur der plötzlichen Entziehung oder besser eine vorsichtige Abgewöhnung anzuraten sei. Eine genaue Erforschung der Lebensweise und vor allem der Gelegenheiten, bei denen Erkältungen entstehen, eine sorgfältige Abwägung, wieviel von der Widerstandsschwäche auf wirklicher Verkümmerung einzelner Teile oder auf mangelhafter Übung und Anstrengung ihrer Kräfte beruht, ein paar Versuche über die Leistungsfähigkeit der Kreislauforgane, der Muskeln, der Hautreaktion gehen selbstverständlich jenen Vorproben voraus. Je größer die Regenerationskraft des Prüflings, je kräftiger seine Verdauungsorgane, je geringer sein Schlafbedürfnis, je minder sein Verlangen nach Erregungsmitteln, Kaffee, Tee, Kakao, je weniger seine Angewöhnung an narkotische Mittel, Bier, Wein, Branntwein, Tabak ist, um so rascher darf seine Lebensweise verändert werden.

Liegen hingegen deutliche Schäden vor, die bewußt oder unbewußt in die Verzärtelung hineingeführt haben, so gilt es zunächst den Ort und den Umfang der Schwäche festzustellen; sodann unter anfänglicher Schonung der empfindlichen Teile die gesunden so weit zu üben, daß der ganze Organismus auf einen höheren Stand der Leistungsfähigkeit gelangt und unter Aufbietung der kräftigen Teile nach und nach den schwachen zu Hilfe kommt. Je größer der Umfang des schwachen Teiles, um so vorsichtiger und allmählicher müssen jene Kräftigungs- und Abhärtungsversuche angefangen und weitergeführt werden.

279. Ein alltägliches Beispiel örtlicher Schwäche bei Erkältungsempfindlichen ist die **beständige Fußkälte**. Sie kann durch schlechte Anlage, durch Verweichlichung der Füße, durch mangelhafte Bewegung entstehen. Kälte der Füße und übermäßiges Schwitzen der Füße sind oft zusammen. Mit dem **warmen Schweißfuß**, der durch Überreizung der Fußhaut im Schwitzkasten eines undurchlässigen Schuhwerks entsteht und besonders nach angestrengtem Gehen sich verschlimmert, hat der kalte Schweißfuß nichts zu tun. Er verhält sich zu jenem wie Anämie zu Hyperämie, lokale Asphyxie zu Erythromelalgie (36). Der warme Schweißfuß ist gewöhnlich ein örtliches Übel aus örtlicher Ursache. Der kalte Schweißfuß ist meistens der örtliche Ausdruck einer allgemeinen Schwäche, die sich in Erkältungsempfindlichkeit mit Neigung zu Schnupfen, Rachenkatarrh, Koliken äußert und mit allerlei periodischen Störungen, wie Asthma, Migräne, Vertigo, nervösen Herzstörungen usw. einhergehen kann. Außerdem verbindet sich der kalte Fuß sehr gewöhnlich mit der Neigung zu Frostbeulen.

Die mit kalten Füßen Behafteten wissen sehr wohl, daß ihre Erkältungen und die daraus hervorgehenden Störungen meistens von den Füßen ausgehen und daß sie dazu am stärksten neigen, wenn die Füße in Schweiß geraten sind, Das Schwitzen wird bei ihnen aber weit öfter durch Kälteeinflüsse, besonders durch örtliche Abkühlungen auf kaltem Boden, nach kühlem Fußbad usw. hervorgerufen als durch Wärme; es tritt eher im Winter als im Sommer auf, eher bei dünnen Sohlen und Strümpfen als bei dicken Strümpfen und Doppelsohlen, eher in der Ruhe als bei Bewegung. Nach langem Gehen und anderen Fußanstrengungen geraten ihre Füße fast nur dann ins Schwitzen, wenn lange Verweichlichung und Verschmutzung vorausging und Durchlaufen der Sohlen oder Wundlaufen der Füße hinzukam.

Das Übel der kalten Füße und ihrer Begleitstörungen wird nun allerdings in manchen Fällen durch örtliche Reizung und Bewegung vorübergehend gebessert, aber nicht geheilt. Versuche rein örtlicher Abhärtung können sogar bedenklich werden. Der Volksglaube an die Gefahr unterdrückter Schweiße hat seinen guten Grund, wenn auch die Erklärung der Gelehrten durch das perspirabile retentum falsch sein mag. Ich sah vor zwanzig Jahren, als das Barfußlaufen im nassen Grase durch die Empfehlung des Pfarrers Sebastian Kneipp grassierte, in einem Mädchenpensionat, was die örtliche Behandlung der kalten Füße und Schweißfüße an Unheil anrichten kann. Das Institut befand sich in einer mittelrheinischen Stadt; seine Zöglinge entbehrten der nötigen Bewegungsfreiheit; im Laufe des Winters gab es sehr viele kalte Füße, Frostbeulen und Schweißfüße. Die Vorsteherin ließ, um diese Leiden der ihr anvertrauten Töchter zu heilen, im Frühling, als das erste Gras kam, davon jeden Morgen vom Lande in den Keller bringen und es hier ausbreiten und mit der Gießkanne begießen. Dann trieb sie ihre Herde in den Nachtgewändern eine viertel oder halbe Stunde über diese grüne Flur. Das ging ein paar Tage gut; dann fingen die Kinder an, Schnupfen und rote Nasen, Schluckweh und Gliederschmerzen zu bekommen. Zwei Schwestern von achtzehn und siebzehn Jahren, zu denen ich gerufen wurde, erkrankten an einem schweren fieberhaften langwierigen Gelenkrheumatismus. Ein drittes Mädchen von vierzehn Jahren bekam einen fieberhaften Lungenkatarrh, wurde nach Hause gebracht und ging wenige Wochen darauf an galoppierender Schwindsucht zugrunde.

So und ähnlich sollen also Schweißfüße und Kaltfüße nicht kuriert werden.

Kalte Füße sollen zuvörderst durch richtige Fußbekleidung warm gehalten und vor Wärmeentziehung durch verdunstende Nässe, kalten Fußboden, Zugwind geschützt, sodann möglichst viel in Bewegung geübt werden. Örtliche Kälteeinwirkungen zur Abhärtung und sogar einfache kühle Waschungen dürfen bloß unter solchen Bedingungen versucht werden, wo eine schnelle Reaktion der Fußhaut unter Rötung und Erwärmung eintritt und erhalten bleibt. Das geschieht für gewöhnlich nur, wenn mit der örtlichen Behandlung und vor ihr eine allgemeine Kaltwaschung am ganzen Körper gemacht und darauf eine längere Bewegung der Glieder oder eine gründliche Reibung der Haut erfolgt. Das beste ist, man verschont die Füße mit der Abhärtung und übt den ganzen übrigen Körper in der angegebenen Weise; nach Wochen oder Monaten verschwindet dann die örtliche Schwäche oder wird wenigstens vermindert.

Man sieht in Waisenhäusern und anderen Massenpflegestätten die Einrichtung, daß die Kinder abends vor dem Zubettegehen rasch durch eine fließende Gosse waten, um die Füße zu reinigen. Sie ist im allgemeinen nicht schlecht, für kräftige Kinder gut. Aber Kinder mit kalten Füßen leiden nach dem kalten Fußbad oft die ganze Nacht von quälender Fußkälte, schlafen schlecht und erkälten sich häufig. Für sie wäre eine kurze lauwarme Fußwaschung vor der Nacht und eine kalte Waschung des Rumpfes am Morgen das Richtige.

Was von den kalten Füßen gesagt wurde, gilt auch von den kalten Händen. Der Stubensitzer, der Büroarbeiter, die Näherin, die daran leiden, müssen Pulswärmer und Stauchen tragen, abendlich kalte aber sehr kurze Fußbäder nehmen oder, falls sie kalte Hände und kalte Füße zugleich haben, im Sommer in kurzen Schwimmbädern ihre Haut anregen und sich außerdem allgemeine Bewegung am Morgen und Abend machen. Um den Blutzufluß zu den Händen zu bewirken, der bei einseitiger Tätigkeit wie Schreiben, Nähen usw. leicht stockt, hat man Knetübungen mit Brotkrume oder Glaserkitt in den Arbeitspausen empfohlen oder das Wickeln grober Wolle. Besser sind Übungen mit Federhanteln (Sandow) und das Tragen wollener Stauchen.

280. Bedenken gegen Abhärtungsversuche erheben sich besonders bei Individuen, die eine allgemeine Kälteempfindlichkeit mit Resten überstandener Erkältungskrankheiten, Mandelschwellungen, Drüsenschwellungen, Lungenverdichtungen, Rippenfellrauhigkeiten, Rauhigkeiten am Herzbeutel, Herzmuskelschwäche, Klappenstörungen verbinden, oder gar fiebererregende Infekte auf den oberen Schleimhäuten, in den Tonsillen, Hilusdrüsen, Lungen beherbergen, insbesondere die Symptome chronischer Pertussis, chronischer Influenza, chronischer Tuberkulose zeigen. In solchen Fällen muß der Versuch, einer Verwöhnung und Verweichlichung entgegenzuwirken, jedenfalls mit großer Vorsicht gewagt und nur unter den günstigen Bedingungen der warmen Jahreszeit oder in einem Schonklima, im Seeklima oder Hochgebirgsklima, durchgeführt werden. Oft genügt schon die einfache Übersiedlung aus der Großstadt in ein Landstädtchen oder auf ein Dorf, um den gegen die Unbilden des Stadtlebens wehrlos Gewordenen nach wenigen Tagen soweit zu erholen, daß ihm das Ablegen überflüssiger Kleider und Bedeckungen, der Verzicht auf die Überwärme der Zimmerluft, der Aufenthalt im Freien ohne Nachteil gelingt. Um diesen Wandel ohne Störung zu erreichen, ist wohl eine sogenannte **Freiluftkur** als Übergang dienlich. Dabei geschieht die Gewöhnung an die offene Luft so, daß der Patient zuerst, soviel Tageszeit und Wetter es erlauben, bei offenem Fenster in seinem Bett die Luft des Osthimmels oder Südhimmels genießt, später im Garten bei gutem Wind- und Wärmeschutz die besten Tagesstunden auf dem Liegestuhl zubringt und endlich, nach Tagen oder Wochen, in vorsichtigen Spaziergängen am Vormittag sich an Bewegung gewöhnt.

Haben sich hierbei Atmungswege und Haut wieder an mäßige Schwankungen des Luftmeeres und seiner Temperatur gewöhnt, so dürfen die **Abhärtungsmittel** im engeren Sinne hinzukommen. Es sind das dieselben, die wir schon als Mittel zur Verhütung der Weichlichkeit besprochen haben, also in erster Linie stärkere und längere Bewegungen im Freien, aber nicht im Modeanzug, der die freie Übung der Glieder und der Brust hemmt, noch auch in zweckwidriger Modenacktheit, sondern bei weiter leichter Bekleidung, die eine reichliche Lüftung der Haut gestattet. Hierbei zeigt sich die Wirkung der Luftreize zuerst an den unbedeckten Körperteilen, Gesicht, Hals und Händen, die durch lebhaftere Färbung und größere Unempfindlichkeit sich von den bekleideten zu unterscheiden beginnen. Je früher und deutlicher diese Veränderung eintritt, um so größer ist im allgemeinen die Gewißheit, daß die Abhärtung gelingen wird. Zögert ihr Eintreten, so kann man eine Probe auf die Reaktionstüchtigkeit der Haut und Kreislauforgane mit einem stärkeren Reiz, mit kaltem Wasser machen, mit kurzen kalten Waschungen oder Eintauchungen der unbedeckten Teile und raschem Abtrocknen. Schonungsbedürftige zeigen eine lange Erblassung und Abkühlung der benetztgewesenen Teile; bei Übungsfähigen hingegen wird die Haut bald und nachhaltig warm und rot. An bedeckten Teilen versagt diese Probe leicht. Denn auch der abgehärtete und gesunde Mensch reagiert gegen Kältereize an bedeckt gehaltenen Teilen schwerer und später als an nacktgetragenen. Läßt man z. B. Hand und Vorderarm eines gesunden Städters in Wasser von 12° C drei Minuten lang eintauchen und dann das Glied gleichmäßig abtrocknen, so verhalten sich die erblaßten oder bläulich gewordenen Gliedteile verschieden; Hand und Handgelenkgegend röten sich, soweit sie unbekleidet gehalten werden, rasch und lebhaft, der von Luft und Licht wenig geübte Vorderarm bleibt längere Zeit blaßbläulich.

281. Zur weiteren Abhärtung ist dann das oben erwähnte **Luftbad** dienlich; anfangs in sehr mäßiger Anwendung, derart daß man den Patienten in losem Hemde, kurzen Hosen und Holzsandalen wenige Minuten lang in warmer sonniger Luft laufen oder ein paar leichte Gliederübungen vornehmen läßt; am besten in einer Morgenstunde oder am Spätnachmittag vor der Abendkühle. Nach dem Bad rasches Ankleiden und Ausruhen. Sehr Verwöhnte können die Übung im durchsonnten Zimmer beginnen, anfangs bei geschlossenem, dann bei offenem Fenster. Die für manche zuerst peinliche Frostempfindung in der freien Luft wird allmählich zu behaglicher Gewohnheit, so daß das Bad nach und nach auf eine halbe Stunde verlängert und bald ohne Hüllen in der einfachen Schwimmhose gebraucht werden kann. Voraussetzung für die Entkleidung und Verlängerung ist immer, daß der Patient nach der Wiederbekleidung nicht nachfröstelt, sondern rasch erwarmt. Ausdehnungen des Luftbades über eine halbe Stunde, dazu auf Luftwärmegrade unter 10° C und auf windige Zeiten gehören kaum mehr zu den gewöhnlichsten Abhärtungen sondern zu den Kraftproben und mehr oder weniger vernünftigen Belustigungen. Wer Kräfte und Zeit zu Wettübungen im Schwimmen, Rudern, Fechten, Turnen, Radeln, Schlittschuhlaufen, Schneeschuhfahren, Pferderennen hat, kann auch stundenlang beim Frostwetter im Adamsgewande umherlaufen, muß aber dem Arzt gestatten, dies eine eitle Kraftprobe oder müßige Zeitvergeudung zu nennen.

Bei fortschreitender Übung der Haut im vorsichtigen Luftbade gewinnt der Verweichlichte allmählich wieder das richtige Gefühl für den nötigen äußeren Wärmeschutz, für den Unterschied zwischen **unentbehrlicher** und zwischen **überflüssiger** Bekleidung und Bedeckung. Er gewinnt auch die Fähigkeit, die Nachtkühle ohne Nachteil zu vertragen, also bei offenem Fenster zu schlafen, wenigstens auf dem Lande und im gartenumgebenen Hause. In der Stadt hat das **Schlafen bei offenem Fenster** sehr oft bedeutende Nachteile, auch für den Gesunden. Abgesehen von dem Nachtlärm der Großstädte sind es vor allem nächtlich fallender Staub und Ruß und Rauch, nächtliche Ausdünstungen der Gossen, Kanäle, Gruben und Kehrichthaufen, im Sommer auch Fliegen und Mücken, welche dazu zwingen, die geschlossene Zimmerluft der Luft der Straßen, Gassen und Höfe vorzuziehen. Je höher das Stockwerk, um so eher kann eine nächtliche Fensterlüftung durchgeführt werden. In niedrigen Stockwerken muß wenigstens eine Durchseihung der Luft durch Vorhänge oder Drahtnetze bewirkt werden. Soll schon das geschlossene **Schlafzimmer** nach Osten oder Süden liegen, so ist für das offene die Nord- oder Westlage unbedingt zu verwerfen, wenigstens in der Stadt. Auf dem Lande, wo die Ausgleichungen im Luftmeer rascher und vollständiger erfolgen als in der Stadt mit den großen Dauerunterschieden zwischen **Sonnenseite** und **Schattenseite**, ist die Forderung nicht so dringlich. Immer und überall soll, wer bei offenem Fenster schläft, dafür sorgen, daß sein Bett und besonders das Kopfende in gehöriger Entfernung vom Fenster steht und keinem Luftdurchzug ausgesetzt ist.

282. Die abhärtende Wirkung des Luftbades kann unterstützt werden durch örtliche und allgemeine **Kaltwassereinwirkungen**, kalte Waschungen, kalte Brausen, kalte Bäder. Allgemeine Waschungen und Bäder geben für gewöhnlich raschere und beständigere Erfolge als örtliche. Aber die Wasserscheu der Verzärtelten ist oft noch schwerer zu überwinden als die Luftscheu. Sie muß dann mit Geduld und List besiegt werden. Ganzwaschungen schrecken ab, Teilwaschungen werden eher zugestanden. Bei den letzteren ist nun Rücksicht auf die Erfahrung zu nehmen, daß Hautstellen, die gegen geringe Wärmeschwankungen, wie sie von Zugwind, Verdunstung, gesteigerter Wärmeentziehung durch kalte Fußböden, kaltnasse Wände, Kellerluft usw. hervorgebracht werden, überempfindlich sind, auch stärkere Kältereize und vor allem kaltes Wasser schlecht vertragen. Die Abhärtung kann darum an den empfindlichen Teilen nicht beginnen, sondern muß fast stets an entfernten zuerst versucht werden.

Von diesen aus können dann allmählich weitere Hautgebiete für den übenden Kältereiz erobert werden.

Bei Kindern sind die erkältungsempfindlichen Teile, von denen Schnupfen, Halsweh und weitere Katarrhe ausgelöst werden, allerdings meistens auch die Teile, welche der Reinigung am öftesten bedürfen, Hals, Nacken, Brust, Füße. Sie sollen rein gehalten und dennoch unter Umständen von der Kältewirkung des kalten Wassers verschont bleiben. Das geschieht am einfachsten so, daß sie abends vor dem Zubettegehen lauwarm oder heiß gewaschen werden, während am Morgen nach dem Aufstehen die kalte Waschung des Rückens, der Beine, der Hände und des Gesichtes vorgenommen wird. Die aufmerksame Mutter merkt dann sehr bald an der auftretenden oder ausbleibenden Hautrötung und Wiedererwärmung, wie bald sie neue und empfindlichere Teile dem Kältereiz unterwerfen darf.

Daß alle Abhärtungsmaßnahmen, besonders bei Kindern, sofort unterbrochen und mindestens für eine Woche ausgesetzt werden müssen, wenn ein Krankheitsanfall und insbesondere eine fieberhafte Allgemeinstörung dazwischenfällt, brauchte kaum gesagt zu werden, wenn nicht ein irriges Verhalten alltäglich wäre.

Kopfwaschungen sollten nur bei geschorenem Haar gemacht werden. Kahlköpfe haben mit dem Versuch, ihre Glatze gegen Schwitzen und Rheumatismen durch kalte Waschung abzuhärten, für gewöhnlich Mißerfolg, um so mehr, je blutärmer sie sind und je älter sie werden. Vollblütige müssen kalte Waschungen von den Füßen aufwärts zum Halse machen, falls sie nicht Kopfhitze und Schwindel bekommen wollen. Kaltfüßler tun im Gegenteil gut, die Waschung vom Halse abwärts bis zu den Füßen zu machen; vor allem müssen sie sich hüten, bei der Waschung im kalten Wasser zu stehen, da sie sonst oft lange auf die Wiedererwärmung der Füße warten müssen und Benommenheit oder Leere im Kopf bekommen.

Der Begriff „kaltes Wasser" zu Abhärtungen Erkältungsempfindlicher entspricht nicht einem annähernd bestimmten Grad wie beim vollkräftigen gesunden Menschen, also der Temperatur zwischen 20° und 10° C. Es gibt Patienten, deren Haut schon ein Wasser von 25° C, das dem Kräftigen lauwarm vorkommt, als starken Kältereiz empfinden und einer Wassertemperatur von 10° C so wehrlos gegenüber sind, daß ihnen schon das Besprengen mit ein paar Tropfen so kalten Wassers örtliche oder allgemeine Urtikariaausbrüche verursacht, ja Ohnmachten bewirkt. Man muß also bei Abhärtungskuren tastend den Temperaturgrad ausproben, bei welchem dem ersten Gefühl der unangenehmen Kühle oder peinlichen Kälte rasch das Gefühl der Erfrischung und nachträglichen Erwärmung folgt.

Es wird geraten, bei Hochempfindlichen mit Wasser von 25° C zu beginnen und allmählich auf 20° oder 15° hinabzugehen. Für Vollbäder und Ganzwaschungen ist dieser Rat gut. Für Teilwaschungen ist es erfahrungsgemäß besser, von vorneherein die kühlste Temperatur, die ohne Störung vertragen wird, in wenigen Versuchen zu bestimmen und für gewöhnlich frisches Wasser, wie es aus der Leitung oder dem Brunnen kommt, anzuwenden, aber nur sekundenlang, und die etwa ausbleibende Reaktion mit einer rasch folgenden Reibung zu erzwingen. Auf diese Weise werden nach und nach immer größere Körperflächen an das kalte Wasser gewöhnt. Gelegentlich findet man Andersempfindliche, bei denen das flüchtige Überfahren der Haut mit einem in Eiswasser getauchten Tuch besser den Zweck erfüllt als Wasser von 20° oder 25° C.

Abhärtende Kälteanwendungen müssen, wenn sie ihren Zweck erfüllen, stets kurz sein, keinesfalls länger dauern als der Zweck, dessen Erfüllung sich in nachträglichem Wohlgefühl kundgibt, erfordert. Kalte Waschungen oder

Übergießungen oder Bäder, denen ein längeres Gefühl des Frösteln und der Unlust, Ermattung oder gar Kopfweh, Magenverstimmung, Fieber folgen, verfehlen ihren Zweck.

283. Ein häufiger Fehler bei **Abhärtungsversuchen Hochempfindlicher** durch kaltes Wasser ist dieser, daß dem Patienten selbst oder einer zärtlichen Hand die Wasseranwendung überlassen wird. Es gibt Rheumatische, denen das Eintauchen der Hand in kaltes Wasser und gar das Hantieren mit dem nassen Schwamm oder nassen Tuch alsbald ziehende oder reißende Schmerzen in Haut oder Muskeln oder Nerven des abgekühlten Armes bewirkt. Solche sind natürlich ganz unfähig, selbst an sich den Kältereiz anzubringen, während die geübte Hand eines Heilgehilfen die nötigen Anwendungen zu ihrem Vorteil und Wohlbehagen durchführt.

So oft bei einem Abzuhärtenden die erwünschte, ja recht eigentlich notwendige **Reaktion** auf den Kältereiz ausbleibt, ist es nötig, den nachträglichen Blutzufluß zur abgekühlten Hautregion zu erzwingen. Eines der einfachsten Mittel, nach kalten Waschungen die zögernde Wiedererwärmung zu erzielen, ist die Bettwärme. Solche, die eine abhärtende Ganzwaschung am Morgen vornehmen, und nach raschem Ankleiden das Behagen vermissen, müssen an dem folgenden Tage vor dem Ankleiden zuerst im Bett ihre Wärme wiedergewinnen. Genügt die Bettwärme nicht dazu, so sollen sie sich in eine trockene Wolldecke einpacken und mit einem Federbett zudecken lassen oder eine starke Reibung der kühlbleibenden Teile mit Flanell vornehmen, im Notfall mit Wärmkrügen und Wärmflaschen nachhelfen.

Bei anderen kommt die Reaktion besser zustande, wenn sie der Kaltwaschung ein ganz kurzes warmes Bad oder eine kurze warme Dusche vorausgehen lassen. Bei anderen sind noch umständlichere Prozeduren nötig, wie das russische Bad, das wir nachher beschreiben wollen.

Ein anderes Mittel, die Hautreaktion bei kalten Wasseranwendungen anzuregen, ist ein **Salzzusatz** zum Wasser. Erfahrungsgemäß genügen ein- oder zweiprozentige Kochsalzlösungen oder Steinsalzlösungen diesem Zweck. Das Wasser der Ostsee mit $1-2\%$ Salzgehalt entspricht dieser Lösung. In der Nordsee führt das Wasser 3% und mehr Salz, an den Mittelmeerküsten stellenweise noch größere Mengen: Nizza 3%, Livorno $3,3\%$, Marseille $4,8\%$; es muß für Menschen mit empfindlicher Haut zu Waschungen oft verdünnt werden. Wenn Patienten nach Seewasserwaschungen Nesselausschläge bekommen, dann trägt nicht immer der Kältegrad oder Salzgehalt die Schuld; oft sind es die darin befindlichen Nesselorgane von Polypen, Quallen und Korallentieren, die den Reiz machen. Um die Wirkung des Nesselgiftes abzuschwächen, muß das Seewasser gekocht werden.

Bei torpider Haut kann eine stärkere Salzsole von 3%, wie sie außer der Nordsee viele Solbäder führen, oder eine entsprechend verdünnte Mutterlauge zur Abhärtung verwendet werden; am besten in Form der Einreibung mit dem benetzten Handtuch oder mit häufig eingetauchten Frottierhandschuhen.

Während Salzzusätze vor allem bei jüngeren Individuen, die zu Katarrhen der oberen Luftwege neigen, die abhärtende Wirkung des kalten Wassers unterstützen, sind bei älteren Individuen mit rheumatischen Störungen an Haut, Nerven oder Muskeln im Allgemeinen Zusätze von **terpenhaltigen ätherischen Ölen** wirksamer. Als schwache Zusätze müssen gelten die spirituösen Lösungen dieser Öle, wie sie nach der Pharmakopöe zubereitet werden, also der Spiritus lavandulae, der Spiritus roris marini, die Aqua coloniensis. Man setzt 1—2 Eßlöffel dieser Lösungen dem Liter kaltes Wasser zu, das zu den Waschungen oder Reibungen dient. Schärfer wirken die Terpene im Terpentinöl, oleum terebinthinae aus Tannen, Fichten, Lärchen, im Latschenkieferöl, oleum pini pumilionis, im Kiefernadel- oder Waldwollöl, oleum pini silvestris, und die mehr oder weniger reinen Terpene des Zitronenöls, oleum corticis citri, Pomeranzenöls, oleum corticis aurantii, Wacholderbeeröls, oleum juniperi a fructibus (350). Diese sind in Wasser nahezu unlöslich, werden also aus der wässerigen Mischung mit dem Schwamm oder Tuch unverdünnt auf die Haut übertragen und als scharfer Reiz eingerieben. Es gibt Patienten, welche nach Waschungen mit Wasser, dem ein Teelöffel Terpentin aufs Liter zugesetzt ist, heftige weitverbreitete Eryteme bekommen, die stundenlang wie das höllische Feuer brennen. Es ist also Vorsicht mit jenen Ölen erforderlich. Unwillkommen ist eine folgende Hautröte und heiße Wärme keineswegs, aber sie darf nicht zur Qual der Patienten werden und vor allem nicht durch zu baldige Wiederholung des Reizes sich zu chronischen Hautstörungen, Ekzem, Furunkulose usw. steigern. Falls ein derartiges Übel bei zu starker oder zu langer Anwendung ausgebrochen ist, muß die ganze Wasserbehandlung für einige Zeit unterbrochen werden. Die Abheilung der kranken Hautstellen geschieht am schnellsten unter vorsichtigen Waschungen mit Arsenlösung; 30—50 Tropfen des Liquor kalii arsenicosi auf ein Liter Wasser.

284. Wenn auf eine Kaltwasseranwendung in irgendwelcher Form andauernde Pulsbeschleunigung, Cyanose, allgemeine Leukocytose folgt oder wenn gar umgekehrt eine rasche Leukopenie, eine Albuminurie oder Hämoglobinurie eintritt, so darf auch für den Fall, daß „diese Wirkungen rasch vorübergehende" sind, der Versuch vorläufig nicht fortgesetzt sondern erst nach längerer Schonzeit wieder aufgenommen werden.

Am besten wird in solchen Fällen der neue Versuch in einer **Kaltwasserheilanstalt** gemacht, wo die Einübung der gewohnheitsmäßigen Abhärtung mit aller Vorsicht durchgeführt werden kann. Bei der Wahl der Anstalt kommt es natürlich weniger darauf an, daß sie den Namen trägt, sondern daß ihre Einrichtungen sich durch längere Zeit bewährt haben, daß ihr wohlerworbener Ruf das Vertrauen des Patienten weckt und daß ein erfahrener Arzt darin die Ausführung der Kur überwacht.

Wir haben viele solcher trefflichen Anstalten in der Ebene, in Flußtälern und auf Bergeshöhen, im Rheinland, in Thüringen, in Sachsen, in Böhmen, in Österreich, im Schwarzwald, in Oberbayern, in der Schweiz. Die Wahl des Ortes und der Höhenlage hängt von so zahlreichen Rücksichten auf den Zustand des Patienten, seine Lebensgewohnheiten, seine Tätigkeit, seine Mittel ab, daß eine ziemlich gründliche Kenntnis vieler Anstalten dazu gehört, um im einzelnen Fall die geeignete auszuwählen.

Auch ein längerer **Aufenthalt an der Seeküste**, insbesondere in Strandorten der Ostsee und Nordsee ist recht dazu geeignet, während eines günstigen Sommers oder Nachsommers die gewohnheitsmäßige Abhärtung der Erkältungsempfindlichen einzuleiten. Natürlich müssen die dort zu Gebote stehenden Heilmittel, Lichtbad, Luftbad, Seewinddusche, Wellenmassage, bedachtsam gebraucht, die Stunden, wo der Landwind Staub und Abkühlung der Luft bringt, an geschützten Stellen zugebracht werden. Wer an die Seeküste fährt, um nachher eine möglichst gebräunte Haut zeigen und erzählen zu können, ich habe so viel Bäder genommen und bin so lange im Wasser geblieben, der versteht die Bedeutung des Seebades für die Gesundheit nicht und braucht sich nicht zu wundern, wenn er anfälliger und hinfälliger heimkehrt als er ausgezogen war.

Wie lange das Verweilen am Strand, in der Sonne, im Wasser dauern soll, um dem Zweck, den Körper anzuregen und zu stärken, gerecht zu werden, läßt sich nicht mit Ziffern beantworten. Für jeden muß Zeitdauer und Zahl des Luft- und Wasserbades nach der Wirkung gerichtet werden. Gehobenes Kraft- und Wärmegefühl, gesundes Hungergefühl, behagliche Ermüdung und ruhiger Schlaf sind hier zuverlässigere Ratgeber als Blutdruck, gefärbtes Blutbild, Atmungsgröße; regelmäßige Wägung, Harnuntersuchung und Temperaturmessung sollten nicht unterlassen werden. Gewichtszunahme an der See ist nur dann gut, wenn vorher Abmagerung und Unterernährung bestand.

Im allgemeinen kann man nur sagen, ein zu kurzes Verweilen im Wasser ist immer besser als ein zu langes und das kürzeste Bad war sicher schon zu lang, wenn seine Nachwirkungen langes Frösteln, Kopfweh, Abgeschlagenheit, Appetitmangel, schlechter Schlaf sind.

285. Für gewöhnlich genügt die Übung der Haut durch Luft und kaltes Wasser in Verbindung mit Gliederbewegung zur allgemeinen Abhärtung, ebensowohl der inneren wie der äußeren Teile. Eine besondere Abhärtung der Schleimhäute insbesondere der Atmungswege gegen die Einwirkung von Luftwärmeschwankungen und kalte Luft ist nicht nötig. Der Schutz gegen Staub, Rauch, scharfe Gase ist hier wichtiger als jede Übung. Nur die Patienten, welche zu Zahnflüssen, Mandelschwellungen und Rachenkatarrhen infolge von Erkältungen neigen, tun gut, durch regelmäßiges Gurgeln mit kühlem und später mit kaltem Wasser, früh und abends, die schwachen Teile zu üben und zu stärken.

Alle Abhärtung und Übung des Körpers von außen ist nutzlos, wenn eine beständige Überreizung und Überheizung von innen geschieht. Zahlreichen Stadtmenschen täte ebensosehr oder noch mehr als die Kaltwasserbehandlung der Körperoberfläche not eine Entziehung des Heizmaterials, der überflüssigen Speisen und Getränke und Genußmittel, wodurch die Haut in beständiger Hitze und Schweiß und damit in Überempfindlichkeit gegen Erkältungseinflüsse erhalten wird. Die Eltern freuen sich an den roten Wangen und der Gliederfülle ihrer wohlgenährten Sprößlinge; die Gatten freuen sich gegenseitig über ihre wachsende Beleibtheit, das äußere Zeichen häuslichen Wohlergehens und Friedens, und wundern sich, daß trotzdem die Kinder bei jedem Wetterumschwung von Schnupfen, Halsweh, Engbrüstigkeit, die Eltern von Rheumatismen aller Art zu leiden haben. In solchen Fällen bringt schnellere und größere Hilfe als Abhärtung durch Luft und Wasser die strenge Beschränkung von Fleisch und Ei und Käse auf eine einzige Mahlzeit, die Einführung eines Stückes trockenes Schwarzbrot oder Kriegsbrot an Stelle von sechs Buttersemmeln, das Verbot von Kaffee, Schokolade, Nährsalzkakao, Fleischbrühe, Malzbier, Tokaierwein, von Eisenlikören, Sanguinal, Nutrose, Plasmon, Sanatogen, Perdynamin und wie sonst die Präparate zur Aufzucht von Übermenschen heißen mögen. Den Erwachsenen ist überdies das maßlose Trinken zu beschränken: Ließest du die Güsse, so verließen dich auch die Flüsse! (Hans Sachs). Ist es aber bei einer gewohnheitsmäßigen Überernährung des Körpers und Überreizung des Wärmehaushaltes schon zu chronischer Eiweißvergiftung, Verdauungsschwäche, Muskelschwäche, Blutarmut, Gewebsverfettung gekommen, dann tut freilich beides dringend not, Kaltwasserbehandlung und vegetarische Kost.

> Jeiuna, vigila, caleas dape tuque labora,
> Inspira calidum, modicum bibe, comprime flatum,
> Haec bene tu serva si vis depellere rheuma.
> Si fluat ad pectus, dicatur rheuma catarrhus,
> Si ad fauces branchos si ad nareis esto coryza.
> (Schola salernitana.)

V. Vermeidung der Erkältungsgelegenheit.

286. Der vollkräftige Mensch, der sich in Bewegung befindet, fühlt einen Kälteeinfluß erst dann, wenn seine Muskeln bei fortgesetzter Tätigkeit zu ermüden beginnen oder wenn der Vorrat seines Heizmaterials durch Hungern erschöpft ist oder wenn durch die Dauer und Größe des Kälteeinflusses die Wärmeregelung an seiner Peripherie zu erlahmen beginnt. In der Ruhe tritt die unangenehme Kälteempfindung bei Abkühlung von außen, Ausstrahlung oder Verdunstung früher ein. Schon mäßige Verminderungen der Luftwärme unter 20° C fordern auch den mit starker Gesundheit Begabten über kurz oder lang durch ein peinliches Kältegefühl zu vermehrter Bekleidung oder verstärkter Bewegung auf, und Verdunstungskälte wird um so unangenehmer empfunden, je ruhiger das ausdünstende Glied, je bewegter die umgebende Luft ist.

Zwischen der ersten Empfindung der Kälte und einer nachteiligen Wirkung der Abkühlung liegt noch eine Widerstandsbreite, die um so größer je stärker die Gesundheit ist. Verminderte Widerstandskraft wider Kälteeinflüsse äußert sich zunächst in der Verminderung dieser Breite; bei ungestörter Hautempfindung auch in gesteigertem Widerwillen gegen Wärmeverminderungen an der Haut. Das vermehrte Bedürfnis nach Wärmeschutz kann sich ebensowohl aus dem warnenden Kältegefühl wie aus der Erinnerung des Einzelnen an erfahrungsmäßige Erkältungsfolgen ergeben. In der Kindheit pflegt das Gefühl sowie seine richtige Deutung und Kundgebung noch wenig entwickelt zu sein; im Greisenalter läßt es wieder nach. Dadurch sind Kinder und Alte von der Obhut und Fürsorge ihrer Pfleger abhängig. Falls der berufene Hüter an Erkältung „nicht glaubt", fehlt ihnen der gehörige Wärmeschutz leicht.

Der vollkräftige Mensch kennt unter gewöhnlichen Verhältnissen das Bedürfnis der Wärmeschonung wenig. Er weiß aus Erfahrung, daß er sich wie anderen Schädlichkeiten so auch Kälteeinwirkungen und Verkühlungen, die der Schwache mit Krankheit und gar mit dem Leben bezahlt, in weitem Maße und ungestraft aussetzen darf. Ihm wird man vergeblich sagen, du darfst dich bei der Arbeit nicht bis zum Schweiß erhitzen, du darfst dich nicht mit schwitzendem Körper einem Luftzug aussetzen; es kann dir an einem heißen Sommertage ein erkältender Gewitterregen, ein frischer Trunk, ein kaltes Bad tödlich werden. Er hat sich diesen angeblichen Gefahren so oft ohne Nachteil ausgesetzt, daß er erwidern darf, für mich sind sie nicht vorhanden.

Dennoch ist auch seine Widerstandskraft nicht unbegrenzt. Die Vermeidung gewisser Erkältungsgefahren wird auch ihm zur Pflicht. Die Abkühlung oder Durchnässung seines erhitzten Körpers, welche er ohne schlimme Folgen besteht, wenn er die Bewegung, die ihn erhitzt hat, oder die Muskeltätigkeit, die ihn in Schweiß gebracht hat, so lange fortsetzt, bis die Möglichkeit zur Abtrocknung oder zur Warmhaltung der Haut von außen her gegeben ist, kann sofort zur Krankheitsursache werden, wenn er sich während der Abkühlung oder Verdunstung der Ruhe und gar der Ruhe im Schlaf überläßt. Ein kaltes Bad, das ihn stärkt, ein kalter Trunk, der ihn labt, wenn er sich dem Genuß hingibt, nachdem er die schwitzende Haut abgetrocknet und den erschöpften Körper ausgeruht hatte, kann ihm in der Tat bei verfrühtem Genuß tödlich werden. Ohne schützenden Hut und Mantel zur Arbeit gehen und so darin verharren, schadet dem Kräftigen beim schroffen Wechsel zwischen Hitze und Kälte, Trockenheit und Nässe, Wind und Wetter selten; aber bei geschwitztem Körper die Kleidung vermindern, die durchnäßten Kleider und Schuhe am Körper trocknen lassen, ist auch für den Kräftigsten bedenklich.

287. In Fällen, wo eine Schwäche gegen Erkältungseinflüsse besteht, die Erkältungsempfindlichkeit unheilbar ist oder sich wenigstens vorübergehend Abhärtungsversuchen entzieht, ist die Vermeidung jeder Erkältungsgelegenheit nötig; sie ist um so unabweislicher, je größer und allgemeiner die Empfindlichkeit. Örtliche Empfindlichkeiten, wie sie durch Anlage oder Verwöhnung einzelner Teile entstanden sind, bedürfen sehr häufig nur der örtlichen Schonung. So ist z. B. beim gewohnheitsmäßigen Schwitzen einzelner Teile sehr oft der übrige Körper kältehart, während die geringste Abkühlung des schwachen Teils durch Leitung oder Verdunstung die Erkältungsfolgen bringt. Viele Leute mit kalten Schweißfüßen bekommen Schnupfen, Schluckweh, Gliederschmerzen, wenn sie zu dünne Schuhsohlen tragen und nur kurze Zeit auf kaltem Boden stehen; Leute mit Schweißhals oder Schweißkopf vertragen die Schweißverdunstung auf der schwachen Stelle um so weniger, je älter sie werden; das Abnehmen des Hutes auf der Straße bringt ihnen Kopfrheuma, das Lüften der Halsbinde, Gehen durch den Wind bringt ihnen Zahnweh oder Schluckweh; dabei können sie im übrigen wetterfest und unempfindlich sein.

Eine vorübergehende Schonungsbedürftigkeit geht mit einer Anzahl chronischer Infekte einher. Bestimmte chronische Krankheiten kommen zur allmählichen Ausheilung nur unter der Bedingung, daß der mit ihnen verbundenen Erkältungsempfindlichkeit auf das peinlichste Rechnung getragen wird. Dahin gehören, wie wir bereits ausgeführt haben (155 ff.), vor allem Infekte der oberen Luftwege, Tuberkulose, Syphilis, Lepra, Influenza. Daß die Pathologie und Prognose der tuberkulösen Lungenschwindsucht weit mehr von dem Trutzbündnis Erkältung, Luftverunreinigung, Sekundärinfekte und von weiteren Hilfsursachen wie Kümmernisse und Entbehrungen bestimmt wird als vom Tuberkelbazillus selbst, sieht jeder Arzt. In den Erfolgen der Brehmerschen Schwindsuchtsbehandlung liegt die äußere Bestätigung dieser Einsicht.

Dasselbe, was für die tuberkulösen Prozesse der erkältungsfähigen Teile, gilt für die chronische Leprose und Syphilis und Influenza der oberen Luftwege. Die beiden ersteren, Leprose und Syphilis, gedeihen allerdings weniger häufig zu einer Phthisis pulmonum als zu der fortschreitenden und absteigenden Verzehrung der Schleimhäute, die ich als metasyphilitische und metalepröse Xerose bezeichne, ein Prozeß, der sich nicht auf die Schleimhautausbreitungen allein beschränkt, sondern auch die weiteren Schutzorgane des Respirationsapparates, Lymphdrüsen und Pleuren, zur Atrophie bringt. Dieser Prozeß kommt nur unter der Bedingung zum Stillstand, daß man neben und vor der „spezifischen Therapie" die Prophylaxe der Erkältungen und, fügen wir bei, die Prophylaxe der Staubwirkungen übt. Eine Erkältungsempfindlichkeit durch chronische Influenza gibt sich nach Influenzaepidemien bei zahlreichen vorher gesunden Menschen darin kund, daß sie nach überstandenem Anfall bei jeder Erkältungsgelegenheit von einer Grippe befallen werden. Diese Rückfallgrippe äußert sich aber nicht bloß in wiederkehrenden Katarrhen sondern ebenso oft oder auch öfter in den anderen vielfältigen Krankheitszufällen, die man während der Epidemie als atypische oder irreguläre Influenza bezeichnet, also in Störungen an Herz und Gefäßen, Gelenken, Knochen, Gehirn, Rückenmark, Außennerven, Eingeweiden, kurz in zahllosen Störungen, deren Art von besonderen Schwächen einzelner Teile, von Schwächen durch Anlage, Übergebrauch, vorher bestandenen Krankheiten usw. bestimmt werden.

Bei Kindern gehören vor allen anderen Krankheiten Masern, Keuchhusten, Pocken, Scharlach zu denen, die sehr häufig eine gesteigerte Erkältungsempfindlichkeit für längere oder kürzere Zeit hinterlassen und zu Nachkrankheiten

Veranlassung geben für solche, bei denen die nötige Rücksicht auf jene Empfindlichkeit unterlassen wird.

Genügt in den letztgenannten, meistens rasch hinfälligen Infekten im allgemeinen eine verhältnismäßig kurze Schonung von Wochen oder Monaten, die besonders in den Übergangszeiten Herbst und Frühling wichtig ist, damit die Empfindlichkeit wieder ausgeglichen werde, so verlängert sich das Schonungsbedürfnis oft auf Jahre bei den Infekten mit den beharrlichen Schmarotzern Influenzabazillus, Syphilisspironema, Tuberkelbazillus, Leprabazillus in aufsteigendem Maße.

288. Neben den Menschen, die infolge von Infekten eine vorübergehende kürzere oder längere Überempfindlichkeit gegen Erkältungseinflüsse zeigen, gibt es andere Schonungsbedürftige, die durch zarte Anlage von Geburt an oder durch Verzärtelung von Jugend auf oder durch überlangen Aufenthalt in einem verweichlichenden Klima oder durch eine erschlaffende Lebensweise oder durch erschöpfende Entbehrungen so widerstandslos geworden sind, daß jeder Versuch, sie auch nur an den geringsten Erkältungsgelegenheiten, an den kleinsten Unbilden der Jahreszeit, der Witterung, der Wohnungsnot, des Luftwechsels, teilnehmen zu lassen, ihnen Erkältungsleiden bringt. Alle Versuche der Angewöhnung und Abhärtung scheitern an ihnen. Fehlt es ihnen einmal am nötigen Wärmeschutz und schonender Pflege, so gehen sie an einer zufälligen Krankheit rasch zugrunde.

Die Unglücklichsten dieser lebenslang Schonungsbedürftigen leben, falls sie des nötigen Beistandes, um ihr schalloses Leben zu behüten, teilhaftig sind, in verschlossenen Räumen zwischen Doppelfenstern und Doppeltüren, durch Bett und Vorhänge und Windschirme und allerlei Schutzdecken und Schutzjacken und Unterkleider gegen Zugluft und Wärmeschwankungen aufs peinlichste sich verwahrend und dennoch nie genug geschützt. Ein scharfer Nordost, der die feinen Ritzen der Doppelfenster findet, ungenügend getrocknete Leibwäsche, die noch Spuren von Feuchtigkeit und Kälte an sich trägt, ein nachlässiger Dienstbote oder leichtsinniger Besucher, der vergaß die Tür des Vorzimmers zu schließen, ehe er die gepolsterte Doppeltür öffnete, ein mutiger Machaon, der Erkältung und Empfindlichkeit gegen Luftzug für Unsinn erklärt und, deshalb von der besorgten oder verzweifelten Familie eingeführt, als rettender Engel ans Krankenbett stürmt, ohne sich vorher von der anhaftenden Straßenkälte zu befreien, das sind die schlimmen Feinde jener Unglücklichen, die nicht leben können, weil jede Kühle und jede Luftbewegung ihnen eine Krankheit zuweht, und die nicht sterben können, weil sie so viel Opferwilligkeit in der Familie oder so viel Geld haben, um sich gegen tödliche Erkältungseinflüsse zu schützen. Ein kräftiger Luftzug hätte ihnen längst das Lebenslichtlein ausgeblasen. Diese Kranken verzehren ein ungeheures Kapital von Nächstenliebe und Hingebungskraft, um das Wort Rousseaus wahr zu machen: un homme est déjà utile pour l'humanité par cela seul qu'il existe.

Dem Arzt bleibt in solchen Fällen nichts übrig als die bewundernde Anschauung der Menschlichkeit und das Geständnis, daß hier beim einzelnen Not und Pflicht wird, was in der Behandlung der meisten Erkältungsempfindlichen ein grober Fehler wäre. Denn glücklicherweise sind solche, die wegen ihrer Kälteüberempfindlichkeit unbedingte Schonung und Pflege bedürfen, selten im Vergleich zur großen Mehrzahl der anderen, die sich ihre Schwäche nur einbilden wie jener Herr Tiburius in Adalbert Stifters Erzählung: Der Waldweg.

289. Im allgemeinen muß man immer bedenken, daß das Kind bei Kältewirkungen weitaus empfänglicher ist als der Erwachsene und daß mit fortschreitendem Greisentum die Empfindlichkeit wieder zunimmt, nicht den Jahren sondern dem greisenhaften Siechtum entsprechend. Es gibt alte Leute, die mit der Jugend an Kraft der inneren Wärmebildung und der Wärmeerhaltung an der Peripherie wetteifern, nicht etwa vermöge einer zunehmenden Übung in der Kältevorsicht sondern infolge einer großen Lebenskraft und einer wirklichen Erstarkung der wärmeregulierenden Apparate. Beim kälteempfindlichen Alten hört jeder Versuch der Schonung auf. Beim jungen Menschen wird man immer wieder die vorübergehend notwendig gewesene Schonung mit Versuchen der Abhärtung abwechseln lassen, ehe man ihn endgültig und durchaus für schonungsbedürftig erklärt. Je weiter einer zur Mitte des Lebens gelangt ist, desto unzweckmäßiger wird jede Zumutung des Widerstandes, insbesondere bei denen, deren Schwäche aus tiefen Wurzeln der Abstammung oder schwerer Kinderkrankheiten hervorgegangen ist.

Jedes Organ wird von seiner Tätigkeit gestärkt, solange der Mensch und seine Teile in der Entwicklung begriffen sind. Die Zeit des Stillstandes im Wachstum der Teile und des Ganzen kommt beim einen früher als beim anderen. Auf die Höhe der vollen Kraftentwicklung und Leistungsgröße folgt die Zeit des Niederganges, wenigstens für die meisten Menschen. Es wäre eine große Kunst, in jedem Falle für jeden Teil des Organismus das Maß der Lebenskraft zu kennen, die Größe der Abnutzung auf der einen Seite und die Größe des Lebensrestes auf der anderen Seite festzustellen und danach zu bestimmen, wie weit Übung und Gebrauch, wie weit Schonung reichen soll. Das ist bisher nur für wenige Organe durch Aufstellung der Lebens- und Leistungskurve zahlenmäßig ausführbar.

So am Auge. Wir kennen im allgemeinen die presbyopische Kurve und können sie im besonderen Falle integrieren, wenn wir einen Teil ihres Ganges durch Beobachtung der nachlassenden Elastizität der Hornhaut und der abnehmenden Funktion des Irismuskels, der fortschreitenden Verkürzung der Augenachse feststellen und die Inanspruchnahme des Auges für die Zukunft annähernd in Rücksicht ziehen. Die Kurve würde verschieden sein bei Myopen und Hypermetropen und Emmetropen, bei Augenschonern und bei den anderen, die viele Stunden oder den ganzen Tag und gar einen Teil der Nacht bei Naharbeit oder bei Fernarbeit ihre Augen ermüden und übermüden.

In ähnlicher Weise können wir für viele Fälle nach einer genügenden Beobachtungszeit die Alterskurve der Herzkraft, der Atmungskraft, der Muskelkraft vorauszeichnen.

Aber die aufsteigende Jugendkurve und die absteigende Alterskurve für den Apparat der Wärmeregulierung zu übersehen, dazu reichen gegenwärtig unsere Mittel nicht aus; noch weniger zur Bestimmung des Vorrates an Lebenskraft oder Lebensenergie. Daß diese von vorneherein bei der Geburt oder vielmehr bei der Zeugung begrenzt ist und sich weiterhin fort und fort vermindert, keineswegs aber durch äußere Mittel erhöht werden kann, brauchten wir nicht zu erwähnen, wenn nicht einzelne Therapeuten in maßlosen Abhärtungsversuchen ihre Unerschöpflichkeit vorauszusetzen schienen, und wenn nicht gewisse Forderungen einiger Hydriater geradezu von der Vorstellung ausgingen, als ob die Haut unermüdbar und die Stärkung, die sie gewinnen könne, unbegrenzt wäre und als ob eine Energiequelle, die im warmen und kalten Wasser stecken soll, unter allen Umständen jedem Wasserfreunde zu gute käme. Wie denn Magelssen (1890) den Einzelnen wie den Völkern ganz allgemein das Baden empfiehlt zur Erhaltung der Gesundheit, zur Verhütung von Krankheiten und zur Verlängerung des Lebens. Die Wirkung des Badens beruhe darin, daß erstens das Hautsystem und insbesondere der Temperatursinn der Haut im Bade geregelt, geübt, gestärkt und abgehärtet und die wärmeregelnde Tätigkeit der Haut erleichtert werde; daß zweitens dem Organismus unmittelbar oder mittelbar Wärme in der dem Wetter entgegengesetzten Richtung zugeführt oder entzogen werde.

Ob eine solche Wärmeentziehung oder Wärmezufuhr von Nutzen ist oder nicht, müßte eben in jedem Falle entschieden werden. Ihr Nutzen kann ohne weiteres und ganz allgemein nur von denen bejaht werden, welche mit John Brown (1780), Girtanner (1790), Weikard (1795), Chortet (1803) und ihren Nachfolgern von der Vorstellung ausgehen, als ob der menschliche Körper und überhaupt der lebende Organismus ein passives Ding gegenüber Temperatureinflüssen und insbesondere gegenüber Kältewirkungen sei. Dieser verflossenen Lehre gegenüber betonen wir nochmals, daß es bei der Übung der Erkältungsempfindlichen nicht sowohl auf eine gradweise Anwendung von Kältereizen ankommt als zuerst auf die Feststellung, ob der Patient überhaupt noch zu den Verbesserungsfähigen gehört, und sodann auf die Feststellung, wie weit seine Empfindlichkeit reicht oder welcher Teil an ihm der erkältungsempfindliche ist und welcher Grund für die Empfindlichkeit vorliegt. Kann dieser Grund beseitigt werden, so darf von Übung und Abhärtung die Rede sein. Im anderen Fall ist Schonung die einzige Kunsthilfe.

290. In den Fällen, wo die Gewebsschwäche gegenüber Erkältungseinflüssen nach vorsichtiger Überlegung und einigen vorsichtigen Versuchen unheilbar erscheint, kommt alles darauf an, dem Patienten diejenige Lebensordnung zu geben, die ihn unter möglichst erkältungssichere Bedingungen bringt. Je jünger er ist, desto wichtiger ist hierzu der Rat eines umsichtigen Arztes, der sich der Bedeutung der Bekleidungsfrage, der Wohnungsfrage, der Ernährungsweise, der Berufswahl völlig bewußt ist.

Leider bleiben freilich seine Wünsche und Ratschläge für den Patienten in vielen Fällen unerfüllbar, solange das ganze bürgerliche Leben und Staatswirken allein auf den Schutz der Mittelmäßigen ausgeht, wobei die Hervorragenden geköpft und die Verminderten schonungslos aufgerieben werden. Wie soll der Arzt einem Stadtkinde helfen, das vermöge einer angeborenen oder erworbenen Schwäche jeden Augenblick von einem Katarrhleiden bedroht ist, falls die Eltern nicht die seltenen Mittel und Gelegenheiten haben, es in den günstigeren Bedingungen des Landlebens zu erziehen und dort dem Rest seiner Kräfte die möglichste Entwicklung zu gönnen? Es ist und bleibt ein Opfer der Wohnungsnot, der verdorbenen Luft, der Straßenkälte, der Kirchenkälte, der Schulsaalhitze und vor allem der Schulmeistertyrannei, die aus sogenannten Zweckmäßigkeitsrücksichten, d. h. aus Bequemlichkeiten für den Lehrkörper, die Schulfächer aufs äußerste vermehrt, die Schulstunden aufs dichteste zusammendrängt, dazu die Wenigerbegabten und Schwächlinge mit Hausarbeiten und Nachstunden doppelt belastet, kurz im Namen einer geistigen Ausbildung Leib und Geist zugleich verkümmert. Wir reden hier selbstverständlich von den eigentlichen Kinderschulen, nicht von den höheren Schulen und Hochschulen. An diesen wäre, was an Elementar- und Vorschulen eine Sünde wider die Volksgesundheit im allgemeinen und wider die Schwäche des Einzelnen ist, eine Tugend, nämlich das beste Mittel, überflüssige und unbrauchbare Anwärter der Wissenschaft zu entfernen.

Sogar die Dorfschule bietet heute dem übungsbedürftigen geschweige dem schonungsbedürftigen Kinde keinen Vorteil mehr vor den Stadtschulen. Auch auf dem Lande muß der zur Gliederanstrengung geborene junge Mensch täglich die meisten und die besten Stunden auf der Schulbank sitzen, sieben unwiederbringliche Jahre lang und länger, so daß er keine Widerständigkeit wider Frost und Hitze, Luftzug und Nässe entwickeln kann. Damit verliert er nicht nur die nötige Kraft sondern auch jegliche Lust zum Landleben, das heißt zur Landarbeit; er zieht notgedrungen in die Stadt, wo das Leben zwar elender, aber das Krüppelsein leichter und das Sterben langsamer ist.

Die Nachteile des Schulzwanges sind auch ein wesentlicher Teil der Gründe, weshalb für zarte Kinder die Übersiedlung aus der Stadt aufs Land immer seltener und mit weitaus geringerem Vorteil geschieht, als sie früher vor der Einführung des schematischen Schulzwanges geschah. Ein Stadtkind, das, durch skrofulöse Anlage von früh auf ebenso widerstandslos gegen Erkältungen wie gegen die Infekte der Atmungswege, fast unausgesetzt an Schnupfen und Hautkatarrh und Drüsenentzündungen leidet und dazu fast beständig von den Gefahren eines Brustkatarrhs, einer Rippenfellentzündung, einer Lungenentzündung bedroht ist, solange es mit den Unbilden des Stadtlebens und Schullebens zu kämpfen hat, könnte eine gute Gesundheit erwerben und genießen, wenn es zeitlebens aufs Land versetzt und hier zu Gartenarbeit und Feldarbeit oder zu irgend einem bewegten Handwerk erzogen würde. Stattdessen muß es noch von Glück sagen, wenn ihm jährlich ein paar Tage oder Wochen auf dem Lande zu verweilen vergönnt wird. Den lebenslänglichen Genuß seiner natürlichen Kräfte versagt ihm nicht nur der unerbittliche Schulzwang, auch der Ehrgeiz des Vaters und die Eitelkeit der Mutter. Das Kind darf nicht verbauern. Der Junge soll Bildung haben, wenn eben möglich höhere Bildung. Er soll Schreiber, Ladengehilfe, Lehrer oder gar Subalternbeamter werden. Standesbewußtsein, Bildungsdünkel, Kastenstolz, Arbeitsscheu sind ehrwürdiger als Lebensmut und Lebensfreude. Ebenso übel, fast übler noch als der Junge ist das Mädchen daran.

Doch was nutzt es hier, Lebensverhältnisse aufzurollen, vor denen der Arzt mit verbundenem oder geschlagenem Munde zu stehen sich gewöhnen muß, ohne dabei wie andere sich dem billigen Trost hingeben zu können, mit vermehrtem Schulwissen werde auch die höhere Vernunft und Sitte und Gesundheit kommen!

291. Wir wollen uns also mit dem üblichen Flickwerk begnügen. Dieses besteht darin, daß der Arzt mit dem Erkältungsempfindlichen, der nach endlich überstandener Schulzeit vor der Berufswahl steht, überlegt, welche Schwächen bei ihm geschont werden müssen, welche Erkältungsgefahren bisher in seinem Leben die häufigsten und wichtigsten waren, welche davon vermeidlich, welche unvermeidlich sein werden! Es handelt sich da um eine eingehende Prüfung und gemeinsame Überlegung. Mit allgemeinen Entscheidungen und autoritativen Verordnungen ist nichts gedient. Der Patient und seine Eltern haben ihre Erfahrungen in den obwaltenden Fragen gewöhnlich schon lange gemacht, ehe der Arzt hinzugezogen wird; er müßte denn, wie in guten alten Zeiten, langjähriger Hausarzt sein. Erfahrungen sind hier allein maßgebend.

Hat sich bei der Aufnahme der Vorgeschichte der schwache Teil des Körpers herausgestellt, so muß die Prüfung der ganzen Körperanlage erfolgen. Bei kräftiger Anlage, die bisher nur an schwachen Punkten unter unvermeidlichen Schädlichkeiten litt, braucht auf den empfindlichen Teil nicht allzuviel Rücksicht genommen zu werden; er wird sich bei der veränderten Lebensweise, worin die gewohnten Erkältungsursachen wegfallen oder vermindert sind, von selbst kräftigen und genesen.

So verlor sich das Hals- und Lungenleiden des jungen Goethe, das in einem „sitzenden und schleichenden Leben" unter allerlei „Verhetzungen seines glücklichen Organismus" in Leipzig entstanden war, mehr und mehr, als er in Straßburg und dann in Wetzlar sich einem regeren Leben hingab. „Bewegung ist mir ewig nötig" (1779). Allerdings wurde Goethe in Weimar bei zunehmender Last der Aktenbündel und Sitzungen mit unvermittelten Überanstrengungen und Unvorsichtigkeiten wieder zu allerlei Erkältungskrankheiten geneigt, zu Zahnflüssen, Halsweh, Rheumatismen, Eingeweidestockungen. Diese verloren sich erst, als er nach Italien kam. Hier, im Sonnenlande, wo der Mensch die meiste Zeit des Tages unter freiem Himmel verbringen darf, hörte seine Kränklichkeit auf. „Ich habe diese ganze Zeit keine Empfindung aller der Übel gehabt, die mich im Norden peinigten, und lebte mit eben derselben Konstitution hier wohl und munter so sehr als ich dort litt" (1788). Aber mit der Rückkehr nach Weimar spinnt sich aufs neue die Kette seiner ewigen Unpäßlichkeiten an, von denen er alljährlich kurzen Urlaub nimmt, wenn er auf Reisen in Bäder und zu Freunden oder auch ins Kriegslager geht.

Eine starke Natur, die bei einer zufälligen Krankheit wie Masern oder Keuchhusten oder bei dürftiger Lebensweise, bei Nachtwachen und Entbehrungen den Keim der Tuberkulose in den früher gesunden Körper empfing und nun von jeder Erkältung Katarrhe und Nachschübe des Infektes erfährt, genest um so eher, je mehr sie sich geregelten Körperübungen mit tüchtigem Stoffumsatz hingibt. Ein solcher Mensch sollte von jedem Erwerb, der ihn an die Stube bindet, ausgeschlossen werden. Man kann ihn Gärtner aber nicht Schneider, Forstmann aber nicht Bibliothekar, Arzt aber nicht Professor werden lassen. Wenn eben möglich soll er, wir sagen es immer wieder, dem Rate Sydenhams folgen, zu reiten, oder er soll, was dasselbe tut, in geregelter Garten- und Feldarbeit seine Glieder täglich bewegen und üben. Auch diese Regel hat ihre Ausnahmen. Ein Tuberkulöser, der wiederholt an Heiserkeit, Husten und Kehlkopfreizungen leidet, muß sich vor heftigen Körperbewegungen, kalter Luft und Anstrengung der Stimmorgane hüten; er dürfte nimmer den Rat Prediger oder Lehrer zu werden bekommen.

Ein Erkältungsempfindlicher mit schwacher Natur, mag er tuberkulös sein oder nicht, gehört unbedingt zu den Schonungsbedürftigen. Womit nicht gesagt sein soll, daß die beste Schonung für ihn eine jahrelange oder lebenslange Liegekur sei. Wie jede Erkältungsgelegenheit so muß er jede Überanstrengung, Überfütterung, kurz jede Ausschweifung vermeiden. Er paßt nicht zum Bauern, nicht zum Maurer, nicht zum Soldaten, nicht zum Landarzt, nicht zum Anwalt, aber vielleicht zum Schuster oder Schlosser oder Geistlichen oder Richter; nicht zur Mutter und Hausfrau, aber zur Nebenhilfe in kinderreichem Hause; und kann in seinem Felde mehr Gutes tun, auch länger und zufriedener leben, als wenn er in Sanatorien Tag um Tag auf eine volle Gesundheit wartet, die nie kommen wird, weil sie von selbst nicht kommen kann.

Bei einer im späteren Leben eingewurzelten Erkältungsempfindlichkeit muß ausgeprobt werden, wie weit eine vorübergehende Schonung noch zur Genesung führt oder ob ein dauerndes Schonungsbedürfnis noch eine späte Berufsänderung oder gar die Invaliditätserklärung nötig macht. Leute, die berufsmäßig beständigen Muskelanstrengungen und damit Erhitzungen und nachträglichen Abkühlungen unterworfen sind wie Dienstboten, Landleute, Soldaten, genesen, wenn sie einmal angefangen haben, an Katarrhen und Rheumatismen zu leiden, sehr schwer und oft so lange nicht, als sie ihre Tätigkeit ununterbrochen fortsetzen. Aber schon eine kurze Ausspannung, ein achttägiges Ausruhen im warmen Hospital hilft ihnen, hilft ihnen mehr als alles andere und für längere Zeit. Derartige Ferien können ihnen zur Notwendigkeit werden. Bleibt später nach immer neuen Anfällen die Erholung aus, so wird ein Wechsel der Tätigkeit oder die Erklärung der Dienstunfähigkeit nötig. Jede Fortsetzung der Arbeit wäre Raubwirtschaft mit dem Rest ihres Lebens. Freilich, es gibt auch Helden wie Schiller, denen ihre Pflicht über Gesundheit und Leben geht. Da hat der Arzt ehrfürchtig zu schweigen.

292. Der Versuch, erkältungsempfindliche, zu Katarrhen und Rheumatismen geneigte Naturen um jeden Preis durch Übung abhärten zu wollen, besonders dadurch, daß man sie den Erkältungsgelegenheiten absichtlich und ungeschützt aussetzt, verfehlt um so mehr seinen Zweck, je zärter und anfälliger der Leidende ist. Es bleibt nichts übrig als ihn dann, wenn Erkältungsgefahr droht, zurückzuhalten und ihn besonders zu behüten, wenn die Erkältungsgelegenheiten sich häufen, also im Frühjahr und im Herbst, am Frühmorgen und am Abend. Gelingt es, den Empfindlichen längere Zeit über die schlechten Tageszeiten und Jahreszeiten leidlich hinwegzubringen, so tun die guten Stunden und die warme Jahreszeit ein übriges, um die natürliche Erstarkung, so weit sie noch möglich ist, zu fördern.

Die Pflege in schlechten Zeiten besteht darin, daß man den Empfindlichen durch die richtige Wahl der Kleider und Regelung der Zimmerwärme ebenso vor Abkühlungen wie vor Erhitzungen schützt, daher aber keineswegs den Luftwechsel am Körper und im Zimmer ganz verhindert. Jeder gute Tag, jede helle Mittagsstunde muß benutzt werden, um den Patienten reine Luft an windgeschützten Orten bei mäßiger Bewegung oder wenigstens ruhend genießen zu lassen. Bei aller Sorge vor Erkältung muß die Luft der Zimmer insbesondere des Schlafzimmers und Krankenzimmers häufig erneuert werden. Auch die besten Heizungs- und Lüftungsanlagen reichen dazu selten aus. Das Lüften durch die Fenster ist fast immer unentbehrlich. Aber es soll richtig gemacht werden. Viele Menschen meinen, zum Lüften der Zimmer und Betten gehöre durchaus das stundenlange Offenstehen der Fenster. In der warmen Jahreszeit besonders bei Windstille können allerdings die Fenster nicht lange und weit genug offen stehen. Aber im Winter führt das stundenlange Lüften, ob es nun bei ganz geöffneten oder halbgeöffneten Fenstern oder durch eine handbreite Fensterspalte geschieht, zu einer unnützen und nachteiligen Abkühlung der Wände und der Zimmerböden, die durch starke Heizung wieder beseitigt werden muß, wenn sie nicht einen großen Wärmeverlust für den Kälteempfindlichen bedeuten soll. Am besten und gründlichsten wird so gelüftet, daß man einen Durchzug zwischen zwei gegenüberstehenden Fenstern oder zwischen Fenster und Tür für kurze Zeit herstellt. Bei Frostwetter genügt im allgemeinen eine Viertelstunde am Morgen und am Abend; wenn scharfer Wind geht, noch kürzere Zeit. Das reichlich durchlüftete Bett kann durch Wärmflaschen rasch wieder angewärmt werden. Muß die Lüftung geschehen, während der Patient zu Bett liegt, so soll dieses natürlich verhangen und der Durchzug aufs äußerste verkürzt werden und, wenn eben möglich, von einem Nebenraum aus geschehen.

Ein Erkältungsempfindlicher muß in Zeiten, wo die Unterschiede zwischen Zimmerwärme und Außenkälte ungewöhnlich groß werden, also besonders zur Winterzeit, schroffen und häufigen Wechsel zwischen Wohnung und Straße vermeiden. Das ist gewöhnlich schwerer getan als gesagt. Ein anfälliges Schulkind hat nicht nur seine Gänge zwischen Haus und Schule sondern auch den großen Wechsel zwischen überheizter Schulstube und Hof in den Unterrichtspausen und, bei rücksichtslosem Lüften, sogar Erkältungsgelegenheiten während des Unterrichtes. Dazu kommt das oft unvermeidliche Verbleiben des Kindes in nassen Schuhen und Strümpfen bei Tauwetter. Gummischuhe sind nicht immer zu beschaffen oder werden vom Kinde vergessen. Die gute alte Sitte, daß das Schulkind im Sommer barfuß geht und im Winter dicke wollene Strümpfe und Holzschuhe trägt, die es vor dem Betreten des Hauses und der Schule abstellt, sollte im Namen der Gesundheitspflege wieder eingeführt werden. In den Niederlanden ist der Klomp, Klumpen, bei Jungen und Alten ziemlich allgemein; in kleineren Städten und in den Dörfern Frieslands, Oldenburgs, Hannovers, Westfalens usw. noch weit verbreitet. Auch südliche Völker schätzen die Vorteile der Holztrippen; der italische zoccolo, der spanische zueco ist durchaus kein Zeichen der Dürftigkeit sondern der gesunden Vernunft. Die gegenwärtige Ledernot sollte die Vernunft wieder zur Geltung bringen.

Daß Erkältungsempfindliche alle die Gliederübungen, welche ihren Körper erhitzen und in Schweiß bringen, nur mit Vorsicht machen dürfen, ist selbstverständlich. Ebenso selbstverständlich aber, daß sie deshalb nicht ganz darauf verzichten sollen. Sie müssen nur nicht mit den Gesunden darin wetteifern, sondern nach eigenen Kräften üben. Anfällige Schulkinder sollen also von gemeinsamen Gesangsstunden, Turnübungen, Wanderungen, soweit es nötig ist, befreit werden; um so mehr Gelegenheit aber dafür bekommen, freie Luft und Gliederbewegung nach ihrem Maß und bei richtiger Überwachung zu genießen.

Zur Schonung der Erkältungsempfindlichen gehört auch, daß man sie vor Schädlichkeiten bewahrt, die geeignet sind, den Erkältungsschaden zu vermehren und zu unterhalten; also der Schutz vor Verunreinigungen der Atmungsluft und der Schutz vor Infektionen. Wir haben schon wiederholt betont, daß für viele Erkältungskranke Staub und Rauch und scharfe Gase in der Luft höchst gefährlich sind und daß zur Erholung von ihrer Schwäche das günstigste Klima dieses ist, worin sie zugleich vor großen Wärmeschwankungen und vor Luftverunreinigungen geschützt sind, also das Seeklima und das Hochgebirgsklima. Die gute Wirkung von einigen Sommerwochen in solchen günstigen Bedingungen würde im allgemeinen noch größer sein, wenn man sich damit begnügen wollte, die Schonungsbedürftigen dort einfach atmen und leben zu lassen und sie mit aufreibenden Kuren und anstrengenden Körperübungen, ,,um sie zu kräftigen", verschonen wollte.

Da bei Erkälteten eine Erkältungskrankheit nur dann ausbricht, wenn sich die Störung mit einem Infekt verbindet und da die Erkältungsempfindlichkeit durch bestehende Infekte unterhalten wird und wächst, so sind die Anfälligen in Ansteckungszeiten und bei anderen Ansteckungsgelegenheiten besonders zu schützen, zumal vor Katarrhseuchen, Keuchhusten, Masern, Grippe, zu behüten. Auch in der Beseitigung vorhandener Infektionsherde, namentlich chronischer Infekte mit Tuberkulose, Syphilis, Malaria usw., liegt eine große Aufgabe für die Prophylaxe der Erkältungskrankheiten. Ob und wie sie etwa erfüllbar ist, werden wir im Hauptstück W untersuchen.

293. Leute, die häufigen Erkältungen unterworfen sind, verfallen leicht der Meinung, sie müßten sich ganz besonders warm halten. Das ist, wie unter anderen Tissot (1761) hervorgehoben hat, ein Irrtum, der die schwache Gesundheit vollends zugrunde richten kann. Bei überwarmer Kleidung wird die unaufhörlich in einem kleinen Schweiß gehaltene Haut schlaff, überreizt, widerstandslos; ihre Empfindlichkeit gegen Verkühlungen wächst um so mehr, je ängstlicher sie verwahrt wird. Daß der Rousseausche Rat: Heraus aus den warmen Kleidern, heraus aus der heißen Stube, kalt schlafen, kühl essen und kühl trinken! zwar für Verwöhnte aber nicht für den wirklich Schonungsbedürftigen das richtige Heilmittel ist, wurde schon gesagt. Was not tut, ist die zweckmäßige Auswahl einer Kleidung, die warm hält, ohne zu überwärmen, vor Luftzug schützt, ohne die Lüftung der Haut zu unterdrücken.

Da ist zunächst die Wahl des Kleiderstoffes wichtig. Die Frage, welcher Stoff der Haut am zuträglichsten sei, ob Leinwand oder Baumwolle oder Wolle oder Seide, wird mehr durch die Industrie bewegt als durch ihre Bedeutung. Laien und Ärzte haben über die Stoffwahl lange genug gestritten und geprobt, als daß noch ein Zweifel darüber bleiben könnte, daß es weniger auf den Stoff selbst als auf seine Zubereitung, auf die Webart und den Zuschnitt, ankommt.

Die gründlichen Untersuchungen über den Wärmeschutz durch Kleidung, die wir Rubner verdanken, lehren folgendes: Für den Wärmeschutz ist zunächst die Wärmeleitungsfähigkeit des Stoffes wichtig. Diese ist am größten bei Leinwand. Leinwand kältet, besonders wenn sie durch Schweiß von innen her oder durch feuchte Luft von außen her feucht geworden ist. Baumwollenzeug, insbesondere der nach Köperart gewebte einseitig gerauhte Barchent, ist, obwohl dicker als Leinwand, doch ein ebensoguter Wärmeleiter wie diese. Die geringste Leitungsfähigkeit für Wärme hat Wollstoff; er nimmt Wasser schwer auf, wird weder von innen her durch Schweiß, noch von außen her durch Nebel oder Regen ganz benetzt; so behält er seine Durchgängigkeit für Luft und für die Ausdünstungen der Haut. Er verliert seine Porosität selbst bei völliger Durchnässung nie gänzlich; die Poren der luftreichen Wollstoffe wie Flanell bleiben in weitem Maße frei; so wird die Ausgleichzone zwischen Körperwärme und Lufttemperatur mehr nach außen verlegt als bei wassergierigen Stoffen; dem mit Wollflanell Bekleideten bleibt also sein Wärmeklima gesichert.

Dem Gesagten entspricht die tägliche Erfahrung, daß Wärmebedürftige und Erkältungsempfindliche den Wollflanell allen anderen Stoffen vorziehen. Er gibt ihnen das größte und beständigste Gefühl der Wärme. Das Gefühl der Nässe auf dem Leibe und die Gefahr der Verkühlung entsteht nicht früher als bis die darüberliegenden Kleidungsstücke von Schweiß und Regen völlig durchtränkt sind.

Nachteile der Wolle sind bei zu dichtem und dickem Gewebe Wärmestauung und Reizung der Haut durch die rauhe Faser. Mit dem Hautreiz ist vermehrte und beständige Schweißabsonderung verbunden. Diese steigert bei manchen die Empfindlichkeit der Haut, hindert sie auch an ausgiebiger Körperbewegung und am öfteren Kleiderwechsel. Beim Übergang aus der Wärme in die kalte Luft wächst die Gefahr der Verkühlung in dem Maße als die Haut feucht und der Blutumlauf träge ist. Wollhemden sind also mit Vorsicht zu tragen und im großen und ganzen nur für den geeignet, der eine sitzende Lebensweise in geschlossenen Räumen zu führen verurteilt ist. Ein weiterer Nachteil der unmittelbaren Wollbekleidung der Haut ist dieser, daß sie bei vielen durch die beständige Hauterregung die Geschlechtssphäre stetig reizt. Sie kann bei Kindern eine vorzeitige Entwicklung des Geschlechtstriebes bewirken. Junge Leute sollten deshalb für gewöhnlich leinene Hemden tragen und zwischen Leintüchern schlafen. Bernhard Christoph Faust (1791) hat im Grunde recht, wenn er den Unterleib möglichst lange unbekleidet lassen will und in gleicher Weise für Knaben und für Mädchen bis zur Geschlechtsreife statt der Hosen lange Kittel verlangt; aber Vorurteile, Mode und Industrie werden derartige Ratschläge stets ablehnen und durch möglichste Vervielfältigung der Beinkleider zunichte machen. Oder irre ich? Sind wir nicht mit den neuesten Hobbelröcken auf gutem Wege? (Die Pferde hobbeln heißt nach einem deutsch-amerikanischen Ausdruck, ihnen die beiden Vorderbeine so zusammenbinden, daß sie nur kurze Schritte damit machen und ihren Weideplatz also in der Nacht nicht so weit verlassen können. Friedrich Gerstäcker, Mexiko).

Noch einen Nachteil hat das unmittelbare Tragen von Wolle auf der Haut, das Festhalten der von der Haut gelieferten Mauserstoffe; diese setzen sich der Wollfaser an, verschmutzen das Gewebe, welches ein häufiges Waschen nicht ohne zu verfilzen verträgt.

294. Im Gegensatz zur Wolle wird Leinwand bis zu einem gewissen Grade um so besser, zarter, lufthaltiger, wärmebindender, je mehr sie getragen und gewaschen wird. Den Nachteil, den die Leinwand vor der Wolle hat, daß sie nämlich infolge starker Anziehung und Festhaltung der Feuchtigkeit aus Schweiß und Nebel benetzt und so zum guten Wärmeleiter werdend rasche unvermittelte Abkühlungen der Haut gestattet, diesem Nachteil kann man in besonderen Erkältungsgelegenheiten begegnen durch das alte Jäger- und Soldatenmittel, zwei leinene Hemden übereinanderzuziehen. Die Luftschicht im Doppelhemd verhindert eine rasche Abkühlung durch Wärmeleitung zur Luft und läßt die Verdunstung am Außenhemde nicht zum Gefühl und zur Wirkung an der Haut kommen. Nach starker Durchnässung des einfachen oder doppelten Leinenhemdes entsteht bei hoher Außentemperatur leicht eine Wärmeaufspeicherung im Körper wie unter dem Prießnitzschen Umschlag. Sie kann bei der Entstehung des Hitzschlages mitwirken. Bei weitfaltigen nicht zu enge anliegenden Hemden verringert sich die Wirkung und Gefahr.

Der Zweck des doppelten Hemdes kann nicht etwa durch Verdickung der Leinwand ersetzt werden. Gröberes Leinengewebe leitet allerdings weniger rasch als zartes, und weite Maschen der Leinwand vermitteln eine bessere Luftbewegung zur Haut. Aber bei stärkerer Durchnässung gleichen sich die Unterschiede rasch aus. Die grobleinenen Bauernhemden haben indessen einen anderen Vorteil vor den feinen Städterhemden; sie schmiegen sich nicht der Haut so an wie jene und kleben also bei Durchfeuchtung nicht an ihr fest. Außerdem scheuern sie von der Haut Schmutz und Talg und andere Mauserstoffe ab und halten die Haut so rein wie Seife und Bürste, ohne daß sie ihr dabei den natürlichen Fettschutz rauben (275). Das gestärkte „Brettlehemd" des Städters nimmt zwar den Staub von außen weniger auf als das ungestärkte Leinenhemd und sieht deshalb sauberer aus; aber zugleich hält es auch die Hautschlacken und Hautdünste fest; es erfüllt dekorative und behindert hygienische Zwecke.

Das Wärmeleitungsvermögen ist bei der vegetabilischen Faser, also bei Leinen, Nessel, Baumwolle, größer als bei der animalischen, Wolle und Seide. Es wird aber wesentlich verändert durch den Feuchtigkeitsgehalt des Stoffes. Wasser leitet Wärme so gut wie die feste Pflanzenfaser. Die Leitungskraft der Wolle nimmt durch eingesogenes Wasser um $100^0/_0$ zu, die der Seide um $40^0/_0$, die der Baumwolle um $16^0/_0$. Lockere Stoffe leiten nach Durchnetzung die Wärme weit weniger rasch als glattgewebte; luftreiche durchnäßte Stoffe halten die Wärme weit stärker zurück als luftarme durchnäßte.

Durch geeignete Webeart kann der festen Pflanzenfaser der reichliche Luftgehalt der Wollstoffe mitgeteilt werden. Leinen, Baumwolle und die dünne Seidenfaser werden durch Trikotwebung oder Kreppwebung oder durch eine Durchwirkung mit Wolle so starke Wärmeschützer wie Flanell. Dabei kann durch die Anwendung von Fasern mit verschiedener Dehnbarkeit der Verfilzung des Gewebes, wie sie dem Wollflanell anhaftet, entgegengewirkt werden. Diese Aufgabe ist in verschiedener Weise gelöst bei den verschiedenen Hemdenstoffen der Industrie. Kneipps grobe und weitmaschige Leinwand, Lahmanns Baumwollentrikot, Jägers Wolltrikot, Wellhausens Stoffe aus Wolle, Baumwolle und Leinwand verlieren, auch wenn sie durchnäßt sind, ihre Durchlässigkeit für Luft und Wasserdampf nicht.

295. Neben der Webart ist der Schnitt der Hautbekleidung wichtig. Je mehr sich einer bewegt, also Wärme erzeugt, und in je wärmerer Atmosphäre er arbeitet, um so lockerer muß die Bekleidung an Hals und Armen und Füßen sein, damit die Lüftung möglichst gründlich geschehe. Je mehr einer zum Sitzen und zur Untätigkeit seiner Muskeln gezwungen ist und je kühler die Luft, worin er sich aufhält, desto enger darf die Kleidung an Hals, Armen und Füßen anschließen. Damit soll natürlich den modischen Übertreibungen nach der einen und anderen Seite keineswegs das Wort geredet werden.

Die unzweckmäßigste Kleidung für solche, die in der Hitze sich stark anstrengen müssen, ist nach dem Vorhergesagten Leinwand auf dem Leibe, dicker wollener mit derber Leinwand gefütterter Überrock, luftdichter Abschluß am Halse durch hohen Hemdkragen mit Binde oder durch hohen steifen Rockkragen, dicke Hosen bis zu den Füßen, hohe Lederstiefel, worin die Hosen fast luftdicht eingeschlossen werden, Belastung der Brust und des Rückens mit Gepäck und Gewehr. Dieses Ideal hygienischer Unvernunft war in der alten Uniform und Ausrüstung des preußischen Infanteristen verwirklicht. Es gehört heute glücklicherweise zu den alten Sagen. Mit ihm ist der Hitzschlag in der Armee selten geworden, der vordem zahlreiche Opfer forderte, wenn die hermetisch bepanzerten Soldaten von Dunst und Staub eingehüllt in enggeschlossenen Reihen unter schwülem Himmel marschieren mußten. Immer noch häuft sich der Hitzschlag in den Großstädten Philadelphia, New-York, Paris während heißer Sommerwochen bei den Stadtmenschen, die das Ablegen der Halsbinden und Halskragen, das Öffnen der Oberkleider und Westen selbst in der Backofenglut ihrer himmelhohen Häuserreihen dem Anstand zuliebe unterlassen.

Eine geschlossene wärme- und schweißverhaltende Kleidung ist Gesunden, die sich freibewegen, nicht einmal bei gewöhnlichen Kältegraden zu empfehlen, da sie die Haut überreizt und empfindlich macht. Bei sehr tiefen Lufttemperaturen kann sie natürlich durchaus zweckentsprechend sein und um so nötiger werden, je weniger der Mensch in Bewegung bleibt, also vor allem beim Ausruhen und im Schlafe.

Menschen mit allgemeiner Kälteempfindlichkeit können sich so niedrigen Außentemperaturen, wie sie der Vollkräftige verträgt, auch in geschlossener Kleidung ohne Schaden nicht aussetzen, weil ihre oberen Atmungswege und die bloßen Körperteile bald anfangen zu leiden. Je empfindlicher sie sind, um so mehr sind sie bei großen Wärmestürzen und vor allem in der kalten Jahreszeit auf künstliche Heizung der Luft angewiesen. Sie haben sich demgemäß in Kleidung und Bedeckung mehr nach dem Stubenklima als nach der Außenluft zu richten. Kommt der Durchschnittseuropäer im allgemeinen mit einer Stubenwärme von 15° C aus und im warmen Bett sogar bei Lufttemperaturen unter 0°, so bedarf der Kälteempfindliche einer höheren Zimmerwärme bis 20° C und mehr und kann kaum weniger als 10° oder 8° C im Schlafzimmer vertragen. Immerhin tut es gut, so weit wie möglich sein Wärmebedürfnis von außen durch zweckmäßige Bekleidung und Bedeckung zu decken, vor allem aber auch durch Eigenbewegung zu erhalten, damit die Zimmerwärme nicht auf Grade gesteigert werde, die dem guten Rat: Füße warm, Kopf kühl halten! widersprechen.

Bei hoher Luftwärme soll also der Gesunde seine Oberfläche mit lockeren Stoffen bedecken und weite Überkleider tragen, dies alles um so mehr, je mehr er sich bewegt und je mehr er zum Schwitzen geneigt ist. Gibt er sich nach Arbeit und Bewegung der Ruhe hin, so muß er zuvor feuchtgewordene Leibwäsche wechseln und die feuchte Haut trocken reiben. Kalte Waschungen und Bäder darf er nach erhitzenden und schweißtreibenden Anstrengungen nie ohne vorheriges Abtrocknen und langsames Abkühlen an der Luft gebrauchen.

Bei kühler Temperatur bedeckt der Gesunde, der dann wenig schwitzt aber stärker abschilfert, seine Haut am besten mit Leinwand als dem reinlichsten Stoff, um Zahl und Dicke des Überkleides nach Bedürfnis zu vermehren oder zu vermindern, je nachdem er in Ruhe oder in Bewegung bleibt. Der an die Stube Gebundene hält den Körper besser durch Wolle warm als durch übertriebenes Heizen des Ofens.

Die Farbe der Kleidung ist in Hinsicht auf den Wärmeschutz nicht unwichtig. Helle Farben werfen die Wärmestrahlen zurück, dunkle saugen sie auf. Im Sommer und in heißen Ländern werden deshalb helle Kleider bevorzugt, im Winter und in kalten Zonen dunkle. Die Absorption der strahlenden Wärme läßt sich nach Krieger vergleichend durch die folgenden Zahlen ausdrücken:

weiß	100		türkischrot	165
blaßgelb	102		dunkelgrün	169
dunkelgelb	140		hellblau	199
hellgrün	155		schwarz	208

Daß die Leibwäsche und so weit wie möglich die Unterkleider weiß oder ganz hell seien, ist eine Forderung der Reinlichkeit. Die von dunklen Oberkleidern eingefangenen und zurückgehaltenen Wärmestrahlen können ohnehin durch helles Unterzeug nicht mehr wesentlich vermindert werden.

Wo bei großer Luftkälte die strahlende Sonnenwärme bedeutend hervortritt, wie an hellen Wintermittagen im Hochgebirge, wird bei Wanderungen und anderen Anstrengungen die weiße Farbe bevorzugt.

296. Nach dem Vorhergesagten sind die Grundsätze für die **Bekleidung des Erkältungsempfindlichen** klar. Die kältende Leinwand ist bei allgemeiner Empfindlichkeit zum Hemd nicht zweckmäßig. Ganz besonders sollen Rheumatiker, die außerhalb der akuten Krankheitsanfälle für gewöhnlich eine trockene blutarme Haut haben, die rauhere Tierfaser der glatten Pflanzenfaser zur Hautbekleidung vorziehen, also wollene oder seidene Hemden tragen oder wenigstens die rauhgewebten und gemischten Leinen- und Baumwollhemden. Viele von ihnen können sogar im heißen Sommer und besonders zur Nachtzeit die Wolle kaum entbehren. In den Tropen trägt selbst der Gesunde, um rheumatischen Anfällen zu entgehen, Wolle auf der Haut, Nachtkleider wennmöglich aus der feinen Kaschmirwolle.

Der Erkältungsempfindliche darf sich starken Anstrengungen in der Hitze, die ihn zu reichlichem Schwitzen bringen, um so weniger aussetzen, je weniger die schwitzenden Teile gegen Verdunstung und Verkühlung durch Stoffe geschützt sind, welche die Wasserverdunstung von der Haut nach außen hin verlegen. Von der Arbeit erhitzt, muß er in der Ruhe sich vor rascher Abkühlung durch vermehrte Bedeckung schützen, also zur Arbeit gehen mit dem Mantel auf dem Arm, heimkehren in kühler Stunde vom Mantel verhüllt. Dünnes Wollflanell oder Seidentrikot und ähnliche Stoffe sind für ihn als Hemdenstoff oder Unterjacke um so nötiger, je mehr seine Haut zum Schwitzen geneigt ist.

Für den der Abhärtung noch Zugänglichen, der viel ins Freie kommt und wenig schwitzt, sind besser als wärmebindende Unterkleider warme winddichte Oberkleider. Zunächst Überröcke und Mäntel, die nach Belieben rasch an- und abgelegt werden können. Im kalten Klima können für ihn sogar dicke Nessel- oder Leinwandeinlagen statt wollener luftdurchlässiger Futterstoffe in den Überkleidern erwünscht sein. Bei langem Verweilen in großer Frostkälte ist nicht einmal dem Vollkräftigen Wachstaffet oder Gummituch zum Überkleid oder Zwischenkleid ganz entbehrlich, zumal wenn es an Pelzwerk zum Wärmeschutz mangelt.

Schon für den Gesunden ist die **Warmhaltung** einzelner der Abkühlung besonders ausgesetzter **Körperteile** bei großer Außenkälte wichtig. Der

Kälteempfindliche und zu Erkältungen Geneigte hat schon bei geringeren Kältegraden Veranlassung, anfällige Teile besonders zu schützen, um Kälteschäden und Erfrierungen zu vermeiden. Außer den erwähnten undurchlässigen Wachs- und Gummistoffen ist Papier dazu im Notfall recht dienlich. Paracelsus, der auf seinen weiten und langen Reisen zu Fuß und Pferd und Wagen über Kältewirkungen die größte Erfahrung gesammelt hat, empfiehlt in seiner Großen Wundarznei zum Schutz wider das Erfrieren: Papyr zweifach oder mehrfach gelegt auf die Glieder in die Hosen und über die Füß; denn Papyr lasst kein Wind durch sich gehen, ist über alles Leder und Pelz under dasselbig gelegt, leinentuch oder solchs dergleichen.

Wir erinnern hier daran, daß Frostschäden und Erfrierungen weniger bei trockener Kälte als bei Schneeschmelze und Eiswasserverdunstung entstehen; wasserdichte Unterkleider also unter diesen Umständen besonders zweckmäßig erscheinen. Auch enganliegende Bekleidung fördert die Entstehung von Kälteschäden. Die Nasenspitze erfriert unter dem Schleier, wenn dieser gespannt und vom Atemdunst durchfeuchtet sich schwer auf die Nase legt, anstatt in weiten Falten frei hinabzuhängen. In engen ledernen Fingerhandschuhen gibt es leichter Frostbeulen als in weiten wollenen Fausthandschuhen; und in engen Stiefeln sind die Zehen gefährdeter durch Kälte als in weiten.

297. Wir haben den guten Rat erwähnt, den **Kopf kühl, die Füße warm** zu halten. Natürlich heißt das nicht einfach, der Kopf solle ungeschützt, die Füße wohl verpackt gehalten werden. Nicht der hat immer einen kühlen Kopf, der sein Haar kurz scheren läßt und Ohnehütler wird; huldigt er üppiger Kost, erhitzenden Genußmitteln, übertriebener Stubenwärme und übereifrigem Studieren, so nutzen ihm jene Entblößungen wenig oder gar nicht. Nicht der hat unter allen Umständen warme Füße, der dicke Strümpfe, dicke Schuhe und obendrein Gamaschen trägt, Bewegung der Füße hilft gewöhnlich mehr.

Es gibt Empfindliche, die ihren Kopf jener Regel entgegen warm, sogar sehr warm halten müssen, falls sie nicht von Kopfrheuma, Zahnweh, Halsschmerzen beständig gequält werden wollen. Der beste **Kopfwärmeschutz** ist natürlich ein gutes Haarkleid. Sie lassen also ihr Haar lang und dicht stehen, wenn sie können. Im anderen Fall kann die Perücke unentbehrlich werden. Bei manchen genügt es, bestimmte Kopfteile zu schützen, um gewohnheitsmäßige Erkältungen zu verhüten; so lassen etliche die Nackenhaare lang stehen und tragen hohe Rockkrägen, um Kehlkopfkatarrhe zu vermeiden; etliche pflegen den Backenbart der Zahnschmerzen wegen; etliche schützen mit langwallendem Vollbart Hals und Brust gegen Erkältungen. Schwitzende Kahlköpfe vertragen sehr häufig den kältenden Lederstreif im Hut nicht; sie müssen statt dessen mit Seide oder Wolle füttern lassen. Solche vertragen auch die durchbrochenen zugwindigen Strohhüte schlecht, weil der Schweiß darunter zu rasch verdunstet und verkühlt. Sie ziehen dichte Panamahüte im Sommer und Filzhüte im Winter vor. Empfindliche Ohren können Wattepfröpfe, Ohrklappen, Kapuzen, Nachthauben nötig machen. Schleier, Cache-nez, Zarape und Mantello zum Schutz der Nase und oberen Luftwege sind bereits erwähnt worden (110).

Das **Halstuch**, cravatte, fichu, shawl, halskraag ist bei allen Völkern im Gebrauch. Daß damit viel Mißbrauch getrieben wird, besonders auf dem Lande, wo drei und vierfach um den Hals gewundener Wollschal oft mehr der Zierde als der Schwäche dient, soll nicht geleugnet werden. Aber wir können dem Halsarzt Moritz Schmidt (1894) nicht beipflichten, wenn er seinen Patienten jeden Schutz des Halses verbietet mit der Versicherung, für Kranke, die zu Halsentzündungen sehr geneigt sind, sei es durchaus notwendig, daß sie keinerlei Umhüllung um den Hals tragen. So gut man die Gesichtshaut an das Unbedecktsein gewöhnt habe, ebensogut könne man den Hals daran gewöhnen. Ein Naturmensch könnte fortfahren: so gut man die Hände und Waden der Kinder unbedeckt läßt, ebensogut kann man sie ganz nackt laufen lassen. Es ist aber doch nicht ein jeder zum Diogenes oder Maler Dieffenbach geboren. Es gibt immer Erkältungsempfindliche, die ihren Hals oder andere Teile schützen müssen und sie dem ärztlichen Abraten zum Trotz schützen.

Was vom Halstuch gilt von den Handschuhen, Pulswärmern, Stauchen, Armstrümpfen, Seelenwärmern, Lungenschützern, Leibbinden, Unterhosen, Kniewärmern, Gamaschen, Müffen usw. So verwerflich sie im allgemeinen, so unentbehrlich sind sie im einzelnen Falle.

Für die Fuß- und Beinbekleidung gilt dasselbe, was bei der Wahl der übrigen Bekleidung gesagt wurde. Sie richtet sich im allgemeinen nach dem Wärmebedürfnis, im besonderen nach der Empfindlichkeit des Einzelnen. Es kommt mehr auf die Strickart oder Webeart der Strümpfe als auf den Stoff, woraus sie gemacht sind, an. Engmaschige baumwollene Trikotstrümpfe halten wärmer als weitmaschige Wollstrümpfe. An Schweißfüßen verfilzen Wollstrümpfe rasch und werden dann zu guten Wärmeableitern, Verdunstungsherden und Erkältungsgelegenheiten. Kaltfüßlern ist oft mit einem doppelten Strumpfpaar besser gedient als mit sehr dicken Strümpfen; sie können Seidenstrümpfe und Baumwollenstrümpfe übereinandertragen oder zwei Paar Baumwollenstrümpfe usw. Hartnäckige krankhafte Fußkälte kann sogar stärkere Hautreize an den Füßen erfordern. Socken aus Kamelhaaren oder Hundehaaren sollen ganz besonders dienlich sein. Auch das Einstreuen von Senfmehl in die Strümpfe wird im Notfall empfohlen. Einlagen von Strohgeflecht, Kork, Korkholz, Filz, Pelz in die Schuhe sind bei großer Kälteempfindlichkeit der Fußsohle selten entbehrlich. Doppelsohlen an den Schuhen müssen dann ohnehin hinzukommen.

Für das Schuhwerk ist zu erinnern, daß gutes Leder besonders Glanzleder wärmer hält als Stoff, weite Schuhe wärmer sind als enge, Stiefel wärmer als Schuhe und Halbschuhe oder gar Sandalen. Gummischuhe sind sowohl zum Wärmeschutz wie zum Lederschutz bei nassem Wetter und vor allem bei Tauwetter in der Stadt fast unentbehrlich. Für das Land empfehlen wir nochmals die Holzschuhe dringend, ohne sie deshalb den Städtern und besonders den Stadtkindern abraten zu wollen. Es gäbe in der Tat nur noch wenig kalte und erkältungsempfindliche Füße, wenn im Winter baumwollene Strümpfe, wollene Übersocken und für die Straße Holzschuhe die allgemeine Fußbekleidung wären.

298. Die Wahl der Nachtbekleidung hängt ebensowohl von der Art des Bettes und Schlafraumes wie von der Empfindlichkeit des Schläfers ab. Der Rat, kühl zu schlafen, ist gut, wenn er richtig verstanden wird. Ein vollblütiger und kräftiger und abgehärteter Mensch wärmt sein Bett selbst, ob er zwischen Leintüchern schläft oder nicht, ob er mit Woll- oder Federbett sich deckt. Der Blutarme wird zwischen Leintüchern und besonders zwischen solchen, die noch Feuchtigkeit, wenn auch nur spurweise enthalten, die ganze Nacht nicht warm, wenn ihm der gewöhnliche Bettwärmer fehlt. Er kann überdies fast sicher sein, am anderen Tage eine Erkältungskrankheit zu bekommen, wenn er im kalten Bett eine kalte Nacht zugebracht hat.

Nicht allein der erkältungsempfängliche Nordeuropäer benutzt Bettkrug und Wärmflasche im ungewärmten Schlafzimmer; auch der Italiener gebraucht im Winter seinen scaldino oder scaldaletto oder marito oder prete oder wenigstens einen scaldapiedi in Gestalt einer pietra da scaldare; ebenso der Spanier seinen calentador de cama; und der Sudanneger schläft in der wärmeentziehenden Äquatornacht auf geheizten Tonbänken.

Manche haben versucht, sich durch Kaltschlafen abzuhärten, und kamen schon nach dem ersten Versuch davon zurück, weil sie sich einen schweren Rheumatismus oder eine Polineuritis oder wenigstens einen großen Schnupfen holten. Goethe hat den Versuch zweimal gemacht. Zuerst als Student in Leipzig: „man sollte auf hartem Lager schlafen, nur leicht zugedeckt, wodurch alle gewohnte Ausdünstung unterdrückt wurde; diese und andere Torheiten im Gefolg von mißverstandenen Anregungen Rousseaus würden uns, wie man versprach, der Natur näher führen." Der Leipziger Versuch bekam schlecht; ein langwieriges Hals- und Brustleiden mit Abzehrung schloß sich an. Ebenso schlecht bekam zehn Jahre später das Naturleben im Weimarer Gartenhaus. Nie war Goethe trotz körperlichen Übungen, Reiten, Fechten, Schießen, Jagen und kaltem Baden im Fluß so oft von Erkältungsleiden heimgesucht wie in jener Zeit.

Also sei die Regel: bei kaltem Schlafzimmer genügend warmhaltendes Bett und wenn es nottut behaglich erwärmtes Bett; Heizung im Schlafzimmer nur ausnahmsweise bei starken Kältegraden und für Empfindliche bei den Kältegraden, die ihnen erfahrungsgemäß nachteilig sind. Größere Wärme als 12—15° C wird aber sehr selten ratsam sein.

299. Ein wichtiger Punkt in der Bekleidungsfrage Erkältungsanfälliger ist der Kleiderwechsel. Menschen, die in erhitzenden Arbeiten und Bewegungen tätig sind oder lange in überwarmen Räumen verweilen müssen, können, je größer ihre Empfindlichkeit ist, um so weniger der schützenden Überkleider entbehren, wenn sie nach der Arbeit durch kühlere Luft den Heimgang machen. In Gegenden und Klimaten, wo die Temperatur am Tage rasch wechselt, sind für die kühlen Stunden Mantel, Kapuze, Burnus allgemein gebräuchlich.

Das Wechseln der Kleider nach Durchnässung ist eine um so wichtigere Vorsicht, je kühler der Raum, worin der Durchnäßte anlangt. Trockene Abreibung der Haut oder laue Waschung soll dem Anlegen trockener Wäsche und Kleider voraufgehen. Ist der Kleiderwechsel unmöglich, dann soll wenigstens die nasse Kleidung soweit mit trockener bedeckt werden, daß keine erkältende Verdunstung stattfinden kann. Die Notwendigkeit, durchnäßtes Schuhwerk so bald als möglich mit trockenem zu vertauschen, kennt jeder Erkältungsempfindliche. Viele, die Schnupfen bekommen oder Koliken unterworfen sind, sobald sie nasse Füße haben, beugen Verschlimmerungen des Anfalles erfahrungsgemäß durch ein laues Fußbad und Anziehen doppelter Strümpfe vor.

Ein großer Fehler für Erkältungsempfindliche ist dieser, daß sie in den Übergängen der Jahreszeiten die nötige Rücksicht auf die Kleidung unterlassen. Die Erfahrung lehrt, daß man im Herbst nicht zu frühe die Wohnung heizen und nicht zu frühe die Winterkleider anlegen soll, sondern so lange wie möglich das Kältegefühl durch Bewegung im Freien abwehren, hingegen im Frühjahr nicht eher die Winterkleider ablegen soll, als bis die Nachtfröste und kalten Winde ganz aufgehört haben. Sydenham ermahnt seine Patienten in London, frühestens einen Monat vor der Sommersonnenwende die Sommerkleidung in Gebrauch zu nehmen.

Für die Entstehung der Frostbeulen und verwandter Kälteschäden ist bekannt, daß sie durch nichts mehr gefördert wird als durch plötzlichen Wechsel zwischen Wärme und Kälte; für ihre Verhütung ist es eine alte Regel, vom Herbstbeginn ab jedes warme Wasser und alle nahe Ofenwärme von den empfindlichen Teilen fernzuhalten. Wer eine allgemeine kalte Waschung nicht verträgt, soll, ehe die ersten Zeichen der Frostbeule sich melden, vor dem Zubettegehen Hände und Füße sekundenlang in kaltes Wasser eintauchen und dies auch dann fortsetzen, wenn die Winterkälte da ist. Dabei werden seine Glieder nicht nur schneller im Bett erwarmen sondern auch weit weniger und später vom Frost leiden. Sobald der Frostschaden da ist, nutzt diese Behandlungsweise allerdings nicht mehr, sondern muß durch eine andere ersetzt werden, die nachher zu besprechen ist.

Der Verständige wird die Anwendung von den Frostbeulen auf die Erkältungsempfindlichkeit aus sich selbst machen.

W. Ausrottung von Infektionsherden.

300. In den Fällen, wo eine bestehende Erkältungsempfindlichkeit nicht gehoben, die Erkältungsgelegenheiten nicht immer vermieden werden können, bliebe es eine wichtige Aufgabe, zufällige Infektionen und Intoxikationen fernzuhalten oder bestehende auszurotten, um wenigstens die Umwandlung eines gelegentlichen Kälteschadens in eine Erkältungskrankheit zu verhüten und auch die durch jene Schädlichkeiten vermehrte und unterhaltene Wehrlosigkeit gegen Kälteeinflüsse zu vermindern.

Was die Intoxikationen angeht, so würde es sich in erster Linie um die Verhütung der chronischen Vergiftungen mit Alkohol, Getreidegiften, Blei, Quecksilber, kurz um die Abwendung und Ausschaltung aller der Genußmittel und Gewerbegifte handeln, die wir schon wiederholt als Grundbedingungen oder Hilfsursachen für die Entstehung, Einwurzelung und Unheilbarkeit bestimmter Erkältungsschäden genannt (155 ff.) und am Beispiel der Polineuritis „alcoholica" eingehend besprochen haben (218 ff.). Wir wollen hier nicht auseinandersetzen, wie weit die Verhütung und Heilung solcher Intoxikationen möglich ist. Der erfahrene Arzt sieht die Grenzen klar.

Neben jenen exogenen Intoxikationen sind eine Reihe endogener Vergiftungen bei Stoffwechselstörungen infolge von schwacher Anlage oder Verlust gewisser Organe bei der Kälteempfindlichkeit wirksam; vor allem handelt es sich um die Insuffizienz der Schilddrüse mit dem Symptomenkomplex der Hypothyreosis, der sich nicht bloß in den großen Bildern der Mikromelie, der Chondraplasie, des Kretinismus, der Pimelosis, des Myxödems äußert, sondern weitöfter in dem Syndrom des Lymphatismus und in der Neigung zu allerlei Kälteschäden. Wir haben die vielfältige Empfindlichkeit der Lymphatischen gegen Kälteeinflüsse, ihre Neigung zu Katarrhen der Schleimhäute und der Haut usw., wie auch die Beziehungen der Frostbeulen, der Akromelalgie, Sklerodermie, usw. zur Schilddrüseninsuffizienz eingehend besprochen (130) und brauchen deshalb hier nur hervorzuheben, daß bei allen den genannten Störungen stets die gebührende Rücksicht auf den Grundfehler zu nehmen ist. Die Erfolge einer vorsichtigen Schilddrüsenfütterung bei jenen Patienten sind für gewöhnlich nicht glänzend, aber doch meistens deutlich genug, um ihre Durchführung in jedem Falle, wo die Schilddrüse mangelhaft ausgebildet erscheint, zu empfehlen. Auch eine Art des chronischen Ekzems, das der Psoriasis sehr ähnlich sieht und alte Rheumatiker heimsucht, sowie manche Fälle der ankylosierenden schmerzhaften Polyarthritis, der „chronische dysthyreoide Rheumatismus", stehen in unzweifelhafter Beziehung zur Schilddrüsenverminderung und ihren Folgen und können durch Schilddrüsendarreichung wesentlich erleichtert oder sogar geheilt werden.

Wir geben die frische Drüse vom Kalb, Schaf, Hammel oder Rind in der Menge von 5—10 g alle drei oder vier Tage oder die Glandula thyreoidea siccata in Tabletten zu 0,1 oder 0,3 einmal bis dreimal täglich, wochenlang, je nach dem Alter des Patienten, seiner Verträglichkeit für das Mittel und der Wirkung des Mittels. Im Sommer machen wir gewöhnlich eine Pause, um mit beginnendem Herbst die Darreichung zu beginnen und sie unter sorgfältiger Kontrolle des Herzens, des Körpergewichtes und des Harns derart durchzuführen, daß wir wenigstens eine Woche in jedem Monat die Verordnung aussetzen. Tachycardie oder andere Symptome der Kreislaufschwäche und des Gefäßerethismus befehlen sofortige Pause; Zeichen des beginnenden Morbus Basedowii und Glykosurie beweisen die Unzuträglichkeit des Mittels, rasche Gewichtsverminderung mahnt zur Vorsicht, langsame ist willkommen. Dauer und Größe der Schilddrüsendarreichung richtet sich nach dem Erfolg (335).

301. Was nun die Verhütung von Infektionen bei Erkältungsempfindlichen angeht, so haben wir schon betont, daß erkältungsfähige Menschen, vor allem katarrhalisch veranlagte Kinder, ganz besonders vor solchen übertragbaren Krankheiten zu bewahren sind, deren Ausbruch einerseits von Erkältungsgelegenheiten in weitem Maße abhängig und deren Folge andererseits wiederum eine Steigerung der Erkältungsanlage ist; von diesen nannten wir die endemische Influenza, Keuchhusten, Masern (14, 292).

Die wichtigste Frage ist, ob und wieweit chronische Infekte bei Kälteempfindlichen und Erkältungsempfindlichen beseitigt werden können. Wo es sich um verborgene, tiefliegende oder verallgemeinerte Infektionen handelt, wie bei chronischer Influenza, Malaria, Tuberkulose, Syphilis, da wäre ein Mittel zur Desinfektion des Organismus natürlich erwünscht. Aber alle die Hoffnungen, die man auf den Mithridat, auf den kleinen und großen Theriak, auf den Arsenik und alle die anderen Mittel zur „Sterilisatio magna" seit zwei Jahrtausenden gesetzt hat, sind unerfüllt geblieben. Das Mittel war fast immer schlimmer als die Krankheit oder wirkungslos. Eine genaue Überlegung zeigt überdies, daß die Indikation zur Desinfektion und insbesondere zur spezifischen Desinfektion chronischer Infekte bei Kälteempfindlichen nicht einmal immer und unter allen Umständen erfüllt werden darf.

Wir sahen, daß der Schwarzwasseranfall des Malariakranken durch Chinin gewöhnlich hervorgerufen, fast immer dadurch verschlimmert wird und am sichersten heilt, wenn man Chinin nicht gibt, sondern die allgemeine Empfindlichkeit und insbesondere die Kälteempfindlichkeit gebührend schont (50). Wir sahen, daß bei der paroxysmalen Kältehämoglobinurie der Syphilitischen in der gefährlichen kalten Jahreszeit die Schonung über alles geht, Quecksilber oder Arsen am besten erst in der anfallfreien Sommerzeit angewendet und mit vorsichtigen Abhärtungsmaßregeln abgewechselt und unterstützt werden soll. Bei chronischer Influenza mit ihren zahlreichen Erkältungsleiden sind Schonung im Anfall, Tonika, Martialia und Kaltwasserkuren in den Zwischenzeiten weit wirksamer als das „spezifische" Antipyrin und Aspirin, die nur subjektive Linderung bringen. Was von den sogenannten spezifischen Mitteln wider einen bestehenden Infekt zu erwarten ist, werden wir am ausdrücklichsten bei der „spezifischen Therapie" des Gelenkrheumatismus sehen; bei diesem setzt die Salizylsäure zwar Schmerzen und Fieber ziemlich sicher herab, kürzt aber nicht im geringsten den Verlauf ab und verhütet ebensowenig die Endocarditis wie Versätze auf andere Organe (328).

Bei tuberkulösen Infekten der Luftwege wirken besser als alle spezifischen Tuberkuline das Kreosot und seine Abkömmlinge. Warum und wie es wirkt, wissen wir so wenig als warum und wie das Jodkalium bei gewissen syphilitischen Produkten wirkt. Sicher aber ist, daß Kreosot, Kreosotal, Guajakol, Duotal, Sirolin usw. bei richtiger Anwendung die Katarrhe des erkältungsanfälligen Tuberkulösen lindern, vermindern und allmählich ihre Wiederkehr verhüten, während das Tuberkulin gerade von Erkältungsempfindlichen nur selten und nur in buchstäblich homöopathischen Gaben vertragen wird, einen deutlichen Nutzen überhaupt nicht zeigt. Auch der Schwefel ist ein gutes Hilfsmittel zur Heilung der tuberkulösen Katarrhe (352).

302. In Fällen, wo der Sitz des Infektes erreichbar ist und ohne Schaden für den Organismus entfernt werden kann, wird die Ausrottung des Infektionsherdes ein klares und oft dringliches Hilfsbedürfnis.

Die Ausführung ist aber keineswegs immer so einfach, wie es dem Theoretiker däucht. Gerade da, wo ganz oberflächliche Bakterienansiedlungen auf der Schleimhaut der oberen Luftwege bestehen oder vorausgesetzt werden und die Aufgabe der Desinfektion also am ehesten erfüllbar scheint, versagen alle Bemühungen fast immer. Die Schleimhäute lassen sich von ihrer Flora noch schwieriger reinigen als die äußere Haut. Nichts weniger leicht, als den Nasenrachenraum eines Erysipelkokkenträgers oder Menignokokkenträgers oder Keuchhustenbazillenträgers oder gar eines Influenzabazillenträgers von seinen Parasiten zu befreien, wofern man sich auf antiseptische Spülungen, Salbungen, Pinselungen, Gurgelungen, Inspirationen, Insufflationen, Inhalationen, Exkochleationen usw. verlassen will. Fast sicher hingegen erfüllt in der Mehrzahl der Fälle ein mehrtägiger oder mehrwöchiger Ortswechsel mit reichlicher Körperübung im Freien den Zweck. Diese natürliche Selberentseuchung, die auf Erstarkung und Gegenwehr der Epithelien beruht, ist selbstverständlich auch schonender als die brutale gewebzerstörende Kunsthilfe. Die letztere soll immer erst dann versucht werden, wenn die Schleimhaut trotz günstigen Außenbedingungen eine krankhafte Trägheit in der Überwindung ihrer Infekte zeigt, also bei sogenannten chronischen Katarrhen, Verdikkungen der Mukosa und Submukosa, Anschoppungen ihrer Lymphwege und Lymphdrüsen. Vorher und nachher wäre dann immer noch eine indirekte Beeinflussung der Schleimhaut durch starke Anregung des ganzen Organismus mit Seeluft, Solbad, Kaltwasserkur angezeigt.

Wie wenig Wert im allgemeinen die üblichen antiseptischen Mittel und Methoden bei vorsichtiger wie bei rücksichtsloser Anwendung für die Reinigung der oberen Luftwege haben, geht schon daraus hervor, daß alljährlich neue Anpreisungen von Desinfektionsmitteln, welche Schnupfen und weitere Katarrhe verhüten sollen, die alten „unbedingt zuverlässigen" und „unübertrefflichen" verdrängen. Es ist nicht nötig, auch nur den kleinsten Teil davon anzuführen. Sie kommen ohnehin in das Ärzte- und Laienpublikum, um so lange gelobt und gebraucht zu werden, bis die Erfahrung wieder einmal gelehrt hat, daß kurzsichtiger Enthusiasmus oder weitblickender Geschäftssinn mehr Anteil an ihrem anfänglichen Lobe hatte als eine wirkliche Hilfe. Sie werden bei Seite gelegt, sobald durch wirksamere Reklame das neueste Mittel auf den Markt gelangt ist.

303. Als eine der harmlosesten Empfehlungen zur Verhütung von Erkältungskatarrhen erscheint das Tabakrauchen. Im siebzehnten Jahrhundert schrieb man ihm nicht bloß die Verhütung der Pest und anderer ansteckender Krankheiten sondern vor allem auch die Verhütung der Kopfflüsse zu. Petrus Scriverius hat in seinen Saturnalia (1649) der Tabakpflanze als Catharinaria ein Denkmal gesetzt:

>Quis dubitet mucos cerebri purgare tabacum,
>Contulit agnomen cui Catharina suum?

Und ferner:

>Cum purgem nares tollamque a stirpe catarrhos,
>Hellados a populo nomen habere putor.

Leider verträgt nun der zum Erkältungsschnupfen Geneigte sehr häufig den Tabak in keiner Weise; weder wenn er selbst rauchen, priesen oder priemen soll, noch wenn er gezwungen ist, die Zigarre oder Pfeife eines anderen zu erleiden oder sich gar dem Dunst eines Rauchabteils, einer Kneipe, eines Männerkonventes auszusetzen. Der Kräftige verträgt den Tabak wie Zugwind und nasse Füße; er bekommt keinen Schnupfen, weil er erkältungsfest ist, aber nicht weil ihn der Tabak schützt.

Ähnlich verhält es sich mit anderen „schnupfenverhütenden" Mitteln, mit Ammoniakdunst, Karboldunst, Mentholdunst, Formalindunst, mit dem Thymalschnupfpulver, dem Sozojodolzinkpuder, der Formanwatte, den Formaminttabletten usw. Der Kräftige verträgt ihre zellzerstörenden Wirkungen, weil er eine grobe, zur raschen Regeneration fähige Schleimhaut hat, zu seinem Schnupfen hinzu; hat vielleicht auch hie und da Erleichterung und Nutzen davon, insofern der örtliche Reiz einen zögernden und stockenden Schnupfen zum schnelleren Ablauf bringt. Aber die wehrlose Schleimhaut der Erkältungsanfälligen leidet davon in verstärktem Maße. Diesem gibt die milde Borsäurelösung zwar hie und da vorübergehende Linderung seiner Beschwerden, läßt aber auch für gewöhnlich vermehrte Reizbarkeit zurück und ist so wenig wie die anderen Mittel imstande, die Infektion und ihre Folgen zu beseitigen.

Ein wenig besser als mit der Desinfektion der Nasenhöhle und ihrer Nebenhöhlen steht es mit der Desinfektion des Mundes, des Gaumens, des Rachens. Die dickere zur beständigen Mauserung und Wiederherstellung veranlagte Schleimhaut dieser Höhlen erlaubt die Anwendung von Mitteln, welche die Nase nicht verträgt. Bei fauligen und jauchigen Prozessen in der Mundhöhle, bei Zahnkaries, skorbutischen Geschwüren am Zahnfleisch, diphtheritischem Brand des Gaumens, werden in der Tat Spülungen mit antiseptischen Lösungen wie Kalium chloricum (2—5%), Kalium hypermanganicum (1—2%), Hydrargyrum bichloratum (0,1%) nicht nur gut vertragen sondern auch mit zweifellosem Erfolg angewendet. Aber so starke Gifte sind nicht einmal immer nötig; schwächere Antiseptika tun für gewöhnlich den gleichen Dienst. So Spülungen mit lauem Wasser, dem wenige Tropfen einer spirituösen Lösung von Thymol (1 : 20), Kampfer (1 : 20), Tannin (1 : 10) zugesetzt sind oder das Spuren ätherischer Öle enthält; also Aufgüsse von Kamillen, Melissen, Salbei, Pfefferminztee oder Zusätze von ein paar Tropfen Melissengeist, kölnischem Wasser zum Mundwasser. Mit denselben schwächeren oder stärkeren Mitteln ist man imstande, bei Typhus, Variola, Pest Sekundärinfektionen von der Mundhöhle aus zu verhüten und damit mancher erschöpfenden Stomatitis oder eitrigen Parotitis oder tödlichen Bronchopneumonie vorzubeugen. Und ebenso kann der Erkältungsempfindliche, der bei jeder Gelegenheit sein Zahnweh oder Schluckweh oder Mandeleiterung bekommt, durch eine richtige Mundpflege mit Zahnbürste, Seife und häufigem Mundspülen seine Anfälle vermindern oder auch ganz beseitigen.

304. Besonders wichtig ist es, tote Stellen in Mund und Rachen, welche der Einnistung und Vervielfältigung pathogener Keime Vorschub leisten und so die Infektion von Erkältungsschäden in der Nachbarschaft besorgen, auszurotten. Mit Recht betont Moritz Schmidt (1894), daß Zahnschmerzen ein häufiges Hindernis für Abhärtungskuren bei Erkältungsempfindlichen sein können und daß in solchen Fällen eine unumgängliche Vorkur die Ausheilung oder Wegnahme des kranken Zahnes ist.

Häufiger noch als kranke Zähne sind die Tonsillen des Gaumens und des Rachens die Infektionsherde bei Erkältungskrankheiten. Wir haben die Abhängigkeit der meisten rheumatischen und rheumatoiden Erkrankungen von jenen Organen gründlich genug behandelt, um nicht nochmals betonen zu müssen, daß alle im lymphatischen Rachenring bestehenden Störungen die peinlichste Aufmerksamkeit des Arztes erfordern, daß bei dem Suchen nach dem Ort, von dem aus die Anregung und Steigerung der Erkältungskrankheiten an inneren Organen ausgeht, die Tonsillen in erster Linie berücksichtigt werden müssen. Hartnäckige und wiederkehrende Rachenkatarrhe, Mittelohrkatarrhe, Halsdrüsenentzündungen, Anfälle von Chorea, Zoster, Carditis, Polyarthritis, Pleuritis, Nephritis, das ganze Syndrom der Serositis multiplex verlangen das gründliche Suchen nach Tonsillarherden oder die Feststellung einer Tonsilleninsuffizienz, sofort auch den heilsamen Angriff des pathologischen Befundes.

Die Behandlung ist verschieden, je nachdem die Tonsillen von krankhaften Produkten beladen oder einfach vermindert oder geschwunden sind. Im letzteren Falle muß man für einen leidlichen Ersatz dieser Schutzorgane wider Infektionen von Mund und Nasenrachenhöhle aus sorgen, einmal durch besonders gründliche Mundpflege und häufige Spülungen mit den oben genannten Gurgelwässern, sodann durch öftere örtliche Desinfektion der Gruben, welche beim Tonsillenschwund entstanden sind. Zum letzteren Zweck ist ein öfteres Auswaschen jener Stellen mit einem Wattetupfer, der mit Alkohol oder Tinctura ratanhae oder Tinctura gallarum oder Tinctura gelsemii oder Tinctura jodi getränkt ist, erfahrungsgemäß das wirksamste. Diese Reinigung kann je nach dem Bedürfnis täglich oder alle Wochen vorgenommen werden. Ihre öftere Wiederholung wird dann nötig, wenn örtliche oder allgemeine Störungen auf infektiöse Vorgänge an jenen Stellen hinweisen. Die örtlichen Störungen sind weit seltener erhebliche Schlingbeschwerden als ein Stechen in der Tiefe des Halses oder Empfindlichkeit der Halsdrüsenkette. Ein aufmerksamer Patient, der den Arzt zur richtigen Zeit auf diese kleinen Mahnungen hinweist, kann sich manchen schwereren Krankheitsfall verhüten.

Liegen an den Tonsillen progressive Veränderungen vor in Gestalt von Hypertrophie oder Abszeßbildung oder sind ihre Krypten von Pfröpfen oder Jauche erfüllt, so muß natürlich die operative Entfernung der krankhaften Teile geschehen, durch Reinigung der Krypten, Spaltung der Abszesse, Amputation infarzierter Teile, Ausschälung tuberkulöser Herde usw. Das Messer und der scharfe Löffel, im Notfall das breite Glüheisen oder die strenge Ätzung mit Karbolsäure, Chromsäure u. dgl. sind immer der Glühschlinge und dem Stichelbrenner, die so leicht harte zusammenziehende Narben und damit neue Verhaltungen in den Gewebslücken bewirken, weit vorzuziehen. Ganz verwerflich ist die Ausrottung der Mandeln mit Stumpf und Stiel; ohne zwingende Not ausgeführt ist sie ein schlimmerer Kunstfehler als die leichtfertige Enukleation eines Augapfels. Der Chirurg soll den Krankheitsherd entfernen, aber der Natur die Möglichkeit lassen, den verstümmelten Teil wiederherzustellen; ein Schutzorgan wie die Tonsille und Lymphdrüse ganz wegnehmen, wenn auch nur der kleinste Teil davon erhalten werden könnte, ist keine ärztliche Hilfe.

Was von der immunotherapeutischen Beseitigung der Tonsillarinfekte mit spezifischem Serum, Antitoxin, Vakzine zu halten ist, haben wir oben gesagt. Die neueste Empfehlung, den spezifischen Rheumainfekt durch ein Phylakogen zu beseitigen, ist schlecht begründet, da wir den Rheumatismuserreger noch gar nicht kennen. Phylakogen ist aber seinem Bereiter zufolge „eine wässerige sterile Lösung von durch Bakterienkulturen auf einem künstlichen Nährboden entstandenen metabolischen Substanzen. — Die Injektion von 5 ccm Rheumatismusphylakogen kann eine vollständige Prostration und eine starke lokale oder auch allgemeine Reaktion hervorrufen. In einem solchen Falle empfiehlt es sich, die zweite Injektion erst nach sechsunddreißig Stunden nach der ersten vorzunehmen. Dieser Zeitraum genügt im allgemeinen, um den Kranken sich von der ersten Injektion erholen zu lassen. — Ein Todesfall war nicht zu verzeichnen. — Die Symptome brauchen den Arzt nicht zu beunruhigen." (Schafer 1912). Heilwirkungen werden versprochen aber noch nicht aufgezeigt.

X. Behandlung des Kälteschadens.

305. Der Organismus widersteht der Kältewirkung von außen zuerst mit den Mitteln der Muskelarbeit und des Blutkreislaufes, also der vermehrten Wärmebildung und des gesteigerten Wärmetransportes zur Peripherie. Aber auch dann, wenn seine großen Heizquellen ruhen und der Wärmetransport stockt, verhält er sich nicht sogleich wie ein toter Körper. An der Grenze der Erstarrung bleibt noch die örtliche Gewebskraft wirksam und wehrt sich durch Selbererwärmung. Erst wenn diese Tätigkeit bei der Vereisung der Gewebsflüssigkeiten und durch die Lähmung der Zellen selbst stockt, fängt der Scheintod an in den endgültigen örtlichen und allgemeinen Frosttod überzugehen.

Kleine erfrorene Teile können, falls sie im Zusammenhang mit dem übrigens unversehrt gebliebenen Organismus stehen, durch die Hilfe des Kreislaufes von der gemeinsamen Lebenswärme mitgeteilt bekommen oder bei vorsichtiger Wiedererwärmung von außen her auftauen und sich so zum Leben erholen.

Zartere Gewebsteile sterben durch Erfrieren endgültig ab und sind dann der Wiederbelebung unfähig. Ihre Wiederherstellung setzt Neubildung voraus. Wir sehen dies am roten Blutkörperchen, das in starker Erfrierung zerfällt, wie das Auftreten des Farbstoffes zeigt; an den Blutkapillaren, die in Frostbeulen zerreißen können, was sich in blutiger Durchtränkung der geschädigten Gewebe äußert; am Nervenmark, das nach Durchkältung oberflächlicher Körperstellen leitungsunfähig wird, wie die wochenlange Lähmung gewisser Außennerven bei Kälteschäden beweist.

Indessen ist dieser örtliche Erfrierungstod kein ganz einfacher Vorgang. Das Zerreißen des Hämoglobinstromas, des Gefäßendothels, des Nervenmarks geschieht entweder unter der Voraussetzung einer bereits vorherbestandenen Gewebsschwäche; wir erinnern an die Kältehämoglobinurie und ihre Grundlagen. Oder es geschieht erst bei wiederholtem Erfrieren und gewaltsamem Wiederauftauen, wie der bekannte Versuch, Blut im Reagenzglas lackfarben zu machen, lehrt.

Entsprechend dem natürlichen Abwehrvorgang bei Erfrierungsgefahr und dem natürlichen Heilvorgang am Frostschaden hat die Kunsthilfe ihre klaren Aufgaben: Wärmezufuhr zum erkaltenden Teil, Herstellung des Blutzuflusses, Unterstützung der Regeneration untergegangener Teile. Wie weit sie erfüllbar sind, bleibt zu untersuchen.

306. Über die ersprießliche Behandlungsweise der allgemeinen und örtlichen Erfrierungen sind Theoretiker und Praktiker durchaus uneinig. Die, welche von „wissenschaftlichen Gründen" ausgehen, empfehlen eine Behandlung, die geradezu entgegengesetzt ist derjenigen, welche sich auf alten Volksgebrauch und breite ärztliche Erfahrung beruft.

Billroth schreibt (1882): „Beginnen wir gleich mit den allgemeinen Erstarrungszuständen, so ist hier zu bemerken, daß nach weitverbreiteter Annahme — ich selbst besitze gar keine Erfahrung über diese sogenannte Kälteasphyxie — jeder jähe Übergang zu höherer Temperatur vermieden werden soll, die Temperatur vielmehr ganz allmählich gesteigert werden muß. Diese

Ansicht steht nun in direktem Widerspruche zu den Resultaten des Experiments: Versuche, die an großen Hunden angestellt wurden, haben ergeben, daß eine Wiederbelebung überhaupt nur dann möglich sei, wenn die Rektumtemperatur nicht unter 18° C gesunken war, daß aber dann durch die rasche Erwärmung im heißen Bade viel mehr Tiere vom Tode gerettet wurden und die Lebensfunktionen sich viel rascher herstellten, als wenn man die Versuchstiere allmählich in kalten Räumen durch Reiben mit Schnee usw. wieder zu beleben versuchte. Es zeigte sich auch, daß unter den letzterwähnten Manipulationen die Rektumtemperatur anfangs noch um 2—3° tiefer sank, bevor sie sich zu heben begann, wenn das überhaupt geschah. Die im heißen Bade rasch erwärmten Tiere litten auch viel weniger an den Folgeerscheinungen der Erfrierung als die anderen.

Nach diesen Versuchsresultaten ist es jedenfalls angezeigt, im gegebenen Falle mit der Tradition zu brechen und auch beim Menschen die rasche Erwärmung im heißen Bade, durch Bürsten und Frottieren der Haut, Einleitung der künstlichen Respiration usw. zu versuchen."

Ebenso wie Billroth gestehen wir, daß uns eigene Erfahrungen über Wiederbelebung Erfrorener abgehen. Sollten wir aber einmal in die Lage kommen, solche vornehmen oder erleiden zu müssen, so würden wir uns allerdings mit größerem Vertrauen an die Tradition halten, die auf Erfahrungen am Menschen mit zufälliger Erfrierung beruht, als an Ergebnisse aus gewaltsamen Hundeexperimenten; dies um so mehr als wir ganz wie Billroth bei örtlichen Kälteschäden die vorsichtig angewendete Steigerung vom kalten Bade zum lauen Bad weit heilsamer gefunden haben als die plötzliche Erwärmung.

Die von Billroth angezogenen Experimente am Hunde lassen sich überdies nicht ohne weiteres, keinesfalls mit der Überzahl der zufälligen Erfrierungen des Menschen vergleichen. Die mit großen Kälteeinwirkungen in kurzer Zeit erzwungene Kältestarre eines Versuchstieres, wobei es fast nie zur Erfrierung einzelner Teile kommt, beruht zweifellos auf anderen weit weniger eingreifenden Gewebsänderungen als der örtliche oder allgemeine Kältescheintod, der sich bei langsamer stetiger Abkühlung an den Gliedern und ganzen Körpern des Menschen und der Tiere in der zufälligen Erfrierung einstellt. Der Vorgang der Erfrierung ist verschieden nach Individuum und Gelegenheit; ebenso der Zustand des erfrorenen Teiles.

307. Beim vollkräftigen Menschen geht der fortschreitenden Erfrierung des Körpers ein Kampf zwischen Leben und Tod voraus, der sich um so heftiger zu äußern pflegt, je kräftiger der Erfrierende vorher war, je mehr er sich in willkürlicher Bewegung und Abwehr verhielt. Eine vermehrte Herztätigkeit treibt das Blut zu den äußeren Teilen; die Augen, das Gesicht, der ganze Kopf werden mit Blut überfüllt, es treten die Zeichen der Hirnwallung, Heiterkeit, Phantasmen, Wutausbrüche, Schwindelanfälle auf; dazu Blutungen aus Nase, Lunge und anderen Teilen. Allmählich fängt der Kranke an zu schwanken, er wird gefühllos, endlich fällt er röchelnd unter fallsuchtähnlichen Zuckungen hin und bleibt bewußtlos liegen. Die Erkaltung macht dann rasche Fortschritte. Der Kältetod erfolgt um so schneller, je größer die Außenkälte. Er wird aufs äußerste beschleunigt, wenn der Erfrierende gefesselt war und sich in ohnmächtigen Muskelanstrengungen gegen Banden und Kälte zugleich wehrte, wie der Hund im Experiment. Wir geben zu, daß in solchen Fällen eine rasche Wiederbelebung im warmen Bad schadlos bleiben kann; um so schadloser je weniger bereits die Zeichen der Gewebsvereisung an äußeren Teilen ausgebildet sind. Ob die schleunige Wiedererwärmung ratsam oder gar nötig ist, bleibt eine andere Frage.

Für gewöhnlich geschieht das Erlöschen des Lebens heimlicher, da es sich meistens um Menschen handelt, die von vornherein durch lange Entbehrungen von Speise und Schlaf oder durch Mißbrauch geistiger Getränke widerstandslos und durch die Ermüdung in langem Kampf gegen die Unbilden der Jahreszeit und des Wetters wehrlos geworden waren. Bei ihnen tritt von vorneherein an Stelle eines vermehrten Kräftegefühls und erhöhter Lebenskraft in der Kälte eine zunehmende Müdigkeit, schließlich eine völlige Willenlosigkeit. Ihre Muskeln versagen den Dienst, ihr Kreislauf wird langsamer und träger, bis er endlich in den äußeren Teilen gänzlich stockt. Diese werden gefühllos, erfrieren und vereisen, ehe noch die inneren Körperteile einen wesentlichen Wärmeverlust erlitten haben. Vom unbezwinglichen Bedürfnis nach Ruhe und Schlaf überwältigt, liegt der Körper scheintod da, ohne bereits der allgemeinen Kältestarre verfallen zu sein. Man könnte jetzt das schwindende Leben durch rasche Erwärmung rasch zurückrufen, wenn man nicht Rücksicht auf die bereits erfrorenen Teile zu nehmen hätte. Die geschwächten Gewebe dieser Teile wurden bei plötzlicher Lösung der Kältestarre durch den zu rasch gesteigerten Kreislauf von Blut überfüllt und der Gefahr des Zerreißens ausgesetzt, wie sich bei unzweckmäßiger Behandlung von Kälteschäden immer wieder zeigt. Solche Zerstörungen und ihre Folgen können nur durch sehr allmähliches Wiederauftauen und Wiederbeleben verhütet werden.

Es gibt dafür ein allgemeinverständliches Analogon im täglichen Leben, das jede kluge Hausfrau kennt, die erfrorene Früchte, Äpfel, Birnen, Kartoffeln, Gelberüben usw. für den Gebrauch retten will. Sie bringt diese zuerst in eiskaltes Wasser, dann nach und nach in immer wärmere Flüssigkeit. So verlieren sie beim Auftauen weder an Gestalt noch an Geschmack und können längere Zeit weiter aufbewahrt werden. Die schnell erwärmten hingegen verderben rasch, zersetzen sich und werden faul. Die Ursache hierfür ist, wie man sich durch mikroskopische Untersuchung belehren kann, diese, daß bei raschem Auftauen die plötzlich ausgedehnten Zellen platzen und die Gewebe zerreißen.

Beim erfrorenen Gliede des warmblütigen Tieres kommt hinzu die Zertrümmerung der Gewebe durch Blutaustritte aus den zerreißenden Blutkapillaren; weiterhin der kalte Brand oder bei Infektion des Herdes der stinkende heiße Brand.

308. Man muß also bei erfrorenen Teilen und Körpern stets genau unterscheiden, wie weit es sich um einfachen Kältescheintod, wie weit um Froststarre, wie weit um wirkliches tiefes Vereisen der Gewebe handelt. Je mehr dieses letzte bereits begonnen hat oder vollendet ist, um so vorsichtiger und allmählicher soll die Wiedererwärmung geschehen.

Dabei ist nur der Befund am Verunglückten selbst maßgebend für die Aussicht der Wiederherstellung, nicht die Dauer des Zustandes, nicht der Grad der erlittenen Außenkälte. Der einfache Kältescheintod ohne Vereisung der Körperteile kann stundenlang, tagelang, sogar wochenlang währen bei einem Menschen, der durch Kälte gelähmt vom fallenden Schnee eingehüllt und so gegen das eigentliche Erfrieren geschützt worden war. Die Hoffnung, den Scheintoten unversehrt ins Leben zurückzurufen, ist um so größer, je kräftiger seine Gestalt, je natürlicher sein Aussehen, je deutlicher noch die letzten Zeichen des Lebens in einem Rest der Binnenwärme, in Spuren der Herz- und Zwerchfellbewegung vorhanden sind; je weniger die Scheinleiche durch Abzehrung, Gliederverkrümmung, Hautveränderungen und insbesondere durch Merkmale des beginnenden Brandes entstellt ist.

Die örtlichen und allgemeinen Zeichen des endgültigen Kältetodes sind so lange trügerisch, als sie nicht in die Merkmale der Verwesung oder Fäulnis überzugehen beginnen. Umgekehrt kann ein Scheinleben der Leiche sehr lange vorgetäuscht bleiben, wenn bei großer Außenkälte die Zersetzung verzögert oder verhindert wird, die Gestalt erhalten bleibt. Erst dann, wenn bei vorsichtiger Steigerung der Außenwärme die Körperwärme dauernd hinter dieser zurückbleibt oder stetig weitersinkt und die anderen Zeichen des örtlichen und allgemeinen Todes zunehmen, wird die Unterscheidung zwischen Scheintod und Scheinleben wirklich möglich.

Einigen Anhalt für die Vorhersage des Ausganges geben die Umstände, unter denen die Erfrierung zustande kam. Der wirkliche Kältetod ist um so eher zu erwarten, je schwächer und zarter der Körper war, der dem Erfrieren anheimfiel; je weniger er vorher an ein Ertragen der Außenkälte gewöhnt war. Den Neugeborenen vermag schon eine Luftkälte nahe über dem Gefrierpunkt in Scheintod zu versetzen und den endgültigen Kältetod fast unrettbar herbeizuführen. Bei Ausgehungerten kann das Absterben der vereisten Gewebe bereits binnen weniger Stunden unheilbar vorgeschritten sein, während sich unter sonst gleichen Verhältnissen beim vorher Kräftigen und Wohlernährten der endgültige Gewebstod durch Tage hin verzögert. Der an Kälte und Anstrengungen Gewöhnte widersteht der Erfrierung nicht nur weit länger als der verweichlichte Stubenbewohner, sondern er gewinnt das Leben der erfrorenen Gliedmaße und des erfrorenen Körpers auch eher und unversehrter wieder als der durch Nichtübung verkümmerte und wehrlose. Ein rascher Übergang vom ausreichenden Wärmeschutz zur Preisgabe an die Gewalt der Frostkälte wirkt um so verhängnisvoller, je wehrloser der von der Erfrierung Bedrohte durch Behinderung seiner freien Bewegung ist. Kälte und Ermüdung zugleich überwältigen endlich die größte Lebenskraft. Am schnellsten vernichtet die Kälte das Leben, wenn sie entweder plötzlich ohne Übergang als Frostkälte neben großen Körperanstrengungen einbricht oder wenn sie als langandauernde Verdunstungskälte auf den von Nässe eingehüllten Körper einwirkt. Im russischen Feldzuge Napoleons widerstanden die aus Moskau zurückkehrenden Trümmer der Großen Armee lange der sie verfolgenden mörderischen Kälte; eine neue Division, die bei weit milderer Witterung nach Wilna gekommen war und den Schutz ihres günstigen Standquartiers plötzlich wieder verlassen mußte, löste sich in wenigen Tagen auf und verschwand gänzlich, indem die Leute erstarrt am Wege liegen blieben. Die meisten Gliederverluste durch Erfrieren kamen in den napoleonischen Kriegszügen vor, wenn die Soldaten nach langer trockener Kälte den Unbilden des Tauwetters ausgesetzt waren (70).

Ob eine Verminderung der Körperwärme im Mastdarm unter 18° C wirklich, wie die Experimentatoren wollen, die Grenze der Wiederbelebungsmöglichkeit bedeutet und ob noch Spuren der Herztätigkeit vorhanden sein müssen, damit die Wiederherstellung des Kreislaufes noch erwartet werden darf, das zu entscheiden muß zukünftigen ärztlichen Beobachtungen überlassen bleiben. Eine reiche und gründliche Kasuistik der hergehörigen Erfahrungen fehlt; sie müßte denn in der schwer zugänglichen russischen Literatur niedergelegt sein. Sicher ist, daß die Belebungsversuche an Erfrorenen mit großer Umsicht und Geduld vorgenommen werden müssen. Die Ungeduld experimentellen Vorurteils und Zweifels ist dabei nicht erlaubt.

309. Alle Ärzte, die wie Larrey eigene Erfahrungen über die **Wiederbelebung erfrorener Menschen oder erfrorener Glieder** gesammelt haben, versichern auf das Bestimmteste, daß nichts zweckwidriger sei, als den Erfrorenen rasch in eine erhöhte Außenwärme, in einen geheizten Raum oder gar nahe zum Feuer bringen; der Ausgang in Brand an den zu schnell aufgetauten Teilen sei fast unvermeidlich und eine tödliche Synkope nach dem Wiedererwachen häufig. Sie raten eindringlich, den zwischen Erstarrung und Leben schwebenden, aber seiner Sinne noch mächtigen so lange an einem kühlen Ort zu halten, bis die starren Glieder sich unter vorsichtigem Reiben lösen und der Kreislauf lebhafter geworden sei; dann solle der zum Leben wiederkehrende in Wolldecken oder Federbetten eingehüllt, mit lauwarmem Getränk gelabt, endlich in ein schwach erwärmtes Bett gebracht und dem Schlaf überlassen werden.

Der Scheintote müsse noch vorsichtiger erwärmt und zum Leben gebracht werden. Entweder solle man ihn nackt in Schnee eingraben oder im ungeheizten Raume mit Schnee bedecken; oder man solle ihn ausgekleidet in Flußwasser legen, so daß bloß Nase und Mund freibleiben. Das alles müsse mit der größten Behutsamkeit geschehen, damit die vereisten Endglieder nicht abbrechen. Wenn sich im Schnee oder eiskaltem Wasser die Frosthärte der großen Glieder gelöst hat, so soll der Körper aufs Trockene gebracht und mit Schnee oder kaltem Wasser an allen Teilen vorsichtig gerieben werden, bis die Gliederstarre sich weiter vermindert hat. Dann wird er in ein ungewärmtes Bett gebracht und mit Wolldecken oder Federkissen zugedeckt. Sobald sich die ersten Atembewegungen zeigen, die mit Hilfe starker Riechmittel wie Kampfer, verbrannter Feder oder Salmiakgeist weiter angeregt werden können, versucht man erwärmende Klistiere oder Getränke von Fliedertee, Kaffee, warmem Wein einzuflößen. Erst wenn unter fortgesetztem Reiben mit Flanelllappen oder Wollstrümpfen der Herzschlag deutlich, der Puls an den Gliedern erschienen und die Lebenswärme in alle Teile zurückgekehrt ist, darf man die Stube langsam auf 5 bis 10° C erwärmen. Bei dem geringsten Zeichen von Hirnkongestion, Stauung in den Gliedmaßen, Blutung aus den Schleimhäuten oder ins Unterhautgewebe muß die Steigerung der allgemeinen oder örtlichen Wärme verzögert oder vorübergehend gehemmt werden.

Der aus der Kältestarre erwachende ist noch für längere Zeit unbesinnlich, halb benommen. Sobald er weiter zu sich kommt, fängt er für gewöhnlich an, über Schmerzen in den sich lösenden Gliedern zu klagen. Das ist ein Zeichen der übermäßigen Blutspannung in den geschwächten Geweben. Steile Hochlagerung oder senkrechtes Aufhängen des schmerzenden Gliedes, Einwicklung in kalte Wasserumschläge pflegen die Schmerzen bald unter Beschleunigung des Kreislaufes zu lindern, während rasch zugeführte Wärme sie aufs heftigste steigert und neue Stockungen bewirkt. Narkotische Mittel sind hierbei ohnehin zu verwerfen. Bleibt die Kältestarre in einzelnen Teilen hartnäckig zurück, so wirken wiederholte vorsichtige Reibungen mit Schnee, Waschungen mit kaltem Wasser, Umschlägen von Kampferspiritus oder Branntwein oder Petroleum auf die benachbarten schon lebendig gewordenen Teile meistens günstig ein.

Kampferweinumschläge und der innerlich gebrauchte Kampfer erweisen sich häufig noch woltuend, wenn bereits Gangrän droht. Stinkender feuchter Brand wird davon besser beschränkt oder in trockenen geruchlosen verwandelt als von anderen antiseptischen Mitteln. Auch Kreosot äußerlich und innerlich sind hierfür wirksam.

Mit dem Absetzen brandig gewordener Teile soll bis aufs äußerste gewartet werden, falls nicht etwa fortschreitende Phlegmonen und die Gefahr der Sepsis dazu drängen. Neue und alte Erfahrungen stimmen darin überein, daß vor deutlicher Begrenzung des absterbenden Teiles durch die sogenannte Demarkationszone jeder chirurgische Eingriff zum mindesten überflüssig oft lebensgefährlich ist.

310. Dieselbe Vorsicht wie mit der Wiedererwärmung bei vollendeten ist bei beginnenden Erfrierungen geboten. Sobald ein Glied, Nase, Ohr, Finger, anfängt in der Kälte zu erstarren, soll es, solange noch Empfindung darin ist, zunächst nur trocken gerieben und bewegt werden. Die darin auftretenden Schmerzen werden durch nichts besser als durch sanftes Reiben und Streichen in der Richtung des Blutrückflusses gelindert.

Ist der geschädigte Teil bereits empfindungslos geworden, so soll er zuerst mit Schnee oder mit gestoßenem Eis gerieben werden, bis die Empfindung wiederkehrt; dann kann Wasser vom Nullpunkt aufwärts zum Baden und Waschen genommen und nach kürzerer oder längerer Zeit durch Wasser von 5^0, 10^0, 15^0 ersetzt werden; mit der Maßnahme, daß das erste Wasser nicht wärmer als die Temperatur des erfrorenen Gliedes sein darf und daß die Erwärmung um so langsamer und abgestufter geschehen soll, je ausgedehnter und tiefer der Kälteschaden erscheint. Eine Steigerung der Wasserwärme über 15^0 ist nicht nötig, auch für gewöhnlich durch die dabei eintretenden Schmerzen unerträglich und wegen der Gefahr des Brandes verwerflich. Sobald das erstarrte Glied wieder biegsam und rot geworden ist, soll es sanft mit Flanell gerieben und in Watte oder Wolle trocken eingehüllt werden. Zugleich kann die Vermehrung und Austeilung der Innenwärme durch heiße Getränke, Kaffee, Tee, Fliederblumenaufguß usw. gefördert werden.

Frostbeulen sind wie kleine Erfrierungen zu behandeln, also im Beginn ihrer Ausbildung nicht mit Wärmezufuhr von außen sondern mit kurzen Kältereizen, Schnee oder kaltem Wasser. Nachher müssen wollene Fausthandschuhe, Socken, Ohrwärmer gegen weitere Verkühlung der empfindlichen Teile schützen. Meistens heilen bei solcher Behandlung die Frostbeulen ersten Grades, also die einfachen Anschwellungen, binnen drei oder fünf Tagen.

Bei sehr zarten Personen kann der Schnee oder das kalte Wasser an dem frostempfindlichen Teile zu heftig, ausnahmsweise gar wie ein Blasenpflaster wirken. Dann verzichtet man natürlich auf die rasche Hilfe, bepinselt die kranken Stellen mit Benzoetinktur, bedeckt sie mit Borsalbe oder Zinksalbe und läßt für die Nacht weite Handschuhe und Socken aus weißer Baumwolle, Seide oder zartem Leder, die mit Mandelkleie oder Kartoffelstärke inwendig stark bestäubt sind, regelmäßig anlegen. Tagsüber können kurze laue örtliche Bäder oder Umschläge von Aqua plumbi oder Liquor plumbi subacetici oder Liquor aluminii acetici gebraucht werden unter vorsichtigem Reiben. Das geschieht am besten vor dem Zubettegehen mehrere Minuten lang bis der erste leichte Schmerz nachläßt. Dabei werden die von der Frostbeule besetzten Teile, Füße, Finger, Ohren, Nase, bald wieder warm, verlieren die blasse oder blaue Färbung und nehmen eine lebhafte gesunde Röte an. Oft erzeugt der Schnee sogar ein vorübergehendes heißes Brennen, das um so bälder wieder abklingt und dem angenehmen Wärmegefühl weicht, je geschickter das Reiben fortgesetzt wird. Hält nach dem Reiben ein Juckreiz quälend an, so lindern flüchtige Waschungen mit Spiritus camphoratus, Spiritus juniperi, Spiritus angelicae compositus oder Bepinselungen mit Tanninlösungen. Die letzteren sind besonders rätlich, falls die Haut über dem Frostschaden gesprungen oder gerissen ist.

    Rp. acidi tannici 1,0
      glycerini
      aq. rosarum ā̄ 50,0
       SDS. zum Aufpinseln.

Falls bei dieser einfachen Behandlung und dem erforderlichen örtlichen Wärmeschutz die Frostbeulen immer wiederkehren, so sind schwach reizende Einreibungen an den empfindlichen Stellen dienlich. Diese dürfen um so stärker und schärfer sein, je träger die Haut, je hartnäckiger die Beule. Vom mildesten zum stärksten Mittel reicht die folgende Reihe: Zitronensaft, von der frischen Schnittfläche der Zitrone aufgerieben; Petroleum aufgepinselt;

Vinum camphoratum; Kognak = Spiritus e vino; Spiritus angelicae compositus, Tinctura arnicae, Liquor ammonii acetici, Spiritus aetheris nitrosi etc. Die Anwendung geschieht abends.

Vielen Patienten hilft eine morgendliche Schutzdecke aus Collodium elasticum, traumaticinum oder mastisolum an den empfindlichen Teilen, besonders an Ohr, Nase, Fingern. Für die Füße ist das Überpinseln mit Tischlerleim oder ein reizloser Heftpflasterverband vorzuziehen. Pribram (1915) empfiehlt als Schutz gegen Frostschäden eine Leimglyzerinmasse aus 150 Teilen Leim, 350 Wasser, 500 Glyzerin. Sie wird vor dem Gebrauch im Wasserbade verflüssigt und dann über die kälteempfindlichen Teile gepinselt.

311. Um torpide Frostbeulen zur Zerteilung zu bringen, bedarf es stärkerer Reize. Zur Auswahl dient die folgende aufsteigende Reihe: Unguentum hydrargyri album; Bepinselung mit

    Rp. camphorae rasae   5,0
        cerae albae   20,0
        olei lini   40,0
        balsami peruviani 1,0
        MDS, Salbe;

Sapo kalinus mit oder ohne Ammonium sulfo-ichthyalicum, 5—10%, als Salbe zum Einreiben, Unguentum basilicum; Tinctura jodi verdünnt mit Tinctura gallarum āā, oder unverdünnt.

Zu längerem Gebrauch werden Chlor oder Salzsäure in verschiedener Anwendungsweise gerühmt. Hand- und Fußbäder mit 1% HCl, also 40—60 g rohe Salzsäure auf einen halben Eimer (Holzeimer!), kühles Wasser; Waschungen mit Aqua chlorata; Bepinselung mit

    Rp. acidi hydrochlorici
        tincturae aromaticae
        tincturae opii crocatae āā 10,0
        MDS. Äußerlich.

Salbungen mit

    Rp. calcariae chloratae 1,0
        unguenti paraffini   9,0
        M. f. unguent. subtiliss.
        D. in vitro fusco
        S. erbsen- bis bohnengroß abends sanft einreiben, darüber Guttaperchapapier und Strumpf.
        (Binz 1897.)

Noch stärker wirken Einreibungen mit Unguentum mezerei oder Oleum terebinthinae.

Wenn Frostbeulen, wie es wohl an Fersen und Fußballen geschieht, sehr hartnäckig verbleiben, so sind einige Tage Bettruhe oft wirksamer als alles andere. Dabei dürfen, falls keine Entzündung besteht, mehrmals am Tage warme Bähungen mit Kamillentee oder heißen Terpentindämpfen angewendet werden. Die letzteren werden am einfachsten so gemacht, daß in einer Fußwanne auf einen Eimer kochend Wasser 15—20 ccm Oleum terebinthinae oder Oleum juniperi gegeben werden, darein ein Holzschemel oder Sieb gestellt wird, worauf die Füße ruhen, ohne den Flüssigkeitsspiegel zu berühren; das Ganze mit Wolldecke verhangen.

Bei stärkeren Entzündungen von Frostbeulen ist längere Bettruhe unbedingt nötig. Die kranken Stellen werden mit Unguentum zinci oder Unguentum hydrargyri rubrum oder Unguentum hydrargyri cinereum, Unguentum belladonnae āā mehrere Tage lang verbunden; nachher mit Bleiwasserkompressen oder Weinessigumschlägen behandelt und wenn die Entzündung zurückgeht mit der folgenden Salbe geschützt:

> Rp. plumbi acetici
> aluminis crudi āā 5,0
> cetacei
> cerae albae āā 25,0
> olei olivarum q. s.
> ut fiat pasta mollis.

Die erholten Teile werden morgens mit Borsalbe oder Kampferöl oder einer 5%igen Perubalsamsalbe noch längere Zeit eingefettet oder morgens und abends mit Petroleum gewaschen.

Frostgeschwüre bedürfen fast ausnahmslos einer reizenden Behandlung. Falls das einfache Unguentum zinci binnen einer halben oder ganzen Woche die Heilung nicht deutlich fördert, setze man 5—10% der Camphora trita oder der Flores benzoes oder der Resina myrrhae oder des Balsamum peruvianum hinzu oder wende das Unguentum plumbi tannicum an. Auch Höllensteinsalben können nötig werden.

> Rp. argenti nitrici 1,0
> balsami peruviani 10,0
> axungiae porci 90,0
> M. exactissime DS. Salbe, auf Leinwand
> dick gestrichen aufzulegen.

Auch das Bepinseln mit 1%iger Höllensteinlösung oder mit verdünnter Jodtinktur ist in manchen Fällen wirksam.

In Fällen, wo ererbte oder erworbene Syphilis die Heilung verzögert, ist natürlich das Unguentum hydrargi album oder rubrum vorzuziehen und der innerliche Gebrauch des Oleum jecoris aselli mit oder ohne Jodzusatz zu versuchen. Hartnäckige Frostschäden bei Skrofulösen verlangen die Darreichung von Jod, Jodeisen, Antimon, in den bekannten Formen des Unguentum kalii jodati, des Jodvasogens, des Sirupus ferri jodati tropfenweise bis teelöffelweise, der Plummerschen Pulver und Pillen (Pilulae alterantes):

> Rp. stibii sulfurati aurantiaci
> calomelanos āā 0,01—0,05
> sacchari albi 0,5
> M. f. pulv. Dntr. des No. XX
> S. morgens und abends 1 Pulver zu nehmen.

> Rp. stibii sulfurati aurant.
> calomelanos āā 1,0
> succi liquiritiae
> radicis altheae pulv. āā 2,0
> aquae dest. q. s.
> ut fiant pilulae No. L
> CDS. 3 mal täglich 1—2 Pillen zu nehmen.

Bei bedeutender Anämie kann die Darreichung von Eisen, Tinctura ferri pomata, Pilulae ferri carbonici Blaudii, Pilulae aloëticae ferratae notwendig werden. Bei Schilddrüsenverminderung der Gebrauch der Thyreoideapräparate (290).

Die angegebenen Mittel reichen wohl zur Behandlung der Frostschäden aus. Aber es werden noch eine lange Reihe besonderer Frostsalben empfohlen. Fast jeder Dermatologe hat seine eigene; die Fabriken preisen viele Spezifika an, meistens Modifikationen bekannter und genannter Mittel; die Volksmedizin lobt fast zahllose, nicht immer verwerfliche Mittel: zur Verhütung der Frostschäden mit Herbstbeginn Waschungen des empfindlichen Teiles mit Brennnesselabkochung oder Beschmieren mit Rautensaft und Nußöl oder Petroleumwaschung, alles abendlich; zur Aufweichung harter Frostbeulen Nußblätterabkochung, Brei aus gekochten und gestampften Steckrüben, Senfkörneraufguß, Klettenöl oder Klettenölsalbe (ἄρκτιον Plinius, lappa minor Vergilius), Zwiebelsaft mit Hühnerfett als Salbe, Baumöl (emplastrum e palma phoenica), Eidechsenfett (emplastrum e chalcidice, nicht zu verwechseln mit emplastrum e chalcitide) usw.

Ähnlich wie Frostbeulen sind die kleinen Frostschäden der gesprungenen Lippen und gerissenen Hände zu behandeln. Sie verlangen indessen mehr Rücksicht auf die Konstitution, also allgemeine Einwirkungen und innere Arzneimittel, als die Behandlung des örtlichen Übels. Nur örtliche Deckmittel sind unentbehrlich. Von den gebräuchlichen Lippenpomaden nennen wir: Ceratum cetacei, Ceratum cetacei salicylatum, Ceratum camphorae, Salben aus Oleum cocos mit Oleum rosae, Unguentum leniens; von den Salben für gesprungene Hände Glycerinum, Glycerinum boricum, Unguentum glycerini, Unguentum diachylon etc., am Abend aufzustreichen; während des Tages die verschiedenen Hautcreme und Schutzsalben z. B. Unguentum rosatum, Unguentum paraffini; ferner

Rp. olei amygdalarum 20,0
olei cacao 10,0
misce leni calore, adde
olei rosarum
olei amygdal. amar. aeth. āā gt. I
MDS. Salbe.

Rp. olei amygdalarum 50,0
benzoës
balsami tolutani āā 0,5
digere filtra et adde
olei citri
olei lavandulae āā gtt. II
MDS. Salbe.

Auch Tinctura benzoes, Tinctura ambrae, Tinctura arnicae sind aufgepinselt zum Schutz und Abheilen von Kälterissen der Haut dienlich.

Die rote Frostnase wird wie die Frostbeule ersten Grades behandelt oder auch mit der zu Anfang dieses Absatzes genannten Chlorkalksalbe.

Y. Behandlung des Erkälteten.

312. Die Behandlung des Erkälteten besprechen wir hier nur soweit als das erste Stadium der Erkältungskrankheiten, also das des Erkältungsschadens, in Frage kommt und als ausgebildete Katarrhe und Rheumatismen mit vermehrter Erkältungsempfindlichkeit einhergehen und demgemäß durch eine fortgesetzte Erkältungsreihe den Grund für Dauerkrankheiten, für chronischen Katarrh und chronischen Rheumatismus bilden. Die Behandlung der rein zufälligen Erkältungskrankheiten, der Erkältungspneumonie, Erkältungsnephritis usw. und überhaupt derjenigen Erkältungsleiden, die über den Grad des einfachen Flusses, des Katarrhes und Rheumas, hinausgehen, gehört nicht mehr hierher.

Die Aufgaben der Kunsthilfe sind beim Erkältungsschaden im wesentlichen keine anderen als bei den leichten Kälteschäden: Ausgleichung der örtlichen Störung durch Wärmeregulierung von innen und von außen, Herstellung der örtlichen Kreislaufstörung, Schonung des erkrankten Teiles und vor allem Schützung desselben wider neue Erkältungseinflüsse bis zur Wiederherstellung des Gewebschadens.

Wir trennen praktisch die Behandlung der äußeren Flüsse an Haut und Schleimhäuten von derjenigen der inneren Flüsse an Gelenken, Muskeln, serösen Häuten.

Das natürliche Hilfsbedürfnis der Wärmeausgleichung und Kreislaufregulierung bei Katarrhen erfüllen kräftige Menschen, die, für gewöhnlich wetterfest, bei außerordentlichen Erkältungsgelegenheiten eine Kältestörung erlitten, triebmäßig. Sie heilen ihren beginnenden Schnupfen in seiner Entstehung dadurch, daß sie in die kalte Luft hinausgehen, gegen den Wind laufen oder bei warmer Luft eine kalte Brause oder auch ein heißes Bad, ein Schwitzbad nehmen, kurz durch eine allgemeine Steigerung ihrer Gewebstätigkeit die sogenannte Reaktion gegen die örtliche Störung hervorrufen. Die damit bewirkte allgemeine und örtliche Wärmesteigerung und Kreislaufaufregung genügt in der Tat sehr häufig, um den Widerstandsfähigen von einem Schnupfen, der sich ohne die Gegenwehr zu einem fieberhaften siebentägigen Allgemeinleiden auszubilden pflegt, in einem halben Tage zu befreien.

Schwächere, welche diese Heldenkur nachahmen wollten, erfuhren bald, daß sie damit ihr anfänglich kleines Übel rasch und oft ins Übermaß steigerten und verlängerten. Bei ihnen pflegt eine Erkältung jedesmal in einem entschiedenen Schnupfen, Schluckweh, Rachenkatarrh zum Ausdruck zu kommen oder zu einem absteigenden Katarrh sich zu steigern, wenn sie sich nach dem Beginn der Erkältungsstörung auch nur eine kleine Anstrengung zumuten oder einer neuen Wetterunbilde aussetzen. Bei ruhigem Verhalten, beim Schutz der Haut und des leidenden Teiles vor Kälte und Hitze, Rauch und Staub, beim Verweilen im gleichmäßig temperierten Zimmer oder im Bett hingegen verläuft ihr gewohnter Schnupfen milde, unbegleitet von Allgemeinstörungen, Fieber, Kopfweh, Verdauungsstörungen; er bleibt auf seinen Ort und auf die übliche Zeitdauer einer Woche beschränkt.

Die Schwächsten wissen, daß für sie der leichteste Erkältungsschnupfen stets am zweiten oder dritten Tage zu einem fieberhaften und oft schweren Allgemeinleiden sich ausbildet, das mit aller Geduld und Vorsicht im Schutz des Zimmers und Bettes ausgebrütet werden muß.

313. Diese machen den Beginn ihrer Kur zweckmäßig mit einem lauen Fußbad von 25—30° C, das zehn oder fünfzehn Minuten währen kann; dann begeben sie sich in ihr vorher erwärmtes Bett und hüten dieses bei mäßiger Zimmerwärme von 15—20° C während der nächsten zwei oder drei Tage. Nimmt die Schwellung der Nase, die Reizung des Halses zu, besteht Hustenreiz und Kopfweh, so tut eine Wiederholung des Fußbades am anderen Abend wohl. Bei stockendem Fluß mildern warme Dämpfe, durch Nase oder Mund ohne Anstrengung einige Sekunden oder Minuten lang eingezogen, Schmerz, Druck, Niesreiz und Hustenreiz; warmer Wasserdampf genügt im allgemeinen, doch ziehen manche den Dampf von Kamillentee oder Melissentee vor. Nach der Einatmung, die alle paar Stunden wiederholt werden kann, muß das Gesicht abgetrocknet und mit einem dünnen Gazeschleier geschützt werden, damit die vom Dampf erweichten Hautstellen und Luftwege nicht durch Verdunstung bei äußerer Luftbewegung und innerem Atemzug aufs neue verkühlt werden. Ist der Stuhlgang ausgeblieben oder träge, so ist ein Klistier mit lauwarmem Wasser oder der Gebrauch eines milden Mittelsalzes in der Frühe um so wohltätiger, je deutlicher sich schon am ersten Abend Fieberbewegungen zeigten.

Hierbei ist zu berücksichtigen, daß, je schwächer und zarter der Patient ist, den schwefelsauren Alkalien die essigsauren, weinsauren und zitronensauren Salze vorzuziehen sind. Die Auswahl ist groß genug: Natrium aceticum (3 bis 5 g), Tartarus depuratus (3—10 g), Kalium tartaricum (3—10 g), Tartarus natronatus (5—10 g); Pulvis temperans (tartari depurati 3,0, kalii nitrici

1,0, sacchari 6,0, MDS. $^1/_2$—1 Pulver); Pulvis aërophorus laxans (tartari natronati 7,5, natrii bicarbonici 2,5, MD. in charta; acidi tartarici 2,0 D. in charta; S, beim Gebrauch zu mischen). Alle diese Mittel werden am besten nüchtern in einem Weinglas warmes Wasser aufgelöst genommen; auch das sonst kalt zu lösende Brausepulver, damit die hier unerwünschte Kohlensäure sich der Hauptmasse nach durch die Wärme verflüchtige.

Bei flüssiger spärlicher Kost, Gerstenschleim oder Haferschleim oder Milch, und der eben mitgeteilten Behandlung gelingt es in den meisten Fällen, auch den zartesten Patienten ohne weitere Störungen binnen einer halben oder ganzen Woche über den Anfall hinweg zubringen, der sonst nicht ohne schwerere Folgen zu bleiben pflegt und zwei, drei und mehr Wochen des Lebens verdirbt.

Der Versuch, durch übertriebene Wärme und sogar durch eine Schwitzkur das Leiden rasch abzuschneiden ist für die zarteren Kranken stets gewagt, fast ausnahmslos nutzlos. Schwitzen im Beginn einer Erkältungskrankheit pflegt ihnen nur dann Erleichterung und Nutzen zu bringen, wenn die Haut von selbst feucht zu werden beginnt. Dann schadet es nichts, mit einer Tasse heißem Fliedertee, dem ein Teelöffel liquor ammonii acetici zugesetzt werden darf, und mit einer warmen aber leichten Bedeckung, Federbett oder Pelz, den Schweißausbruch zu unterstützen.

Ganz entschieden ist zu warnen vor Schwitzkuren bei Patienten, die bei chronischem Influenzainfekt oder Tuberkuloseinfekt zu Erkältungskatarrhen neigen. Die vorübergehende Erleichterung, die sie etwa hie und da vom Schweißausbruch haben, wird fast immer durch ein lästiges und schwächendes Nachschwitzen mit gesteigerter Empfindlichkeit gegen Zugluft und Verdunstung, oft sogar durch ein rasches Abwärtssteigen des Katarrhes und gesteigerte Fieberaufregung gebüßt.

Daß nach einem unfreiwilligen Schweißausbruch und auch nach dem willkommenen kritischen Schweiß um den fünften oder siebenten Tag jede rasche Abkühlung der dampfenden Haut vermieden werden muß, ist selbstverständlich. Sehr empfindliche sollen nach höchstens dreistündigem Schwitzen oder, wenn der Schweiß von selbst nachgelassen hat, durch eine lauwarme Waschung, Glied für Glied unter der Decke, erquickt, dann mit wohldurchwärmter frischer Leibwäsche bekleidet und in ein anderes leicht erwärmtes Bett übertragen werden. Hier fallen sie, mäßig bedeckt, gewöhnlich in einen heilsamen Schlaf. Dem Waschwasser kann aromatischer Essig oder Kölnisches Wasser, ein Eßlöffel voll zum Liter, zugesetzt werden.

314. Im allgemeinen sind bei beginnenden Erkältungskrankheiten, wie bei beginnenden Katarrhen und fieberhaften Rheumatismen überhaupt, heiße Getränke und sonst vieles Trinken zweckwidrig. Die Erfahrung lehrt, daß in den ersten Tagen einer solchen Krankheit nichts heilsamer ist als eine Durst- und Hungerkur, also die gänzliche Enthaltung von Flüssigkeit und die Beschränkung der Nahrung auf leere Suppen oder bei Verlangen nach Speise auf eine dicke Mehlsuppe. Die sogenannte Stärkung des Kranken ist in den ersten Tagen sinnlos und zwecklos, er müßte dann zuvor wirklichen Hunger gelitten und andere Entbehrungen durchgemacht haben. Überernährung, und dazu gehört bei den meisten Menschen schon ihre Alltagsfütterung, ist in kurzen Krankheiten stets bedenklicher als Unterernährung. Unbedingt sollen Fleisch, Fleischbrühe, Eier, Käse, alle fetten und scharfen Speisen auch beim leichtesten Erkältungsleiden mit Fieber während der ersten drei bis sieben Tage wegbleiben; ebenso Alkohol in jeder Form. Für die ersten Tage genügt Gerstenschleim oder Haferschleim in kleinen Portionen; später können Weißbrot, Zwieback, Keks, zartes Obst, Kompot, Kartoffelbrei oder Mehlspeisen hinzugenommen werden. Die Abendkost soll während der ganzen Krankheit auf einen Teller Schleimsuppe oder eine Tasse Milch beschränkt bleiben. Der nächtliche Hustenreiz, der manche Erkältete und überhaupt Kranke quält, kommt nicht immer von einer Reizung der Luftwege, sondern oft von überfülltem Verdauungskanal oder überladenem Blut; er ist ein „Magenhusten".

Als Getränk kann nach dem dritten oder vierten Tag laues Zuckerwasser, Milch mit Emser Krähnchen oder Selterswasser, Gerstenschleim mit ein paar Tropfen Zitronensaft gegeben werden; bei Reizhusten ein Aufguß von Radix altheae, Fructus foeniculi oder Species pectorales. Der beliebte Glühwein, Punsch, Grog usw. wird von starken Leuten mit wie ohne Erkältungskrankheit vertragen, aber er nutzt nichts; die Erkältung ist nur ein Vorwand, ihn öfter und stärker zu nehmen. Wurde, was nicht selten vorkommt, durch ihn die Krankheit schlimmer, dann heißt es, der Anfall war so schwer, daß nicht einmal dieses vorzügliche Mittel dawider helfen konnte.

Manche Erkältete versichern, sie hätten zu einer so langweiligen Schonungskur, wie wir sie eben angegeben haben, weder Zeit noch Lust. Der Arzt müsse Radikalmittel haben und verordnen, besonders wider einen dummen Schnupfen oder Husten. Gut, der Arzt hat diese Mittel nicht; sie mögen bei den Gevatterinnen und Kräuterweibern und anderen Spezialisten herumprobieren. Niemand kann sie, falls sie das mündige Alter erreicht haben, zu einem sachgemäßen Verhalten zwingen. Die Erkältung wird in vielen Fällen auch ohne jene Vorsicht bis zum Ende der Krankheitswoche vergehen; am siebenten Tage hilft ohnehin jedes Mittel. Aber in einem mehr oder weniger großen Teil der Fälle wird sie in eine schwerere Krankheit mit unberechenbaren Zufällen und Verlängerungen übergehen, und für diese Erschwerung ist der allein verantwortlich, welcher die Schuld daran hat, daß die Anfänge der Krankheit vernachlässigt oder mißhandelt worden sind.

315. Je nach dem Sitz und den Begleiterscheinungen des Erkältungsleidens können besondere örtliche Mittel zur Erwärmung oder Warmhaltung des einen oder anderen Teiles wohltätig oder erforderlich werden. Vielen tut es im Anfang eines Schnupfens gut, die Nase außen und innen mit Öl oder Fett zu bestreichen. Das einfache Mittel bewirkt, daß die große Empfindlichkeit der gereizten Nase gegen den Luftzug, den schon das Ein- und Ausatmen bewirkt, nachläßt, der heftige Niesreiz aufhört und die verquollenen Nasengänge freier werden. Auf den Schluck- und Schlingschmerz hat dieselbe wohltätige Wirkung warmes Spülen und Gurgeln, wenigstens im Anfang; sobald stärkere Entzündung der Rachengebilde da ist, tut das kalte Wasser wohler. Ein begleitendes Ohrenweh wird mit Watte oder Kampferwatte im Gehörgang gelindert. Zahnweh, das sich oft im Anfang eines Erkältungsschnupfens einstellt, wird durch lauwarmes Wasser oder Kamillentee gestillt, überhaupt durch Wärme.

Ein altes Volksmittel gegen das Ohrenreißen der Kinder bei Erkältungskrankheiten ist Milch aus der Frauenbrust. Als der achtjährige Victor Hugo und sein Bruder Eugen den kalten Winter 1811—12 im kalten Madrid verlebten und von ihrem Vater, dem General Hugo, im ungeheizten Jesuitenkollegium für Adlige untergebracht waren, litt Eugen an Frostbeulen und Viktor an wütenden Ohrenschmerzen, die ihn die Nächte schrecklich quälten. Man wendete vergeblich alle Arzneimittel der Ärzte an. Schließlich schien nur ein Volksmittel übrig zu bleiben, Frauenmilch an der Brust getrunken. Der Pförtner des Hauses war verheiratet und zum guten Glück nährte seine Frau gerade ihr jüngstes Kind. Victor wurde zu ihr geführt. Da die Frau die Klosterwäsche besorgte, so gab es bei ihr eine immer warme Küche. Die Küchenherdwärme leitete die Heilung ein und „die Milch vollendete sie."

Wird die Kehle empfindlich, so tut ein baumwollenes oder seidenes Halstuch gut, oder auch ein Flanellsäckchen um den Hals, das mit Eibischblumen, Wollblumen, Kamillenblüten gefüllt ist. Sehr Empfindliche ziehen der trockenen Wärme feuchte Wärme vor, also Aufschläge von Weißbrot mit Milch gekocht, Milchreis oder Kartoffelbrei. Weshalb zum Gurgeln und Trinken der hippokratische Sauerhonig aus Gerstenwasser, Essig und Honig besser sein soll als ein anderes Spülwasser und Getränk, wissen die Doktoren noch nicht, wenn auch die Bienenstichkur (353) einiges zu denken gibt; aber der Kranke lobt das Mittel.

Steigt der Reiz tiefer zur Luftröhre hinab, so ist Warmhalten der Brust durch besondere Bedeckung oder durch ein mildes Salbenpflaster gut: Unguentum leniens, Unguentum rosatum, Unguentum zinci, Unguentum sulfuratum (florum sulfuris loti 10,0, adipis suilli 20,0), auch einfaches Schweineschmalz oder Unschlitt, auf Lumpenpapier oder Flanell gestrichen. Weit weniger zu empfehlen ist die heute in Nachahmung der Wasserheilkünstler fast immer und überall angewendete „nasse Wickel" auf Hals und Brust. Bei schwächlichen Patienten, insbesondere bei Kindern beengt sie und reizt ganz unnötig die Haut; kräftigere Menschen, die ohnehin wenig stille halten, werden dadurch erregt, lüften durch Bewegung und Atmung den Verband und ziehen sich bei der Verdunstung des Wassers von Umschlag und Haut neue Erkältungen zu. Gebrauchen sollte man die nasse Wickel eigentlich nur, wenn sich zu den einfachen Zeichen des Katarrhs lebhaftere Entzündungserscheinungen in den tieferen Luftwegen gesellen oder die ersten Symptome der Pneumonie drohen. Dann muß sie aber richtig gemacht werden. Ein doppelt gelegtes Stück Leinwand, so groß wie die zu bedeckende Rumpfstelle, wird in kühles oder — bei kräftigen Patienten — in kaltes Wasser getaucht, scharf ausgepreßt, angelegt und mit wasserdichtem Stoff, Guttaperchapapier oder Billrothbattist, bedeckt, dann mit breiten weichen Flanellbinden so gut verwahrt, daß keine Verdunstung nach außen erfolgen kann. Sie soll nicht länger als ein oder zwei Stunden liegen und nur dann wiederholt werden, wenn erneute Reizerscheinungen in den tiefen Luftwegen dazu auffordern.

Zur Linderung der Fieberhitze und Hauttrockenheit in späteren Krankheitsstadien tun laue oder kühle Waschungen an Körperteilen, die vom Sitz des Katarrhes entfernt sind, also an Gesicht und Gliedern, bessere Dienste als die beliebten örtlichen kalten Aufschläge, die fast immer die Krankheit und damit das Fieber vermehren. Der nachträgliche Fieberabfall wird dann als Heilwirkung gelobt.

316. Das beste Getränk in dem Fieberstadium des Erkältungskatarrhs ist das bereits erwähnte Sauerhoniggetränk des Hippokrates. Man nimmt eine Handvoll Fliederblüten, gießt 50 ccm guten Weinessig darüber, fügt 1500 ccm siedendes Wasser dazu und läßt ziehen, bis die Flüssigkeit sich abgekühlt hat; dann seiht man durch ein leinenes Tuch und setzt zwei oder drei Eßlöffel Bienenhonig hinzu.

Bei Schluckweh nimmt man statt des Fliedertees Gersten- oder Graupenschleim. 50 g des gebrochenen Korns werden mit 5 g Natrium nitricum und 1 l Wasser gekocht, bis die Gerste geöffnet oder die Graupen erweicht sind; dann seiht man ab und setzt 50 g Honig, 30 g Weinessig hinzu.

Bei quälendem Husten ist zarten Kindern und Frauen Mandelmilch wohltätig: 100 g geschälte süße Mandeln werden mit 50 g Zucker und 30 g geschälten Melonenkernen im Mörser gestoßen und unter allmählichem Zusatz von Wasser bis zu einem Viertelliter ausgelaugt und ausgepreßt. Der Rest wird nochmals mit Wasser ausgemörsert und dies so oft, bis die Gesamtflüssigkeit auf ein Liter gekommen ist. Dann setzt man reichlich Pomeranzenblütenwasser oder ein paar Tropfen Bittermandelwasser hinzu. Das Getränk wird wie die vorhergehenden lauwarm gereicht.

Bequemer ist die Verwendung des gebräuchlichen Brusttees, der Species pectorales (radicis althaeae partt. 8, rad. liquiritiae 3, florum verbasci 2, rhizomatis iridis 1, foliorum farfarae 4, Concisa, adde fructuum anisi contus. 2, Mf. species). Empfindliche Menschen werden davon in Hals und Brust gereizt, besonders wenn sie ihn zu warm trinken; sie ziehen die Mandelmilch vor oder den einfachen Eibischtee, Radix althaeae.

Der galenische Heilschatz, die Volksmedizin und die chemische Industrie kennen noch eine Unmenge anderer Mittel zur Linderung und Heilung des beginnenden und ausgebrochenen Erkältungsleidens; sie alle gehen entweder darauf hinaus, den Wärmehaushalt des Patienten von innen oder von außen her zu regulieren und innere Reize zu mildern, oder sie wollen — und das ist vornehmlich die Kunst der Neueren — die Beschwerden des Kranken um jeden Preis betäuben. Die Mittel zum letzteren Zweck beginnen mit dem Pulvis Doveri (pulvis ipecacuanhae opiatus 1721), gehen durch das Elixir paregoricum (tinctura opii camphorata Pharmacopoeae Castrensis Ruthenae 1808, tinctura opii benzoica Pharmacopoeae Americanae 1820) und endigen im Pantoponsirup, Antipyrin, Aspirin usw. ,,Das Chinin reagiert gegen alle Formen der Intermittens, das Quecksilber und das Jodkalium reagieren gegen alle Formen der Syphilis und die Tinctura colchici opiata (tinctura seminis colchici 13,0, tinct. opii 2,0 MDS. 3 mal täglich 18—20 und mehr Tropfen zu nehmen) reagiert gegen alle Formen der Verkältungskrankheiten" (Eisenmann 1860).

317. Wie zur Heilung der beginnenden Erkältungskatarrhe ist zur Behandlung rheumatischer Anfälle die Herstellung des Wärmegleichgewichtes das erste Mittel. Der Versuch, hierbei durch gewaltsame Steigerung der Eigenwärme die Heilung herbeizuführen, ist wie bei den Schleimhautflüssen nur den vollkräftigen Naturen gestattet. Diese können zu Beginn des Anfalles mit kurzen kalten Waschungen der Haut über den schmerzergriffenen Muskeln, Nerven, Gelenken eine wohltätige Reaktion erzielen und damit oft ein rasches Verschwinden der rheumatischen Störung bewirken.

Ein englischer Veteran pflegte, wie Marcet (1812) berichtet, bei seinen Ischiasanfällen die folgende Methode anzuwenden: er legte achtfachen Flanell auf den Verlauf des Nerven, zog darüber drei paar wollene Strümpfe, dann ein paar wollene Überhemden, drei Westen, einen Rock, einen Mantel und band um den Leib sechs Ellen Flanell. So geschützt machte er einen Spaziergang, bis er in heftigen Schweiß geriet, entkleidete sich dann beim Feuer und legte sich ins Bett. Diesen Spaziergang wiederholte er alle zwei Tage, bis der Schmerz verschwunden war.

Marcet selbst, der seit achtzehn Jahren an den heftigsten Ischiasanfällen litt, befolgte die Kur so stark, daß er mit jedem Spaziergang ein bis zwei Pfund an Gewicht verlor. Auch er genas.

Beobachtungen, in denen eine frische Ischias und eine rheumatische Gesichtsneuralgie rasch durch sekundenlange Anwendung der kalten Strahldusche geheilt wurden, werden öfters mitgeteilt. John Floyers $\psi\nu\chi\varrho o\lambda o\nu\sigma\iota\alpha$ (1697, 1702) und Monetas Kaltwasserkur (1776) haben lange vor Vinzenz Prießnitz (1826) und Sebastian Kneipp (1886) die Heilwirkung der Kälte beim akuten Rheuma gründlich gelehrt. Was die Ärzte des Mittelalters und Altertums davon hielten, hat Antonio Cocchi (1738), der in den Bädern zu Pisa wirkte, zusammengestellt. Auch er ließ bei kräftigen Menschen im ersten Stadium des akuten Rheumatismus die kalte Dusche auf die kranken Teile mit Erfolg einwirken.

Die neuerdings empfohlene Kaltwasserbehandlung des akuten Gelenkrheumatismus hat Floyer folgendermaßen geübt. Er wartete, bis Hitze und Schweiß aufhörten und tauchte dann den Patienten flüchtig oder höchstens zwei bis drei Minuten lang in ein kaltes Bad. Das wurde in der Woche zwei- oder dreimal wiederholt. Für gewöhnlich genügten neun oder zehn Bäder, also drei vier bis Wochen, um den Kranken zu heilen. Die Dauer des Anfalls pflegt allerdings bei reinem Abwarten oder bei Salizylgebrauch dieselbe zu sein (327).

Prießnitz machte beim akuten Gelenkrheumatismus seine Umschläge und Wickeln in folgender Weise: Der Kranke wird nach Abtrocknen der etwa geschwitzten Haut sofort in ein großes Laken gehüllt, das in ganz kaltes Wasser getaucht und wenig ausgerungen worden war, darauf in eine wollene Decke fest eingewickelt. Das bald vorübergehende Kältegefühl, das mitunter überhaupt ausbleibt, weicht nach zehn bis fünfzehn Minuten großer Hitze; zugleich zeigt sich starkes Schlagen der Arterien und vermehrter Schmerz in den Gelenken. Jetzt wird der Kranke aus der Verpackung genommen und in eine Badewanne gesetzt, die eine Spanne hoch mit Wasser von 20^0 C gefüllt ist, und ein oder zwei Minuten lang reichlich mit diesem Wasser übergossen, bis der Körper abgekühlt ist. Klagt der Kranke über Frost in den Füßen, so wird er früher herausgenommen. Hierauf wird er wiederum in ein kaltnasses Laken und in Wolldecken gehüllt, worauf eine langsame Wiedererwärmung stattfindet. Nach einer halben oder dreiviertel Stunde wird, wenn der Kranke eine unangenehme Hitze verspürt, die Übergießung zum zweiten Male vorgenommen, dann aufs neue die Einwicklung gemacht, falls nicht etwa bereits ein allgemeiner Schweiß ausbricht. In diesem Falle überläßt man den Kranken im Bett einem ruhigen Schlaf, labt ihn alle Viertelstunden mit einem halben Glas frischem Wasser und sorgt für reichliche Lüftung des Schlafzimmers. Tritt Kopfhitze oder Kopfweh ein, so werden dem Kranken kalte Umschläge auf die Stirn gelegt und alle vier Minuten gewechselt. Der Schweiß wird zwei Stunden unterhalten, woferne der Kranke wegen steigender Hitze nicht vorher unruhig wurde. Es folgt abermals eine reichliche Übergießung, diesmal mit 18^0 igem Wasser bis zur völligen Abkühlung. Danach werden alle geschwollenen Gelenke mit nassem Tuch und Wolldecke eingehüllt; diese Einpackung alle zwei Stunden erneuert. Weiterhin Bäder und allgemeine Einwicklungen nach Bedarf bis zum Abend. So geht es zwei, drei Wochen lang, bis der Kranke hergestellt ist. Bei „entzündlichem" Rheumatismus pflegt aber die Behandlung fünf bis sieben Wochen lang zu währen (Piutti 1843).

Der Pfarrer Kneipp verbindet warmes und kaltes Wasser beim hitzigen Gelenkrheumatismus: Ein Mädchen von vierzehn Jahren hatte die Gliederkrankheit. Die Füße und Schultern waren geschwollen, auch die Hände. Es war auch voll Fieberhitze und täglich längere Zeit in stärkstem Schweiß; hatte zudem keinen Appetit und Schlaf. Anwendungen: 1. jeden Tag ein Hemd anziehen, in warmen Heublumenabsud getaucht; 2. jeden Tag ganz waschen und wenn die Hitze groß ist, zweimal; 3. jeden zweiten Tag Oberguß und Kniguß; 4. täglich eine Tasse von Schafgarbe, Holunderblüten und Wacholderbeeren. In drei Wochen war die Kur vorüber. Das Hemd bewirkte Auflösung und Ausleitung, die Waschungen Kräftigung, der Tee Reinigung in den Nieren; überdies wirkte letzterer schweißtreibend.

Es werden noch mancherlei andere Anwendungen der Wasserkur gerühmt. Sie alle werden so lange fortgesetzt, als die Krankheit dauert, drei Wochen, sechs Wochen und länger. Das ist keine Kunst, sondern Zeitvertreib. Die Kunst, die der Arzt übt, geht darauf aus, die Krankheit abzukürzen oder wenigstens ohne aufdringliche Vielgeschäftigkeit zu lindern. An sehr kräftigen Patienten gelingt die Abkürzung des akuten Gelenkrheumatismus ganz im Beginn ebensowohl einmal mit einem sekundenlangen kalten Tauchbad wie mit einer kaltnassen Einwicklung, aber nicht immer. Bei schwächlichen Kranken, die zur Reaktion unfähig sind, und bei allen Kranken, die von vornherein überhoch fiebern, ist jede Kaltwasserprobe unerlaubt.

318. Weniger starke Naturen, deren Vorrat an Eigenwärme und Zellenergie gering ist, sind der heilsamen Wirkung des Kältereizes beim Rheumatismus unzugänglich. Sie sind auf den Schutz von unnützen Wärmeschwankungen und Wärmeverlusten durch Zugluft, Verdunstung und Strahlung angewiesen und bedürfen gewöhnlich sogar der künstlichen Wärmesteigerung am Krankheitsort.

Die meisten Rheumatiker nehmen dementsprechend, sobald ihr Anfall gekommen ist, wärmere Bedeckung, suchen die offene Sonne oder die Nähe des Ofens auf. In Sonnenländern sieht man sie ihr Gliederreißen in der Mittagssonne oder im heißen Sande stillen; in sonnenarmen Himmelsstrichen und zumal in nordischen Ländern müssen Bett und Ofen, heiße Sandsäcke und heiße Backsteine Ersatz geben. Bei starken oberflächlichen Rheumaschmerzen werden die leidenden Teile wohl auch starker Hitze ausgesetzt. Ein beliebtes Volksmittel ist die Anwendung des Bügeleisens. Man bedeckt den Teil mit einer starken Lage von Lumpenpapier oder mit dickem Flanell oder mit einem Filzlappen und führt nun ein heißes Bügeleisen einige Minuten lang, schneller oder langsamer je nach der Empfindlichkeit des Patienten, darüber hin und her. Dabei darf der Kranke große Hitze aber keinen brennenden Schmerz empfinden.

Ist das Leiden hartnäckiger, so werden längere Wärmeeinwirkungen geübt durch heiße Sandsäcke, Wärmflaschen aus Steingut, Gummi, Aluminium, Messing, Weißblech, mit Heißwasserfüllung oder mit elektrischer Wärmequelle, je nach Bemittelung und Mode. Der vielgebrauchte Thermophor ist ein verschlossener Gummisack von wechselnder Größe und Form, der mit essigsaurem Natron gefüllt ist; er wird vor dem Gebrauch einige Minuten lang in Wasser gekocht, wobei sich das Salz auflöst; beim allmählichen Wiederauskristallisieren des Salzes wird eine ziemlich gleichmäßige Wärme für ein oder zwei Stunden gebildet, die sich dem unterliegenden Körper mitteilt. Die Elektrothermkompressen können mit Leitungsschnüren an jeder Lichtleitung eingeschaltet werden. Auch diese sind in verschiedenen Größen und Formen zu haben, so daß sie dem zu erwärmenden Teile genau angelegt werden können.

Im allgemeinen ist die trockene Wärme bei örtlicher Anwendung wirksamer als die feuchte. Aber sie kann nur bei solchen Personen angewendet werden, deren Körper vermöge eines genügenden Blutreichtums und eines lebhaften Kreislaufes imstande ist, die örtlich erwärmten Gewebe und die entfernten Teile vor Überhitzung zu schützen. Von zarten schlecht ernährten und schlecht innervierten Gliedern wird trockene Hitze übel vertragen. Es kommt zu allgemeinen Störungen, Aufregung, Schlaflosigkeit, Herzangst, nachfolgender anhaltender Ermattung und Reizbarkeit, und überdies zu örtlichen Schädigungen. Schon eine Wärmeflasche von 40° C, die zu lange einwirkt, kann langwierige schmerzhafte Rötung der Haut, sogar Blasenbildung und weitere Verbrennungsmerkmale hinterlassen, ausnahmsweise auch, besonders wenn das rheumatische Leiden in den Nervenleitungen Platz gegriffen hatte, tiefe schlecht heilende Ernährungsstörungen hervorrufen.

Die in Rede stehenden widerstandsschwachen Patienten vertragen besser als die trockene Wärme die feuchte Wärme, besonders bei längerer Anwendung. Zeigt sich also nach dem Gebrauch der ersteren eine gesteigerte allgemeine Reizbarkeit oder örtliche Empfindlichkeit, so soll man zwischen Haut und

Wärmequelle statt eines trockenen Flanellappens feuchte Leinwand oder feuchten Mull legen und dafür Sorge tragen, daß durch luftdichten Abschluß die Feuchtigkeit erhalten bleibt und jede Verdunstung nach außen mit nachteiliger Verkühlung vermieden wird. Auch bei trockener Wärmeanwendung soll stets zwischen Haut und Wärmequelle eine wasseraufsaugende Zwischenschicht, Flanell oder Filz, liegen, damit der von der Haut abgegebene Schweiß abgeleitet werde.

319. Manchen Rheumatikern tut im Gegensatz zu den Katarrhkranken eine örtliche oder allgemeine Schweißsteigerung gut. Je frischer die Erkältungsstörung, je kräftiger der Patient, desto mehr wird man die allgemeine Diaphorese anwenden, je älter der rheumatische Prozeß, je schwächer und reizbarer der Kranke, desto mehr ist man auf die Erregung örtlicher Diaphorese beschränkt.

Das einfachste Mittel zur allgemeinen Schwitzkur ist die gewöhnliche Bettwärme, wenn sie durch vermehrte Bedeckung gesteigert wird. Das Aufpacken zu schwerer Decken oder Federkissen erschwert Atmung und Hautzirkulation und wirkt dem Zweck entgegen. Genügt also die mäßige Vermehrung der Decken nicht, so sind andere Mittel zu versuchen. Runge (1868) empfiehlt mit Recht die trockene Einpackung des nackten Leibes in eine Wolldecke, die durch das Kratzen der Haare als Hautreiz wirkt. Die Decke muß am Hals und an den Füßen gut schließen und durch eine Steppdecke oder eine leichte Federdecke gleichmäßig überlagert sein, damit Verdunstung und Wärmestrahlung möglichst verhindert werden. Ist der Patient derart versorgt, so empfindet er zuerst ein leichtes Frösteln; seine Hautwärme wird meßbar vermindert; der Puls nimmt um einige Schläge in der Minute ab. Nach wenigen oder vielen Minuten fängt die Haut an, sich wieder zu erwärmen. Auch der unbedeckte Kopf wird warm und endlich heiß, so daß kühle Umschläge auf die Stirne nötig werden können. Unter zunehmender allgemeiner Gefäßaufregung tritt nach dreiviertel bis zwei oder drei Stunden der Schweiß ein, oft unter lebhaftem Stechen und Jucken der Haut. Die Blutfülle und Schweißabsonderung auf der Haut verharrt je nachdem eine halbe oder mehrere Stunden. Aber man muß den Schweiß unterbrechen, bevor der Nachlaß eintritt. Gewöhnlich genügt ein- bis zweistündiges Schwitzen; bei torpiden Individuen und veralteten Leiden·kann es auch vier oder fünf Stunden dauern. Nicht die Menge des abgesonderten Schweißes ist für den Erfolg maßgebend, sondern die möglichst lange Erhaltung der Hauterregung auf gleicher Höhe.

Bei schwachen blutarmen nervenzarten Personen ist die nasse Prießnitzsche Einpackung, bei der zwischen den Körper und die umhüllende Wolldecke ein nasses ausgerungenes Leintuch eingeschaltet wird, der trockenen vorzuziehen. Sie erregt den Blutzufluß zur Haut unter milder, oft sehr geringer Schweißabsonderung.

Die Unterbrechung der Schwitzkur geschieht bei kräftigen Individuen am besten durch rasches Abwaschen mit kaltem Wasser oder durch eine ganz kurze kühle Brause oder Eintauchung in ein kaltes Vollbad mit nachträglichem kräftigem Reiben der Haut bis zum völligen Trockenwerden. Dann kann, bei gutem Wetter, ein Spaziergang bis zu einer halben Stunde folgen. Bei zärteren Menschen, die der nassen Einpackung unterworfen waren, ist ein trockenes Abreiben und nachträgliches Ruhen im Bett oder auf dem Sofa im mäßig temperierten Zimmer um so mehr vorzuziehen, je erkältungsempfindlicher sie sind.

Fälle, in denen der gewünschte Erfolg, die starke Rötung und Durchfeuchtung der Haut, beim ersten Versuch ausbleibt, sind deshalb der milderen oder stärkeren Schwitzkur nicht dauernd unzugänglich. Die dritte, vierte, fünfte

Einpackung führt oft noch zum Ziele. Dieses ist erreicht, sobald für Tage ein erhöhtes Wärmegefühl in der Haut zurückbleibt. Ein wenig begleitendes Jucken kann vernachlässigt werden; eine zu starke Aufweichung der Haut mit Ekzembildung fordert das Aussetzen weiterer Versuche und Waschungen der Haut mit Kampferspiritus oder Kölnischem Wasser bis zur Wiedererstarkung.

Die Einpackungen werden stets am besten am Vormittag gemacht, bei leerem oder nahezu leerem Magen.

320. Für Patienten, denen das Verweilen in der engen trockenen oder feuchten Deckenpackung Beschwerden verursacht, ist das heiße Luftbad oder das heiße Dampfbad oft wohltätiger.

Die einfachste Form des heißen Luftbades ist diese, daß man über den Patienten, der zu Bett liegt, einige Reifen oder sonst ein Gestell anbringt, wodurch das Oberbett vom Leibe des Patienten entfernt gehalten wird. Unter die hohlgelegte, ringsum am Bettrand und am Halse des Kranken möglichst dicht angeschlossene Decke führt man durch den Kamin eines kleinen Spiritusofens die heiße Luft so lange, bis der Patient große Wärme empfindet und die Schweißabsonderung begonnen hat. Das Schwitzen kann mit erhitzenden Getränken wie Fliedertee, dem Liquor ammonii acetici, ein Teelöffel zur Tasse, zugesetzt werden darf, unterstützt werden.

Eine andere einfache Anwendung des Heißluftbades ist diese, daß der Patient nackt auf einen Stuhl mit durchlöchertem Rohrsitz gesetzt und bis zum Halse mit Wolldecken zeltförmig umgehen wird. Seine Füße werden auf ein Holzbänkchen gestellt. Unter dem Stuhl brennt eine Spiritusflamme so lange bis die nötige Luftwärme und der Beginn der Schweißabsonderung erreicht ist. Selbstverständlich muß die Decke am Boden durch aufgelegte Gewichte dicht angeschlossen werden.

Eine ganze Reihe solcher Heißluftzelte und Heißluftbetten sind im Cholerajahr 1830 als russisches Choleraschutzmittel von Fabrikanten konstruiert, von Staaten approbiert und von Gesundheitsbehörden subventioniert worden. Ihre Modelle liegen den heutigen Heißluftbädern für Rheumatische zugrunde. Einen Fortschritt haben sie durch die Anwendung elektrischer Glühlampen als Wärmequelle gewonnen. Es gibt elektrische Lichtbäder in Zeltform, in Bettform, in Kastenform, in Stubenform. Sie alle sind brauchbar. Wo es natürliche Heißluftbäder wie in den alten Solfataren Neapels und in anderen vulkanischen Gegenden gibt, sind sie natürlich entbehrlich. Auch da, wo man nach dem Muster der mittelalterlichen Schwitzstuben, die insbesondere bei der Syphilisbehandlung und Schmierkur eine große Rolle gespielt haben, Schwitzstuben eingerichtet hat.

Eine Luxusform der einfachen Schwitzstube, deren Luft mit Hilfe eines Kachelofens erhitzt und durch einige Löcher in Tür und Decke spärlich erneuert wird, ist das Römische Bad, auch wohl Römisch-irisches Bad oder Türkisches Bad genannt. Es besteht aus einer Reihe abgeschlossener Räume, deren Fußböden und Wände durch ein Netz von Tonröhren oder Metallröhren von außen her mit überhitztem Dampf oder heißem Wasser erhitzt werden, so daß die in den Räumen enthaltene Luft beständig warm und trocken erhalten wird. Der Entkleidete kommt auf Holzsandalen, die ihn vor dem Verbrennen der Füße auf dem heißen Boden schützen, in einen Vorraum, atrium, mit 19—20° C Luftwärme; nachdem er sich an diese Luft gewöhnt hat, betritt er einen großen Raum mit 35—40° C Wärme, das tepidarium; hier verweilt er zehn bis zwanzig Minuten, um dann den dritten Raum mit 45—55° C zu betreten, das sudatorium. Für kräftige Patienten mit gesundem Herzen ist noch ein vierter Raum mit 60—90° C Luftwärme vorhanden, das calidarium, worin der einmal erregte Schweiß mächtig aus allen Poren bricht. Viele halten es darin 30—90 Minuten aus, woferne die Lüftung gut arbeitet. In allen Räumen darf der Patient freie Gliederbewegungen machen. Natürlich muß er, besonders im Calidarium die Berührung der Wände und des Bodens vermeiden, widrigenfalls er Verbrennungen empfängt. Darin aufgestellte Rohrstühle zum Ruhen werden am besten mit trockenen Tüchern belegt. Während der Schwitzkur darf der Patient nach Belieben schluckweise kühles Wasser trinken, um einem zu raschen Wasserverlust vorzubeugen und den Schweiß zu steigern. Luftwärme und Strahlung der erhitzten Wände wirken auf die Schweißabsonderung oft so stark ein, daß der Patient trotz reichlichem Trinken, etwa 100—150 ccm alle zehn Minuten, in einer Stunde eine Gewichtsabnahme von $1^1/_2$—2 Pfund erfährt. Je stärker der Schweißausbruch, um so unbedeutender pflegt eine Steigerung der Körperwärme im römischen Bad zu sein; sie beträgt höchstens 1,5° C im After, oft weniger als 0,5°, bisweilen fehlt sie gänzlich. Eine bedrohliche Wärmestauung wird nur ganz ausnahmsweise und dann bei solchen beobachtet, die das Bad nach einem üppigen Mahl oder nach voraufgegangenem Alkoholgenuß aufsuchten oder sich zu lebhaft darin bewegten oder den heißen Raum unvermittelt, vor Beginn der Schweißabsonderung betraten. Beim Unterlassen des Wassertrinkens sieht man gelegentlich eine Ohnmacht eintreten.

Patienten, die aus irgend einem Grunde sich im Römischen Bad selbst nicht bewegen können, sollen bis zum Beginn des Schweißes vom Badewärter gerieben, geknetet und an den Gliedern bewegt werden. Bei dieser Gelegenheit können einzelne rheumatische Teile besonders massiert werden.

Nach dem Verlassen der heißen Luft soll zur Verhütung von Erkältungen eine ganz kurze Einwirkung von kaltem Wasser auf die Haut erfolgen, entweder durch ein sofortiges Eintauchen in ein kaltes Bad von 20—10° C, piscina, oder in stufenweiser Anwendung des naßkalten Mantels, kühler Begießung, Brause, Halbbad, Vollbad.

Das Einpacken und Nachschwitzen nach dem Heißluftbad ist unzweckmäßig; es führt leicht zur Überhitzung und Hautschädigung mit Ekzem oder Furunkeln.

Bei ganz frischen Erkältungsfällen pflegt der einmalige Gebrauch des römischen Bades seinen Zweck zu erfüllen. Zu häufige Anwendung soll vermieden werden. Tägliche Wiederholungen führen bald zu allgemeiner Reizbarkeit, Abmagerung, Schwäche.

321. In manchen Ländern sind statt der trockenen Heißluftbäder feuchte Dampfbäder gebräuchlich.

Ihre gewöhnliche Form ist das Russische Bad. Der Patient kommt in einen kleinen Raum, der mit heißem Wasserdampf erfüllt ist; die Luftwärme steigt darin von 40° auf 50° bis 60°. Man sitzt oder liegt darin auf Holzpritschen, die reihenweise übereinander stehen und je höher um so größere Hitze gewähren. Die Entwicklung des Dampfes geschieht entweder durch Besprengen glühend heißer Steine mit Wasser oder durch Einleitung von Dampf aus durchlöcherten Dampfkesselleitungen. Die meisten Patienten bekommen nach kurzem Verweilen im Dampfbad heißen Kopf und Herzklopfen, Beklemmung auf der Brust und großes Hitzegefühl. Gegen die Kopfhitze, die sich mit Druck in den Augen, Spannung des Gehirns, Schwindel verbinden kann, kann man im Anfang kalte Kompressen oder häufiges Waschen von Gesicht und Hals mit dem kaltnassen Schwamm anwenden. Alle Beschwerden pflegen zu vergehen, sobald die Haut des Körpers sich lebhaft rötet. Ebenso läßt das Herzklopfen und die Beklemmung rasch nach, wenn die Haut anfängt zu schwitzen. Der Puls geht ohne Nachteil auf 100—120 Schläge; die Atmung wird tiefer und häufiger bis 30 oder 35 Züge in der Minute; die Körperwärme steigt um 1—2° C.

Bleibt die Rötung und Absonderung der Haut länger als ein paar Minuten aus, so wird sie durch Schlagen mit Birkenzweigen oder dünnen Weidenruten oder durch Bürsten mit Seife und warmem Wasser oder durch Kneten, auch wohl durch eine plötzliche kalte Übergießung erzwungen.

Der Schweißverlust im russischen Bade kann binnen zwei Stunden auf 1 kg steigen. Aber es ist selten gut, so lange darin zu verharren. Eine halbe Stunde reicht im allgemeinen aus; oft noch weniger. Nach dem Verlassen der Kammer soll der Körper rasch durch eine kalte Dusche oder im kalten Vollbad abgeschreckt werden und dann zum Nachschwitzen in eine Wolldecke gewickelt eine halbe oder ganze Stunde ruhen.

Es gibt Russen, die das beschriebene Bad zwei-, drei-, viermal hintereinander mit zwischenfallender Abkühlung im Schnee anwenden. Das ist keine Kur, sondern ein Sport.

Das Russische Bad kann auch im Hause hergestellt werden. Eisenmann empfiehlt, in eine gewöhnliche Wanne einen Holzrost zu legen, unter dem sich eine Handhoch Wasser befindet. Der Patient liegt oder sitzt auf dem Rost und wird samt der Wanne durch eine wollene Decke, die für den Kopf einen Schlitz hat, gegen die Luft abgesperrt. Am Fußende hat der Rost eine Lücke, durch die glühend gemachte Backsteine rasch unter den Rost geschoben werden. Der sich entwickelnde heiße Dampf umzieht den Körper des Patienten und wirkt wie im russischen Bade.

Winternitz hat das Dampfbad in der Badewanne vereinfacht, indem er kochendes Wasser unter den Rost einleitet und in demselben Maße, wie es zufließt, ausfließen läßt.

Denselben Dienst tut das oben erwähnte Badezelt, wenn man unter den Stuhl, worauf der Patient sitzt, statt der Spiritusflamme einen Wasserkessel mit durchlöchertem Deckel stellt und das darin befindliche Wasser im Kochen erhält.

Die patentierten Kastenbäder nach Moosdorf usw. sind entbehrlich.

Das Russische Bad greift im allgemeinen weniger an als das Römische. Darum ist es auch für zartere Naturen geeignet. Das römische ist bei den rheumatischen Muskel-, Gelenk-, Nervenleiden vorzuziehen, das russische bei Erkältungskatarrhen. Herz- und Gefäßkranke sowie Lungenkranke sind von beiden Bädern ausgeschlossen.

322. In vielen Fällen von frischen Haut- und Muskelrheuma nach Erkältung reicht das einfache warme (35—40° C) oder heiße (über 40° C) Wasserbad aus, um den Erkrankten von seinen Beschwerden zu befreien und vor dem Einwurzeln der Störung zu schützen. Es wird am besten abends vor dem Zubettegehen genommen; Wärme und Dauer nach Wohlbehagen; nicht ohne Not über eine Viertelstunde.

Die sonst dem warmen Bade zweckmäßig nachfolgende kalte Waschung, Übergießung oder Brause soll, wenn es bei Erkältungen gebraucht wird, für gewöhnlich unterbleiben. Das Schlafzimmer sei nach dem Bade nicht zu kühl, etwa 15°; das Bett mit Krügen oder sonstigen Wärmespendern leicht erwärmt; die Bedeckung ausreichend, um Abkühlung zu verhüten, aber nicht so warm und schwer, daß ein Nachschwitzen eintritt oder unterhalten wird.

Manche Patienten werden durch ein warmes Bad vor der Nacht erregt und schlaflos. Das liegt sehr oft daran, daß sie vorher getafelt und gar zu viel getrunken haben. Das beste für sie ist, an Badetagen auf das Abendessen zu verzichten oder es bei einem Teller Schleimsuppe oder Milchsuppe nach dem Bad bewenden zu lassen. Ohnehin ist, wie wir oben bemerkt haben, ein kurzes Fasten stets eines der besten Hilfsmittel zur Beseitigung einer Erkältungsstörung.

Patienten, die Erkältungen öfter und gewohnheitsmäßig bestehen und danach besonders von Muskelschmerzen und Gliederreißen befallen werden, pflegen zu ihrem erlösenden Bade wohl bestimmte Zusätze zu machen, welche die Heilwirkung des Bades verstärken oder seine erschlaffende und hautverweichlichende Wirkung mindern oder beides tun. Den subjektiven Erfahrungen über die Wohltat solcher Zusätze entsprechen nach den bisherigen Untersuchungen vor allem zwei objektive Wirkungen, eine Anregung des Hautnervensystems und eine stärkere Durchblutung der Haut unter Erleichterung und Beschleunigung des Gesamtkreislaufes. Indessen muß man ehrlicherweise gestehen, daß es bisher trotz der Arbeiten von Winternitz (1880), Roßbach (1892) und so vielen anderen nicht gelungen ist, aus jenen Feststellungen bestimmte Anzeigen für die Wahl des einen oder anderen Badezusatzes zu gewinnen. Bestimmte Erfahrungssätze leiten hier besser als sogenannte rationelle Überlegungen.

Die Erfahrung lehrt, daß manche zarten Menschen nach einem warmen und gar heißen Bade schlaflos werden, während sie aus demselben Bade, dem Sauerstoff zugesetzt worden war, eine behagliche Müdigkeit und Beruhigung mitnehmen. Bergmanns Sauerstoffbäder, Bernards Oxybal, das „Ozet"-präparat sowie die Halleiner Ozonaltabletten gestatten es, in jeder Haushaltung oder Badeanstalt ein Sauerstoffbad zu bereiten.

Manche Patienten frösteln die ganze Nacht nach einem warmen Bade, fühlen sich am anderen Tage elend und angegriffen. Solchen hilft oft die Kohlensäure als Badezusatz. Die Präparate von Zucker, Sandow, Bernard usw. sind zur häuslichen Bereitung des Kohlensäurebades zweckmäßig. Dieser Zusatz hat nebenbei den großen Vorteil, daß dabei schon laue Badetemperaturen zwischen 30^0 und 25^0 C so angenehm empfunden werden und auf oberflächliche Rheumatismen so wohltätig einwirken wie sonst erst höher-temperierte Bäder. Mehr als 32^0 sollte ein Kohlensäurebad nicht messen, da sonst die Kohlensäure zu rasch entweicht. Auch starke Bewegungen des Wassers fördern das Austreten des Gases. Der Patient soll sich also im Bad ruhig verhalten. Die Dauer des Bades betrage fünf, zehn, höchstens zwanzig Minuten.

Viele rheumatische Patienten haben andauernd eine blasse kühle unerregbare Haut, die zumal nach Erkältungen träge arbeitet. Solche bedürfen stärkerer Reizmittel als Badezusatz. Man nimmt Kiefernadelessenz, 50—100 g, oder Terpentinöl, 15—30 g, oder Senfmehl, 100—300 g, zum großen Vollbad von 20—30 Eimern (200—300 l). Die Dauer des Bades wird durch den Beginn einer deutlichen Hautröte oder eines scharfen Brennens auf der Haut begrenzt. Dies tritt um so eher ein je höher die Badewärme; Terpentinbäder von 40^0 C erzeugen oft schon nach wenigen Minuten ein heftiges Hautbrennen, das lange Zeit verharren und den Kranken quälen kann. Sie sind aber auch am wirksamsten, besonders bei Ischias und ähnlichen Neuralgien. Über 20—30 Minuten sollten die genannten Bäder nicht ausgedehnt werden. Milder als Terpentinöl wirken Zitronenöl, Pomeranzenöl, Wacholderbeeröl (350).

Bei schwer erregbarer Haut kann statt des Salzbades die Salzeinreibung nach Bally (1844) empfohlen werden. Sie wird folgendermaßen ausgeführt. Der Patient sitzt auf einem Stuhl, die Füße in einem warmen Wasserbad, auf dem Kopf eine kalte Wasserkompresse, damit seine Füße warm, der Kopf kühl erhalten werde. Unterschenkel, Oberschenkel, Bauch, Rumpf, Schultern, Arme werden so rasch wie möglich mit einem groben Tuch gerieben, das in eine heißgesättigte Salzlösung eingetaucht ist, jedes Glied so lange, bis die geriebene Haut erwärmt und sich rötet. Mit dieser Einreibung erzielt man noch Erfolge bei Patienten, deren Haut sich sogar durch das Terpentinbad langsam oder kaum erregen läßt. Ich sah in Fällen von rheumatischem Gliederreißen, polyneuritis refrigeratoria, um so bessere Wirkungen davon, je früher die Anwendung geschah. Begleitendes oder hinzutretendes Fieber verbietet die Anwendung.

323. Der Gebrauch eines Bades in heißer Luft oder Dampf oder Wasser erfordert bei Erkälteten besondere Nachsorge für die durchfeuchtete und durch Verdunstung zu neuen Erkältungen geneigte Haut. Im allgemeinen genügt es für nicht allzu Empfindliche, daß sie sich nach dem Bad im gleichmäßig warmen Zimmer aufhalten. Sicherer ist für die meisten eine längere Bettruhe bei leichter Bekleidung und also der Rat, das Bad vor dem Schlafengehen zu nehmen.

Wir haben schon (275) betont, daß manche die natürliche oder krankhafte Empfindlichkeit ihrer Haut dadurch künstlich steigern, daß sie die Haut ihres natürlichen Schutzmittels gegen Durchfeuchtung und Verquellung, der Epidermisdecke und des Hauttalges, durch einen unvernünftigen Gebrauch von Seife und dazu von alkalischer Seife berauben. Bei Bädern, die wegen einer Erkältung genommen werden, ist die Seife im allgemeinen überflüssig. Sollte ihre Anwendung der Reinlichkeit wegen oder aus sonstigen Gründen erwünscht sein, so muß eine neutrale oder besser noch eine überfettete, mit Olivenöl oder Mandelöl oder Lanolin oder Glyzerin durchmengte Seife gebraucht werden.

Überfettete harte Natronseifen und weiche Kaliseifen sind käuflich. Zweckmäßig ist die von Eichhoff (1902) empfohlene Hausseife mit Benzoezusatz oder Kampferzusatz. Zum Beispiel

    Rp. olei cocos
        sebi bovini
        liquoris natrii caustici   āā partt. 30
        resinae benzoës in alcohol. solutae partt. 10
        MDS. Benzoeseife.

    Rp. saponis medicati partt. 90
        camphorae   partt. 10
        MDS. Kampferseife.

Eine salbenartige Kaliseife mit Glyzerinzusatz:

    Rp. saponis kalini albi partt. 30
        glycerini puri   70
        olei lavandulae   2
        — melissae   1
        MDS. Glyzerinseife.

Auch ein mit hautdeckenden Bestandteilen gemischtes Seifenpulver ist zweckmäßig. Z. B.

    Rp. saponis medicati pulv. partt. 60
        boracis
        zinci oxydati   āā partt. 4
        olei roris marini   partt. 2
        MDS. Seifenpulver.

Wenn eine von Natur fettarme oder durch Seife entfettete Haut nach dem Bad rasch getrocknet werden soll, so genügt im allgemeinen die Anwendung heißer Tücher und etwa noch das nachträgliche Waschen mit Spiritus, Lavendelgeist, Kölnischem Wasser u. dgl. Bei sehr empfindlicher Haut ist es zweckmäßig, eine Bepuderung mit Reismehl, amylum coryzae, Kartoffelstärke, amylum solani, u. dgl. zu machen. Soll der Puder wohlriechen, so setzt man auf je 100 g 1 Tropfen Rosenöl oder 5—10 Tropfen Bergamottöl, Geranienöl, Rosmarinöl usw.

hinzu. Ob die antirheumatische Wirkung dieser Öle dabei anzuschlagen ist, bleibt eine Doktorfrage. — Ein Beispiel:

>   Rp. furfuris amygdalarum amararum
>   farinae tritici   āā 125,0
>   radicis iridis   75,0
>   talci venet. pulveris.
>   saponis medicati pulver.
>   boracis pulverisati   āā 50,0
>   olei citri   2,0
>   olei lavandulae   1,0
>   olei caryophyllorum   0,5
>   M. f. pulv. DS. Hautpuder.

Weniger zweckmäßig als Pudern ist das Einfetten der Haut mit Salben nach dem Bad; jedenfalls sollte es nur auf einzelne zarte Teile wie Gesichtshaut, Hände beschränkt bleiben und auch an diesen nur geschehen, wenn sie gleich einen erheblichen Temperaturwechsel ausgesetzt werden oder eine gesprungene rauhe Oberhaut zeigen.

Das Wollfett der Schafe, lanolinum, wäre zur Salbung der Haut gut, wenn es nicht den üblen Bockgeruch hätte, der nur durch ziemlich starken Zusatz von ätherischen Ölen verdeckt wird. Einen lieblichen Geruch hat das frische Rindermark, medulla bovis, und besonders das reine provenzalische Olivenöl sowie das Mandelöl. Sie können mit oder ohne Zusatz von Rosenöl, ein Tropfen auf 100—200 g, oder von anderen Parfümen angewendet werden.

>   Rp. cerae albae   2,0
>   cetacei   3,0
>   olei amygdal. dulcium   15,0
>   M. leni calore terendo
>   adde aquae rosatae   5,0
>   olei rosae   gt. I
>   MDS. unguentum leniens.

Vaseline und Paraffinum liquidum sind für Luft und Wasser undurchlässig, verschmieren die Hautporen, sind also nicht als Schutzmittel im allgemeinen verwendbar sondern nur etwa auf kleinen gerissenen oder sonstwie erkrankten Hautstellen. Ein gutes und gebräuchliches Schutzmittel für die erweichte Haut ist das Glyzerin. Es wird von solchen, die viel im Wasser hantieren und davon empfindliche Hände bekommen, sanft eingerieben; am besten jedesmal nach dem Abtrocknen der Hände; jedenfalls vor der Nacht.

324. Die Gefahr der Wiedererkältung ist erfahrungsgemäß geringer nach Vollbädern als nach Teilbädern. Das ist ein Grund, auch bei örtlichen Erkältungsschäden das Vollbad der auf den Krankheitsort beschränkten Einwirkung von heißer Luft, Dampf oder warmem Wasser vorzuziehen. Ein anderer Grund ist die weitgrößere Wirksamkeit des Vollbades. Ganz allgemein sollte der chirurgische Grundsatz, den Krankheitsort anzugreifen, bei frischen Erkältungen vergessen werden. Wir werden ihn um so mehr bei der Behandlung hartnäckiger und dauerhafter Erkältungsreste wieder betonen. Bei diesen findet die örtliche Anwendung des Luft-, Dampf- oder Wasserbades eine weite Anwendung.

Immerhin gibt es einige frische Erkältungen, die erfahrungsgemäß von örtlichen oder entfernten, „ableitenden", Teilbädern heilsam beeinflußt werden. So weicht die durch eine Verkühlung der Füße oder durch einen kalten Trunk hervorgerufene Darmkolik gewöhnlich bald einem warmen Fußbad unter gleichzeitiger Anwendung eines warmen Getränkes. In schweren Fällen, wo diese Mittel wirkungslos bleiben, bringen große Eingießungen von 45—50° C warmem Salzwasser (1%) oder warmem Kamillentee in den Mastdarm Linderung und

Lösung. Die Anfüllung des Dickdarmes soll dabei unter geringem Druck langsam und allmählich geschehen, so lange bis die Spannung im Leibe lästig wird. Die erste Ladung wird fast immer nach wenigen Minuten entleert und bringt meistens Kot hervor. Ihr soll dann eine zweite Ladung folgen. Diese wird für gewöhnlich unter raschem Nachlassen der Schmerzen aufgesaugt. Hartnäckiges Andauern der Kolik deutet auf die beginnende oder geschehene Einstülpung des Darmes und verlangt die Anwendung des warmen Vollbades mit folgender Bettruhe. Dazu die Ausspülung des Magens mit warmem Wasser, subkutane Einspritzung von Atropin (0,0003—0,001) usw.

Auch bei Steinkoliken und Griesverhaltungen, die sich bei Gallensteinkranken, Nierensteinkranken, Gichtkranken usw. leicht an Erkältungsgelegenheiten anschließen, sind warme Darmeingießungen oft ausreichend, um das Leiden rasch zu heben. Narkotische Mittel, Atropin, Morphium usw. sollten erst in zweiter Reihe zur Hilfe genommen werden. Wenn Eisenmann bei der akuten Erkältungsnephritis jene Eingießungen als heilsam rühmt, so scheint er die Brigthische Nierenentzündung von der Nierenkolik nicht zu trennen.

325. Von alters her sind eine Reihe von inneren Arzneien im Gebrauch, um frische Erkältungen rasch zu beseitigen und ihre weiteren Folgen zu verhüten. Sie werden gegen äußere wie innere Flüsse angewendet. Man nennt sie antirheumatische und verbindet vielfach mit ihrer Darreichung die Vorstellung, als ob ihre Wirkung mit der Ausgleichung oder Austreibung einer bestimmten Schädlichkeit, einer rheumatischen Schärfe oder eines parasitären Infektes, zusammenhinge. Zu diesen Mitteln gehören vor allem gewisse aromatische Öle und Fruchtsäfte, insbesondere der Zitronensaft, sodann der Salpeter und endlich eine Reihe von Abkömmlingen der im Blütenöl der Spierstaude, spiraea ulmaria, enthaltenen Salizylsäure; also diejenigen Mittel, die auch in der Behandlung des ausgebildeten Gelenkrheumatismus eine große Rolle gespielt haben oder noch spielen.

In der Tat wirken bei frischen Erkältungen einige Löffel frisch ausgepreßter Zitronensaft in warmem Wasser, eine Tasse Fliedertee oder Lindenblütentee, mit oder ohne Bienenhonig, der Salpeter in der Mixtura nitrosa antiphlogistica, ein Aufguß der Blüten des Spierstrauches oder ein halbes Gramm Salizylsäure durch rasche Linderung der Beschwerden und oft durch Beseitigung der ganzen Störung heilsam ein. Dabei sind die erhitzenden und schweißtreibenden Aufgüsse mit ätherischen Ölen vorzugsweise in fieberlosen Zuständen, der Salpeter bei fieberhaften Erkältungen, die Salizylsäure und ihre nachher zu erwähnenden Abkömmlinge in beiden Fällen anwendbar.

> Rp. kalii nitrici   5,0
>   aquae destillatae   150,0
>   oxymellis simpl.   30,0
>   MDS. stündlich 1 Eßlöffel voll zu nehmen.

Bei Stuhlträgheit oder Verstopfung wird der Salpeterarznei zweckmäßig Glaubersalz zugesetzt.

> Rp. kalii nitrici   5,0
>   natrii sulfurici   20,0
>   s. in aquae destill.   150,0
>   adde sirup. rubi idaei   30,0
>   MDS. Alle 2 Stunden 2 Eßlöffel voll bis
>   zur Wirkung zu geben.

Wir untersuchen hier nicht, worauf die Wirkung der genannten Mittel beruht; sprechen nur unseren Zweifel aus, daß es sich um eine antiseptische, antizymotische, bakterizide Wirkung handele. Was wir von allen den genannten

Arzneien sicher wissen ist, daß sie auf die Blutgefäße mehr oder weniger stark einwirken, je nach der Gabe aufregend oder beruhigend und endlich lähmend. Am deutlichsten ist das bei der Salizylsäure. Ihre sogenannten Nebenwirkungen äußern sich sämtlich in anfänglicher Erregung und endlicher Lähmung gewisser kapillarer Kreislaufgebiete. Ohrensausen, Metrorrhagien, Hautblutungen usw. sprechen für eine dynamische nicht für eine spezifisch chemische Wirkung. Wirkte die Salizylsäure wider den unbekannten Erreger der landläufigen Katarrhe und Rheumen, so müßte sie nicht nur die Anfänge dieser Störungen sondern auch die ausgebildeten Krankheiten beeinflussen und wenigstens den akuten Gelenkrheumatismus mit seinen Nachschüben und Versätzen und Rückfällen wesentlich abkürzen. Das tut sie mit nichten; ebensowenig wie irgend ein anderes der genannten Mittel.

Bei einfacher Bettruhe und Fieberkost ohne Arzneimittel dauerte der akute Gelenkrheumatismus in Leberts Beobachtungen (1860) bis zur ersten bedeutenden Besserung in 9 Fällen 7—13 Tage, davon in 7 Fällen nur 9 Tage; bis zur völligen Genesung

3 mal	24—28	Tage
1 ,,	30	,,
2 ,,	37	,,
1 ,,	47	,,
1 ,,	51	,,
im Mittel	35 Tage	

Bei jedem dritten Kranken waren Herzstörungen deutlich, in einem Fall mit schwerer Herzerkrankung betrug die Dauer 83 Tage.

Pribram (1899) zählt in 170 Fällen von akutem Gelenkrheumatismus, die in verschiedener Weise, zum Teil mit Salizylpräparaten, behandelt worden waren, folgende Dauer.

Zahl der Kranken	Fieberdauer	Gesamtdauer der Krankheit
100	$9^{1}/_{2}$ Tage	31 Tage
78	$12^{1}/_{2}$,,	$32^{1}/_{2}$,,
2	$20^{1}/_{2}$,,	41 ,,

Wir werden sehen, daß an der vier- bis fünfwöchigen Dauer die „spezifischen" Arzneien nicht viel ändern.

326. Der Saft der Zitronen und Limonen ist vornehmlich in den Mutterländern dieser Früchte ein beliebtes Volksmittel beim akuten Rheumatismus. Man nimmt etwa alle drei Stunden den frischen Saft einer Zitrone in einem Glase Wasser, also im Tage 4—5 Früchte. Owen Rees (1849), der dreimal am Tage 35—70 g frischen Zitronensaft reichte, kürzte damit die Dauer der Krankheit auf 6—9 Tage ab. Inman (1857) sah eine entschiedene Heilwirkung schon in 24 Stunden. Kranke, denen am Montag jede Bewegung noch die heftigsten Schmerzen verursacht hatte, konnten am Freitag schon fast genesen im Krankensaal herumgehen. Während nun in Liverpool der Zitronensaft bei dreißig Fällen nicht ein einziges Mal versagte, zeigte er sich in London bei ebensovielen Fällen nur dreimal heilkräftig. Lebert zählte bei Gaben von 120—180 ccm Zitronensaft in 36 Fällen die mittlere Dauer des Gelenkrheumatismus bis zur entschiedenen Besserung auf 14 Tage, bis zur Heilung auf 28 Tage, also eine Abkürzung des gewöhnlichen Verlaufs um eine Woche. Wenn danach auch von einer spezifischen Wirkung nicht die Rede sein kann, so ist die schmerzlindernde Wirkung des Zitronensaftes immerhin groß und auffallend im Gelenkrheumatismus, im akuten sowohl wie im chronischen, wie ich mich in zahlreichen Fällen überzeugt habe. In den Verschlimmerungen des chronischen Gliederrheumatismus schätze ich den Zitronensaft als eines der hilfreichsten

Mittel; Schmerzen und Bewegungsstörungen verlieren sich in vielen Fällen schon nach wenigen Tagen, wenn er nur reichlich genug, zwei bis sechs große Früchte, genommen wird, und bleiben monatelang und jahrelang aus, wenn die Darreichung lange genug, vier bis sechs Wochen, fortgesetzt wurde. Die Kur muß bei geregelter, sparsamer Kost und bei gutem Wärmeschutz gemacht werden. Das Frühjahr, das den Rheumatischen ohnehin die meisten und heftigsten Verschlimmerungen bringt, scheint mir die beste Zeit für die Kur.

Die günstige Wirkung, welche Sydenham, Tissot (1761), Barthez (1803) und andere Ärzte bei heftigen Erkältungen vom Salpeter, nitrum, in mittleren Gaben, 4—8 g am Tage, rühmten, bewog Brocklesby (1763), ihn beim akuten Gelenkrheumatismus in großen Gaben zu versuchen. Er reichte bis zu 40 g am Tage in viel Wasser, vier bis fünf Tage hintereinander. Er hatte in vielen Fällen eine sehr günstige Einwirkung auf Schmerzen und Fieber. Martin Solon (1843) steigerte die Einzelgabe auf 5—10 g und die Tagesgabe auf 60 g. Er sah bei 33 Kranken, die zwischen dem 2. und 14. Tage in seine Behandlung kamen, den Anfall 30 mal binnen 3 und 7 Tagen beendet; nur 2 blieben noch 15 Tage krank, eine Frau starb an Meningismus. Lebert (1860) gab den Salpeter bis zu 30 g am Tage in reichlicher Verdünnung und sah ihn gut vertragen werden, abgesehen von vorübergehenden Verdauungsbeschwerden; bei 45—60 g sah er seine Kranken in tiefe Depression und nicht ungefährliche Schwäche geraten. Er wandte dann mit Rücksicht auf eine Empfehlung Laennecs den Brechweinstein zugleich an, in folgender Mischung:

> Rp. natrii nitrici 8,0—15,0
> tartari stibeati 0,06—0,12
> aquae 180,0
> sirupi simplic. 30,0
> SDS. 2stündlich bis stündlich 1—2 Eßlöffel voll zu geben.

Jetzt erzielte er bis zum 17. Tage Besserung, bis zum 31. Tage Heilung des Anfalles.

327. Keine schlechtere Wirkung als Zitronensäure oder Salpeter hat die Salizylsäure auf Dauer und Ausgang des Gelenkrheumatismus. Die von Enthusiasten aufgebrachte und von den Büchern fortgepflanzte Lehre, die Salizylsäure übe eine durchaus spezifische Wirkung auf den akuten Rheumatismus, wird vom Schüler natürlich mit Begeisterung empfangen, aber vom Arzt auf die wirklichen Erfahrungen beschränkt; diese besagen, daß der Wert der Salizylsäure nicht in einer Abkürzung des Krankheitsverlaufes, nicht in einer Milderung der Krankheitsgefahr, nicht in einer Verminderung der Rückfälle und der Versätze auf Herz und Nervensystem beruht, sondern einzig in der bedeutenden oft sogar zauberhaften Linderung der Beschwerden des Kranken. Bei mindestens einem Sechstel der Fälle sah Carl Gerhardt (1879) das Mittel unwirksam; bei einem Drittel der Kranken war der Erfolg unvollständig. Man könnte meinen, Fehler in der Diagnose hätten mitgewirkt; die von Gerhardt später abgesonderten Rheumatoiderkrankungen seien von ihm ursprünglich nicht genügend vom eigentlichen Rheumatismus getrennt worden und vor allem sei die gonorrhoische Arthritis, die auf Gerhardts Würzburger Klinik außerordentlich häufig war, schuld an dem beschränkten Lob der Salizylsäure. Aber das sachliche Urteil Gerhardts ist auch nach der genauen Sonderung des akuten Rheumatismus vulgaris immer wieder bestätigt worden.

Rieß, der die Salizylsäure seit dem Jahre 1875 systematisch beim Gelenkrheumatismus gereicht hat, gibt im Jahre 1911 folgende Übersicht über seine Erfolge:

Bei Einzelgaben von 1 g und Tagesgaben von 4—6 g Salizylsäure betrug die Fieberdauer im akuten Gelenkrheumatismus 11, die Krankheitsdauer 36 Tage; ohne Salizylsäure waren diese Zahlen 15 und 34,5 Tage.

	mit Salizylsäure	ohne Salizylsäure
Dauer der Behandlung bis zum Aufhören des Fiebers	4,2	6,5 Tage
„ der Krankheit „ „ „ „	11,6	15,0 „
„ der Behandlung „ „ „ der Schmerzen	8,7	9,3 „
„ der Krankheit „ „ „ „ „	16,4	18,0 „
„ des Aufenthaltes im Krankenhause	36,0	34,5 „
Rückfälle in	31,3 %	13,2 %

Was das Vertrauen des jungen Arztes und der Kranken zur Salizylbehandlung des Gelenkrheumatismus immer wieder aufs neue belebt, ist also die schmerzlindernde Wirkung. Was das Lob des Erfahrenen immer wieder beschränkt, sind heftige und oft bleibende Nebenwirkungen, die der Darreichung der Salizylsäure bisweilen ganz unvermutet, gewöhnlich allerdings nur dann folgen, wenn sie aus den Händen eines Experimentators kommt, der die Heilgabe nach dem Kilogramm Körpergewicht bemißt, unbekümmert um die Kräfte des Kranken, um zufällige Zustände des Kranken, um den Grad der Krankheit.

Da nach so zahlreichen Fehlversuchen, die Pribram (1899) sorgfältig zusammengestellt hat, weitere Versuche, mit Gewaltgaben des Mittels die ausgebildete Krankheit zu brechen oder abzukürzen, überflüssig sind, so kann es sich bei der Anwendung der Salizylsäure nur darum noch handeln, ganz im Anfang der Krankheit einen vorsichtigen Versuch zu machen, ob mit ihrer Hilfe eine Abortivkur gelingt; fernerhin aber ihre schmerzlindernde Wirkung ohne Schaden zur Geltung zu bringen. Beides geschieht nicht dadurch, daß man große Massen in zwei oder dreistündigen Gaben auf den Tag verteilt und so den Kranken mit Salizyl überschwemmt, sondern daß man eine mittlere Gabe, 1—2 g, auf einmal oder in kurzer Zeit nehmen läßt; dazu das Mittel in den leeren Magen mit viel warmer Flüssigkeit und mit einer ordentlichen Gabe von Natrium bicarbonicum, 5—10 g, oder sofort als Natrium salicylicum gibt. Nicht selten erweist sich die Arznei wirksamer vom Mastdarm aus; aber dann soll sie nicht in Suppositorien, sondern mit reichlich warmem Wasser, 1—2 g Natrium salicylicum auf ein Viertelliter, gegeben werden. Wenn einzelne Gelenke Sitz besonders heftiger oder hartnäckiger Schmerzen sind, kann der fünfte oder zehnte Teil der genannten Dosis, 0,2—0,3 g auf 5 ccm Wasser, in der Nähe des Gelenkes oder in das Gelenk eingespritzt, dieselbe oder noch bessere Hilfe bringen wie jene größeren Gaben per os oder per rectum. Mitunter tut es schon Wasser allein (328). Die folgenden Salizylgaben brauchen selten höher zu sein; oft wirken sie in kleinerer Menge. Mit brutalen Gaben erzielt man, wo kleinere ganz versagt haben, therapeutisch gar nichts; um so eher aber das ganze traurige Gefolge der Vergiftungserscheinungen vom heftigen Ohrensausen bis zur Vertaubung, vom Erbrechen bis zur schweren chronischen Gastritis, von einfachen Halluzinationen bis zur gefährlichen Tobsucht, von Unregelmäßigkeiten der Herztätigkeit und raschem Erblassen bis zum schweren Herzkollaps mit Cyanose und Lungenödem, von der Urtikaria bis zur fortschreitenden Purpura und Hautnekrose, vom leichten Nasenbluten oder verstärktem Monatsfluß bis zu tödlichen Hämorrhagien und zum Abort.

328. Zur Schmerzlinderung beim Gelenkrheumatismus ist Salizylsäure um so entbehrlicher je weniger ausgeprägt örtliche Veränderungen an den Gelenkgegenden, Schwellung der umliegenden Weichteile, Rötung der Haut, venöse Stasen in der Nachbarschaft der erkrankten Gelenke. Potain (1869), Dieulafoy (1876), Tailleferre (1878) haben durchaus recht, wenn sie den Versuch mit subkutanen Wasserinjektionen als schmerzstillendes Mittel beim

Gelenkrheumatismus empfehlen. Daß gerade die rheumatischen Schmerzen der Suggestion und auch der Hypnose sehr zugänglich sind, wenn einmal der erste Ansturm der Krankheit überwunden ist, sollte nicht vergessen werden (216). Es ist nicht übertrieben, wenn Deleuze (1813) bemerkt, daß von allen Krankheiten, die man mit dem Magnetismus behandelt hat, der Rheumatismus diejenige ist, bei welcher die größten Erfolge erzielt wurden, wenn es auch nur selten gelang, die Beeinflussung bis zum Somnambulismus zu steigern. Ennemoser (1852) bestätigt es aus seiner Erfahrung; es gebe vielleicht keine Krankheit, in der der Magnetismus so heilsam und so schnell wirke als im akuten Rheumatismus und zwar ohne Opium und Bilsenkraut, ohne Salpeter und Brechweinstein, sondern lediglich durch eine direkte Einwirkung mit Längenstrichen und dann mit wechselnder Berührung. Fontane und Ségard (1887), Liébault (1891), Bernheim (1892) geben besondere Vorschriften für die hypnotische Suggestion beim Gelenkrheumatismus. Sie wollen zahlreiche Fälle damit in wenigen Tagen geheilt haben. Liest man ihre Mitteilungen mit Aufmerksamkeit, so bleibt kein Zweifel, daß in ihren Paradefällen unwillkürliche hysterische Übertreibungen der Krankheit und der Schmerzen vorlagen.

Aber gerade solche Übertreibungen richtig zu erkennen und richtig, das heißt ohne heroische und gefährliche Mittel, „psychotherapeutisch" zu behandeln, ist nicht nur im Gelenkrheumatismus sondern bei Beschwerden eines Kranken überhaupt eine wichtige Aufgabe für den Arzt. Dieser nutzt wahrlich oft weit mehr durch eine subkutane Spritze physiologischer Kochsalzlösung oder abgekochtes Wasser oder meinetwegen durch ein paar Streukügelchen, die nach der XXX. Potenz aus 1 Decilliontel Tropfen der Urtinktur von Aconit oder Belladonna bereitet sind als durch die von der Klinik unkorrigierte „wissenschaftliche" Posologie.

Unter diesem Vorbehalt geben wir einen kurzen Überblick über die Abkömmlinge der Salizylsäure, die heute ebensowohl gegen die Schmerzen beim Gelenkrheumatismus wie zur Beseitigung von Erkältungen und beginnenden Flüssen empfohlen und gebraucht werden. Wir leugnen keineswegs ihre heilsame Wirkung bei richtigem Gebrauch, bezweifeln aber, daß die große Kunst der Chemiker, die der folgenden Reihe zugrunde liegt, für therapeutische Zwecke unentbehrlich sei, und befürchten, daß in ihrer Länge mehr der Geist der Industrie und die Neusucht der für die ärztliche Kunst Verständnislosen hervortrete als ein wirkliches Bedürfnis des Arztes und seiner Patienten.

    Acidum salicylicum, Salizylsäure (löslich in Weingeist, Fett, 500 Wasser).
    Natrium salicylicum, salizylsaures Natron (Wasser).
    a. Diplosal, Salizylsäure-salizylsäureester (Weingeist).
    Aspirin, Salizylsäure-essigsäureester (Weingeist).
    Apyron, Salizylsäure-essigsaures Lithium (Wasser).
    Novaspirin, Methylenzitronensäure-disalizylsäureester (Weingeist).
    a. Spirosal, Salizylsäure-monoglykolsäureester (Öl).
    Oleum gaultheriae, Salizylsäuremethylester.
    a. Salen, Salizylsäuremethyläthylglykolsäureester (Weingeist, Rizinusöl).
    Glycosal, Salizylsäureglyzerinester (Weingeist, 100 Wasser).
    Benzosalin, Benzoylsalizylsäuremethylester (Weingeist).
    a. Mesotan, Salizylsäuremethoxymethylester (Weingeist, Chloroform).
    Salol, Salizylsäurephenyläther (Weingeist).
    Salophen, Paramidosalol-essigsäureester (Weingeist, 500 Wasser).
    Betol, Salizylsäure-naphtholester (Weingeist, 300 Wasser).
    Salipyrin, Phenyldimethylsalizylsaures Pyrazolon (Wasser).
    Phenosal, Salizylessigsaures Paraphenetidin (Wasser).
    Salocoll, Salizylsäures Amidoacetparaphenetidin (Weingeist, Wasser).
    Salimenthol, Salizylsäure-mentholester (Weingeist).
    a. Salit, Salizylsäure-borneolester (Weingeist, Öl).
    Salochinin, Salizylsäure-chininester (Weingeist).

    Das a vor dem Namen bedeutet, daß der Stoff nur zu äußerlichem Gebrauch dienlich ist; die Löslichkeitsangaben sind auf das praktische Bedürfnis beschränkt.

Die meisten der vorgenannten Mittel stehen dem salizylsauren Natron an Zuverlässigkeit und Brauchbarkeit nach. Daß bei vielen von ihnen Nebenwirkungen wie Ohrensausen, Magenstörungen usw. ausbleiben, beruht zum Teil auf ihrer schwereren Zersetzlichkeit, zum Teil auf der größeren Sparsamkeit im Gebrauch, die durch den hohen Preis bedingt ist, zum Teil auf dem geringen Gehalt an Salizylsäure. In Zusammensetzungen wie Phenylum salicylicum (Salol) und Pyrazolonum phenyldimethylicum salicylicum (salizylsaures Antipyrin) und Chininum salicylicum (Salochinin) tritt natürlich die Wirkung der Salizylsäure stark zurück gegenüber der Wirkung des verkuppelten Stoffes.

Z. Behandlung der Erkältungsreste.

329. Reste von Erkältungskrankheiten bleiben um so öfter und hartnäckiger zurück, je größer die Erkältungsanlage, je öfter die Wiederkehr der Erkältungsschäden, je dauerhafter die damit zusammenwirkenden Infekte. Wir besprechen die Behandlung dieser Reste nur insoweit, als sie unabhängig von einer fortwirkenden Infektion weiterbestehen, also nicht zum Prozeß der chronischen Infektionskrankheiten gehören.

Jene eigentlichen Erkältungsreste stellen sich dar als Veränderungen und Störungen, die für gewöhnlich chronischer Katarrh und chronischer Rheumatismus genannt werden; als langwierige Schleimflüsse, Stockungen und Ausschwitzungen unter den Schleimhäuten, um die Gelenke, in den Muskeln und Nerven; als Schwellungen und Verdickungen jener Teile, als Lockerungen, Erstarrungen, narbige Schrumpfungen in Bindegewebsausbreitungen, Gelenkbändern, Sehnen, Muskeln. Sie gehen mit mangelhafter Tätigkeit der erkrankten Atmungswege, Muskeln, Gelenke, Nerven einher und können zur Verkümmerung dieser Teile führen, besonders dann, wenn sie bei wiederholten Erkältungen immer wieder vermehrt und vergrößert werden. Da die Funktionsverminderungen gewöhnlich schleichend geschehen, so merkt der Patient sie oft erst spät, falls ihn nicht etwa Schmerzen oder sonstige quälende Beschwerden auf die krankhaften Vorgänge aufmerksam machen. Er äußert dann seine Besorgnis, der Husten, das Asthma möchten chronisch werden, die rheumatischen Schmerzen einwurzeln, das Krachen in den Gelenken zunehmen, und bittet um Linderung seiner Leiden.

Der Arzt wird diese Klagen und Beschwerden selbstverständlich mit der gebührenden Aufmerksamkeit berücksichtigen und sie, soweit es ohne Schaden geschehen kann, aufheben. Aber weiterblickend wird er den größeren Nachdruck auf die Beseitigung der zugrunde liegenden Veränderungen legen und ebenso wie die Verhütung neuer Erkältungsschäden auch die Beseitigung der schon vorhandenen Gewebsstörungen anstreben.

Die Mittel und Wege, die zur Beseitigung von solchen Gewebsstörungen, also zur Wegschwemmung krankhafter Ausschwitzungen und Ablagerungen, zur Anregung geschwächter Organteile, zur Verbesserung ihrer Ernährung, zur Wiederherstellung verlorener Funktionen, zur Lösung narbiger Anheftungen und Verwachsungen zu Gebote stehen, sind vielfältig. Wir wollen sie in mittelbare und unmittelbare einteilen.

Als mittelbare Maßnahmen bezeichnen wir diejenigen, die auf eine vermehrte Selbsttätigkeit des Organismus hinwirkend durch örtliche Erregung der Gewebe und gesteigerte allgemeine Kreislauf- und Muskeltätigkeit die Beseitigung der Störungen anstreben; als unmittelbare diejenigen, welche das Krankheitsprodukt an sich angreifen, es auflösen, wegspülen, lockern, abbauen. Die mittelbaren kennen wir bereits; als unmittelbare dienen Spülkuren, auflösende Arzneimittel, Massage, schwedische Apparate zur Gliederübung usw.

Nach dem, was wir früher gesagt haben, sind die mittelbaren Kuren zwar die sichersten und schnellsten, aber im allgemeinen nur für solche Kranken geeignet, die eine rege Gewebstätigkeit und Regenerationskraft haben; schwächere Naturen mit geringer Widerstandskraft und vegetativer Leistungsfähigkeit sind mehr auf direkte Hilfe angewiesen.

330. Zur mittelbaren Beseitigung von Erkältungsresten dienen bei Starken alle die Maßnahmen, die wir als Mittel zur Abhärtung und als Erreger aktiver Reaktionen bei frischen Erkältungen besprochen haben.

Es ist eine tägliche Erfahrung, daß eingewurzelte Katarrhe der Luftwege oder Rheumatismen in den Gliedern, die bei der gewohnten Lebensweise nicht weichen wollen und durch Erkältungseinflüsse immer wieder neu erregt werden, sich rasch vermindern und wohl zur völligen Ausheilung kommen, wenn die tägliche Lebensweise plötzlich in der Weise verändert wird, daß an Atmung und Kreislauf und Gliedertätigkeit und Ausscheidungsorgane des Leidenden größere Anforderungen gestellt werden. Es handelt sich hierbei um kräftige Naturen, die eben bei Mangel an Bewegung in eine Trägheit ihrer Gewebe verfallen und so zu Stockungen der Gewebssäfte, zu Erkältungsschäden und zur Anhäufung von Erkältungsresten geneigt worden waren. Bei anderen genügt die einfache Lebensänderung nicht; sie bedürfen stärkerer Anstrengungen und Anregungen, um ihre Genesung anzubahnen, also die Körperübung durch Luftbad, Schwimmbad, Laufen, Turnen, Gymnastik, Kaltwasserkuren, Schwitzkuren.

Für Schwächere, die sich derartigen Anstrengungen nicht unterziehen können, kommen die weniger angreifenden Maßnahmen in Frage, die wir zur Behandlung frischer Erkältungen empfohlen haben, also kreislaufaufregende Wärmeeinwirkungen auf die ganze Körperoberfläche oder auf einzelne Hautteile durch Heißluft-, Dampf- oder Warmwasserbäder, je nach Bedarf in abgeschwächter aber verlängerter und öfter wiederholter Anwendung. Bei ganz Schwachen bleibt oft nichts übrig als Ruhe und Schonung in jeder Weise, Zeit und geduldiges Vertrauen auf die heiltätige Natur unter vorsichtigem Gebrauch passiver Heilmethoden.

Wir sagten schon und betonen es wiederholt, daß die Anwendung von wärme- und kreislaufanregenden Mitteln bei Dauerresten von Erkältungsschäden nicht notwendig und immer die ganze Körperoberfläche treffen muß, daß dabei statt der kalten Vollbäder der örtliche Kältereiz im Teilbad oder in der Dusche oder in der Einpackung, statt des Römischen und des Russischen Bades die örtliche Anwendung von heißer Luft oder heißem Dampf, statt der allgemeinen Muskelanstrengungen die örtliche aktive Gymnastik dienlich und sogar vorteilhafter sein kann. Dieses ist besonders dann der Fall, wenn mehrere Reizmittel zur örtlichen Einwirkung auf eingewurzelte Erkältungsreste verbunden werden, so Kältereiz und mechanische Einwirkung im kalten Guß, in der Strahldusche, in der Wechselbrause. Seewellenbad, Sturzbad, Mühlbad, Rudern, Fechten, Bergsteigen, Schwimmen, herrliche Übungsmittel für den gesunden Körper, der in Anstrengung und Kampf eine behagliche Ermattung sucht, wären gewagte Kraftvergeudungen für einen Rheumatiker, dessen Heilkräfte sich auf die Beseitigung einer Lumbago oder Ischias oder Knieversteifung beschränken sollten und zunächst von örtlichen Duschen, Abreibungen, Aufschlägen, Bewegungen genügend angeregt und von Massage, Elektrizität und sonstigen passiven Mitteln zweckmäßig unterstützt werden können.

Bei ausgebreiteten und vielfältigen Schäden, wie sie ja der chronische Rheumatismus in der Regel mit sich bringt, ist ohnehin eine Anstrengung des ganzen Organismus nur selten möglich. Die schrittmäßige und öfter unterbrochene Teilbehandlung ist hier im allgemeinen vorzuziehen.

331. Örtliche Anwendung des kalten Wassers sind bei der Behandlung des chronischen Gliederrheumatismus in den ersten Stadien um so wirksamer, je weniger die vegetativen Funktionen des Organismus bereits gelitten haben. Sie können in allen Graden von der kalten Waschung bis zum kalten Guß, von der raschen Eintauchung in kaltes Wasser bis zur breiten kalten Dusche versucht werden.

Die Waschungen werden am besten vor der Nachtruhe gemacht. Mit Tuch oder Schwamm, die in frisches Brunnen- oder Leitungswasser getaucht und flüchtig ausgepreßt worden sind, werden die leidenden Stellen wiederholt wenige Sekunden, höchstens eine Minute lang gewaschen und gerieben, so daß die Haut sich lebhaft rötet und erwärmt. Bleibt diese Reaktion aus und läßt sich auch durch stärkeres Nachreiben nicht erzwingen, so schaden die kalten Waschungen anstatt zu nützen. Das Schlafzimmer, worin die Waschung vorgenommen wird, darf nicht zu kalt sein, nicht unter 10^0 C. Das Bett soll mit einem Krug gut durchwärmt sein; Bibertücher sind Leintüchern als Unterlage und erste Decke vorzuziehen. Der Patient wird nach der Waschung ohne Abtrocknung gleich zu Bett gebracht.

Der Nutzen der Waschung zeigt sich bereits nach wenigen Anwendungen dadurch, daß der Leidende ruhiger schläft, am Tage von den quälenden Muskelspannungen und Krämpfen verschont bleibt und allmählich eine Erleichterung im Gebrauch der kranken Glieder verspürt; auch die etwa begleitende Kälteempfindung und die Kälteempfindlichkeit verlieren sich. Eine 35 jährige Kranke, die nach wiederholten Anfällen eines akuten, später subakuten Gelenkrheumatismus monatelang durch Kältegefühl in Füßen und Waden am Einschlafen behindert war und ihre Hände nicht in kaltes Wasser tauchen durfte, ohne heftige Schmerzen, die bis zur Schulter aufwärts zogen, zu bekommen und an stundenlanger Erstarrung der Arme zu leiden, wurde von Mitte Januar ab in der angegebenen Weise an Beinen und Armen behandelt. Schon anfangs Februar war sie beschwerdefrei und blieb es bis zum Herbst, wo sich die Beschwerden wiederum einstellten, aber nach erneuter Behandlung verschwanden und ausblieben.

Bei solchen Patienten, denen die einfache kalte Waschung nicht hilft oder sogar schlecht bekommt, sind die kurzen kalten Güsse über die kranken Teile oft wirksam. Knie, Füße, Schultern, Lenden oder was sonst leidet, werden aus einer großen Kanne von einem starken raschen Wasserguß getroffen; danach wird der Patient schnell in ein Badetuch oder in eine wollene Decke gewickelt und für ein oder zwei Stunden zu Bett gebracht. Die Anwendung wird täglich, je nach Erträglichkeit und Wirkung ein, zwei, drei Wochen lang wiederholt. Bedingung für die gute Wirkung ist die Vermeidung von Wärmeentziehung, also die Schnelligkeit des Gusses und die Sparsamkeit im Wasser.

Kalte Duschen entziehen auch bei kurzer Einwirkung meistens mehr Wärme als der kranke Teil ersetzen kann und sind daher nur für vollblütige Menschen geeignet.

Je älter der Patient, um so weniger ist die Kaltwasserbehandlung durchführbar. Je jünger der Patient, je jünger sein Leiden, desto stärker darf die Anwendung sein. In Ausnahmefällen sind sogar kurze Tauchbäder erlaubt.

Floyer (1697) berichtet von einer Kranken, die ein ganzes Vierteljahr an der Gelenksucht darniederlag. Ihre Ellbogen, Knie, Fußknöchel waren geschwollen und hart und schmerzten so heftig, daß die leiseste Bewegung unerträglich war; die Finger waren zusammengezogen, Hände und Arme in der seltsamsten Weise verdreht. Eine hochgradige Abmagerung des Körpers und häufiges Hüsteln erweckte bei der Umgebung den Verdacht auf Schwindsucht. Da sie zu jeder Bewegung unfähig war, wurde sie auf einem Stuhle sitzend dreimal in ein kaltes Bad eingetaucht, danach zu Bett gebracht und mit warmem Bier und Hirschhorngeist in reichlichen Schweiß gebracht. Neun derartige Bäder gaben völlige Heilung.

332. Wo kalte Hautreize nicht vertragen werden, also besonders bei älteren und geschwächten Patienten, da kommen die schonenden Anwendungen der Wärme zur Behandlung des chronischen Rheumatismus in Betracht; warme Vollbäder oder Teilbäder, letztere in Gestalt der örtlichen Wärmekissen, Sandbäder, Heißluftkästen, Dampfkästen und Warmwasserwannen.

Zahlreiche Personen, die von langjährigen rheumatischen Leiden geplagt waren, wurden durch eine einmalige oder wiederholte Warmbäderkur wiederhergestellt, wenn sie diese in Wildbädern oder Sanatorien oder gut eingerichteten Krankenhäusern mit Sorgfalt genossen. Dabei kommt es bei den meisten nicht sowohl auf die Höhe der Badewärme als auf die Dauer der Anwendung an. Im allgemeinen sind die Grade zwischen 36—40° C genügend; die Dauer des Bades betrage anfangs zwischen 20 und 30 Minuten; später kann sie auf eine Stunde oder viele Stunden verlängert werden, wie es früher in Wildbad, Baden bei Zürich usw. üblich war, in Leuk heute noch geübt wird. Wesentlich ist das lange Ruhen nach dem Bad und das gänzliche Abgelöstsein von Arbeit und Aufregungen zwischen den Bädern. Zu Hause läßt sich die Kur nur ganz ausnahmsweise durchführen.

Zur Verfügung stehen für die Kur in erster Linie die einfachen Wildbäder, sodann die heißen Schwefelquellen, ferner warme Eisensäuerlinge und endlich heiße Solen. Eine chemische Betrachtung der Thermalbäder unterscheidet diese und andere Gruppen streng. Nach ihrer therapeutischen Wirkung sind sie so wenig verschieden, daß eine Zeitlang die Meinung herrschte, die Wärme allein sei das Heilsame darin. Wir kommen darauf zurück (333, 352). Zunächst einige Beispiele der Thermalbäder mit kurzem Hinweis auf ihre erste Literatur.

Von den Wildbädern nennen wir Wildbad in Württemberg (Johann Widmann Mechinger 1513, Gregor Saltzmann 1538, Paracelsus 1576, Justinus Kerner 1813, Theodor von Renz 1881), Wildbad Gastein (Straß 1851); Pfäfers und Ragaz in Sankt Gallen (Gregor Saltzmann 1538, Paracelsus 1571, Stöcklin 1631, de Merveilleux 1739); Teplitz in Böhmen (Zauschner 1766); Wemding in Bayern (Lonaeus 1567, Reußner 1627); Neustadt an der Donau in Niederbayern (Schmutz 1645); Wiesbaden (Amusemens des eaux 1739); Aix en Provence (Aquae Sextiae).

Von den Schwefelthermen: Aachen-Burtscheid (Franciscus Fabricius 1564, Beeck 1620, Blondel 1671, Bathonensium et aquisgranensium thermarum comparatio 1676, Thermarum aquisgranensium et porcetanarum elucidatio 1688); Eilsen in Bückeberg, Bentheim und Nenndorf in Hannover, Weilbach bei Wiesbaden (Amburger 1786); die Euganeischen Thermen zu Abano bei Padua (Köstl 1843, Foscarini 1847); die Schwefelquellen von Porretta bei Florenz (de balneis porectanis 1513, Zecsa 1576); die Schwefelgasquellen am neapolitanischen Golf nahe bei den phlegräischen Feldern, besonders Bagnoli bei Pozzuoli (Johannes Franciscus Lombardus 1559, Elisius 1591, Mazella 1593, Sarnelli 1688) und die Stufa di San Germano in Agnano; Baden bei Wien (Aquae pannonicae); Baden-Baden (Aurelia aquensis); Baden im Aargau (Aquae helveticae); Schintznach im Aargau (Merveilleux 1739); Aix les bains bei Chambéry in Savoyen (Pitton 1678, Guillaud 1880); die Pyrenäenbäder Barèges (Borden 1757), Plombières (Berthemin 1615), Eaux-Bonnes, Eaux-Chaudes, Saint-Sauveur, Bagnères de Luchon; in Ungarn Pistyan, Groß-Wardein, Mehadia.

Die Eisenbäder zu Elster, Franzensbad, Schwalbach, Pyrmont, Sankt Moritz, Griesbach und Petersthal im schwarzwalder Renchthal usw. wurden für Rheumatiker mit heißem Dampf erwärmt, gehören also zu den Kunstbädern.

Dasselbe gilt von den meisten Solbädern mit oder ohne Kohlensäure: Münster am Stein und Kreuznach im Rheinland, Nauheim in Hessen, Orb im Spessart, Salzuflen in Lippe, Rothenfelde am Teutoburgerwald, Salzungen in Meiningen, Hall in Württemberg, Jaxtfeld am Neckar, Dürrheim im badischen Schwarzwald, Reichenhall in Oberbayern, Ischl im Salzkammergut usw.

333. Die Erfolge für Rheumatiker sind an vielen der genannten Badeorte mit künstlich erwärmten Quellen keineswegs geringer als in den natürlichen Wildbädern, ob man sich dort auf das einfache Baden beschränkt oder durch andere Kurmittel, Trinkkuren, Massage, mechanische Gymnastik, sowie durch Badezusätze, Sole, Moor, Fichtennadeln, Latschenkiefergeist usw., die warmen Bäder unterstützt. Diese Erfahrung hat mehr und mehr dazu geführt, die ältere Meinung, daß das reine Wildbad außer der Wärme noch besondere Tugenden habe, immer wieder abzulehnen und die Reden vom Brunnengeist, vom besseren Haften der Wärme im natürlichen Thermalbad (Thilenius 1910), von der größeren elektrokonduktorischen Kraft des Wildbades usw. als unwissenschaftlich zu bezeichnen.

Mit der Entdeckung radioaktiver Substanzen in fast allen den Bädern, die seit Jahrhunderten als wahre Heilmittel von den Rheumatikern geschätzt werden, ist die Frage nach ihrem „spezifischen" Inhalt aufs neue angeregt worden. Radium und seine Verwandten hat man ebenso in Wildbädern wie in Solbädern wie in Eisensäuerlingen gefunden. Die Gasteiner Thermen enthalten davon 54—155 Macheeinheiten im Liter; die Baden-Badener Quellen 24 bis 126; die Solen von Münster am Stein und Kreuznach 13—32; die Teplitzer Urquelle 3—9; das Ferdinandsbad und Johannesbad zu Baden bei Wien 2—8. Es wäre verfrüht, den Gehalt an radioaktiven Substanzen nun sogleich dem Heilwert der einzelnen Quellen gleichzusetzen (A. Sticker 1913). Ob im Radium der wahre Brunnengeist gefunden ist, bleibt abzuwarten. Der Arzt tut gut, sich an die Erfahrung der Rheumatiker, nicht an die Hypothesen der Balneologen zu halten.

Die Quelle allein tut es auch für gewöhnlich nicht. So wenig sie sich ohne weiteres durch erwärmtes Wasser mit oder ohne Radiumzusatz zu Hause ersetzen läßt, ebensowenig darf man ihr die örtlichen Vorteile der Umgebung und der Einrichtungen, die zeitliche Gunst der Jahreszeit, die Beratung sachverständiger Ärzte wegnehmen, ohne sie zu entwerten. Wildbad in Württemberg ist ein wahres Heilbad in der guten Jahreszeit, ein schlechtes im Winter; es wirkte vortrefflich, als in der ungefaßten Quelle Hirsch und Jäger abwechselnd Heilung suchten; es wirkte weit besser noch, als von Renz (1881) die Kur regelte, leitete und mit Hilfsmitteln ergänzte.

Welches Bad für den einzelnen Rheumatiker zu wählen sei, ist nicht immer leicht zu entscheiden. In früheren Zeiten gab die Nähe eines bestimmten Bades oft den Ausschlag. Bei der heutigen Reiseerleichterung ist es oft rätlicher, ein fernes Bad zu wählen, um den Patienten aus dem Bannkreis seines Alltaglebens und seiner Tätigkeit zu entfernen. Die Wildbäder sind für alle Rheumatiker geeignet, besonders auch für solche mit Erkrankungen des Nerven- und Muskelapparates; Solbäder wirken oft noch auf Gelenk- und Herzstörungen ein, die im Wildbad ungebessert blieben; Schwefelbäder sind für die hartnäckigsten Fälle; sie sollen besonderen Vorteil gewähren, wenn der chronische Rheumatismus sich mit Hautleiden, Ekzem, Psoriasis, Pruritus verbindet; auch dann, wenn ein syphilitischer Infekt vorliegt. Vor der gleichzeitigen Quecksilberkur, die heute in Schwefelbädern fast jeder Besucher erleidet, kann nicht dringend genug gewarnt werden; entweder das eine oder das andere; zunächst das, was am dringlichsten ist.

Daß alle Warmbäderkuren bei Rheumatischen mit Vorsicht durchzuführen sind, sollte kaum der wiederholten Betonung bedürfen. Je länger die Haut durchfeuchtet wurde, um so empfindlicher wird sie im allgemeinen. Das stundenlange Verweilen in den Piscinen des schweizerischen Bades Leuk und mancher Pyrenäenbäder führt nach und nach zu einer Mazeration und damit zu einer Überempfindlichkeit der Haut; aber auch das gewöhnliche Thermalbad von mäßiger Dauer würde den Patienten zu neuen rheumatischen Anfällen geneigt machen, wenn er sich leichtsinnig Erkältungsgelegenheiten aussetzen wollte. Eine dem Bad folgende kurze Abschreckung der Haut mit kaltem Wasser ist ein gutes Gegenmittel in den Fällen, wo es vertragen wird; das ist nur bei einem Teil der Patienten der Fall. Bei den anderen muß jedem Bad eine lange Bettruhe folgen und das Ausgehen oder Draußenliegen auf die hellsten und wärmsten Tagesstunden beschränkt werden. Auch nach Beendigung der ganzen Kur, die auf eine abgemessene Zeit, vier bis sechs Wochen, begrenzt und in der günstigsten Jahreszeit durchgeführt werden soll, ist eine Stärkungskur für die Haut durch Landluft, Höhenklima oder in einer kurzen Nachbehandlung mit kaltem Wasser fast stets rätlich, oft unerläßlich.

334. Zu warmen Teilbädern dienen aufgeschütteter heißer Sand, Wärmekissen mit Sand, Häcksel, Kleie, Kamillen, Heublumen u. dgl. gefüllt, das örtliche Heißluftbad, Dampfbad und Warmwasserbad.

Das heiße Sandbad kann in der Wüste oder am besonnten trockenen Meeresstrand durch Eingraben der kranken Teile, natürlich auch zu Hause durch Aufschütten von Sand gemacht werden. Zum letzteren Zweck wird der Sand in einem Kessel überhitzt und, wenn er so weit abgekühlt ist, daß die Haut eben die Wärme verträgt, auf einem schlechten Wärmeleiter, also am besten auf Holz oder Wolle ausgegossen und über den zu badenden Teil gehäuft. Sandsäcke sollen wegen ihrer Schwere im allgemeinen nur als Unterlage oder zum seitlichen Anlegen an die Glieder verwendet werden; ausnahmsweise können sie auch nach Art der Stauungsbinde umgelegt werden, oberhalb des kranken Teiles. Zum Überlegen sind sonst die leichteren Füllungen dienlich. Die Dauer der genannten Trockenbäder wird anfänglich auf eine viertel oder halbe Stunde beschränkt und kann dann, je nach der Verträglichkeit des Patienten, auf Stunden verlängert werden.

Das örtliche Heißluftbad kann in verschiedener Weise zubereitet werden. Seine einfachste Form ist die Heißluftdusche: Ein rechtwinklig gebogener Kamin aus Eisenblech von 5—10 cm Durchmesser steht mit dem senkrechten längeren Schenkel über einer Spiritusflamme; der wagerechte kürzere Schenkel wird wider das kranke Glied gerichtet und läßt die von der Spiritusflamme erhitzte Luft gegen den zu erwärmenden Teil ausströmen. Die Wärme kann an der Empfangsstelle verdichtet werden durch eine zeltförmig übergehängte Schutzdecke, die natürlich vor dem Ansengen durch einen Asbestschutz am Kamin zu verwahren ist. Frey (1900) hat eine bequeme Heißluftdusche mit Turbinengebläse und Elektromotor angegeben; sie gestattet auch die abwechselnde Anwendung heißer und kalter Luft.

Eine umfänglichere und stärkere örtliche Anwendung der heißen Luft erlauben die Heißluftkästen, die Bier (1891) in die allgemeine Praxis eingeführt hat. Der Biersche Schwitzkasten besteht aus einer in der Mitte der Seitenwände aufklappbaren Holzkiste, welche inwendig mit Asbest oder Wasserglas gegen Verkohlung geschützt ist und eine äußere Bekleidung von grober Packleinwand hat, die mit Wasserglas getränkt ist. Zwei gegenüberliegende Seitenöffnungen im Bereich des Klappenschnittes dienen zum Einführen des kranken Gliedes. Durch ein eisernes Rohr wird überhitzte Luft in den Kasten geleitet. Ein Kamin oder eine Wandklappe sorgt für Luftwechsel und einige Thermometer an den Ecken des Deckels und an einer Seite lassen die Binnenwärme ablesen. Als Hitzequelle dient eine Spiritusflamme oder ein Gasbrenner oder auch ein elektrischer Wärmegeber, wie er an dem als Fönapparat bezeichneten Kurpfuscherspielzeug verwendet wird. Der zu behandelnde Körperteil, Hand, Arm, Ellbogen, Schulter, Fuß, Knie usw., wird innerhalb des Kastens auf ein mit Filz bedecktes Ruhelager gelegt und dadurch gegen die Berührung der erhitzten Kastenwände geschützt. Schnürbare Leinwandmuffe oder Filzmuffe am Eingang und Ausgang des Kastens schließen das eingelegte Glied nach außen ab.

Der Apparat kann in verschiedenen Größen und Formen hergestellt werden, je nach dem Glied oder Gliedabschnitt, der davon aufgenommen werden soll.

Neben dem Bierschen Schwitzkasten und seinen Nachahmungen sind elektrische Glühlichtbäder in Gebrauch. Sie bestehen aus Holzkisten oder kleinen Wollzelten, worin die Luft durch Glühlampen oder Radiatoren und parabolische Reflexspiegel bis auf 45^0 und 60^0 C erhitzt werden kann.

Die anzuwendenden Hitzegrade schwanken zwischen $40^0 - 100^0$ C und mehr. Der Grad, sowie die Zeit der Anwendung richten sich nach dem Behagen des Patienten, dem Verhalten seines Pulses und der Ausbreitung des örtlich beginnenden Schweißes sowie nach der Nachwirkung. Regel ist, mit niederen Graden und kurzen Sitzungen, 10—20 Minuten, zu beginnen und allmählich zu steigen. Große Pulsbeschleunigung, allgemeiner Schweißausbruch, Kopfweh, Verstimmung, nachträgliche Ermattung oder lange Erregung verlangen Herabminderung der Temperatur und der Anwendungsdauer.

Im allgemeinen sollte die Sitzung nicht über eine halbe Stunde ausgedehnt und höchstens einmal am Tage, bei Reizbaren nur jeden zweiten Tag gemacht werden. Es gibt Patienten, die schon bei Wärmegraden von 40^0 nach wenigen Minuten starke Gesichtsröte, Herzklopfen, Schweißausbruch an Stirne und Brust, Kopfweh, Ohrensausen, Schwindel, Angstgefühle bekommen und nach der Unterbrechung stundenlange Schwäche, Aufregung, Schlaflosigkeit, Albuminurie, Fieberbewegungen zeigen, andere, die örtliche heiße Entzündung an den kranken Teilen, Neigung zu Blutungen, vermehrte und verfrühte Menstruation erfahren. Solche sind zur Heißluftkur ungeeignet und werden mit feuchter Wärme zu behandeln sein. Eine Zunahme der Eigenwärme um 0,2 bis $1,5^0$ C während der Sitzung ist an sich keineswegs nachteilig. Je höher aber die Eigenwärme stieg, um so längeres Nachruhen bis zum Ausgleich dieses künstlichen Fiebers ist nötig.

Sorgfältiges Abtrocknen und Einhüllen der behandelten Körperteile, halbstündiges oder stundenlanges Ausruhen des Patienten im Bett oder Liegestuhl nach der Anwendung gehört unbedingt zum Gelingen der Kur.

335. Der junge Arzt kann nicht dringend genug davor gewarnt werden, die Anwendung der genannten Heißluftapparate Heilgehilfen oder sonstigen Laien ohne häufige Überwachung anzuvertrauen. Örtliche Verbrennungen, ja Verkohlungen von Gliedern, Kollapse und Herzerweiterungen, fortschreitende Anämien haben sich, seitdem die Apparate in die Hände der Bader und Pflegeschwestern gelangt sind, beim Gebrauch der Schwitzkästen so gehäuft, daß der Schaden, den sie anrichten, beinahe anfängt, ihren Nutzen zu übertreffen.

Statt der vorher beschriebenen Apparate verdient dort, wo der Arzt die Kur zu überwachen außerstande ist, also besonders auf dem Lande, ein vortreffliches Hausmittel beim chronischen Rheumatismus angewendet zu werden, das Birkenlaubbad, das heute noch selten, früher am Rhein allgemein in Gebrauch war (Angenstein 1832). Frisch gepflückte grüne aber nässefreie, wenn nötig an der Sonne kurz getrocknete Blätter der Weißbirke, betula alba, werden in einen Sack gefüllt, das rheumatische Glied, der neuralgische Arm, das ischiasgequälte Bein, die von der Gliedersucht versteiften Knie und Füße, hineingesteckt wenn der Kranke zu Bett geht. Nach einigen Stunden entsteht eine fast unerträgliche Hitze mit reichlichem örtlichem Schweißausbruch, den man so lange wie möglich, eine halbe Stunde bis zwei Stunden lang, gewähren läßt. Darnach wird das Glied abgetrocknet und leicht eingehüllt einer längeren Nachruhe überlassen. Das wiederholt man täglich, zwei bis drei Wochen lang.

Ebenso wie Birkenblätter können Erlenblätter, von der Grünerle, alnus viridis, oder der Schwarzerle, alnus glutinosa, Eschenblätter, fraxinus excelsior, wenn sie ihr klebriges Gummi von Juni bis September ausschwitzen, oder auch frisch geschnittenes Wiesengras und frisches Heu verwendet werden. Für leichtere Formen des Rheumatismus und für Patienten mit empfindlicher Haut genügt oft schon das Einpacken des kranken Teiles in eine trockene Wolldecke und Bedecken mit einem Federbett, um die heilsame Erhitzung des Gliedes unter Schweißabsonderung zu bewirken. Die Haut gerät durch den Reiz der kratzenden Wollhaare und die örtliche Wärmestauung ins Schwitzen, bei längerer Anwendung werden die oberflächlichen Hautschichten stark erweicht und die tieferen in eine nachhaltige Hyperämie versetzt. Die Erweichung soll durch nachträgliches Waschen mit einer reizenden spirituösen Flüssigkeit wie Kampferspiritus oder Rosmarinspiritus oder Branntwein oder durch Bepudern oder Einfetten der Haut mit einem der oben (323) angegebenen Mittel ausgeglichen werden.

336. Blutarme, nervös reizbare, durch ihr Leiden weit heruntergekommene Rheumatiker vertragen besser als die Anwendung plötzlich gesteigerter trockener Hitze eine längere Anwendung gleichmäßiger feuchter Wärme, die den Gesamtorganismus nicht durch rasche Inanspruchnahme der Kreislauforgane und plötzliche Steigerung des Stoffwechsels so angreift wie die trockene Hitze.

Eine systematische örtliche Anwendung des heißen Wasserdampfes im Kastendampfbad hat Desiré Fleury (1837) in seinem Buch de l' hydrosudopathie empfohlen. Bei der Anwendung von 40—60° C heißem Dampf schwillt der darin gebadete Teil bis in tiefe Gewebsschichten an, infolge des vermehrten Blutzuflusses und zunehmender Entspannung der Gewebe. Um die normale Abschwellung des Teiles zu beschleunigen und zu vermehren, verband Fleury später (1850) mit dem Dampfbad die Anwendung des kalten Wassers in Gestalt nachfolgender Duschen und erzielte beim chronischen Muskel- und Gelenkrheumatismus gute Erfolge.

Angreifender als diese Kur ist im allgemeinen die Prießnitzsche Einpackung, bei welcher das kranke Glied in ein kaltnasses, gut ausgerungenes Leintuch eingeschlagen, dann mit wollener Decke eingehüllt und durch luft- und wasserdichten Stoff gegen Verdunstung geschützt wird. Sie setzt immer noch eine gewisse Reaktionskraft gegen die örtliche Kältewirkung voraus.

Wo diese Reaktion nicht eintritt, müssen bereits erwärmte nasse Tücher angewendet und diese durch gute Einhüllung und sogar durch Auflegung eines Thermophors oder seitliche Anlegung von heißen Krügen warm erhalten werden.

Bei sehr wärmearmen, untertemperierten Individuen müssen warme Breiumschläge aus Brotkrume, Weizenmehl, Bohnenmehl, zerquetschten Kartoffeln, Leinsamen, mit Wasser oder Milch oder Bier oder Öl oder Butter gekocht, angewendet werden. Wenn sie richtig zubereitet sind und durch Wachstaffet oder Wolle gegen Abkühlung geschützt werden, können sie ihre Wärme stundenlang oder eine ganze Nacht hindurch dem kranken

Teile zukommen lassen. Die Anwendung erfordert einige Kunst und Sorgfalt. Der Brei muß gut durchmischt, die Kompresse nicht zu dünn, nicht zu dick, die Leinwand oder Mullhülle weitmaschig, das ganze Kataplasma nicht zu schwer sein. Nach der Entfernung des Umschlages soll die Haut abgeseift und mit trockener Watte eingewickelt werden; bei Neigung zu Aknebildung oder Furunkelbildung müssen Waschungen mit Sublimatwasser oder Kampferwein nachfolgen. Alle die genannten Breie pflegen binnen zwölf Stunden sauer zu werden, müssen also täglich frisch zubereitet werden.

Die hautreizende Wirkung der feuchten Einpackungen kann durch Benetzung der Deckfläche mit Zitronensaft oder Essig, durch Hinzufügung von geschabtem Rettig, Senfmehl, Kressesamen, Rosmarinöl u. dgl. zum Brei verstärkt, ihre schmerzlindernde Wirkung kann durch Auftröpfeln von Baldriantinktur, Arnikatinktur, Opiumtinktur, Beladonnatinktur vermehrt werden.

337. Dem Bedürfnis der Abwechslung entspricht die Anwendung der örtlichen Moor- und Schlammbäder. Falls sie wirklich, wie behauptet wird, die Wärme länger und gleichmäßiger verwahren und mitteilen als eine gut zubereitete Breikompresse, so würde dieser Vorteil in häuslicher Anwendung doch reichlich aufgewogen durch die damit verbundene Unsauberkeit.

Der dazu gebrauchte Morast entstammt sehr verschiedenen Lagern; er wird einmal aus vulkanischen Schlammquellen, das andere Mal aus starken Mineralquellen und den davon gespeisten Teichen, insbesondere aus Solen und Schwefelthermen, das dritte Mal aus Moorsümpfen und Torflagern, endlich aus dem Schlammboden verschiedener Süßwasser- und Salzseen gewonnen. Der unter dem italienischen Namen fango käufliche Mineralschlamm wird aus den Mineralquellen von Battaglia am Südabhang der euganeischen Berge, ferner in Monfalcone bei Triest, ferner in Sclafani und anderen Bädern Siziliens gewonnen.

Alte Eisenmoorbäder finden sich in den Renchtalbädern zu Griesbach und Peterstal, in Schlangenbad, Kissingen, Brückenau, Bocklet, Pyrmont, Nenndorf, Reiboldsgrün, Reinerz, Rosenheim, Salzburg, Teplitz, Franzensbad, Gurnigelbad; bekannte Schwefelschlammbäder in Abano bei Padua, Acqui (Aquae statiellae) am Ufer der Bormida in Oberitalien, Aix-les-bains in Savoyen, Pistyan im ungarischen Komitate Neutra; Seeschlammbäder zu Morstrand auf Koön an der schwedischen Küste, auf Ösel in der Ostsee, in den Limanen, Salzseen, bei Odessa.

Um das örtliche Schlammbad für einen Körperteil herzurichten wird auf ein Lager eine Wolldecke gebreitet, darüber ein Gummituch und über dieses ein grobes Leinenstück; darauf wird der Patient entkleidet gelegt und sein zu behandelndes vorher abgeseiftes Glied mit dem im Wasserbad gleichmäßig auf 40—50° C erwärmten und gut mit der Hand durchkneteten Schlamm 5—6 cm dick bestrichen und rasch eingehüllt; sodann die ganze Unterlage um den Kranken zusammengeschlagen und eine viertel bis eine ganze Stunde darin gelassen, nachher mit warmem Wasser kurz gebadet, abgetrocknet und zwischen Bibertücher oder Wolldecken zum Nachruhen eine Stunde lang gelagert.

Das Moorbad wird alle drei oder zwei Tage, später täglich wiederholt, je nach der Widerständigkeit des Kranken und der Wirkung des Bades. Nicht selten gibt es nach vier oder fünf Anwendungen Verschlimmerungen der Schmerzen in dem von Muskelrheuma oder Neuralgien oder Gelenksucht gequälten Gliede. Aber die folgenden Bäder bringen bald Linderung.

Neben der Wärme sollen im Moorbad hautreizende Stoffe zur Wirkung kommen, Kohlensäure, Eisenvitriol, Ameisensäure, Schwefelwasserstoff, schwefelsaure Salze, Kochsalz, Humussäuren, ohne daß indessen eine spezifische Wirkung angenommen werden könne.

Wie das Moorbad wirken auf den chronischen Rheumatismus die von einer barbarischen Volksmedizin beliebten und von einer naturphilosophischen Medizin gelobten Blutbäder und Tierbäder ein. Dabei kommt das Blut eines frischgeschlachteten Ochsen oder der warme Inhalt eines Rinderlabmagens oder dieser Magen selbst oder die Haut eines frischgeschlachteten Schafes oder die Bauchhöhle eines Kalbes oder Schweines zur Anwendung; das kranke Glied wird hineingelegt. Auch der zurechtgeschnittene noch zuckende Brustmuskel vom Huhn oder eine frische Lendenschnitte vom Kalb lebenswarm aufgelegt und festgebunden, genießen guten Ruf. Noch vor wenigen Jahrzehnten galt im Rheinland ein lebendiges Spanferkel, an die Füße des Rheumatikers ins Bett gelegt, als wirksames Ableitungsmittel des Rheumas.

338. Bei hartnäckigen rheumatischen Leiden oberflächlicher Teile, der Hautnerven, der Unterhautgewebe, insbesondere oberflächlicher Faszien und Muskelausbreitungen lassen die bisher empfohlenen Kälte- oder Wärmeeinwirkungen auf die Haut nicht selten im Stich, ob man sie nun örtlich oder entfernt oder allgemein anwendet, sie vermehren sogar durch eine zunehmende Hautempfindlichkeit die Beschwerden. Die betreffenden Patienten helfen sich dann wohl durch allerlei Schutzdecken über die empfindlichen Hautteile; Papier, rohe Seide, reizloses Heftpflaster, Guttapercha, Wachstaffet usw.

Es handelt sich dabei aber doch um mehr als um ein einfaches Abschließen der Haut gegen die Einflüsse der Atmosphäre, nämlich um eine ganz leichte andauernde Reizung der Haut und tieferer Teile, die von den zwischen Haut und Decke verhaltenen Hautabsonderungen ausgeht und auf die Länge der Zeit zu einer stärkeren Durchblutung und Übung der Haut führt. Man sieht das an der Dauerröte, welche so geschützte Stellen im Gegensatz zu den blassen durch einfache Kleidung bedeckten Hautteilen annehmen. Allmählich genügt den Patienten das Bedecken mit „reizlosen" Auflagen nicht mehr; sie nehmen Mittel, die eine stärkere Reizung der Haut unterhalten, Flanell, Wolle, Pelz vom Kaninchen, Hasen, Katze, Pudel. Am stärksten und besten sollen Pudelhaare wirken. Fingerdick auf Leinwand aufgenäht werden sie Tag und Nacht auf der bloßen Haut getragen; der Kranke empfindet bald lebhafte stechende Schmerzen, die aber nach einiger Zeit erträglich werden. Weil man beim Abnehmen des Mittels die Haare mit der Spitze gegen die Haut gerichtet findet, so soll Elektrizität mit im Spiele sein. Das ist möglich. Unzweifelhaft ist die gute Wirkung. Wider den Gebrauch von Fellen und Haaren beim chronischen Rheumatismus an oberflächlichen Körperteilen ist also nichts einzuwenden. Aber man muß den Patienten belehren, daß er den Schutz nur während der kalten Jahreszeit anwenden und sich im Sommer wieder abgewöhnen soll. Unter dieser Bedingung kommen Dauerheilungen zustande, die sonst mit vielen anderen und gewaltigen Mitteln nicht erreicht werden.

Was vom Gebrauch der Felle und Haare gilt auch vom Gebrauch der zahlreichen Wollpräparate, die von alten Rheumatikern gerne als Schutz- und Zerteilungsmittel angewendet werden. Hierher gehört zunächst die Fettwolle oder Kammwolle, die Spuren vom ranzigen Fett enthält und damit die Haut reizt; als lana pinguis ist sie mit Olivenöl durchfettet in der Apotheke käuflich; als lana ichthyolata mit $5-10\%$ Ichthyol beladen ebenfalls. Sie wirkt auch ohne diese Zusätze stärker als die unter dem Namen Verbandwatte, gossypium depuratum, gebräuchliche Baumwolle. Als coton jodé, jodierte Baumwolle, gossypium jodatum, wird sie in Frankreich vielfach gegen Frostschäden und chronisches Rheuma angewendet; sie enthält auf 100 Teile Watte 8 Teile Jod; einen Vorzug vor der einfachen Jodpinselung und nachträglichen Watteeinhüllung dürfte sie insofern haben, als sie das Jod langsamer an die Haut abgibt und dazu in dampfförmigem Zustande; vorausgesetzt, daß mit Guttaperchapapier die Verdunstung nach außen verhindert wird. Die Thermogènewatte, die in Belgien als Hausmittel geschätzt wird, ist mit Capsicumtinktur getränkte Watte, die vor dem Gebrauch mit Spiritus angefeuchtet werden soll. Eine deutsche Nachahmung davon ist die Thermolingichtwatte. In Deutschland wird eine besondere Reklame für die Waldwolle, lana pini silvestris, gemacht, ein weiches wollartig verfilztes Holzfasergewebe, das durch Mazeration aus Kiefernadeln gewonnen wird; sie enthält noch Spuren von Terpentinöl und kann überdies noch durch Einträufeln von Fichtennadelöl oder Edeltannenöl, Erzeugnisse der Schwarzwaldindustrie, verstärkt werden.

Zu den mildreizenden Deckmitteln für rheumatische Körperteile gehören auch viele Pflaster und Salben, die von den Rheumatikern immer wieder versucht und von vielen mit Vorteil gebraucht werden. Davon ist in erster Linie das einfache Wachspapier, charta cerata, taffetas ceratus, zu nennen. Der seit hundert Jahren vielgebrauchte Oulesche Taffet enthält eine Reihe scharfreizender Zusätze: 1 Teil cera flava, 1 resina euphorbii, 2 resina pini, $^1/_2$ flores meliloti, 3 axungia porci. Noch schärfer ist das alte balsamum resinosum antirheumaticum Lihoschiztii

```
Rp. alcoholis                120,0
    picis burgundicae        q. s.
    ut fiat leni calore solutio
       consistentiae sirupi
    adde balsam. vitae Hofmanni
    terebinthinae venet.   āā 25,0
    camphorae                 15,0
    tincturae cantharidum     20,0
    M. extende supra taffetam
```

Ich nenne noch eine Reihe heute gebräuchlicher einfacherer Rheumatismuspflaster, die meistens von Quacksalbern und Geheimmittelverkäufern vertrieben werden. Der Arzt muß sie kennen. Er kann sie auch im geeigneten Falle selbst verordnen, sogar dann wenn er vom strengsten Kastenhochmut beseelt ist, mit ruhigem Gewissen. Denn die meisten sind aus alten und neuen galenischen Pharmakopöen ins Volk gedrungen und nur wenige aus ursprünglichem Volksarzneischatz von den Ärzten übernommen worden.

Zunächst das sogenannte Gichtpapier, charta resinosa antarthritica aus Schiffspech, Terpentin, Kolophonium, gelbem Wachs; es ist hervorgegangen aus dem Volksgebrauch, über rheumatische Teile frische Birkenblätter zu binden oder Birkenteer zu streichen. Ferner das englische Gichtpapier, aus pix sutorum, resina pini burgundica, cera flava. Ferner die Gichtleinwand, auch Helgoländer Gichtpflaster, linteum resinatum, Terpentinharz auf Taffet gestrichen. Ferner eine Gichtsalbe aus zwei Teilen Terpentin und einem Teil Schiffspech; eine andere aus zwei Teilen Holzteer und zehn Teilen Schwarzpech; die Gichtsalbe des Scharfrichtereibesitzers Krätz in Zeitz aus zwei Teilen Kampfer, fünf Teilen Kienöl, sechzig Teilen Schweinefett. Ein Gichtbalsam aus Birkenteer, Kienöl und Rüböl; der englische Wunderbalsam aus Terpentin und Benzoetinktur; ein Rheumatismusbalsam aus Kampfer 0,5, Cantharidentinktur 5,0, Salmiakgeist 5,0, Spiritus 40,0, spanische Seife 35,0, Rosmarinöl 0,25. Weitere derartige „Spezialitäten und Geheimmittel" bei Hahn und Holfert (1893) und Hahn, Holfert und Arends (1906).

In den äußerlichen Schutz- und Heilmitteln für Rheumatiker spielen, wie aus den vorstehenden Beispielen erhellt, neben Teer und Pech eine große Rolle Terpentin, Kolophonium, Kampfer und andere ätherische Öle, also Terpene und Abkömmlinge davon. Über die „spezifisch-antirheumatische" Wirkung dieser Stoffe weiteres unten (347).

339. Ein mächtiges Mittel zur Beeinflussung rheumatischer Krankheitsreste ist die Elektrizität in allen Formen, als franklinsche Spannungselektrizität, als faradayscher Induktionsstrom, als galvanischer Strom. Namentlich ist der elektromagnetische Rotationsapparat und das Schlitteninduktorium bei den Rheumatikern sehr schnell beliebt geworden. Sie haben die elektrischen Katzenfelle, die elektrischen Halsketten und andere ,,Rheumatismusapparate" aus Zink- und Kupferdraht, Amulete aus der Zeit Voltas und Alexander von Humboldts (80) rasch verdrängt. In der Tat wird manche langwierige rheumatische Myalgie, Neuralgie, Paralyse, Gelenkkontraktur, Gliederversteifung mit dem elektrischen Pinsel, Bürste, Walze des Induktionsapparates in wenigen Sitzungen, ja nicht selten in wenigen Minuten beseitigt, auch ohne daß Hysterie mit im Spiele wäre. Chomel (1812), Hufeland (1814), Froriep (1843) rühmen die Wirkung der Elektrizität beim Rheumatismus mit berechtigter Begeisterung. ,,Die Ergebnisse werden noch reicher und glänzender werden, wenn wir einmal mit der entsprechenden systematischen Anwendung der anhaltenden Ströme besser bekannt sind. Die Elektrizität bewältigt aber die vaskulösen Rheumatismen ebenso sicher wie die nervösen. Denn Remak hat ja die anhaltenden Ströme bereits gegen Rheumatosen aller Art und namentlich gegen den akuten Gelenkrheumatismus erprobt und in nicht langer Zeit wird sich gewiß die Heilkraft gegen alle rheumatischen Entzündungen außer Zweifel stellen." So Eisenmann im Jahre 1860. Nichts von diesen Zukunftsversprechungen ist trotz der genialen Leistungen Pflügers (1859), Du Bois-Reymonds (1860), Hermanns (1884) zur wissenschaftlichen Begründung der Elektrophysiologie und trotz der Bemühungen Duchennes (1855), von Ziemssens (1856), Remaks (1857), Erbs (1882) um die wissenschaftliche Dosierung der Elektrotherapie in Erfüllung gegangen. Die Wirkungen des galvanischen Stromes am Krankenbett müssen wir sechzig Jahre nach der Entdeckung des Elektrotonus immer noch mehr glauben als daß wir sie zweifellos sähen, während die Heilkraft eines verrosteten Rotationsapparates jedem Laien deutlich erscheint. Im Jahre 1891 schreibt Möbius: Nach Duchennes und Remaks Zeiten elektrisierte mit schlechten Apparaten jeder, wie er konnte, und was für große Krankheiten heilte man damals. Noch vor zwölf bis fünfzehn Jahren hörte man viel von den wunderbaren Heilungen durch Elektrizität. Jetzt, da wir so schöne Galvanometer haben und so vieles wissen, was unsere Vorgänger nicht wußten, erscheint die Heilkraft des Stromes fast erloschen. — Ähnlich urteilen von Ziemssen (1887) und Nothnagel (1888), um der Wahrheit die Ehre zu geben, daß Heilmittel nicht erdacht und nicht mit Hilfe ,,wissenschaftlicher" Hypothesen und Konstruktionen aufbaut sondern durch die Erfahrung geschenkt werden.

Der faradische Strom bleibt in der Behandlung des chronischen Rheumatismus unentbehrlich. Bei rheumatischen Neuralgien dient der metallische Pinsel oder die metallische Bürste als örtliche Reizelektrode. Bei Muskel- und Gelenkstörungen ist die Walze mit unterbrochenem Kontakt für Patienten und Arzt am bequemsten. Natürlich kann auch eine Plattenelektrode mit Unterbrecher angewendet werden. Die Stromstärke richtet sich nach der Empfindlichkeit des Patienten und nach dem Zweck der Anwendung. Schmerzhafte Stromgaben sind selten, etwa zur Betäubung und Ausrottung großer Schmerzen, und dann nur kurz anzuwenden. Bei Muskelparesen, muskulären und bindegewebigen Gelenkkontrakturen, umfänglichen Gewebsverdickungen wird der Strom zweckmäßig so weit gesteigert und so oft rhythmisch unterbrochen, daß Zusammenziehungen der Muskeln aber kein Tetanus entsteht. Bei rheumatischen Schwielen wirkt der konstante Strom mit häufigem Polwechsel besser als der faradische; ebenso bei Gelenkversteifungen, die dem übenden Einfluß der umgebenden Muskulatur durch Schwund oder Schwäche der Muskeln oder durch Ankylosenbildungen vorläufig entzogen sind. Der franklinsche Funken hat sein Hauptwirkungsgebiet bei rheumatischen Neuralgien und Anästhesien.

Großes Vertrauen genoß vor einem Jahrhundert der von seinem Entdecker mit dem animalischen Magnetismus verglichene Perkinismus in der Behandlung des chronischen Rheumas. Perkinismus heißt das von dem Arzt Elisha Perkins (1794) in Connecticut erfundene Verfahren mit Metallstäbchen, metallic tractors, rheumatische Schäden durch Streichungen zu heilen. Man führt zwei Stäbchen, das eine aus Stahl, das andere aus Messing, mit den spitzigen Enden senkrecht auf den kranken Teil und bestreicht diesen damit eine Viertelstunde lang oder länger. Bei Gliederrheumatismus soll das eine Stäbchen entlang der Wirbelsäule, das andere entlang der Extremität fahren. Das Verfahren wurde 1804 in England patentiert und in einer Perkinean institution solange ausgebeutet, als der Glauben daran dauerte. Daß es sich um Suggestionswirkung handelte, erhellt aus dem gewöhnlichen Schicksal solcher Mittel, rasch verdrängt und rasch vergessen zu werden.

340. Hartnäckige rheumatische Neuralgien und Myalgien machen mitunter stärkere und tiefere Einwirkungen auf den kranken Teil nötig. Von alters suchen Rheumatiker mit eingewurzelten Beschwerden bei Moxen, Kauterien, Exutorien, Ventosen und ähnlichen Marterinstrumenten ihr Heil, wenn das Leiden anfängt, unerträglich zu werden.

Sogar der milde, starken Mitteln abholde Hippokrates verzichtete nicht darauf, wenn es sich um so schlimme Übel wie ein veraltetes Hüftweh handelte. Er ließ bei hartnäckiger Ischias, um das Wandern der Krankheit zu verhüten, rohe Leinwand auf einer Reihe von Körperstellen abbrennen, nämlich auf der kranken Seite unter dem Schulterblattwinkel vier Punkte, auf die Hüfte drei, am Gesäß zwei, in der Schenkelmitte zwei, am Knie einen, am Knöchel einen. Was so gebrannt worden, ist vor dem Auf- und Absteigen des Leidens geschützt.— Wir müssen allerdings daran erinnern, daß Ischias bei Hippokrates und noch bei Galen nicht allein dem heutigen Begriff der Neuralgia ischiadica entspricht, sondern die verschiedenen schmerzhaften Leiden im Bereich der Hüfte, an Gelenk, Knochen, Muskeln, Nerven einschließt.

Die Araber wendeten gerne den Zündschwamm bei rheumatischen Neuralgien an. Van Swieten (1788) empfiehlt ihn ebenfalls oder auch die lanugo foliorum artemisiae als Moxe. Andere ziehen das Abbrennen der Räucherkerzchen oder das Aufträufeln von brennendem Siegellack auf die leidenden Teile vor.

Gesner (1577) ließ einen Kranken mit Ischias zur Offenhaltung eines Kauteriumgeschwüres aufgeschnittenes heißes Brot frisch aus dem Backofen anwenden, befahl aber zwischen Wunde und Brot eine vielfältige Leinwand zu legen. Der Kranke unterließ diese Vorsicht, legte das heiße Brot ohne weiteres auf und erlitt eine tiefe Brandwunde, die lange eiterte. Die Ischialgie, die vorher vielen Mitteln getrotzt hatte, hörte rasch auf. — Tissot (1782) berichtet, daß eine Frau ihrem Manne wegen rheumatischer Schmerzen den Arm mit Spiritus einrieb, hierbei mit einer Kerze zu nahe kam und die Haut verbrannte. Der Rheumatismus wurde zur Stunde geheilt. — Ich machte eine ähnliche Erfahrung bei einem Manne mit hartnäckiger Ischias. Er hatte acht Sitzungen im Bierschen Heißluftkasten ohne Erfolg durchgemacht; bei der neunten unterließ die Gattin die anbefohlene Einhüllung des Gliedes in Watte und steigerte die Temperatur so hoch wie möglich. Der Kranke wurde ungeduldig, wollte das Glied aus dem Kasten ziehen, kam in Berührung mit der inneren

Kastenwand und erlitt am Knie eine erhebliche Brandwunde. Mit der Wunde verging der Schmerz und kehrte nicht wieder.

Milder schmerzende Exutorien sind der in der Volksmedizin vielfach angewendete Saft des Kellerhalses, daphne mezereum, der Saft des scharfen Hahnenfußes, ranunculus acris, sceleratus, die spanische Fliege, cantharis. Störck wendete die folia ranunculi pratensis recentia contusa an. Das Deutsche Arzneibuch enthält das unentbehrliche unguentum cantharidum und das emplastrum cantharidum ordinarium ebenso wie die schwächeren Ersatzmittel, emplastrum cantharidum perpetuum, euphorbium, unguentum basilicum, unguentum tartari stibiati. Eines der kräftigsten und dabei erträglichsten Exutorien ist bekanntlich die Jodtinktur, wenn sie stark aufgepinselt, mit Billrothbattist und Watte überdeckt und bis zur Blasenbildung wirkend gelassen wird.

Ein altes Volksmittel zur Behandlung rheumatischer Reste und besonders hartnäckiger Neuralgien ist der Bienenstich, dessen Wirkung und Anwendung von Terc (1888) und jüngst von Keiter (1914) ausführlich erörtert worden ist (353). Eine künstliche Form des Bienenstiches ist der sogenannte Baunscheidtismus, von dem Mechaniker Baunscheidt (1850) als Lebenswecker in den Handel gebracht. Es handelt sich um einen Nadelschnäpper, der in Krotonöl getaucht auf die kranke Stelle gesetzt und hier abgeschossen wird. Die davon entstehende pustulöse Entzündung führt zur Einschmelzung des rheumatischen Schadens. In der Hand des Arztes kann dieser von Scharlatanen so viel mißbrauchte Apparat zweifellos hie und da Nutzen stiften. Bei empfindlichen Individuen wende ich statt des Krotonöls das weniger heftige Senföl an.

Die in China seit undenklicher Zeit geübte Akupunktur wurde von Wilhelm ter Rhyne (1683) in arthritischen Leiden empfohlen und seitdem von vielen Ärzten wie Dujardin (1774), Churchill (1821), Dantu (1826) usw. gelobt. Sehr feine und spitze, gut polierte, am Ende gerade oder spiralig gewundene Nadeln aus Gold, Silber oder Stahl werden unter leiser Drehbewegung in den leidenden Teil eingeführt, 5 bis 10 cm tief, und hier 30 Atemzüge lang nach Vorschrift der Chinesen, oder stundenlang nach Neueren (Dantu) stecken lassen. Gewöhnlich werden mehrere Nadeln zugleich eingestochen.

341. Manche Produkte rheumatischer Natur, die nicht zu alt sind, werden von trockenen und blutigen Schröpfungen günstig beeinflußt. Zum Schröpfen dienen Schröpfköpfe und Saugglocken, künstliche Blutegel und Schnäpper.

Der unblutige Schröpfkopf, σικύα κούφη (Hippokrates), cucurbita (Caelius Aurelianus), war in seiner alten Form ein Ochsenhorn, später eine Metallglocke; heute dient allgemein dazu eine Glasglocke. Die in ihm enthaltene Luft wird durch Ansaugen (Prosper Alpinus 1591, Bier 1894) verdünnt oder durch vorhergegangene Erwärmung ausgedehnt und nachher bei der Abkühlung vermindert. So übt er auf den Körperteil, dem er luftdicht aufgesetzt wurde, eine saugende Wirkung, die mit Lymphstockung, Blutstockung und bei hochgradiger Saugkraft auch mit Zerreißung lockerer Gewebe einhergeht, nachher von gesteigerter Bewegung der Gewebsflüssigkeiten und lebhafterer Tätigkeit der Gewebe abgelöst wird und damit zu vermehrtem Abbau krankhafter Produkte führt.

Eine stärkere und nachhaltigere Wirkung hat die blutige Schröpfung. Hierzu diente anfänglich das gewöhnliche Schröpfgefäß, indem es auf vom Messer vielfach geritzte Haut aufgesetzt wurde; man verband also mit der örtlichen Stauung eine traumatische Reizung der Gewebe und eine mehr oder weniger starke örtliche Blutentziehung. Besonders Larrey hat ausgedehnte Anwendung von diesem altägyptischen Heilmittel gemacht. An Stelle des Messers dient heute der Schnäpper, der mit einem Schlage 12—24 und mehr genau begrenzte Messerschnitte auf kleinem Raume setzt. Eine Verbindung von Schnäpper und Schröpfkopf liegt vor im Bdellometer von Salandrière (1819) und im künstlichen Blutegel von Heurteloup (1836).

Die Zahl der Schröpfköpfe richtet sich nach der Größe des kranken Ortes; die Häufigkeit ihrer Anwendung nach der Hartnäckigkeit des Übels. Ist nach der dritten oder vierten Anwendung keine auffallende Besserung wahrzunehmen, so hat es im allgemeinen kaum Zweck, die Behandlung damit fortzusetzen.

Zur Beseitigung rheumatischer Schwellungen wurde von Fricke (1838) das Anlegen von Zirkelbinden oder Heftpflasterstreifen unter und über dem kranken Gelenk geübt und empfohlen. Heute ziehen wir die Stauungsbinde von Bier vor, dem wir die praktische Ausbildung und tiefere Begründung der Stauungstherapie verdanken. Bei verhältnismäßig frischen, schmerzhaften Rückfällen im chronischen Rheumatismus leistet sie gute Dienste, falls die Anwendungen kurz, nicht länger als eine halbe Stunde, und wiederholt gemacht werden.

342. Nach den Maßnahmen, wodurch die vegetativen Regenerationskräfte und Reservekräfte des Organismus zum Abbau von Erkältungsresten und zur Herstellung der normalen Gewebe angeregt werden, besprechen wir eine Reihe von Mitteln, welche die krankhaften Produkte und Verhaltungen nach Erkältungskrankheiten unmittelbar angreifen, zerteilen, auflösen, ausscheiden; also Spülkuren, Resolventia, Massage, passive Gymnastik.

Zu Spülkuren, zur inneren Auswaschung des Organismus bei Katarrhalischen und Rheumatischen dient in erster Linie das Trinken von Wasser.

Kräftige Patienten, die einen guten Magen haben und sich viel Bewegung machen können, kommen mit kaltem Wasser, frisch von der Quelle oder aus der Leitung nüchtern und mehrmals tagsüber getrunken, aus. Menschen mit geschwächtem Magen, mit empfindlichen Schleimhäuten, mit bewegungsarmer Lebensweise vertragen das reine kalte Wasser schlecht. Sie sind auf leichter resorbierbare und assimilierbare Mineralwässer, die sich durch ihren Salzgehalt dem physiologischen Körperwasser nähern, angewiesen. Es stehen zur Verfügung:

Warme Kochsalzwässer in Soden am Taunus, Wiesbaden in Nassau, Homburg vor der Höhe, Nauheim in Hessen, Oeynhausen in Westfalen, Baden-Baden im Schwarzwald usw. Zum Versand gelangen der Sodener Warmbrunnen, der Wiesbadener Kochbrunnen, die Homburger Elisabethquelle, der Nauheimer Karlsbrunnen usw. Bei Hauskuren werden die genannten Wässer zweckmäßig auf 20 bis 30° C erwärmt, entweder im heißen Wasserbad oder durch einen Zuguß heißer Milch oder heißen Wassers, und nüchtern sowie zwischen den Mahlzeiten getrunken, ein halbes oder ganzes Liter am Tage.

Schmackhafter sind im allgemeinen die kalten oder lauen alkalischmuriatischen Säuerlinge zu Honnef am Rhein, Neuenahr an der Ahr, Ems, Fachingen, Selters im Lahngebiet, Wildungen in Waldeck, Salzbrunn in Schlesien, Gießhübel und Bilin in Böhmen, Vichy im Loiregebiet, Evian und Romanel am Genfersee usw. — Versendet werden die Honnefer Drachenquelle, der Neuenahrer Sprudel, das Neuenahrer Apollinariswasser, der Emser Kränchenbrunnen und Kesselbrunnen, das Fachinger Wasser, das Niederselterser und Oberselterser Wasser, die Wildunger Georg-Viktorquelle, Helenenquelle und Königsquelle, der Salzbrunner Oberbrunnen und die Salzbrunner Kronenquelle, der Biliner Sauerbrunnen, der Gießhübler Sauerbrunnen, die Vichywässer Grande Grille, Célestins und Hôpital, die Evianer Cachatquelle usw. Genuß kalt oder warm wie die Kochsalzwässer.

Bei torpiden Individuen sind die Schwefelwässer wirksamer. In Betracht kommen die leichtverdaulichen alkalischen und kohlensauren Schwefelquellen zu Aachen und Burtscheid im Rheinland, Weilbach am Taunus, Sebastiansweiler in Württemberg, Bad Kreuth in Oberbayern, Bad Bentheim und Eilsen in Hannover, Baden bei Zürich, Heustrich und Leuk in der Schweiz, Aix-les-bains in Savoyen, Sirmione am Gardasee, Monfalcone in Görz, Heluan in Ägypten, Cauterets, Eaux bonnes, Saint-Sauveur, Amélie-les-bains, Bagnères de Luchon in den Pyrenäen. Ferner die Schwefelkalkwässer zu Meinberg in Lippe-Detmold, Nenndorf in Hannover, Schinznach und Gurnigel in der Schweiz. — Versendet werden die Aachener Kaiserquelle, die Weilbacher Schwefelquelle, die Nenndorfer Schwefelquelle. — Auf die Bedeutung des Schwefels für Erkältungsreste kommen wir zurück.

Stärker auflösende Wirkung und Spülwirkung zugleich üben die jodhaltigen Quellen zu Münster am Stein und Kreuznach an der Nahe, Salzschlirf in Hessen, Sodenthal im Spessart, Salzbrunn im bayerischen Algäu, Tölz und Krankenheil in Bayern, Hall in Oberösterreich, Königsdorff in Schlesien usw. — Versendet werden der Kreuznacher Elisabethbrunnen, der Salzschlirfer Bonifaziusbrunnen, die Krankenheiler Jodquelle, die Tölzer Adelheidsquelle, die Haller Jodquelle.

Es ist im einzelnen Falle nicht leicht, von vornherein zu sagen, ob für einen Patienten Schwefelquellen oder Jodquellen vorzuziehen sind. Im allgemeinen wirkt das Jod bei Arthritikern im engeren Sinne, der Schwefel bei Katarrhkranken günstiger; doch gibt es Ausnahmen (352). Keineswegs gibt hierbei etwa ein syphilitischer Infekt den Ausschlag. Jod wirkt auf rheumatische Schwielen und ähnliche Produkte kaum weniger ein als auf syphilitische Gummiknoten und Geschwüre.

343. Zu auflösenden Kuren bei chronischem Katarrh und Rheuma dienten früher mehr als heute Milchkuren, Molkenkuren und Traubenkuren. Es war das in der guten alten Zeit, wo die Kranken viel Muße hatten, die Kühe einen Überfluß an Milch und die Rebstöcke reichlich süße Trauben gaben. Richtig ausgeführt sind diese Kuren heute noch wirksam; freilich auch ziemlich angreifend.

Die reine Milchkur ist eigentlich eine schonende Entziehungskur. Sie entlastet den Organismus von allen außerwesentlichen Anstrengungen, so daß er sich ganz der Reparatur seiner inneren Schäden widmen kann. Große Erfolge hat die Milchkur besonders bei den rheumatischen Störungen und Veränderungen am Kreislaufapparat. In der ganz strengen Form, wie Karell (1866) sie empfohlen hat, bekommt der Kranke, der im Bett oder im Liegestuhl ruht, in den ersten Tagen 3 bis 4 mal täglich in vierstündigen Zwischenzeiten, also etwa um 6, 10, 2, 6 Uhr 60 bis 200 ccm abgerahmte Milch, die er in einer ihm zusagenden Temperatur schluckweise genießt. Allmählich steigt er mit der Menge, je langsamer, um so besser für das Gelingen der Kur. So gelangt er zu Mitte oder Ende der zweiten Woche auf 2 Liter Milch am Tage. Von der zweiten Woche ab kann das Verlangen nach fester Nahrung dadurch befriedigt werden, daß er Semmeln mit Salz und mittags etwa ein Stück Hering zur Milch bekommt. In der dritten oder vierten Woche kann er mittags eine Milchsuppe mit Gerste, Grieß, Reis, Sago anstatt der schlichten Milch genießen. Die Kur wird fünf oder sechs Wochen lang fortgesetzt, dann eine Hauptmahlzeit mit Gemüsen und Fleisch eingeschaltet und in dieser gemischten Weise, falls es nötig erscheint, noch monatelang, weiter geübt. Mit der Zugabe anderer Kost beginnt der Patient, sich wieder an Aufstehen, Bewegung und Tätigkeit langsam zu gewöhnen.

Molkenkuren werden im allgemeinen wie Brunnenkuren mit knapper Kost durchgeführt. Molken sind Milch, die von Butter und Käse befreit ist. Sie werden auf verschiedene Weise zubereitet; in der Regel mittelst Lab aus

Kälbermagen oder Weinstein oder Alaun und Zucker; auch feine wohlriechende Kräuter werden gelegentlich zugesetzt, so der kumarinhaltige Honigklee, melilotus officinalis, Labkraut, galium verum, usw. Gute Gelegenheit zu Molkenkuren ist im Sommer an bestimmten Kurorten Süddeutschlands, Tirols, der Schweiz usw., wenn das Vieh in den höchsten Alpen steht. So zu Partenkirchen, Kreuth, Berchtesgaden, Reichenhall in Oberbayern; Ischl, Hallstatt im Salzkammergut; Interlaken, Gaiß, Engelberg, Aix-les-bains, Montreux in der Schweiz; Gastein, Aussee in Steiermark; Arco, Gries, Meran in Tirol. Ferner gibt es Molkenkuren zu Königottobad bei Wiesau in Bayern, Brückenau in Franken, Dürkheim in der bayerischen Pfalz, Baden-Baden; Reinerz, Landeck, Salzbrunn, Charlottenburg in Schlesien; Alexisbad, Juliusbad im Harz; Blankenburg, Elgersburg, Ilmenau, Friedrichsroda, Liebenstein in Thüringen. Indessen hat an einzelnen Modeorten wie Homburg vor der Höhe, Arco in Südtirol, Meran usw. die deutsche Molke dem kaukasischen Kefirtrank oder dem tatarischen Kumyßtrank oder dem bulgarischen Joghurt, vergorener alkoholhaltiger oder milchsäurehaltiger Milch, weichen müssen, weil es Gelehrte gibt, die das Gesundbleiben und Altwerden gesundheitsmäßig lebender Menschen gerne aus irgend einem einzelnen Faktor erklären.

Die Molken werden gewöhnlich nüchtern getrunken, in der Menge von $1/2$ bis 2 Liter; sogar 3 bis 4 Liter trinken und vertragen einzelne. Der Kurgast muß sich beim Trinken tüchtig bewegen, um die Molke rasch zu verdauen, Blähungen zu vermeiden und die ausleerende Wirkung zu befördern. Dabei soll die Kost schmal, nur das Mittagessen reichlich sein, Milch, Butter, Käse, rohes Obst vermieden werden.

344. Zu den erweichenden, auflösenden, ausspülenden Mitteln gehört auch die Traubenkur. Dabei soll der Kranke die Trauben ausschließlich oder fast ausschließlich nebst gutem Weißbrot und Wasser mehrere Wochen lang genießen. Er ißt als Frühstück $1/2$ bis 1 Kilogramm Trauben mit 50 bis 100 Gramm Weißbrot; als Mittagsmahl 1 bis 2 Kilogramm Trauben mit 100 Gramm Weißbrot; als Abendessen $1/2$ bis 2 Kilogramm Trauben mit 50 Gramm Weißbrot. In der Zwischenzeit trinkt er reines Quellwasser oder ein schwach alkalisches Wasser wie das Emser, Fachinger, Selterser, Neuenahrer, Biliner. Die tägliche Traubenmenge darf bis 3, 4 und sogar 6 Kilogramm gesteigert werden. Unterernährte schwache Kranke genießen die Trauben je nachdem zu einer schmalen Kost oder zur gewöhnlichen Kost in Zwischenmahlzeiten, so viel davon, daß ihre Harnmenge zunimmt und der Stuhlgang erleichtert wird; dazu genügt anfänglich viermal täglich je 1 Pfund, um 5, 10, 2, 6 Uhr; später kann die Menge auf viermal $1^{1}/_{2}$, 2, 3 Pfund gesteigert werden. Die günstige Wirkung auf die kranken Teile zeigt sich in der dritten oder vierten Woche, falls die Kur überhaupt gelingt. Diese soll im ganzen vier bis fünf Wochen dauern. Sie länger als sechs Wochen durchzuführen, ist nicht ratsam; auch wegen der begrenzten Traubenreife selten möglich.

Es ist viel leichter, eine Traubenkur zu beginnen, als sie durchzuführen. Bei vielen Patienten stellt sich bald eine Reihe von Beschwerden dabei ein, welche die Fortsetzung der Kur unangenehm, peinlich, ja unmöglich machen. Zunächst wird manchen der Traubengenuß schon nach wenigen Tagen zuwider; aber sie setzen die Kur fort, wenn der Arzt mit Nachdruck darauf besteht und sie selbst nach einiger Zeit Vorteil davon merken. Bei anderen kommt es früher oder später zu wirklichen Beschwerden, Zahnschmerzen, Wundwerden des Mundes, Verstopfung, Durchfall, Stillstand des Appetits, Auftreibung des Magens, Koliken, Rauschgefühl, Schwindelanfällen, zunehmender Mattigkeit. Alles das stellt sich am ehesten ein, wenn der Patient neben den Trauben überflüssig viel ißt oder auch die Kur zu Hause neben seinem Tagewerk betreibt.

Unter günstigen Außenbedingungen, bei viel Körperbewegung in frischer Luft und Sonnenschein, etwa in einer Sommerfrische am Rhein oder in Untertirol, an den Seen Süddeutschlands oder der Schweiz, gelingt die Kur fast immer.

Traubenkurorte sind am Rhein Bingen, Boppard, Eltville, Honnef, Kreuznach, Rüdesheim, Wiesbaden; in der bayerischen Pfalz Dürkheim, Edenkoben, Neustadt an der Haardt; im Elsaß Rappoltsweiler; in Tirol Gries bei Bozen, Meran, Arco; im Trentino Levico, in Steiermark Aussee, bei Wien Baden, in Oberitalien Pallanza. Die fleischigen zuckerreichen Trauben des Genfersees in Montreux und Vevey sind zu Spülkuren nicht geeignet, sondern zu Ernährungskuren.

Die Kur beginnt am Rhein um den 15. September. Natürlich ist die Wahl der Trauben nicht gleichgültig. Die Kurtrauben müssen ausgewählte reife dünnschalige Frühtrauben sein und nicht viel Kerne haben. Gutedel, Muskateller, Rießlingarten, Silvanertrauben erfüllen den Zweck am besten. Die saftreichen zuckerärmeren Trauben der Pfalz und die Farnatscher Trauben Merans sind allen anderen vorzuziehen. Wichtig ist, daß der Kurgast die Beeren gut und lange kaut, Hülsen und Kerne ausspuckt. Nur dann darf oder muß er von den Kernen einen Teil mitgenießen, wenn er zu bald Durchfall bekommt. Der Tanningehalt der Kerne wirkt diesem entgegen.

Bei jeder Traubenkur ist eine sorgliche Mundpflege unerläßlich: Spülen des Mundes mit frischem Wasser oder, wenn die Schleimhaut sehr empfindlich ist, mit 2 bis 3%igem Borwasser nach jedem Traubengenuß; Bürsten der Zähne mit gebrannter Magnesia oder Seife.

In Gegenden, wo die Trauben von den Schmarotzerbekämpfern mit Bordelaiser Brühe (Kupfervitriol und Kalk, je 2:1000) besprizt werden, müssen die Beeren vor der Verzehrung sorgfältig mit lauwarmem Wasser gewaschen werden; anders reizen sie Mund und Rachen heftig, ätzen die Schleimhaut und rufen Magendarmstörungen hervor. Einige empfehlen das Trinken des ausgepreßten Saftes, um das Kauen der Beeren zu umgehen; mit Unrecht. Es kommt höchstens dann in Frage, wenn trotz guter Mundpflege das Traubenkauen Beschwerden macht; dann wäre es eigentlich besser, die Kur aufzugeben. Erfahrungsgemäß wird der getrunkene Saft weit weniger gut vertragen als die gekaute Beere; vielleicht deshalb, weil die Speichelwirkung wegfällt und weil der Saft in größerer Menge auf einmal in den Magen kommt, hier stockt und gärt. Strenge Nachkur ist bei der Traubenkur wie bei der Molkenkur nötig; vor allem langsamer Übergang zur Alltagskost.

Traubenkuren zu Hause können nur unter der Bedingung gedeihen, daß die Trauben reif gepflückt, rasch versendet und von allen tadelhaften Beeren befreit werden. Wenn Trauben nicht zu haben oder schlecht oder zu teuer sind, läßt sich die Kur auch mit saftigen Kirschen, Gartenerdbeeren, Walderdbeeren, süßen Johannistrauben, Himbeeren oder Zitronen (326) durchführen; im Notfall mit Äpfelwein.

Keinen Sinn und Erfolg haben die besprochenen Auflösungs- und Spülkuren, wenn sie in einem Luxushotel oder bei üppiger Hauskost derart gemacht werden, daß zu überreicher Ernährung ein paar Gläser Milch, Molken, Buttermilch, Apfelwein geschluckt oder ein paar Trauben genascht werden.

345. Spülkuren bringen bisweilen im Anfang Besserung, nachher aber Verschlimmerung, besonders dann, wenn sie zu einer mehr oder weniger erheblichen Abnahme des Körpergewichtes mit auffallendem Fettverlust führen. Sehr viele Erkältungsempfindliche vertragen Entfettungen auffallend schlecht, um so schlechter, je blutärmer sie sind; wohl deshalb, weil ihnen bei mangelhafter Wärmebildung mit dem Fett ein wichtiger Wärmeschutz entzogen wird. Es ist ein altes Volksmittel, bei chronischen Katarrhen und Rheumatismen reichlich Fett zu genießen, Baumöl, Butter, Schweineschmalz, Lebertran und sogar Hundefett.

Runge (1868) hat sich in Bad Nassau bei zahlreichen Patienten von der günstigen Wirkung der Fette und Fettbildner bei hartnäckigem Rheumatismus der Muskeln und Gelenke oft überzeugt. Er erzählt den Fall, daß ein Bauer seine von der langwierigen Gliedersucht gequälte Frau kurierte, indem er sie binnen 20 Tagen 32 Pfund Butter mit dickem Haferschleim vermischt einnehmen ließ.

Man muß aber unterscheiden. Es gibt sehr beleibte Patienten, die von chronischem Rheumatismus gequält werden, und andere, die, vorher mager, bei zunehmender Gliedersucht stark an Körperfülle und dabei scheinbar an Fett zunehmen. Diese Beleibtheit ist, wie wir wiederholt bemerkt haben, bei Rheumatikern häufig weiter nichts als eine sulzige Aufschwemmung des Körpers infolge von mangelhafter Tätigkeit oder Entwicklung der Schilddrüse. Man erkennt dieses Myxödem sehr oft schon auf den ersten Blick aus den tatzenförmigen Händen mit gequollenen und gar mit Kälteschäden behafteten Fingern, sodann aus der polsterartigen Verdickung der Weichteile über den Fußknöcheln und aus der im Gegenteil dazu auffallenden Magerkeit oder Flachheit der vorderen Halsgegend. Derartige Patienten bedürfen natürlich zunächst keiner Fettzufuhr und Gewichtsvermehrung. Bei ihnen muß vor allem eine Schilddrüsenfütterung (300) versucht werden. Mit der davon bewirkten Gewichtsverminderung vermindern sich für gewöhnlich zugleich die rheumatischen Beschwerden und Veränderungen. Eine nach der Entschleimung und Entwässerung des Körpers auffallende Muskel- und Fettverarmung wird bei geeigneter Kost meistens rasch genug ersetzt. Allerdings gibt es Fälle, wo die Schilddrüsenkur nichts nutzt, sogar größere Störungen zur Folge hat. Das ist um so eher der Fall, je älter der Patient; auch bei unvorsichtiger Darreichung und unzweckmäßiger Diät. Die Schilddrüsendarreichung, 0,1 bis 0,3 einmal oder mehrmals am Tage, langsam ansteigend, muß unter stickstoffarmer Kostzufuhr geschehen, also unter Beschränkung oder zeitweiligem Ausschluß von Fleisch, Ei, Käse. Am besten wird sie mit reichlicher Milchkost und Mehlkost verbunden und bei fortschreitendem Erfolge zeitweise von einer reinen Milchkur unterbrochen. Das letztere ist vor allem rätlich bei chronischem Rheumatismus mit Läsionen an Herz und Gefässen oder dem Syndrom der Serositis multiplex.

346. Ein großes Hilfsmittel zur Verminderung oder Beseitigung rheumatischer Erkältungsreste an Haut, Muskeln und Gelenken ist das Reiben, Bürsten, Kneten, Klopfen, Walken der Weichteile und das kunstgemäße Strecken und Beugen, Zerren und Erschüttern, Dehnen und Lösen der Glieder, also das, was man in der Kunstsprache Massage und passive Gymnastik nennt. Früher wurde zu viel mediziniert, heute wird zu viel massiert und geschwedet. Aber der Mißbrauch darf den Gebrauch nicht aufheben. Die Erfolge der Massage würden im allgemeinen und beim chronischen Rheumatismus besonders weit größer sein, wenn die Anwendung des Mittels immer in den mit Sehkraft und Feingefühl begabten Händen des wahren Arztes läge. Die Technik an sich ist noch kein Heilmittel. Kurse und Lehrbücher, selbst so vortreffliche wie die von Reibmayr oder die von Hoffa (1893), Ziegelroth (1900), Barczewski (1911) machen noch keinen Künstler. Sodann kommt es bei der Massage wie bei der Hydrotherapie weniger auf die sogenannte wissenschaftliche Begründung als auf den anatomischen Verstand und die physiologische Vernunft an. Tissot (1780), Mezger (1872), Reibmayr (1884) und andere haben den Nutzen der Massage weniger durch die Erklärungen ihrer Wirkungsweise als durch die Errettung dieser Kunst aus den Fäusten des Pfuschers und durch Unterrichtung und fortgesetzte Beaufsichtigung des Heilgehilfen gefördert.

Auch die passive oder schwedische Heilgymnastik ist kein mechanisches Verfahren schlechtweg. Ihre Mittel und deren Anwendung kann man in Musteranstalten, bei Zander an der medizinischen Hochschule zu Stockholm oder bei Lossen in der Ernst-Ludwigsheilanstalt zu Darmstadt, sogar aus dem Lehrbuch von Zander (1893) rasch übersehen. Aber zum heilsamen Gebrauch der Apparate gehört der Geist des Arztes, der das Hilfsbedürfnis bestimmt und die künstlichen Heilversuche mit den natürlichen Heilbestrebungen wachsam in Einklang bringt.

347. Unter den inneren Mitteln, die eine auflösende, zerteilende, einschmelzende Wirkung auf krankhafte Ausschwitzungen und Ablagerungen im allgemeinen ausüben und darum auch zur Beseitigung von Erkältungsresten versucht werden, werden einige ganz besonders gelobt als „spezifische" antikatarrhalische und antirheumatische Heilmittel. Wir haben auf einige dieser Arzneien, Zitronensaft, Salizylsäure, Terpentin, Schwefel gelegentlich schon hingewiesen; haben auch bei Besprechung der Salizylsäure uns dahin ausgesprochen, daß die Bezeichnung spezifisch hier nicht richtig erscheint, falls man sie in dem üblichen Sinne des Gegengiftes gegen einen besonderen Infektionskeim oder ein besonderes chemisches Gift nehmen will.

Das Wort Remedium anticatarrhale und antirheumaticum kann jenen Sinn nicht haben; es besagt nur, daß die mannigfaltigen rheumatischen Störungen und Produkte in einer großen Zahl der Fälle von gewissen Arzneien so auffallend günstig beeinflußt werden wie etwa ein Hydrops von diuretischen Mitteln. Die Kunst, das richtige Diuretikum im einzelnen Falle zu wählen und anzuwenden, ist nicht größer als die Kunst, von den gleich zu nennenden antirheumatischen Mitteln in jedem Falle das wirksame zu ergreifen oder auszuproben. Die spezifische Antitherapie der Erkältungsreste überläßt der Arzt den Theoretikern.

Von der Salizylsäure und ihren Abkömmlingen rühmten wir die zwar nicht absolut sichere, aber auffallend häufige und so ziemlich zuverlässige Besänftigung rheumatischer Schmerzen und die schnelle Beseitigung frischer rheumatischer Schwellungen (328). Das Mittel übt auf oberflächliche Rheumatismen seine Wirkung besser von der Haut als vom Blut aus. So sind die hautdurchdringenden Salizylpräparate Mesotan, salizylsäureoxymethylester, Salit, salizylsäureborneolester, Spirosal, salizylsäuremonoglykolester, bei rheumatischen Neuralgien, Hauthyperästhesien, akuten Muskelschwielen oft noch wirksam, wo das salizylsaure Natron oder die Acetylsalizylsäure vom Magen oder Mastdarm aus wirkungslos blieben. Die zuletzt genannten Mittel stillen rheumatische Gelenkschmerzen bei periartikulärer Einspritzung und Herzschmerzen im Verlauf der rheumatischen Pericarditis bei intraperikardialer Einspritzung oft schnell, nachdem weit größere Gaben bis zum fünfzig- und hundertfachen durch den Mund gereicht versagt hatten. Bei alledem gelingt es durch keine Art der Einverleibung mit Natrium salicylicum, Aspirin, Diplosal und verwandten Körpern ein älteres rheumatisches Exsudat zu beeinflussen, während umgekehrt die genannten Mittel gute Antineuralgika in vielen Fällen sind, wo von Erkältung und Rheuma nicht die Rede sein kann, bei Migräneanfällen, Gichtschmerzen, Influenzaneuralgien, schmerzhaften Malarialarven und dergleichen.

348. Was die Salizylsäure als Hilfsmittel bei frischen rheumatischen Schmerzen und Schwellungen sowie bei Verschlimmerungen eines progressiven Gelenkrheumatismus bedeutet, das bedeutet das Terpentin und seine Abkömmlinge für veraltete rheumatische und katarrhalische Beschwerden und Produkte. Wir lernten das Terpentinöl und ihm nahestehende terpenhaltige ätherische Öle bereits als Bestandteile vielgebrauchter Gichtpapiere, Gichtpflaster, Rheumatismussalben usw. kennen. Fügen wir hier bei, daß sie ebensowohl enthalten sind in vielen Mitteln, die in Verdunstungen und Räucherungen bei chronischen Katarrhen, in Räucherungen und Kräuterkissen bei der fliegenden Gicht wie bei der chronischen Gliedersucht eine hilfreiche Anwendung finden.

Als einfachste Art der Verdunstung und beständigen Zumischung von Terpentinöl zur Atemluft ist das Liniment von Stokes (1837) in Gebrauch.

> Rp. olei terebinthinae 100,0
> acidi acetici 15,0
> vitellum ovi unius
> olei lini 2,0
> aquae rosae q. s. ad 200,0
> M. fiat linimentum.

Es ist eines der wirksamsten Mittel zur Beschränkung profuser Bronchialkatarrhe und zur Verhütung von Rückfällen durch Erkältungen, wenn es eine Zeitlang morgens und abends teelöffelweise auf die Brusthaut eingerieben wird. Es wirkt aber wohl nicht von der Haut sondern von der Atemluft aus. Viele Ärzte ersetzen es darum meistens durch Beimischung von Terpentinöl zur Zimmerluft, indem sie das Mittel von Löschpapier, das über dem Kopfende des Bettes über eine Schnur aufgehängt wird, oder von heißem Wasser, das in einem Topf unter dem Bette steht, verdunsten lassen. Immerhin gewährt das Liniment den Vorteil, daß es den ganzen Tag und an jedem Ort und ganz allmählich den Terpentindunst zur Atemluft abgibt.

Die Durchräucherung der Zimmerluft mit dem Dunst derart, daß man gekochten Terpentin, resina pini burgundica, rein oder mit anderen Harzen, Myrrhen, Bernstein, Weihrauch usw. auf heißes Eisenblech schüttet, war früher zum selben Zweck beliebt. Doch muß sie wegen der weit stärkeren Wirkung nur kurz und mit Vorsicht angewendet werden. Etwa nach der folgenden Vorschrift:

> Rp. terebinthinae coctae
> myrrhae
> succini
> olibani āā 25,0
> M. f. pulvis fumalis.
> DS. messerspitzenweise verbrennen

Ist ein Narkotikum dabei erwünscht, so kann es dem Räucherpulver in Form der Species narcoticae zugesetzt werden:

> Rp. herbar. belladonnae
> — conii
> — hyoscyami
> florum chamomillae āā 25,0
> M. f. species.
> DS. Messerspitzenweise dem Räucherpulver zusetzen.

Weit weniger zu empfehlen als diese etwas veraltete Räucherung ist das heute gebräuchliche direkte Einatmen des Terpentinöls und verwandter Öle von heißem Wasser oder gar aus dem Zerstäuber. Damit werden die oberen Luftwege gewöhnlich in einer ganz unzweckmäßigen Weise gereizt und überreizt, in vielen Fällen der Katarrh geradezu unterhalten. Selbst die kalte Wasserpfeife mit Oleum terebinthinae simplex, rectificatum, ozonisatum oder mit Oleum pini pumilionis oder mit Oleum pini silvestris oder mit Oleum citri usw. wird von empfindlichen Patienten selten vertragen. Dasselbe gilt von der Curschmannschen Maske, von Feldbauschs Naseninhalator und ähnlichen Apparaten, die, bei aller Brauchbarkeit als Schutzapparate für die Atmungswege, als Inhalationsapparate nur selten nützlich sind. Zweckmäßig sind die künstlichen Gradierwerke aus Stroh oder Tannenzweigen, die locker übereinander geschichtet und mit den genannten Ölen beträufelt, im Krankenzimmer aufgestellt werden. Ebenso die großen Zerstäuber von Waßmuth, Bullig und anderen, die man heute in den Inhalatorien vieler Kurorte findet und nach Bedarf mit Terpentinöl usw. beschicken kann.

Über die Wirkungsweise des Terpentinöls auf die Atmungsschleimhaut klären Untersuchungen von Binz (1880) auf: Wenn man auf eine Schleimhautstelle Luft, die durch ein Glas mit Terpentinöl geleitet worden ist, ausströmen läßt, so nimmt die Schleimabsonderung immer mehr ab, hört endlich ganz auf und die Schleimhaut wird an der betreffenden Stelle trocken; stellt man das Aufblasen ein, so beginnt die Schleimabsonderung bald wieder. Gegenversuche mit gewöhnlicher Luft in gleicher Stärke zeigen, daß der Reiz der stärker strömenden Luft die Schleimabsonderung sogar vermehrt. — Fügen wir hinzu, daß ein zu langes und zu starkes Einwirken von Terpentin auf die Schleimhaut die Epithelschicht abzutöten und die Submukosa heftig zu reizen vermag. Der Arzt muß also bei krankhaften Schleimabsonderungen das Mittel nicht stärker anwenden und nicht länger einwirken lassen, als dem Zweck der Sekretionsbeschränkung entspricht und die gesunden Schleimhautstrecken gut vertragen. Nur so kann die fortgesetzte Beeinflussung der kranken Stellen einen wirklichen Heilerfolg haben.

Die genannten terpenhaltigen Harze und Öle, die wir bei der Behandlung von Erkältungsresten an Schleimhäuten örtlich einwirken lassen, wirken auch bei innerlichem Gebrauch und in vielen Fällen noch heilsamer ein. Die Zahl der zu Gebote stehenden Substanzen ist sehr groß. Wir führen nur eine kleine Reihe mit der mittleren Arzneigabe an und bemerken, daß die Harze am besten in Pillenform, die flüssigen Öle am besten in Gelatinekapseln verabreicht, alle nach den Mahlzeiten, nie in den leeren Magen gegeben werden sollen; einmal oder mehrmals am Tage.

Terebinthinae 0,5—1,0; resinae pini burgundicae 0,5—1,0; olibani 0,1—0,5; succini 0,1; myrrhae 0,2—0,5; resinae benzoes 0,1—0,2; resinae guajaci 0,5—1,0; galbani 1,0—0,3. olei terebinthinae 0,3—0,5; olei cupressi 0,2—0,3; olei juniperi e fructibus 1,0—0,2; olei citri 0,3—0,5; olei aurantii corticis 0,3—0 5; olei roris marini 1,0—0,2.

349. Ebenso verbreitet und wirksam wie beim chronischen Bronchialkatarrh ist der Gebrauch des Terpentins beim chronischen Rheumatismus sowohl der Haut wie der Nerven und der Gelenke.

Für oberflächliches Rheuma werden außer den oben erwähnten Papieren, Pflastern und Salben Kräuterkissen, Räucherungen und Bäder angewendet.

Zu den Kräuterkissen verwendet man für gewöhnlich nicht die Harze und Öle, sondern die terpenhaltigen Pflanzenteile, also Fichtennadeln, Kiefernadeln, Wacholdernadeln usw. trocken oder nach Durchtränkung mit heißem Wasserdampf auf den kranken Teil gelegt. Auch Kräuter, welche terpenhaltige Duftöle spenden, werden gerne dazu genommen. So die offizinellen Species aromaticae des Deutschen und Österreichischen Arzneibuches:

Rp. foliorum menthae piperitae
    herbae serpylli
    — thymi
    florum lavandulae   āā 2,0
    cariophyllorum
    cubebarum   āā 1,0
    M. f. species.   (Pharm. Germ.)

Rp. herbar. origani
    foliorum salviae
    — menthae crispae
    florum lavandulae   āā 25,0
    M. f. species.   (Pharm. Austr.)

Zu örtlichen Räucherungen werden verwendet Mastix, Bernstein, Weihrauch, Benzoeharz, Wacholderbeeren, Kampfer usw., einzeln oder gemischt:

   Rp. resinae mastiches
     — benzoës
     balsami tolutani āā 15,0
     succini   5,0
     olibani   30,0
     florum lavandulae   2,0
    M. f. pulvis.
    D. S. Räucherpulver.

Im Orient werden solche Räucherpulver auf eine Pfanne mit glühenden Kohlen oder auf ein heißes Blech gestreut und der sich entwickelnde Rauch über die kranken Teile geleitet. Ich lasse sie wohl in den Kamin des Bierschen Heißluftkastens legen und so auf rheumatische Teile einwirken; besonders wenn größere Wärmegrade nicht vertragen werden und ein Schweißausbruch nicht nötig oder unerwünscht ist.

  Zu Bädern verwendet man seit alten Zeiten Fichtennadeln und Tannennadeln. Je nachdem Teilbäder oder Vollbäder zubereitet werden sollen, kocht man $^1/_2$ bis 5 Pfund der frisch gepflückten Nadeln oder Sprossen, turiones pini, mit ein paar Litern Wasser gründlich aus, gießt die Abkochung zum warmen Bade von 35 bis 38° C und hängt den Rest in einem Beutel noch ins Bad hinein. An Kurorten wird ein konzentriertes Fichtennadelextrakt in der Menge von 200 bis 500 g dem Vollbade zugesetzt; es ist auch als Waldwollextrakt, extractum lanae pini silvestris, im Handel. Einfacher, billiger und wirksamer ist wohl der Zusatz von 10 bis 50 g Terpentinöl oder verwandter Öle zum Bade. Wir bemerkten schon, daß Terpentinölbäder bei zu starker und zu langer Anwendung und bei zu hoher Temperatur für empfindliche Personen eine sehr heftige, unberechenbar heftige Hautreizung zur Folge haben können und deshalb anfänglich mit Vorsicht ausgeprobt werden sollen. Allerdings sind in einzelnen Fällen starke Wirkungen erwünscht, insbesondere bei hartnäckigen qualvollen Neuralgien wie Ischias. Es ist dann gut, den Patienten auf die Wirkung und eine schlaflose Nacht vorzubereiten. Bei weniger schmerzhaften rheumatischen Leiden wie beim Rheumatismus nodosus gibt man mildere und häufigere Bäder mit terpenhaltigen Ölen. In Frankreich sind die Pennèsschen Bäder gebräuchlich, denen, außer der antirheumatischen, noch eine „anregende und belebende" Wirkung zugeschrieben wird:

   Rp. natrii carbonici   300,0
     aluminis
     kalii bromati
     calcii carbonici āā 1,0
     natrii phosphorici   8,0
     ferri sulfurici   3,0
     natrii sulfurici   5,0
     olei roris marini
       — lavandulae
       — thymi   āā 1,0
     tincturae staphidis agriae 50,0
    MDS. Zusatz zum Vollbad.

Topinard (1867) hat dieses theoretisch ausgeklügelte Gemengsel mit Recht vereinfacht:

   Rp. natrii carbonici   300,6
     olei roris marini
       — thymi   āā 2,0
    MDS. Zusatz zum Vollbad.

Für kräftige Rheumatiker kann man die Öle in größerer Menge zusetzen und die Soda auch ganz weglassen. Bei uns sind heute im Handel die sogenannten Silvanaessenzen für aromatische Bäder, wasserlösliche Extrakte aus terpenhaltigen Pflanzenteilen, Lavendel, Thymian, Kalmus, Kiefernadeln, Eukalyptus, die man dem einfachen Wasserbad oder dem Kohlensäurebad zusetzt. Für unsere Zwecke ist der Zusatz im allgemeinen viel zu schwach; aber man kann ihn durch 15 bis 30 g Terpentinöl verstärken oder durch ebensoviel von den gleich zu erwähnenden anderen terpenhaltigen Ölen.

350. Will man mit Terpentinöl und verwandten Substanzen einen rheumatischen Schaden stärker beeinflussen, so sind örtliche Einreibungen anwendbar. Die terpenhaltigen Öle, die hier zu Gebote stehen, sind schon genannt (348). Vielen Menschen ist aber der scharfe Geruch der natürlichen Öle auf die Dauer widerwärtig oder sogar unerträglich. Nun hat mich eine lange Reihe von Versuchen mit zahlreichen ätherischen Ölen davon überzeugt, daß es zwar für die antineuralgische, aber keineswegs für die antirheumatische Wirkung auf die in der Parfümerie so wertvollen Riechstoffe ankommt, sondern nur auf die in einem Teil der ätherischen Öle enthaltenen Terpene, Polyterpene und Harze, also auf die geruchschwachen Reste, die bei der Gewinnung der feinen Riechessenzen aus den natürlichen Ölen übrig bleiben.

Meine Versuche mit solchen Resten des Zitronenöls, Pomeranzenöls und Wacholderbeeröls ergaben, daß sie zur äußerlichen und auch zur innerlichen Anwendung dienlicher sind als die scharf duftenden natürlichen Öle, welche die oberen Schleimhäute, die Geruchsnerven und Geschmacksnerven und auch wohl die sensiblen Hautnerven unnötig reizen. Die drei genannten Öle sind frei von Harzen und von Cymol und werden deshalb leichter vertragen als das Terpentinöl. Die Zitronenölterpene gehören zur Gruppe des Citren; das Pomeranzenöl enthält fast nur rechtsdrehende Limonene; das Wacholderbeeröl enthält wie das Terpentinöl besonders Pinene (Heusler 1896, Semmler 1906, Tschirch 1906, Wallach 1909, Gildemeister und Hoffmann 1913). Vielleicht liegt in dieser verschiedenen Zusammensetzung die Erklärung für meine Erfahrung, daß Zitronenöl und Pomeranzenöl mehr bei den subakuten, Wachholderbeeröl und Terpentinöl mehr bei den chronischen Katarrhen und Rheumatismen wirkt.

Ich empfehle also zum Gebrauch bei Erkältungsschäden das Oleum citri aromate deminutum, das Oleum aurantii corticis arom. deminut., das Oleum juniperi e fructibus arom. demin. unter denselben Indikationen und Anwendungsweisen wie das Oleum terebinthinae, besonders da, wo das zuletztgenannte schlecht vertragen oder wegen seines Geruches abgelehnt wird. Die genannten Ölreste haben den Geruch der natürlichen Öle in bedeutend vermindertem, angenehmem Grade. Man kann sie, wie oben (349) bemerkt, dem Vollbade eßlöffelweise, 15 bis 60 g auf 200 Liter, zusetzen; man kann sie unverdünnt oder mit drei Teilen Spiritus und stärker verdünnt zur Einreibung gebrauchen; man kann sie innerlich anwenden.

Einreibungen mit terpenhaltigen Ölen sind wirksam bei rheumatischen Schmerzen, Lähmungen, Muskelkontrakturen im subakuten und chronischen Stadium. Will man ihre schmerzlindernde Wirkung verstärken, so können die verschiedenen Kampferarten, Camphora, Alantol, Borneol, Menthol, darin gelöst werden. Will man die hautreizende Wirkung der stärkeren Öle wie Terpentinöl, Wacholderbeeröl noch steigern, so können sie mit Sapo viridis, Tartarus stibiatus usw. versetzt werden.

Zum Beispiel:

Rp. olei citri arom. deminut. 50,0
    camphorae 2,0
    SDS. Zur Einreibung.

Rp. olei juniperi e fructibus
    aromate deminut. 50,0
    mentholi 1,0
    SDS. Zur Einreibung.

Rp. olei juniperi e fructibus 5,0
    — terebinthinae 10,0
    saponis viridis 10,0
    Aufpinseln und mit Guttaperchapapier oder Watte bedecken.

Rp. tartari stibiati 3,0
    olei terebinthinae 25,0
    — lavandulae 5,0
    MDS. Umgeschüttelt einzureiben.

Früher sind die **schwefelhaltigen ätherischen Öle und Harze** vom Senf, Knoblauch, Zwiebel, Stinkasant, Mutterharz als stärkere Reizmittel bei rheumatischen Leiden vielfach gebraucht worden. Das Oleum sinapis, der Spiritus sinapis, die Charta sinapisata sind noch offizinell. Das Mutterharzpflaster, insbesondere das emplastrum galbani crocatum, verdient bei der rheumatischen Hautschwiele wie bei der Frostbeule und den akuten Verschlimmerungen der Akromelalgie und Erythromelalgie (36) heute noch Anwendung.

Rp. galbani 5,0
    therebinthinae 1,0
    croci 0,1
    cerae albae 2,0
    emplastri lithargyri 5,0
    M. f. emplastrum.
    DS. Auf Waschleder ausstreichen.

Einfacher ist die folgende Salbe:

Rp. galbani 5,0
    camphorae 1,0
    unguenti cerei 10,0
    M. exactissime
    DS. Salbe.

Zum **innerlichen Gebrauch** bei Ischias chronica, Polyneuritis chronica, Lumbago pertinax, Rheumatismus musculorum chronicus, Polyarthritis rheumatica progressiva, Polyarthritis nodosa werden die terpenhaltigen Öle am besten in Gelatinekapseln verordnet (348) und zwischen den Mahlzeiten genommen.

Rp. olei terebinthinae 0,5
    Dentur doses No. L
    in capsulis gelatinosis.
    S. 3 mal täglich 1—3 Stück zu nehmen.

Rp. olei juniperi e fructibus
    aromate demin. 0,2—0,5
    Dentur dos. Nr. L.
    in capsulis gelatinosis.
    S. morgens und abends 1 Stück zu nehmen.

351. Es gibt Fälle von chronischem Rheumatismus, wo nicht der geringste Verdacht auf Syphilis begründet werden kann und der innerliche Gebrauch von Sublimat eine ausgesprochene Wirkung auf das Leiden hat. De Haen

(1768) und nach ihm andere haben den Liquor van Swieten für seine Behandlung empfohlen.

> Rp. hydrargyri bichlorati 0,1
> aquae destillatae 90,0
> spiritus 10,0
> SDS. Teelöffelweise nach den Mahlzeiten
> mit Wasser zu nehmen.

Johann Heineken (1808) zog die Naphtha mercurialis vor:

> Rp. hydrargyri sublimati 0,05
> aetheris sulfurici 30,0
> SDS. 3mal täglich 15—30 Tropfen
> auf Wasser zu nehmen.

Eisenmann (1860) wendete in subakuten und chronischen Fällen die folgende Formel an:

> Rp. tincturae colchici 12,0
> — opii 2,0
> sublimati 0,015
> SDS. 3—4mal täglich 20 Tropfen
> zu nehmen.

Ein Fall, den er als Beispiel seiner Erfolge mitteilt, beweist aber eigentlich gar nichts; er wäre wohl auch ohne das Mittel so verlaufen, wie er verlief: Die Tochter eines wohlhabenden Landwirtes war seit vierzehn Tagen an Gelenkrheuma behandelt worden; ihr Zustand hatte sich aber verschlimmert. Es bestand entzündlich rheumatische Affektion aller Gelenke vom Kiefergelenk bis zu den Gelenken der Fußzehen mit Einschluß aller Wirbelgelenke; Endocarditis und torpides Fieber. Der Zustand war der bedenklichste. Die Kranke erhielt die Tinctura colchici opiata mit Sublimat; die leidenden Gelenke wurden mit einer schwachen Sublimatlösung fomentiert. Nach vierzehn Tagen war sie geheilt. — Heute würde man mit Salizylsäure und auch ohne Salizylsäure wohl denselben Erfolg verzeichnen.

Die Fälle, in denen ich von der Darreichung des Sublimats in Form der Dupuytrenschen Pillen

> Rp. hydrargyri bichlorati
> extracti opii ãã 0,6
> extracti gentianae q. s.
> ut fiant pilul. No. LX.
> CDS. Morgens und abends 1 Pille nach
> der Mahlzeit zu nehmen.

auffallend gute und anhaltende Erfolge gesehen habe, waren schleichende Fälle der Polyarthritis nodosa mit umfänglichen weichen Gelenkverdickungen. —

Das Jod gehört ebenfalls zu den Mitteln, die auf Exsudate, Schwielen und beginnende Ankylosen beim chronischen Rheumatismus in manchen Fällen eine überraschende Wirkung üben, freilich in weit mehreren durchaus im Stich lassen, ohne daß man sagen könnte, weshalb sie in dem einen Falle wirkten, in den anderen unwirksam blieben. Ich erinnere mich eines vierzigjährigen Landmannes, der nach wiederholten Anfällen eines subakuten Rheumatismus im Lauf von zwei Jahren eine völlige Versteifung aller großen Gelenke erlitten hatte und hilflos in die Gießener Klinik gebracht wurde. Er wurde hier mit warmen Bädern, Massage, salizylsaurem Natron und anderen Mitteln ohne Spuren eines Erfolges behandelt, drei Monate lang. Bei dem Abschied nach Hause erhielt er von mir zum Trost das Rezept einer Jodkaliumlösung, 5 g auf 150 Wasser, zweimal täglich einen Eßlöffel voll zu nehmen. Die Arznei tat ihm so gut, daß er sie mehrmals erneuern ließ. Drei Wochen nach dem Verlassen der Klinik kam er ohne Stütze und Stock zu mir, um sich für die Hilfe zu bedanken. Er ist dann rasch arbeitstüchtig geworden und hat mir jahrelang hernach seine Dauergenesung wiederholt mitgeteilt. — Das war die auffallendste Heilung eines chronischen Gelenkrheumatismus bei Jodkaliumgebrauch, die ich gesehen habe; in manchen anderen verzeichnete ich eine entschiedene und bleibende Besserung; in vielen gänzlichen Mißerfolg.

Der erste, der das Jod bei chronischem Gelenkrheumatismus in wässeriger Jodkaliumlösung versucht und mit Erfolg gegeben hat, scheint Magendie (1818) gewesen zu sein. Er verordnete:

    Rp. kalii jodati   15,0
        jodi   0,1
        aquae melissae
        — aurantii florum āā 100,0
        SDS. Dreimal täglich einen Eßlöffel
            voll zu nehmen.

Lasègue (1864) behandelte viele Fälle von Rheumatismus nodosus mit Tinctura jodi innerlich; er reichte zweimal täglich 10 bis 100 Tropfen und mehr davon in Zuckerwasser oder in spanischem Wein und brachte mehrere Kranke zur Genesung. Wenn man das Mittel in den vollen Magen gibt, wird es, wie ich sah, lange Zeit gut vertragen; einen Vorzug vor der Jodkaliumlösung scheint es mir nicht zu haben.

Weniger wirksam als die innerliche Darreichung des Jodes oder Jodkaliums ist die äußerliche örtliche Behandlung der kranken Teile mit Jodtinktur, wie sie Buchanan (1828) und John Davies (1839) gelehrt haben. Immerhin verdient sie in Fällen, wo erst einzelne Glieder oder Gelenke befallen sind und hervorragend leiden, immer wieder zuerst versucht zu werden, ehe man zur innerlichen Jodanwendung übergeht. Man bepinselt den kranken Teil in seiner ganzen Ausdehnung mit der Tinctura jodi oder, bei empfindlichen Patienten, mit einer Mischung aus gleichen Teilen von Tinctura jodi und Tinctura gallarum; bedeckt dann die Stelle mit Watte und verbindet sie. Im Anfang muß man die Tinktur nur schwach auftragen und mit der Wiederholung länger als einen Tag warten, wenn starke Rötung und Juckreiz auftritt. Bilden sich Anschwellung und Bläschen unter der bepinselten Haut, so muß die Stelle mit verdünntem Spiritus gewaschen oder mit einer Kompresse bedeckt werden, die mit Spiritus befeuchtet ist. Sobald diese das Jod von der Haut weggesogen hat, kann Borsalbe oder Zinksalbe aufgelegt werden.

352. Ferner sei noch der Schwefel als Antikatarrhale und Antirheumatikum erwähnt. Er ist als Balsamum pectoris von Friedrich Hoffmann, Georg Ernst Stahl (1707), dem älteren Autenrieth (1807), Schoenlein und anderen mit Recht gelobt worden. Am bequemsten nehmen die Kranken mit chronischer Bronchitis ihn in Form der Schwefelblüten:

    Rp. florum sulfuris
        sacchari albi   āā 50,0
        M. fiat pulvis.
        DS. 2—3mal täglich eine starke Messer-
            spitze voll (2—5 g) zu nehmen.

        Rp. sulfuris depurati
            resinae guajaci
            elaeosacchari foeniculi āā 30,0
              Misce fiat pulvis.
            DS. Morgens und abends $^1/_2$ Teelöffel vo
                zu nehmen; wochenlang.

Guajak, Myrrhen und andere Harze werden bei profuser Sekretion zweckmäßig zugesetzt.

Daß der Schwefel einen Bestandteil des berühmten Brustpulvers, pulvis pectoralis, pulvis liquiritiae compositus, von Kurella (1756) ausmacht, soll nur in Erinnerung gebracht werden.

>   Rp. foliorum sennae
>   radicis liquiritiae   āā 20,0
>   fructuum foeniculi
>   sulfuris depurati   āā 10,0
>   sacchari   60,0
>   M. f. p. adde agitando aquae 20,0
>   DS. Messerspitzen- bis teelöffelweise
>   zu nehmen.

Nothnagel und Roßbach (1887) lassen weder die antikatarrhalische noch auch die antirheumatische Wirkung des Schwefels gelten; eine sorgfältige Beobachtung habe davon nichts bestätigt. Wir erwähnten oben die alten guten Wirkungen der Schwefelthermen auf die Rheumatiker. Daß dabei die Wärme und das Wasser allein wirksam sei, ist oft behauptet worden. Die Erfahrung vieler Rheumatiker, die in Wildbädern vergeblich Heilung suchten und in Burtscheid, Eilsen, Nenndorf, Weilbach, Baden in der Schweiz oder in einem der Pyrenäenbäder Besserung oder Genesung fanden, entscheidet anders und zuverlässiger als pharmakodynamisches Studium.

Neuerdings empfiehlt Robin (1913) als Heilmittel des chronischen und deformierenden Rheumatismus eindringlich das Sulfur colloidale, das bei Einwirkung von Schwefelwasserstoffgas auf eine wässerige Lösung von Schwefelsäure flockig ausfällt, in Wasser gelöst und durch Dialyse von freier Säure gereinigt werden kann. Robin reicht eine Lösung, die im Kubikzentimeter 0,2 g sulfur colloidale enthält, teelöffelweise vor dem Frühstück und Mittagessen; nach und nach mehr bis zu einem Eßlöffel. Das Mittel soll monatelang gegeben, aber, wenn es Durchfall erregt, vorübergehend ausgesetzt werden. Auch Einreibungen mit Salbe, die das Sulfur colloidale in der angegebenen Menge enthält, sollen außer Massage und passiven Bewegungen gebraucht werden. Dabei seien hochgradige Verkrüppelungen ausgeglichen worden.

353. Die Bienenstichbehandlung des Rheumatismus wurde bis vor kurzem nur gelegentlich hie und da von Imkern und anderen Naturheilkundigen geübt, die erfahren hatten, daß ein Rheumatiker nach einem zufälligen Bienenstich von seinem Leiden rasche Besserung erfuhr oder sogar genas. Einen solchen Fall erzählt Friedrich Hebbel am 8. März 1863 in seinen Tagebüchern. Terc (1888) zu Marburg in der Steiermark hat die Sache systematisch geprüft und dabei so gute Erfolge erzielt, daß ihm heute einige ,,Bienentherapeuten'' folgen, welche die Bienenstichkur in jedem Falle von akutem wie chronischem Rheumatismus durchführen und die ,,unzweifelhaft spezifische Wirkung'', die man vor vierzig Jahren der Salizylsäure zuschrieb, nun im Bienengift finden. Keiter (1914) versichert, daß nicht nur der Rheumatismus, der seine verheerende Tätigkeit an Gelenken, Muskeln, Nerven oder anderen Organen in akuten oder chronischen Wirkungen entfaltet, sondern auch die Arthritis deformans, die entstellende Gelenkgicht, durch Bienenstiche heilbar sei; ebenso sicher sei die Verhütung der noch nicht vorhandenen, die Heilung der akuten und die Besserung der chronischen Herzleiden infolge von Rheumatismus durch die Bienenstichkur.

Das Bienengift, das nach Josef Langer (1897) eine wasserklare, sauer reagierende, bitter schmeckende, aromatisch riechende Flüssigkeit ist, wird von der Biene in der Menge von 0,3 bis 0,4 mg abgesondert. Wahrscheinlich enthält es eine organische Base. Morgenroth (1906) nimmt ein dem

Schlangengift und Skorpiongift ähnliches Produkt an, das nach dem Schema des Toxolezithids wirke.

Wenn eine Biene bei einem Menschen gut eingestochen hat, so verbleibt der Stachel in der Haut und reißt ab; die Biene fliegt zu Tode verwundet davon. Ist der Gestochene rheumatismusfrei, so entsteht rings um die Stichstelle rasch eine weißliche Quaddel von etwa 2 cm Durchmesser mit einem breiten roten Hof, der undeutlich in die gesunde Umgebung zerfließt. Nach der Entfernung des Stachels zeigt sich gewöhnlich ein stecknadelkopfgroßer Blutpunkt an der Stichstelle. Der Schmerz, der alsbald auf den Stich folgt, ist anfänglich heftig, mitunter zum Ohnmächtigwerden heftig, pflegt aber nach wenigen Minuten nachzulassen und einem erträglichen Hitzegefühl mit Juckreiz zu weichen. Der Regel nach ist die Quaddel nach einer Stunde verschwunden. Röte und Druckempfindlichkeit der Stelle verharren länger, mitunter zwei oder drei Tage. Eiterung kommt nur selten, nach Mißhandlung der Stichstelle vor. Schüttelfrost, Übelkeit, Erbrechen, Herzklopfen, Ohnmachten, Durchfälle sind nach einem einzelnen Stich selten; öfter wenn einer von Bienen überfallen viele Stiche zugleich bekam. Mit der Häufigkeit der Stiche tritt eine Gewöhnung an das Gift ein. Quaddel und Schmerz werden geringfügiger, wie Keiter versichert, während Langer (1901) aus einer großen Rundfrage bei Bienenzüchtern entnimmt, daß die Angewöhnung an das Gift sich nur auf die reaktive Empfindlichkeit nicht auf die subjektive Empfindung bezieht.

„Diese Gewöhnung an das Bienengift ist zugleich eine Immunität gegen den Rheumatismus." Die Immunisierung, die mit den ersten Stichen beginnt, verliert sich im Lauf des bienenstichfreien Winters wieder und muß mehrere Jahre hintereinander aufs neue erworben werden, um endlich dauerhaft zu bleiben. Es gibt auch Menschen mit angeborener Immunität gegen den Bienenstich, 11 von 164 Imkern (Langer), und „somit gegen den Rheumatismus" (Keiter).

Der Rheumatiker wird vom Bienenstich weit weniger ergriffen als der Gesunde; je älter und schwerer der Rheumatismus, um so undeutlicher die Quaddel, um so unbedeutender und kürzer der Stichschmerz. Pseudorheumatismen werden durch die Wirkung des Bienenstiches entlarvt.

Die Ausführung der Kur geschieht so, daß der Bienenarzt eine stechreife Sommerbiene mit Daumen und Zeigefinger greift und ihren Hinterleib senkrecht gegen die zu stechende Hautstelle des Patienten führt. Oft soll der erste Stich den rheumatischen Schmerz so günstig beeinflussen, daß Leute, die sich mühsam zum Bienenarzt geschleppt hatten, sofort Linderung und Beweglichkeit fühlen und hoffnungsfroh der weiteren Kur entgegenwarten.

Als Stichorte werden die Streckseiten der Glieder genommen. Man steigt täglich um 2 bis 5 Stiche, bis 50, 100 und mehr Stiche am Tage erreicht sind. War die Steigerung zu rasch geschehen, so warnen Reizung der Lidbindehaut, Aufdunsung des Gesichtes, Speichelfluß, Übelkeit, langsamer vorzugehen. Es kommt darauf an, ein Stadium zu erreichen, wo der Patient gegen den Bienenstich so empfindlich wird wie ein Gesunder, heftige Anschwellung der Stichstellen, fieberhafte Allgemeinstörung mit Schüttelfrost und Hitze bis 39° C und mehr, Kopfweh, Erbrechen usw. bekommt.

Die behandelten Stellen werden von den Stichen hart, dunkelrot, borkig, krustig. Der Kranke bekommt während der fortgesetzten Kur Schmerzen an Gelenken und anderen Stellen, wo bisher keine waren. Das ist das gute Zeichen. Der Patient nimmt an Gewicht zu, verliert sein krankhaftes Kältegefühl, wird blühend und fröhlich. Die Krusten fallen ab.

Die Immunität ist für gewöhnlich erreicht nach 1000, oft auch erst nach mehr als 10000 Bienenstichen. Aber immer noch ist sie nicht dauerhaft. Die

Stichkur muß öfter wiederholt, jahrelang fortgesetzt werden; sonst gibt es Rückfälle, die schlimmer sind als das frühere Leiden. Die Behandlung kann ohne Erwerbstörung durchgeführt werden. Eine Verschlimmerung erleidet der Rheumatismus nie durch die Kur, falls sie nur lange genug durchgeführt wird. Doch sollen schwächliche, vorzeitig gealterte sowie kachektische Personen davon ausgeschlossen werden. Soweit Keiter.

Es hat für den jungen Arzt etwas Verführerisches, wenn er von lebenslänglichen Heilungen durch spezifische Mittel hört. Sein Wunsch, zu helfen, gründlich zu helfen, sucht nach solchen Heil- und Schutzmitteln. Aber die Erfahrung verweigert sie bisher beinahe gänzlich. Je älter der Arzt wird, um so bestimmter sieht er, daß er fast nur über Hilfsmittel verfügt, um die Abwehr- und Genesungsbestrebungen des Organismus zu unterstützen; daß die Auswahl und Anwendung seiner Hilfsmittel nicht so leicht ist, wie es dem Käufer eines Rezepttaschenbuches scheint; daß wichtiger als die Hilfsmittel im engeren Sinne eine der Krankheit entsprechende Lebensordnung ist, und daß wir dem Kranken am wenigsten dann nützen, wenn wir ihn mit Gewalt gesund machen wollen.

Namenverzeichnis.

Abercrombic 259.
Abo 68.
Ackermann, Harald 181.
Adams 314, 323.
Aetios 198.
Afanassiew 82.
Alexander Trallianus 208, 274.
Alibert 38.
Allen 88.
Allen, John 265.
Allin 117.
Almquist 125.
Alpinus, Prosper 418.
Alrutz, Sydney 21.
Alt, Eugen 8.
Amburger 408.
Amelunken 273.
Amitin, Sarah 29.
Ampère 274.
André, Nicolas 274.
Angerstein 341, 411.
Anonymus monspeliensis 85.
Ansiaux 84.
Antommarchi, Francesco 75.
Arago 274.
Arends 415.
Aretaeus, Cappadox 41, 46, 143, 208, 211, 212, 219, 292, 330, 331.
Aristoteles 63, 70.
Arndt, Rudolf 242.
Arning, Eduard 231.
Arrachart 282.
Aschoff, Ludwig 88, 190.
Aubert-Roche 203.
Aufrecht, Emanuel 165, 183.
Auspitz 93.
Autenrieth 431.
Avenzoar 91.
Averrhoes 91.
Avicenna 71, 134, 208.

Babes 54.
Bacher 41.
Baelz 11, 217.
v. Baerensprung, Felix 2.
Baglivi 203.
Bahr 160.
Baillou, Guilleaume de 210, 211.
Bajon 292.
Baker 203.
Ball 38.
Bally 397.
v. Bamberger 50.
Bardel 331.
Bardeleben 293.
Barlow 223.
Barthez 174, 318, 402.
Barczewski 423.
Basedow 202, 222.
Basler 21, 117.
Bastianelli 52.
Baumgärtner 216.
Baumgarten 82.
Baunscheidt 418.
Bauer 293.
Bazin 276.
Beau 219, 317.
Beauregard 271.
Bechterew 320, 321.
Beck 82.
Becquerel 2, 20, 86.
Beeck 408.
Behms 95.
Bell, Charles 42, 217, 284.
Bendix 298.
Benedicenti 302.
Bérenger-Féraud 52, 54.
Berger 336.
Berkowitz, Rosa 224.
Bernard, Claude 2, 59, 74, 330.
Bernhardt, Martin 275, 284, 285, 286.
Besançon 200.
Besnier 40, 247.
Bichat, François-Xavier 173.
Bier, August 33, 410, 411, 417.
Bigueur 72.
Billroth, Theodor 252, 293, 295, 377, 378.
Binz, Karl 383, 426.
Birgelen 4.
Blane, Gilbert 195, 292.
Blondel 408.
Bock, Hieronymus 194.
Boddaert 41.
Böcker 31.
Böhm 59.

Boerhaave 41, 91, 94, 210, 211, 231, 327.
Borden 408.
Borius 125.
Boucek 301.
Bouchard 193, 238.
Bourjot, Saint-Hilaire 198.
Bouillaud 85, 172.
Bourdon 263.
Brandes 128.
Broca 314.
Brehmer, Hermann 141, 339.
Breitenstein 25.
Brissaud 222.
Broussais 85.
Brocklesby 402.
Brown-Séquard 41.
Brüning 259.
Bucellati 282.
Buchanan 431.
Budd, Georges 328.
Bunoust 72.
Butkewitsch 62.
Buttersack, Felix 41, 151, 190.

CaeliusAurelianus 205,208,418.
Campet, Pierre 292, 295.
Cantani 57.
Carbone 296.
Carpzow, Benedict 48.
Casper, Johann Ludwig 28, 95, 130.
Catiano 25, 72, 98.
Cazenave 276.
Celli 54, 203.
Celsus, Aulus Cornelius 102, 198, 205.
Chaillou 296.
Chalmers, Lionel 132, 292.
Charcot 2, 4, 35, 42, 146, 154, 155, 272, 281, 285, 286, 289, 299, 307, 314, 315, 317, 323, 324, 328.
Charrin 193.
Chassaignac 251.
Chaussier 274, 278.
Chelmonski 96.
Chodounsky 60, 84, 92, 95, 99, 102, 104, 109, 111, 115, 119, 301.

Chomel 173, 416.
Chortet 133, 360.
Church 173.
Churchill 418.
Chvostek 50.
Clarke 272, 292.
Clemow 188.
Cleghorn 292.
Clutton 307.
Cocchi, Antonio 390.
Comby 223.
Coomans de Ruiter 295.
Cornelio 95, 273.
Corvisart 296.
Cotugno 276, 281.
Crooq 36.
Cruveilhier 183.
Curling 295.

Damsch 174.
Dance 296.
Daniel, H. A. 17.
Daniels, C. W. 54.
Dantu 418.
Davaine 223, 224.
Davasse, Jules 218.
Davies, John 431.
Davy, John 423.
Day, Henry 203, 242.
De Gaddesdeu 67.
De Haen 2, 429.
Deleuze 404.
Delle Chiaje 317.
Delprat, C. C. 42.
De Merveilleux 408.
Demme 48.
Desmoulins 72.
Deville 314.
De Wecker 283.
Dewèwre 238.
D'Hercourt, Gilbert 29.
Dickson 328.
Didier 303.
Dieckerhoff 55.
Dieulafoy 403.
Dinkler, M. 221.
Diocles Carystius 132.
Dioscorides 31, 63, 207.
Donath, F. 50, 56.
Dove, Karl 17.
Dover 390.
Du Bois-Reymond 416.
Du Cazal 48.
Duchenne 274, 289, 416.
Duckworth 328.
Duerck 83, 192.
Dujardin 418.
Dunglison, Robley 134.
Dupuytren 153, 430.
Durand-Fardel 182.
Dutroulau 125.
Dzondi, Karl Heinrich 85.

Eckler 341.
Edinger 34.

Edlefsen 174, 186, 187, 245, 247.
Edwards, Frédéric 27, 240.
Ehrlich, Paul 50, 56.
Eichhoff 398.
Eisenmann 40, 87, 88, 95, 210, 213, 214, 223, 265, 288, 390, 396, 400, 416, 430.
Elisius 408.
Ellenberger 10, 55.
Elster 88.
Embden 59.
Epstein 219.
Erb 42, 287, 416.
Ernst 102.
Esmarch 33.
Eschle 302.
Ettmüller 47.
Eulenburg 36, 42.

Faber, Erik 57.
Fabricius, Franciscus 408.
Falconer 331.
Falk, F. 123.
Faraday 88.
Farland 292.
Faust, Bernhard Christoph 365.
Fechner, Theodor 19.
Fenwick 236.
Féré 155.
Fernel, Jean 203, 210, 292.
Ferrand 223.
Fick 96.
Fiedler 237, 261.
Fiessinger 245.
Fidoklobius 299.
Fischer 276.
Fischer, Emil 327.
Fischl, Emil 83.
Flatten 160.
Fleischer, Richard 56.
Flemming 262.
Flensburg 57.
Fleury, Désiré 412.
Floyer, John 344, 390, 407.
Flügge 20.
Focken 321.
Fodéré 41.
Folchi 203.
Folli 243.
Fontana 404.
Foreest 210, 284, 292.
Foscarini 408.
Fothergill, John 274.
Fourcault 86.
Fowler, Kingston 237.
Fracastoro 210.
Fränkel, Albert 191.
Fränkel, Eugen 165.
François-Franck 29.
Frank, Josef 40, 92, 284.
Frank, P. 224.
Frank, Peter 331.
Franke 197.
Fraser, M. S. 162, 259, 260, 261.

Frédéricq, Léon 6, 112.
Frerichs 198.
Frey 21, 410.
Fricke 419.
Friedberger 55.
Friedel 126, 128, 328.
Friedländer, M. 191, 240, 241, 245.
Friedreich, Nicolaus 284.
Friedrich 296.
Fröhner 55.
Froriep, Robert 88, 189, 221, 222, 223, 242, 337, 416.
Fuchs, Conrad Heinrich 250.
Fürbringer 300.
Fuller, H. W. 85, 173, 282, 314.
Fuster, Joseph 133, 134.

Gachet 325.
Gaddesden, John 209.
Gaehlert, Vinzenz 130.
Galenos 134, 198, 205, 207, 208, 212, 274, 281, 291, 417.
Garin 60.
Garrod, Archibald 237, 240, 314, 326, 327.
Geitel 88.
Gerhardt, Carl 36, 144, 236, 237, 238, 248, 249, 402.
Gerhardt, Dietrich 284.
Gerlach 86.
Gerstäcker, Friedrich 365.
Gesner 417.
Gibson 275.
Giese 57, 84.
Gilbertus Anglicus 67.
Gildemeister 428.
Gilles de la Tourette 35.
Girtanner 360.
Glaubrecht 273.
Goebel 84.
Goethe 103, 272, 361, 371.
Goetze 51.
Goldscheider 20, 33, 116.
Gowers 217.
v. Graefe 288, 289.
Grasset 263.
Greatrake 273.
Greiner 88.
Griesinger 52, 58, 216, 218, 262, 263, 291, 293, 330.
v. Grimmelshausen 116.
Grisolle 183, 216, 218, 238.
Grün, Anastasius 285.
Gubler 263.
Gueterbock 266.
Gueudeville 330.

Hahn 415.
Haig, Alexander 85, 156.
Hall, Stanley 117.
v. Haller, Albrecht 181.
Haller, K. 130, 183.
Hann 17.

Namenverzeichnis.

Hansemann 44.
Hansen, Malling 130.
Harley 48, 244.
Hayes, Th. 231.
Head 116.
Heberden 307, 308, 314, 315.
Hebbel, Friedrich 432.
Hebra 251.
Heine, Heinrich 155.
Heinecke, Johann 42, 293, 430.
Heller 88.
Helwes 336.
Hensler 428.
Hepp 258.
Herman 193.
Hermann, Ludimar 416.
Heurteloup 419.
Heymann, Karl 242.
Hildanus, Fabricius 292.
Hildebrand 87, 88.
Hillary, W. 292.
Himstedt 88.
Hipponax 63.
Hippokrates 3, 31, 40, 71, 116, 130, 134, 143, 156, 158, 198, 205, 207, 209, 212, 281, 292, 295, 326, 327, 389, 417, 418.
Hirsch, August 70, 126, 188, 210, 247.
Hirsch, Raphael 172, 241.
Hirt 95.
Hitzig 314.
Hochhaus 84.
Hodges 238, 244.
Hofmeister 305.
Hoffa 423.
Hoffmann 428.
Hoffmann, Friedrich 59, 143, 210, 262, 431.
v. Hohenheim, Theophrastus 209, 210, 211, 273, 292, 326, 408.
Holdheim, W. 238.
Holfert 415.
Hoppe-Seyler 58, 305.
Horatius 203.
Horvath 84.
Hottinger 273.
Huck 292.
Hufeland 211, 231, 282, 416.
Hugo, Victor 388.
v. Humbodt, Alexander 5, 6, 14, 87, 274, 416.
Hunter, John 2.
Huntington 262.
Huß, Magnus 181, 183, 184.
Hutchinson, Jonathan 38, 184.
Hutten 203.
v. Hutten, Ulrich 211.
Hyrtl 273.

Inman 401.
Itard 274.

Jaccoud 293.
v. Jacksch 233.
Jackson 199.
Jacobson 331.
Jaeger, H. 219, 366.
James 331.
Jeanselme 221.
Johnson 57.
Jolly 219.
Jourdanet 181.
v. Jürgensen 185.

Kämpf 331.
Kärcher 161.
Kant 9.
Kaupe 27.
Kaposi 276.
Karell 420.
Kaßner 17.
Kast, A. 48.
Keferstein 84.
Keiter 418, 432, 434.
Kelsch, A. 125, 218, 226, 227.
Kerner, Justinus 408.
v. Ketly, Karl 284.
Kilborne 54.
Kißkalt 84.
Klaerich 273.
Klar, Maximilian 13.
Klipstein 84.
Kneipp, Sebastian 349, 366, 390, 391.
Knies 283.
Knövenagel, Otto 181.
Kober 200.
Koch, Paul 259, 261.
Koch, Robert 54.
Köbner 33.
Köhler 171.
König, Franz 332.
Köppen, W. 17, 261.
Körösi 130, 137.
Köstl 408.
Kohnstamm, O. 217.
Kossel 327.
Kraepelin 261.
Krajewski 62, 84.
Kraske 189.
Kraus, Friedrich 70.
Krause 20.
Krjukoff 62.
Kruse 191.
Kurella 432.
Kußmaul 264.

Labbé 331.
Laennec 227, 402.
Lagorce 72.
Lagout 218.
Lahmann 366.
Lancereaux 272.
Lancisi 203.
Landois 25.
Landouzy, L. 200, 281.
Landré-Beauvais 314.
Landry 264.

Landsteiner 50.
Langer, Joseph 432, 433.
Lannois 36.
Larrey, J. 62, 69, 72, 73, 74, 292, 293, 295, 380, 418.
Laschkewitz 86.
Lasègue 281, 431.
Lassar, O. 82.
Lebert, Hermann 84, 168, 181, 183, 245, 213, 401.
Lefèbre 99.
Lehmann 330.
Leichtenstern 46, 129, 195.
Leidenfrost 85.
Lenoble 273.
Lepois, Charles 85, 103, 206.
Leser 189.
v. Leube, Wilhelm 221, 274.
Leva 57.
Lewis 261.
Lewy 194.
Leyden 264.
Lichtheim 51.
Liébault 403.
Liefmann 59, 87.
Lignières 55.
Lind, James 270, 292.
Lindemann 87, 301.
Lipari 83, 192.
Litten 190, 264.
Little 261.
Lobstein 314.
Lode 31, 83.
Loew ab Erlsfeld 207.
Lombard, H. C. 27, 95, 181, 188.
Lombardus, Joh. Franc. 408.
Lombroso 155.
Lonaeus 408.
Lorry Anne Charles 274.
Lossen, Hermann 424.
Loweg 265.
Lubanski 195.
Lucas 155.
Luecke 251.
Lüthje 59.

Macaulay 195.
Mac Clymont 261.
Mach, E. 89.
Mackenzie, S. 162.
Mackleod, Roderick 207.
Mac Farlan 302.
Magendie 75, 86, 431.
Magelssen, A. 129, 395.
Magnan 155.
Malgaigne 47.
Mangor 68.
Marcet, Alexander 390.
Marchand, Felix 35.
Marie, Pierre 47, 320.
Marny 328.
Martel 318.
Martinel 278.
Martius 44.
Marx 4.

Massa, Nicolaus 203, 210.
Mathieu 248.
Mauthner, Ludwig 283, 289.
Mayet 247.
Mazella 408.
Mechinger, Widmann 408.
Mechow, Wilhelm 134.
Meinert 27.
Menzer, A. 89, 201.
Mesmer 273, 274.
Mesnet 299.
Metzger 423.
Minkowski 288.
Minor 255.
Mitchell, John 243, 265.
Moebius 274, 416.
Moneta 390.
Monneret 223.
Moreau de Tours 155.
Morel 155.
Moricheau-Beaupré 72.
Morvan 37, 222.
Morgenroth 432.
Moseley 292.
Mosler 221.
Moynier 261.
v. Müller, Friedrich 41, 42, 302, 331.
Murri 51, 54.
Muschenbrock 9.
Musgrave 318.

Nansen, Fridtjof 6, 86, 92, 125.
Nebelthau 84.
Neufville 95.
Nepple 203.
Neumann, E. 286.
Neußer 88.
Newsholme 250.
Nicolas 330.
Nicolle 203.
v. Niemeyer, Felix 214, 215.
Nikolaier 293.
Nocht 204.
Nordenskjold 125.
v. Noorden 175, 330, 331, 332.
Nordt 221.
Nothnagel 36, 416, 432.

Oerstadt 274.
Oesterlen, Fr. 158, 159, 188.
Ogle 260.
Oldham 203.
Ollenroth 282.

Panum 195.
Paracelsus siehe Hohenheim.
Parker, W. A. 238, 244.
Parrot 218, 219.
Parry, William Edward 62.
Paulus, Aegineta 207.
Peiper 259, 331.
Penada, Jacopo 132.
Pennès 427.

Penzoldt 4.
Perkins, Elisha 417.
Perrero 296.
Peske 273.
Peter, Charles 195.
v. Pettenkofer 11, 135.
Pfeiffer 274.
Pflüger 274, 416.
Philip 285.
Pick, Aloys 62.
Pinel 75.
Piorry 219.
v. Pirquet 141, 197.
Piso siehe Lepois.
Pitton 408.
Piutti 391.
Plehn 52, 54.
Plempius Vopiscus 85, 213.
Plinius 205, 385.
Polak, O. 301.
Poland 295.
Port 195, 245.
Potain 403.
Pott 307.
Pouppe-Deportes 292.
Pouchet 84.
Pribram 173, 223, 237, 263, 264, 300, 383, 401, 403.
Prießnitz, Vincenz 390, 391, 412.
Prinzing 245.
Prior 259.
Pruner, F. 126, 227, 292.
Pye-Smith 162, 259.

Quesnoy 328.
Quincke 32, 228.

Rabinowitsch 224.
Ranke 31.
Ranvier 41.
Ranzier 263.
Ranzoni, E. 192, 193.
Rapmund 236.
Raulin 123.
Rayer 300, 330.
Raynaud, Maurice 35, 38, 222.
v. Recklinghausen 33.
Rees, Owen 401.
Rehn, H. 224.
Reibmayr 423.
Reiche 164.
Reil 331.
Reineboth 51, 85.
Reinecke 62.
Remack, Robert 243, 314, 416.
Rem-Picci, Giacomo 57.
Remer 75.
Renvers 322.
v. Renz, Theodor 408.
Restif de la Bretonne 155.
Reußner 408.
Ribot 155.
Richardson, Benjamin 85.
Richet, Charles 84.

Richter 42, 96.
Riebe 183.
Riedel 194.
Riesell 165, 185, 186.
Rieß 237, 402.
Rietschel 27.
Rilliet 174.
Ritchie 5.
Ritter, Johann Wilhelm 87.
Ritter von Rittershain 33.
Rivolta 258.
Robin, Albert 236, 432.
Robinson 117.
Romberg 302, 303.
Roos 238.
Roque 60.
Rose 295.
Rosenbach, Ottomar 41, 50.
Roser 251, 252, 293.
Rosenthal 82.
Roßbach 31, 85, 397, 432.
Rouppe, Ludwig 275.
Roussel, Henri 134.
Rousseau, Jean-Jacques 358, 364, 371.
Rubner, Max 6, 20, 23, 100, 101, 102, 364.
Ruffer 193, 317.
Rufini 20.
Rufus, Curtius 90.
Ruhemann 20, 89, 109, 122, 125, 128, 129, 136, 197, 215.
Runge, Ferdinand 82, 104, 113, 114, 344, 393, 423.
Rush 292.
Ryff 205.

Saalmann, Ferdinand 210.
Sachs, Hans 355.
Salandrière 419.
Salernitanum regimen 209, 355.
Saltzmann, Gregor 408.
Salvioli 190.
Sandow 341, 349.
Santarelli 203.
Santoro, Santorio 54, 85, 206.
Sarnelli 408.
Schafer 89, 397.
Scheidemantel 274.
Schelhammer 273.
Schenck von Grafenberg 292.
v. Schenckendorff 339.
Scheufelder 47.
Scheuner, Fabian 206.
Schiller, Friedrich 362.
Schlesinger 321.
Schmidt, Moritz 103, 228, 369, 375.
Schmitz, Richard 331.
Schmutz 408.
Schneider 257.
Schneider, Konrad Victor 206.
Schnurrer 195.
Schoenlein 193, 211, 216, 236, 250, 265, 275, 431.

Schreber, D. G. M. 341.
Schübler 88.
Schull, Peter 134.
Schulze, J. H. 134.
Schultze, F. 33.
Schumacher 51, 292.
Schurig, Martin 47.
Schwartze 274.
Scriverius, Petrus 374.
Scudamore 329.
Sée, Germain 116, 161, 259.
Ségard 402.
Seitz, Eugen 215, 216, 217.
Seitz, Franz 20.
Selter 192.
Semmler, F. W. 428.
Semmola 41.
Senator Hermann 99, 332.
Sherman 89.
Sichel 198.
Siegel, W. 300, 301.
Sieveking 236.
Silcock 258.
Silvagni 321.
Simson, Thomas 85.
Singer, Gustav 221.
Smith, Grafton Elliot 54, 315.
Sobotka 244.
Solon, Martin 402.
Soltmann 298.
Sommer, Robert 102.
Sonnenburg 72.
Soranus 132.
Stäubli 331.
Staffel 237.
Stahl, Georg Ernst 431.
Steegmeyer 295.
Stemler 296.
Sticker, Anton 409.
Sticker, Georg 40, 129, 151, 157, 166, 195, 197, 198, 244, 251, 266, 269, 270, 297, 341.
Stifter, Adalbert 358.
Stöcklin 408.
Stoerck 418.
Stokes, William 425.
Stoll, Maximilian 211, 259, 263.
Straß 408.
Strümpell 42, 255, 258, 320, 321.
Stuart, William 237.

Suchannek 237.
Suetonius 103.
Sydenham 35, 45, 132, 135, 146, 208, 210, 211, 259, 262, 327, 340, 362, 371, 402.

Tailleferre 403.
Tarchanoff 101.
Tarnowsky 155.
Terč 418, 432.
Ter Rhyne, Wilhelm 418.
Thiebierge 221.
Thilenius 409.
Thirial 221.
Thomsen 42.
Tissot 86, 213, 364, 402, 417, 423.
Tommasoli 38.
Topinard 427.
Trabert 8, 10.
Triller, Daniel 134.
v. Troeltsch 274.
Troisier 223.
Trousseau 41, 146, 248, 251, 261, 263, 264, 274, 284, 296, 297, 314, 322, 329, 331.
Tschirsch 428.
Twining 203.

Ulrich 330.
Umbezius 38.
Unverricht 258.

Vaillard 263, 296.
Valentin 86, 295.
Valescus de Taranta 326.
Valette, J. 262.
Valleix, F. L. J. 216, 219, 256, 275, 280, 286.
Van Bebber 17.
Van Swieten 41, 91, 210, 232, 417, 430.
Vauvray 126.
Veillon 237.
Vergilius Maro 385.
Verneuil 303, 331.
Vincent 20.
Virchow 314.
Vischer, Theodor 227.

Volkmann, Richard 252.
Volkmann, Rudolf 189, 314, 322.
Volta 416.
Vogler, Johann Philipp 223.

Wagner, E. 236, 258.
Wallach, Otto 428.
Warner 223.
Warren, John 199.
Weber 17.
Weber, Leonhard 314.
Weber, Parkes 244.
Wedemeyer 134.
Wegner 84.
Weichardt 190.
Weikard, Melchior Adam 133, 360.
Weikart 25.
Weir Mitchell 36.
Welcker, A. 75.
Wellhausen 366.
Welsch, Georg Hieronymus 47.
Wertheim 84.
Westergard 95.
Westphal, Johann Caspar 47.
Whipham 174.
Wichmann, Ralf 243, 319.
Wick 130.
Wilks 272.
Willis 330.
Wilson, James 38.
v. Winiwarter 70.
Winternitz 22, 38, 56, 301, 396, 397.
Wrangel 17.
Wunderlich 1, 40, 52, 257, 261, 263, 295, 327, 331.

Zacchias, Paul 47.
Zamazal 121.
Zander 429.
Zauschner 408.
Zesca 408.
Ziegelroth 423.
Ziemann, Hans 53.
v. Ziemssen 293, 416.
Zillessen 83.
Zust, Edwin 137.

Sachverzeichnis.

Abduzenslähmung 289.
Abhärtung 345, 350, 352, 355, 359.
Abhärtungsfähigkeit 347.
Abklatschung 342.
Abkühlung 25, 29, 82, 112.
Abkühlungsgefahr 113, 119.
Abnutzung der Organe 154.
Abortivkur des Schnupfens 230.
Abseifung der Haut 345.
Abwaschung 243.
Acne rosacea 40.
Achillodynie 282.
Akrozyanose 36, 67.
Akrodynie 37.
Akromegalie 67.
Akromelalgie 36.
Akroparästhesie 33.
Akropathien 38.
Aktinometer 19.
Akupunktur 418.
Albuminuria a frigore 57, 300, 301, 354.
— a lordosi 301.
Algor progressivus 38.
Alkohol 73, 264, 268, 372.
— neuritis 268, 270, 372.
Alltagspneumonie 187.
Alpenklima 134.
Alpenstich 213.
Altersgangrän 35.
Alterskurve der Organe 359.
Alterskrankheiten 152, 159, 177.
Amaurosis a frigore 282.
— rheumatica 282.
Anaesthesia rheumatica 282.
Anasarca a frigore 40, 223.
Anemometer 19.
Anfälligkeit 75, 176.
— der Atmungswege 162.
— der Gefäße 171.
— des Gehirns 161.
— der Gelenke 168, 173.
— des Herzens 171, 172.
— der Hirnhäute 161.
— der Lungen 165, 168.
— der Lymphknoten 163.
— des Rippenfells 168.
— des Rückenmarks 161.

Angina catarrhalis 226, 231.
— appendicis vermicularis 244.
— rheumatica 236, 237.
— tonsillaris 136.
Angioparalysis a frigore 35.
Angiospasmus a frigore 34.
Anlage 139, 146, 148, 156, 235, 259, 361.
Anpassungsbreite des Organismus 5, 99.
Ansteckende Katarrhe 234.
Anstrengungsfieber 3.
Antikatarrhalische Mittel 424.
Antipyrese 25.
Antirheumatische Mittel 390, 400, 424.
Aphanozoum coryzae 204.
Apoplexia rheumatica 213, 263.
Arabismus 90.
Arbeitsfieber 3.
Arteriosklerose 35, 312.
Arthritis 207, 208, 210.
— anchylopoetica 322.
— deformans 314, 322.
— dysenterica 238, 249.
— erysipelatosa 249.
— ex chlorosi 318.
— gonorrhoica 249, 306, 322.
— guttosa 326.
— myelitica chronica 243.
— nodosa 314.
— pauperum 317.
— scarlatinosa 238, 244, 249.
— sicca 314.
— syphilitica 322.
— tuberculosa 322.
— typhosa 238, 249.
Arthritische Diathese 147, 238.
— Familie 147.
— Konstitution 146, 150.
Arthritismus 146, 150.
Arthopathia senilis 323.
— tabidorum 312, 323, 324.
Arthropathie en miniature 307.
Arthrotyphus 238.
Asphyxia cutis 35.
Asthma arthriticum 316.
Atmosphäre 135.

Atmosphärische Perioden 130.
Atrophoderma neuriticum 38.
Aufbrauchkrankheiten 154.
Auftauen Erfrorener 379.
Augenlähmungen 288.
Ausrottung von Infekten 372, 374, 376.
Ausschweifungstabes 157.
Ausstrahlung der Wärme 7.
Autoinfektion 193.
Autotyphisation 195.

Badezelt 396.
Ballsches Syndrom 38.
Barbiers 270.
Barometergefühl 13.
Barometernatur 124.
Basedowsche Krankheit 202, 222.
Baumwolle 366.
Baunscheidtismus 418.
Begießung 407.
Bekleidung 33, 351.
Bepudern 399, 412.
Berglandpneumonie 181.
Beriberi 34, 268.
Berufsänderung 362.
Berufskrankheiten 336.
Berufswahl 361.
Bettwärme 368, 371, 393.
Bettwärmer 370.
Beulenpest 209.
Bewegung im Freien 344, 350, 361.
Bienenstichkur 418, 432.
Binnenland 10.
Binnenwärme des Körpers 2, 22.
Biologisches Grundgesetz 116.
Birkenlaubbad 411.
Bleiarbeiter 386.
Bleigicht 328.
Bleikolik 45, 147.
Bleivergiftung 45, 372.
Blutbad 414.
Blutegel 419.
Blutwärme 1.
Bodenwärme 7.
Brachialneuralgie 275.
Bräune 136.
Branchus 209.

Sachverzeichnis.

Brand 35, 66.
Brause 396.
Brechweinstein 402.
Breiumschläge 412, 434.
Brightsche Nierenkrankheit 175.
Brucheinklemmung 46.
Brustmuskelrheumatismus 256.
Brustwärmer 128.
Bulbärparalyse 269.

Caput obstipum 253.
Catarrhus articularis 207.
— pectoris 209.
Cauterien 417.
Cephalalgia rheumatica 220.
Cervicobrachialneuralgie 275.
Cervix obstipa 253.
Chalazion 198.
Choleragangrän 75.
Chorea 161, 258, 262.
— paralytica 261.
— bei Rheumatoiderkrankungen 261.
Choreatisches Irresein 261.
Colica a frigore 47.
— rheumatica 47.
Congelatio 70, 74.
Constitutio annua 130, 132.
— epidemica 135, 137.
— cholerica 149.
— neuropathica 149.
— phlegmatica 149.
— sanguinea 149.
Corona rheumatica corneae 198.
Coryza 209.
Courbature 195.
Crampus a frigore 44.
Cuperosis 67.
Cutis anserina 31.
Cystitis refrigeratoria 194.

Dampfbad 11, 395, 396.
Dampfdruck in der Atmosphäre 10.
Darmeinguß 399.
Darmeinschiebung 46.
Darmlähmung 46.
Darmverschluß 46.
Dauerbad 98.
Dengue 127, 238.
Dermatitis contusiformis 200.
— exfoliativa 33.
Dermatomyositis 258.
Dermographismus 32.
Desinfektion 374, 375.
Diabetes mellitus 59, 175, 312, 325, 330.
Diathese 144.
Diphtherie 136, 261.
Disposition zu Erkrankungen 144, 176, 242.
Dogmen in der Medizin 90.

Dreifache Krankheitswurzel 139.
Drüsenfieber 217.
Dusche 343, 407.
Durstkur 355, 387.
Dysenterie 127.

Eigenwärme des Menschen 4.
— der Haut 118.
Einfetten der Haut 399, 412.
Einreibungen 428.
Eisenbäder 409.
Eiweißharnen 57.
Ekelkrankheiten 193.
Elektrische Theorie der Erkältung 87.
Elektrisiermaschine 274, 416.
Elektrotherapie 416.
Elektrothermkompresse 392.
Elephantiasis teleangiectodes 67.
Empfindlichkeit gegen Kälte 148, 178, 227.
Encephalopathia rheumatica 299.
Endarteriitis obliterans 35.
Endocarditis rheumatica 299.
Entnervung 193.
Entwicklungskrankheiten 149, 158, 359.
Entwicklungskurve 359.
Entziehungskuren 355, 387.
Epidemische Katarrhe 234.
Epidermolysis bullosa 33, 68.
Episcleritis rheumatica 198.
Erethische Naturen 32.
— Skrofulose 201.
Erfrierung 25, 37, 70, 74, 90, 377, 381.
Erfrierungsschäden 26, 177, 204.
Ergotismus 34.
Erhaltung der Eigenwärme 98.
Erholungskraft der Lunge 167.
Erkältung 77, 78, 102, 139, 215.
— als Popanz 338.
Erkältungsanlage 26, 139, 140.
— -einflüsse 102, 115.
— -empfänglichkeit 102.
— -empfindlichkeit 102, 103, 115, 144, 202, 334, 338, 345, 352.
— -erreger 89, 190.
— -fähigkeit 102, 144, 179.
— -fieber 216, 218.
— -gelegenheit 90, 113, 339, 356.
— -katarrh 204, 205, 225.
— -krankheiten 76, 77, 96, 123, 128, 135, 139, 204, 212, 334.
— — der Bleiarbeiter 336.
— — — Stubenhocker 339.
— — — Zementarbeiter 336.
— -nephritis 300.

Erkältungspneumonie 335.
— -reste 405.
— -schäden 204, 334.
— -schnupfen 79, 190, 225.
— -tabes 157.
— -theorien 82.
— -typhus 194.
— -versuche 84, 104.
— -vorgang 177.
— -wassersucht 41.
Erkrankungsfähigkeit 159.
Erlenblätterbad 412.
Ersatzmittel der natürlichen Lebensweise 340.
Erschütterung 193.
Erstarrung 71.
Erwärmung als Heilmittel 378, 380, 386, 388.
Erythema cutaneum 32.
— exsudativum 251.
— infectiosum 251.
— nodosum 198, 199, 307.
Erythromelalgie 36.
Eschenblätterbad 412.
Eugenik 157.
Exutorien 417.
Experimente 30, 74, 81, 82, 193.

Fächer 85, 213.
Familienanlage 140, 146.
— -geschichte 157.
— -krankheiten 124, 131, 132.
Faradische Elektrizität 416.
Febricula rheumatica 216, 219.
Febris catarrhalis 219.
— ephemera 217.
— gastrica 218.
— herpetica 218.
— intermittens tetanica 291.
— neutrius generis 217.
— rheumatica 211, 219, 236.
— rheumatico catarrhalis 219.
— synocha 218.
Feldarbeit 361.
Ferien 341, 362.
Fettkur 423.
Feuchte Wärme als Heilmittel 392.
Feuchtigkeit der Luft 10.
Feuerland 97.
Fichtennadelbad 427.
Fieber 2.
Fieberfrost 124.
Fièvre de surmenage 195.
— ephemère prolongée 218.
Fissura labiorum 67.
Fliegende Gicht 236.
Fliegender Rheumatismus 210, 236.
Fluß 78, 205.
Flußerreger 335.
Flußkrankheiten 78, 335.
— des Auges 207.
— des Gehirns 206.
— des Hauptes 205.

Flußkrankheiten der Gelenke 79.
— der Nase 205.
Flußwasserverseuchung 194.
Folie rhumatismale 263, 279.
Fothergillscher Gesichtsschmerz 274.
Franklinsche Elektrizität 416.
Freiluftkur 344, 350.
Frostbeule 63, 65, 68, 371, 382.
— -brand 73.
— -gangrän 70, 73, 75.
— -geschwür 66, 381, 384.
— -krankheit 75, 76.
— -nase 385.
— -salben 384.
— -schaden 64, 66, 75, 90.
— -starre 379.
— -übel 64.
Frühjahrskrankheiten 124, 131, 132.
Frühlingspneumonie 27, 194.

Gänsehaut 31.
Galenismus 90.
Galvanische Elektrizität 416.
Galvanoskopisches Hautphänomen 101.
Gangraena a frigore 70, 72.
— senilis 95.
— spontanea 36.
Gartenarbeit 361.
Gasschäden 142.
Gebirgsketten 9.
Geburtsfieber 3.
Gefäßkrampf 34.
Gefrierexperiment 30, 74.
Gelenkfluß 79.
Gelenkrheumatismus 173, 175, 189, 225, 236, 238.
Gemäßigtes Klima 125.
Gerissene Haut 67.
— Lippen 67, 283.
Gerstenkorn 198.
Gerstenschleim 359.
Geschlechtliche Ausschweifungen 141, 143, 155.
Geschwächte 4, 100.
Gesichtslähmung 284.
Gesprungene Lippen 67, 283.
Gewebsveränderungen in Erkältungsschäden 189.
Gicht 145, 207, 325.
— als Infektionskrankheit 327.
— -balsam 415.
— der Armen 305, 314.
— -gift 327.
— -larven 145.
— -leinwand 415.
— -papier 415.
— -salben 415.
— -versetzung 329.
Gliederreißen 208.
— -sucht 236, 304, 305.

Gliederübungen 364, 406, 423.
— -weh 236.
Glykosurie 58, 59, 175, 305, 312, 332, 354.
Glühlichtbad 41.
Gonorrhoe 198, 249, 306.
Gradierwerk 424.
Graupenschleim 359.
Gravedo 205, 228.
Greisenalter 152, 159.
— -krankheiten 164.
— -wärme 4.
Gürtelrose 219, 276.
Güsse 407.
Gutta 208, 326.
— asthenica 314.
— caduca 206.
— opaca 206.
— pauperum 328.
— rosacea 38, 67, 206.
— serena 206, 282.
Gymnastik 364, 406, 423.

Haarkleid 369.
Habitus erethicus 148.
— lymphaticus 148.
— sanguineus 148.
Hämoglobinämie 49.
Hämoglobinurie 48.
Hämolyse 50.
Hagelkorn 198.
Halbbad 343, 399.
Halsentzündung 231.
— -katarrh 205, 229.
— -tuch 127, 369.
Hancondia 71.
Handschuhe 370.
Hantelübungen 341, 349.
Harnsäure 48, 152, 156, 240.
Harnsaure Diathese 240, 327.
Hauptschnupfen 205, 229.
Hausgymnastik 341.
Hautpuder 398, 412.
— -schutzpflaster 414.
— -schwiele 222.
— -wärme 2, 22, 23.
Heberdensche Knötchen 307, 308, 314.
Heißdampfbad 11, 21.
Heißer Sand 392.
Heißluftbad 11, 394, 410.
— — -dusche 410.
— — -kasten 410.
— — -zelt 394.
Heißwasserbad 11, 21, 113.
Heliophile Bakterien 129.
Heliophobe Bakterien 129.
Herbstkrankheiten 13, 132.
Herpes zoster 219, 276.
Hexenschuß 254.
Hirnkatarrh 205.
— rheumatismus 264, 279.
Hitzschlag 25.
Hochgebirgsklima 16.
Höhenklima 16.
Holzschuhe 225, 363.

Homöopathie 273, 404.
Hordeolum 198.
Hüftweh 276, 280.
Hungerdiabetes 305.
— -kur 221, 387.
Hydromyelie 37.
Hydrops a frigore 223.
— chronicus 311.
— rheumaticus 40.
Hygrometernatur 124.
Hypnose 404.
Hypothesen 81, 88, 416.
Hyperthyreosis 202.
Hypothyreosis 43, 149, 221, 372.

Idiopathie 116, 142.
Idiosynkrasie 142, 144.
Ileus a frigore 46.
Incarceratio intestinalis 47.
Infekte 75, 83, 89, 109, 122, 137, 140, 142, 190, 193, 234, 364.
Infektionsfieber 3.
Influenza 129, 195, 234.
— chronica 196, 357, 364, 373.
Insolation 25.
Interkostalneuralgie 275.
Intoxikation 140.
Invaliditätszustand 362.
Irisches Bad 394.
Ischias hysterica 279.
— rheumatica 275, 279, 417.

Jahreszeiten 130, 131.
Jahreswitterung 131.
Japanisches Heißwasserbad 11, 113.
Jod 430.
Jodhaltige Quellen 420.
Jünglingsalter 149, 152, 159, 244.

Kahlköpfigkeit 352.
Kalorimeter 19.
Kalte Füße 348.
— Hände 349.
Kalter Trunk 212.
Kaltes Bad 99, 240, 407.
Kaltschlafen 371.
Kaltwasserheilanstalten 94, 354.
Kaltwasserkur 342, 344, 351, 355, 390, 407.
Kastenbad 396, 410.
Katarrh 78, 89, 128, 164.
— der Atmungswege 205, 224, 225, 226.
Katarrhalische Diathese 146.
Kälte 19.
— -blödsinn 62.
— -empfindlichkeit 13, 144, 334, 337, 353.
— -empfindung 20, 77, 337.
— -fieber 60, 216.

Kältegefühl 21, 116, 337.
— -hämoglobinurie 48.
— -klammheit 44.
— -krankheiten 334.
— -pol 17.
— -reiz 21, 113.
— -schäden 26, 63, 94, 179, 204, 333, 334, 371, 377.
— -scheintod 61, 117.
— -schnupfen 228.
— -starre 25, 378.
— -störungen 29, 179, 333.
— -tod 25, 379.
Kehlkopfkatarrh 389.
Keuchhusten 234, 357, 373.
Kinderkrankheiten 149.
Kindesalter 152, 158.
Kitzel 116.
— -gefühl 116.
— -reflexe 117.
— -reize 117.
Kleider 363, 364.
— -farbe 368.
— -mode 212.
— -schnitt 366.
— -wechsel 371.
Klima 14, 125, 227.
— für Erkältungsempfindliche 17.
Klimatische Störungen 28.
Knotengicht 314.
Körpertemperatur 1.
Kolik 46.
Konstitution 99, 115, 144, 149.
Kontagionismus 136.
Kontinentales Klima 16.
Kopfschutz 369.
— -waschung 352.
Kohlensäurebad 397.
Kophosis rheumatica 283.
Kosmische Erkältungstheorie 88.
Kräuterkissen 426.
Krankheitsfamilien 147.
Krase 144.
Kreislauf des Wassers 10.
Kreosot 373.
Kreuzrehe 55.
Kriebelkrankheit 35.
Krup 136, 137.
Kryptogenetisches Fieber 217.
Kupferrose 39.

Laboratoriumswissenschaft 81, 193.
Landbrise 8.
Landklima 9.
Landrysche Lähmung 264.
Latenter Mikrobismus 109.
Lebenskurve 359.
— -ordnung 360.
— -reize 18.
— -stufen 149, 158.
— -wecker 305.
Leder 367, 369.

Leibwäsche 368.
Leinwand 366.
Leistungskurve 359.
Lendenweh 254.
Lepra 34, 67, 209.
— coerulea 40, 67.
Lichen arthriticus 316.
Lichtbad 354.
Liegekur 362.
Limonensaft 401.
Littlesche Lähmung 261.
Livedo calorica 37.
— neuroparalytica 37.
Lüften 363.
Luftbad 97, 341, 350, 354, 394, 406.
— -bewegung 12.
— -druck 12.
— -leitung 7.
— -staub 18.
— -wärme 7, 23, 27, 138.
— -wechsel 8.
— -zug 12, 100.
Lumbago rheumatica 254.
— traumatica 255.
Lump-chorea 261.
Lungenentzündung 79, 83, 165, 179, 182, 187, 191, 216, 225, 335.
— -pest 180.
— -rotlauf 180.
— -tuberkulose 163, 169, 170.
— -typhus 180.
— -wärmer 128.
Lupus erythematodes 200, 307.
— pernio 67.
— vascularis 40.
Lymphatische Konstitution 149.
— Diathese 146, 170.
— Schutzapparate 150, 164, 166, 170.
Lymphatismus 67, 146.

Magnetismus 404.
Magnetopathie 273.
Malaria 52, 127, 203, 364, 373.
Malariapneumonie 180.
Maltafieber 238.
Malum coxae senile 323.
Malum mortuum 67, 68.
Mandelmilch 389.
Mannesalter 150, 152, 159, 244.
Mantelabreibung 342.
Masern 137, 196, 198, 234, 252, 357, 364, 373.
Massage 423.
Mastdarmwärme 2.
Meeresströmungen 9.
Meningitis sacrolumbalis 255.
Meningokokkenschnupfen 235.
Metasyphilitische Xerose 151, 202.

Methämoglobinurie 48.
Milchkur 420.
Milzbrandpneumonie 180.
Molkenkur 420.
Monarthritis 249, 324.
— deformans 322.
Moorbäder 413.
Morbus dominorum 326, 328.
Mortificatio 72.
Morvans Syndrom 37, 322.
Moxen 417.
Mundhöhlenwärme 2, 23.
Muskelatrophie 306.
— -erstarrung 42.
— -krampf 49.
— -spannung 43.
— -rheumatismus 252.
Mußestunden 341.
Mutterkornvergiftung 34, 45.
Myalgia cervicalis 253.
— lumbalis 254.
— rheumatica 252.
Myelitis acutissima ascendens 266.
— rheumatica 266.
— rheumatoides 266.
Myocarditis rheumatica 299.
Myositis 252.
— ossificans 306.
Myotonie 42.
Myxödem 43, 67, 221, 311.

Nachtkleider 370.
Narkose 119.
Nasenflora 234.
— -fluß 79, 205, 228.
— -wärmer 128, 369.
Nasse Strümpfe 11, 363, 370.
— Wickel 389.
Nekronarkema 71.
Nephritis arthritica 316.
— refrigeratoria 300, 301.
— rheumatica 300.
Nervenflüsse 79.
— -rheuma 282, 290.
Nessel 366.
Nesselausschlag 32.
Neuralgia intercostalis 276.
— ischiadica 277, 281.
— occipitalis 276.
— plantaris 281.
— suralis 281.
— trigemini 274.
Neuritis 34.
— alcoholica 312.
— ischiadica 281.
— optica rheumatica 283.
Neuromyositis 257.
Neuropathie 146.
Neuropathische Diathese 147.
— Familien 147.
— Konstitution 153.
Nodulus rheumaticus 223, 303.
Nordhalbkugel 10.
Nordwind 9, 131, 205.

Oedema acutum rheumaticum 223.
— circumscriptum 32.
— coeruleum 35.
— fugax 228.
— rubrum 35.
Odontalgia rheumatica 273.
— a tonsura barbae 273.
Offenes Fenster 351.
Ohrenreißen 274, 388.
Ohrenzwang 274, 388.
Okzipitalneuralgie 276.
Omodynia rheumatica 256.
Omalgia rheumatica 256.
Ophthalmia arthritica 316.
— rheumatica 288.
Ophthalmoparalysis rheumatica 288.
Orkan 12.
Osteoarthritis chronica 317.
Osteomyelitis acuta multiplex 251, 252.
Osteopsathyrosis arthritica 317.
Ostwind 10.
Otalgia arthritica 316.
— rheumatica 274.
Ozeanklima 15.

Pachymeningitis cervicalis 312.
Papageienpneumonie 180.
Painexpeller 305.
Paralysis nervi accessorii 289.
— — axillaris 289.
— — cruralis 290.
— — facialis 284.
— — radialis 290.
Paramyotonie 42.
Pathologie der Altersstufen 149, 158.
— — Geschlechter 143.
— — einzelnen Organe 159.
Peliosis rheumatica 250.
Pellagra 34.
Pelzbekleidung 369, 414.
Pericarditis rheumatica 299.
Perioden der Atmosphäre 130.
— — Sonnenwärme 130.
— — Volkskrankheiten 130.
Peritonitis rheumatica 299.
Perkinismus 417.
Pernio 63, 68, 371, 382.
Perspirabile retentum 85, 349.
Perspiratio insensibilis 206.
Pestpneumonie 180.
Pfnüssel 79.
Phlegmasia alba 223.
Phlegmatische Konstitution 149.
Phlegmatisches Temperament 149.
Phthisis ischiadica 279.
Phthisurie sucrée 330.
Pimelosis 67.
Pleuritis rheumatica 299.

Pleuritis spastica 265.
Pleurodynie 256.
Pneumokokkenschnupfen 235.
Pneumonie 79, 83, 165, 179, 182, 187, 191, 216, 225, 299, 335.
Pneumotyphus 180.
Pockenseuche 137, 234, 357.
Podagra 146, 208, 326.
Polarklima 15, 126, 134.
Poliomyelitis anterior acuta 267.
Polyarthrite chronique d'emblée 315.
Polyarthritis anginosa 238.
— denguosa 238.
— diphtherica 238.
— dysenterica 238.
— erysipelatosa 249, 268.
— influenzosa 238.
— malleosa 238.
— melitensis 238.
— nodosa 309, 314.
— — praecox 315.
— rheumatica 200, 238, 304.
— scarlatinosa 238, 244, 249.
— syphilitica 238, 306.
— tuberculosa 200, 307.
— typhosa 238, 249.
— variolosa 238.
Polymyositis rheumatica 258.
Polyneuritis acuta 267.
— alcoholica acuta 268, 270, 372.
— — chronica 270.
— erysipelatosa 269.
— rheumatica 265.
Porzellanfriesel 32.
Prießnitzsche Einpackung 393, 412.
Prurigo arthritica 316.
Pseudoerysipelas rheumaticum 223.
Pseudorheumatismus 238, 252.
Pseudotrichinose 258.
Pseudotumor albus 307.
Psorospermienkrankheit 258.
Psychrometer 19.
Progressive Muskelatrophie 306.
Pubertät 150.
Purpura rheumatica 250.
Pyelonephritis 194.
Pyrheliometer 19.

Quecksilberkur 372, 430.
Quintusneuralgie 274, 275.

Rachenflora 204.
Radesyge 67, 68.
Radioaktive Substanzen 409.
Radiometer 19.
Räucherungen 425, 427.
Rauchschäden 142.
Raynauds Syndrom 38, 222.

Reaktion gegen Kältereiz 21, 26, 112, 352, 353.
Reflextheorie der Erkältung 85.
Reinigungsbad 345, 375.
Reiten 362.
Reizbare Hautschwäche 32.
Retentionstheorie der Erkältung 85.
Rhagaden 67, 69.
Rheuma 78, 213.
— der Gelenke 205.
— der Haut 219.
Rheumarthritis chronica 309.
Rheumatic gout 314.
Rheumatische Schärfe 85.
— Diathese 147.
— Knoten 223, 303, 314.
— Krankheiten 126, 142.
— Schwiele 189, 221, 222, 223, 303, 337, 416.
Rheumatisches Exsudat 221, 302.
Rheumatism phylacogen 89, 376.
Rheumatismus 207, 210.
— akutus 210, 236.
— articularis vulgaris 238.
— cancerosus 274.
— cerebralis 262, 299.
— chronicus 210, 243, 302, 405.
— epidemicus 245, 247.
— muscularis febrilis 257, 258.
— nodosus 314, 319.
— pectoris 256.
— progressivus 304.
— -röteln 250.
— spinalis 264.
— universalis 211.
Rheumatoid arthritis 314.
Rheumatoidkrankheiten 177, 201, 238, 244, 249.
Rheumatosen 211.
Rhumatisme chronique progressif 314.
— noueux 314.
Rindermalaria 54.
Römisches Bad 11, 394.
Roseola rheumatica 250.
Rückfallgrippe 196, 364, 373, 375.
Rückständigkeit der Organe 175.
Rüssellippe 67.
Ruhr 127.
Russisches Bad 113, 395.

Säftestockung 85.
Saisonkrankheiten 123, 129, 132, 133, 247.
Salizylderivate 404.
Salizylsäure 400, 401, 402, 424.
Salpeter 400, 402.

Salzeinreibung 353, 397.
Sandbad 410.
Sanguinische Konstitution 169.
Saturnismus 45, 47, 346, 372.
Sauerhoniggetränk 389.
Sauerstoffbad 897.
Scharbock 68.
Scharlach 137, 238, 252, 261, 357.
Schattenseite 351.
Scheidenwärme 2.
Schiefhals 283.
Schilddrüsenkur 423.
Schilddrüsenmangel 43, 149, 222, 372.
Schlafzimmer 351, 371.
Schlammbäder 413.
Schlechtwetterkrankheiten 139.
Schleier 85, 128, 213, 369.
Schleimhautepiphyten 196.
— -flora 196, 204, 235.
— -flüsse 79.
Schluckweh 231, 234.
Schnapsgicht 328.
Schneeschmelze 73.
Schnupfen 196, 205, 224, 234, 386.
— auf St. Kilda 196.
— -heilmittel 375.
Schonung Erkältungsempfindlicher 346, 348.
Schonungsbedürftigkeit 17, 347, 357, 358.
Schröpfen 418.
Schuhe 363, 370.
Schule 340, 360, 361.
Schulterrheumatismus 256.
Schutzorgane 150, 164, 166, 170, 176, 234.
Schwache Natur 335, 347.
Schwarze Harnwinde 55.
Schwarzwasserfieber 52, 373.
Schwedische Gymnastik 341, 424.
Schwefel 374, 431, 432.
— -haltige Öle 429.
— -wässer 419.
Schweißabsonderung 24.
— -achsel 345.
— -fuß 179, 345, 348, 406.
Schwimmbad 98.
Schwimmen 406.
Schwindsucht 23, 339, 357.
Schwitzbad 113.
— -kasten 410.
— -kur 230, 387.
Sciatica nervosa 276.
Seebrise 8.
— -küste 354.
— -wasserwaschung 353.
Seide 366.
Seife 345, 366, 398.
Seitenstich 181.
Selberentseuchung 374.

Selbererwärmung 377.
Septuennium 346.
Singen 341, 364.
Skabies 61.
Sklerema 38, 221.
Sklerodaktylie 38.
Sklerodermie 38, 221, 222.
Skorbut 68.
Skrofulose 67, 163, 197.
Sommerdiarrhöe 27.
— -frische 341.
— -krankheiten 131, 132.
— -pneumonie 181.
Sonnenflecken 130.
— -schein 129.
— -seite 351.
— -stich 25.
Soolbäder 409.
Sonntag 341.
Soziale Hygiene 141.
— Medizin 157.
Spasmophilie 298.
Speckhäuter 345.
Spedalskheb 68.
Spekulation 88, 90.
Spezifische Heilmittel 424, 434.
— Ursachen 204, 214, 215.
Spinalrheumatismus 242, 264, 265.
Spondylarthritis ancylopoetica 320.
Spondylitis deformans 320.
Spondylosis rheumatica 319, 320.
Spontane Gangrän 36.
Spülkuren 119.
Stadtleben 340.
Stalleben 100, 121, 141, 147, 339, 360.
— -krankheiten 122, 141, 339.
Starke Natur 335, 347.
Starrkrampf 45, 72, 292, 293.
Statistik 130, 134, 149, 164.
Staubkrankheiten 18, 142, 148, 228, 335.
— -schäden 18, 42.
— -schnupfen 228.
Steifhals 253.
Steppenpneumonie 187.
Sterblichkeitswellen 129.
Stich 181.
Stigmata degenerationis 149, 155.
—. neuropathica 149.
Stockschnupfen 229.
Stomakake 68, 70.
Stomatitis a frigore 68, 70.
Streptococcus rheumaticus 201.
Strümpfe 363, 370.
Stubenklima 367.
— -leben 340.
Sturm 13.
Sturzbad 343.
Südhalbkugel 10.

Südwind 131, 205.
Suggestion 404.
Surditas rheumatica 283.
Symmetrische Gangrän 36.
Syphilis 34, 51, 68, 135, 198, 201, 209, 357, 364, 373.
— hereditaria 202.
Syringomyelie 37.

Tabak 374.
Tabes 34, 155, 157, 312.
— ischiadica 279.
Tageswitterung 131.
Taubheit 283.
Tauwetter 10.
Teilbäder 399, 408.
Temperamente 149.
Temperatur des Menschen 2.
— -empfindlichkeit 18, 26, 36.
— -empfindung 18, 36, 97, 118.
— -reflexe 117, 118.
— -regulierung 19, 36, 112.
— -schwankungen 97, 98.
— -wellen 129.
Terpenhaltige Öle 353.
Terpentinöl 354, 404.
Terpentinölbad 397, 427.
Tetania rheumatica 45, 296, 297.
Tetanille 296.
Tetanus a frigore 294.
— facialis 295.
— hydrophobicus 295.
— hystericus 291, 296.
— intermittens 296.
— rheumaticus 45, 72, 291.
— toxicus 296.
— traumaticus 292.
Texasfieber 54.
Theorien 81, 88, 90, 112, 416.
Thermometer 19.
Thermometernatur 124.
Thermometrische Überempfindlichkeit 124.
Thermophor 329.
Thermoregulator 19, 112.
Thomsens Krankheit 42.
Tic douloureux 274.
Tierbäder 414.
— -eperimente 81, 85, 193.
Tonsillen 150, 164, 170, 176, 234, 375.
Torpide Naturen 32.
— Skrofulose 201.
Torticollis rheumaticus 253.
Transpiratio absque sensu 85.
Traubenkur 421.
— -orte 422.
Trinkkuren 419.
Tripper 198, 249.
— rheumatismus 249, 306.
Trismus dolorosus 274.
Trockener Katarrh 202.
Trockene Wärme 392.
Tropenklima 14, 125.

Tuberkulose 34, 140, 142, 163, 167, 197, 208, 231, 339, 364, 373.
Türkisches Bad 94.
Turnen 341, 364, 406, 423.
Typhus des membres 251.
— abdominalis 193, 194, 252, 261.
— -gangrän 75.

Überanstrengung 143, 193, 195, 302.
Überempfindlichkeit gegen Erkältungseinflüsse 102, 148, 178.
Überernährung 99.
Übergänge der Jahreszeiten 134.
Übergießungen 343, 396.
Übermüdung 147, 195.
Übermüdungskrankheiten 336.
Übung Erkältungsempfindlicher 346.
Ulcus cruris 66.
Unfallkrankheiten 96.
Unfalltyphus 194.
Unterkleider 368, 370.
Uraturie 48, 156.
Urticaria 32.

Vaccine treatment of cold 89.
Vagantenalbuminurie 305.
— -glykosurie 59, 305.
Vegetarische Kost 355.
Ventosen 417.
Verbrennungsschäden 24.
Verdauungsfieber 3.
Verdunstung 7.
Vereisung der Gewebe 379.
Verkühlung 90.
Verkümmerte Anlage 154.
Verminderte Anlage 100, 340, 357.
Vernachlässigte Katarrhe 231.
Versätze 373.
Verwöhnung 357.
Verzärtelung 358.

Vincentsche Angina 68.
Vitiligo arthritica 316.
Vollbad 99, 408.
Vollblütige 100.

Wachspapier 415.
Wachstumskurve 259.
— -schmerzen 244.
Wadenkrampf 44, 252.
Wärme 19.
— -ausstrahlung 7.
— -bildung 377.
— -empfindung 18.
— -entziehung 29, 112.
— -gefühl 21.
— -regulierung 6, 112.
— -reiz 21.
— -schäden 26.
— -schutz 365, 368, 388.
— -stauung 25.
— -steigerung beim Menschen 3.
— -theorie 89.
— -verminderung beim Menschen 3.
Wärmflasche 370, 392.
Waldwolle 413.
Wandel der Organanfälligkeit 159.
Wandern 341, 364.
Warmwasserbad 396, 408.
Waschungen 342, 407.
Wasserflächen 8.
Wasserfreunde 359, 371.
Wassersucht durch Abkühlung 40, 223.
Watte 414.
Wechselfieberanfall 52.
Wechselwarmes Klima 28.
Wechselzeit 152.
Wehrlosigkeit gegen Kälteeinwirkung 43, 337, 379.
Westwind 10.
Wetterkrankheiten 89.
Widerständigkeit gegen Erkältungseinflüsse 102, 120.
Widerstandsbreite 99, 356.

Widerstandskraft der Organe 159, 356.
Widerstandsverminderung 120, 143, 159, 379.
Wiederbelebung Erfrorener 378, 380.
Wildbäder 408.
Wind 9, 12.
— -druck 13.
— -geschwindigkeit 13.
— -stärke 13.
— -stille 13.
Winterkrankheiten 124, 131, 132, 139.
— -pneumonie 185.
Witterungskrankheiten 123, 128, 129, 137, 186.
Wohnung 7.
Wolkenhimmel 7.
Wolldeckenpackung 412.
Wollkleidung 365, 414.
Wüstenpneumonie 187.
Wundstarrkrampf 292.
Wurzeln der Krankheitsprozesse 157.

Xerosis metaleprosa 151.
— metasyphilitica 151, 202, 357.

Zahnschmerz 272.
Zahnung 149.
Zehenkrampf 44.
Zeitkrankheiten 135.
Zellgewebsschwiele 222.
Zementarbeiter 336.
Zimmergymnastik 341.
Zimmerwärme 363.
Zipperlein 210, 326.
Zitronensaft 401.
Zivilisation 156.
Zona 276.
Zuckerkrankheit 59, 175, 312, 325, 330.
Züchtung der Diathesen 156.
Zugempfindlichkeit 13.

Verlag von Julius Springer in Berlin.

Enzyklopädie der klinischen Medizin

Herausgegeben von
Prof. Dr. L. Langstein-Berlin, Prof. Dr. C. von Noorden-Frankfurt a. M.,
Prof. Dr. C. Freih. v. Pirquet-Wien, Prof. Dr. A. Schittenhelm-Königsberg

Die Enzyklopädie stellt eine den ganzen Kreis der wissenschaftlichen und praktischen klinischen Medizin umfassende Sammlung von Lehrbüchern, Handbüchern und Monographien dar.

In ihr wird der Mediziner, der sich über irgend eine Frage des Gesamtgebietes genau orientieren will, stets die gewünschte Auskunft von autoritativer Seite in Form eines in sich völlig selbständigen, einzeln käuflichen Bandes finden.

Bisher erschienen:

Vom **Allgemeinen Teil**:

Konstitution und Vererbung
in ihren Beziehungen zur Pathologie

Von

Professor Dr. **Friedrich Martius**
Geheimer Medizinalrat, Direktor der Medizinischen Klinik an der Universität Rostock

Mit 13 Textabbildungen. — 1914. — Preis M. 12.—; in Halbleder gebunden M. 14.50

Pädagogische Therapie
für praktische Ärzte

Von

Dr. phil. **Theodor Heller**
Direktor der Heilpädagogischen Anstalt Wien-Grinzing

Mit 3 Textabbildungen. — 1914. — Preis M. 8.—; in Halbleder gebunden M. 10.50.

Vom **Speziellen Teil**:

Die Nasen-, Rachen- und Ohrerkrankungen des Kindes
in der täglichen Praxis

Von

Professor Dr. **F. Göppert**
Direktor der Universitäts-Kinderklinik zu Göttingen

Mit 21 Textabbildungen. — 1914. — Preis M. 9.—; in Halbleder gebunden M. 11.50.

Die Krankheiten des Neugeborenen

Von

Dr. **August Ritter von Reuß**
Assistent an der Universitäts-Kinderklinik
Leiter der Neugeborenen-Station an der I. Universitäts-Frauenklinik zu Wien

Mit 90 Textabbildungen. — 1914. — Preis M. 22.—; in Halbleder gebunden M. 24.60

Weitere Bände befinden sich unter der Presse!

Zu beziehen durch jede Buchhandlung.

Verlag von Julius Springer in Berlin.

Die Krankheiten der oberen Luftwege
Aus der Praxis für die Praxis
Von Professor Dr. Moritz Schmidt
Vierte, umgearbeitete Auflage. Von Dr. Edmund Meyer in Berlin
Mit 180 Textfiguren, 1 Heliogravüre und 5 Tafeln in Farbendruck.
In Leinwand gebunden Preis M. 22.—.

Die Praxis der Hydrotherapie
und verwandter Heilmethoden
Ein Lehrbuch für Ärzte und Studierende
Von Dr. A. Laqueur
Leit. Arzt der Hydrotherapeutischen Anstalt und des Medikomechanischen Instituts am Städt. Rudolf Virchow-Krankenhause zu Berlin
Mit 57 Textfiguren. — Preis M. 8.—, in Leinwand gebunden M. 9.—.

Die Diathermie
Von Dr. Joseph Kowarschik
Vorstand des Instituts für physikalische Therapie am Kaiser-Jubiläums-Spital der Stadt Wien
Zweite, verbesserte und vermehrte Auflage.
Mit 63 Textfiguren. — Preis M. 5.60; in Leinwand gebunden M. 6.40.

Lehrbuch der Diathermie
für Ärzte und Studierende
Von Dr. Franz Nagelschmidt in Berlin
Mit 156 Textabbildungen. — Preis M. 10.—; in Leinwand gebunden M. 10.80.

Atmungsgymnastik und Atmungstherapie
Von Dr. med. et jur. Franz Kirchberg
Leitender Arzt des Berliner Ambulatorium für Massage
Mit 78 Abbildungen im Text und auf 4 Tafeln.
Preis M. 6.60; in Leinwand gebunden M. 7.40.

Die mechanische Behandlung der Nervenkrankheiten
(Massage, Gymnastik, Übungstherapie, Sport)
Von Dr. Toby Cohn, Nervenarzt in Berlin
Mit 55 Abbildungen im Text. — Preis M. 6.—; in Leinwand gebunden M. 6.80.

Die Methoden der künstlichen Atmung
und ihre Anwendung in historisch-kritischer Beleuchtung mit besonderer Berücksichtigung der Wiederbelebungsmethoden von Ertrunkenen und Erstickten
Von Dr. G. van Eysselsteijn
Direktor des Universitäts-Krankenhauses in Groningen
Mit einem Vorwort von Professor K. F. Wenckebach, Straßburg i. E.
Preis M. 3.20

Zu beziehen durch jede Buchhandlung.

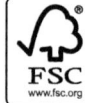

MIX
Papier aus verantwortungsvollen Quellen
Paper from responsible sources
FSC® C105338

If you have any concerns about our products,
you can contact us on
ProductSafety@springernature.com

In case Publisher is established outside the EU,
the EU authorized representative is:
**Springer Nature Customer Service Center GmbH
Europaplatz 3, 69115 Heidelberg, Germany**

Printed by Libri Plureos GmbH
in Hamburg, Germany